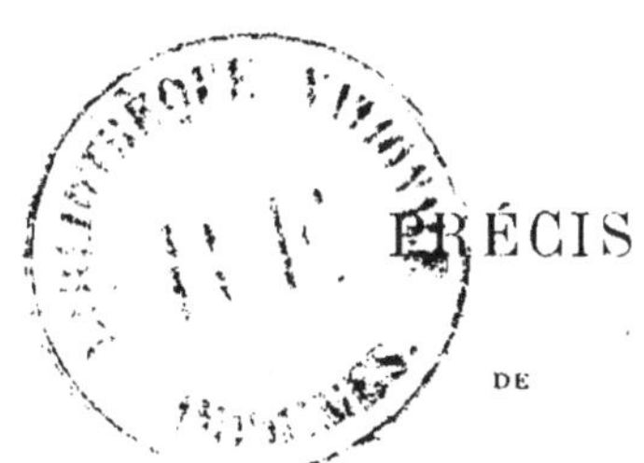

PRÉCIS

DE

TOXICOLOGIE

PRÉCIS

DE

TOXICOLOGIE

CLINIQUE ET MÉDICO-LÉGALE

PAR

Le Dr Ch. VIBERT

EXPERT PRÈS LE TRIBUNAL DE LA SEINE
CHEF DES TRAVAUX D'ANATOMIE PATHOLOGIQUE
AU LABORATOIRE DE MÉDECINE LÉGALE DE LA FACULTÉ DE MÉDECINE

Avec une planche et 74 figures intercalées dans le texte.

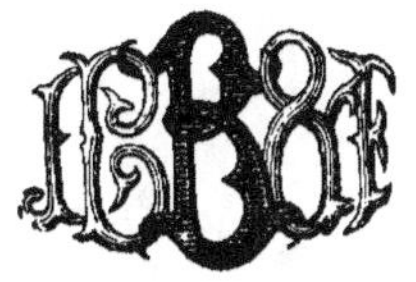

PARIS

LIBRAIRIE J.-B. BAILLIÈRE et FILS

RUE HAUTEFEUILLE, 19, PRÈS DU BOULEVARD SAINT-GERMAIN

1900

La planche sera placée page 446.

PRÉFACE

———

Ainsi que l'indique son titre, ce livre a été écrit surtout pour les cliniciens et les médecins légistes. Mais il ne se limite pas étroitement aux questions de pratique, et c'est ainsi que l'histoire de certains poisons qui présentent un grand intérêt au seul point de vue scientifique, s'y trouve aussi traitée.

La partie chimique de la toxicologie a été laissée de côté. Elle ne peut être étudiée sérieusement et utilement que par des chimistes de profession. Sur ce point nous nous sommes borné à quelques notions sommaires que le médecin doit connaître, même quand il entend n'empiéter aucunement sur le rôle du chimiste.

C'est la *symptomatologie* qui forme la partie fondamentale d'un livre comme celui-ci. Avec certains poisons elle est très riche, et par suite assez variable suivant les cas dont chacun ne comporte en général qu'une partie des effets toxiques possibles. La description générale risque alors de fatiguer assez vite l'attention du lecteur ; nous avons cherché à la ranimer en intercalant dans le texte des observations typiques propres à donner une idée nette des principaux traits cliniques d'une intoxication. Parmi ces observations, il en est de récentes, de personnelles et d'inédites ; il en est d'autres qui, à dessein, ont été empruntées à des auteurs relativement anciens, tels qu'Orfila, Tardieu, Taylor, etc. La description frappe plus l'esprit et est mieux retenue quand elle est retrouvée sous un langage médical dont le nôtre diffère déjà sensiblement. En outre le lecteur saisit bien ainsi les symptômes les plus saillants ; ce sont ceux qui s'imposent aux observateurs de tous les temps, malgré les diverses manières de voir spéciales à chaque époque.

Si la symptomatologie relève avant tout de l'observation clinique, elle peut souvent aussi tirer parti de *l'expérimentation sur les animaux*. Celle-ci d'ailleurs est devenue entre les mains des physiologistes une des branches les plus importantes de la toxicologie. Déjà elle a permis d'analyser les effets de beaucoup de poisons, de saisir le mécanisme par lequel ils se produisent fournissant par suite les indications rationnelles d'une partie du traitement ; elle a apporté aussi au médecin légiste un moyen de diagnostic parfois fort important. — Nous avons donc fait entrer dans l'histoire de chaque poison un paragraphe consacré aux données expérimentales, sans dissimuler, le cas échéant, les incertitudes, les contradictions mêmes que laissent encore subsister les études des physiologistes sur le mode d'action des substances toxiques.

Pour les médecins légistes, *le diagnostic* est le point capital de la toxicologie, celui en vue duquel sont étudiées toutes les autres parties de l'histoire des poisons. Nous nous sommes efforcé d'indiquer tous les éléments utilisables pour ce diagnostic médico-légal en citant autant que possible des exemples de sa réalisation. Malheureusement ces exemples font quelquefois défaut ; l'étude du diagnostic reste alors théorique en quelque sorte, c'est-à-dire privée de la sanction d'une épreuve réelle.

La même remarque peut être faite à propos du *traitement* pour l'étude duquel les documents sont souvent insuffisants.

C'est que la pratique de la toxicologie et notamment de la toxicologie médico-légale est limitée à un cercle assez restreint. En ce qui nous concerne personnellement, dans notre carrière d'expert qui comprend près de vingt années, si nous avons été à même d'observer, en plus ou moins grand nombre, les empoisonnements par l'oxyde de carbone, le cyanure de potassium, le mercure, l'arsenic, le phospore, le phénol, les acides et alcalis caustiques, le chlorate de potasse, l'opium, la belladone, l'aconit, les cantharides, etc., il est d'autres poisons que nous n'avons pu étudier par nous-même, les circonstances ne nous en ayant pas fourni l'occasion.

Nous espérons néanmoins que, grâce aux nombreux documents que nous avons utilisés [1], le lecteur de ce

---

1. L'indication bibliographique des sources auxquelles ont été empruntés ces documents est donnée au courant du livre. Exception a été faite seulement pour les principaux Traités de toxicologie dont la citation serait revenue trop fréquemment. Ces Traités sont les suivants :

ORFILA. — Traité de Toxicologie, 4e édition, Paris, 1843.

TARDIEU. — Étude médico-légale et clinique sur l'empoisonnement, Paris, 1875.

TAYLOR. — On Poisons in relation to medical Jurisprudence and Medicine, London, 1875.

MASCHKA (sous la direction de). — Handbuch der gerichtlichen Medicin, Tubingen, 1882. Le deuxième tome de cet ouvrage est consacré aux empoisonnements, et a été rédigé par *Schuchardt, Seidel, Husemann, Schauenstein.*

RUDOLF KOBERT. — Lehrbuch der Intoxicationen, Stuttgart, 1893.

HUSEMANN. — Handbuch der spec. Therapie innerer Krankheiten, Iena, 1894.

Précis ne trouvera sur tous les points importants d'autres lacunes que celles qu'il est impossible de combler dans l'état actuel de la science.

CH. VIBERT.

Paris, 3 Mars 1900.

PRÉCIS
DE TOXICOLOGIE
CLINIQUE ET MÉDICO-LÉGALE

PREMIÈRE PARTIE
DES EMPOISONNEMENTS EN GÉNÉRAL

CHAPITRE PREMIER
ÉTIOLOGIE ET STATISTIQUE

Au point de vue de leur étiologie, les empoisonnements peuvent être divisés en quatre classes : empoisonnements criminels, suicides, accidentels et professionels.

Les empoisonnements criminels sont les plus rares, et ils le deviennent de plus en plus, au moins en France, ainsi que l'indique le tableau ci-après[1], qui donne le nombre des *affaires* d'empoisonnement, *jugées en cour d'assises.*

En réalité, les empoisonnements criminels sont plus fréquents que ne l'indique le tableau ci-dessous, qui ne donne que le nombre des affaires jugées. Beaucoup d'autres n'arrivent pas jusqu'à la cour d'assises, soit que le ministère public n'ait pas continué les poursuites, soit que le juge d'instruction ait rendu une ordonnance de non-lieu. Ces ordonnances de non-lieu,

---

1. Emprunté au Compte général de l'administration de la justice criminelle en France, par le garde des sceaux, ministre de la Justice.

dont le chiffre annuel atteignait 157 dans la période de 1846-1850, ont diminué graduellement et n'étaient plus qu'au nombre de 39 dans l'année 1894. L'abandon des poursuites n'implique pas toujours une accusation non fondée ; il résulte assez souvent de ce que les coupables n'ont pas été trouvés.

ANNÉES	NOMBRES MOYENS annuels	ANNÉES	NOMBRES ANNUELS
1826-30.	29	1880.	10
1831-35.	27	1881.	7
1836-40.	41	1882. . . . - .	16
1841-45.	33	1885 [1]	13
1846-50.	31	1890.	10
1851-55.	36	1892.	10
1856-60.	31	1893.	14
1861-65.	24	1894.	12
1866-70.	21		
1871-75.	17		
1876-80.	14		

1. Il manque 7 années que nous n'avons pu nous procurer.

« Sept fois sur dix, le crime d'empoisonnement est commis par des femmes ; 43 pour 100 des empoisonnements ont pour cause des discussions domestiques ; 24 pour 100 sont accomplis par des mères sur leurs enfants en bas âge ; l'adultère en provoque 10 pour 100 et la vengeance 9 pour 100 ; enfin 9 pour 100 sont inspirés par la cupidité et 5 pour 100 par un amour contrarié. Les trois dixièmes seulement ont lieu dans les villes [1]. »

La liste des poisons employés le plus souvent par les criminels n'est pas longue ; ce sont, en France : l'arse-

1. Administration de la justice criminelle en France de 1826 à 1880.

nic, le phosphore, les sels de cuivre, en première ligne ; bien moins souvent, les acides violents, les cantharides, la strychnine, l'opium et la morphine, le cyanure de potassium. Les autres poisons n'ont été employés que très exceptionnellement.

Tel ou tel de ces poisons a plus ou moins de vogue suivant les périodes. Les sels de cuivre sont à peu près complètement abandonnés aujourd'hui ; l'arsenic, qui occasionnait autrefois plus de la moitié des empoisonnements, est un peu délaissé ; en revanche, le phosphore, le cyanure de potassium, divers alcaloïdes sont plus souvent employés.

La statistique suivante[1], qui porte sur une période de 50 ans (1835-1885), montre ces fluctuations. Elle comprend un total de 1,767 cas où la nature du poison a été connue. Nous n'y faisons figurer que les poisons les plus fréquents.

NATURE DU POISON EMPLOYÉ	ANNÉES										TOTAL
	1835 à 1840	1841 à 1845	1845 à 1850	1850 à 1855	1855 à 1860	1860 à 1865	1865 à 1870	1870 à 1875	1875 à 1880	1880 à 1885	
Arsenic.	110	168	179	169	92	37	36	13	19	13	836
Sels de cuivre.	22	31	124	50	44	32	27	24	14	1	269
Phosphore.	»	1	4	34	94	74	60	43	26	4	340
Acides sulfur., nitrique, chlorhydrique.	5	15	12	11	19	10	11	4	3	2	92
Cantharides.	7	7	10	13	11	4	4	2	1	»	59
Noix vomique, strychnine	»	3	7	4	2	4	5	1	1	5	28
Opium, laudanum, pavot, morphine.	1	1	2	1	3	5	1	3	4	1	22
Acide cyanhydrique, cyanure de potassium.	»	»	2	»	»	1	3	1	1	1	9

1. Nous l'extrayons d'un tableau dressé par un élève de Lacassagne : G. Benoît. *De l'empoisonnement criminel.* Thèse de Lyon, 1888.

Empoisonnements suicides. — Le Recueil officiel, auquel nous avons emprunté les chiffres précédents, nous donne aussi le nombre exact des personnes qui se tuent chaque année avec le poison : le nombre des tentatives de suicides n'est pas connu.

On voit par le tableau ci-dessous que le chiffre annuel des empoisonnements volontaires croît régulièrement et rapidement. De 249 en 1836, il est arrivé à 1,126 en 1894. Le nombre total des suicides n'a pas augmenté tout à fait dans la même proportion ; en d'autres termes, les personnes qui veulent se tuer recourent au poison plus souvent qu'autrefois. Dans la période 1836-1840, un peu moins d'un dixième de suicides étaient accomplis par le poison ; en 1894, il y en a eu presque un sixième. Ce sont surtout les femmes qui témoignent cette préférence, bien qu'ici, comme pour le suicide en général, leur nombre soit moindre que celui des hommes.

ANNÉES	NOMBRES MOYENS ANNUELS			
	DE LA TOTALITÉ des suicides	DES SUICIDES par poisons divers	DES SUICIDES par asphyxie par le charbon	DE LA TOTALITÉ des empoisonnements
1836-40. . .	2574	69	180	249
1841-45. . .	2951	65	204	269
1846-50. . .	3446	66	266	332
1851-55. . .	3639	63	323	386
1856-60. . .	4002	89	322	411
1861-65. . .	4661	97	351	448
1866-70. . .	4990	105	304	409
1871-75. . .	5276	105	343	548
1876 80. . .	6259	120	463	583

La proportion des hommes et des femmes est indiquée à partir de l'année 1880.

ANNÉES	TOTALITÉ DES SUICIDES			SUICIDES PAR POISONS DIVERS			SUICIDES PAR ASPHYXIE PAR LE CHARBON		
	H	F	ensemble	H	F	ensemble	H	F	ensemble
1880. . . .	5184	1454	6638	79	59	138	335	198	533
1881. . . .	5286	1455	6741	86	50	136	297	202	499
1882. . . .	5723	1490	7213	75	49	124	345	212	557
1885. . . .	6345	1557	7902	107	84	191	375	219	594
1890. . . .	6576	1834	8410	107	70	177	479	305	784
1892. . . .	7318	1967	9285	100	72	172	461	368	829
1893. . . .	7227	1827	9054	116	96	212	445	327	772
1894. . . .	7585	2118	9703	111	101	212	472	442	914

On voit que la plupart de ces empoisonnements : les
quatre cinquièmes environ, sont accomplis avec les
vapeurs de charbon. La statistique n'indique pas la
nature des autres poisons.

A l'Étranger, le suicide par les vapeurs de charbon
est bien moins usité ; il est peu répandu à Berlin, et
très rare à Vienne (Hoffmann). Le choix du poison est
assez variable suivant les époques et suivant les pays,
même suivant les villes. Il paraît souvent assez bizarre
en ce sens qu'il ne porte pas sur des substances capables d'amener la mort rapidement et sans trop de
souffrances. L'ignorance, l'imitation, le désir d'en finir
immédiatement avec la vie font seuls comprendre comment bon nombre de personnes se tuent en avalant du
vitriol ou d'autres acides violents, de la potasse, de la
strychnine, etc. La mode joue aussi un certain rôle.

C'est surtout dans les grandes villes que l'on se suicide avec le poison ; dans les campagnes, il est plus difficile de se procurer des substances toxiques, et, d'ailleurs, les effets de celles-ci sont moins connus.

Il en est ainsi dans tous les pays. Nous voyons dans une statistique reproduite par le Pr Hofmann qu'à Vienne la proportion des suicides accomplis par le poison varie de 14 à 31 pour 100 ; qu'à Berlin elle est à peu près de 1/5 ainsi qu'à Londres, de 1/4 à Prague.

Les empoisonnements accidentels sont certainement beaucoup plus nombreux que les précédents, bien que la statistique ne fournisse pas d'indications à cet égard.

Ils se répartissent en plusieurs groupes. Citons d'abord les empoisonnements *alimentaires* qui, à eux seuls, sont fort nombreux. Les uns sont produits par des aliments ou des boissons auxquels une substance toxique se trouve mélangée par suite d'une inattention ou d'une méprise. Une seule erreur de ce genre peut faire un très grand nombre de victimes ; c'est ce qu'on a vu récemment encore à Hyères où du vin auquel on avait ajouté de l'acide arsenieux (au lieu de plâtre) a intoxiqué, dit-on, 400 personnes. D'autres empoisonnements sont produits par l'aliment lui-même devenu toxique sous diverses influences. Sans parler des épidémies d'ergotisme, de pellagre, de lathyrisme qui ne sont plus guère de notre temps ou de notre pays, l'empoisonnement par les viandes avariées, et surtout par les conserves de viande forme un chapitre important de la toxicologie. Les champignons vénéneux font chaque année plusieurs victimes.

Un empoisonnement accidentel très fréquent est celui qui est produit par *l'oxyde de carbone*. Cela tient à ce que ce gaz, très toxique à petite dose, est très répandu dans les villes (produits de combustion des appareils de chauffage, gaz d'éclairage), à ce qu'il n'a pas d'odeur, ni de couleur, à ce que ses effets sont insidieux de telle sorte que lorsque le patient comprend qu'il est en danger il est souvent déjà incapable de fuir. — Les empoisonnements par les autres gaz toxiques : acide carbonique, hydrogène sulfuré etc., sont tous accidentels; mais leur nombre est très minime.

D'autres empoisonnements accidentels résultent d'une *méprise* : telle plante vénéneuse est prise pour une plante comestible; tel liquide toxique est confondu avec l'une des boissons usuelles. Remarquons à ce propos que l'empoisonnement est possible et se réalise assez souvent, même lorsque le liquide a une saveur atroce ou est violemment corrosif. Il n'est pas très rare de voir des empoisonnements accidentels avec la solution de sublimé, les acides sulfurique et azotique, la soude et la potasse caustiques, et même avec des substances très odorantes, telles que l'acide phénique, l'acide chlorhydrique. C'est qu'au moment où l'erreur est reconnue, le liquide est déjà parvenu dans le pharynx, ce qui entraîne presque fatalement sa déglutition. Mais en pareil cas, la quantité avalée ne dépasse ordinairement pas une gorgée (c'est-à-dire de 30 à 40 grammes), tandis qu'elle peut être beaucoup plus grande quand il s'agit d'un suicide.

Un groupe important est constitué par les *empoisonnements médicamenteux*. Ce sont ceux où une substance, prise à titre de médicament, agit comme un poison. Le plus souvent c'est parce que le médicament a été administré à dose beaucoup trop considérable.

Cette erreur de dose est commise quelquefois par le patient lui-même, soit qu'il ait mal compris la prescription, soit qu'il se traite lui-même. Ce dernier cas s'observe surtout à la suite de l'application de médicaments sur la peau parce que beaucoup de personnes croient que ce procédé n'est pas dangereux. Mais la plupart des empoisonnements médicamenteux sont accomplis par les pharmaciens et par les médecins.

Le pharmacien se trompe rarement sur la quantité même du médicament; il connaît les doses toxiques, et quand bien même il aurait une distraction, il a le temps de la reconnaître, pendant qu'il pèse, mesure, enveloppe et étiquette la substance prescrite. L'erreur résulte plus souvent d'une confusion entre deux médicaments d'aspect semblable, mais dont l'un est inoffensif et s'administre à dose relativement élevée tandis que l'autre est très toxique. La loi a cherché à parer à ce danger en ordonnant au pharmacien à tenir sous clef les médicaments qui sont des poisons violents; cette sage mesure n'est pas toujours efficace.

Le médecin est beaucoup plus exposé à commettre une erreur en rédigeant son ordonnance; un *lapsus calami* lui fait mal placer une virgule décimale, écrire le nom d'un médicament très actif au lieu de celui, inoffensif, qu'il avait en vue. Le pharmacien auquel on porte une telle ordonnance empêche souvent que l'erreur aille jusqu'au bout; il s'en est trouvé cependant pour délivrer, sans observations, des cachets d'un gramme d'atropine ou d'aconitine.

Il n'y a sans doute pas de médecins, ou tout au moins

bien peu, capables de prescrire par ignorance une dose fatalement mortelle d'un médicament. Mais il y en a quelques-uns qui ont péché par trop de hardiesse, qui ont prescrit consciemment un médicament fort actif à une dose très supérieure à la moyenne. calculant mal la résistance de leur malade; tel pàr exemple celui qui fait à une femme atteinte de coliques hépatiques une injection de 0^{gr},06 de morphine, et les douleurs ne se calmant pas, réadministre au bout de quelques heures la même dose qui tue le malade.

Enfin, il est d'autres cas où l'empoisonnement se produit non pas par suite d'une erreur de dose, mais en raison d'une susceptibilité anormale du malade, de laquelle le médecin ne saurait être rendu responsable, au moins dans l'immense majorité des cas. Parmi les médicaments envers lesquels se manifestent le plus souvent de graves intolérances individuelles, citons notamment l'aconitine, la cocaïne. le sublimé (en lavages), le calomel (stomatite), le phosphore.

Les empoisonnements professionnels sont presque tous chroniques. Les plus nombreux et les plus graves sont ceux occasionnés par le plomb, par le mercure et par le phosphore. Parmi les empoisonnements aigus on ne peut guère citer que celui par l'acide sulfhydrique auquel sont exposés les vidangeurs et celui par l'oxyde de carbone qui atteint quelquefois les ouvriers travaillant aux usines ou à la canalisation du gaz d'éclairage.

CHAPITRE DEUXIÈME

DÉFINITION DES POISONS, LEURS EFFETS SUR LES ÊTRES VIVANTS

§ Ier. — **Définition du poison.**

Tout le monde a ou croit avoir la compréhension nette du mot *poison*. C'est un de ces termes qu'on ne peut définir qu'en cherchant à préciser le sens qui lui est donné généralement et à déterminer les limites de sa signification.

L'idée qu'éveille immédiatement le mot de *poison* est celle d'une substance qui, ayant pénétré dans le corps par une voie quelconque, occasionne la mort ou des troubles de la santé d'une certaine gravité. Mais cette idée est accompagnée de plusieurs restrictions. On ne dit pas d'un individu qui devient malade pour avoir avalé des épingles, une arête de poisson, des morceaux de verre, etc., qu'il est empoisonné. On n'appelle pas non plus empoisonnement les troubles de la santé qui se produisent chez un individu qui a mangé une trop grande quantité d'aliments non avariés : un poison agit en quantité relativement minime. Enfin on ne qualifie pas d'empoisonnement au moins dans le langage courant les maladies occasionnées par la pénétration d'un être vivant dans l'organisme [1].

---

1. Au point de vue purement scientifique, les sécrétions des microbes pathogènes, *les toxines*, comme on les appelle aujourd'hui ressemblent étroitement à certains poisons tant par les effets qu'ils pro-

On peut donc définir le poison : *toute substance non vivante qui, pénétrant dans le corps par une voie quelconque, est habituellement capable de produire, en quantité relativement minime, des troubles de la santé ou la mort, et cela, abstraction faite de toute action mécanique.*

Deux autres traits, qui ne peuvent entrer dans la définition parce qu'ils ne sont pas tout à fait constants, doivent cependant être signalés. Chaque poison produit des effets qui lui appartiennent en propre, et ceux-ci ne se réalisent qu'à partir d'une certaine dose, toujours à peu près la même pour chaque poison.

La *spécificité d'action* est évidente pour certains poisons tels que la strychine, le curare, par exemple. Elle l'est moins pour d'autres, qui sont susceptibles de produire de nombreux symptômes, lesquels ne se manifestent pas au complet ni avec la même hiérarchie dans tous les cas ; néanmoins la symptomatologie garde encore une véritable autonomie. Il y a cependant des exceptions ; d'ailleurs fort rares ; chez certains individus les effets d'un poison diffèrent, et parfois à un très haut degré, de ceux qu'il produit chez l'immense majorité des sujets ; c'est ce qu'on appelle l'action *paratoxique.*

La seconde règle, celle de la fixité des doses, comporte des exceptions beaucoup plus nombreuses. Toutefois, si la limite à partir de laquelle une substance donnée devient un poison est variable, elle ne l'est que

duisent que par le mécanisme suivant lequel ceux-ci sont réalisés. De même les *leucomaïnes,* c'est-à-dire les produits de la désassimilation normale ou anormale des tissus vivants, agissent, quand ils s'accumulent dans l'organisme, comme de véritables poisons. Enfin, la plupart des médicaments ne diffèrent des poisons qu'en ce que la perturbation qu'ils apportent à l'organisme n'est pas poussée trop loin.

dans une certaine étendue ; de sorte que la dose toxique ne dépasse jamais quelques milligrammes pour certaines substances, tandis qu'elle est toujours de plusieurs grammes pour d'autres.

Le nombre des substances qui, à une dose plus ou moins forte, mais toujours relativement peu élevée, sont des poisons, est indéfini. Nous ne parlerons dans ce livre que des poisons dont on a à s'occuper dans la pratique et de ceux qui présentent un intérêt particulier au point de vue scientifique.

§ II. — **Effets comparés des poisons sur les divers êtres vivants.**

La toxicologie comparée fournit certaines vues générales sur l'action des poisons qu'il nous paraît utile d'indiquer dès maintenant.

Il y a des poisons qui agissent comme tels sur tous les êtres vivants, y compris les végétaux les plus simples. Ils abolissent ou altèrent les manifestations vitales de toute matière organisée, c'est-à-dire du protoplasma en général. Parmi ces poisons généraux se trouvent non seulement ceux qui, tels que les caustiques, opèrent par une action chimique brutale une destruction évidente de la matière organisée, mais d'autres, tels par exemple que le chloroforme et les autres anesthésiques, qui arrêtent la vie d'une cellule sans produire sur le protoplasma d'altérations appréciables. La modification inconnue que subit en ce cas le protoplasma n'est même pas bien profonde car, pourvu que l'action toxique n'ait pas été très prolongée, la vie reparaît dès que le poison a disparu.

Contrairement aux précédents, certains poisons ne portent leur action que sur le protoplasma qui a subi telle ou telle différenciation, qui est devenu par exemple globule sanguin, cellule nerveuse, tube nerveux, fibre musculaire striée, etc.

Un même poison atteint en général un même protoplasma différencié chez tous les êtres de la série animale où celui-ci existe. L'oxyde de carbone agit de la même façon chez tous les animaux dont le sang renferme de l'hémoglobine, le curare chez tous les animaux à muscles striés, la strychnine chez tous les animaux qui ont une moelle épinière.

Cette règle comporte des exceptions que l'on trouve surtout parmi les poisons du système nerveux. Ceux-ci n'agissent pas toujours avec la même intensité ni de la même façon sur les diverses espèces animales. Par exemple, le tabac, très toxique pour la plupart des vertébrés, ne l'est que très peu pour la chèvre ; la belladonne, toxique à petite dose pour l'homme, ne l'est pas pour le lapin. La morphine provoque des convulsions chez le chien et chez d'autres animaux ; chez l'homme, bien plus impressionnable à ce poison, les convulsions sont exceptionnelles et peu importantes. On pourrait multiplier ces exemples.

Mais, pour certains poisons au moins, ces exceptions sont plus apparentes que réelles. Les espèces animales réfractaires ne le sont que parce que leur organisme possède les moyens de détruire ou de modifier le poison avant qu'il n'arrive aux centres nerveux. Vient-on à supprimer cette défense en mettant directement le poison en contact avec ces centres, l'intoxication se manifeste. C'est ce que montre bien une expérience de

E. Roux [1]. Un lapin de moins de 2 kilogrammes supporte bien 0^{gr},30 de chlorhydrate de morphine en injection hypodermique ; mais si l'on introduit directement dans son cerveau 1 milligramme seulement du même sel, l'animal tombe presque aussitôt dans un état de stupéfaction qui dure de 24 à 30 heures, et il meurt en 4 ou 5 jours. — L'immunité du lapin pour l'atropine tient à une même cause, car, d'après les recherches d'Heckel, cet alcaloïde n'apparaît dans l'urine que lorsqu'il a été administré d'un coup à une dose énorme, capable de produire une intoxication chez cet animal réfractaire. Des recherches plus récentes de Calmette [2] ont montré qu'en pareil cas les leucocytes retiennent une grande partie du poison. Cet auteur s'est assuré d'abord qu'un lapin qui n'éprouve aucun effet quand on lui administre en injection intra-veineuse ou sous-cutanée, la dose énorme de 0^{gr},20 de sulfate d'atropine, présente au contraire des symptômes typiques d'intoxication (dilatation pupillaire, tremblements, hyperesthésie, paraplégie), quand on lui injecte dans le cerveau 0^{gr},002 du même sel. D'autre part, Calmette injecte dans les veines 0^{gr},20 de sulfate d'atropine et un quart d'heure après il saigne à blanc l'animal. Le sang ainsi recueilli est centrifugé, ce qui le divise en 3 couches : sérum, leucocytes et hématies. Si l'on injecte dans le cerveau d'un autre lapin un demi-centimètre cube du sérum, on ne produit qu'une intoxication légère, et l'animal se rétablit presque toujours ; mais si l'on injecte un demi ou un quart de centimètre cube de la couche renfermant les leuco-

1. E. Roux et Borrel. *Ann. Inst. Pasteur*, avril 1898.
2. Calmette. *Cong. de médec. int. de Lille*, juillet 1899.

cytes, l'animal ne tarde pas à succomber avec les symptômes classiques de l'intoxication atropinique.

Nous venons de parler de poisons s'adressant à un seul tissu, à un seul système. Ajoutons qu'en ce qui concerne le système nerveux la spécialisation est ordinairement plus étroite encore et se fait sur telle ou telle partie de ce système ; nous verrons plus loin combien cette affinité est parfois délicate et subtile. Il résulte de ceci qu'à mesure que le système nerveux se complique, il donne prise à un plus grand nombre de poisons. Chaque différenciation nouvelle expose en effet à l'action d'un poison spécial ; l'augmentation des rouages et la complication de leur agencement rendent l'organisme plus impressionnable aux influences toxiques. C'est pour les animaux supérieurs et surtout pour l'homme qu'il y a le plus de substances capables d'exercer une action toxique et avec les manifestations les plus nombreuses.

Il faut faire cependant une réserve à ce que nous venons de dire des poisons à action spéciale. Pour beaucoup d'entre eux, l'action, d'abord bien localisée, s'étend par étapes, c'est-à-dire qu'ils attaquent d'abord un élément déterminé, puis s'ils agissent d'une façon plus intense ou plus prolongée, ils atteignent l'un après l'autre d'autres éléments. Ainsi le chloroforme altère successivement, et dans un ordre déterminé, les diverses fonctions nerveuses ; l'oxyde de carbone, qui a une grande affinité pour l'hémoglobine, finit par passer dans le plasma sanguin, dans le tissu musculaire, et sans doute dans les éléments nerveux.

Il est à remarquer que quelques poisons qui, chez les êtres supérieurs, ont une action bien localisée sur un élément, ou sur un système déterminés, sont encore toxiques pour des êtres inférieurs chez lesquels ces tissus ou ces systèmes n'existent pas. L'oxyde de carbone est un poison de l'hémoglobine ; c'est aussi un poison, infiniment moins énergique il est vrai, pour des animaux dont le sang ne contient pas d'hémoglobine. Le chloroforme, poison du système nerveux, supprime les mouvements des cellules à cils vibratiles, ceux même des végétaux doués de motilité. La morphine, le curare abolissent les mouvements des leucocytes.

Ceci peut tenir tantôt à ce que le poison qui chez l'animal supérieur ne s'adresse qu'à un seul élément, le globule sanguin, par exemple, serait capable d'attaquer tous les protoplasmas si ceux-ci n'étaient déjà morts avant qu'il ait eu le temps de les atteindre, tantôt à ce que la substance nerveuse, la substance contractile existant dans les êtres inférieurs sous un état de diffusion ne les mettant pas à l'abri des poisons qui les atteignent dans les organismes plus élevés.

Une variété intéressante des poisons à action localisée est celle des *poisons cardiaques.*

Ils troublent le fonctionnement du cœur chez tous les animaux, mais suivant des modes divers et même opposés, de sorte que ces poisons cardiaques se rattachent à plusieurs types très tranchés. Il semble bien que plusieurs de ces poisons exercent leur action non seulement sur l'appareil nerveux du cœur, mais en même temps sur le myocarde et sur le système vasculaire. Ici, l'action toxique s'exercerait donc simultanément sur des éléments anatomiques très différents, mais entrant dans la composition d'un même système.

Beaucoup d'autres poisons ont une action bien plus

complexe, plus générale, et souvent mal connue. Il est difficile, en effet, de distinguer parmi les effets multiples que peut produire un poison, ceux qui expriment l'action primordiale, essentielle, exercée par ce poison sur certains éléments de ceux qui résultent secondairement des troubles fonctionnels que présentent lesdits éléments.

L'expérimentation d'un même poison sur des animaux de classes différentes aide à faire cette distinction. Une même action produite sur le sang, sur le cœur, sur les appareils nerveux, comporte en effet des conséquences différentes suivant que la solidarité entre les diverses fonctions de l'organisme est plus ou moins étroite. Les animaux à sang froid, notamment la grenouille, conviennent bien pour étudier l'action propre des poisons, puisque ces animaux peuvent vivre assez longtemps après qu'on les a privés complètement de leur sang, ou que le cœur a cessé de battre, que la respiration pulmonaire est abolie, que l'encéphale a été enlevé, etc.

L'étude expérimentale et comparée des poisons a permis d'élucider déjà le mode d'action de beaucoup de ceux-ci. La toxicologie humaine a bénéficié dans une large mesure de ces acquisitions, non pas qu'elle puisse toujours se les approprier d'emblée, ainsi qu'on le comprend d'après ce qui précède, mais elle y trouve toujours au moins une indication première qui lui permet de diriger utilement ses recherches dans un certain sens.

———

CHAPITRE TROISIÈME

ABSORPTION ET ÉLIMININATION DES POISONS

§ Ier. — **Absorption.**

Tous les poisons sont absorbés, c'est-à-dire qu'ils sont entraînés hors de leur point d'application par le sang et la lymphe et portés par le torrent circulatoire dans tous les organes. Ce n'est même qu'après avoir été absorbés que la plupart des poisons, sauf ceux qui sont fortement caustiques ou irritants, développent les effets qui leur sont propres.

Cette notion est aujourd'hui si solidement établie qu'il est à peine besoin d'indiquer les preuves nombreuses et indiscutables sur lesquelles elle repose. Un poison introduit par la bouche est retrouvé dans l'urine ou dans d'autres produits de sécrétion ; s'il a occasionné la mort, on le retrouve ordinairement dans le sang et dans la plupart des organes, pourvu du moins que la survie n'ait pas été trop longue. — D'autre part, les physiologistes ont répété à satiété et sous toutes les formes l'expérience fondamentale suivante. A trois animaux de même espèce, on inocule une même dose d'un même poison sous la peau de l'extrémité d'un membre. Le premier a subi au préalable la ligature des vaisseaux ou seulement des veines à la racine du membre inoculé. Au second, on a d'abord amputé le membre à inoculer, en respectant uniquement les vaisseaux qui établissent seuls la communication avec le reste du corps ; le membre du troisième est resté intact. Les deux derniers animaux subissent les pleins effets du poison, tandis que le premier y échappe.

Certains poisons agissent avec une telle rapidité qu'on a quelque peine à concevoir qu'ils aient le temps de pénétrer dans le sang et d'être portés par lui jusqu'aux organes dont le fonctionnement est si brusquement troublé ou annihilé. Ces poisons *foudroyants* sont des gaz ou des liquides volatils ; ils sont donc absorbés par les poumons et, ainsi que nous le verrons plus loin, l'absorption par cette voie est très rapide. Toutefois, il n'est pas impossible que certains gaz agissent, avant même d'être absorbés, par une action réflexe dont le point de départ serait l'excitation spéciale qu'ils exercent sur les ramifications nerveuses de la muqueuse au larynx.

Les différents poisons sont absorbés plus ou moins facilement, plus ou moins rapidement. Cette circonstance a quelquefois une très grande importance, au point que pour certains poisons une même dose, mortelle si elle est absorbée rapidement, ne produit que des effets légers ou nuls si elle est absorbée lentement. C'est qu'en pareil cas le poison est éliminé ou détruit dans l'organisme à mesure qu'il est absorbé, de sorte qu'il ne se trouve jamais dans le sang et dans les organes en quantité suffisante pour produire des effets toxiques. Ce mécanisme a été mis en lumière par Claude Bernard à propos de l'absorption gastro-intestinale du curare. Nous verrons qu'il peut se réaliser avec d'autres poisons, notamment avec le chlorate de potasse.

La rapidité ou la lenteur d'absorption dépendent d'une part de l'état physique du poison et de sa nature même, d'autre part de la voie par laquelle se fait l'absorption.

Une substance quelconque ne pouvant être absorbée qu'à l'état liquide ou gazeux, les poisons peu solubles sont absorbés beaucoup plus lentement que les autres. Un même poison est plus ou moins dangereux suivant qu'il est pris sous une forme plus ou moins soluble. Le phosphore en fournit un exemple frappant. En solution dans l'huile, ce poison est mortel à la dose de quelques centigrammes ; ingéré à l'état de fines particules solides (comme dans la pâte des allumettes), il est encore extrêmement toxique parce que cette grande division facilite beaucoup la solubilisation ou la volatilisation ; mais il peut arriver que l'ingestion d'un morceau assez volumineux de phosphore ne détermine pas d'intoxication, parce que sous cet état il est capable de parcourir tout le tube digestif et d'être rejeté par l'anus sans avoir été absorbé en quantité notable. — On verra dans un autre chapitre que la thérapeutique a tiré parti de cette donnée en cherchant à rendre insolubles les poisons qui ont pénétré dans l'estomac.

Parmi les poisons solubles, tous ne sont pas absorbés avec la même rapidité ; sous ce rapport, il y a entre eux des différences, parfois très marquées, dont les causes sont mal connues.

D'autre part, la rapidité et l'abondance de l'absorption varient beaucoup suivant que le poison est introduit par telle ou telle voie.

Ces voies sont les suivantes.

Absorption gastro-intestinale. — Cette absorption est soumise à des conditions variables qui la rendent moins régulière, et ordinairement moins rapide et moins intense que l'absorption par les autres voies.

Très souvent le poison provoque des vomissements qui le rejettent en partie. Souvent aussi son absorption est retardée par les aliments qu'il rencontre dans l'estomac ; ceux-ci le retiennent, ne le laissent arriver que lentement et peu à peu au contact de la muqueuse gastrique, ou bien par la graisse, l'albumine, les acides, le tannin qu'ils contiennent, ils forment avec lui des combinaisons plus ou moins insolubles, et parfois la substance toxique n'est remise en liberté et absorbée que lorsqu'elle est arrivée dans l'intestin. Dans d'autres cas, au contraire, le poison est solubilisé ou dégagé de ses combinaisons par certaines matières alimentaires. Le suc gastrique et les autres sucs digestifs modifient quelquefois aussi le poison, tantôt en le solubilisant, tantôt en le détruisant complètement, et de ce chef l'absorption gastro-intestinale de certains poisons se trouve considérablement modifiée.

Dans un estomac vide d'aliments, l'absorption d'un poison soluble est en général rapide. Il y a cependant des exceptions qui tiennent les unes à un état pathologique de la muqueuse, tel que le catarrhe, les autres à des particularités individuelles dont la cause est mal connue. Ces cas exceptionnels, où des poisons ordinairement très actifs n'ont exercé leur action toxique qu'au bout de plusieurs heures, même lorsqu'ils avaient été ingérés à jeun, ont été signalés par la plupart des auteurs.

Les poisons absorbés par le tube digestif doivent parcourir le système porte avant d'arriver dans la circulation générale, ce qui retarde un peu le moment où ils atteignent les autres organes. En outre, beaucoup d'entre eux sont retenus en proportion plus ou moins considérable par le foie qui ne les abandonne que peu à peu quand il ne les garde pas indéfiniment ou quand il ne les détruit pas, au moins en partie.

Cette action protectrice, *désintoxicante*, du foie a été spécialement étudiée par Roger[1]. En injectant à des animaux une solution diluée de certains alcaloïdes, tels que la morphine, la strychnine, l'atropine, la vératrine, etc., tantôt dans la veine porte, tantôt dans une veine de la grande circulation, il a vu que la toxicité était deux fois plus forte dans le second cas que dans le premier ; pour le curare, elle est trois fois plus forte. Le même auteur a constaté que le pouvoir désintoxicant du foie est proportionnel à la quantité de glycogène que contient cet organe ; il pense que les alcaloïdes forment avec le glycogène une combinaison non toxique. D'après Kobert, c'est avec les acides biliaires (dont la production dépend d'ailleurs de la quantité de glycogène que contient la cellule hépatique) que les alcaloïdes se combineraient, et les sels ainsi formés étant très peu solubles dans l'eau seraient peu toxiques, ou en tous cas ne le deviendraient qu'au moment où ils parviennent avec la bile dans l'intestin, c'est-à-dire lorsque la première partie du poison est déjà éliminée.

Le foie arrête aussi certains poisons minéraux, soit pour les éliminer bientôt après avec la bile, soit pour les conserver longtemps à l'état d'albuminates, composés insolubles et très stables. Cependant, d'après quelques auteurs, le plomb, l'arsenic, emmagasinés ainsi dans le foie pourraient, sous certaines influences, rentrer brusquement dans la circulation et occasionner de nouvelles intoxications longtemps après l'ingestion du poison.

1. Roger. *Action du foie sur les poisons*. Thèse de Paris, 1887.

La muqueuse *du gros intestin* absorbe la plupart des poisons au moins aussi bien et aussi vite que celle de l'estomac. Ce fait est utilisé en thérapeutique ; il est bien connu aussi en toxicologie, car il y a d'assez nombreux exemples d'empoisonnement par des lavements.

Absorption par les autres muqueuses. — Presque toutes les muqueuses absorbent les poisons, mais non pas toutes avec la même facilité. Il y a parfois aussi des différences qui tiennent au poison lui-même, en ce sens que tel poison est à peine absorbé par telle muqueuse, laquelle est cependant capable d'en absorber d'autres.

La muqueuse *buccale* absorbe assez bien pour qu'on ait vu certains poisons, très énergiques il est vrai, produire une intoxication, alors qu'ils avaient été recrachés presque aussitôt après leur introduction dans la bouche.

Les muqueuses de l'*œil* et des *voies lacrymales* absorbent énergiquement certains poisons. C'est ainsi qu'on voit parfois une intoxication complète se produire à la suite de l'application un peu trop copieuse d'un collyre à l'atropine. On a vu aussi l'intoxication mercurielle résulter de lavages des yeux avec une solution faible de sublimé.

La muqueuse du *vagin,* du *col et du corps de l'utérus* absorbe facilement. Il y a de nombreux exemples d'intoxications produites par cette voie : injections intra-vaginales ou intra-utérines faites dans un but thérapeutique ; introduction de certaines substances dans le vagin, en vue d'obtenir l'avortement. Il y a même des cas d'empoisonnement criminel accomplis ainsi avec de l'arsenic.

Les physiologistes enseignent que la muqueuse *de la vessie* n'absorbe pas. Cependant Bazy [1] a empoisonné des animaux en leur injectant dans la vessie des solutions de cocaïne à 1/20ᵉ, d'acide cyanhydrique à 1/100ᵉ; d'autres poisons, tels que le curare, l'atropine, la pilocarpine, ne seraient absorbés qu'en très faible proportion. Mais jusqu'ici rien n'établit que, lorsque les poisons sont en solution très diluée (ce qui est le cas quand ils sont amenés dans la vessie par l'urine) ils puissent être absorbés, et continuer en quelque sorte l'intoxication.

Il va sans dire que l'absorption est toujours beaucoup plus facile et plus rapide quand l'épithélium est altéré ou détruit, même en des points très limités.

Absorption par les poumons. — Les poisons gazeux sont absorbés très rapidement par les poumons. Cette rapidité tient à ce qu'à l'intérieur des alvéoles les vaisseaux ne sont recouverts que d'une mince couche endothéliale disposée précisément en vue de la prompte absorption des gaz. D'autre part, le sang des veines alvéolaires arrive plus vite à l'encéphale, à la moelle et aux autres organes que le sang des autres veines. Aussi est-ce parmi les substances gazeuses ou volatiles que se trouvent les poisons dits foudroyants, c'est-à-dire ceux qui manifestent leur action toxique presque instantanément, tels que l'acide cyanhydrique, et, quand ils sont en grande quantité, l'hydrogène sulfuré, l'oxyde de carbone. C'est pour cette raison que tous les poisons gazeux ou facilement volatils agissent plus vite lorsqu'ils sont inhalés que lorsqu'ils sont avalés.

---

1. Acad. des sciences, novembre 1893.

L'inhalation de ces poisons est d'ailleurs plus dangereuse que leur ingestion par la bouche. L'acide sulfhydrique, par exemple, très toxique lorsqu'il est absorbé par la respiration, peut se trouver en quantité abondante dans l'intestin sans occasionner de troubles de la santé. C'est que les substances volatiles, s'éliminant très facilement par les poumons, sortent du sang avant que celui-ci ait gagné le cœur gauche, et n'arrivent pas jusqu'aux organes avec le sang artériel. Seulement, pour que cette élimination se fasse, il faut que l'air qui se trouve dans les alvéoles pulmonaires ne contienne pas déjà en proportion quelque peu abondante le gaz à éliminer.

L'absorption par les séreuses est intense et rapide, ainsi que le prouvent les accidents qu'on voit parfois éclater à la suite d'injections de substances médicamenteuses et toxiques dans la plèvre, le péritoine, la tunique vaginale, les synoviales.

Absorption par la peau. — Les auteurs ne sont pas d'accord sur les facultés d'absorption de la peau. Il est généralement admis que l'eau et les substances qu'elle tient en dissolution ne sont pas absorbées, ou seulement en quantité infinitésimale. Les gaz et les substances solides et liquides qui émettent des vapeurs à la température du corps sont absorbés ; mais dans certains cas au moins, cette absorption se fait moins par la peau que par les poumons, les gaz ou vapeurs arrivant jusqu'aux orifices respiratoires (voir le chapitre *Mercure*).

Quoi qu'il en soit, il est certain que bon nombre de poisons appliqués sur la peau, peuvent effectuer une intoxication aiguë, et cela alors même qu'ils n'ont pas produit sur les téguments d'ulcérations, ni d'autres lésions visibles à l'œil nu. Peut-être de tels poisons occasionnent-ils une modification de l'épiderme très légère, mais suffisante pour rendre celui-ci perméable.

Absorption par le tissu cellulaire sous-cutané. — Cette absorption est très rapide et très régulière pour la plupart des substances liquides et dissoutes.

Les substances solides, injectées à l'état de fines particules en suspension dans un liquide, ne sont absorbées qu'à mesure qu'elles sont dissoutes dans la lymphe du tissu conjonctif. Cette dissolution est parfois extrêmement lente, ainsi qu'on le voit avec les injections de mercure ou de ses composés insolubles, injections qui sont entrées maintenant dans la thérapeutique de la syphilis. Il faut souvent plusieurs semaines ou plusieurs mois pour que ces injections soient complètement absorbées.

L'absorption par *les plaies* est très rapide, ce qui se comprend facilement, une de ses étapes se trouvant supprimée, puisque la barrière formée par l'épithélium n'existe pas.

Injections intra-veineuses. — Ces injections n'intéressent pas la toxicologie pratique, car elles ne sont presque jamais faites chez l'homme. Mais on les emploie très souvent quand on veut expérimenter sur les animaux les effets des poisons. C'est en effet le mode d'administration qui permet d'étudier avec le plus de précision les effets d'une substance toxique, puisqu'il supprime toutes les irrégularités de l'absorption. Mais il n'est utilement applicable qu'aux substances solubles et ne produisant pas la coagulation ou d'autres graves altérations du sang.

§ II. — **Répartition dans l'organisme.**

En général, les poisons, une fois absorbés, ne sont pas distribués uniformément par le sang dans tout l'organisme ; ils s'accumulent de préférence dans tel ou tel organe. L'analyse chimique montre en effet des différences souvent considérables dans la quantité proportionnelle de poison que contiennent les divers viscères ou tissus. Le foie est très souvent l'organe qui en renferme le plus, et certains poisons, notamment les poisons métalliques, peuvent être retenus très longtemps par lui.

La localisation se fait plus ou moins vite suivant diverses conditions et notamment suivant la nature du poison. Elle se modifie aussi quelque peu dans les premières périodes qui suivent l'absorption. Cela tient sans doute d'une part à ce que le sang n'arrive que tardivement dans les organes à circulation compliquée tels que la moelle osseuse, la rate[1] ; d'autre part à ce que certains organes, comme le foie, les reins retiennent quelque temps le poison avant de l'éliminer, enfin à ce que l'affinité pour certains tissus ne s'exerce que graduellement. Quoi qu'il en soit, voici des expériences de Heger qui montrent ces variations successives de la localisation. Il administre à des chiens une grosse dose de morphine par injections successives et il les maintient vivants en pratiquant la respiration artificielle. Il tue l'un d'eux

---

1. C'est ce que prouve l'expérience suivante de Heger. Ce savant plonge un chien dans une atmosphère d'oxyde de carbone, où l'animal succombe en une minute. Il examine au spectroscope divers échantillons de sang et trouve que tous contiennent le gaz toxique, à l'exception de ceux qui proviennent de la rate et de la moelle des os.

très peu de temps après la dernière injection, et il constate que la morphine se trouve en quantité maxima dans le sang, puis en doses de moins en moins considérables (proportionnellement au poids) dans le foie, dans la rate, dans la moelle des os, dans les muscles. Chez un autre animal tué 30 minutes après la dernière injection c'est dans le foie que se trouve la plus grande quantité de poison ; viennent ensuite la rate, la moelle des os, les reins, le sang et les muscles. Cet ordre change encore quand l'animal n'est tué qu'au bout de 3 heures ; il devient alors le suivant : moelle osseuse, foie, reins, rate, sang et muscles.

La localisation des poisons peut être modifiée par une altération pathologique des parenchymes ou des tissus. C'est du moins ce qui résulte des recherches suivantes de Charrin et Carnot[1]. En empoisonnant avec de l'acétate de plomb des lapins atteints soit de tuberculose, soit de péritonite, soit d'arthrite, soit de section du sciatique, on trouve dans tous les cas que le plomb s'est fixé en quantité incomparablement plus grande sur les parties lésées. Cela tient très probablement à ce que les leucocytes fixent le plomb, comme ils s'emparent du fer introduit dans l'organisme ainsi que l'a démontré Metchnikoff, et sans doute aussi de l'arsenic et d'autres poisons.

Dans un grand nombre d'intoxications chroniques, une partie du poison reste longtemps fixé dans certains organes, principalement dans le foie. Il est même à remarquer que dans beaucoup de ces intoxications (surtout par les poisons métalliques) le dépôt dans les

1. Acad. des sciences, août 1894.

organes est bien plus abondant qu'à la suite des intoxications aiguës, même lorsque celles-ci ont été occasionnées par une très forte dose de poison.

§ III. — Transformation et élimination.

Certains poisons traversent l'organisme sans subir de modifications chimiques et sont éliminés en nature, du moins pour leur plus grande partie ; c'est le cas, par exemple, de la plupart des alcaloïdes. D'autres subissent, soit dans le tube digestif, soit dans le sang, soit dans l'intimité des tissus des métamorphoses qui parfois atténuent ou font disparaître leurs propriétés toxiques plus rarement équivalent à une véritable destruction. En parlant des poisons en particulier, nous aurons l'occasion de signaler les plus importantes de ces transformations.

L'élimination se fait en général rapidement et complètement quand il s'agit de substances gazeuses ou de substances solubles. Elle est plus lente avec les substances capables de former dans l'organisme des précipités insolubles. La plupart des métaux par exemple s'éliminent lentement, et plusieurs, très incomplètement ; le plomb, le cuivre par exemple restent en partie dans l'organisme pendant des mois ou des années ; l'argent s'y fixe indéfiniment.

Les principales voies d'élimination sont les reins, le tube digestif et ses glandes annexes, les poumons, la peau, les glandes mammaires.

Presque tous les poisons (sauf les gazeux) passent *dans l'urine*, et pour beaucoup c'est là la principale voie d'élimination.

Le *tube digestif* élimine aussi beaucoup de poisons,

qu'ils aient été absorbés par la bouche ou par toute autre voie. La morphine injectée sous la peau se retrouve en partie dans l'estomac; le mercure s'élimine par le *gros intestin*, par *la bouche.* Parmi les glandes annexes du tube digestif, c'est *le foie* dont le rôle éliminateur est le plus important; la bile entraîne notamment presque tous les poisons métalliques.

Les poumons éliminent tous les poisons gazeux ou facilement volatils. C'est par ces mêmes organes que les poisons gazeux sont presque toujours absorbés; l'élimination commence dès que ces poisons ne sont plus qu'en faible proportion dans l'atmosphère.

Le rôle *de la peau* n'est pas encore bien connu. Il est certain que l'on trouve dans la sueur, mais en faibles proportions, certains médicaments ou poisons, notamment l'arsenic, le bichlorure de mercure, peut-être le plomb et la morphine.

L'élimination par les *mamelles* est intéressante en ce sens qu'elle peut occasionner l'intoxication des nourrissons. Parmi les poisons qui peuvent passer dans le lait, citons le mercure, l'arsenic, la morphine, la strychnine, etc.

CHAPITRE QUATRIÈME

DOSES TOXIQUES, DOSES MORTELLES

Sous le nom de *dose toxique* on comprend tantôt la dose qui suffit pour que l'action propre à un poison se manifeste, tantôt la dose à partir de laquelle les effets cherchés dans un but thérapeutique sont dépassés ou augmentés d'autres effets qui deviennent pour le malade une gêne ou un danger. — *La dose mortelle* est la plus petite dose capable d'occasionner la mort.

Les doses toxique et mortelle varient suivant la voie d'administration ; pour quelques poisons, cette différence est considérable. Les chiffres qui sont donnés sans indication spéciale s'appliquent à l'ingestion par la bouche.

Ces chiffres sont déterminés par l'observation ; mais ils ne peuvent l'être avec exactitude que dans les cas où le poison, avant d'être absorbé, n'a pas été rejeté en partie par les vomissements, ou par l'anus ; quelques substances toxiques peuvent en effet, dans certaines conditions, parcourir tout le tube digestif, et être évacuées en partie ou presque totalement avec les selles.

Il convient de remarquer aussi que pour certains poisons la dose toxique dépend de l'état de concentration. Cela est évident pour les poisons violemment irritants et corrosifs ; une petite quantité d'acide sulfurique, diluée dans beaucoup d'eau, n'occasionnera que des troubles légers ou nuls, tandis que la même quantité, non diluée, produira les désordres les plus graves. Pour d'autres poisons le danger de la concentration tient à ce que celle-ci rend l'absorption plus rapide.

Mais, une fois ces causes d'erreur écartées, l'observation montre que les doses toxiques et mortelles ne sont pas les mêmes pour tous les individus. Les chiffres que l'on peut indiquer à cet égard expriment une moyenne, fort utile à connaître, qui s'applique souvent sans grandes variations à beaucoup d'individus, mais qui parfois se trouve tout à fait erronée. Certains sujets se montrent en effet très impressionnables envers tel ou tel poison; d'autres, plus nombreux peut-être, font preuve d'une résistance exceptionnelle.

Ces différences peuvent être attribuées d'une part à la façon dont se fait l'absorption du poison, et d'autre part à la susceptibilité plus ou moins grande des éléments anatomiques sur lesquels doit agir la substance toxique.

Les effets d'une même dose de poison peuvent être d'une intensité très différente suivant que ce poison pénètre plus ou moins vite dans le sang. S'il n'y arrive que très graduellement, il peut s'éliminer au fur et à mesure de façon à ce qu'une petite fraction seulement de la dose administrée se trouve, en un même moment dans le torrent circulatoire et en contact avec les divers organes. Pour certains poisons ce fractionnement suffit à empêcher les phénomènes toxiques. C'est le cas notamment du chlorate de potasse.

Nous avons indiqué déjà (page 21) les conditions qui ralentissent l'absorption gastro-intestinale. Ajoutons que cette absorption peut être supprimée complètement au cours de certaines maladies graves. C'est ce qui arrive par exemple chez les cholériques; on a vu des doses considérables d'opium ne produire d'abord aucun effet chez ces malades, et occasionner plus tard un empoisonnement quand la muqueuse digestive était redevenue capable d'absorber.

Par contre, l'intoxication peut être favorisée par le mauvais état du foie, devenu incapable de remplir convenablement ses fonctions d'arrêt ou de destruction de certaines substances toxiques, — et plus encore par le mauvais état des émonctoires, surtout du rein, le principal d'entre eux.

D'un autre côté, il y a des différences individuelles dans le degré d'impressionnabilité des divers éléments sur lesquels le poison exerce son action, et surtout des éléments du système nerveux. Tel sujet est beaucoup plus atteint qu'un autre par une même dose d'un poison, même lorsque celui-ci est administré soit en injection sous-cutanée, soit en inhalations, ce qui supprime à peu près les différences dans l'absorption. Il est d'observation vulgaire qu'une piqûre de morphine, d'atropine, etc. ne produit pas des effets d'une même intensité chez tous les individus, et que pour produire l'anesthésie par le chloroforme, par l'éther, il faut employer des doses très variables suivant les sujets. Il n'y a pas de raison pour que ces différences ne se manifestent pas également quand la substance toxique pénètre par l'estomac.

Quelques-unes des conditions qui confèrent ainsi une plus grande résistance ou une plus grande susceptibilité envers certains poisons, sont connues et à peu près constantes. Ce sont sans parler de la race[1], l'âge, certains états de maladie, et enfin l'accoutumance.

Influence de l'âge. — Il est évident qu'une même dose de poison est beaucoup plus dangereuse pour un enfant que pour un adulte, par le seul fait des différences de la masse du corps. Mais il ne suffirait pas pour ramener l'égalité de calculer les doses proportionnellement au poids corporel. Les conditions d'absorption, d'impressionnalité, d'élimination varient aussi suivant les âges. En ce qui concerne les enfants, on a cherché à formuler en des barèmes, fondés sur de nombreuses observations, les proportions qu'il convient d'établir, suivant les âges, pour le dosage des médicaments. Ces barèmes dont les principaux sont celui de Gaubius et celui d'Young[2] méritent d'être consultés, à titre d'indication générale, quand il s'agit des poisons. Mais la loi qu'ils indiquent est bien loin de s'appliquer à tous les poisons. Elle est notamment tout à fait fausse en ce qui concerne l'opium et ses dérivés, l'acide phénique auxquels les petits enfants sont extrèmement sensibles.

Pour les vieillards, il semblerait *a priori* que les doses toxiques devraient être moins élevées en raison

---

1. Les nègres supportent des doses excessives d'alcool, de mercure, de tartre stibié.

2. *Loi de Gaubius*. Dose pour l'adulte $= 1$; enfant au-dessous d'un an $\frac{1}{15}$ à $\frac{1}{12}$; à 2 ans $\frac{1}{8}$; à 3 ans $\frac{1}{6}$; à 4 ans $\frac{1}{4}$; à 7 ans $\frac{1}{3}$; à 14 ans $\frac{1}{2}$.

Loi de Young. Elle consiste à établir une fraction dont le numérateur est l'âge de l'enfant, et le dénominateur ce même chiffre augmenté de 12. Par exemple pour un enfant de 2 ans la dose est de $\dfrac{2}{2+12} = \dfrac{1}{7}$, à 4 ans $\dfrac{4}{4+12} = \dfrac{1}{4}$, etc.

du mauvais fonctionnement des émonctoires. Cette condition est sans doute compensée par une impressionnabilité moindre des éléments, car l'observation n'indique pas que d'une manière générale les vieillards soient beaucoup plus sensibles aux poisons que les adultes.

Influence de certains états de maladie. — Elle se manifeste surtout à l'égard des poisons nerveux. Les sujets atteints d'une grande excitation cérébrale, de manie supportent de grosses doses d'opium, de chloral, et d'autres médicaments calmants. Les choréïques tolèrent d'assez fortes doses d'opium, et parfois de strychnine. Cette dernière substance serait bien supportée aussi par les alcooliques. L'alcool, même à forte dose, produit rarement l'ivresse chez les fébricitants. La digitale a pu être administrée impunément à très fortes doses à des malades atteints de pneumonie. Le chloroforme agit plus difficilement chez les alcooliques.

Accoutumance aux poisons. — Il est des poisons auxquels l'organisme s'habitue, c'est-à-dire que si l'on administre un de ces poisons chaque jour ou à des intervalles peu éloignées, les effets produits deviennent de moins en moins intenses, alors même que l'on augmente graduellement la dose, si bien qu'il arrive un moment où l'on peut donner sans inconvénient une dose très supérieure à celle qui occasionnerait la mort ou des désordres très graves chez les sujets non préparés.

Ces poisons ne sont pas très nombreux. On peut en distinguer trois groupes suivant le degré et la forme de l'accoutumance et sans doute aussi suivant le mécanisme d'après lequel celle-ci s'établit.

La morphine est le type du premier groupe dans

lequel se trouvent aussi la cocaïne et l'éther. Ici l'accoutumance se manifeste à un haut degré puisque certains morphinomanes arrivent à supporter chaque jour plusieurs grammes de morphine, c'est-à-dire une dose 20 ou 30 fois supérieure à celle qui tuerait un sujet normal. Mais cette immunité n'est acquise qu'au prix d'une intoxication chronique; il ne s'agit là que d'une pseudo-accoutumance en quelque sorte: le sujet n'est pas habitué réellement au poison puisque plus il en continue l'usage, plus il devient malade; il l'est cependant en ce sens qu'il arrive à supporter une dose énorme de ce poison sans en éprouver les effets toxiques immédiats. Ajoutons que lorsque l'intoxication chronique a complètement disparu, l'immunité cesse.

Dans un second groupe de poisons dont le tabac est le type, l'accoutumance s'exerce dans des limites moins étendues, mais elle n'est pas achetée par des troubles notables de la santé. Tout le monde connaît le malaise qu'éprouve un novice qui fume son premier cigare ou sa première pipe; c'est une véritable intoxication qui deviendrait très grave, mortelle peut-être, si le sujet s'acharnait à fumer dans sa journée une dizaine de cigares ou de pipes comme le font, sans en ressentir aucun effet fâcheux beaucoup de gens habitués au tabac.

Enfin il est d'autres poisons auxquels l'organisme s'habitue très bien, envers lesquels il acquiert une immunité considérable, immunité qui peut être obtenue sans que la santé reste aucunement troublée. Ce sont parmi les poisons animaux les venins, parmi les poisons végétaux la ricine et l'abrine; ce sont aussi les toxines sécrétées par certains microbes, toutes substances étroitement apparentées au point de vue de leur composition chimique et de leur mode d'action. Cette immunisation se produit par un mécanisme qui est maintenant connu. Elle résulte de ce que l'organisme s'habitue peu à peu à fabriquer un contre-poison. Ce contre-poison existe dans le sang, si bien qu'en injectant le sérum d'un sujet immunisé à un autre sujet qui ne l'est pas ou rend celui-ci momentanément réfractaire au poison[1].

Idiosyncrasies. — En dehors des conditions qui viennent d'être indiquées, on voit encore certains sujets qui diffèrent beaucoup de la plupart des autres par leur sensibilité exagérée ou amoindrie envers les poisons. Ils ont une idiosyncrasie, c'est-à-dire un mode de fonctionnement de l'organisme, d'une nature particulière.

L'idiosyncrasie tient sans doute pour une certaine part aux particularités individuelles de l'absorption, de l'élimination, de l'emmagasinement momentané dans certains organes, et pour une autre part aux différences d'impressionnabilité des éléments nerveux ou autres. Quoi qu'il en soit, l'observation montre que l'idiosyncrasie varie non seulement suivant les individus, mais aussi, chez un même individu, suivant les jours. Il y a plus, elle peut varier beaucoup dans le courant d'une même journée, ainsi que cela s'est produit dans le cas suivant que nous avons eu l'occasion d'observer. Trois personnes : une femme, un homme, une jeune fille de 20 ans, boivent en même temps, et à jeun, chacune un verre à liqueur d'un vin empoisonné avec de l'aconitine.

---

1. Le sérum des sujets accoutumés aux autres poisons ne contient pas de substance antitoxique. L'accoutumance se produit sans doute ici par des modifications graduelles des cellules primitivement sensibles au poison.

Une heure après, la femme présente les signes d'une intoxication à laquelle elle succombe en une demi-heure ; la jeune fille et l'homme n'ont qu'une intoxication très légère et passagère. Le soir du même jour, la même jeune fille, le même homme et le père de la fille boivent encore un verre à liqueur du même vin avant le repas qu'ils prennent en commun. Une heure après, tous trois sont pris d'intoxication ; l'homme, qui avait bien supporté le verre du matin, succombe ; la jeune fille, cette fois encore, n'est que peu malade ; son père meurt en peu de temps. Ainsi, toutes les conditions étant aussi semblables que possible, une même dose de poison tue immédiatement les uns, ne produit que des effets très légers chez d'autres, et chez un dernier, la même dose, presque inoffensive le matin, est mortelle le soir.

Doses toxiques et mortelles chez les animaux. — Chez les animaux d'une même espèce, il y a aussi de grandes variabilités individuelles, même quand ces doses sont administrées en injections sous-cutanées. Ces différences individuelles sont d'ailleurs beaucoup plus accentuées avec certains poisons qu'avec d'autres. Parmi les poisons dont l'intensité toxique est susceptible de varier dans de larges limites suivant les sujets, nous citerons notamment, d'après nos recherches personnelles, l'aconitine (en injections sous-cutanées chez le cobaye et le lapin), la strychnine, la plupart des alcaloïdes de l'opium (en injections sous-cutanées chez la grenouille).

Il serait intéressant de savoir jusqu'à quel point ces différences s'atténuent quand le poison est injecté directement dans les veines. Les recherches qui ont été faites jusqu'ici montrent que, même avec ce mode d'administration, les doses toxiques ne sont pas égales chez tous les sujets, ni, chez un même sujet, à tous les moments. Chouppe, injectant une même dose de strychnine dans les veines d'un même chien, a vu que certains jours cette dose ne produisait rien, tandis que d'autres jours, elle occasionnait des accès convulsifs plus ou moins violents. Par contre, le même observateur a conclu, d'expériences nombreuses, que la dose mortelle de strychnine, en injection intra-veineuse chez le chien, est à peu près constante.

Mais rien n'autorise à penser qu'il en est de même pour chaque poison et pour chaque espèce animale. Aussi convient-il de ne regarder que comme une indication approximative ce qu'on appelle le *coefficient toxique* d'une substance, c'est-à-dire le poids de cette substance capable de tuer un kilogramme d'animal.

CHAPITRE CINQUIÈME

PRINCIPAUX SYMPTOMES DES INTOXICATIONS, LEUR PATHOGÉNIE

Il est des poisons dont l'effet se traduit chez tous les sujets par les mêmes symptômes, et souvent par des symptômes très spéciaux : tels sont, par exemple, la strychnine, l'atropine, le curare, etc.

Il en est d'autres qui sont capables de produire dans l'organisme un grand nombre de troubles ; mais ces troubles ne sont presque jamais au complet chez un même sujet ; tantôt les uns, tantôt les autres font défaut, et même les plus constants peuvent manquer dans un cas donné. C'est ainsi, par exemple, que la symptomatologie de l'arsenicisme est des plus riches, et que cependant chacun de ses symptômes, y compris la diarrhée et les vomissements, peut ne pas se manifester même dans une intoxication mortelle.

Cette inconstance des symptômes n'est pas en contradiction avec ce que nous avons dit précédemment de l'action spécifique des poisons. On conçoit qu'avec une action primitive et essentielle toujours la même, les effets secondaires varient suivant les sujets, et cela d'autant plus que cette action primitive est moins étroitement localisée. La strychnine produit toujours des convulsions, parce qu'elle agit exclusivement sur un certain groupe de cellules nerveuses. L'arsenic produit des symptômes très variables parce qu'il agit en troublant la nutrition de tout l'organisme, ce qui laisse beaucoup de place aux différences individuelles de résistance des divers tissus.

Cette variabilité des effets de beaucoup de poisons rend difficile et quelque peu confus l'exposé de la symptomatologie. Cette description fatigue aussi l'attention parce que, dans un grand nombre de cas, on retrouve les mêmes symptômes : les vomissements, la diarrhée, le collapsus, le coma.

L'étude clinique paraitra peut-être moins aride à l'aide des quelques notions pathogéniques suivantes.

Un poison exerce son action toxique pendant une ou plusieurs des quatre étapes qu'il parcourt dans l'organisme, savoir: à son point d'application, — dans le sang, — sur tel ou tel des organes où le sang le conduit — enfin sur les organes par lesquels il s'élimine.

§ Ier. — **Action locale.**

Les poisons caustiques et irritants produisent aux points où ils sont appliqués des lésions (décrites dans le chapitre suivant), dont les effets constituent une partie de la symptomatologie de l'intoxication. et parfois même toute cette symptomatologie ou à peu près, comme c'est le cas quand il s'agit des acides sulfurique, azotique, chlorhydrique, de la potasse et de la soude caustiques.

La cautérisation ou l'irritation violente des voies digestives peuvent entraîner rapidement la mort, sans doute par une suite d'actions réflexes, par l'épuisement du système nerveux sous l'influence des excitations trop intenses partant du tube gastro-intestinal. D'autres dangers, moins immédiats, résultent de ces lésions primitives. Les ulcérations ouvrent la porte à des infections diverses ; la résorption des éléments détruits peut occasionner une auto-intoxication. L'alimentation est rendue impossible ou difficile par la diarrhée ou les vomissements persistants, par l'entrave apportée à l'absorption, par le défaut de sécrétion des sucs digestifs, et à une époque ultérieure, par la sténose cicatricielle des orifices et des conduits, par l'atrophie des glandes gastro-intestinales.

Les poisons caustiques et irritants occasionnent des *vomissements* produits par un acte réflexe dont le point de départ est l'excitation violente de la muqueuse gastrique. Ces vomissements expulsent d'abord les matières alimentaires s'il s'en trouvait dans l'estomac, puis du mucus sécrété, souvent en quantité considérable, par la muqueuse irritée ; il s'y ajoute quelquefois de la bile refluant du duodénum ; et, quand il s'agit de poisons caustiques, du sang dont la couleur est ordinairement noire.

Remarquons ici que beaucoup de poisons, irritants ou non, produisent des vomissements par un autre mécanisme : la substance toxique agit, après absorption, sur les centres nerveux qui président à l'acte du vomissement. De tels poisons exercent aussi bien leurs effets émétiques quand, au lieu d'être introduits dans l'estomac, ils sont administrés en lavements, en injections sous-cutanées ou par toute autre voie.

La *diarrhée,* très fréquente également dans les intoxications par les substances corrosives et irritantes, varie d'abondance et de nature suivant les poisons ; elle peut être séreuse, riziforme, muqueuse, bilieuse, sanguinolente. Elle aussi résulte tantôt de l'action directe du poison sur la muqueuse intestinale, tantôt d'un effet sur les diverses parties du système nerveux qui président aux mouvements et aux sécrétions de l'intestin.

En dehors de la cautérisation et de l'irritation, la plupart des poisons n'exercent pas d'action toxique locale. Quelques-uns, tels que la cocaïne. l'atropine, le chloroforme, etc., agissent, et quelquefois énergiquement, sur les terminaisons nerveuses de la région où ils ont été appliqués. Mais ces effets, très intéressants au point de vue de la thérapeutique, ne paraissent guère avoir d'importance en toxicologie. Toutefois l'action locale de certains poisons non caustiques ni irritants peut être le point de départ d'actes réflexes plus ou moins importants ; c'est le cas de l'acide carbonique, du chloroforme sans doute aussi de l'oxyde de carbone, agissant sur la muqueuse laryngée. Peut-être cette liste sera-t-elle augmentée dans l'avenir [1].

§ II. — Action sur le sang.

La plupart des poisons sont charriés par le sang sans exercer sur ce liquide d'action appréciable. Mais il en est quelques-uns qui lui font subir des altérations telles qu'il en résulte de graves perturbations du fonctionnement de l'organisme. Tantôt ces altérations constituent à elles seules presque toute l'action du poison, tantôt elles n'en représentent qu'une partie plus ou moins

1. Ceci paraîtra justifié si l'on se rappelle que, il y a seulement quelques années, par exemple, on ne soupçonnait pas que certaines substances, appliquées sur une assez faible étendue de la peau, abaissent et régularisent la température du corps sans être absorbées. C'est le cas, bien connu maintenant, du gayacol. Guinard et Giley ont constaté que les solutions de quelques alcaloïdes : cocaïne, solanine, spartéïne, elléborine, possèdent la même propriété, et seulement lorsqu'elles sont employées en application externe. (*Acad. sciences*, juin 1894.)

importante. Elles sont d'ailleurs de nature différente, de sorte qu'on peut distinguer quatre types principaux de poisons hématiques.

L'*oxyde de carbone* forme avec l'hémoglobine une combinaison stable, et il rend ainsi cette substance incapable de remplir son rôle physiologique qui est de capter l'oxygène dans les poumons pour le transporter dans l'intimité des tissus et l'y échanger contre de l'acide carbonique. D'autres poisons tels que l'*acide cyanhydrique, l'hydrogène sulfuré*, forment aussi avec l'hémoglobine une combinaison plus ou moins nettement définie qui enlève à celle-ci ses propriétés respiratoires, mais ces substances sont surtout des poisons du système nerveux et leur action sur le sang est relativement accessoire.

D'autres poisons sanguins transforment l'hémoglobine en méthémoglobine. Ici, non seulement la substance respiratoire du sang est frappée d'impuissance fonctionnelle plus ou moins durable ; mais souvent elle devient inapte à rester associée au stroma des globules ; c'est alors une matière étrangère qui se trouve mélangée au sang et qui doit être éliminée en nature, ou après avoir été modifiée par son passage dans le foie et d'autres organes. Le *chlorate de potasse* fournit un exemple de ce mode d'action toxique, qui appartient aussi à l'*aniline*, à la *nitrobenzine*, à la *nitroglycérine*, à l'*acide pyrogallique*, etc.

Dans un troisième groupe on peut ranger les poisons qui agissent presque de la même façon que les précédents, en ce sens qu'ils séparent l'hémoglobine du stroma des hématies, et qu'ils l'obligent ainsi à s'éliminer, mais qui ne transforment pas constamment cette hémoglobine en méthémoglobine. Ce sont des *poisons dissolvants du sang*. Parmi ces poisons se trouvent notamment l'hydrogène arsenié, et la phalline, l'acide helvellique, principes actifs de certains champignons.

Enfin d'autres poisons *coagulent le sang*. La ricine et l'abrine (substances albuminoïdes contenues dans les graines du ricin et dans celles du jequirity) exercent cette action très nettement et par un double mécanisme : en soudant les hématies les unes aux autres, et en coagulant le plasma. Ces deux effets qu'il est facile d'observer, quand on mélange in vitro la ricine au sang, ne se produisent dans l'organisme que plus lentement, et seulement dans certains vaisseaux de petit calibre qui sont ainsi thrombosés. Le phosphore, l'arsenic, le sublimé, les poisons dissolvants du sang peuvent occasionner aussi la thrombose des petits vaisseaux, (spécialement ceux de la muqueuse et de la sous-muqueuse intestinales), mais à un degré bien moindre.

§ III. — Action sur les divers organes.

La grande majorité des poisons ne développent leurs effets toxiques que lorsqu'ils ont été amenés par le sang dans l'intimité des organes. Tous les organes dans lesquels s'arrête le poison ne subissent d'ailleurs pas son influence au même degré. Ainsi, pour reprendre l'exemple de la morphine cité page 28, la portion de cette substance qui se fixe dans le foie, dans la rate, dans la moelle des os, dans les muscles ne détermine pas de troubles fonctionnels de ces organes ou seulement des troubles insignifiants vis-à-vis des désordres nerveux qui constituent presque toute la symptomatologie de l'empoisonnement.

Il s'en faut de beaucoup que l'on connaisse les points d'attaque de tous les poisons. On peut cependant à ce point de vue discerner plusieurs groupes. Le plus nombreux est celui des poisons qui exercent leur action exclusivement ou d'une façon très prépondérante sur le système nerveux. Un autre est constitué par les poisons qui troublent particulièrement le fonctionnement du cœur. Un troisième comprend ceux qui, manifestant une action plus générale, perturbent presque tout l'organisme en entravant les processus qui président à la nutrition des éléments. Enfin quelques poisons végétaux ou animaux se rattachent par leur mode d'action et par diverses particularités à la classe des toxines sécrétées par certains microbes.

Poisons nerveux. — Presque tous les poisons occasionnent des troubles nerveux. Nous ne parlons ici que de ceux dont c'est là la manifestation unique ou tout au moins prépondérante. Même ainsi limitée, cette classe reste très nombreuse. Le système nerveux témoigne doublement de son impressionnabilité aux actions toxiques : non seulement il est atteint par un grand nombre de poisons, mais encore il subit cette atteinte avec des doses ordinairement très minimes. C'est dans la classe des poisons nerveux que se trouvent presque tous ceux qui tuent rapidement et à dose extrêmement faible.

Mais la plupart des poisons de cette classe n'agissent pas sur tout le système nerveux à la fois ; ils limitent leur action à telles ou telles parties de ce système et parfois à une seule partie très étroitement spécialisée par ses fonctions. Citons le curare qui agit sur les extrémités terminales des nerfs moteurs des muscles lisses, la strychnine sur les cellules motrices de la moelle, et, pour prendre un exemple plus vulgaire, l'alcool qui, lorsqu'il ne dépasse pas une certaine dose, agit seulement sur celles des cellules de l'écorce cérébrale qui président à l'idéation.

Cette action élective des poisons nerveux s'exerce souvent avec une finesse et une subtilité merveilleuses. La symptomatologie de chacun de ces poisons nous en fournira de nombreux exemples. Nous verrons que les uns atteignent telle ou telle sensibilité, que d'autres troublent le mécanisme nerveux de telle ou telle sécrétion, qu'il y en a de convulsivants, de paralysants, parfois avec une action élective sur tels ou tels nerfs ou cellules motrices, que d'autres exercent d'emblée leurs effets sur les facultés intellectuelles, etc. Remarquons d'ailleurs qu'un même symptôme : convulsion, paralysie, etc., peut exprimer l'atteinte de telle ou telle partie du système nerveux : cellules cérébrales, cellules médullaires, tubes nerveux, plaques motrices terminales, de sorte que, si diversifiée que soit la symptomatologie des poisons nerveux, leur localisation l'est encore davantage.

En réalité, il y a peu de poisons qui limitent exclusivement leur action à un seul des nombreux éléments différenciés du système nerveux. La plupart, après avoir atteint d'abord l'élément ou les éléments pour lesquels ils ont le plus d'affinité, en attaquent successivement plusieurs autres s'ils sont administrés à doses suffisantes. Le chloroforme fournit un exemple bien connu de cette abolition successive des diverses fonctions nerveuses[1].

1. Toutefois cette extension des effets du poison n'exprime peut-être

D'une manière générale, les poisons sont d'autant plus rapidement dangereux qu'ils ont plus d'affinité pour les éléments nerveux qui président à la respiration ou à la circulation, puisque dès que ces fonctions sont interrompues quelques instants la vie s'éteint. Toutefois. quand l'activité de ces éléments a été non pas détruite, mais momentanément suspendue, on peut conjurer la mort en suppléant, par des moyens mécaniques. aux forces nerveuses qui font mouvoir le thorax. C'est ainsi par exemple qu'un animal qui a reçu une dose suffisante de curare meurt par asphyxie. tandis qu'il survit si l'on entretient artificiellement sa respiration jusqu'à ce que la paralysie des muscles thoraciques soit dissipée. Dans beaucoup d'autres intoxications, et chez l'homme même, la respiration artificielle constitue, pour cette même raison, un traitement fort efficace.

Névrites périphériques. — Les nerfs, comme les autres parties du système nerveux, peuvent subir l'action de certains poisons, action qui se traduit par des lésions matérielles, par des névrites produites par l'alcool, l'oxyde de carbone, le plomb, le mercure, le sulfure de carbone, etc. Les symptômes de ces *névrites périphériques* consistent essentiellement en troubles moteurs et sensitifs des régions correspondant aux nerfs affectés. Tantôt ces troubles sont associés, tantôt ils se manifestent isolément, et, sous ce rapport, chaque névrite toxique a des caractères particuliers ; c'est ainsi que la névrite saturnine atteint presque exclusivement les nerfs

pas toujours une atteinte toxique des éléments nerveux correspondants. Il se peut que dans certains cas un premier centre fortement atteint par le poison réagisse par inhibition sur d'autres centres dont le trouble fonctionnel ne serait ainsi que le résultat indirect de l'action toxique.

moteurs, tandis que la névrite alcoolique intéresse au moins autant les nerfs de la sensibilité. La névrite peut occasionner aussi des troubles trophiques, mais cela est rare, sauf avec quelques poisons, notamment l'oxyde de carbone.

Les troubles moteurs varient de la parésie à la paralysie complète. Le tremblement, l'incoordination sont beaucoup plus rares. Les muscles paralysés présentent vis-à-vis des excitations électriques la réaction dite de dégénérescence : la contractilité faradique est abolie ou considérablement diminuée, la contractilité galvanique est, au contraire, conservée, et ordinairement même augmentée ; la secousse produite par ce courant est souvent lente et prolongée. L'atrophie accompagne ordinairement la paralysie, au moins quand cette dernière est bien accentuée.

Les troubles sensitifs consistent d'une part en douleurs, tantôt spontanées, tantôt provoquées par la pression ou même le contact très léger ; et d'autre part en anesthésies qui peuvent être quelquefois dissociées, chacune des sensibilités tactile, thermique, musculaire, à la douleur étant atteinte ou respectée.

Bien que la névrite toxique puisse atteindre tous les nerfs, elle se limite le plus souvent à ceux des membres, et spécialement aux extrémités. Elle est presque toujours symétrique. Les nerfs bulbaires sont rarement atteints. Chaque poison frappe de préférence certains nerfs ; le plomb surtout manifeste cette spécialisation d'une manière remarquable, et aussi une exclusion singulière pour le rameau nerveux qui anime le muscle long supinateur.

En règle générale, ces paralysies toxiques guérissent.

Quand, par exception, elles intéressent les nerfs phréniques et intercostaux, elles entravent la respiration et occasionnent une asphyxie qui peut devenir mortelle ; mais le fait est très rare, car la paralysie respiratoire est ordinairement incomplète et surtout peu durable.

Poisons cardiaques. — Ces poisons peuvent être considérés comme une variété des précédents, car ils atteignent l'appareil nerveux du cœur. Toutefois, il est probable que quelques-uns agissent en même temps sur le myocarde de sorte qu'ici la spécialisation toxique se ferait simultanément sur des éléments très différents au point de vue de leur structure et de leur composition, mais associés pour une même fonction.

On peut distinguer au moins quatre types de poisons cardiaques ; pour chaque type, les effets produits ou le mécanisme par lequel ils le sont, diffèrent et sont même parfois diamétralement opposés. Voici, en tenant compte seulement des traits principaux[1], comment se caractérisent ces types.

La *digitale* ralentit les battements du cœur en excitant les nerfs modérateurs de celui-ci, c'est-à-dire les pneumogastriques. Son action porte sur les noyaux d'origine de ces nerfs, car, lorsque ceux-ci sont coupés, elle ne s'exerce plus.

L'*atropine* produit au contraire une accélération considérable des mouvements du cœur en paralysant les pneumogastriques. Mais elle n'agit que sur les extrémités terminales de ces nerfs.

La *pilocarpine* ralentit et arrête le cœur en excitant

---

1. Pour plus de détails, voir les chapitres consacrés à chacun de ces poisons.

les pneumogastriques, non pas à leur origine, mais à leurs extrémités terminales. Son action èst donc exactement contraire à celle de l'atropine. Le cœur arrêté par la pilocarpine recommence à battre quand il reçoit de l'atropine, et réciproquement, l'accélération du cœur produite par l'atropine cesse sous l'influence de la pilocarpine.

La *muscarine* ralentit et arrête le cœur en excitant les extrémités des pneumogastriques. L'effet est donc le même que celui de la pilocarpine ; mais certains détails indiquent que le mécanisme est un peu différent ; il est probable que la muscarine agit sur les terminaisons dernières des pneumogastriques dans le myocarde, tandis que la pilocarpine agirait sur la terminaison de ces nerfs dans les cellules ganglionnaires.

Remarquons que les poisons cardiaques fournissent un bel exemple de la délicatesse avec laquelle peut se localiser une action toxique. Tous ces poisons atteignent le nerf pneumogastrique, tantôt pour l'exciter, tantôt pour le paralyser ; les uns n'atteignent que son point d'origine, les autres ne se portent que sur telle ou telle de ses terminaisons.

Action sur la nutrition cellulaire. — Beaucoup de poisons sans doute troublent plus ou moins la nutrition des éléments. Mais il en est quelques-uns dont c'est là le mode essentiel d'action : ils modifient profondément les phénomènes d'assimilation et de désassimilation qui constituent la vie cellulaire.

Cette modification peut être immédiate ; c'est ce qui se produit avec l'oxyde de carbone, et sans doute avec l'acide cyanhydrique, l'hydrogène sulfuré.

Le phosphore, l'arsenic (abstraction faite des effets

irritants de ce dernier) agissent moins vite. Parmi les symptômes qu'ils produisent, les uns résultent des troubles fonctionnels liés à l'altération nutritive des diverses cellules, et d'autres sont imputables aux produits de la désassimilation anormale, lesquels souvent se comportent eux-mêmes comme de véritables poisons.

Effets des toxines ou toxalbumines. — Ces poisons forment une classe très spéciale tant en raison de leur constitution propre qu'en raison de leur action toxique. Un chapitre spécial leur sera consacré. Disons seulement ici que ce sont aussi des poisons cellulaires, et que leur action se porte tantôt sur les cellules de presque tous les parenchymes, et tantôt se limite aux cellules nerveuses.

§ IV. — Symptômes résultant de l'élimination de certains poisons.

Divers poisons produisent des lésions sur les organes par lesquels ils s'éliminent (voir le chapitre suivant). Il y a ainsi des stomatites, des gastrites, des entérites, des néphrites par élimination. Ce sont les néphrites qui sont de beaucoup les plus fréquentes et les plus importantes. Souvent en effet elles entravent les fonctions du rein, occasionnent de l'albuminurie, de l'oligurie, de l'anurie. Aux effets du poison peuvent se joindre ainsi ceux de l'insuffisance urinaire, et en fait le tableau clinique de bon nombre d'intoxications comporte certains symptômes imputables à l'urémie.

§ V. — Nature de l'action toxique.

Nous avons vu que les poisons caustiques produisent leur effet par action chimique brutale. Les poisons sanguins exercent aussi sur le sang une action chimique qui est bien connue pour certains d'entre eux comme l'oxyde de carbone, le chlorate de potasse, etc., et de cette action chimique découlent plus ou moins directement tous, les effets du poison. Il est d'ailleurs probable que la classe des poisons sanguins sera plus étendue dans l'avenir, car nous ne savons encore reconnaître que les altérations relativement grossières du sang.

Quant aux autres poisons, il faut admettre qu'ils agissent directement sur les cellules dont les troubles fonctionnels constituent les symptômes *essentiels* [1] de chaque intoxication, et sans doute après s'être incorporés, au moins momentanément, avec ces cellules.

Nous ne pouvons concevoir ces troubles fonctionnels des cellules que comme liés à une altération de leur composition chimique ou de leurs propriétés physiques, altération que nous constatons en effet lorsqu'il s'agit de certains poisons, mais qui, avec d'autres, échappe à nos moyens d'investigation.

Cette modification, souvent transitoire, mais profonde à en juger d'après les troubles fonctionnels observés, peut être produite par une quantité extrêmement minime de poison. Rappelons à ce sujet un des exemples qu'on observe quotidiennement dans la pratique médicale. Un centigramme de morphine administré à un adulte modifie très nettement certaines fonctions nerveuses ; or une partie seulement de cette dose arrive aux cellules nerveuses.

Nous avons dit que le système nerveux était tout particulièrement impressionnable aux poisons et que chacune de ces parties présentait une vulnérabilité spéciale envers tel ou tel poison. Ceci se comprend assez bien si l'on se représente que les fonctions des éléments nerveux supposent une grande complexité et une grande instabilité de la compo-

---

1. Parmi les autres symptômes, plusieurs peuvent être envisagés comme la conséquence d'un trouble de nutrition, occasionné par le poison et se manifestant plus spécialement sur tel ou tel organe sous des influences diverses, sans que l'action directe du poison sur cet organe soit toujours indispensable.

sition et de l'arrangement moléculaire de ceux-ci. En outre, il est probable que cette composition et cet arrangement varient un peu suivant les fonctions des divers éléments nerveux. L'action élective des poisons sur ceux-ci pourrait être regardée comme le résultat d'une sorte d'affinité chimique qui, pour chaque substance toxique, s'exercerait sur tel élément nerveux déterminé dont les fonctions vitales se trouveraient ainsi modifiées dans un sens ou dans un autre. Cette conception trouve quelque appui dans l'histoire de certains poisons antagonistes, par exemple de l'atropine et de la pilocarpine. Ces deux alcaloïdes font choix, parmi tout le système nerveux, d'un certain nombre d'éléments, les mêmes (ou peu s'en faut) pour chacun d'eux ; seulement l'action qu'ils exercent sur ceux-ci est diamétralement opposée, de sorte que l'effet produit par l'atropine est annihilé par la pilocarpine et inversement. On est tenté de comparer ceci à deux actions chimiques ou physiques de sens opposé.

Mais cette manière de voir cadre mal avec d'autres faits. Une première objection se présente. Un même poison agit sur des parties du système nerveux, profondément différentes par leurs fonctions (et conséquemment, semble-t-il, par leur composition) et même il peut agir en sens opposé sur chacune d'elles. Ainsi la cocaïne paralyse les extrémités périphériques des nerfs sensitifs, en même temps qu'elle excite violemment les cellules cérébrales. — Une objection plus grave est fournie par les poisons qui, d'après les données expérimentales, agissent à la fois sur deux nerfs antagonistes animant un même organe, paralysant l'un, excitant l'autre. C'est par exemple le cas de l'atropine : elle dilate la pupille en paralysant les terminaisons du nerf oculo-moteur commun (qui resserrent l'iris), et aussi en excitant les filets iriens du grand sympathique (dilatateurs). — Enfin, parmi les poisons cardiaques il en est, comme la digitale par exemple, qui agissent à la fois sur l'appareil nerveux du cœur et sur le myocarde. Il est difficile de considérer cette élection sur des tissus aussi différents comme le résultat d'une simple affinité chimique ou comme un phénomène d'ordre physique.

§ VI. — **Délai nécessaire pour le développement de l'action toxique.**

Sauf pour les poisons corrosifs ou irritants, à action locale, il s'écoule un délai variable entre le moment où le poison est administré et celui où ses effets commencent à se manifester. Ce délai comprend d'abord le temps nécessaire pour l'absorption, puis, quand il ne s'agit pas de poisons purement hématiques, le temps nécessaire pour que le poison arrive dans l'intimité des cellules sur lesquelles il exerce son action toxique. Cette période peut être mesurée approximativement quand on supprime l'absorption en injectant directement le poison dans les veines. Elle est très courte avec la plupart des poisons, mais non avec tous ; par exemple la ricine, l'abrine, même administrées par les veines, ne produisent leurs effets qu'après quelques heures au moins. Peut-être ces substances doivent-elles, pour devenir toxiques, subir, au contact du sang, des modifications qui ne s'accomplissent que lentement, ou peut-être n'arrivent-elles tardivement dans l'intimité des cellules que parce qu'elles dialysent très difficilement. Enfin, il semble que certains poisons une fois arrivés au contact des cellules ne modifient celles-ci qu'après un délai très notable. C'est ce qui paraît résulter de recherches récentes faites par des médecins belges [1]. Les dinitriles normaux, malonique, succinique et pyrotartrique amènent la mort après un délai qui varie pour chacun d'eux. Or tous disparaissent complètement du sang quelques minutes après l'injection, car on ne parvient pas à préserver de l'intoxication les animaux auxquels on enlève, après ce délai, les deux tiers du sang pour le remplacer par du sang normal. Tous ces poisons arrivent donc dans les cellules nerveuses à peu près en même temps ; mais chacun d'eux a besoin d'un délai différent pour agir sur ces cellules.

1. Heymans. *Ac. de méd. de Belgique*, 26 novembre 1898.

CHAPITRE SIXIÈME

LÉSIONS PRODUITES PAR LES POISONS.

Il y a beaucoup de poisons qui, même administrés à dose mortelle, ne produisent pas d'altérations matérielles des divers organes, ou du moins d'altérations appréciables par nos moyens actuels d'investigation. De tels poisons ne laissent pas de traces sur le cadavre, ou bien ils produisent des lésions banales telles que la congestion et l'œdème pulmonaires, la congestion cérébrale attribuables souvent moins à l'action directe du poison qu'aux troubles fonctionnels qu'il a occasionnés. Les signes cadavériques de l'asphyxie (congestion passive des poumons, ecchymoses ponctuées, réplétion du cœur et des gros vaisseaux de la poitrine par du sang liquide et foncé) que l'on constate fréquemment aussi, indiquent seulement un mode d'agonie qui est commun à beaucoup d'intoxications et à beaucoup d'autres causes de mort.

Mais il y a un assez grand nombre de poisons qui produisent des lésions, et parfois des lésions très spéciales et caractéristiques. En considérant la nature de ces lésions et aussi leur siège, on peut les distinguer en quatre sortes : celles qui sont produites au point d'application, et qui consistent en cautérisation et irritation ; — les altérations du sang ; — les altérations nutritives des divers tissus ; — les lésions des organes éliminateurs.

§ I. — **Cautérisation, irritation.**

La cautérisation est une variété de nécrose, qui résulte d'une action chimique brutale entraînant immédiatement une altération matérielle des éléments anatomiques incompatible avec la vie de ceux-ci.

Cette altération revêt deux formes principales, de sorte que l'on distingue parmi les caustiques deux classes nettement caractérisées, tant par la nature de leur action chimique que par l'aspect de l'eschare qu'ils produisent. Les acides et la plupart des sels métalliques caustiques agissent en coagulant l'albumine ; les alcalis (potasse, soude, ammoniaque) gonflent, ramollissent, dissolvent les éléments.

Remarquons que, dans les deux cas, cette action se produit aussi bien après la mort que pendant la vie. C'est même en expérimentant sur le cadavre que l'on étudie le mieux les effets de la cautérisation parce qu'ils se produisent seuls et ne sont pas compliqués par ceux de l'irritation ou de la réaction inflammatoire.

Cautérisation par les acides. — En coagulant l'albumine contenue dans les cellules, les acides donnent aux points cautérisés une consistance sèche, une coloration blanche et opaque, aspect qui est surtout très net sur les éléments normalement transparents, tels que l'épithélium des muqueuses, l'endothélium des séreuses. Quand le liquide caustique arrive par imbibition jusque dans les vaisseaux sanguins, il coagule l'albumine du sérum et transforme ainsi le sang en une masse solide, qui est en même temps sèche et friable parce que les acides, et spécialement l'acide sulfurique, sont des déshydratants énergiques. Les caustiques coagulants ne détruisent d'ailleurs pas la forme des éléments anatomiques; en examinant au microscope la partie cautérisée, l'eschare, on distingue très bien les cellules épithéliales, les hématies emprisonnées dans le coagulum qui remplit les vaisseaux, les fibres du tissu conjonctif, les leucocytes, les fibres musculaires, etc.

Les sels *métalliques* caustiques produisent à peu près les mêmes effets que les acides, et par un mécanisme analogue. Le métal forme avec l'albumine un précipité et en même temps l'acide mis en liberté agit pour son propre compte s'il est lui-même caustique. Aussi, toutes choses égales d'ailleurs, les sels à acides forts sont-ils plus caustiques que les autres.

La cautérisation produite par les alcalis se manifeste d'une manière toute différente. Au lieu d'opacifier, de blanchir et de durcir les tissus, les alcalis les rendent transparents, les gonflent et leur communiquent une consistance onctueuse, savonneuse. C'est que la potasse, la soude et l'ammoniaque ne coagulent pas l'albumine, mais forment avec elle un composé gélatineux qui gonfle au contact de l'eau. Ces caustiques altèrent aussi les matières grasses qu'ils saponifient. Ajoutons que les alcalis, en raison de leur affinité pour l'eau, déshydratent les tissus; à ce point de vue seulement, ils agissent à la façon des caustiques acides.

Nous venons de décrire ici la cautérisation *pure*, telle qu'on peut l'étudier en faisant agir les caustiques sur les organes d'un cadavre. Une telle description était nécessaire pour bien faire comprendre l'action essentielle des caustiques. Mais à cette action essentielle, viennent se joindre plus ou moins rapidement des actions secondaires qui peuvent modifier beaucoup l'aspect primitif de l'eschare.

L'eschare des acides reste opaque [1] et sèche. Celle des alcalis ne reste pas très longtemps transparente ; dans la bouche des individus qui ont avalé de la potasse et de la soude, on voit bientôt que l'épithélium forme des lambeaux opaques, d'un blanc grisâtre. C'est qu'après que le caustique alcalin ne se trouve plus au contact des parties qu'il a touchées, l'albumine modifiée par lui passe à l'état insoluble.

Une autre cause de la modification des eschares tient à leur imbibition par la matière colorante du sang. Les caustiques alcalins et la plupart des caustiques acides transforment l'hémoglobine en hématine et dissolvent celle-ci. La dissolution, alcaline ou acide, a une couleur d'un brun noirâtre, et comme elle transsude hors des vaisseaux, elle communique cette couleur aux parties voisines et notamment à l'eschare. Toutefois, il est des caustiques qui ne dissolvent pas la matière colorante du sang. L'acide phénique, le sublimé sont dans ce cas; aussi l'eschare produite par ces caustiques (qui sont coagulants) reste-t-elle blanche, du moins quand elle n'est pas souillée par d'autres substances.

Enfin, les effets de la cautérisation sont modifiés par ceux de l'irritation que produisent en même temps les caustiques quand ils sont appliqués sur des tissus vivants.

L'irritation ou **inflammation** est un phénomène de

---

1. L'acide sulfurique concentré redissout l'albumine. Aussi lorsqu'on touche une muqueuse (morte) avec cet acide, on ne voit pas apparaître la tache blanche opaque qui se produit lorsqu'on emploie de l'acide plus faible. Mais si l'on dépose de l'eau sur le point touché, la tache blanche se produit aussitôt. Inversement, si l'on touche avec l'acide concentré la tache produite par l'acide étendu, cette tache disparaît immédiatement.

réaction vitale qui accompagne presque toujours la cautérisation, mais qui se produit aussi en l'absence de celle-ci. Il y a des substances non caustiques qui sont extrêmement irritantes : la cantharide par exemple. Il y a, par contre, des substances caustiques qui sont relativement peu irritantes.

Le premier effet de l'irritation est la *congestion* au niveau et au voisinage du point atteint. Les capillaires, les artérioles et les veinules de la région présentent une dilatation parfois colossale. Souvent ces vaisseaux se rompent, soit en raison de leur distension, soit parce que leurs parois, atteintes par le caustique, sont devenues friables. Il se produit ainsi des hémorragies interstitielles ou en surface.

L'œdème apparaît ensuite, et se manifeste principalement dans les parties constituées par du tissu cellulaire lâche, par exemple dans la sous-muqueuse de l'estomac. C'est l'œdème et l'infiltration hémorragique de cette tunique qui contribuent le plus à la tuméfaction considérable de la paroi gastrique qu'on observe dans la plupart des cas d'empoisonnement par des substances caustiques ou irritantes. L'œdème est accompagné d'une *diapédèse* intense ; les préparations histologiques montrent des leucocytes infiltrés dans les tissus, et parfois si nombreux qu'ils forment des amats confluents.

Un autre effet de l'irritation sur les muqueuses est la sécrétion du mucus qui, dans l'estomac notamment, atteint parfois des proportions énormes.

L'irritation produit parfois aussi diverses altérations cellulaires, très différentes de celles occasionnées par les caustiques et qui sont décrites dans les traités d'anatomie pathologique.

Les *ulcérations* succèdent à la cautérisation ; elles résultent du détachement de l'eschare. L'épithélium profondément cautérisé tombe en général très vite, tantôt par fragments assez petits, tantôt par lambeaux volumineux. Ce dernier cas se produit surtout quand la cautérisation a intéressé toute l'épaisseur de la couche épithéliale sur une grande étendue ; mais il se réalise plus facilement sur certaines muqueuses, notamment sur celle de l'œsophage, que sur d'autres. Ainsi chez un enfant qui avait avalé de la créosote, nous avons vu l'épithélium de l'œsophage détaché presque entièrement d'un seul morceau, tandis que sur les diverses muqueuses de la bouche, l'épithélium n'était tombé qu'en des points très limités.

Quand l'eschare est épaisse (c'est-à-dire quand la cautérisation a intéressé les tissus sous-jacents à l'épithélium), il est assez rare qu'elle tombe de suite, car la plupart des caustiques acides ou salins ne dissolvent pas les ciments intercellulaires. Elle se détache peu à peu, en vertu du processus régulier d'élimination ; elle est quelquefois éliminée d'un seul bloc, et c'est ainsi qu'on voit certains sujets expulser des eschares tubulées, provenant soit de l'œsophage, soit des intestins.

Les eschares de l'estomac peuvent disparaître peu à peu, digérées par le suc gastrique qui continue à être sécrété dans les régions de l'organe restées intactes ou peu atteintes.

Des ulcérations peuvent aussi se produire en des points que le caustique n'a pas directement nécrosés, mais sur lesquels il a produit une irritation tellement violente que les éléments anatomiques ont été comprimés, privés de l'afflux sanguin par l'abondance de

l'œdème, des hémorragies ou de la diapédèse. Les ulcérations de ce genre se produisent surtout dans l'estomac,
parce que le suc gastrique intervient pour détruire les
parties dont la vitalité n'est pas complètement abolie,
mais très diminuée.

La suppuration intervient plus ou moins dans le processus d'élimination des eschares ; il semble que son
rôle est plus grand quand celles-ci ont été produites par
des alcalis; on voit, en effet, se produire en pareil cas
une sorte de néo-membrane constituée par les éléments
nécrosés et par un exsudat dans lequel les globules de
pus sont très abondants.

La suppuration peut s'étendre en surface et en profondeur, loin des points cautérisés. C'est ainsi qu'on voit
quelquefois se produire, à la suite des empoisonnements
par les acides ou les alcalis, des phlegmons périœso-
phagiens qui envahissent le médiastin.

La figure 1 qui représente la coupe de l'estomac d'un
homme mort 20 heures après avoir avalé de l'acide
chlorhydrique, donne une idée assez complète de l'ensemble des lésions produites tant par la cautérisation
que par l'irritation.

La couche épithéliale et glandulaire est tombée, soit
pendant la vie, soit au moment où la coupe a été faite.
Dans la couche sous-muqueuse, on voit les vaisseaux
(V, V) considérablement dilatés. C'est là un effet de
l'irritation qui s'est produite au moment où le caustique
a atteint la surface de l'estomac. Un peu plus tard, le
liquide est arrivé par imbibition jusque dans ces vaisseaux dilatés ; il a coagulé et déshydraté le sang qui a
formé dès lors des cylindres solides, rétractés, friables,
brunâtres, fissurés en certains points et au milieu desquels

on peut distinguer à un plus fort grossissement les
hématies dont la forme n'est pas changée. Le sang qui,
en certains points *(h, h)* s'est échappé des vaisseaux
déchirés pour former des hémorragies interstitielles, a
subi également la coagulation.

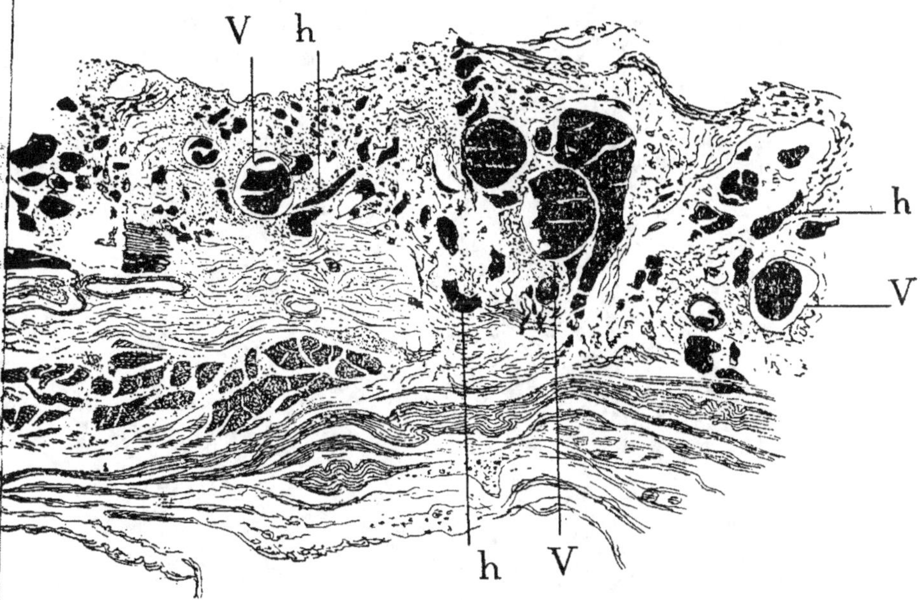

Fig. 1. — Coupe de l'estomac d'un homme empoisonné par l'acide chlorhydrique.

La dilatation vasculaire et les hémorragies contribuent
pour une part à l'épaississement énorme de la sous-
muqueuse; mais celui-ci est dû surtout à l'œdème qui
a dissocié et écarté les faisceaux du tissu conjonctif. On
voit aussi de nombreux leucocytes, isolés ou amassés
entre les divers éléments anatomiques, (fig. 2).

Les effets de la cautérisation et de l'irritation,
sont à peu près les mêmes sur toutes les muqueuses.
Leur intensité dépend non seulement de la puissance
du caustique, mais aussi du temps pendant lequel

il est resté en contact avec les tissus. Un caustique
violent, comme l'acide sulfurique par exemple, nécrose
immédiatement toutes les parties qu'il touche, tandis
que d'autres, moins énergiques, n'exercent leur

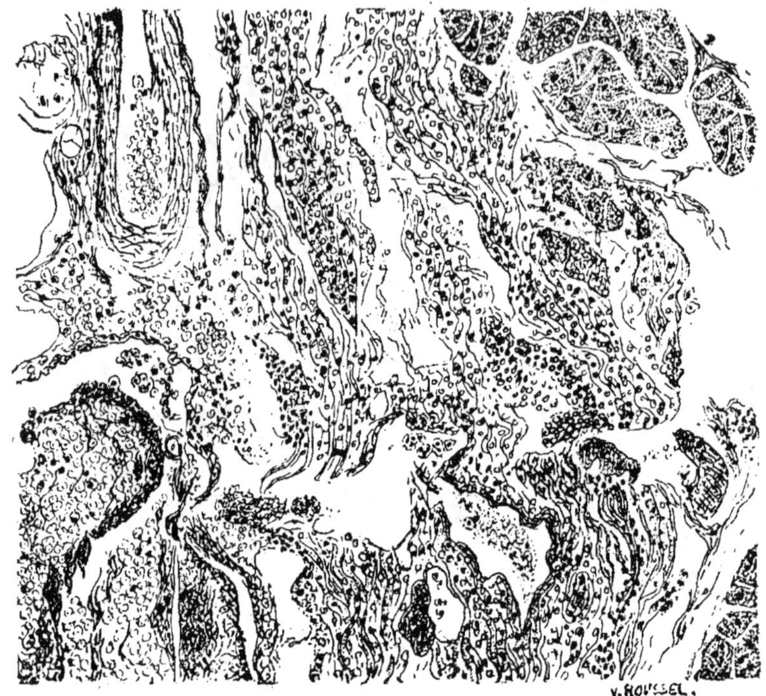

Fig. 2. — Coupe de l'estomac d'un homme empoisonné par l'acide chlorhydrique.

action qu'assez lentement. Il en résulte qu'en pratique c'est le plus souvent sur l'estomac (et spécialement au niveau de ses régions inférieure et postérieure avec lesquelles les liquides caustiques restent
ordinairement en contact soit pendant la vie, soit après
la mort), que l'on observe les plus graves lésions,
tandis que celles de la bouche, du pharynx et de
l'œsophage peuvent être légères ou même nulles. Mais

ce n'est pas là une règle absolue et l'on constate même quelquefois l'inverse, c'est-à-dire l'intégrité relative ou absolue de l'estomac avec des lésions bucco-pharyngées et œsophagiennes très profondes. Cela se produit quand un caustique énergique n'a pas pénétré jusque dans l'estomac (soit qu'il ait été rejeté de suite, soit qu'il ait été avalé en trop petite quantité) ou quand en arrivant dans cet organe il a été dilué de suite dans une grande masse d'aliments.

Assez fréquemment, le liquide caustique atteint le larynx, soit pendant la déglutition, soit au mouvements des vomissements. Les lésions de la muqueuse laryngée sont les mêmes que celles de la muqueuse digestive ; l'œdème de la sous-muqueuse et de l'épiglotte se produit facilement et prend parfois des proportions telles qu'il occasionne une asphyxie mortelle.

Remarquons que l'épiderme est un peu plus résistant que l'épithélium, de sorte que certains caustiques, l'acide chlorhydrique par exemple, peuvent couler sur la peau des lèvres sans produire des lésions, bien qu'ils occasionnent les plus graves lésions de l'estomac.

Pour bien comprendre la signification des lésions constatées à l'autopsie des sujets qui ont succombé à l'ingestion de poisons caustiques, il ne faut pas oublier que la cautérisation se produit aussi bien sur les tissus que la vie a abandonnés. Le liquide caustique qui est resté dans l'estomac continue, après la mort, à exercer son action chimique ; il transsude à travers les parois gastriques, et souvent atteint ainsi les organes voisins : la rate, le foie, les intestins, le diaphragme. Tous ces organes peuvent être ainsi cautérisés sur une profondeur de plusieurs millimètres. Les parties atteintes ont,

quand il s'agit de caustiques acides, une consistance
sèche et une coloration blanc grisâtre, comme si elles
avaient bouilli dans l'eau. Dans les deux cas, l'altération
est en effet la même et résulte de la coagulation de
l'albumine. Les effets de la cautérisation peuvent être
observés ici dans toute leur pureté, sans mélange de
manifestations irritatives, car presque toujours le sujet
a succombé avant que le liquide caustique n'ait transsudé hors de l'estomac.

De même, c'est presque toujours après la mort que
le liquide caustique perfore les parois de l'estomac
pour se répandre dans la cavité péritonéale, parfois
même dans les plèvres et cautériser plus ou moins
profondément tous les organes qu'il rencontre.

Il importe de savoir distinguer les lésions qu'occasionnent sur l'estomac les poisons caustiques et irritants
des altérations qui se produisent spontanément sur cet
organe après la mort. Cette confusion, souvent commise
a été la cause des plus fâcheuses erreurs. Il nous paraît
que quelques explications sur ce point ne seront pas
inutiles pour les lecteurs peu familiarisés avec la pratique des autopsies.

Après la mort, et quelle qu'ait été la cause de celle-ci
il arrive souvent que le sang transsude hors des vaisseaux
de l'estomac. Autour des grosses veines, ou d'un lacis
de veines plus petites, il forme ainsi des taches diffuses,
souvent fort étendues, et qui sont considérées à tort
comme la marque d'une congestion ou d'écchymoses
produites pendant la vie. En outre l'estomac renferme
du suc gastrique avec de l'acide chlorhydrique, et assez
souvent en quantité suffisante pour *noircir* le sang,
(c'est-à-dire le transformer en hématine). Il en résulte

que les suffusions sanguines, qui viennent d'être signalées, peuvent prendre une coloration noire qui, plus d'une fois, les a fait considérer comme des plaques de gangrène.

Le suc gastrique, quand il est en quantité abondante, exerce un autre effet : il ramollit la muqueuse stomacale, soit sur toute son étendue, soit en un point déclive où il s'est accumulé. En ce dernier cas, il peut arriver à perforer complètement toutes les parois gastriques, et quelquefois même à continuer son action digestive et destructive à la surface des organes sous-jacents. Nous voyons presque tous les ans au moins un exemple de ces perforations *post mortem*, dont le diamètre atteint quelquefois 4 et 5 centimètres.

Avec un peu d'attention, le simple examen à l'œil nu suffit le plus souvent à distinguer ces altérations cadavériques des lésions toxiques. La véritable congestion est constituée par la réplétion des vaisseaux dont les plus fins même apparaissent comme injectés. Les ecchymoses ont des bords nets, une coloration franche tandis que les suffusions cadavériques sont des taches à bords diffus, à coloration sale. Les perforations *post mortem* se reconnaissent à l'absence de toute réaction vitale. Dans les cas où il resterait des doutes, l'examen histologique les dissiperait ; il permet en effet de reconnaître sûrement la congestion, les hémorragies, la diapédèse, etc.

§ II. — Lésions du sang.

La plupart des poisons hématiques produisent des altérations du sang appréciables soit à l'œil nu soit au microscope. L'*oxyde de carbone* communique au sang une teinte d'un rouge vif spécial ; le *chlorate de potasse*

lui donne une couleur chocolat. Ce dernier poison
précipite une partie de la matière colorante du sang à
l'état de méthémoglobine amorphe qu'on retrouve dans
certains vaisseaux notamment dans ceux des reins
(fig. 11 et 12).

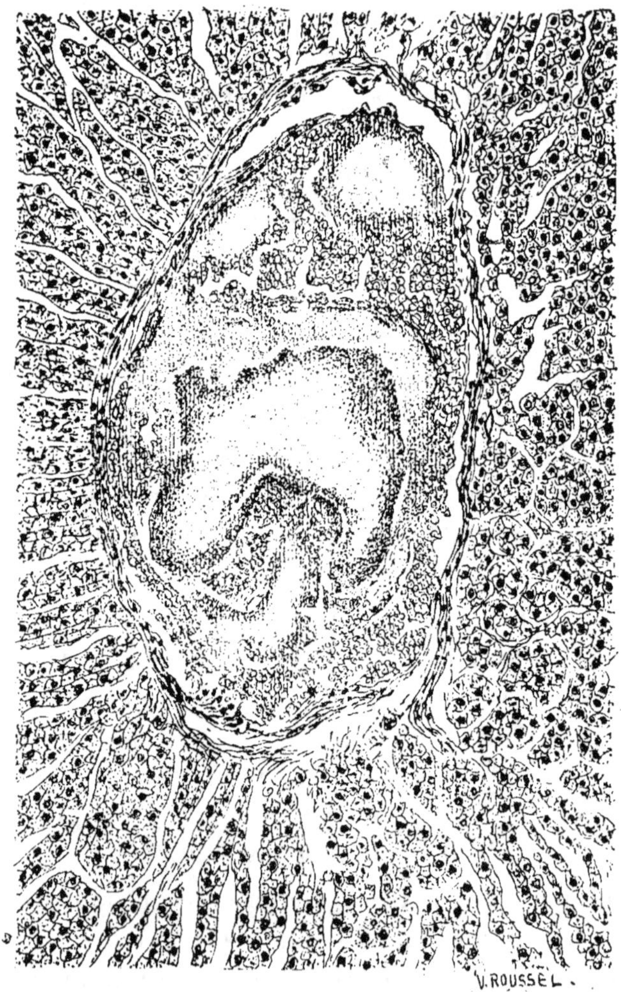

Fig. 3. — Effets de la ricine sur les hématies (Préparation du Dʳ Cruz).

Parmi les poisons coagulants nous citerons la ricine, dont l'étude a été faite sous nos yeux par M. le Dr Gonzalès Cruz. Quand on examine au microscope une préparation de sang frais auquel on a ajouté une solution, même très étendue de ricine, on voit bientôt les globules rouges se déformer, s'étirer en forme de gouttes, se souder les uns aux autres, pour former des plaques parfaitement homogènes. La même altération se produit aussi dans l'organisme vivant, mais beaucoup plus lentement, et seulement dans un petit nombre des vaisseaux des divers organes. La figure 3 représente une coupe du foie d'un animal empoisonné par la ricine. Le vaisseau central renferme quelques globules rouges encore distincts bien qu'agglutinés par groupes ; mais tous les autres globules se sont complètement fusionnés pour former une substance absolument homogène, une sorte de laque.

Rappelons enfin que les poisons caustiques altèrent le sang des régions qu'ils ont atteintes. Presque tous le coagulent et modifient sa matière colorante. Les acides et les bases la transforment en hématine qui est brun foncé. L'acide cyanhydrique lui donne une teinte rouge clair ; l'acide phénique une couleur brique, le sublimé une teinte violacée ; mais il est vrai que pour ces derniers poisons la teinte spéciale du sang, très nette quand on a opéré *in vitro*, l'est beaucoup moins sur le cadavre.

§ III. — Lésions des tissus.

En dehors de la corrosion et de l'irritation produites par le contact direct de certains poisons, les tissus peuvent présenter diverses altérations résultant d'un trouble de nutrition occasionné par la substance toxique.

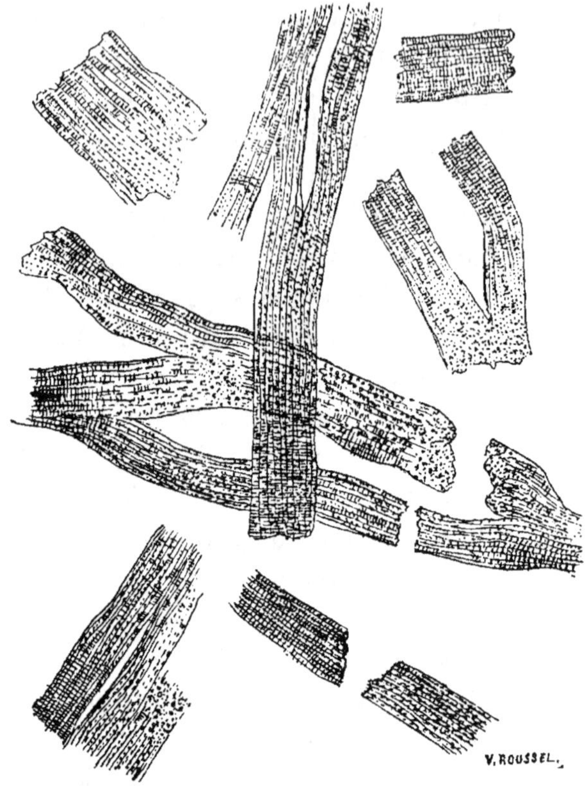

Fig. 4. — Dégénérescence granuleuse du myocarde.

La *dégénérescence granuleuse* est la plus fréquente
de ces lésions. Elle s'observe sur les organes glandulaires : reins, foie, glandes gastriques, etc., ainsi que
sur les muscles striés, sur le myocarde et sur les parois
des vaisseaux. Elle est caractérisée par la présence de
fines granulations, généralement solubles dans l'acide
acétique, toujours dans la potasse caustique, qui remplissent les cellules glandulaires ou autres, les tuméfient, les rendent troubles, masquent plus ou moins la
striation musculaire. Cette dégénérescence se produit

rapidement à la suite des intoxications par les acides ou les alcalis caustiques et par la plupart des sels métalliques ; elle se produit plus lentement, mais presque constamment dans une foule d'intoxications chroniques. La figure 4 représente des fibres du myocarde dont la striation est çà et là masquée ou détruite par la dégénérescence granuleuse.

Il ne s'agit pas là d'une altération bien grave, car elle est compatible avec un fonctionnement à peu près normal des organes. On l'a rencontrée en effet chez des animaux sacrifiés au cours d'une intoxication ne compromettant pas sérieusement la santé.

Sa valeur diagnostique n'est pas non plus très grande, car, en dehors des intoxications très disparates qui lui donnent naissance, elle se produit au cours de beaucoup de maladies infectieuses, à la suite de brûlures du tégument, etc. Elle traduit en somme un trouble nutritif dont les causes sont multiples et très différentes. Ajoutons que la dégénérescence granuleuse se produit aussi au cours de la putréfaction.

La dégénérescence *granulo-graisseuse* diffère de la précédente en ce qu'un certain nombre des granulations qui remplissent les cellules sont constituées par de la graisse dont elles offrent les réactions histo-chimiques. Elle indique un degré plus avancé dans le trouble nutritif, et elle peut aboutir graduellement à la transformation presque complète de l'élément en matière grasse, à la stéatose.

La *stéatose* se rencontre dans diverses intoxications. C'est le phosphore qui la produit le plus rapidement et avec le plus d'intensité ; la toxine diphtéritique lui est quelquefois comparable à cet égard.

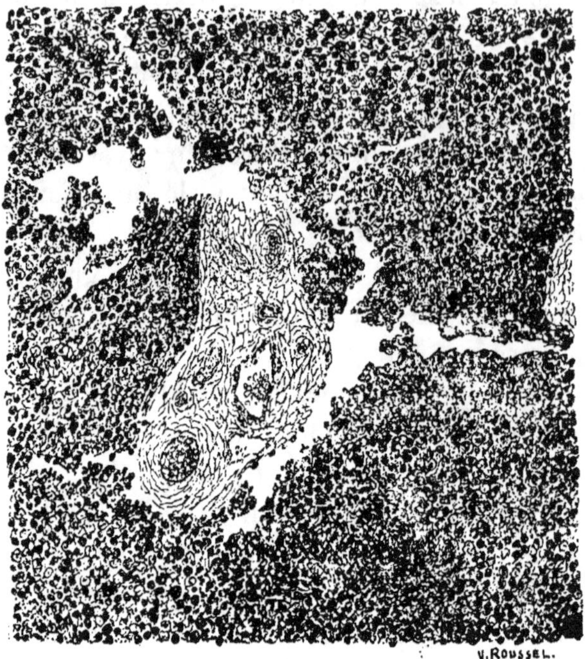

Fig. 5. — Dégénérescence graisseuse du foie.

C'est toujours le foie qui présente la stéatose au plus
haut degré, sans doute parce que les cellules hépatiques,
non seulement dégénèrent pour leur propre compte,
mais encore reçoivent et emmagasinent la graisse venue
d'autres organes. La figure 5 représente une coupe du
foie d'un sujet mort d'intoxication phosphorée. La préparation a été traitée par l'acide osmique qui colore en
noir la graisse. On voit que toutes les cellules hépatiques
sont remplies et distendues par de la graisse formant le
plus souvent une goutte unique, quelquefois plusieurs
gouttes plus petites. Les autres organes, notamment
les reins, le cœur, les muscles, les parois vasculaires
présentent la même dégénérescence ; mais la graisse ne

remplit pas aussi complètement toutes les cellules et
en laisse quelques-unes intactes.

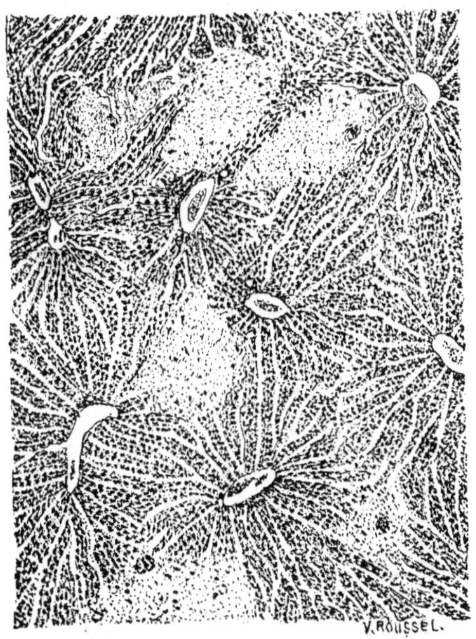

Fig. 6. — Foie d'un cobaye intoxiqué par la ricine. Les parties claires sont
nécrosées (Préparation du Dr Cruz).

Avec certains poisons d'ailleurs peu nombreux, le
trouble de nutrition aboutit à la *nécrose* des cellules.
Cette nécrose se produit sans doute par des mécanismes
différents. Dans l'intoxication par l'ergot de seigle, elle
résulte très vraisemblablement d'un spasme vasculaire
localisé. La nécrose produite par des poisons appartenant
à la classe des toxines, notamment par la ricine et par
l'abrine, présente des caractères particuliers qui ont été
très complètement décrits par le Dr Gonzalès Cruz.
Elle se manifeste sur tous les organes et sur presque
tous les tissus, mais seulement en quelques points de
ceux-ci. Les cellules glandulaires se vitrifient en quelque

sorte, c'est-à-dire qu'elles se soudent, se fondent entre elles, perdent toute structure pour former une masse absolument homogène et amorphe. les noyaux eux-mêmes disparaissant sans laisser de traces.

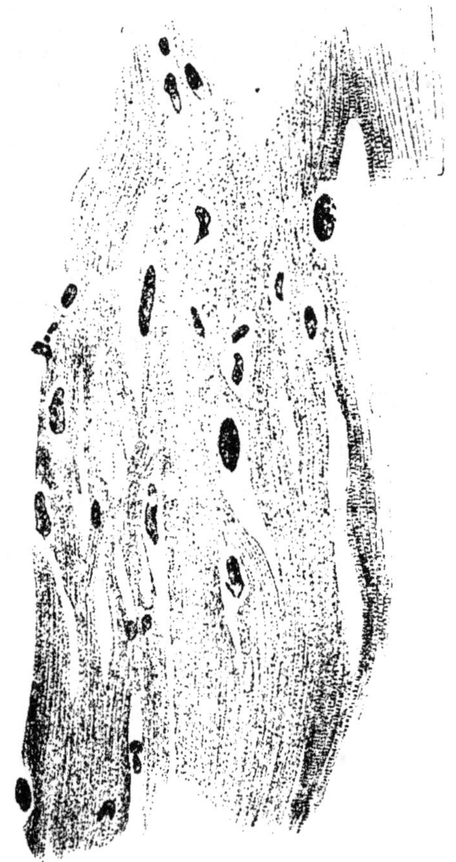

Fig. 7. — Myocarde d'un cobaye intoxiqué par la ricine (Préparation et dessin du Dr Cruz).

C'est ce qu'on voit, par exemple, sur la figure 6 qui représente le foie d'un cobaye intoxiqué par la ricine. Sur le myocarde, on voit (fig. 7) une altération analogue de la fibre musculaire. L'altération se produit aussi sur les parois vasculaires. La figure 8 représente une veine rénale dont la paroi est transformée en une matière vitrifiée, parfaitement homogène, creusée de nombreuses vacuoles. En quelques points, l'endothélium est resté et sépare la paroi des hématies contenues dans le vaisseau.

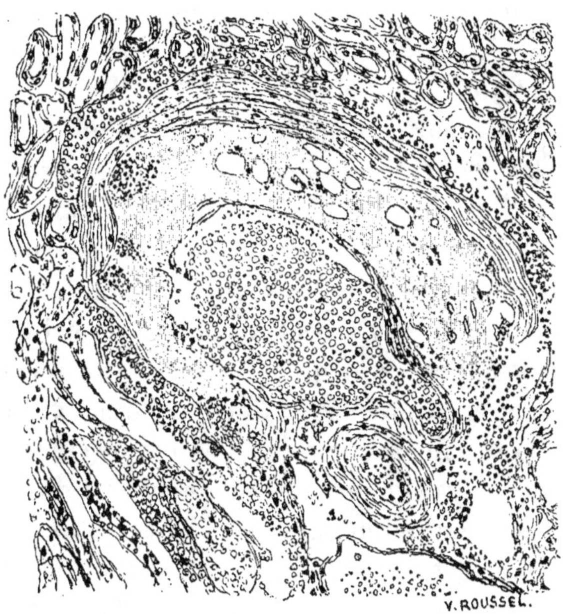

Fig. 8. — Veine rénale d'un cobaye intoxiqué par la ricine (Préparation du Dr Cruz).

§ IV. — Lésions du système nerveux.

Beaucoup de poisons agissent d'une façon manifeste et souvent à peu près exclusive sur le système nerveux. Cette action s'accompagne parfois de congestion plus ou moins intense et même d'hémorragies dans les méninges, dans diverses parties de l'encéphale ou dans la moelle. Mais il est très probable que, dans la plupart des cas, ces altérations ne sont qu'accessoires, qu'elles sont l'effet plutôt que la cause des troubles fonctionnels observés. D'ailleurs, elles manquent tout à fait dans beaucoup d'intoxications à symptômes purement nerveux.

Quant aux cellules nerveuses, encéphaliques ou médullaires, c'est en vain que jusqu'en ces derniers temps on avait cherché sur elles des traces de l'action du poison. Les progrès de la technique ont permis de reprendre cette étude.

Elle n'a pas porté jusqu'ici sur un grand nombre de poisons, les recherches ayant été dirigées surtout vers les lésions nerveuses des infections et des auto-intoxications. Mais les résultats paraissent assez analogues dans tous ces cas et peuvent se résumer ainsi.

Indiquons d'abord l'aspect normal de la cellule nerveuse, c'est-à-dire celui qu'on observe sur un animal sain, tué par exemple par section du bulbe. La cellule contient dans son protoplasma des corpuscules que le réactif colore très bien. Ces éléments chromatiques sont orientés régulièrement, c'est-à-dire qu'ils sont disposés suivant des cercles concentriques au noyau, suivant des lignes parallèles à chacun des bords de la cellule, suivant le grand axe des prolongements de celleci ; en outre, ils sont répartis à peu près uniformément dans le protoplasma des cellules médullaires, plus abondamment autour du noyau dans les cellules encéphaliques. Entre ces éléments, le protoplasma apparaît homogène, incolore ou très légèrement teinté.

Les altérations observées à la suite de certaines intoxications portent surtout sur le protoplasma et sur les éléments chromatiques. Le protoplasma se gonfle, tend à se rapprocher de la forme sphérique, ses prolongements s'épaississent; un peu plus tard, il perd son homogénéité; il présente des fissures qui sont généralement parallèles entre elles, ou bien des vacuoles plus ou moins considérables. En même temps, les éléments chromatiques perdent leur orientation, s'éparpillent dans la cellule et finissent plus ou moins vite par se dissoudre, de sorte que le protoplasma est teint uniformément par le réactif. Quant au noyau, il peut présenter une ou plusieurs des altérations suivantes : tuméfaction, déformation, homogénisation; souvent aussi, il est repoussé vers la périphérie, parfois au point de faire hernie.

L'interprétation et la valeur de ces constatations prêtent encore à la controverse. Tout d'abord, les lésions cellulaires n'existent peut-être pas pendant la vie sous la forme qui vient d'être indiquée. Il n'est pas certain que quelques-unes d'entre elles ne résultent pas de l'action des réactifs. Il est vrai que si ces réactifs ne produisent pas les mêmes effets sur les cellules d'un animal sain, on peut en conclure que la cellule de l'animal intoxiqué a subi une altération matérielle, mais l'image fournie par les préparations ne renseigne pas suffisamment sur la nature de cette altération.

Il est d'ailleurs impossible d'attribuer à ces lésions cellulaires, telles qu'elles sont actuellement décrites, les symptômes toxiques ou du moins les principaux d'entre eux, ceux qui donnent une physionomie spéciale à chaque empoisonnement. En effet, ces lésions ont été constatées avec des caractères identiques ou très analogues à la suite des intoxications par les substances les plus diverses : arsenic, strychnine, nicotine, alcool, phosphore, plomb, iodure de potassium, et aussi après l'action de la toxine tétanique, du venin des serpents comme après diverses infections. Or, dans tous ces cas, la symptomatologie est aussi disparate que possible.

Cependant, il est probable que les lésions décrites plus haut, quand elles sont très accentuées, entraînent un trouble profond ou l'abolition complète des fonctions de la cellule.

Lorsque ces lésions s'étendent à un grand nombre de cellules, il est à supposer que, comme on l'a dit [1], elles jouent un grand rôle dans la genèse des symptômes terminaux : paralysies, syncope, coma, etc.

Lésions des nerfs. — Nous avons parlé déjà des névrites périphériques qui se produisent au cours de certaines intoxications aiguës ou chroniques (plomb, alcool, arsenic, oxyde de carbone, mercure, phosphore, etc.).

Ces névrites sont souvent appréciables à l'œil nu ; elles se manifestent par l'aspect grisâtre et l'amincissement du nerf, ou plus exactement de ses ramifications intra-musculaires ou intra-cutanées, car c'est là que se limitent ordinairement les altérations, et en tous cas, quand le tronc et les principaux rameaux de celui-ci sont atteints, c'est toujours à un degré bien moindre. Quelquefois, mais très rarement, les nerfs sont tuméfiés, congestionnés, ecchymosés ; dans l'immense majorité des cas, la névrite est purement parenchymateuse, c'est-à-dire que les tubes nerveux seuls sont altérés, le tissu conjonctif et les vaisseaux restant intacts.

L'examen microscopique montre que les divers tubes

1. Nageotte et Ettlinger. *Presse médicale,* 23 mars 1898.

nerveux accolés dans un même ramuscule sont souvent très inégalement atteints ; les uns ont conservé leur aspect normal, d'autres, totalement détruits, ne sont plus représentés que par la gaine de Schwann ; sur les autres on peut suivre les diverses étapes du processus morbide : fragmentation de la myéline, d'abord en boules ou en blocs relativement volumineux, puis en fine poussière ; prolifération des noyaux de la gaine de Schwann et du névrilemme ; disparition du cylindraxe.

Gombault a décrit une variété de névrite dite « périaxile ou segmentaire » où les lésions se limitent à un segment interannulaire, et respectent le cylindraxe. Nous empruntons à cet auteur[1] la figure 9 qui représente les nerfs d'un cobaye atteint d'intoxication saturnine.

Les nerfs ont été traités par l'acide osmique qui colore la myéline en noir, et par le picrocarmin qui met en évidence les noyaux. On voit en 1 un faisceau de tubes ; les uns sont normaux (A) ; d'autres (B) présentent, sur la longueur d'un segment interannulaire, un émiettement et une diminution considérable de la myéline. En 2, on voit, à un plus fort grossissement, un segment interannulaire dégénéré ; le cylindraxe est apparent presque partout, mais la myéline a disparu, sauf en quelques points (B) où elle forme des amas en gouttelettes, avec un assez grand nombre de noyaux. En 5, est représenté le noyau normal (A) du segment interannulaire ; ce segment se termine par une extrémité amincie qui le sépare en R du segment suivant B. En 6, la gaine de myéline s'est dédoublée ; sa partie

<hr>

1. A. Gombault. Contribution à l'étude anatomique de la névrite parenchymateuse subaiguë ou chronique. *Arch. de Neurologie*, n⁰ˢ 1 et 1880.

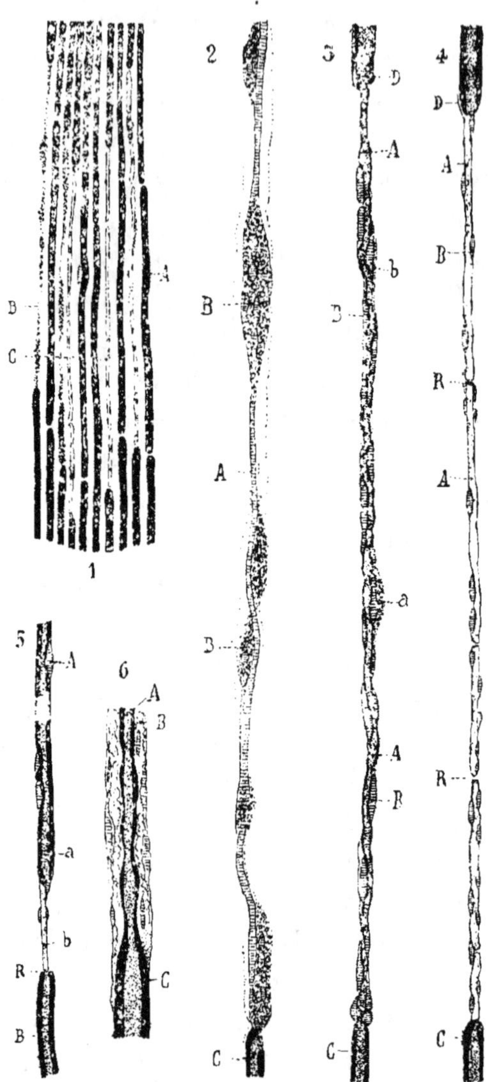

FIG. 9. — Lésions des nerfs dans l'intoxication saturnine chez le cobaye
(Gombault).

externe (**B**) a seule dégénéré et est séparée de la gaine
de Schwann par des noyaux entourés de protoplasma ;

sa partie interne A est restée normale ; en C, ces deux parties se réunissent.

Les lésions de la névrite parenchymateuse ne sont pas définitives ; elles peuvent se séparer. C'est ce qu'on voit en 1 (C), en 3 et en 4. Le segment interannulaire ancien commence à se remplir de nouveau de myéline qui se dépose notamment autour des noyaux proliférés de la gaine de Schwann ; il est remplacé par une série de segments minces et courts.

Ajoutons que les névrites périphériques peuvent se développer sous l'influence d'autres causes que les intoxications, et que dans les deux cas elles n'entraînent pas fatalement les symptômes qui ont été indiqués à la page 49 ; elles peuvent rester entièrement latentes.

§ V. — Lésions d'élimination.

Beaucoup de poisons produisent des lésions sur les organes par lesquels ils s'éliminent, c'est-à-dire sur les reins, sur les diverses parties du tube digestif : bouche, estomac, intestin grêle, gros intestin, et plus rarement sur d'autres muqueuses, sur les voies aériennes et sur la peau.

La plupart de ces lésions sont de nature irritative et s'expliquent par la présence du poison dans l'organe éliminateur en plus grande abondance ou pendant plus longtemps que dans le reste du corps. Ceci ne s'applique, bien entendu, qu'aux poisons qui sont doués de propriétés irritantes et qui les possèdent encore au moment où ils arrivent dans les organes éliminateurs. Il en est qui les conservent jusqu'à leur expulsion complète du corps ; telle est la cantharide qui, à sa sortie du rein, produit encore une action irritante sur la vessie.

En parlant plus tard de chaque poison en particulier

nous aurons occasion de revenir sur les stomatites, gastrites, entérites éliminatoires. Quant aux néphrites produites par les empoisonnements, elles sont tellement fréquentes qu'elles méritent une courte description d'ensemble.

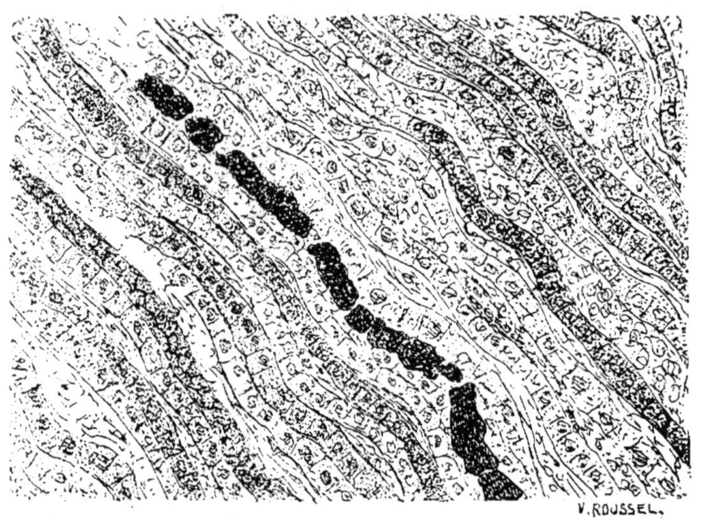

Fig. 10. — Infarctus de tubes rénaux chez un sujet intoxiqué par un sel de mercure.

Néphrites toxiques. — L'irritation n'est pas le seul facteur des néphrites toxiques aiguës. D'autres processus, associés ou non entre eux ou au précédent, entrent souvent en jeu. A ce point de vue, les lésions rénales des empoisonnements aigus peuvent être classées de la façon suivante.

Le *dépôt de substances étrangères* dans les canalicules du rein s'observe dans certaines intoxications. Tantôt, c'est le poison lui-même ou l'un de ses composés qui forme le dépôt; c'est ainsi que dans l'empoisonnement par l'acide oxalique, les tubes rénaux sont obstrués par de l'oxalate

de chaux. Tantôt le dépôt est formé par une autre substance qui s'est formée dans l'organisme sous l'action
du poison. Dans l'intoxication par le sublimé et les sels
de mercure, on voit souvent çà et là sur les coupes du
rein un tube rempli de carbonate de chaux (fig. 10).

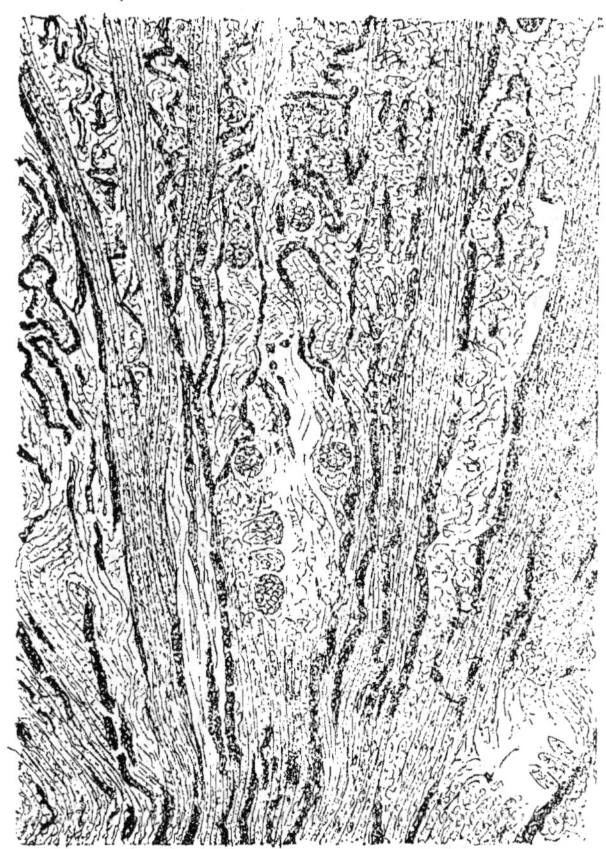

Fig. 11. — Coupe longitudinale du rein d'un enfant intoxiqué par le chlorate
de potasse.

Le chlorate de potasse transforme l'hémoglobine en
méthémoglobine qui vient s'accumuler dans les tubes
du rein sous forme d'une matière noirâtre, amorphe

ou grumeleuse. Les figures 11 et 12 qui représentent la coupe du rein d'un enfant empoisonné par ce sel montrent quelle étendue et quelle importance prend ici l'obstruction rénale.

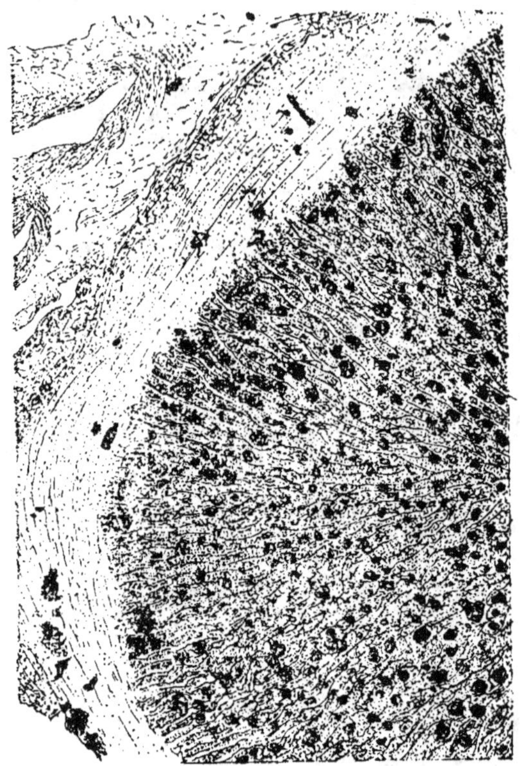

Fig. 12. — Coupe transversale du même rein.

Les *hémorragies* rénales sont assez fréquentes, mais ordinairement peu abondantes. Le plus souvent ce n'est pas du sang en nature qui est éliminé par l'urine, mais de l'hémoglobine transformée par le poison en méthémoglobine ou en hématine.

L'*inflammation* fait presque toujours partie des lésions

rénales par intoxication ; il y a cependant quelques exceptions, notamment en ce qui concerne l'empoisonnement par le phosphore, par l'arsenic.

Suivant la nature du poison, l'inflammation se porte plus spécialement sur telle ou telle partie du rein. Les glomérules, peu atteints ou même intacts dans beaucoup d'intoxications, sont au contraire violemment irrités par la cantharide ; c'est eux que ce poison atteint en premier lieu (Cornil). Tout d'abord, les anses du bouquet vasculaire se dilatent, la capsule de Bowmann se remplit d'un exsudat renfermant de nombreux leucocytes ; un peu plus tard les cellules de revêtement de la capsule se tuméfient, prolifèrent, et souvent les anses glomérulaires se soudent les unes aux autres. (fig. 13).

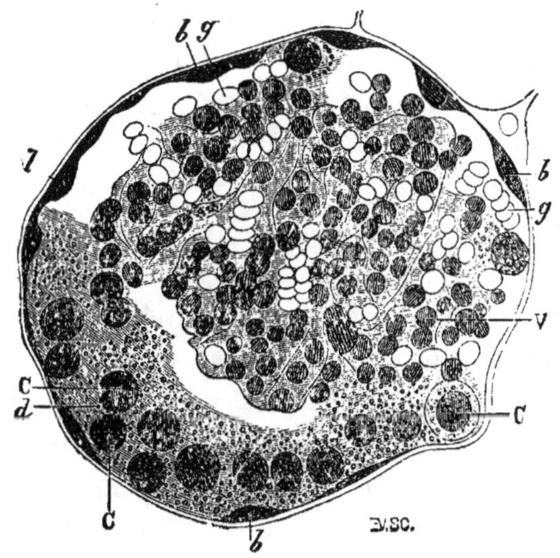

Fig. 13. — Glomérulite de la néphrite cantharidienne (Cornil).

b, b cellules de la capsule de Bowmann ; *c* leucocytes, *d* granulations dans la cavité du glomérule, *g* hématies dans les vaisseaux du glomérule ou libres dans la cavité de la capsule.

Mais c'est surtout sur l'épithélium, et spécialement sur celui des tubes contournés que portent les lésions de la plupart des néphrites toxiques.

Ces altérations épithéliales sont, avec beaucoup de poisons, fort analogues à celles qu'occasionne la cantharide ; elles doivent donc être regardées comme de nature irritative. Voici comment elles se présentent généralement. Les cellules des tubes contournés se tuméfient, deviennent troubles et granuleuses, puis leur protoplasma se transforme partiellement en une substance hyaline qui remplit la portion supérieure de la cellule et finit par s'en échapper sous forme d'une sorte de boule qui va contribuer pour une large part à former l'exsudat qui remplit le tube et sera éliminé sous forme de cylindre. La portion basale de la cellule reste adhérente, souvent elle se soude avec ses voisines ; parfois aussi les noyaux se divisent (Cornil). Dans d'autres cas, les cellules, devenues granuleuses, se détachent entièrement par groupes plus ou moins nombreux et sont retrouvées dans l'urine sous forme de cylindres épithéliaux.

Parmi les *autres altérations épithéliales* signalons la dégénérescence graisseuse et la vitrification qui représentent plutôt un trouble nutritif général qu'une action locale exercée par le poison au moment où il est éliminé. La *dégénérescence graisseuse* est produite par diverses intoxications ; mais c'est dans l'intoxication phosphorée qu'elle atteint son maximum d'intensité et d'importance, car elle constitue à elle seule toute la néphropathie. Toutefois, l'épithélium rénal n'est jamais chargé d'autant de graisse que l'épithélium hépatique.

La *vitrification* consiste en une fusion des cellules

épithéliales qui arrivent à former une masse unique,
homogène, vitreuse, au milieu de laquelle on n'aperçoit plus que de rares noyaux. Cette lésion s'observe
surtout dans les intoxications par des ferments solubles, notamment par la ricine. On voit sur la figure 14,
outre d'autres altérations épithéliales qui seront décrites
en parlant de la ricine, que la vitrification s'est produite en A.

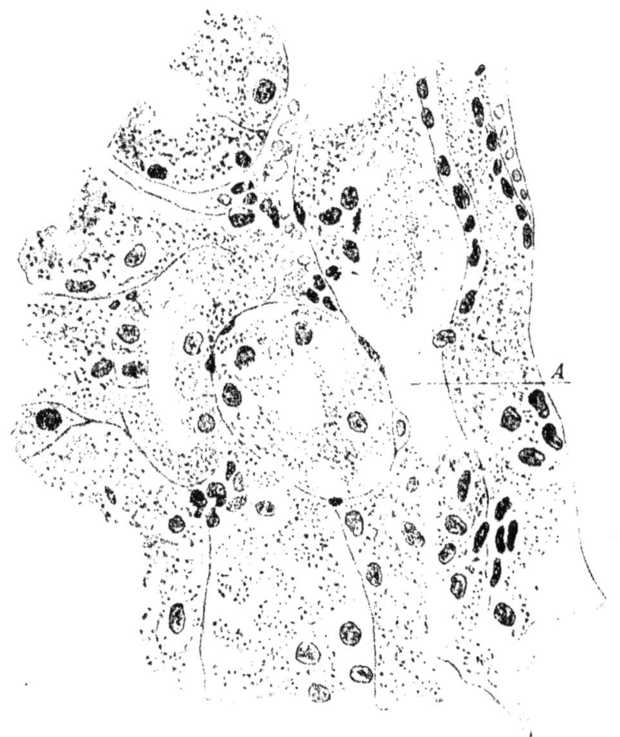

Fig. 14. — Tubes contournés du rein d'un cobaye intoxiqué par la ricine
(Préparation et dessin du Dr Cruz).

Le *tissu conjonctif* est quelquefois atteint aussi dans
certaines néphrites aiguës, notamment dans celles

produites par les acides minéraux. En pareils cas, on voit une infiltration de leucocytes, parfois extrêmement abondante, autour des vaisseaux, dans les interstices des tubes, et même dans la cavité de ceux-ci. Le tissu conjonctif présente les lésions de la sclérose dans certaines néphrites toxiques chroniques, notamment dans la néphrite saturnine.

CHAPITRE SEPTIÈME

DIAGNOSTIC DES INTOXICATIONS

Le diagnostic des empoisonnements se pose dans des conditions un peu différentes suivant qu'on l'envisage au point de vue de la clinique ou au point de vue de la médecine légale.

Le clinicien cherche le diagnostic en vue du traitement à instituer. Pressé souvent par l'urgence d'une intervention immédiate, il est obligé quelquefois de se contenter d'un diagnostic approximatif qui, en déterminant le groupe auquel appartient le poison, lui fournit des indications utiles.

Le médecin légiste ne vise que la certitude et la précision du diagnostic. Il n'a pas tout à fait les mêmes éléments d'appréciation que le clinicien ; en général il n'a pas observé par lui-même les symptômes, et souvent il ne peut accueillir qu'avec défiance les renseignements qui lui sont donnés. Par contre, il peut s'appuyer sur les résultats de l'autopsie, de l'analyse chimique, de l'expérimentation.

Nous allons passer en revue les divers éléments du diagnostic considéré à un point de vue général : commémoratifs, symptômes, lésions cadavériques, examen histologique, examen spectroscopique, analyse chimique et expérimentation sur les animaux.

§ I. — **Commémoratifs.**

Les *commémoratifs,* c'est-à-dire les divers renseignements que l'on peut recueillir en dehors de ceux que fournit l'examen direct du malade, mettent ordinairement sur la voie du diagnostic, surtout pour les empoisonnements collectifs. Quand plusieurs personnes qui ont mangé ou bu ensemble, qui séjournent dans un même local, deviennent simultanément malades, l'idée d'une intoxication s'impose aussitôt et se vérifie presque toujours. Pour les empoisonnements isolés, les commémoratifs n'apportent pas toujours une indication aussi utile au diagnostic ; ils peuvent même l'égarer quelquefois. Néanmoins, quand il s'agit d'une expertise médico-légale, ils doivent être recueillis soigneusement parce qu'ils permettent de préciser et de discuter les particularités de l'empoisonnement.

§ II. — **Diagnostic par les symptômes.**

Certains empoisonnements ont des symptômes très spéciaux qui les font reconnaître presque sûrement même par un médecin peu expérimenté. Citons par exemple les convulsions de la strychine, la mydriase, la sécheresse de la bouche, le délire hallucinatoire de l'atropine, la cystite et la néphrite de la cantharide, l'ictère du phosphorisme, la stomatite mercurielle.

D'autres empoisonnements sont reconnus par l'apparition soudaine et la gravité immédiate de leurs symptômes : diarrhée, vomissements, asphyxie, coma, convulsions. Mais il y a des maladies qui se comportent de la même façon, et la confusion est assez souvent commise. Plus de la moitié des autopsies que nous avons pratiquées pour suspicion d'empoisonnement, nous ont montré que la mort était due à une cause naturelle ; le plus souvent à une hémorragie interne, à la perforation d'un ulcère de l'estomac, à un étranglement intestinal, à un accès d'urémie aiguë, au coma diabétique. Les erreurs de ce genre sont quelquefois parfaitement excusables, l'autopsie seule permettant le diagnostic.

L'erreur inverse, qui fait prendre une intoxication pour une maladie spontanée, est plus grave et a été souvent commise. Les annales judiciaires montrent que bon nombre d'empoisonnements criminels, surtout d'empoisonnements subaigus, ont évolué sous les yeux du médecin traitant sans éveiller ses soupçons.

Si regrettable qu'il soit, ce manque de clairvoyance ne doit pas être jugé trop sévèrement. Quand il s'agit d'empoisonnements criminels, le diagnostic ne peut être fait, ou tout au moins commencé, que grâce aux symptômes que présente le sujet, les commémoratifs faisant presque toujours défaut. Or, un grand nombre d'intoxications se manifestent par des symptômes qui, considérés isolément, n'ont rien de caractéristique et peuvent être attribués à telle ou telle maladie dont la marche serait plus ou moins anormale. En pareils cas, le complexus symptomatique ne peut éveiller l'idée d'un empoisonnement que chez un médecin très familiarisé avec les études de toxicologie. Une fois que ce soupçon est né, il devient moins difficile d'arriver par une étude minutieuse des symptômes et de leur évolution, par l'analyse de l'urine ou des déjections, à une opinion suffisamment motivée pour qu'on puisse l'exprimer sans crainte d'être taxée de légèreté.

Lorsqu'il s'agit d'une expertise médico-légale, c'est ordinairement la symptomatologie qui met sur la voie de tel ou tel empoisonnement et permet de diriger les recherches dans un sens déterminé. C'est elle aussi qui corrobore les autres preuves, et parfois leur donne une valeur décisive.

§ III. — Diagnostic par les lésions cadavériques.

Beaucoup d'empoisonnements peuvent être reconnus par l'autopsie du cadavre. Citons par exemple toutes les substances fortement caustiques et irritantes qui produisent sur la muqueuse digestive des lésions caractéristiques ; — le sublimé et les sels de mercure qui occasionnent des lésions spéciales du gros intestin — le chlorate de potasse qui se fait reconnaître par la couleur gris ardoisé des muqueuses, la teinte chocolat du sang, le dépôt de substance noire dans les tubes droits du rein et souvent dans les calices et la vessie; — la cantharidine avec la néphrite et la cystite aiguë, etc. — L'examen du contenu de l'estomac et de l'intestin permet parfois de reconnaître la présence et la nature du poison : acides, alcalis, cristaux, fragments plus ou moins volumineux de sels, de parties végétales. La couleur de certains sels, ou de certaines substances par exemple du safran qui entre dans la composition du laudanum, met presque sûrement sur la voie du diagnostic.

La couleur spéciale du sang permet presque toujours à un médecin exercé de reconnaître un empoisonnement par l'oxyde de carbone. Certains poisons se reconnaissent à leur odeur qui se fait sentir non seulement dans l'estomac, mais dans d'autres organes : les poumons,

l'encéphale, le foie; tels sont notamment l'acide cyanhydrique et le cyanure de potassium, l'alcool en général, l'absinthe et diverses autres liqueurs odorantes.

L'examen microscopique permet certains diagnostics
qui seraient impossibles à l'œil nu. Dans les tubes du
rein, l'acide oxalique produit des infarctus d'oxalate de
chaux, le chlorate de potasse des dépôts de méthémoglobine les sels de mercure des infarctus calcaires. Le
phosphore, l'arsenic occasionnent des dégénérescences
graisseuses que le microscope seul peut révéler sûrement
dans certains organes, notamment dans le cœur, etc.

C'est par *l'examen spectroscopique* que se fait le diagnostic du plus fréquent des empoisonnements: celui
par l'oxyde de carbone; il porte dans ce cas sur le sang
de l'intoxiqué. Il pourrait être appliqué aussi à certaines substances toxiques pour en déterminer la
nature[1].

Voici les données sur lesquelles est basé l'examen
spectroscopique.

Le spectre formé par la lumière décomposée par son
passage à travers un prisme présente une succession de
sept couleurs qui se fondent très graduellement l'une
dans l'autre. Quand la lumière, avant de passer à travers
le prisme, a traversé certaines substances, il se produit
dans le spectre tantôt des raies brillantes diversement colorées, tantôt des bandes d'absorption, c'est-à-
dire des zones noires plus ou moins larges. Le nombre,

---

1. D'après les recherches d'un savant anglais, Hartley, *Philosophic.
Transact.*, 1885, un grand nombre d'alcaloïdes, notamment l'aconitine,
examinés au spectroscope en solutions alcooliques, présentent des
bandes d'absorption spéciales dans l'ultra-violet, bandes dont la présence est révélée par la photographie du spectre. Ce mode de recherche
des alcaloïdes, qui nécessite des appareils coûteux, n'est pas entré
jusqu'ici, croyons-nous, dans la pratique.

la position, la largeur de ces raies ou de ces bandes est en rapport constant avec la nature de la substance examinée, de sorte que celle-ci peut être déterminée d'après le spectre qu'elle donne. C'est là le principe de *l'analyse spectrale.*

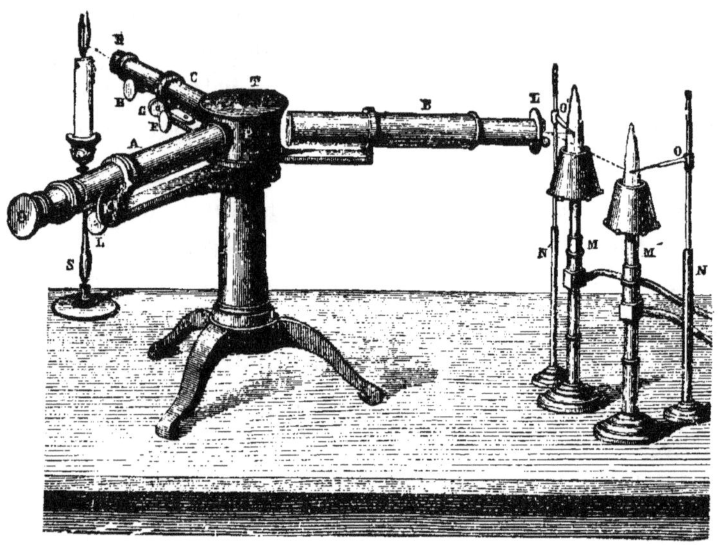

Fig. 15. — Spectroscope de MM. Bunsen et Kirchoff.

L'instrument qui sert à cet analyse est le spectroscope dont il y a plusieurs modèles. Celui que représente la figure 15 est un spectroscope de précision. L'œil placé en O perçoit le spectre de la lumière émise par la flamme au-dessus du support M. Un autre support N maintient dans cette flamme la substance à analyser (laquelle peut être mise en dehors de la flamme entre celle-ci et le prisme, comme on le fait quand il s'agit d'examiner du sang).

Une bougie placée devant le tube C est destinée à éclairer une échelle métrique dont l'image vient se dessiner

au-dessous du spectre et permet ainsi de préciser exactement la position des raies et des bandes.

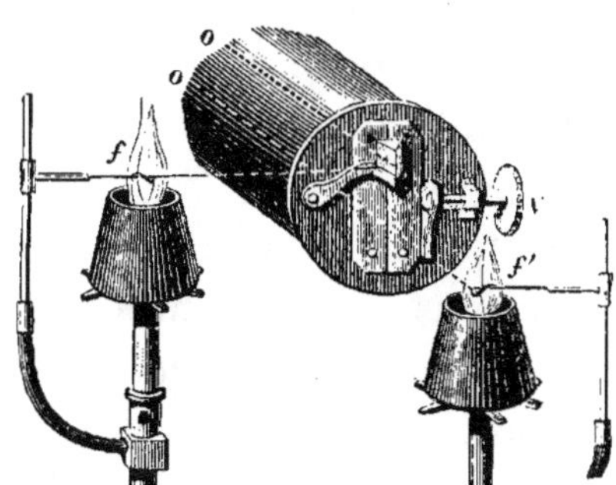

Fig. 16. — L'objectif du précédent spectroscope avec un prisme extérieur mobile.

On remarque dans la figure 15 une seconde flamme
supportée en M'. On ne se sert de celle-ci que lorsqu'on
veut comparer entre eux deux spectres. La figure 16
montre comment fonctionne alors l'appareil. La lumière
émise par le flamme f' donne un premier spectre en traversant le prisme qui se trouve à l'intérieur du tube du
spectroscope ; la flamme f émet une lumière qui donne
un autre spectre en traversant sous l'angle convenable
le prisme extérieur. Les deux spectres sont vus superposés exactement l'un au-dessus de l'autre ; mais si la
lumière émise par f a traversé la substance à examiner,
le spectre correspondant présentera seul les raies ou
bandes caractéristiques, ce qui permettra une comparaison plus facile avec le spectre normal venant de f. La
vis V sert à agrandir ou rétrécir la fente qui laisse passer
la lumière, et à régler ainsi l'intensité lumineuse du
spectre.

Il y a des spectroscopes beaucoup plus simples. Le
spectroscope à vision directe est un simple tube que l'on

tient à la main et que l'on applique au-devant de l'œil en visant le ciel ou une lumière artificielle. Cet instrument suffit souvent pour la recherche de l'oxyde de carbone dans le sang, laquelle constitue, en pratique, à peu près la seule application de l'analyse spectrale à la toxicologie.

Valeur des constatations cadavériques. — Il y a un grand nombre de poisons, notamment les alcaloïdes, les glucosides, qui ne laissent sur le cadavre aucune trace caractéristique, appréciable à nos moyens actuels d'investigation. Les résultats négatifs de l'autopsie en pareil cas ont cependant leur utilité ; ils permettent d'exclure certaines causes de mort naturelle, et aussi certaines intoxications.

Positives ou négatives, les constatations faites à l'autopsie sont en général nettes et sûres. Il y a cependant deux erreurs à éviter. La première consiste à prendre pour des marques de corrosion ou d'irritation les altérations purement cadavériques que présente la muqueuse gastro-intestinale, altérations souvent très accentuées quand l'autopsie est pratiquée tardivement. Sur ce point, nous renvoyons à ce qui a été dit pages 66 et 67. L'autre erreur consiste à attribuer trop d'importance à des lésions, telles par exemple que la congestion pulmonaire et la congestion cérébrale, qui se produisent au moment de l'agonie et par un mécanisme se réalisant aussi bien dans une foule d'empoisonnements que dans beaucoup de maladies. Dire qu'un individu est mort de congestion pulmonaire, c'est laisser entendre qu'il a succombé à une cause naturelle, tandis qu'en réalité, cette congestion peut être la conséquence indirecte d'un empoisonnement.

§ IV. — **Analyse chimique**.

La plupart des poisons minéraux peuvent être extraits
des viscères ou des déjections et caractérisés par des
réactions qui ne laissent place à aucun doute. Toutefois
cet élément de diagnostic si précieux fait quelquefois
défaut. Il y a des poisons qui s'éliminent rapidement
ou qui sont évacués très vite par les vomissements et la
diarrhée, de sorte qu'au moment de la mort ils n'existent plus dans le corps. Il y en a d'autres qui subissent
à l'intérieur de l'organisme des modifications telles
qu'ils ne peuvent plus être distingués des substances
qui entrent dans la composition normale des tissus ou
des humeurs. Les acides libres, la potasse ou la soude
caustiques, se transforment en sels, le phosphore finit
par s'oxyder et par donner naissance à des phosphates, etc.

D'un autre côté, alors même que le chimiste a extrait
des viscères une substance toxique minérale, la réalité
d'un empoisonnement n'est pas toujours établie *ipso
facto*. L'arsenic, le mercure, le cuivre, le plomb, par
exemple peuvent se trouver en quantité relativement
considérable chez des sujets n'ayant pas succombé à
une intoxication. Les deux premiers de ces métaux sont
fort employés à titre de médicaments ; les autres pénètrent dans l'organisme par suite de l'exercice de diverses
professions. Tous, lorsqu'ils sont absorbés ainsi continuellement et à petites doses, s'éliminent incomplètement, s'emmagasinent dans certains organes où ils
s'accumulent peu à peu et séjournent longtemps, de
sorte qu'on peut les y trouver en plus grande proportion que s'ils avaient été absorbés en une seule fois à

grosse dose. C'est ce qui arrive notamment pour le cuivre; à la suite d'un empoisonnement aigu, on a trouvé que le foie contenait deux et trois fois moins de ce métal que chez un autre sujet, mort de maladie, et qui avait été traité longtemps, et sans inconvénients d'ailleurs, par un sel de cuivre.

Pour éviter cette cause d'erreur, les commémoratifs ne suffisent pas toujours. L'analyse quantitative du poison dans les divers organes fournit des données souvent décisives ; si, par exemple, on en trouve beaucoup dans le tube digestif et peu dans le foie et les autres organes, il est évident qu'il s'agit d'un empoisonnement aigu. Toutefois la répartition du poison dans l'organisme change après la mort par suite des phénomènes d'imbibition et de diffusion et quand l'autopsie est pratiquée très tardivement, il peut arriver que le poison ait été transporté ainsi très loin des régions qu'il occupait primitivement. Le fait a été vérifié expérimentalement pour divers poisons : acide arsenieux, sublimé, émétique, sulfate de cuivre. En introduisant ces substances, à l'aide de la sonde œsophagienne, dans l'estomac d'animaux morts, on les retrouve au bout de 3 à 7 semaines dans les poumons, le cœur, la rate, les reins et jusque dans la vessie. En diffusant ainsi, le poison obéit surtout aux lois de la pesanteur ; l'action élective de certains organes ne s'exerce plus en ce cas comme pendant la vie ; circonstances qui permettent d'interpréter plus exactement les résultats de l'analyse chimique.

Quand il s'agit de poisons végétaux, l'analyse chimique donne souvent encore des résultats certains. Depuis que Stas à l'occasion d'un procès célèbre (affaire Bocarmé, 1850) a su retrouver de la nicotine dans le cadavre de la victime, le procédé qu'il avait imaginé a été modifié par d'autres chimistes et adapté à la recherche d'un plus grand nombre de poisons[1]. La plupart des alcaloïdes végétaux peuvent actuellement être extraits ainsi du cadavre, résultat d'autant plus remarquable que ces poisons étant presque toujours administrés à faible dose n'existent qu'en proportions extrêmement minimes dans les parties analysées. Ajoutons que beaucoup de ces alcaloïdes résistent très longtemps à la putréfaction[2].

Cependant il s'en faut de beaucoup que le succès soit toujours assuré. Sans parler des cas où le poison est éliminé avant que le sujet succombe, les chimistes se heurtent quelquefois à des difficultés insurmontables. Il y a des poisons, la digitaline par exemple, qui se détruisent dans l'organisme. Il en est d'autres tels que l'aconitine, la cocaïne pour lesquels on ne connaît pas encore de réactions caractéristiques. Pour d'autres, les réactions consistent en des changements de coloration, parfois très fugitifs. Ces colorations peuvent

1. Le procédé d'extraction comporte trois phases : 1° Les matières suspectes, bien divisées, sont additionnées d'alcool et d'un peu d'acide tartrique ou oxalique. Les tartrates et les oxalates d'alcaloïdes, étant solubles dans l'alcool, passent dans ce liquide qu'on sépare par filtration ; 2° Les alcaloïdes des tartrates ou oxalates sont mis en liberté par l'action des alcalis ou des bicarbonates alcalins ; 3° Les alcaloïdes étant solubles dans l'éther ou dans l'alcool amyliques sont repris dans la solution précédente à l'aide de ces liquides.

2. Dié a étudié dans le laboratoire d'Ogier la résistance des alcaloïdes à la putréfaction. Ceux-ci étaient mélangés à du bouillon de bœuf dans la proportion de 1 pour 1000. La morphine n'a pu être retrouvée au bout d'un an ; l'atropine l'a été après un an, mais non après deux : la strychnine, la vératrine, la brucine, la codéine, la narcotine après 4 ans, la colchicine, la digitaline cristallisée après 2 ans. Les alcaloïdes avaient été ajoutés aussi a du sang de porc dans la proportion de 1/2 pour 1000. La strychnine, la brucine, la narcotine ont été constatées après 2 ans ; la vératrine, l'atropine, la codéine, la colchicine, la digitaline avaient disparu après ce délai.

être fort nettes quand on opère sur des alcaloïdes ou des glucosides d'une pureté parfaite ; elles le sont parfois beaucoup moins et peuvent même complètement manquer quand on opère sur ces mêmes substances extraites du cadavre, c'est-à-dire mélangée à des corps gras ou à d'autres impuretés.

Ce ne sont là que des causes d'échec ; il y a aussi, ce qui est plus grave, une cause très importante d'erreur. On sait maintenant en effet, surtout depuis les travaux de Selmi et de Armand Gautier[1], qu'il se développe presque toujours dans un cadavre, sous l'influence de la putréfaction même peu avancée, une petite quantité de substances dites *ptomaïnes*, qui possèdent les réactions générales des alcaloïdes végétaux (comme ceux-ci, elles donnent un précipité avec la solution d'iodure de potassium ioduré et avec l'iodure double de mercure et de potassium) et dont plusieurs présentent en outre quelques réactions spéciales semblables à celles de tel ou tel alcaloïde. La plus déplorable erreur peut donc être ainsi commise, et elle l'a été en effet, au moins dans quelques cas où elle a pu être heureusement reconnue à temps. L'un de ces cas est celui d'un général Gibbone mort à Rome ; les experts avaient retiré du cadavre une substance qui présentait certaines réactions de la delphinine, et l'on supposait que le général avait été empoisonné par son domestique ; en réalité, ce qu'on croyait être de la delphinine n'était qu'une ptomaïne. A Crémone, les experts trouvèrent dans le cadavre d'une dame Sonzogno un alcaloïde qu'ils cru-

1. Selmi. Sulle ptomaïne od alcaloïdi cadaverici e lore importanza in tossicologia. Bologne, 1877. — A. Gautier. *Toxines microbiennes et animales*. Paris, 1896.

rent être de la morphine ; comme dans le cas précédent, Selmi démontra qu'il s'agissait d'une ptomaïne. Dans un troisième cas c'est la strychnine qu'on crut à tort avoir trouvée.

Parmi les alcaloïdes qui présentent une grande analogie avec certaines ptomaïnes, il faut citer encore la conicine, la nicotine, la vératrine. Pour la muscarine, il n'y aurait pas seulement analogie mais identité absolue avec une ptomaïne qui peut se développer parfois dans un cadavre.

Si l'on considère que l'histoire des ptomaïnes est loin d'être entièrement connue[1], que la liste de ces substances augmente tous les jours, on comprendra qu'il est absolument nécessaire quand il s'agit d'empoisonnements par des végétaux, que les résultats de l'analyse chimique soient corroborés par des preuves d'une autre nature.

Nous n'avons pas à parler dans ce livre des opérations de l'analyse chimique ; elles ne sont pas du domaine médical[2]. Mais le médecin qui pratique l'autopsie doit faire le nécessaire pour que le chimiste puisse opérer dans les meilleures conditions. Pour cela, il fera bien de se conformer aux règles suivantes.

Précautions à prendre en vue de l'analyse chimique. — Il faut éviter avant tout qu'aucune substance étrangère

---

1. Comme étude d'ensemble sur la différenciation chimique des ptomaïnes et des alcaloïdes végétaux, nous signalerons les deux travaux suivants :

Gräbner. *Beitr. zur Kenntniss der Ptoma.* Dorpat, 1882, et *Pharm. Zeitsch. f. Russland*, 1885.

Ogier et Minovici. *Docum. du laborat. de toxicologie.* Paris.

2. Nous renvoyons notamment au *Traité de chimie toxicologique* d'Ogier. Paris, 1899 et au *Précis de toxicologie* de A. Chapuis.

se trouve mélangée aux matières à analyser. On placera donc celles-ci dans des bocaux neufs, fermés par des bouchons de liège également neufs. Pour assurer l'occlusion complète, on peut recouvrir les bouchons d'une feuille de papier imperméable qu'on ficelle autour du goulot. A cette ficelle on suspend la fiche qui sert d'étiquette, et sur laquelle on place le scellé. En thèse générale, aucun liquide conservateur ne doit être mis dans les bocaux ; toutefois quand il y a lieu de craindre que la putréfaction marche très rapidement et fasse sauter les bouchons, on peut ajouter de l'alcool, mais on enverra au chimiste un échantillon pur de cet alcool. — Il vaut beaucoup mieux, quand on le peut, combattre la putréfaction en entourant de glace les bocaux.

Comme il y a souvent grand intérêt à déterminer la proportion du poison dans les divers organes, il faut séparer sinon tous les organes, au moins plusieurs d'entre eux. On procédera par exemple de la façon suivante. L'abdomen étant ouvert, on place une double ligature au cardia et au pylore, et on enlève l'estomac en incisant entre chaque double ligature. On ouvre l'organe dans un bocal, et après avoir examiné les parois gastriques, en avoir prélevé au besoin une certaine portion pour l'étude histologique, on joint l'estomac lui-même aux substances qu'il renfermait, le tout formant le contenu d'un seul bocal. On recueille de la même façon l'intestin grêle et son contenu, puis dans un troisième bocal le gros intestin et son contenu. Les autres viscères pourraient être sans grand inconvénient placés ensemble ; mais le foie, l'encéphale, en raison de leur volume, nécessitent chacun un bocal spécial. — L'urine, dont l'analyse présente un intérêt tout parti-

culier, doit être recueillie entièrement, ce qui est facile
puisque l'abdomen étant ouvert, on peut comprimer la
vessie tout autour de la sonde. Remarquons que chez
la femme l'urine s'écoule souvent en dehors de la sonde
si celle-ci n'est pas d'un gros calibre. — On peut recueillir ordinairement une abondante quantité de sang
en plaçant des tubes à essai au-dessous d'incisions pratiquées dans les deux veines caves, et l'on y joint celui
que l'on trouve dans le cœur. Disons à ce propos que,
sans pratiquer d'autopsie, on peut recueillir beaucoup
de sang sur le cadavre en incisant les veines fémorales :
chez des sujets intoxiqués par l'oxyde de carbone, nous
en avons obtenu ainsi plus de 100 centimètres cubes,
c'est-à-dire assez pour faire l'extraction des gaz.

Quand on suppose qu'il s'agit d'un empoisonnement
subaigu en chronique par l'arsenic, il faut recueillir
aussi des os (surtout les os plats) et les cheveux.

Enfin quand on pratique une exhumation, il faut envoyer aussi ou chimiste des fragments du cercueil pris
sur les points imbibés de liquide, les linges ou vêtements tachés, la sciure imprégnée de liquides conser-
vateurs, les objets de piété qui pourraient être colorés
avec des couleurs métalliques, des échantillons de la
terre qui entoure la bière.

§ V. — Expérimentation sur les animaux.

De tous temps l'on a eu l'idée d'administrer à un
animal le restant d'une substance suspecte ou les matières vomies pour reconnaître s'il s'y trouvait un poison. Ce moyen de diagnostic est devenu applicable à
un bien plus grand nombre de cas à partir du moment où
les chimistes ont été en mesure d'extraire, à l'état de

pureté complète ou presque complète, un poison répandu, même en quantité très minime, dans les viscères ou les matières organiques quelconques.

Quand ce poison est de nature minérale, il est caractérisé avec une telle certitude par les réactions chimiques qu'il est inutile d'éprouver ses effets sur les animaux. Il n'en est pas de même pour les poisons végétaux, ainsi que nous l'avons vu plus haut. C'est donc en pareil cas que l'expérimentation dite physiologique est indiquée pour contrôler les réactions chimiques. Elle a d'autant plus de chances de succès que beaucoup de ces poisons agissent sur certains animaux à doses extrêmement minimes [1], et souvent en produisant des symptômes très spéciaux.

C'est Tardieu qui, le premier, à l'occasion du procès de la Pommerais (1863) a eu recours à l'expérimentation physiologique pour démontrer la présence et la nature d'un poison contenu dans l'extrait des viscères d'un cadavre humain. Ce poison était la digitaline qu'on ne savait pas à cette époque caractériser par des réactions chimiques.

---

[1]. La strychnine tue les grenouilles et les souris, avec accès tétanique, à la dose de. . . . . 0^{gr},00005

           (Falck.)

L'atropine dilate la pupille de l'homme et des animaux à sang chaud, à la dose de.. . . . . 0^{gr},0000005

           (Reuter.)

La vératrine modifie la contraction musculaire de la grenouille à la dose de. . . . . 0^{gr},00005

           (Von Bezold.)

La curarine paralyse la grenouille à la dose de. . . . 0^{gr},000005

           (Preyer.)

La muscarine arrête le cœur de la grenouille à la dose de. . . . . 0^{gr},0001

           (Schmiedeberg.)

Ces chiffres sont empruntés à Rossbach. *Klin. medic. Wochenschrift.* 1880.

Mais l'expérimentation physiologique n'a toute sa valeur que lorsqu'elle est contrôlée par des preuves d'une autre nature. En effet, un cadavre quelconque peut contenir des substances toxiques qui n'ont pas été introduites pendant la vie, mais qui se sont produites après la mort, par le fait seul de la putréfaction même peu avancée. Les principaux de ces poisons cadavériques sont les ptomaïnes dont quelques-unes exercent des effets toxiques énergiques, se rapprochant parfois beaucoup de ceux de certains poisons végétaux. Or ces ptomaïnes, possédant un grand nombre de propriétés chimiques communes avec les alcaloïdes végétaux, entrent dans les mêmes combinaisons, sont entraînés par les mêmes dissolvants, si bien que lorsque le chimiste est arrivé à la fin de ses opérations, l'extrait qu'il a obtenu renferme bien le poison végétal, s'il en existait dans les viscères, mais il renferme en même temps les ptomaïnes, et il ne renferme même qu'elles dans le cas où un poison n'a pas été administré.

On comprend donc que si l'on jugeait un extrait uniquement d'après les résultats de l'expérimentation physiologique, on s'exposerait souvent aux mêmes erreurs qu'en s'en rapportant exclusivement aux réactions chimiques.

Heureusement qu'un contrôle réciproque est presque toujours possible. Autant qu'on peut en juger d'après les connaissances actuelles, la plupart des ptomaïnes toxiques ne présentent pas les mêmes réactions chimiques que les alcaloïdes desquels ils se rapprochent par leur action physiologique, et l'inverse est également vrai : ainsi par exemple une ptomaïne qui offre plusieurs caractères chimiques communs avec la morphine ne possède pas d'action toxique.

Remarquons encore qu'il ne suffit pas que l'extrait soit toxique, même à un haut degré, il faut aussi qu'il produise les mêmes effets que le poison dont la présence dans l'extrait est indiquée par des réactions chimiques ou par les commémoratifs, et les diverses circonstances du cas particulier.

Outre la cause d'erreur qui vient d'être indiquée, il y a une autre raison qui restreint dans une certaine mesure la valeur de l'expérimentation physiologique en tant que méthode générale de diagnostic. C'est que beaucoup de poisons agissent très différemment sur l'homme et sur telle ou telle espèce animale. Certaines espèces sont réfractaires à un ou plusieurs poisons. Chez celles qui ne le sont pas, l'action toxique peut se manifester d'une toute autre façon que chez l'homme, et parfois même ne rappeler en rien les symptômes observés avant la mort de la personne empoisonnée. Il est vrai que cette différence importe peu quand il s'agit de poisons auxquels la toxicologie expérimentale a réussi à assigner des effets précis et spéciaux sur certaines espèces animales. Mais il y a d'autres poisons dont l'action sur les animaux, alors même qu'elle est mortelle, ne se traduit que par une symptomatologie assez confuse ne comportant, au moins dans l'état actuel de nos connaissances, rien d'assez particulier pour permettre de caractériser un poison à l'exclusion de tout autre.

L'animal que l'on choisit généralement pour éprouver les effets du poison est la grenouille. Il y a à ce choix plusieurs raisons. Par son petit volume, par sa grande impressionnabilité envers beaucoup de toxiques, la grenouille convient très bien à des recherches pour lesquelles on ne dispose ordinairement que d'une très minime quantité de la matière suspecte. D'un autre côté, la plupart des poisons végétaux ont été étudiés sur la grenouille et l'on connaît à l'avance les effets qu'ils produisent sur cet animal, effets qui peuvent d'ailleurs être très différents de ceux observés chez l'homme. Enfin la grenouille résiste longtemps à la suppression de chacune des grandes fonctions, et ses divers organes, les muscles, le cœur, peuvent vivre un certain temps isolément, conditions très favorables pour observer à loisir et minutieusement les troubles fonctionnels produits par la substance étudiée.

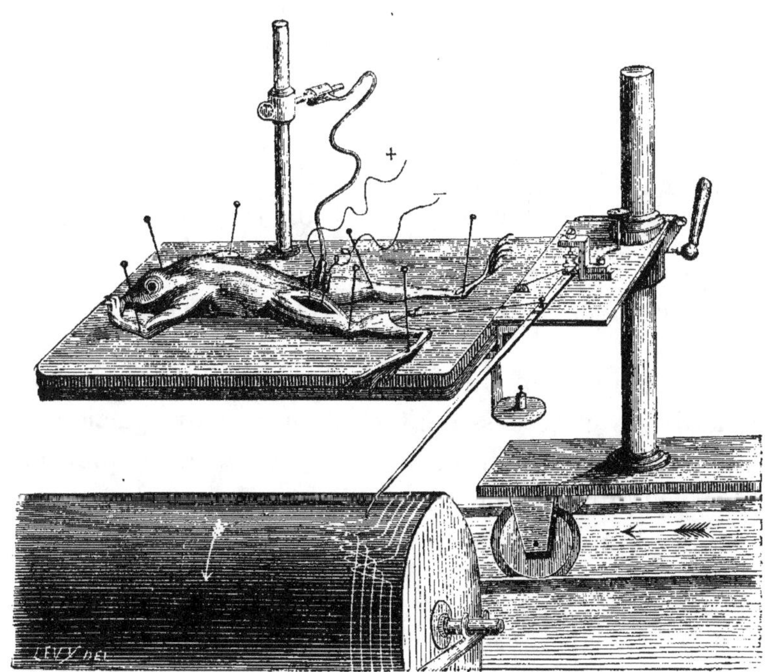

Fig. 17. — Appareil enregistreur de Marey.

Pour faire cette étude, il est souvent nécessaire de recourir à des appareils enregistreurs qui permettent de saisir toutes les nuances des troubles fonctionnels, et aussi d'en garder le témoignage irréfutable.

On connaît le principe de ces appareils. Un cylindre, mû par un mécanisme d'horlogerie (fig. 17) de façon à tourner sur son axe avec une vitesse constante, est recouvert d'une feuille de papier enduit d'une couche de noir de fumée. Au-devant du cylindre, et l'effleurant légèrement, on dispose un stylet mis en communication avec l'organe dont il s'agit d'enregistrer les mouvements. Quand ce stylet est immobile, il trace sur le cylindre un grand cercle [1] c'est-à-dire une ligne qui, sur le papier déplié, sera une droite.

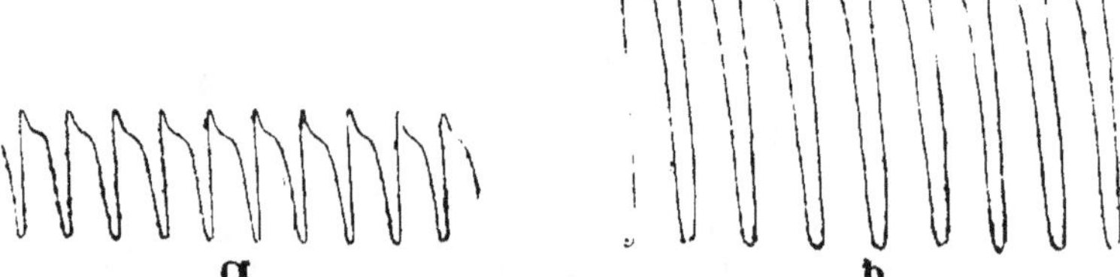

Fig. 18. — Tracé des battements du cœur d'une grenouille : en *a* avant l'administration de poison ; en *b* après injection d'aconitine.

Tous les mouvements imprimés au stylet interrompent cette droite et se dessinent avec toutes leurs particularités d'amplitude, de forme, de durée et de fréquence. Ainsi la figure 18 représente le dessin des pulsations cardiaques d'une grenouille empoisonnée par l'aconitine.

1. En réalité, le stylet dessine une hélice sur le cylindre parce que l'appareil qui porte le stylet est disposé de façon à se mouvoir parallèlement au grand axe du cylindre pendant que celui-ci tourne. Sans cette précaution, après une révolution complète du cylindre, le stylet tracerait toujours la même ligne.

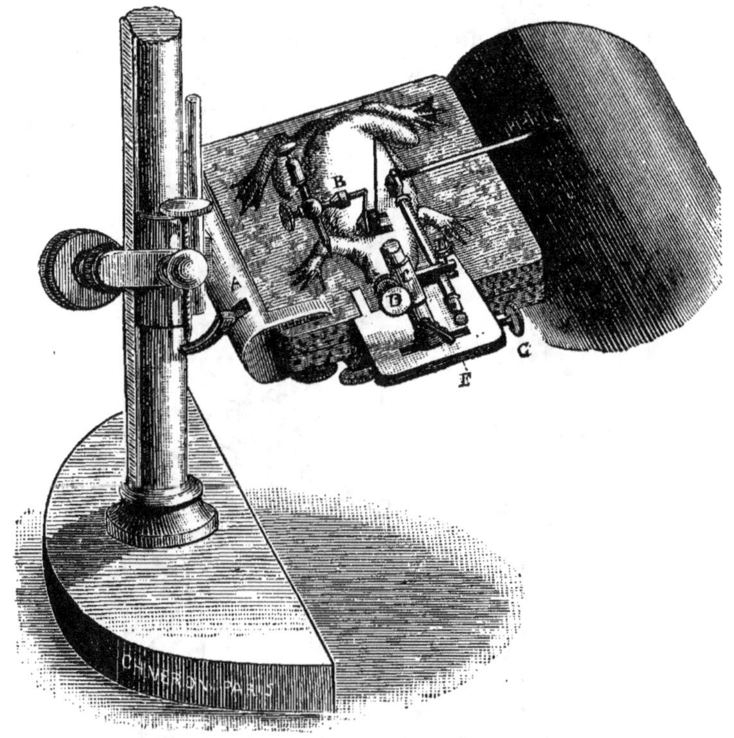

Fig. 19. — Cardiographe.

Pour enregistrer les mouvements du cœur à l'aide
du cardiographe (fig. 19) après avoir fixé la grenouille
sur une planchette de liège à l'aide d'épingles plantées
dans chacune des pattes et dans la mâchoire, on résèque
le sternum, on ouvre le péricarde et on attire le cœur
hors du thorax. On place cet organe entre les deux
cuillerons d'une pince dont une branche porte le stylet
enregistreur. Nous avons modifié cette pince en élargis-
sant beaucoup l'un des cuillerons qui est disposé de
façon à bien maintenir le cœur et à l'empêcher de rentrer dans la poitrine pendant les mouvements désor-

donnés de l'animal et qui, en même temps, est rendu indépendant du second cuilleron, lequel est relié au stylet inscripteur. Avec cet appareil, on pourrait enregistrer les mouvements du cœur pendant une journée entière.

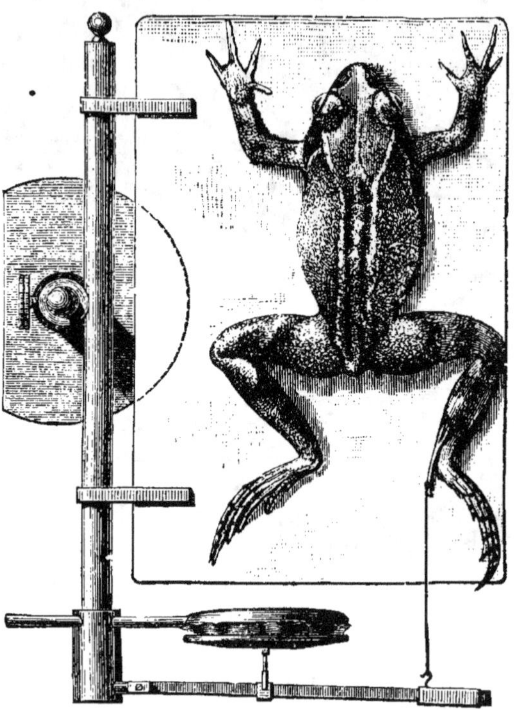

Fig. 20. — Myographe à transmission de Marey.

Le myographe (fig. 20) est destiné à enregistrer les mouvements des muscles striés. La grenouille est fixée comme précédemment, mais sur sa face ventrale. On met à nu un muscle gastro-cnémien ; on attache un fil à son tendon, lequel tendon est ensuite coupé. Le fil est alors relié à un stylet inscripteur. Les contractions du muscle provoquées à intervalles par une décharge électrique, s'inscrivent avec toutes leurs particularités sur le cylindre.

La grenouille ne convient pas à l'étude de tous les poisons. Il en est qui sont très peu actifs chez elle ou dont les effets sont peu nets. Comme avant de commencer l'expérimentation, on a presque toujours au moins quelques soupçons sur la nature du poison, on choisit pour en éprouver les effets un animal qu'on sait y être sensible. Il va sans dire que lorsque l'on dispose d'une quantité suffisante du poison, il y a tout intérêt à répéter les recherches sur des animaux de classes différentes, et spécialement sur les mammifères.

Quel que soit l'animal choisi, c'est presque toujours par la voie hypodermique qu'il convient de lui faire absorber le poison, cette voie étant très sûre, très régulière et en même temps très commode pour l'expérimentateur. Si la substance est suffisamment soluble dans l'eau, on se sert de la seringue de Pravaz, sinon, on introduit cette substance sous le derme à travers une petite incision qu'on referme ensuite. Dans certains cas il peut y avoir avantage à placer le poison en contact direct avec tel organe déterminé : la conjonctive (atropine), la surface cutanée (cantharidine), le cœur de la grenouille (digitaline et autres poisons cardiaques).

Lorsqu'on croit avoir reconnu un poison déterminé, il importe de comparer les effets observés sur l'animal qui a reçu la substance suspecte avec ceux que l'on obtient en administrant à un autre animal de la même espèce le poison en question, à l'état de pureté complète. On peut apprécier ainsi, beaucoup mieux qu'en s'en rapportant à des descriptions ou même à des expériences antérieures, la ressemblance complète ou les différences dans les effets produits de part et d'autre.

CHAPITRE HUITIÈME

TRAITEMENT DES INTOXICATIONS

Le traitement des intoxications comporte deux indications : débarrasser l'organisme du poison, — combattre les effets produits par ce poison. Dans chaque empoisonnement, l'une ou l'autre de ces indications appelle plus spécialement les efforts du médecin suivant qu'elle est plus urgente ou d'une réalisation moins incertaine.

TRAITEMENT VISANT L'EXPULSION OU LA DESTRUCTION DU POISON

Trois moyens peuvent être mis en œuvre pour débarrasser l'organisme du poison : évacuer ce poison avant qu'il n'ait été absorbé, le détruire à l'intérieur de l'organisme, hâter son élimination.

§ I. — **Évacuation du poison.**

Il est évident que c'est là l'indication la plus urgente et qui se pose notamment toutes les fois que, le poison ayant été pris par la bouche, des vomissements copieux ne sont pas survenus spontanément, à moins qu'il ne paraisse certain que le poison est déjà absorbé en totalité.

On peut vider l'estomac à l'aide des vomitifs ou en le lavant largement.

Vomitifs. — En attendant qu'on ait pu se procurer

les médicaments nécessaires, on peut essayer de provoquer les vomissements en titillant la luette et le pharynx. L'eau tiède, surtout quand elle est additionnée d'un peu d'huile ou de beurre (que l'on ne doit ajouter que dans les cas où il est certain que le poison n'est pas soluble dans les corps gras) amène ordinairement des vomissements ; mais elle a l'inconvénient de dissoudre beaucoup de poisons et de hâter ainsi leur absorption, inconvénient très grave quand l'action émétique ne se produit pas. L'ipécacuanha (1^{gr},50 à 2 grammes en poudre délayée dans l'eau) est préférable à l'émétique (0^{gr},10 en solution dans l'eau) capable d'occasionner un état de prostration dangereux lorsqu'il s'agit de certains empoisonnements.

Le sulfate de cuivre (0^{gr},20 à 0^{gr},50 dissous dans un peu d'eau) agit rapidement ; mais sa saveur est des plus désagréables et il occasionne une certaine irritation de la muqueuse gastrique. On a conseillé aussi de faire avaler un verre d'eau froide, contenant 8 à 10 grammes de farine de moutarde (Lewin).

L'*apomorphine* est considérée comme le vomitif de choix dans les intoxications. Cette substance présente en effet plusieurs avantages ; elle s'administre en injection sous-cutanée et par conséquent n'exerce aucune action locale sur l'estomac ; elle agit très rapidement ; les vomissements qu'elle provoque sont abondants et prolongés, avec très peu de nausées. Cependant l'apomorphine n'est pas très employée en France, sans doute parce qu'on craint qu'elle n'occasionne elle-même une intoxication grave, ce qui est arrivé aumoins une fois[1].

1. Pécholier. Récit de mon empoisonnement par l'apomorphine. Montpellier, 1882.

— C'est le chlorhydrate d'apomorphine *cristallisé* qu'il convient d'employer ; la dose est de 1 centigramme en solution dans 1 centimètre cube d'eau. Pour les enfants les doses seraient de :

    0gr,0005 à 0gr,0008 au-dessous de 3 mois
    0gr,0008 à 0gr,0015 de 3 mois à 1 an.
    0gr,0015 à 0gr,003   de 1 an à 5 ans.
    0gr,003 à 0gr,005   de 5 ans à 10 ans.
    0gr,005 à 0gr,010 au-dessus de 10 ans.

Les solutions anciennes prennent une teinte verte, ce qui, paraît-il, n'empêche pas l'apomorphine de conserver ses propriétés émétiques. Il est préférable néanmoins de faire la solution au moment du besoin, par exemple à l'aide de tablettes préparées à cet effet.

A la période de coma ou de collapsus de certaines intoxications il arrive souvent que les vomitifs ne produisent aucun effet. S'ils agissent, ils exposent à un grave danger : la pénétration des matières expulsées dans le larynx et la trachée, ce qui peut occasionner une asphyxie mécanique.

Le *lavage de l'estomac* reste la seule ressource dans ces cas où le système nerveux est tellement déprimé qu'il ne répond plus à l'excitation des vomitifs. Même dans les autres cas, il est presque toujours le procédé de choix parce qu'il permet une évacuation très complète de l'estomac, excepté quand le poison est en fragments trop volumineux pour passer par la sonde (champignons, p. ex.). Malheureusement l'introduction de la sonde est très difficile ou impossible dans certains cas : chez les sujets dont la gorge est très douloureuse ; ou l'œsophage contracturé, chez ceux qui sont en proie à des

1. Louis Guinard. Étude expérim. de pharmaco-dynamie comparée sur la morphine et l'apomorphine. *Thèse*, Lyon, 1898.

convulsions violentes ; elle est dangereuse quand il s'agit de poisons fortement caustiques, parce qu'elle peut occasionner la rupture de l'œsophage et de l'estomac.

Il est à peine besoin de rappeler comment se pratique le lavage de l'estomac. Le médecin fait ouvrir la bouche au malade et tirer la langue ; il enfonce l'extrémité du tube de caoutchouc jusqu'à la base de la langue, et demandant alors au malade d'exécuter des mouvements de déglutition, il pousse doucement le tube, qui s'est engagé de lui-même dans l'œsophage. Il s'arrête lorsqu'une marque qui se trouve ordinairement sur le tube est arrivée aux dents ; ce point de repère indique que le tube a pénétré dans l'estomac (il y a environ 40 centimètres des lèvres au cardia). Quand le malade est sans connaissance, l'introduction du tube est en général plus facile, parce que l'on n'est pas gêné par les mouvements réflexes. Si la bouche ne peut être ouverte en raison de la contracture des mâchoires, on fait pénétrer le tube par une narine.

Une fois le tube introduit, on adapte son extrémité libre à un entonnoir en verre ; maintenant celui-ci un peu au-dessus de la tête, on y verse le liquide choisi, et au moment où il va achever de s'écouler, on abaisse rapidement l'entonnoir qui se remplit des liquides refluant de l'estomac. On vide ceux-ci, on relève l'entonnoir, on le remplit d'une nouvelle quantité de liquide, et l'on recommence cette manœuvre jusqu'à ce qu'on juge qu'il n'y a plus du tout de poison dans l'estomac. Si le tube vient à s'obstruer, on réussit quelquefois à le déboucher en soufflant dedans.

Il est bon de ne pas introduire plus d'un litre de liquide à la fois. Ce liquide est de l'eau pure ou additionnée d'une substance destinée à neutraliser le poison.

Purgatifs. — Il est souvent nécessaire d'ajouter à l'évacuation de l'estomac celle de l'intestin, spécialement quand il s'agit de poisons peu solubles qui ne sont absorbés que peu à peu et qui parcourent en nature presque toute l'étendue du tube digestif. Le choix du purgatif est subordonné à la nature du poison; l'huile de ricin doit être exclue quand il s'agit du phosphore, de la cantharide et des autres substances qui se dissolvent dans les matières grasses.

Quand le poison a été administré en lavement, on vide et on nettoie le gros intestin à l'aide de lavements contenant autant que possible des substances neutralisantes, car l'eau pure risquerait de diffuser au loin le poison et d'en favoriser l'absorption.

Dans les cas où le poison a été administré en injection sous-cutanée, l'évacuation ne pourrait le plus souvent être tentée avec chances de succès que dans les premiers moments, car en général l'absorption est très rapide par cette voie. Pour faire cette évacuation, il conviendrait d'inciser largement la peau au niveau du point injecté, d'exprimer vers cette incision les parties voisines, en retardant aussi l'absorption par une ligature, si la disposition de la région le permettait. Dans certains cas où des composés insolubles de mercure avaient été injectés dans les muscles (traitement de la syphilis) on a réussi à arrêter l'empoisonnement, en retirant le composé mercuriel à l'aide de l'incision et du curettage de la cavité renfermant ledit composé.

§ II. — **Neutralisation du poison.**

Tant que le poison n'a pas été absorbé et qu'il est

encore contenu dans l'estomac, dans l'intestin ou dans les mailles du tissu conjonctif sous-cutané, on peut espérer neutraliser ce poison, c'est-à-dire le transformer par certaines réactions chimiques en une substance non toxique ou moins toxique, soit qu'on réussisse à le détruire, soit qu'on le fasse entrer, momentanément au moins, dans une combinaison insoluble.

Nous ne parlerons ici que des contre-poisons qui peuvent remplir l'office de neutralisants vis-à-vis de plusieurs poisons. Avant de les indiquer, faisons remarquer que, toutes les fois que cela n'entraîne aucune perte de temps, il convient de les administrer avant les vomitifs, sinon, dans les intervalles des vomissements et parfois même après que ceux-ci ont cessé, pour neutraliser ce qui a pu rester de poison. Quand on pratique le lavage de l'estomac, il est évident qu'il y a grand avantage à ajouter à l'eau une substance neutralisante.

L'*albumine* forme avec un grand nombre de poisons inorganiques et avec quelques poisons organiques des composés peu solubles ; elle atténue l'action des poisons caustiques. Elle est donc indiquée dans beaucoup d'intoxications, et elle ne peut nuire dans aucun cas. On l'administre sous forme d'eau albumineuse obtenue en battant trois blancs d'œufs dans un litre d'eau.

Le *lait* agit comme l'albumine, mais moins énergiquement. Il est contre-indiqué avec les poisons qui se dissolvent dans les matières grasses: phosphore, cantharides ; avec l'arsenic, il formerait des arseniates alcalins très solubles et très toxiques (Kobert).

Le *tanin* précipite presque tous les poisons végétaux, et quelques-uns des sels minéraux toxiques. Les précipités se redissolvent d'ailleurs facilement, de sorte

qu'avec ce traitement on ne peut guère espérer que
retarder quelque temps l'absorption. On dit qu'il est
possible de rendre le précipité un peu plus stable en
administrant une petite dose de carbonate ou d'acétate
de soude, de façon à supprimer l'acidité du suc gastrique. Le tanin peut être administré en nature jusqu'à
la dose de 2 grammes pour 400 grammes de liquide. A
défaut de tanin pur, on peut administrer les décoctions
de noix de galle, d'écorce de chêne, de feuilles de
noyer, de café, qui contiennent cette substance.

La *solution aqueuse d'iodure de potassium iodée*[1] précipite tous les alcaloïdes. Mais plus encore peut-être que
les tanates, ces précipités se redissolvent facilement ;
en réalité ce contre-poison est fort peu efficace. Gallard
en administrant à des animaux le précipité obtenu en
traitant *in vitro* la strychnine par la solution iodo-
iodurée a vu que ce précipité était à peu près aussi
toxique que la strychnine pure. Toutefois, l'addition
de bicarbonate de soude rendrait le précipité plus
stable.

Le *charbon* animal ou végétal, en poudre, conservé à
l'abri de l'air, possède la propriété d'attirer et de retenir
dans ses pores les substances organiques ou minérales
dissoutes ou réduites en particules très fines. C'est en
raison de cette propriété qu'il a été recommandé
comme antidote très général. Expérimentalement, on a
réussi, paraît-il, à faire supporter à des animaux des

1. On peut employer une solution contenant pour 250 grammes d'eau
distillée, 2 grammes d'iode et 10 grammes d'iodure de potassium. Cette
solution, conseillée par Brown-Sequard pour le traitement de certaines
maladies, s'administre dans ce cas à la dose de trois cuillerées à café
par jour dans quelques cuillerées de vin rouge et d'eau (Bouchardat).
Comme contre-poison, on pourrait en administrer d'emblée une cuillerée à bouche dans un grand verre d'eau et de vin.

doses mortelles de sublimé et d'arsenic, en leur administrant du charbon en même temps ou après. Mais il est certain que bien souvent le charbon s'est montré inefficace. Il doit en être ainsi chaque fois que l'estomac contient, outre le poison, une grande quantité de boissons ou d'aliments, car les pores du charbon sont alors obstrués avant d'absorber la substance toxique.

Le charbon entre dans la composition d'un *contre-poison officinal multiple*, proposé par J. Jeannel[1], dont la formule est celle-ci :

```
Solution de sulfate ferrique. Dens. 1,45 == 100
Eau commune. . . . . . . . . . . . .   800
Magnésie calcinée. . . . . . . . .      80
Charbon animal lavé. . . . . . . . .    40
```

On conserve séparément, d'une part, la solution de sulfate ferrique, d'autre part la magnésie et le charbon dans un flacon avec l'eau. Au moment du besoin, on verse dans ce flacon la solution ferrique, et on agite fortement. Le mélange est administré coup sur coup par doses de 50 à 100 grammes. Ce contre-poison neutraliserait complètement l'arsenic, l'iode, la digitaline, et partiellement le sublimé, la strychnine, la morphine.

Le *permanganate de potasse* détruit la morphine, oxyde le phosphore et a été conseillé aussi dans quelques autres intoxications. Ce sel s'administre à la dose de $0^{gr},50$ à 1 gramme dans 200 à 300 grammes d'eau ; cette dose peut être renouvelée.

Mentionnons encore les substances telles que la gélatine, la gomme, le mucilage des graines de lin, etc.,

1. J. Jeannel. *Ann. d'hyg. pub. et de méd. lég.*, 1875.

qui peuvent enrober en quelque sorte les particules du poison et retarder ainsi son absorption.

La neutralisation chimique peut être tentée aussi quand le poison a été injecté dans le tissu cellulaire sous-cutané. Il est un cas où ce procédé s'est montré, paraît-il, fort efficace ; c'est celui des morsures de serpents venimeux.

§ III. — **Traitement éliminatoire.**

Lorsqu'on connaît les voies naturelles d'élimination d'un poison, on peut agir de façon à faciliter et à hâter cette élimination.

Quand il s'agit d'une intoxication avec une substance qui s'élimine par les poumons, la première indication est de placer le malade dans une atmosphère pure, non seulement pour le soustraire à un milieu toxique et empêcher ainsi l'empoisonnement de se continuer, mais encore pour favoriser l'élimination qui se fait d'autant mieux que le malade respire un air plus dépourvu des gaz en vapeurs que renferme son sang. La respiration artificielle en pareil cas, en même temps qu'elle empêche la vie de s'éteindre complètement, agit aussi pour éliminer le poison. La respiration d'oxygène pur peut, dans certains cas, agir aussi dans le même sens.

Un grand nombre de poisons s'éliminant par les reins, les diurétiques sont indiqués dans beaucoup d'intoxications. Le lait, qui n'exerce aucune action irritante sur les reins, est en ce cas un des meilleurs diurétiques, d'autant plus, que, souvent, il répond en même temps à d'autres indications. Les boissons aqueuses, et notamment l'eau chargée d'acide carbonique, additionnée ou non d'un peu de vin blanc, augmentent aussi la sécrétion urinaire ; mais elles ne doivent être administrées qu'au moment où il n'y a plus à craindre qu'elles favorisent l'absorption du toxique.

Il est des poisons qui, ingérés par la bouche ou ayant pénétré par injection sous-cutanée, s'éliminent par l'estomac et l'intestin et peuvent alors être absorbés de nouveau. Il en est ainsi par exemple de la morphine qui s'élimine pour une notable partie, et de bonne heure, par l'estomac. Aussi dans cet empoisonnement, les vomitifs et surtout le lavage de l'estomac, ont-ils été conseillés même quand la morphine ou l'opium ont été administrés sous la peau ou en lavement.

Parmi les poisons qui s'éliminent par l'intestin, citons notamment le sublimé et les sels de mercure : l'emploi des purgatifs ou des lavements paraît rationnel en ce cas.

Les *sudorifiques*, spécialement sous forme de bains chauds et de bains de vapeur, sont employés depuis longtemps dans certaines intoxications, surtout dans les intoxications chroniques par le plomb et par le mercure.

L'iodure de potassium, fort usité également dans les intoxications chroniques par le plomb, le mercure et d'autres métaux, vise un but un peu différent. Avec ce médicament, il ne s'agit pas de stimuler l'activité de certains organes sécréteurs : on cherche à atteindre le métal dans les organes et les tissus où il est déposé, à le dégager de ses combinaisons insolubles pour le transformer en un composé soluble qui pourra être entraîné par le sang et porté à ses voies d'élimination.

On peut rattacher au traitement éliminatoire la saignée, la transfusion sanguine, et le lavage du sang.

La *saignée* semble, à priori. indiquée dans les empoisonnements par les poisons hématiques. Elle enlève une partie du poison, et quand le sang a subi en même temps des altérations irréparables, par exemple dans l'empoisonnement par le chlorate de potasse, elle diminue les inconvénients ou les dangers de la présence et de l'élimination de ce sang adultéré. Malheureusement la saignée enlève en même temps la portion du sang restée intacte, ce qui est d'autant plus fâcheux que le patient a grand besoin de tout ce qui peut lui rester de sang physiologiquement vivant. En fait, l'on ne pourrait dire encore actuellement dans quels empoisonnements l'efficacité de la saignée est sûrement appréciable.

La *transfusion sanguine* paraît indiquée dans les intoxications hématiques tant pour fournir du sang pur au malade, que pour remplacer celui qui aurait été enlevé par la saignée. Elle n'a été pratiquée que très rarement, et ne le sera sans doute jamais beaucoup plus, en raison de ses difficultés d'exécution. Il faut en effet trouver en temps opportun et un sujet disposé à donner de son sang [1], et les appareils nécessaires à l'opération ; le maniement de ces appareils est très délicat, beaucoup de médecins hésiteraient à s'en servir en raison des dangers qui peuvent résulter d'une fausse manœuvre amenant la formation de caillots dans le sang du transfusé.

La *transfusion séreuse* n'a pas les mêmes inconvé-

---

1. La transfusion du sang d'animaux à l'homme est non seulement inefficace, mais dangereuse par elle-même.

nients. On désigne sous ce nom, et aussi sous celui de *lavage du sang,* l'introduction d'une quantité, toujours assez abondante, de sérum artificiel, soit directement dans une veine, soit dans le tissu cellulaire sous-cutané.

Le lavage du sang est entré depuis quelques années dans la thérapeutique générale, à la suite des études expérimentales de Dastre et Loye qui ont démontré son innocuité chez les animaux [1]. Il a donné parfois des succès merveilleux dans les cas d'anémie résultant d'hémorragies graves, chez les sujets atteints de « choc traumatique », de commotion cérébrale, et des résultats en général moins brillants, quoique assez souvent bons encore, dans les maladies infectieuses. Jusqu'ici, il n'a pas été encore beaucoup employé dans les empoisonnements ; les quelques tentatives qui ont été faites chez des sujets intoxiqués par le chloroforme, l'oxyde de carbone, le plomb, l'iodoforme, ne permettent pas de juger sûrement l'efficacité de ce traitement.

Mais ces tentatives seront sans doute continuées comme le sont actuellement les expériences sur les animaux. Il nous paraît donc utile d'entrer dans quelques détails sur ce sujet.

L'expérimentation, qui a porté principalement sur l'empoisonnement par la strychnine [2], n'a pas encore

---

1. Pourvu qu'on procède avec lenteur, on peut injecter dans les veines d'un animal (chien, lapin) une quantité énorme d'eau salée, atteignant par exemple les 2/3 du poids du corps. Une partie de ce liquide s'élimine au fur et à mesure par les reins, les intestins, les poumons, etc., une autre partie se répand dans les tissus, dans les séreuses, pour être éliminée dès que l'injection cesse. C'est un lavage du sang et de tout l'organisme qui est ainsi pratiqué. Dastre et Loye, *Arch. de physiol.,* 1888 et 1889.

2. Chassevant, Delbet, Roger. *Société de biologie,* 1896.

donné de résultats très encourageants. Il est probable que la méthode ne sera applicable utilement qu'à certains poisons et qu'à certaines périodes de l'intoxication. Peut-être hâtera-t-elle quelquefois l'élimination grâce à la diurèse et à l'augmentation de toutes les sécrétions qu'elle provoque ; des expériences de Roger[1] portant sur le ferro-cyanure de potassium et sur le sulfindigate de soude permettent d'espérer ce résultat. Il est à craindre, par contre, qu'à la première période de l'intoxication la dilution du sang et l'augmentation de la pression vasculaire ne favorisent le dépôt de certains poisons dans les organes.

La transfusion séreuse paraît indiquée contre les poisons, tels que le chlorate de potasse par exemple, qui agissent surtout sur le sang et restent longtemps avec lui dans le système circulatoire. Elle apparaît alors comme l'auxiliaire de la saignée qu'elle permet de faire très copieuse puisqu'il est dès maintenant établi que la transfusion séreuse est le remède héroïque des grandes hémorragies.

Il ne faut pas oublier qu'en dehors des grandes hémorragies (où elle agit surtout en augmentant la pression artérielle) la transfusion séreuse a donné parfois des résultats excellents dans les cas de collapsus ou de commotion cérébrale. Elle paraît donc agir aussi comme un stimulant puissant du système nerveux, et cette propriété trouvera peut-être son application dans bon nombre d'empoisonnements.

La transfusion séreuse peut être effectuée par injection intra-veineuse ou par injection sous-cutanée. Les

---

1. Roger, *Soc. Biologie*, 1896.

effets sont les mêmes, mais dans le premier cas, ils se
produisent beaucoup plus rapidement.

L'injection sous-cutanée ou hypodermoclyse est toujours inoffensive. L'injection intra-veineuse est presque
toujours très bien supportée aussi ; cependant, chez
quelques sujets dont le cœur présente de graves altérations, ou dont la petite circulation se fait très mal,
elle peut occasionner une syncope ou de l'œdème pulmonaire.

Le liquide à injecter, qui porte à tort le nom de *sérum
artificiel,* est simplement une solution de 8 à 10 grammes
de chlorure de sodium, sel de cuisine, dans un litre
d'eau ; deux cuillerées à café, *rases,* de sel non tassé
représentent 9 grammes [1]. La solution est faite avec de
l'eau filtrée, stérilisée par une ébullition de 15 à 20 minutes. Au moment où elle est injectée, elle doit avoir
une température de 37 à 40°, et être parfaitement limpide.

L'hypodermoclyse se fait très commodément avec un
appareil *ad hoc* qui se compose d'un flacon dans lequel
on insuffle avec une double poire en caoutchouc de l'air
qui comprime le liquide et le fait sortir avec une vitesse
à peu près uniforme. Mais à défaut de cet instrument,
on se sert de la seringue de Roux, de l'appareil Potain
ou de tout autre analogue, ou d'un vase quelconque
faisant office de bock injecteur. Il va sans dire que tous
les récipients doivent être rigoureusement propres, sté-
rilisés à l'eau bouillante, que l'aiguille doit être flambée.
On stérilise également la peau de la région par un premier lavage au savon, et un second à l'alcool ou à la

---

1. Lejars. Le lavage du sang. Paris, 1898.

liqueur de Van Swieten. L'aiguille est introduite à 2 ou 3 centimètres de profondeur au-dessous de la peau et parallèlement à celle-ci dans une région où le tissu cellulaire sous-cutané est abondant et assez lâche : les parties latérales du thorax nous paraissent la région la plus convenable. Nous y avons injecté souvent 4 et 500 grammes d'un coup, en 20 minutes, sans que le patient en pleine connaissance ait aucunement souffert. Si l'on craint de trop distendre la peau, on n'introduit que 2 à 300 grammes en une fois, et on renouvelle une ou plusieurs fois cette injection en d'autres points. Il faut mettre au moins 10 minutes pour faire entrer 200 grammes de liquide, ce qui correspond lorsqu'on se sert seulement de la pesanteur à une hauteur d'environ $1^m,50$ pour le récipient. — Les boules d'œdème produites par l'injection se dissipent assez vite quand la circulation n'est pas trop affaiblie ; il est bon de hâter la résorption par un léger massage.

L'injection intra-veineuse se pratique avec les mêmes instruments. Mais ici, il faut apporter une attention plus minutieuse encore dans l'asepsie, veiller soigneusement à ce que l'appareil injecteur soit bien purgé d'air, et enfin régler convenablement la vitesse d'écoulement du liquide. C'est au début surtout que cette vitesse doit être minime ; en tous cas, il convient que l'élévation du récipient ne dépasse pas 1 mètre. La quantité de liquide injecté d'un coup a été portée quelquefois à deux litres dans les cas d'hémorragie très abondante ; le plus souvent elle a été de 1/2 litre à 1 litre.

L'injection doit être pratiquée dans une veine un peu éloignée du cœur : veines du pli du coude, de la main, de la jambe et du pied. Si l'une de ces veines est bien

apparente et saillante, on peut y introduire directement
l'aiguille de l'appareil Potain ; l'injection terminée, une
légère compression suffit pour fermer la petite plaie.
Mais le plus souvent on est obligé de pratiquer une incision pour mettre à nu la veine ; on l'isole sur une
petite longueur (1 centimètre à 1 centimètre 1/2) ; on
passe au-dessous d'elle deux fils, l'inférieur étant lié
immédiatement. On incise alors la paroi antérieure du
bout supérieur de la veine et on y introduit une canule
cylindro-conique qui généralement remplit assez exactement le vaisseau pour qu'il soit inutile de lier sur elle
le second fil ; cette ligature n'est alors pratiquée qu'a-
près que la canule est retirée, l'injection étant terminée.

TRAITEMENT DES EFFETS TOXIQUES

On peut chercher de deux façons à annihiler les effets
d'un poison ; ou bien en administrant un autre poison
qui produit sur l'organisme des effets contraires ; c'est
le *traitement antagoniste*; ou bien en combattant isolément chacun des symptômes les plus graves, sans viser
spécialement à réaliser l'inverse de ce qu'a fait le poison ; c'est le traitement *symptomatique*.

§ IV. — Traitement antagoniste.

Il y a tels poisons qui produisent sur l'organisme des
effets diamétralement opposés à ceux que produisent
tels autres. Les premiers peut-être appelés les *antagonistes* ou les *contre-poisons*[1] des seconds, et ils méritent
surtout ce nom quand les effets contraires résultent

---

1. Contre-poisons *dynamiques*, par opposition aux contre-poisons
chimiques qui agissent sur le poison lui-même ; il serait préférable de
réserver à ces derniers le nom d'antidote.

d'un mécanisme exactement inverse. Par exemple, on peut empêcher la strychnine de produire des convulsions, en administrant soit du curare, soit du chloral. Mais le nom de contre-poison ne convient guère ici au curare, car celui-ci n'agit qu'en empêchant les nerfs de transmettre aux muscles l'excitation venant de la moelle; cette qualification s'applique mieux au chloral qui exerce sur la moelle une action inverse de celle que produit la strychnine sur ce même organe.

L'antagonisme n'est ordinairement que partiel, c'est-à-dire limité à un petit nombre de symptômes ou à un seul.

La liste des poisons nerveux pour lesquels il existe un ou plusieurs antagonistes est assez longue. Mais il s'en faut de beaucoup que l'on puisse utiliser en thérapeutique tous ces antagonistes. Ils seraient souvent ou inutiles ou très dangereux.

Remarquons d'abord qu'un antagonisme, même très complet, ne s'exerce que dans certaines limites. On peut arrêter par exemple les convulsions du strychnisme avec le chloral ou le chloroforme ; mais si la dose de strychnine est trop forte, la mort surviendra quand même ; les cellules nerveuses sont tuées par la violente excitation qu'elles ont subie, bien qu'on ait réussi à supprimer les effets extérieurs de cette excitation.

D'un autre côté, comme l'antagonisme n'est le plus souvent que partiel, il en résulte que le contre-poison, tout en atténuant ou en annihilant certains effets du poison, ajoute aux autres effets de celui-ci, les troubles que lui-même apporte dans l'organisme. On risque d'avoir ainsi deux intoxications qui évoluent simultanément, et le danger est d'autant plus grand que parfois le poison et le contre-poison, antagonistes sur un certain organe, agissent dans le même sens sur un autre organe.

Ajoutons enfin que l'antagonisme ne s'exerce pas d'une façon constante et régulière. Ainsi l'empoisonnement par la morphine est combattu très souvent par l'atropine, laquelle, dans ce cas, est ordinairement bien supportée à hautes doses et a paru dans beaucoup de cas très efficace. Mais il y a des exceptions, par exemple celle-ci, rapportée par le Pr Brouardel[1]. Un homme reçoit 8 grammes de laudanum en lavement ; il devient presque aussitôt comateux ; 3 heures après, on lui donne 1 centigramme 1/2 d'atropine sous la peau, et au bout de quelques heures une autre dose de 1 centigramme. Le malade succomba 15 heures après l'administration du laudanum, sans avoir repris connaissance, et sans avoir présenté aucun des effets de l'atropine. Malgré la dose énorme du contre-poison, l'antagonisme ne s'est pas produit dans ce cas, et cependant l'atropine avait bien été absorbée, car le chimiste la retrouva dans les divers viscères.

En réalité, le maniement des contre-poisons est extrêmement délicat. Il est impossible de prévoir à l'avance quelle sera la susceptibilité particulière du sujet envers le nouveau poison qu'on lui administre, quels seront parmi les effets de cette substance ceux qui se développeront avec le plus d'intensité ; il est très difficile aussi de juger quelle dose doit être atteinte, mais non pas dépassée.

Le traitement antagoniste a donné cependant quel-

1. Brouardel et Boutmy. *Société de méd. lég.*, séance du 13 décembre 1880. (Annales d'hygiène 1889, t. V, p. 173.)

quefois de très beaux résultats. Mais nous croyons qu'il doit être presque toujours réservé aux cas tellement graves qu'ils autorisent le nouveau risque que l'on fait courir au malade ; il nous paraît aussi, qu'avant d'entreprendre un tel traitement, le médecin traitant devra, autant que possible, demander l'avis d'un confrère expérimenté, tant pour sauvegarder sa responsabilité que pour assurer le repos de sa conscience.

§ V. — **Traitement symptomatique.**

Il vise simplement à combattre les effets du poison, sans se préoccuper du mécanisme par lequel ceux-ci ont été produits.

Les symptômes graves qu'on a le plus souvent à combattre sont les suivants.

Traitement des troubles respiratoires. — Dans bon nombre d'intoxications, le principal danger réside dans l'affaiblissement de la respiration, causé presque toujours par l'action directe du poison sur les centres nerveux qui président à cette fonction.

L'indication est donc de réveiller l'énergie de ces centres à l'aide de stimulants appropriés, ou de suppléer à leur inertie momentanée par des manœuvres propres à effectuer les mouvements de la respiration et à ventiler les poumons.

C'est ce dernier moyen qui est employé le plus souvent, et à juste titre, car il est toujours inoffensif et il donne parfois des résultats merveilleux, notamment dans l'intoxication par l'oxyde de carbone qui fournit de nombreuses occasions de l'appliquer. Il n'est pas très rare de voir la respiration artificielle, continuée au besoin pendant des heures, sauver des individus trouvés en état presque complet de mort apparente, c'est-à-dire ne faisant plus que quelques très rares et très faibles mouvements respiratoires spontanés. En fournissant une quantité suffisante d'air à leurs poumons, on a débarrassé peu à peu le sang de l'oxyde de carbone, et on lui a rendu la propriété d'entretenir les centres respiratoire et circulatoire.

Pour pratiquer la respiration artificielle chez un sujet comateux, il faut s'assurer d'abord que les voies aériennes sont libres, et notamment que la langue ne retombe pas de façon à fermer l'épiglotte. Il est même bon de la faire maintenir par un aide qui la saisit avec un linge. — Le sujet étant couché sur le dos, les épaules un peu soulevées par un coussin, on se place derrière sa tête, on empoigne les deux bras aussi près que possible des épaules, et on les élève des deux côtés de la tête. De cette façon on soulève les côtés et on produit une inspiration en agrandissant surtout le diamètre antéro-postérieur du thorax. Au bout de 2 secondes environ, on ramène les bras le long du corps, et l'expiration ainsi produite est augmentée par un aide qui comprime graduellement le thorax en appuyant les mains sur les dernières côtes et sur le sternum. Cette compression est continuée pendant deux secondes environ ; puis on recommence l'élévation des bras, et ainsi de suite, de façon à accomplir une quinzaine de respirations par minute[1].

La respiration artificielle peut être pratiquée aussi en

---

1. Il y a divers autres procédés de respiration artificielle qui ne diffèrent de celui-ci que par des détails assez peu importants. On en trouvera la description et la critique dans l'article *Respiration artificielle* par Ch. Vibert. *Nouv. Dict. de méd. et de chirurgie pratiques*, 1882, t. XXXI.

électrisant le diaphragme, ou plutôt les nerfs phréniques qui l'animent. On agit sur ces nerfs en plaçant les électrodes de chaque côté du cou, au-dessus de la clavicule et immédiatement en arrière de l'attache du bord postérieur du sterno-mastoïdien, en tâchant de repousser en avant ce bord. On se sert du courant d'induction, d'une intensité suffisante pour bien contracter les muscles de l'avant-bras par exemple. On fait passer le courant pendant 2 secondes, avec des interruptions d'une même durée pendant lesquelles on peut faire exécuter par un aide les mouvements d'expiration passive.

Les excitations de la peau, telles que les affusions froides sur la face ou sur la nuque, la sinapisation, la brûlure à l'aide d'un marteau trempé dans l'eau bouillante, les frictions énergiques, etc. ont été employées de tout temps pour réveiller les mouvements de la respiration du cœur. Les physiologistes ont vérifié que tous les nerfs sensibles périphériques peuvent exciter le centre respiratoire. Mais dans les intoxications graves, ces moyens ne sont employés qu'à titre d'adjuvants; seuls, ils seraient presque toujours insuffisants.

Les *tractions rythmées de la langue,* préconisées par le Dr Laborde, agissent d'après le même mécanisme; beaucoup de médecins ont vérifié leur efficacité, et elles sont maintenant très souvent employées, concurremment avec la respiration artificielle.

Traitement de l'affaiblissement cardiaque et du collapsus. — Les fonctions circulatoires sont étroitement liées à la fonction respiratoire, de sorte qu'en rétablissant celle-ci, on rétablit souvent aussi les premières.

Mais quand c'est le cœur qui est atteint en premier lieu, c'est à soutenir et à ranimer ses forces, à dissiper l'état de collapsus, que le traitement doit spécialement viser.

Deux médicaments : l'éther et la caféine, atteignent souvent ce but, sans parler de la transfusion séreuse qui paraît appelée à rendre de précieux services en pareil cas. L'*éther* peut être donné par la bouche ; nous avons vu plusieurs fois l'efficacité d'un grog composé de thé ou d'eau chaude, avec un $1/6^e$ environ de rhum ou d'eau-de-vie, plus une cuillerée à café d'éther ajoutée au moment même de l'ingurgitation. Mais, dès que l'on a une seringue de Pravaz, il est préférable d'injecter sous la peau 1 centimètre cube d'éther, dose qui peut être renouvelée, en cas de besoin, deux ou trois fois à de courts intervalles. — La *caféine* s'administre aussi en injections sous-cutanées ; rappelons que la solution doit être faite avec addition de benzoate de soude, par exemple, suivant la formule suivante :

Citrate de caféine. . . . .   } *aa* 3 grammes.
Benzoate de soude. . . . . . . }
Eau distillée. . . . .   10 grammes.

Une seringue de Pravaz remplie de cette solution contient 30 centigrammes de caféine ; cette dose peut être renouvelée deux ou trois fois à de courts intervalles. — A défaut de caféine, on peut faire boire ou donner en lavement une forte infusion de café et à large dose.

On se sert aussi d'*huile camphrée* (20 à 25 grammes de camphre dans 100 grammes d'huile d'olive stérilisée) ; on en injecte sous la peau 1 centimètre cube, dose qui peut être renouvelée 4 ou 5 fois. La *teinture de musc* est employée de la même façon et aux mêmes doses ; Lewin la considère comme le meilleur excitant.

On a conseillé aussi d'exciter directement le cœur en exerçant une compression rythmique sur la région précordiale.

Enfin, nous devons mentionner le traitement par le sulfate d'atropine (1 milligramme en injection sous-cutanée, à renouveler au besoin plusieurs fois) qui, d'après certains auteurs, serait indiqué dans la plupart des intoxications où les mouvements cardiaques et respiratoires sont très affaiblis. On cherche aussi à utiliser l'action stimulante que l'atropine exerce sur le cœur, et, à un moindre degré, sur le centre respiratoire. Sans vouloir juger cette médication, il est permis de dire que (réserves faites pour le traitement du morphinisme) elle n'a pas donné jusqu'ici de succès bien convaincants chez l'homme. Ce qui, en revanche, est certain, c'est qu'aux doses où elle exerce son action sur le cœur, l'atropine est déjà un poison dangereux.

Le traitement de la gastro-entérite toxique comporte avant tout l'évacuation ou la neutralisation aussi complètes que possibles du poison. On cherche ensuite à restreindre la réaction inflammatoire à l'aide de la glace intus et extra, des boissons émollientes, et surtout du régime lacté. La diète complète serait souvent avantageuse et on peut la réaliser pendant quelques jours en soutenant les forces du malade avec des lavements alimentaires.

Le traitement de la douleur se fait avec les piqûres de morphine, et parfois aussi par les applications locales de cocaïne. Mélangé au liquide de lavage de l'estomac ($0^{gr},05$ par litre) cette dernière substance réussit quelquefois à calmer en même temps que la douleur, les vomissements trop répétés.

CHAPITRE NEUVIÈME

CLASSIFICATIONS DES POISONS

Suivant le point de vue auquel on se place, il y a trois façons de classer les poisons.

La première consiste à les grouper d'après leur provenance ou leurs propriétés chimiques ou physiques, sans tenir compte aucunement de l'action qu'ils exercent sur l'organisme. On distinguera ainsi les poisons minéraux, végétaux et animaux, ou bien les poisons solides, liquides ou gazeux. De telles divisions, faisant complètement abstraction de ce qui est le caractère essentiel des poisons, méritent à peine le nom de classifications.

Un autre mode de classement est celui qui se base sur les effets produits par les poisons. Logiques en principe, ces classifications n'ont donné en réalité que d'assez mauvais résultats. On peut en juger par la dernière en date, celle de Tardieu[1], que nous reproduisons.

1° L'empoisonnement par les *poisons irritants et corrosifs* a pour caractère essentiel une action locale irritative qui peut aller jusqu'à l'inflammation la plus violente, la corrosion et la désorganisation des tissus atteints par la substance vénéneuse ingérée, dont les effets sont presque exclusivement bornés à la lésion des organes digestifs.

Il comprend les acides et les alcalis forts ou concentrés, les sels acides, le chlore, l'iode, le brome, les sulfures alcalins et

<hr>

1. Tardieu. Étude médico-légale et clinique sur l'empoisonnement, 2ᵉ édit., 1875.

divers produits organiques, notamment les substances purgatives, dites diastiques ;

2° L'empoisonnement par les poisons *hyposthénisants* ou *cholériformes*, a pour caractères essentiels non pas l'irritation locale produite par le poison, bien qu'elle soit réelle, mais les accidents généraux résultant de l'absorption, tout à fait disproportionnés avec les effets locaux qui manquent d'ailleurs très souvent, complètement opposés à l'irritation et à l'inflammation, consistant en effet en des évacuations abondantes et répétées, vraiment cholériformes, suivies d'une dépression rapide et profonde des forces vitales et liés à une altération souvent manifeste du sang.

Cette action que l'on peut très rationnellement appeler hyposthénisante, d'un nom qui appartient à la langue médiale usuelle, et qui sera facilement compris, appartient aux préparations arsenicales, au phosphore, aux sels de cuivre, de mercure, d'étain, de bismuth, à l'émétique, au nitre, au sel d'oseille, à la digitale, à la digitaline, et aux principes végétaux du même ordre ;

3° L'empoisonnement par les *poisons stupéfiants* dont la plupart étaient compris sous la dénomination impropre de *narcotico-âcres*, bien que ne produisant ni narcotisme, ni âcreté, a pour caractère essentiel une action directe, spéciale, sur le système nerveux, action dépressive, qui répond à ce que l'on nomme en séméiotique la stupeur, accompagnée parfois d'une irritation locale, toujours peu intense.

Dans ce groupe se rangent les préparations de plomb, les gaz acide carbonique, oxyde de carbone, hydrogène carboné, hydrogène sulfuré, l'éther, le chloroforme, la belladone, le tabac et les autres solanées vireuses, ainsi que les principes qu'on en retire, la ciguë et les champignons vénéneux ;

4° L'empoisonnement par les narcotiques est caractérisé par l'action toute spéciale et distincte, que l'on ne peut définir que par son nom même, le narcotisme.

Ce groupe est tout entier formé par l'opium, ses éléments et ses composés ;

5° L'empoisonnement par les *poisons tétaniques* a pour caractère essentiel une excitation violente des centres nerveux, dont l'intensité peut aller jusqu'à produire instantanément la mort.

Ce dernier groupe a pour type la strychnine et comprend la noix vomique, la brucine, l'acide prussique, l'aconit, le sulfate de quinine, les cantharides, le camphre et l'alcool.

Le résultat de cette classification est de placer côte à côte dans un même groupe des poisons qui, ainsi qu'on le verra en étudiant chacun d'eux en particulier, agissent très différemment sur l'organisme ; par exemple dans le second groupe l'arsenic et la digitale, le mercure et l'acide oxalique ; dans le troisième groupe, le plomb et l'oxyde de carbone, la belladone et l'hydrogène sulfuré ; dans le cinquième groupe la strychnine et les cantharides, etc.

Tardieu ne se faisait d'ailleurs pas d'illusions sur la valeur de sa classification, pas plus qu'Orfila sur celle que lui-même avait faite.

En réalité, il est impossible de classer les poisons d'après les effets qu'ils produisent. Ces effets sont presque toujours nombreux ; si l'on veut tenir compte de tous, on multipliera tellement les groupes qu'il y en aura presque autant que de poisons ; si l'on veut faire le rapprochement d'après un ou deux effets communs, les autres effets seront tellement différents que la classification sera tout à fait artificielle. Ajoutons qu'un même symptôme peut être produit par des mécanismes différents, ce qui diminue encore la valeur de ce mode de classification.

Ces inconvénients n'existeraient plus si l'on pouvait diviser les poisons d'après leur mode d'action, c'est-à-dire en les groupant suivant qu'ils attaquent tel ou tel tissu, suivant qu'ils font subir aux processus vitaux telle ou telle modification nettement appréciable. Grâce à la toxicologie expérimentale, quelques-uns de ces groupes sont déjà constitués. L'un d'eux est celui des poisons du sang ; un second également très net et très naturel, est celui des toxalbumines. Un autre groupe, très nombreux, est celui des poisons du système nerveux, comprenant, comme variété, les poisons cardiaques ; un autre encore paraît devoir se constituer autour du phosphore qui trouble profondément la nutrition cellulaire. Malheureusement, il reste une foule de poisons qu'on ne saurait placer exactement dans une telle classification, parce que leur mode d'action est très insuffisamment connu.

Néanmoins, comme il faut adopter un ordre quelconque dans un livre de toxicologie c'est cette classification, tout incomplète et rudimentaire qu'elle soit, que nous suivrons. Elle a le grand avantage de ne pas séparer les poisons qui se ressemblent le plus au point de vue de la pathogénie de leurs effets.

DEUXIÈME PARTIE

DES POISONS EN PARTICULIER

CHAPITRE DIXIÈME

POISONS CORROSIFS

Nous décrivons dans ce chapitre les empoisonnements par les acides sulfurique, azotique, chlorhydrique et par la potasse, la soude et l'ammoniaque.

Ces substances méritent à peine le nom de poisons. Elles n'ont aucune action élective. Elles désorganisent les tissus avec lesquels elles sont en contact en les cautérisant et en les enflammant violemment. Les lésions locales ainsi produites commandent le pronostic et presque toute la symptomatologie. Vis-à-vis d'elles, les effets produits par l'absorption desdites substances : diminution ou augmentation de l'alcalinité du sang, dégénérescence granulo-graisseuse des glandes et des muscles, néphrite passagère, sont relativement insignifiants.

Le nom de « corrosifs » qu'on applique généralement à ces poisons a l'avantage de les distinguer d'autres poisons, également caustiques et irritants, mais qui, en outre, développent des effets spéciaux après avoir été absorbés.

I. — ACIDES SULFURIQUE, AZOTIQUE, CHLORHYDRIQUE

Étiologie. — Ces acides sont tous trois fort employés dans l'industrie, et l'on peut se les procurer avec la plus grande facilité. Ils servent assez souvent, du moins parmi les gens du peuple, à l'empoisonnement volontaire, malgré les douleurs atroces et souvent très prolongées qu'ils occasionnent. L'empoisonnement accidentel est rare avec les acides azotique et chlorhydrique dont l'odeur et la couleur peuvent garantir contre une méprise ; il est moins exceptionnel avec l'acide sulfurique, dépourvu d'odeur et à peu près incolore. L'empoisonnement criminel n'a été observé que sur de très jeunes enfants ou sur des individus en état d'ivresse [1].

§ I. — Doses mortelles.

L'acide sulfurique est de beaucoup le plus caustique et le plus toxique. C'est l'acide chlorhydrique qui l'est le moins ; l'acide azotique occupe un rang intermédiaire.

La dose mortelle dépend de l'état de concentration, c'est-à-dire de l'intensité caustique du poison. Pour l'acide sulfurique concentré, elle a été de 4 grammes dans un cas de Christison ; il est probable qu'une dose encore moindre serait capable de produire des lésions

---

1. Tartra. Essai sur l'empoisonnement par l'acide nitrique, *Thèse,* Paris, 1802, a rassemblé 50 cas d'empoisonnement par l'acide azotique. Cette monographie est encore aujourd'hui un des travaux les plus instructifs sur la question.

mortelles sur l'œsophage et sur l'estomac vide. On évalue, un peu arbitrairement, à 6 ou 8 grammes, la dose
mortelle d'acide nitrique, et à 10 ou 12 grammes celle
de l'acide chlorhydrique, toujours en supposant les
acides non dilués et l'estomac peu rempli.

§ II. — Symptômes.

L'ingestion des acides produit immédiatement des
douleurs atroces qui continuent jusqu'à la mort[1] en persistant avec la même violence pendant plusieurs jours,
quand le malade survit assez longtemps. Bientôt apparaissent les vomissements qui expulsent d'abord les aliments, s'il y en avait dans l'estomac, puis du sang noir
mélangé ordinairement d'une certaine quantité de mucus. Parmi les matières rejetées, on trouve quelquefois
des lambeaux de la muqueuse ou même de la tunique
musculaire de l'œsophage et de l'estomac ; on a même
vu de larges fragments de la muqueuse œsophagienne
expulsés sous forme d'anneaux, de tubes assez longs.

Parfois aussi le malade présente du météorisme, il a
des éructations assez abondantes. Au contact des matières alimentaires, les acides, ou tout au moins l'acide
azotique ainsi que l'a constaté Tartra, peuvent en effet
dégager une quantité abondante de gaz.

Les vomissements, les éructations exaspèrent les douleurs, et il en est de même des tentatives de déglutition
(laquelle est souvent gênée aussi par la contracture de
l'œsophage) même lorsqu'il s'agit de l'eau pure ou de la

---

1. Il paraît que dans certains cas rapidement mortels les douleurs
ont été relativement peu violentes, ce qui est attribué à la cautérisation profonde des muqueuses atteintes, entraînant la destruction des
filets nerveux.

salive. Sous l'influence sans doute de ces douleurs intenses, les malades sont pris de frisson, se refroidissent, principalement au niveau des membres inférieurs; le pouls s'affaiblit et devient irrégulier; quelquefois on voit se produire des convulsions ou des évanouissements [1].

Quand le liquide caustique a pénétré, soit au moment de la déglutition, soit pendant les vomissements, jusqu'à l'entrée du larynx ou à l'intérieur de celui-ci, il occasionne rapidement un œdème de la glotte ou du tissu cellulaire qui entoure l'épiglotte. La mort peut survenir ainsi, par asphyxie, moins d'une heure après l'empoisonnement.

Dans d'autres cas, et surtout lorsqu'il s'agit d'acide sulfurique concentré, le patient succombe très rapidement aussi, soit par suite d'une perforation de l'estomac, dont le début est généralement marqué par une recrudescence subite des douleurs et par la cessation brusque des vomissements, soit par suite d'une hématémèse très abondante résultant de l'ouverture d'un gros vaisseau de l'estomac.

Le plus souvent, le malade survit au moins 12 ou 24 heures. Aux douleurs qu'il éprouvait dès le début, se joignent alors les tourments de la soif qui ne peut être apaisée qu'au prix de nouvelles souffrances, et ceux qui résultent de la salivation, souvent fort abondante, occasionnée par les lésions buccales. Il y a parfois à ce moment des selles liquides mélangées de sang noir et pouvant contenir des lambeaux de la muqueuse intestinale; mais le plus souvent il n'y a pas d'évacuations

---

1. D'après Jaksch, les convulsions, le coma, le collapsus seraient plus fréquents avec l'acide chlorhydrique, lequel, pris à grosse dose, exercerait une action directe sur les centres nerveux.

alvines. Ordinairement aussi il y a de l'anurie pendant le premier jour. Le patient garde presque toujours sa connaissance jusqu'aux approches de la mort qui survient au milieu du collapsus, et qui est rarement précédée de convulsions.

Quand le malade survit plus longtemps, la réaction inflammatoire s'établit, et l'on en peut suivre les progrès en observant les lésions de la bouche et du pharynx. Les parties qui entourent les eschares se congestionnent, se tuméfient, et cette tuméfaction, qui augmente encore la gêne de la déglutition, peut occasionner aussi un danger sérieux d'asphyxie. La stomatite s'accompagne ordinairement d'une salivation abondante ; elle se complique quelquefois de parotidite suppurée. Les eschares se détachent, parfois par grands lambeaux, laissant au-dessous d'elles des ulcérations qui peuvent suppurer assez longtemps. Le même processus se produit dans l'œsophage, l'estomac, la partie initiale de l'intestin : les eschares provenant de ces organes sont quelquefois expulsées, avec leur forme intacte, par les vomissements ou les garde-robes ; parfois aussi ces matières contiennent du pus.

A cette période, le malade présente de la fièvre, qui est due à l'inflammation du tube digestif.

L'urine, ordinairement supprimée le premier jour, renferme ensuite presque constamment de l'albumine. Souvent aussi elle est noirâtre et contient des cylindres constitués par de l'hématine et de la fibrine. On y aurait même trouvé, dans quelques cas d'empoisonnement par l'acide sulfurique, des fragments du parenchyme rénal.

Après que le malade a survécu ainsi plusieurs jours ou plusieurs semaines, la mort peut encore survenir par suite d'une rupture tardive de l'estomac ou de l'œsophage, d'une pneumonie fibrineuse ou hypostatique, complication relativement fréquente, ou par suite de l'épuisement qui résulte de la suppuration ou des douleurs incessantes.

Complications ultérieures. — Quand les eschares sont tombées et que l'inflammation a cessé, le malade, qui paraît d'abord guéri ou à peu près, est encore exposé à de nombreuses complications.

La plus redoutable est le rétrécissement de l'œsophage ou du pylore.

Le *rétrécissement de l'œsophage* se produit quelquefois très tôt et à la suite d'empoisonnements qui ont paru relativement peu graves, le liquide corrosif n'ayant pas pénétré jusque dans l'estomac, ou s'y étant immédiatement dilué dans une grande quantité d'aliments. Il peut arriver que le rétrécissement cicatriciel soit déjà constitué au bout d'une quinzaine de jours, et que bientôt après il rende impossible le passage des aliments aussi bien que celui de la sonde. Le malade est dès lors condamné à la mort par inanition, et n'a d'autre secours à espérer que de l'intervention chirurgicale, laquelle est forcément impuissante quand le rétrécissement est multiple ou occupe une grande étendue.

Le *rétrécissement cicatriciel du pylore* n'est que trop fréquent, la région pylorique étant tout particulièrement exposée à subir le contact du liquide caustique. Le danger de cette complication est encore très grand ; mais ici il est permis d'espérer un peu plus de l'intervention chirurgicale.

La cicatrisation peut entraîner encore des adhérences des diverses parties de la bouche, et aussi, quand il s'agit d'acide sulfurique ayant coulé sur la peau, des déformations capables d'entraver sérieusement le fonctionnement des lèvres. Les cicatrices qui succèdent à la cautérisation par l'acide sulfurique sont en effet particulièrement rétractiles.

Parmi les autres troubles que l'empoisonnement peut laisser à sa suite, il faut citer les *vomissements prolongés* qui, en dehors même de tout rétrécissement du pylore, rendent l'alimentation très difficile, la *dyspepsie* occasionnée soit par les adhérences de l'estomac aux organes voisins, soit par la destruction d'un grand nombre des glandes gastriques, destruction qui peut se réparer à la longue ; l'*entéralgie*, la constipation opiniâtre, les *névralgies intercostales* tenaces.

§ III. — Lésions.

Nous avons déjà indiqué, page 57, les altérations anatomiques que produisent les acides caustiques.

Les lésions cadavériques présentent un aspect variable suivant que le malade a succombé plus ou moins vite, et aussi suivant que l'autopsie a été pratiquée plus ou moins tardivement. Après la mort, les acides continuent en effet à exercer leur action caustique, en pénétrant de plus en plus profondément par imbibition. C'est ainsi que la perforation de l'estomac se produit assez souvent *post mortem,* ce que l'on reconnaît à ce qu'il n'y a aucun signe de réaction vitale au niveau du point perforé. Grâce à cette perforation, ou simplement parce qu'il a transsudé à travers les parois stomacales, le liquide caustique peut arriver sur les organes contigus : rate, foie, rein, intestin, etc., et produire sur ces organes une cautérisation superficielle ou profonde de quelques millimètres. C'est en ces points qu'on voit le mieux la couleur blanc grisâtre, la consistance sèche et l'aspect *cuit* de la cautérisation pure et simple, car ici le liquide caustique n'est arrivé qu'après la mort du sujet (du moins dans l'immense majorité des cas), et la lésion n'est pas modifiée par la réaction vitale.

Les lésions de l'*estomac* sont complexes. Extérieurement, il paraît en général petit ; on sent en le touchant que ses parois sont épaissies ; souvent les vaisseaux coronaires sont injectés de sang noir, solidifié et cassant ; des ecchymoses plus ou moins larges parsèment la séreuse qui peut être opaque et grisâtre. — Lorsqu'on ouvre l'organe, on voit qu'il contient un liquide noir, couleur marc de café, dans lequel nagent parfois de petits caillots, et toujours des flocons épithéliaux. L'épithélium cautérisé est en effet devenu très friable, et tombe par lambeaux. — La surface interne de l'estomac forme des plis nombreux ; sa couleur est brun noirâtre, avec des traits noirs qui dessinent le réseau vasculaire. La teinte brune est d'autant plus uniforme et plus fondue que l'acide a agi plus longtemps. Çà et là, on peut trouver quelques eschares d'un blanc grisâtre opaque ; elles correspondent à des régions qui ont été touchées par le caustique, mais pas assez profondément pour que l'hématine se soit formée et ait été dissoute et entraînée hors des vaisseaux.

Les lésions sont inégalement réparties sur l'estomac. C'est ordinairement sur le grand cul-de-sac, sur la paroi postérieure, autour du pylore, qu'elles sont le plus marquées, parce que c'est en ces régions que la plus grande partie du liquide séjourne, aussi bien pendant la vie qu'après la mort.

C'est l'acide sulfurique qui produit les lésions les plus graves, et surtout qui dessèche le plus le sang, et occasionne les hémorragies les plus abondantes.

Même dans les empoisonnements mortels, les lésions de l'estomac peuvent être très légères ou tout à fait nulles. C'est ce qui se produit lorsque le liquide caustique n'arrive dans l'estomac qu'en très petite quantité et est tout de suite dilué dans la masse alimentaire, ou bien lorsqu'il a été rejeté par une forte contraction de l'œsophage avant de franchir le cardia.

Partout où le liquide a séjourné ou passé, on trouve des lésions analogues à celles qui viennent d'être décrites. Elles ne font pour ainsi dire jamais défaut sur la langue, la bouche, le pharynx, l'œsophage. Sur l'épiglotte, dans le larynx, elles peuvent occasionner promptement une asphyxie mortelle. — Sur l'intestin, les lésions sont plus rares et moins profondes que sur l'estomac, parce que le liquide caustique a déjà subi une certaine dilution quand il sort du pylore. Il est assez rare qu'elles dépassent beaucoup le duodénum ; néanmoins on les a vues quelquefois jusqu'au cœcum : l'inflammation s'étend plus loin que la cautérisation.

Quand il y a une certaine survie, on trouve généralement une néphrite plus ou moins accentuée, de la dégénérescence granulo-graisseuse du foie, du cœur, des divers muscles striés.

A une période ultérieure, on ne trouve plus que les cicatrices et les rétrécissements occasionnés par elles, rétrécissements qui ont occasionné la mort. Dans l'œsophage, le rétrécissement occupe souvent le tiers inférieur de l'organe, ou bien le point de croisement avec la bronche gauche.

§ IV. — Diagnostic.

La douleur intense et immédiate indique de suite un empoisonnement par un caustique puissant. Il est presque toujours facile de reconnaître que ce caustique est un acide grâce à la réaction des matières vomies ou du restant du liquide qui rougit le papier de tournesol, les étoffes, qui fait effervescence lorsqu'il est projeté sur le carbonate de chaux.

A l'autopsie, quand la mort est survenue assez promptement, on trouve souvent le liquide en nature dans l'estomac, ou sur les parois des divers organes. Il est alors facile de reconnaître qu'il s'agit d'un acide, et même de caractériser cet acide par des réactions très simples. Rappelons que l'acide sulfurique donne un précipité blanc avec le chlorure de baryum, que l'acide chlorhydrique donne avec la solution de nitrate d'argent un précipité blanc, que l'acide azotique ne présente ni l'une ni l'autre de ces réactions. L'odeur des acides chlorhydrique et azotique suffit parfois à les faire reconnaître.

L'aspect des eschares et des lésions fournit parfois aussi sur la nature de l'acide quelques indications. On reconnaît ainsi l'acide azotique à la couleur jaune des eschares surtout de celles qui se trouvent sur la bouche, l'œsophage, sur la peau [1]. L'acide sulfurique est à peu près le seul caustique capable de transformer le sang des gros vaisseaux de l'estomac, de la veine cave, du

---

1. Cette couleur jaune est due à la xanthoprotéine qui se forme lorsque les matières organiques sont au contact de l'acide nitrique *concentré*. Lorsque l'acide est dilué (et il l'est presque toujours quand il arrive dans l'estomac, où il rencontre d'autres liquides), il produit des eschares d'un blanc grisâtre.

cœur même, en une masse sèche, dure, friable et noire. — L'acide chlorhydrique ne cautérise pas la peau ; lorsqu'on trouve une eschare autour des lèvres, c'est qu'il s'agit d'un autre acide.

L'analyse de l'urine peut servir aussi au diagnostic différenciel. La présence d'azotates indique un empoisonnement par l'acide azotique, car à l'état normal ces sels ne se trouvent pas dans l'urine ou seulement en quantité infinitésimale. Chez les empoisonnés par l'acide sulfurique, l'urine contient, au moins pendant les deux premiers jours, une grande quantité de sulfates.

§ V. — Traitement.

On comprend combien il est important de neutraliser ou tout au moins de diluer aussi vite que possible des poisons si violemment caustiques ; chaque instant de retard augmente l'étendue et la profondeur des lésions.

On n'attendra donc pas pour agir de posséder les médicaments de choix qui sont la magnésie calcinée et le saccharate de chaux. On fera boire de suite des liquides qui, en même temps qu'ils diluent l'acide, le neutralisent plus ou moins ; tels sont le lait (un litre neutralise 10 à 15 grammes d'acide chlorhydrique) l'eau albumineuse, l'eau de savon, la lessive de cendres de bois, l'eau tenant en suspension de la craie pulvérisée. La craie, le bicarbonate de soude, le carbonate de magnésie ont l'inconvénient de laisser dégager de l'acide carbonique, lequel distend l'estomac et risque d'en occasionner la rupture si les lésions sont déjà très profondes. A défaut de tout autre contre-poison, l'eau pure peut être donnée ; mais si elle dilue l'acide, elle augmente son volume, de sorte que les lésions peuvent devenir beaucoup plus étendues ; avec l'acide sulfurique l'eau produit aussi dégagement de chaleur qui est sans doute de nature à augmenter les douleurs du patient.

L'évacuation de l'estomac à l'aide de la sonde est déconseillée par beaucoup de médecins par la raison que l'instrument produit facilement des perforations sur les parties profondément cautérisées. En réalité, la perforation ne peut guère se produire que chez les sujets qui ont déjà des lésions très graves, les vouant presque fatalement à une mort immédiate ou plus ou moins tardive. Par crainte d'une complication qui, lorsqu'elle se produit, ne fait que hâter la terminaison funeste, on renonce à un traitement qui sauverait peut-être bon nombre de patients. L'évacuation à la sonde et le lavage prolongé avec un liquide approprié, tel que l'eau de chaux, constituent en effet le moyen le plus efficace pour empêcher que des lésions d'abord relativement peu graves gagnent peu à peu en profondeur et en étendue. Quand il s'agit d'un empoisonnement soit par l'acide chlorhydrique, soit par les acides nitrique ou sulfurique dilués, l'introduction de la sonde nous paraît plus formellement indiquée, puisqu'ici la perforation est moins à craindre, et que les lésions se produisent un peu plus lentement.

Les vomitifs exposent presque autant que la sonde aux perforations. Ils n'ont guère d'utilité puisque des vomissements spontanés se produisent presque toujours.

Pour calmer les atroces douleurs de l'intoxication, la morphine en injections sous-cutanées est le meilleur moyen, et dans les cas désespérés, c'est le seul secours qu'on puisse apporter au patient. Le badigeonnage de la bouche, du pharynx avec une solution de cocaïne procure aussi quelque répit et rend la déglutition un peu moins difficile. Quand celle-ci est par trop douloureuse. on calme quelque peu la soif, qui souvent torture le malade, par de grands lavements d'eau.

Quand le malade survit, il est ordinairement très difficile de le nourrir pendant les premiers temps. Les aliments les moins mal tolérés sont le lait, les bouillies, le riz au lait, les boissons mucilagineuses.

II. — POTASSE ET SOUDE

La potasse et la soude caustiques sont employées en grande quantité, à l'état de solution plus ou moins pure (lessive), par les savonniers, les peintres, etc. ; on se les procure très facilement, et elles ont occasionné d'assez nombreux empoisonnements suicides ou accidentels.

Les sels basiques de potasse et de soude exercent également une action caustique. Tels sont par exemple le carbonate de potasse et, à un degré bien moindre, le carbonate de soude. L'eau de Javelle (hypochlorite de soude, chlorure de potasse et de soude) employée partout pour blanchir le linge. agit également à la façon des caustiques alcalins. — Le phénate de soude, le cyanure de potassium joignent aux effets toxiques qui leur sont propres une action caustique à la façon des alcalis.

§ I. — Doses toxiques.

Comme pour les autres substances caustiques, la dose toxique ou tout au moins la gravité des lésions locales dépendent beaucoup de la concentration du poison. La casuistique ne fournit pas d'indications exactes à cet égard, parce que dans la plupart des cas on ne connaît pas la quantité avalée ni le titre de la solution. Disons seulement que 150 à 200 grammes d'eau de Javelle auraient entraîné la mort. — Toutes choses égales d'ailleurs, la potasse est un peu plus toxique que la soude parce qu'elle exerce, outre son action caustique, des effets sur le cœur[1].

§ II. — Symptômes.

L'ingestion du poison occasionne immédiatement de violentes douleurs sur toutes les parties qu'il a touchées : langue, pharynx, œsophage, estomac. Bientôt après les vomissements commencent ; ils sont constitués par du mucus visqueux fortement alcalin, mélangé ou non à des matières alimentaires, lesquelles ont souvent une consistance onctueuse due à la saponification de la graisse ; ordinairement les matières vomies prennent tôt ou tard une coloration brunâtre, qui est celle de l'hématine en solution alcaline. — La diarrhée, non constante, est rarement très abondante.

Il peut arriver que le malade succombe rapidement, — soit par suite d'un œdème de la glotte, le liquide caustique ayant atteint le larynx, — soit par suite d'une perforation de l'estomac ou de l'œsophage.

Mais quand il s'agit d'empoisonnement accidentel, la dose étant ordinairement peu élevée parce que la saveur horrible du poison fait reconnaître aussitôt la méprise, presque toujours le malade survit plus longtemps. On voit alors se développer une stomatite, accompagnée parfois d'une salivation intense, en même temps

---

1. Les sels de potasse, *injectés directement dans les veines*, tuent les animaux à assez petite dose : 1 à 2 grammes pour un chien, sans doute par arrêt du cœur. Ingérés par la bouche, ils seraient encore toxiques, mais à un degré bien moindre.

qu'évolue la gastrite, sans qu'il y ait habituellement de retentissement aussi grave sur l'état général que lorsqu'il s'agit d'empoisonnement par les acides. Si la solution était très concentrée, il peut se produire au bout de quelques jours des abcès du médiastin, des suppurations périœsophagiennes.

Quand le malade a échappé à ces complications, il arrive plus ou moins vite à une guérison qui paraît d'abord complète, mais qui n'est pas de longue durée. On peut dire en effet que tout individu qui a avalé un caustique alcalin en solution assez forte pour occasionner de vives douleurs est voué presque fatalement au rétrécissement ultérieur de l'œsophage ou de l'estomac. Ces rétrécissements sont peut-être plus fréquents encore que lorsqu'il s'agit de cautérisation par les acides ; ils sont ordinairement très précoces, et trop souvent tellement serrés qu'ils entraînent la mort par inanition. Nous avons soigné une jeune fille qui avait avalé une quantité indéterminée de potasse caustique ; au bout de trois semaines elle paraissait bien rétablie, et avait pris le service d'infirmière à l'hôpital ; huit jours après, elle présenta quelques troubles de la déglutition et nous commençâmes à lui pratiquer le catéthérisme de l'œsophage ; les progrès du rétrécissement étaient tels que deux ou trois fois par semaine il fallait diminuer le calibre de l'olive. Bientôt la sonde même ne passa plus, et la malade mourut d'inanition neuf semaines après l'ingestion du caustique.

§ III. — Lésions.

Elles ressemblent beaucoup à celles que l'on observe dans les empoisonnements par les acides. Dans les deux cas, en effet, les altérations anatomiques résultent pour une grande part d'un même processus irritatif. Quant aux caractères spéciaux de la cautérisation par les alcalis, qui ont été indiqués à la page 58 (tuméfaction, transparence, onctuosité des parties atteintes) on ne les observe bien que lorsque la mort a été rapide, par exemple après l'empoisonnement par le cyanure de potassium. Ils ont presque entièrement disparu quand le sujet a survécu assez longtemps pour que l'alcali ait été entièrement absorbé ou neutralisé. Dans ces conditions, en effet, les parties nécrosées s'opacifient et s'imbibent d'hématine. Toutefois certaines particularités peuvent toujours servir au diagnostic différentiel ; jamais avec les alcalis on n'observe d'eschares dures et sèches ; le sang contenu dans les vaisseaux ou épanché ne forme jamais une masse solide, sèche et cassante, comme cela se voit souvent avec les acides, et spécialement avec l'acide sulfurique.

Quand le sujet a succombé dans la période aiguë de l'intoxication, voici ce que l'on constate à l'autopsie. La bouche et le pharynx sont parsemés de taches d'un blanc sale, constituées par l'épithélium nécrosé, qui se détache souvent en lambeaux ; tout autour la muqueuse est tuméfiée et présente les signes d'une inflammation qui peut s'étendre à toute la cavité buccale. L'œsophage présente les mêmes lésions qui sont ordinairement plus accentuées dans le tiers inférieur de ce conduit. L'estomac est habituellement contracté ; la muqueuse et la sous-muqueuse très épaissies forment des plis volumineux ; la muqueuse est un peu ramollie, comme gélatineuse, d'un rouge brunâtre avec des eschares molles et noirâtres dans les régions qui sont restées le plus longtemps en contact avec le caustique. Dans d'autres régions, on peut constater, surtout au sommet des plis, la transparence et l'onctuosité des tissus. L'estomac contient souvent une quantité assez abondante de mucus filant. — La perforation de cet organe ne s'observe guère que lorsque le poison a été avalé en grande quantité et très concentré ; elle se produit presque toujours *post mortem*. C'est dans les mêmes circonstances que le caustique, sans perforer l'estomac, transsude à travers ses parois et va cautériser la surface des organes voisins qui offrent alors, d'une façon très apparente, le gonflement, le ramollissement et la transparence caractéristiques de l'action des alcalis.

La cautérisation peut s'observer aussi sur la muqueuse de l'intestin grêle ; elle est accompagnée d'inflammation. A mesure que l'on s'éloigne de l'estomac, la cautérisation devient de moins en moins marquée, puis disparaît tandis que l'inflammation se continue plus loin. C'est qu'à partir d'une certaine dilution, la potasse ou la soude sont encore irritantes sans être caustiques.

La dégénérescence granulo-graisseuse des reins, du foie, des muscles se produit ici, comme à la suite des empoisonnements par les acides, au bout de quelques jours.

A un stade ultérieur, on trouve des cicatrices qui sont généralement profondes, ce qui tient à ce que le caustique n'étant pas arrêté par la coagulation des tissus, diffuse facilement. En raison de leur profondeur, ces cicatrices se rétractent beaucoup ; c'est ainsi que se produisent si fréquemment les rétrécissements très serrés de l'œsophage. Ici encore ces rétrécissements occupent de préférence certains points spéciaux : le voisinage du cardia, ou bien le point de croisement avec la bronche gauche, ou encore l'isthme de l'œsophage.

Notons que, comme dans l'empoisonnement par les acides, et pour les mêmes raisons, il arrive assez souvent que les lésions ne dépassent pas l'œsophage, ou du moins y sont beaucoup plus graves que sur l'estomac.

§ IV. — Diagnostic.

Les symptômes, les lésions cadavériques, la réaction alcaline du contenu de l'estomac suffisent presque toujours pour établir un diagnostic certain. La confirmation que lui apporterait l'analyse chimique n'est pas toujours indispensable ; d'ailleurs cette confirmation n'est pas obtenue dans tous les cas, car l'alcali qui n'a pas été rejeté par les vomissements ou le lavage de l'estomac, s'est souvent transformé totalement dans l'organisme en sels qu'on ne peut distinguer de ceux qui y existent normalement.

§ V. — Traitement.

Le traitement est le même que dans l'empoisonnement par les acides, avec cette seule différence qu'on emploie pour neutraliser le poison des substances acides. Bien entendu, ces acides ne doivent pas être eux-mêmes caustiques ou irritants. On donne généralement du vinaigre (100 grammes dans un litre d'eau) ou du jus de citron, ou bien les acides citrique ou acétique suffisamment dilués.

III. — AMMONIAQUE

La solution de gaz ammoniac dans l'eau, appelée ammoniaque, ou alcali volatil, est caustique à la façon de la potasse et de la soude, et d'autant plus que cette solution est plus concentrée. La solution saturée à 20° contient 654 fois son volume de gaz dont une partie abandonne facilement le liquide qui exhale ainsi une odeur extrêmement pénétrante. Les solutions faibles sont encore irritantes quand elles ont cessé d'être caustiques.

Le *carbonate d'ammoniaque* est presque aussi caustique que l'ammoniaque ; l'*acétate* et le *chlorhydrate* sont irritants, mais non pas caustiques.

§ I. — Étiologie.

Le gaz ammoniac qui se dégage dans certaines usines, dans les laboratoires de chimie, a produit un certain nombre d'empoisonnements accidentels. Les empoisonnements par la solution d'ammoniaque sont peu nombreux et presque tous volontaires ; l'odeur pénétrante de cette solution rend les méprises et les crimes à peu près impossibles.

§ II. — Symptômes.

L'ammoniaque agit surtout comme substance caustique et irritante.

L'*ammoniac gazeux* irrite violemment la muqueuse des yeux, de la bouche et des premières voies respiratoires. Il occasionne ainsi du larmoiement, de la salivation, de la toux, de la dyspnée par spasme de la glotte, une vive douleur rétro-sternale. Si le gaz a été inhalé en grande quantité, à cette irritation succède une inflammation qui se manifeste notamment par de l'enrouement, de l'aphonie, par l'expectoration de mucosités sanguinolentes, puis purulentes, et parfois de pseudomembranes croupales. La mort peut survenir au bout de quelques heures ou de quelques jours, par œdème de la glotte, par congestion pulmonaire ou pneumonie lobulaire.

L'ingestion d'ammoniaque liquide occasionne des symptômes et des lésions semblables à ceux que produisent la potasse et la soude (voir page 152). La cautérisation est cependant moins profonde sans doute, car nous ne croyons pas que des sténoses cicatricielles aient été signalées chez les sujets qui ont survécu. Il est à noter que l'action locale s'étend souvent aux voies aériennes, en raison de la grande volatilité de l'ammoniaque. C'est ainsi qu'Hoffmann a vu un homme qui avait avalé de l'ammoniaque liquide mourir d'œdème de la glotte en deux heures et demie.

Les intoxiqués présentent aussi de l'albuminurie, souvent accompagnée d'hématurie. L'ammoniaque ne s'élimine pas cependant, du moins en nature, par les reins.

L'ammoniaque et ses sels exercent sur le système nerveux une action qui se manifeste quand ces substances sont administrées à doses thérapeutiques, et aussi dans les intoxications expérimentales sur les animaux[1].

---

1. Les ammoniacaux sont employés comme stimulants, exerçant leur effet très rapidement.

Injectés sous la peau, l'ammoniaque et ses sels produisent chez les animaux une excitabilité réflexe, qui se manifeste plus énergiquement encore quand l'injection a été faite dans une veine. L'animal présente des convulsions tétaniques violentes. Ces convulsions ne résultent pas d'une action directe sur les muscles, car elles cessent là où les nerfs ont été coupés. Elles expriment un effet du poison qui porte sur toute l'étendue de l'axe nerveux ; elles persistent en effet lorsque la moelle a été sectionnée, ou chez un animal décapité.

L'injection intra-veineuse occasionne une accélération considérable des mouvements respiratoires, et un ralentissement du cœur.

Cette action fait presque toujours défaut dans les cas d'empoisonnement par ingestion. Cependant on voit quelquefois certains désordres nerveux s'ajouter aux symptômes de la gastro-entérite. Ce sont par exemple les troubles respiratoires indépendants de toute lésion du larynx ou des bronches, l'excitation cérébrale, des douleurs intenses dans les membres inférieurs; quelquefois aussi le malade tombe dans le coma quelques minutes après l'ingestion du poison, ce qui ne paraît pas attribuable à des actes réflexes, car le fait ne s'observe guère à la suite d'ingestion de la potasse ou de la soude qui produisent cependant sur la muqueuse digestive des lésions de même nature, et au moins aussi graves.

A *la dose de 5 grammes,* une solution concentrée d'ammoniaque peut entraîner la mort; mais certains sujets ont survécu à des doses bien plus élevées.

§ III. — Diagnostic.

Les lésions sont les mêmes que celles produites par la potasse et la soude. L'odeur de l'ammoniaque a ordinairement disparu au moment de l'autopsie. Dans certains cas, les lésions des organes peuvent indiquer, par leur diffusion et leur répartition à peu près uniforme, l'action d'un irritant gazeux et permettre ainsi le diagnostic différentiel.

§ IV. — Traitement.

Il est le même que dans l'empoisonnement par la potasse et la soude. Mais à l'inflammation des voies respiratoires on ne peut guère opposer que les inhalations de liquides émollients. Le spasme et l'œdème de la glotte nécessitent la trachéotomie.

CHAPITRE ONZIÈME

ACIDES ET ALCALIS CAUSTIQUES EXERÇANT EN OUTRE DES EFFETS GÉNÉRAUX

Les poisons dont il va être parlé dans ce chapitre : acide oxalique, acide phénique, cyanure de potassium, ont pour trait commun de produire à leur point d'application les mêmes lésions que les acides ou les alcalis purement caustiques, mais en outre, après avoir été absorbés, ils occasionnent des troubles graves portant surtout sur le système nerveux, et qui sont tout à fait indépendants de leur action caustique.

I. — ACIDE OXALIQUE ET OXALATES

§ I. — Étiologie, doses toxiques.

Les empoisonnements par l'acide oxalique, rares en France, sont assez fréquents en Allemagne et en Angleterre ; aussi ont-ils été étudiés surtout par les médecins de ces pays[1].

L'acide oxalique se présente en cristaux incolores translucides, ou bien en poudre blanche, il est soluble dans 15 parties d'eau. Il n'a pas d'odeur. Il a une saveur acide et extrêmement acerbe qui rend presque impossible son emploi criminel.

---

1. Voir notamment : LESSER. *Vergift. mit Oxalsäure, Virchow's Archiv.*, 1881.

Les empoisonnements accidentels ou suicides s'expliquent par l'usage assez répandu de l'acide oxalique. Il se trouve dans beaucoup de ménages où il sert pour nettoyer les objets de cuivre, et concurremment avec le sel d'oseille, pour enlever les taches d'encre et de rouille. On l'emploie aussi dans diverses industries : la fabrication des toiles peintes, des chapeaux de paille, la teinturerie. — Signalons aussi sa ressemblance avec l'acide citrique, l'acide tartrique, les sulfates de soude ou de magnésie, cause de méprise dans les pharmacies ou drogueries. L'*acide oxalique* est un poison violent. Il peut tuer rapidement, et la dose mortelle est quelquefois assez minime : 5 grammes dans un cas cité par Taylor, et concernant une femme de 28 ans; 2 grammes chez un jeune homme de 16 ans (Tardieu). Il y a cependant des exemples de guérison après ingestion de doses de 40 grammes et plus.

Le *bioxalate de potasse ou sel d'oseille* agit de la même façon que l'acide oxalique, et à peu près aux mêmes doses; il produit les mêmes symptômes et les mêmes lésions.

Les autres oxalates et bioxalates solubles sont également toxiques; les seconds seuls sont en même temps caustiques et irritants comme l'acide oxalique. Mais tous ces sels, étant fort peu répandus, n'ont pas occasionné d'empoisonnements chez l'homme. Les oxalates insolubles, notamment l'oxalate de chaux, ne sont pas toxiques ou ne le deviennent que lorsqu'ils ont séjourné longtemps dans l'organisme et qu'ils s'y trouvent en grande quantité.

§ II. — Symptômes.

L'acide oxalique et le bioxalate de potasse purs ou en solution concentrée sont caustiques et fortement irritants. Ils occasionnent donc une gastro-entérite toxique qui se manifeste par des douleurs violentes, des vomissements souvent mélangés de sang noir, et un peu plus tard par des selles diarrhéiques, parfois sanguinolentes. Bien que cette gastro-entérite puisse être très intense, il est rare que les eschares soient assez profondes pour aboutir à une perforation gastrique ou, en cas de guérison, pour laisser un rétrécissement cicatriciel de l'œsophage ou de l'estomac.

Indépendamment de ces effets caustiques et irritants, qui ne se produisent pas lorsqu'il est ingéré en solution très étendue, l'acide oxalique exerce une action puissante sur le système nerveux. Cette action se manifeste très vite ; au bout de quelques minutes parfois, le malade est pris de convulsions violentes, ou bien il tombe d'emblée dans le coma, et quelquefois il succombe ainsi moins d'un quart d'heure après l'ingestion. S'il survit plus longtemps, les troubles nerveux peuvent être moins graves ou même très légers, se borner à des secousses convulsives dans le visage et les membres, des fourmillements dans les extrémités, des étourdissements, une grand faiblesse.

Un autre effet du poison se produit constamment : c'est l'obstruction rénale avec néphrite plus ou moins intense, dont les symptômes commencent à se manifester dès le premier jour. Ce sont des douleurs dans la région lombaire, de l'oligurie et parfois une anurie complète qui peut entraîner la mort par urémie. L'urine présente des caractères particuliers : elle est colorée en brun par de l'hématine ou de la méthémoglobine, elle renferme de l'albumine et souvent aussi du sucre ; enfin elle laisse déposer un sédiment blanc qui est constitué presque uniquement par de l'oxalate de chaux. Examiné au microscope, ce sel se montre en cristaux dont quelques-uns ont la forme d'une enveloppe de lettre vue par sa face postérieure (octaèdre à base carrée) mais dont beaucoup d'autres se présentent en aiguilles, en gerbes, en rosace, en sablier, en pierre à aiguiser, en sphéroïdes, ou sous des formes plus irrégulières encore (fig. 22 et 23). Tous ces cristaux sont insolubles dans l'alcool, l'acide acétique, la potasse, solubles dans les acides chlorhydrique et nitrique. Ils ne sont colorables par aucune matière tinctoriale, tandis que l'hématoxyline colore le carbonate et le phosphate de chaux (Neuberger).

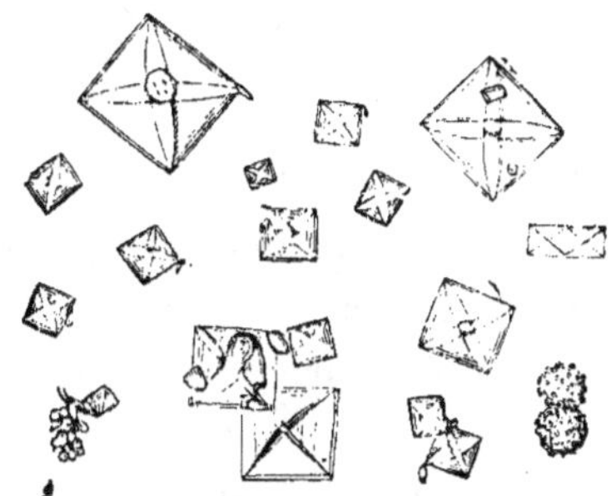

Fig. 22. — Cristaux d'oxalate de chaux.

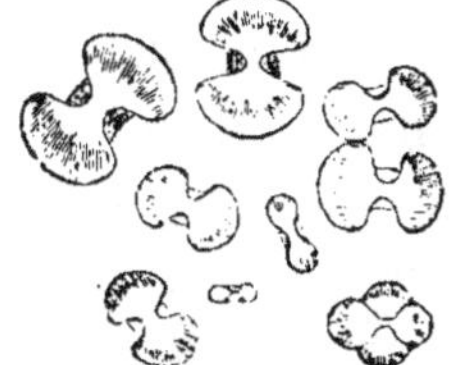

Fig. 23. — Cristaux d'oxalate de chaux.

Bien que le pronostic de l'intoxication soit très mauvais lorsque sont apparus les symptômes qui indiquent une absorption abondante du poison, on a vu cependant guérir des malades qui étaient restés quelque temps dans le coma, ou qui avaient eu une néphrite intense, avec anurie durant plusieurs jours.

§ III. — Lésions cadavériques.

Les lésions du tube digestif n'existent que lorsque l'acide oxalique ou le bioxalate ont été ingérés en solution assez concentrée.

Ces lésions sont analogues à celles décrites à propos des acides minéraux (p. 57). Les eschares sont blanches ou grisâtres, mais cette coloration est souvent modifiée par de petites hémorrhagies. Le sang extravasé, et souvent aussi celui contenu dans les vaisseaux, présente une coloration noire due à la transformation de l'hémoglobine en hématine partout où s'est effectué le contact avec de l'acide oxalique suffisamment concentré. D'après Lesser, la cautérisation est toujours plus accentuée sur l'œsophage et sur le duodénum que sur l'estomac. Les eschares sont en général peu profondes, mais l'irritation peut être intense. C'est ainsi que l'on a vu la muqueuse de l'estomac violemment congestionnée, tuméfiée, et recouverte d'une abondante quantité de mucus.

Les organes qui avoisinent l'estomac : diaphragme, poumons, foie, reins, etc., sont parfois cautérisés à leur surface par l'acide qui a transsudé, après la mort, à travers les parois gastriques.

L'examen attentif de l'estomac et de l'intestin fournit un signe fort important. On trouve, çà et là, sur la muqueuse de ces organes, des amas blanchâtres qui sont constitués par de l'oxalate de chaux, lequel s'est formé dans le tube digestif par la réaction des sels de chaux sur l'acide oxalique ou le bioxalate de potasse. Cet oxalate de chaux, sous forme d'amas visibles à l'œil nu ou de parcelles microscopiques, reste longtemps sur la muqueuse de l'intestin ; Lesser l'y a retrouvé chez un individu mort huit jours après l'ingestion du poison. Examiné au microscope, l'oxalate de chaux se montre cristallisé sous les diverses formes indiquées précédemment à propos du sédiment urinaire, ou bien à l'état amorphe.

Les reins présentent, outre les signes de néphrite toxique, des infarctus d'oxalate de chaux, souvent visibles à l'œil nu sous forme de lignes blanches. Le sel se dépose d'abord dans les tubes contournés, et gagne ensuite les tubes droits. L'examen microscopique permet de voir ces cristaux non seulement dans le calibre des tubes, mais jusqu'à l'intérieur les cellules épithéliales qui tapissent les tubuli contorti. Les glomérules de Malpighi sont totalement exempts de ce dépôt.

On a noté dans quelques cas, spécialement quand il s'agissait d'expériences sur les animaux, l'existence de foyers hémorrhagiques *dans les poumons.*

Le sang a paru quelquefois d'un rouge vif, en dehors bien entendu des points où s'était formé de l'hématine. On a trouvé aussi des cristaux d'oxalate de chaux dans le sang des veines mésentériques, de la veine cave, de l'oreillette et du ventricule droits, dans les vaisseaux pulmonaires. Ces cristaux ne se forment, paraît-il, qu'après la mort[1]. Toutefois, pendant la vie, l'acide oxalique se trouve quelquefois dans le sang en quantité suffisante pour tuer les sangsues qui ont été appliquées sur l'intoxiqué.

---

1. Russo-Giliberti. *Archiv. per le Scienze mediche*, vol. IX.

§ IV. — Absorption, élimination.

L'absorption de l'acide oxalique s'effectue très rapidement. La mort peut en effet survenir 8 ou 10 minutes après l'ingestion du poison, ce qui suppose une absorption très prompte. Le fait a d'ailleurs été constaté directement par Lesser. Chez un homme mort un quart d'heure après avoir avalé 15 grammes d'acide oxalique dissous dans un peu plus d'un demi-litre d'eau, il a trouvé dans les reins de nombreux infarctus d'oxalate de chaux.

C'est en effet à l'état d'oxalate de chaux (et de magnésie pour une certaine portion) que s'éliminent l'acide oxalique ainsi que les oxalates et bioxalates solubles. La transformation s'effectue dans l'estomac et dans l'intestin, mais une partie du poison ingéré pénètre dans le sang puisqu'on le voit déposé dans les reins. Peut-être une portion de l'oxalate de chaux du tube digestif est-elle redissoute, absorbée et déposée de nouveau dans les reins. En tous cas, cette dissolution ne s'effectuerait que lentement et incomplètement puisque, ainsi que nous l'avons dit, on a retrouvé, huit jours après l'empoisonnement, la muqueuse intestinale tapissée sur toute son étendue de cristaux d'oxalate de chaux.

On ne connaît pas d'autres voies d'élimination au poison *absorbé* que la voie rénale. L'élimination peut ne se terminer que très tardivement, car les cristaux d'oxalate de chaux obstruent les canaux du rein et ne sont entraînés au dehors que lorsque la sécrétion urinaire est suffisamment abondante.

§ V. — Mode d'action.

L'observation clinique permet de distinguer dans les effets de l'acide oxalique trois modes d'action : il est caustique et irritant ; c'est un poison du système nerveux ; il produit une néphrite avec obstruction rénale amenant souvent l'anurie et l'urémie.

Les études expérimentales dont les plus récentes et les plus complètes sont celle de Kobert et Kustner [1], et celle de Koch [2] ont confirmé et précisé ces notions.

En ce qui concerne l'action sur le système nerveux, il est certain qu'elle est indépendante des effets caustiques et irritants. Elle se manifeste, en effet, tout aussi bien quand on supprime ceux-ci en se servant d'un sel neutre comme l'oxalate de soude. Les troubles nerveux sont les mêmes, que le poison ait été introduit dans l'estomac, dans le tissu cellulaire sous-cutané, dans la cavité péritonéale ou dans les veines.

Parmi ces troubles nerveux, les plus apparents sont ceux qui témoignent de l'altération des fonctions du cerveau et de la moelle. Cette altération se traduit tantôt par de l'excitation, tantôt par de la dépression, sans qu'on puisse saisir la cause de ces différences. Certains animaux sont pris de convulsions tellement intenses et généralisées qu'elles rappellent le tableau de l'intoxication strychnique. D'autres tombent immédiatement dans un état de torpeur somnolente, qui aboutit à une paralysie complète. Cette paralysie est d'origine centrale car les muscles conservent leur excitabilité directe. Cependant chez les grenouilles, il se produit des tremblements fibrillaires qui s'observent aussi bien sur les membres dont le nerf a été coupé, ou après curarisation, de sorte qu'il faut admettre qu'en ce cas le poison agit directement sur le muscle.

L'intoxication s'accompagne d'un abaissement de la tension artérielle ; le cœur s'arrête en diastole, mais reste excitable

---

1. *Virchow's Archiv.*, 1879, 1880.
2. Koch. Die Wirkung der Oxalate auf den thierischen Organ. Dissertation inaugurale. Dorpat, 1879.

longtemps après la mort, ce qui semble bien indiquer que le poison n'agit pas sur le myocarde.

L'arrêt de la respiration, qui se produit en général avant celui du cœur, est précédé d'un ralentissement graduel ; la section des pneumogastriques au niveau du cou est sans influence sur ces troubles.

On note encore parmi les effets du poison un abaissement considérable de la température. Il convient sans doute de voir là l'effet d'un trouble de la nutrition intime des tissus, trouble qui se manifeste aussi par la glycosurie.

On a supposé qu'une partie de l'acide oxalique absorbé se transformait dans l'économie en oxyde de carbone. Cette hypothèse, basée sur des considérations chimiques, s'appuyait aussi sur la couleur rouge du sang, remarquée dans quelques cas ; Rabuteau dit même avoir constaté le spectre caractéristique de l'hémoglobine oxycarbonée. Cette constatation était sans doute erronée, car elle n'a pas été confirmée par d'autres observateurs.

§ VI. — Diagnostic.

Pendant la vie, c'est l'examen de l'urine qui fournit le principal élément du diagnostic. Nous avons vu en effet qu'elle contient un abondant sédiment d'oxalate de chaux constitué par des cristaux dont nous avons indiqué les formes et les caractères (page 163).

Il est vrai que l'oxalate de chaux peut se trouver dans l'urine en dehors de toute intoxication. Il provient de certains aliments ou de certains médicaments (rhubarbe) qui contiennent des oxalates, ou bien il se forme dans l'organisme par suite d'une élaboration vicieuse des aliments ou d'un trouble de la nutrition ; dans ce dernier cas, il s'agit d'une maladie dyscrasique appelée *oxalurie*.

Mais il n'y a pas là de quoi gêner sérieusement le diagnostic. Les signes chimiques que nous avons indi-

qués suffisent à déceler l'existence d'un empoisonnement, et la présence d'oxalate de chaux *en quantité
considérable* dans l'urine montre que cet empoisonnement a été occasionné par l'acide oxalique.

Après la mort, les signes de l'empoisonnement sont
fournis par le tube digestif et par les reins. Les lésions
de l'estomac et de l'intestin montrent seulement qu'il
y a eu ingestion d'une substance caustique et irritante.
Mais la présence sur la muqueuse de ces organes d'oxalate de chaux, formant des dépôts souvent invisibles à
l'œil nu et que l'examen microscopique caractérise, décèle la véritable nature du poison. L'examen microscopique est rendu plus facile en ajoutant à la préparation
de la potasse à 2 ou 3 pour 100, qui dissout les corps
étrangers en respectant l'oxalate. L'examen histologique des reins, en montrant l'oxalate de chaux dans
les tubes urinifères, fournit la preuve certaine de l'empoisonnement.

§ VII. — Traitement.

L'indication principale est d'introduire dans l'estomac
de la chaux pour hâter et rendre aussi complète que
possible la transformation de l'acide oxalique ou du bioxalate de potasse en oxalate de chaux, sel non toxique
ou très peu toxique. Les chiens dont le tube digestif
contient ordinairement une abondante quantité de phosphate de chaux (provenant des os dont ils se nourrissent)
résistent relativement très bien à l'intoxication par
l'acide oxalique.

Husemann recommande particulièrement le saccharate de chaux qui contient beaucoup d'oxyde de calcium ; il l'administre, mélangé à du lait, par cuillerées

à bouche. On peut employer aussi le chlorure de calcium, l'eau de chaux, la craie délayée dans l'eau. Comme l'oxalate de magnésie est peu ou pas soluble, on peut, à défaut de la chaux, administrer l'hydrate de magnésie ou le chlorure de magnésium (20 à 30 grammes).

Les purgatifs sont ensuite indiqués pour hâter l'expulsion des oxalates de chaux et de magnésie.

Le traitement des troubles nerveux, de la gastro-entérite, de la néphrite, n'offre ici aucune particularité spéciale.

II. — ACIDE PHÉNIQUE

L'acide phénique appelé aussi *phénol, acide carbolique, carbol,* se présente sous divers aspects.

A l'état de pureté, ou de *phénol absolu,* il est constitué par de petits cristaux blancs; l'acide phénique *neigeux* est préparé par sublimation; *le phénol cristallisé du commerce* est un produit impur qui forme de longues aiguilles teintées de rouge ou de brun. Le produit vendu sous le nom d'*acide phénique liquide* est une solution de 9 parties de phénol dans 1 partie d'alcool. Le phénol est en effet très soluble dans l'alcool, et aussi dans l'éther, la glycérine, les huiles. Il est moins soluble dans l'eau; pur, il ne se dissout que dans 16 parties de ce liquide; impur, que dans 50 parties environ; toutefois quand il est mélangé avec une très faible quantité d'eau (1/10), il se liquéfie.

L'acide phénique ne rougit pas le papier de tournesol; il forme avec les alcalis des combinaisons peu stables, dites phénates ou phénol sodique, phénol potassique.

Le *phénol Bobœuf* est une solution aqueuse de phénate de soude à 1 pour 100.

Le phénol est irritant et caustique. Sur la peau, les solutions aqueuses, même à 1 pour 100 seulement, produisent ordinairement des fourmillements (au moins sur les doigts); les solutions à 4 ou 5 pour 100 occasionnent une sensation de brûlure à laquelle succède l'anesthésie; l'épiderme blanchit et se mortifie; avec les solutions à 90 pour 100 (acide phénique liquide) la peau devient d'abord d'un blanc opaque, puis elle rougit, s'anesthésie; l'épiderme se détache au bout de quelque temps et il reste une coloration brune très persistante de la peau; quelquefois celle-ci se nécrose, et est éliminée après une longue suppuration. Une gangrène profonde peut être la conséquence de l'application prolongée des solutions même assez faibles (voir page 00).

Sur les muqueuses, l'acide phénique en solution concentrée (et quelquefois même déjà à 3 ou 4 pour 100 seulement) produit des taches d'un blanc laiteux.

Ce qui précède s'applique aux solutions aqueuses et alcooliques. En solutions dans l'huile et dans la glycérine le phénol perd en grande partie son action caustique et irritante[1]. La glycérine phéniquée à 1/10 n'est nullement irritante. Le phénol perd aussi son action caustique quand il est dilué dans l'acide sulforicinique; une telle solution, contenant jusqu'à 40 pour 100 de phénol ne cautérise nullement les muqueuses, pourvu toutefois qu'elle ne contienne pas d'eau. Une solution, à parties égales de phénol dans l'alcool *absolu* détermine à peine de la rougeur de la peau, tandis que si l'on

---

1. Mais il la conserve quand il est mélangé à la vaseline.

ajoute quelques gouttes d'eau, elle devient aussitôt caustique et irritante (Berlioz).

§ I. — Étiologie.

L'empoisonnement par ingestion stomacale, sauf quelques cas de suicide, résulte presque toujours d'une méprise, le phénol se trouvant dans presque tous les hôpitaux, infirmeries, casernes, etc.

Il y a quelques exemples d'empoisonnement par des lavements phéniqués, une erreur de médicament ou de dose ayant été commise.

Signalons aussi les empoisonnements qui se sont produits quelquefois chez des malades traités par l'acide phénique en potions ou lavements, à une dose considérée comme thérapeutique, mais qui n'a pas été supportée, la susceptibilité individuelle envers le phénol étant très variable.

Mais le plus grand nombre des intoxications résultent de l'emploi de l'eau phéniquée en chirurgie et en obstétrique pour les pansements, lavages de plaies et injections. Ces accidents, très fréquents dans les premières années de la chirurgie antiseptique, sont devenus rares depuis que, le danger étant connu, le traitement phéniqué a été mieux surveillé et surtout bien moins souvent appliqué.

L'empoisonnement peut se produire aussi par l'application de préparations phéniquées sur la peau intacte. En voici quelques exemples. Deux apprentis, âgés de 21 ans, atteints de la gale, se frottent mutuellement avec une solution d'acide phénique à 1 pour 8 ; au bout de quelques minutes, ils présentent les symptômes les plus graves et l'un d'eux meurt en très peu de temps (Köhler).

Trois femmes se traitent aussi de la gale par des frictions phéniquées; presque aussitôt elles sont intoxiquées, et deux d'entre elles succombent.

L'intoxication peut se produire aussi par la voie pulmonaire. — Les vapeurs phéniquées ne sont pas, ou à peine absorbées[1]; leur inhalation ne produit guère que de la sécheresse de la gorge et du larynx, plus rarement des maux de tête. Mais l'eau phéniquée pulvérisée (le spray) est absorbée par la muqueuse respiratoire. Falkson a constaté qu'après avoir subi pendant 2 h. 1/4 l'influence du spray, il éliminait en 24 heures par les urines 2^{gr}, 06 de phénol. Les chirurgiens qui, à une certaine époque, respiraient chaque jour le spray pendant plusieurs heures, étaient parfois atteints, paraît-il, d'une intoxication chronique décrite par Czerny[2] et qui, au dire de cet auteur, ainsi que de Kobert et de Jaksch, a entraîné souvent la mort.

§ II. — Doses toxiques et mortelles.

En *ingestion stomacale*, chez l'adulte, la dose de 4 grammes, prise en une fois, occasionne presque toujours une intoxication bien caractérisée. Même lors-

---

1. Les vapeurs d'acide phénique ne paraissent pas être absorbées en quantité notable. C'est ce qui résulte des expériences suivantes de Lemaire. Un cheval a le museau emprisonné dans un sac renfermant une poignée d'étoupe mélangée de 30 grammes d'acide phénique dont l'évaporation se trouvait accélérée par un soleil très chaud, au bout d'une heure et demie, l'animal était resté dans un état de santé parfait. Des souris restèrent plusieurs jours dans des boîtes dont les parois étaient enduites de phénol, sans paraître aucunement malades. On prétend cependant que ces vapeurs peuvent occasionner une vive irritation des voies respiratoires, et aussi des yeux; elles auraient produit l'opacité de la cornée.

2. CZERNY. Carbolmarasmus. *Wiener med. Wochenschrift*, 1882.

qu'elle est fractionnée pour être prise dans le courant de la journée, cette dose détermine encore quelques signes d'intoxication, d'après Lemaire, qui a fait une très longue étude du phénol[1]. Cet auteur cite comme une exception unique le cas d'un pharmacien qui supportait sans aucun inconvénient la dose de 4 grammes prise en 4 fois dans la journée.

La dose mortelle ne saurait être indiquée exactement. On peut dire cependant, pour fixer les idées, qu'une dose comprise entre 15 et 20 grammes occasionne presque toujours le coma, et qu'avec de telles doses celui-ci est ordinairement mortel.

Mais la mort peut être occasionnée par des doses moindres. Dans un cas de Friedberg, un jeune homme de 23 ans qui avait avalé $8^{gr} 1/2$ de phénol dissous dans une égale quantité de glycérine, mourut au bout de 12 minutes. Dans un cas de de Santi, un soldat mourut 10 minutes après avoir avalé une solution contenant 6 grammes de phénol pur.

D'autre part, dans bon nombre de cas, de grosses doses n'ont pas entraîné la mort. Ainsi, une jeune fille de 17 ans avale 22 grammes de phénol (dans une solution dont le poids était de 160 grammes) et guérit sans autre traitement que du lait et des blancs d'œuf (Hind) ; un homme survécut après avoir bu 112 grammes d'acide pur (Davidson) ; une femme qui, en état d'ivresse, aurait avalé « un verre d'acide phénique presque pur » fut sauvée (Hunter).

---

1. LEMAIRE. De l'acide phénique ; son action sur les végétaux, les animaux, les ferments, les venins, les virus, les miasmes, et de ses applications à l'industrie, à l'hygiène, aux sciences anatomiques et à la thérapeutique. Paris, 1864.

Pris *en lavement*, l'acide phénique se montre à peu près aussi toxique qu'en ingestion stomacale. Il est vrai qu'on trouve ici encore des exemples de résistance considérable : deux malades de Bouchard ayant reçu chacun un lavement contenant 48 grammes de phénol cristallisé, tombèrent dans le coma, mais, grâce à des irrigations rectales abondantes, guérirent rapidement. Une femme de 22 ans aurait résisté à un lavement contenant 145 grammes d'acide phénique (Pinckham). Mais, dans d'autres cas, une dose bien moindre a amené des accidents graves ou mortels.

Les états maladifs peuvent augmenter beaucoup la susceptibilité envers l'acide phénique. Ainsi, chez une femme atteinte de fièvre typhoïde, un lavement contenant 1 gramme d'acide phénique aurait déterminé la mort en quelques heures (Siredey) et chez un autre typhique un lavement avec $0^{gr},25$ aurait suffi à amener un collapsus et des accidents pulmonaires (Valude). Mais cette intolérance est si peu constante que l'acide phénique a été employé dans le traitement de la fièvre typhoïde ; Desplats (de Lille) l'administrait à des doses atteignant jusqu'à 10 et 15 grammes par jour. — Un médecin anglais, Worgan, qui, dans l'armée des Indes, traitait la fièvre palustre par l'acide phénique, prescrivait la dose quotidienne de $5^{gr},50$[1].

En pansements, lavages, injections d'acide phénique s'est montré souvent très actif, au point que des doses n'atteignant pas 2 grammes ont déterminé des accidents mortels ou très graves. Il se peut que là encore

---

1. Ce renseignement, ainsi que plusieurs autres utilisés dans le présent chapitre, est emprunté à de Santi. Étude sur l'empoisonnement par l'acide phénique. *Arch. de médec. milit.*, 1892.

l'état maladif antérieur joue un certain rôle. On a pensé aussi que le phénol subissait au contact des plaies une modification qui le rendait plus dangereux (Küster). La facilité et la rapidité de l'absorption augmentent certainement la toxicité. On a remarqué que l'empoisonnement se produit plus facilement quand la solution phéniquée est introduite dans des plaies anfractueuses, dans celles qui communiquent avec les articulations, les espaces médullaires des os, dans les cavités qu'il est difficile de vider entièrement : plèvre, péritoine, utérus, et dans certaines régions spéciales, telles que le tissu périrectal, les plaies du rectum, de la bouche.

Les enfants sont en général extrêmement sensibles à l'action du phénol, quel que soit le mode d'administration de celui-ci. On a vu par exemple une intoxication grave se développer chez un petit enfant dont la plaie de circoncision avait été simplement recouverte d'une bande de gaze phéniquée. Dans un autre cas, un enfant de 7 semaines, traité d'un érythème développé autour d'une pustule de varicelle par l'application de compresses imbibées d'eau phéniquée à 2 pour 100 est mort en 24 heures avec les symptômes typiques d'intoxication (Abelin). — Mais là encore il y a des exceptions éclatantes : un enfant de 3 ans reçoit un lavement de $1^{gr},25$ d'acide phénique destiné à détruire les oxyures ; il n'a que des accidents passagers de collapsus (Kottmeier) ; un enfant de 2 ans prend, au lieu de thé, une boisson qui renfermait $4^{gr},25$ d'acide phénique ; il survécut.

En somme, la dose mortelle est très variable suivant les sujets, et les raisons de ces différences individuelles sont en partie inconnues.

§ III. — Symptômes.

Intoxication par ingestion stomacale. — L'acide phénique est caustique et irritant. Il produit donc immédiatement, à moins qu'il ne soit très dilué, des douleurs dans la bouche, le pharynx, l'œsophage et l'estomac. Les vomissements font souvent défaut, et quelquefois même les nausées.

Au bout de peu de temps le patient présente des symptômes d'un autre ordre, dénotant l'atteinte des centres nerveux supérieurs.

Dans les cas graves, il est pris d'emblée de stupeur, il n'a plus que des réponses rares et brèves ; ses mouvements sont paresseux, faibles et lents ; parfois il délire un peu. Après un délai qui varie de quelques minutes à une heure et plus, il tombe dans le coma. Les mouvements réflexes sont abolis, la respiration devient stertoreuse, le pouls faible, irrégulier et fréquent ; en même temps la température s'abaisse au point de descendre parfois à 33° et même 31° ; la peau se couvre de sueurs visqueuses. Pendant cette période de collapsus, les pupilles restent insensibles à la lumière, et le plus souvent très rétrécies, sauf dans les moments qui précèdent immédiatement la mort, où une dilatation se produit.

Voici un exemple de cette forme aiguë de l'empoisonnement :

OBSERVATION I. — (Personnelle et inédite).

L..., soldat au 5ᵉ régiment de ligne, homme robuste et bien constitué, s'est présenté le 11 mai 1878, à 5 heures et demie du matin, à l'infirmerie régimentaire pour y prendre de l'eau de

Sedlitz qui lui avait été prescrite. L'infirmier lui présenta par erreur une solution d'acide phénique impure et concentrée (au dizième?) destinée à asperger le sol. Ce verre fut bu aux trois quarts (environ 150 grammes). Le médecin-major prévenu arriva bientôt après, et put faire avaler au malade un peu de lait. Il l'envoya à l'hôpital de Vincennes où il arriva à 8 heures du matin.

Il était alors dans l'état suivant. Résolution musculaire complète, insensibilité absolue, peau froide (température axillaire 33,6) cyanose généralisée, teinte violacée, non seulement des extrémités et des lèvres, mais aussi de la partie supérieure du thorax, respiration stertoreuse; pouls extrèmement fréquent, faible et ondulant, mais assez régulier; — les pupilles sont rétrécies au point que leur orifice ne dépasse pas le diamètre d'une tête d'épingle.

Malgré tous les moyens employés (réchauffement, révulsifs divers, électrisation du phrénique) le pouls devient de plus en plus petit, la respiration s'embarrasse de plus en plus, le râle trachéal se fait entendre, et le malade succombe à 9 heures 5 du matin. A cet instant, la température axillaire est encore de 33,6; mais les pupilles se sont dilatées.

Il y avait sur le cadavre un grand nombre de petites ecchymoses de la grandeur d'une tête d'épingle à celle d'un pois, occupant le tronc, les cuisses, les bras et surtout les aisselles. On n'a pas remarqué à quel moment se sont produites ces ecchymoses.

La mort peut survenir dix minutes seulement après l'ingestion; elle est ordinairement moins rapide et ne se produit quelquefois qu'au bout d'un ou deux jours. Dans ces cas, la marche de l'intoxication est quelquefois interrompue par de courtes rémissions; le malade sort du coma (souvent à la suite d'un vomissement); il peut avaler quelques médicaments; le pouls se relève, la respiration se régularise; puis, même quand cette amélioration a duré plus d'une heure, le coma peut reparaître et amener la mort. Par contre la guérison peut survenir après un coma prolongé, et même quand le malade est resté un quart d'heure ou une demi-heure en état de mort apparente, avec suppression du pouls radial.

Quand le malade a survécu quelque temps, l'urine présente certains caractères spéciaux. Elle exhale parfois l'odeur phéniquée, parfois aussi elle offre une couleur noire sur laquelle nous reviendrons en parlant de l'intoxication chronique; elle ne tarde pas à contenir de l'albumine, plus rarement des cylindres fibrineux ou un peu de sang. Un caractère important est la suppression des sulfates (voir *élimination*).

Une fois le coma définitivement disparu, la guérison survient presque toujours et est rapide. Les troubles nerveux se dissipent sans laisser de traces. La gastrite ne persiste pas longtemps; elle ne présente d'ailleurs pas une grande intensité et n'entraîne jamais de complications graves. La néphrite, ordinairement peu grave aussi, aurait dans quelques cas passé à l'état chronique (Jaksch) — Il y a cependant une complication à redouter chez les convalescents, c'est la pneumonie souvent double, laquelle se développe quelques jours après l'empoisonnement, et est presque toujours très grave.

La *forme légère* de l'intoxication est caractérisée par de la céphalalgie, une excitation assez analogue à celle de l'ivresse, des vertiges, des bourdonnements d'oreille, des fourmillements dans les membres; parfois à ces symptômes succèdent un certain degré de stupeur et de collapsus qui représentent une ébauche déjà avancée de la forme grave.

Intoxication par les autres voies. — La symptomatologie reste la même avec cette différence que les manifestations de la gastrite n'existent pas. On observe cependant dans certains cas des nausées, des vomissements de matières bilieuses ou noirâtres exhalant parfois une odeur très accentuée d'acide phénique.

A la suite surtout des injections dans les cavités naturelles, l'intoxication se développe très rapidement; le malade peut être pris presque immédiatement de collapsus, et ensuite s'il ne succombe pas, d'excitation de délire, de céphalalgie, de vertiges, de bourdonnements d'oreille, de sueurs profuses; les pupilles se rétrécissent; on a noté aussi de grandes oscillations de la température au-dessus et au-dessous de la normale. Quelquefois l'empoisonnement, qui paraît d'abord très alarmant, se dissipe très vite; c'est ainsi que l'on voit par exemple à la suite d'une injection phéniquée intra-utérine des femmes tombées dans le collapsus se rétablir complètement en quelques heures.

Empoisonnement chronique. — Il a été observé principalement à la suite de pansements et lavages phéniqués. Il se manifeste par de la céphalalgie, des nausées, des vomissements opiniâtres, l'adynamie, la tendance aux syncopes et au collapsus; il peut s'accompagner de fièvre. C'est dans cette forme que l'on observe le plus souvent le noircissement de l'urine. Au moment où elle est expulsée, l'urine a une couleur et une odeur normales; mais après quelque temps, elle prend une teinte légèrement verdâtre, qui devient de plus en plus foncée et finit par arriver au noir. C'est seulement au bout de 3 ou 4 heures d'exposition à la lumière que cette coloration atteint son maximum d'intensité; elle peut se produire aussi, mais plus lentement, à l'obscurité; c'est ainsi qu'en cas de rétention vésicale, on évacue quelquefois avec le catheter une urine brunâtre. La teinte noire est attribuée à la présence de produits dérivés de l'acide phénique : hydroquinone, pyrocatéchine, qui s'oxydent au contact de l'air.

La mélanurie n'est pas toujours l'accompagnement d'une intoxication véritable, ni même un signe avant-coureur certain de celle-ci. Elle peut persister assez longtemps chez des individus qui restent d'ailleurs indemnes, et elle peut aussi faire défaut chez d'autres qui sont cependant intoxiqués. Elle s'accompagne ordinairement d'oligurie, et quand cette dernière est très prononcée, l'intoxication est plus imminente ou plus grave.

Le marasme phéniqué des chirurgiens, tel qu'il a été décrit par Czerny, serait caractérisé par des vomissements, des maux de tête, une toux irritative, de l'anorexie, de la faiblesse, des affections cutanées, une néphrite chronique ; la mort aurait été plusieurs fois la conséquence de cette intoxication (?).

Gangrène phéniquée. — Même lorsqu'il n'est pas en solution assez concentrée pour cautériser la peau, l'acide phénique peut encore occasionner des lésions locales plus ou moins graves.

A la suite de pansements phéniqués, on observe parfois de l'érythème suivi au bout de quelques jours d'une chute de l'épiderme qui forme des écailles assez étendues ; l'éruption peut comporter aussi des vésicules. Quelquefois, elle s'étend sur une grande partie du corps, s'accompagne d'une fièvre qui ne dure guère plus de 48 heures, et parfois d'embarras gastrique avec langue saburrale.

Signalons aussi les fourmillements et la demi-anesthésie que connaissent bien tous ceux qui manient les solutions phéniquées.

Mais le plus grave des accidents locaux est la gangrène qui a été observée bon nombre de fois, en

France[1] et à l'étranger, surtout sur les doigts pansés à l'eau phéniquée. Quand la solution est forte, la gangrène se produit très rapidement, sans douleurs, et la partie nécrosée du doigt tombe en quelques jours. Mais les solutions faibles, à 2 pour 100 par exemple, peuvent aussi amener la chute d'une ou plusieurs phalanges ; la gangrène est alors accompagnée de vives douleurs. Dans un cas rapporté par Laugier, une femme de 31 ans, atteinte d'une petite plaie sous-unguéale se pansa, sur les conseils réitérés d'un pharmacien, avec une solution à 2 pour 100 ; pendant trois jours, elle garda ce pansement qui la faisait beaucoup souffrir ; le quatrième jour, elle consulta un médecin qui constata une gangrène de la phalangette ; celle-ci ne tomba qu'au bout de quatre mois[2].

Il n'y pas qu'aux doigts que cette gangrène a été observée. Bar a vu chez des accouchées traitées par des injections fréquemment répétées d'eau phéniquée à 2 pour 100 des plaques de sphacèle sur les organes génitaux. Brun cite le cas d'une femme qui eut une plaque de gangrène de la peau de la jambe correspondant exactement à la région qui avait été recouverte pendant 24 heures d'eau phéniquée à 8 pour 1,000 ; il est vrai qu'il s'agissait d'une femme diabétique qui, depuis une dizaine d'années, rendait environ 30 grammes de sucre par jour.

---

1. LAUGIER. De la gangrène des doigts à la suite des pansements phéniques. *Ann. d'hyg. publ. et de méd. lég.*, 1895. — SECHEYRON. Gangrène sèche des extrémités par la solution phéniquée. *Même recueil*, 1886.

2. Le pharmacien fut condamné à une amende et, en outre, à 2,000 francs de dommages-intérêts.

§ IV. — **Lésions cadavériques.**

En tant que caustique coagulant, l'acide phénique produit des lésions analogues à celles qui ont été décrites à propos des acides minéraux, mais qui s'en distinguent par les particularités suivantes. Les eschares sont sèches, d'un blanc mat laiteux, du moins quand l'acide est pur ; d'une coloration jaune brunâtre quand le phénol présente lui-même cette teinte en raison des impuretés qu'il contient. Le phénol coagule le sang, mais ne transforme pas l'hémoglobine en hématine.

La cautérisation ne se produit, sauf de rares exceptions, que lorsque les solutions phéniquées sont à plus de 5 pour 100. Même avec des solutions bien plus concentrées, la cautérisation, bien qu'elle soit extrêmement apparente en raison de la couleur blanche et de l'aspect desséché des parties touchées, reste ordinairement superficielle et ne dépasse pas souvent la muqueuse. Quelquefois, cependant, on a vu que l'acide avait transsudé à travers les parois du tube digestif pour blanchir la surface des organes voisins. Mais les lésions se réparent facilement ; chez les intoxiqués qui survivent, la gastro-entérite n'est pas très intense ni très durable, ne s'accompagne pas d'hémorragies, et chez ceux qui succombent on ne constate presque jamais d'ulcérations de la muqueuse stomacale.

L'action irritante se manifeste encore avec les solutions qui ne sont pas caustiques ; elle est assez intense, mais peu durable.

A moins que la mort n'ait beaucoup tardé, l'estomac et son contenu exhalent l'odeur du phénol, que l'on retrouve d'ailleurs très souvent aussi sur les autres organes.

Le *sang* est noir, liquide ou poisseux, mais ne forme presque jamais de caillots ; recueilli dans un vase et abandonné à l'air libre, il rougit peu à peu et finit par se coaguler. Le cœur et les grosses veines de la poitrine sont ordinairement distendus par ce sang liquide.

Les poumons présentent souvent une congestion intense, parfois avec de l'œdème ou des noyaux hémorrhagiques. Chez les malades qui ont survécu plusieurs jours, on a observé quelquefois de la *broncho-pneumonie.*

Les autres lésions, chez les sujets qui ont survécu un certain temps, sont celles de la néphrite toxique et de la dégénérescence granuleuse des diverses glandes et des muscles.

Les *phénates alcalins,* qui occasionnent les mêmes symptômes que le phénol, produisent des lésions différentes, en raison de l'action spéciale de la potasse ou de la soude. A l'autopsie d'un homme qui avait avalé un soir 200 grammes environ de phénol sodique et avait été trouvé mort dans son lit le lendemain matin, nous avons constaté sur l'estomac des lésions caractéristiques des caustiques alcalins : la muqueuse tuméfiée demi-transparente, de consistance savonneuse, formait des replis presque aussi volumineux que les circonvolutions cérébrales ; elle présentait presque partout la coloration brune de l'hématine. Les parois gastriques (mais non pas le liquide contenu dans l'estomac) exhalaient nettement l'odeur du phénol. L'urine recueillie à l'autopsie contenait de l'acide phénique dans la proportion d'environ 1 pour 1,000.

§ V. — **Absorption, élimination.**

Le phénol est absorbé rapidement non seulement par l'estomac, mais aussi par la peau et par les autres voies. C'est ainsi qu'à la suite d'injections intra-utérines, on a vu quelquefois l'intoxication débuter presque immédiatement et se traduire d'emblée par les symptômes les plus graves. Nous avons parlé déjà des empoisonnements produits par l'application de solutions phéniquées sur la peau ; l'absorption cutanée se fait très facilement si l'on s'en rapporte aux recherches de Falkson qui a trouvé que, pendant une période où il se lavait fréquemment les mains avec des solutions phéniquées. ses urines éliminaient jusqu'à $0^{gr},65$ de phénol par 24 heures. Le même auteur a montré que l'eau phéniquée est absorbée abondamment par les voies respiratoires (page 173) ; chez les opérés sous le spray, il a trouvé, dans les urines des 24 heures, $3^{gr},4$ et jusqu'à 5 grammes de phénol.

L'acide phénique absorbé est transformé, sinon totalement, du moins en grande partie, avant d'être éliminé ; les produits les mieux connus de cette transformation sont l'hydroquinone, la pyrocatéchine, et surtout l'acide phénylsulfurique, c'est-à-dire une conjugaison du phénol avec les sulfates, produit non toxique.

L'élimination se fait principalement par les reins ; elle commence de bonne heure et, très abondante d'abord quand l'empoisonnement a été produit par une dose considérable, elle est réduite à de faibles proportions au bout de 12 à 15 heures. Mais le phénol n'existe dans l'urine à l'état de liberté ou de phénate alcalin que très exceptionnellement, et dans les cas où la dose absorbée a été considérable. Dans la plupart des cas, l'urine ne sent pas le phénol, et pour déceler ce corps il faut avoir recours au procédé suivant. Dans une urine normale, le chlorure de baryum donne un abondant précipité de sulfate de baryte ; dans l'urine d'un intoxiqué, ce précipité ne se produit pas parce que les sulfates sont retenus par l'acide phénique. Mais si l'on fait bouillir cette urine en présence d'un acide minéral, la conjugaison des sulfates avec le phénol est détruite ; ce dernier, mis en liberté, exhale l'odeur qui lui est propre, et l'addition de chlorure de baryum à l'urine produit alors un précipité.

Les autres voies d'élimination sont la muqueuse pulmonaire, la peau, la salive et sans doute aussi la muqueuse gastro-intestinale. L'élimination pulmonaire serait importante si l'on s'en rapporte aux expériences de Lemaire qui a vu que, chez un malade qui prenait $0^{gr}15$ d'acide phénique dans 200 grammes d'eau matin et soir, les gaz expirés 20 minutes après l'ingestion contenaient assez d'acide phénique pour rendre laiteuse l'eau albumineuse. — Quant à l'élimination gastrique, elle est indiquée par ce fait que chez les individus empoisonnés par des lavements ou des applications externes, les matières vomies sentent le phénol. Dans les cas d'empoisonnement par la bouche, les fèces contiennent quelquefois aussi du phénol, mais peut-être celui-ci n'a-t-il pas été absorbé.

§ VI. — **Mode d'action.**

Le phénol est un poison qui exerce sur l'économie des effets de divers ordres. C'est ce qu'indiquent déjà les symptômes et

les lésions observés chez l'homme, et ce que confirment les
études expérimentales[1].

Action caustique et irritante. — Le phénol est un caustique
coagulant. Il coagule l'albumine par simple soustraction d'eau;
cette coagulation ne comporte pas de combinaison véritable,
car en opérant *in vitro* on peut extraire l'acide phénique du
coagulum par un simple lavage à l'alcool. C'est peut-être là
une des causes qui font que les cautérisations produites par
le phénol sur les organes digestifs et aussi sur la peau sont
relativement peu graves et se réparent en général facilement.

L'action caustique et irritante ne se manifeste pas seulement
au point d'application pour produire par exemple la gastro-
entérite, mais aussi, à un degré bien moindre, sur les reins
par lesquels s'élimine le phénol, sinon en nature, du moins
sous une forme qui lui laisse en partie ses propriétés irritantes.
La néphrite de l'empoisonnement aigu est presque toujours
légère, et ordinairement peu durable; celle de l'empoisonnement chronique peut acquérir, paraît-il, une sérieuse gravité.

C'est aussi par l'action irritante du phénol éliminé par les
voies respiratoires que l'on a cherché à expliquer les *pneumo-
nies* qui se produisent souvent chez les animaux[2] qui ont survécu à un empoisonnement grave et quelquefois aussi chez
l'homme. Il n'est pas certain que cette explication soit exacte;
elle se heurte notamment à ce fait que l'on ne parvient pas à
donner la pneumonie à des animaux (rats) en leur faisant
respirer sous cloche des vapeurs phéniques (P. Bert et Jolyet).

Action sur le système nerveux. — C'est là l'action principale du phénol, au moins dans les intoxications aiguës[3]. Elle

---

1. P. Bert et Jolyet. Recherches sur l'action toxique de l'acide phénique. *Soc. biol.*, 1869, *Gaz. méd.* Paris, 1872. — A. Ferrand. L'empoisonnement par les phénols. *Ann. d'hyg. pub. et méd. lég.*, 1876. — Husemann. Toxic. Studien über Carbolsaüre. *Deutsche Klinik*, 1870. —
Kuster. Die giftigen Eigenschaften der Carbolsaüre. *Arch. f. klinische
Chirurgie*, 1878.

2. On observe aussi chez les animaux une sialorrhée abondante, avec
du mâchonnement, et quelquefois, après plusieurs jours, une ophtalmie
purulente, laquelle ne se produit pas chez l'homme.

3. Le phénol aurait une affinité spéciale pour le système nerveux.
Celui-ci, d'après les recherches de Gies, en retiendrait 0,026 pour 100,
tandis que le foie n'en contiendrait que 0,009 et les reins 0,013.

s'exerce avec d'autant plus d'intensité et de rapidité que le phénol est absorbé plus promptement et en plus grande quantité. C'est ce que Lemaire appelait l'*attaque phénique*, terme qui exprime assez bien la brutalité et la violence de l'attaque du système nerveux.

Chez les animaux comme chez l'homme, l'attaque phénique se manifeste promptement et disparaît vite, même quand elle a été très violente. Mais le système nerveux des animaux (chiens, lapins et cobayes) traduit les effets du phénol non pas par le coma d'emblée, mais par des convulsions intenses et généralisées, lesquelles sont très exceptionnelles chez l'homme. Ces convulsions sont exclusivement cloniques, irrégulières, affectent chaque muscle isolément et même telle ou telle partie d'un muscle. P. Bert et Jolyet ont montré qu'elles sont d'origine centrale, car elles cessent sur le membre dont on a sectionné le nerf, et qu'elles résultent d'une action sur l'axe encéphalo-médullaire tout entier, car elles persistent dans tout le corps quand la moelle est sectionnée. Elles sont arrêtées par le curare, le chloroforme, le chloral.

Les convulsions témoignent d'une excitation des centres nerveux à laquelle fait suite l'épuisement. L'excitation initiale fait ordinairement défaut chez l'homme[1] ; suivant la remarque de Küster, elle est d'autant moins prononcée que l'animal a un système nerveux plus développé et qu'il est plus âgé ; en outre quand le phénol peut arriver d'emblée à forte dose dans les centres nerveux (à la suite d'injection intra-veineuse), la période d'excitation manque ou est très courte : l'animal succombe rapidement avec des accidents paralytiques d'emblée. Dans ce cas, la température s'abaisse subitement et définitivement, ainsi que le fait remarquer Husemann qui a noté qu'au contraire l'injection sous-cutanée provoque toujours au début une élévation, parfois considérable de la température, suivie d'un abaissement graduel. Ici encore, suivant la rapidité et

---

1. Il y a quelques exceptions, notamment chez les enfants ; mais, même dans ces cas, les convulsions restent presque toujours peu intenses et peu prolongées.

l'intensité de l'action du poison, l'excitation initiale manque ou fait défaut.

La cause immédiate de la mort serait, d'après Küster, la paralysie du centre respiratoire, le cœur continuant à battre quelque temps après. Au cours de l'intoxication, tant chez l'homme que chez les animaux, on note du reste que la respiration, souvent accélérée au début, devient ensuite de plus en plus rare, faible et haletante.

Comme chez l'homme, on observe chez les animaux d'une même espèce des différences individuelles bien marquées, relativement à la susceptibilité du système nerveux envers le phénol. Ces différences ne peuvent pas toujours être expliquées ; Küster a signalé l'influence de causes diverses d'affaiblissement : un chien auquel on fait une forte saignée succombe si on lui injecte immédiatement après dans les veines une dose de phénol 4 ou 5 fois plus faible que la dose ordinairement mortelle ; chez des chiens qui ont des plaies septiques, la dose mortelle de phénol serait diminuée de moitié.

Action sur le sang. — Ainsi que nous l'avons dit plus haut, on trouve presque toujours à l'autopsie le sang noir, liquide ou poisseux. Retiré des vaisseaux, il ne se coagule que lorsqu'il a repris sa couleur rouge, et sans doute lorsque l'acide phénique qu'il contenait a disparu par évaporation. L'altération du sang ne se produit sans doute qu'au bout d'un certain temps ; dans les expériences de Bert elle n'a manqué que deux fois et précisément chez des animaux (chiens) qui étaient morts très rapidement, en 6 et en 3 minutes ; dans ces deux cas, le sang du cœur gauche était rouge et se coagulait facilement.

Il est à supposer qu'au cours de l'intoxication le sang devient en partie incapable de remplir son rôle respiratoire ; c'est ce que semblent indiquer les bons effets des inhalations d'oxygène, qui ont paru certains dans une observation de la Baie.

Le mécanisme par lequel se produit la *gangrène phéniquée* à la suite d'applications prolongées de solutions même étendues, n'est pas encore élucidé. En raison de l'affinité du phénol pour le tissu nerveux, il est à présumer que cette gangrène est en rapport avec des lésions des nerfs des parties intéressées.

Action sur les organismes inférieurs. — Le phénol est un poison violent pour la plupart des animaux inférieurs; ils succombent en peu de temps quand ils sont placés dans une solution à 1 pour 1,000 ou 1 pour 500.

L'emploi thérapeutique du phénol est basé sur son action microbicide. Cette action n'est pas des plus intenses; il suffit d'une solution de 1 pour 1,000 pour arrêter la putréfaction (Lemaire), la plupart des microbes pathogènes peuvent vivre dans des solutions moins diluées, et pour détruire les spores, il faut des doses bien plus fortes : 4 à 5 pour 100. — De même l'action des ferments solubles n'est empêchée que par des doses assez considérables (2 à 5 pour 100).

L'eau phéniquée au centième tue les organes végétaux (fleurs, feuilles, fruits); une solution au millième n'a pas d'action (Lemaire).

Signalons enfin que l'acide phénique, même à faible dose, arrête ou ralentit les mouvements des leucocytes et ceux des cils vibratiles.

§ VII. — Diagnostic.

Pendant la vie, l'empoisonnement aigu se reconnaît en général facilement grâce à l'odeur de l'haleine, aux troubles nerveux, coïncidant parfois avec des symptômes de gastrite toxique ; — grâce aussi aux caractères de l'urine qui ne donne pas de précipité avec le chlorure de baryum, et qui, ordinairement, présente au bout d'un certain temps (24 heures environ) une coloration noirâtre.

A l'autopsie, l'odeur de phénol suffit souvent pour indiquer la cause de la mort. Les lésions de cautérisation, quand elles existent, sont assez caractéristiques grâce à la couleur blanche intense, à la sécheresse, des eschares et à l'absence presque constante d'hémorragies de quelque importance.

Il est facile aux chimistes d'extraire des viscères le phénol, de le caractériser et de le doser.

§ VIII. — **Traitement.**

Comme l'acide phénique est absorbé rapidement, il faut se hâter de vider l'estomac (de préférence avec la sonde ou par la titillation de la luette, les vomitifs échouant quelquefois et risquant d'augmenter le collapsus) ou les autres cavités dans lesquelles le poison a été introduit. Si cela ne doit pas entraîner de perte de temps, on emploie comme liquide le lavage de l'eau de chaux, une solution de saccharate de chaux, de l'eau albumineuse, qui peuvent être considérées comme des contre-poisons chimiques du phénol. Lemaire et Vulpian ont constaté qu'une dose de 2 grammes d'acide phénique, habituellement mortelle pour un chien, ne produit plus, si elle a été bien mélangée avec 50 grammes d'albumine, qu'une intoxication très légère et très courte. Le *saccharate de chaux* est plus recommandable, car il agit à doses bien moindres. Husemann a montré que cette substance peut sauver des animaux qui ont pris le double et même le quadruple de la dose mortelle. Il conseille d'administrer le saccharate de chaux dissous dans de l'eau sucrée au moment de l'employer, à une dose égale ou un peu supérieure à la quantité d'acide phénique qu'on suppose avoir été ingérée. — *L'eau de chaux* agit de la même façon, mais comme elle est beaucoup moins riche en oxyde de calcium, il faut la donner à plus haute dose. — On a recommandé aussi comme liquide de lavage l'eau de savon qui a l'avantage de dissoudre et d'entraîner les particules de phénol impur. — Pour enlever l'acide phénique déposé sur la peau, on aura recours à l'huile.

Quelle qu'ait été la voie d'introduction du phénol, on peut chercher à neutraliser les effets du poison déjà absorbé en administrant du sulfate de soude ou de magnésie : 30 à 50 grammes par la bouche, ou une quantité bien moindre en injection sous-cutanée. Ce traitement est inspiré par une vue théorique, il vise à augmenter la proportion des sulfates dans l'économie afin que la conjugaison du phénol avec ces sels soit plus prompte et plus complète. Son efficacité, niée par les uns, est affirmée par d'autres (Sonnenburg, Newton, de Chicago).

Le traitement du collapsus et du coma comporte les stimulants divers : en première ligne les piqûres d'éther, puis la sinapisation, l'électrisation, l'alcool en potion ou en lavement, le bain chaud avec affusions froides sur la tête, etc. La respiration artificielle paraît également indiquée, puisque, d'après les recherches expérimentales, le centre respiratoire serait particulièrement atteint. Les inhalations d'oxygène (qui agiraient en désintoxiquant le sang) auraient donné des résultats excellents.

Le lait doit être administré pendant plusieurs jours ; il remplit en effet diverses indications : il convient au traitement de la gastro-entérite et aussi de la néphrite ; en outre il est diurétique et favorise ainsi l'élimination rénale.

III. — CYANURE DE POTASSIUM ET ACIDE CYANHYDRIQUE

Le cyanure de potassium est un sel fortement alcalin. Il exerce la même action locale que la potasse caustique.

Mais l'action locale est peu de chose auprès des effets
généraux que produit ce poison et qui sont dus à l'acide
cyanhydrique qu'il laisse dégager. C'est donc surtout
ces effets que nous allons étudier ici, qu'ils soient produits par l'acide cyanhydrique libre ou par le cyanure
de potassium et les autres composés cyaniques.

§ Ier. — Divers composés cyaniques; doses toxiques.

L'acide *cyanhydrique* ou *prussique* est considéré
comme le plus violent des poisons, non seulement
parce qu'il agit à très faible dose, mais surtout parce
qu'il peut tuer avec une telle rapidité qu'on l'a qualifié
de « poison foudroyant ».

Pur et anhydre, il forme un liquide incolore exhalant
une forte odeur d'amandes amères, et qui bout à 26°.
Ses vapeurs respirées même en quantité extrèmement
minime, occasionnent presque aussitôt une constriction
de la gorge, des vertiges, des étourdissements; une ou
deux inhalations de ces vapeurs produisent des symptômes très graves, et même la mort; la dose mortelle
pour un adulte est évaluée en effet à $0^{gr},05$ ou $0^{gr},06$.
— L'acide cyanhydrique anhydre s'altère très facilement; c'est un produit de laboratoire que l'on n'a que
rarement occasion de voir.

L'*acide cyanhydrique* dit médicinal est une solution
du précédent dans 100 parties d'eau. C'est une préparation très dangereuse, qui n'est jamais employée pure,
mais mélangée à une potion, à des pilules, à la dose
de 5 à 10 gouttes en plusieurs fois dans une journée.
Le *sirop d'acide cyanhydrique* du Codex contient
10 grammes de cet acide médicinal pour 190 grammes
de sirop simple. La proportion était autrefois de 1/6.

Ce sirop était extrêmement dangereux ; en 1829, il a été administré, à la dose d'une cuillerée à bouche, à sept épileptiques de l'hospice de Bicêtre ; tous moururent au bout de 20 à 45 minutes. *L'eau distillée de laurier-cerise* contient de l'acide cyanhydrique dont la proportion doit être de $0^{gr},05$ pour 100 dans l'eau que délivrent les pharmaciens. On emploie très souvent cette préparation à la dose d'une cuillerée à café dans un verre d'eau, à boire en deux ou trois fois.

Les feuilles du laurier-cerise avec lesquelles on prépare cette eau distillée, ne renferment pas d'acide cyanhydrique tout formé ; mais elles contiennent de l'amygdaline, principe spécial qui se dédouble en aldéhyde benzoïque (essence d'amandes amères) glucose et acide cyanhydrique, quand il se trouve en présence de l'eau, et d'un autre principe l'émulsine qui existe également dans la feuille[1].

Les *amandes amères* contiennent également de l'amygdaline et de l'émulsine. Aussi donnent-elles naissance à de l'acide cyanhydrique quand elles sont mâchées et avalées. C'est de cette façon qu'elles peuvent occasionner un empoisonnement, lequel a été observé plusieurs

---

1. Citons à ce sujet l'expérience suivante de Claude Bernard (in *Leçons sur les substances toxiques et médicamenteuses*). Il pratique une injection intra-veineuse d'amygdaline à un lapin, et à un autre une injection d'émulsine. Ces deux animaux ne présentent rien de particulier. Mais un troisième lapin auquel on administre successivement l'amygdaline et l'émulsine meurt en peu de temps. A l'intérieur même du torrent circulatoire, ces deux substances ont réagi l'une sur l'autre pour former de l'acide cyanhydrique.

Ajoutons que l'empoisonnement se produit encore quand l'émulsine est introduite dans le sang et l'amygdaline dans l'estomac, mais non pas quand c'est l'émulsine qui a été introduite dans l'estomac et l'amygdaline dans le sang. L'émulsine lorsqu'elle a été coagulée perd sa propriété de dédoubler l'amygdaline ; il est donc probable qu'elle n'est absorbée par la muqueuse gastrique ou intestinale qu'après avoir subi la coagulation.

fois. Hofmann a vu un enfant de 3 ans succomber en 2 heures après avoir mangé 7 à 10 amandes. Il a autopsié aussi une femme qui s'était suicidée en avalant une grande quantité d'amandes amères. Une soixantaine de ces amandes suffiraient pour tuer un adulte. Grillées ou cuites, elles sont peu ou pas toxiques. — Les amandes *douces* ne sont pas toxiques ; elles contiennent bien de l'émulsine, mais pas d'amygdaline. — Les amandes de la pêche, de l'abricot, de la cerise et d'autres fruits à noyau se comportent comme les amandes amères. Aussi les liqueurs, obtenues par la distillation de ces fruits : kirsch, marasquin, persico contiennent-elles de l'acide cyanhydrique, en quantité d'ailleurs très minime.

Mentionnons encore l'*essence d'amandes amères*, employée en parfumerie. Pure, cette substance est inoffensive ou à peu près ; mais en réalité elle renferme presque toujours une forte proportion (en général 8 à 10 pour 100) d'acide cyanhydrique, et est ainsi très toxique. On cite des cas où elle a occasionné la mort à la dose de 60 gouttes, de 17 gouttes[1].

Le **cyanure de potassium** est toxique par l'acide cyanhydrique qu'il laisse très facilement dégager. C'est avec ce sel, employé dans certaines industries, notamment dans la galvanoplastie, la dorure, la photographie, et qu'on trouve chez tous les marchands de produits chimiques, que se produisent la plupart des empoison-

---

1. L'essence d'amandes amères est souvent remplacée dans la parfumerie, et même dans la confiserie et la liquoristerie, par la nitrobenzine ou essence de Mirbane qui possède la même odeur. La nitrobenzine est aussi un poison, mais qui agit autrement que l'acide cyanhydrique ; il en sera question plus loin dans le chapitre consacré aux poisons du sang.

nements par l'acide cyanhydrique. Pour notre compte personnel, nous n'avons pas vu un empoisonnement par l'acide libre, tandis que nous avons fait 11 autopsies d'intoxication par le cyanure de potassium ; il s'agissait 7 fois de suicide, 1 fois d'un crime ; 2 autres cas ont été considérés comme accidentels ; la cause du dernier est restée douteuse. Le suicide par le cyanure de potassium est assez fréquent à Paris et dans les grandes villes.

Le cyanure de potassium est un sel blanc, très alcalin, soluble dans l'eau. Au contact de l'acide carbonique de l'air il se décompose en partie, laissant dégager des vapeurs d'acide cyanhydrique facilement reconnaissables à leur odeur, et donnant naissance à du carbonate et à du formiate de potasse. Cette décomposition se produit même dans les flacons bien bouchés, de sorte que le sel exhale toujours l'odeur en question.

En présence de l'acide chlorhydrique de l'estomac, le cyanure laisse dégager rapidement de l'acide cyanhydrique, de sorte qu'il peut tuer presque aussi vite que l'acide ingéré en nature.

La dose mortelle de cyanure de potassium *pur* est évalué à $0^{gr},20$ pour un adulte. Mais le cyanure que l'on trouve dans le commerce est souvent transformé en grande partie en carbonate de potasse ; de sorte qu'il se peut qu'un gramme et plus de ce sel impur n'occasionne pas la mort.

Le *cyanure de sodium* a les mêmes propriétés que le cyanure de potassium. Le *cyanure de mercure* est doublement toxique, par son acide cyanhydrique et par son mercure. — Les *ferri* et *ferrocyanures*, les *sulfocyanures* ne sont pas toxiques, ou très peu, du moins en tant que composés cyaniques; ils peuvent l'être en effet par le métal (mercure) avec lequel ils sont combinés.

§ II. — **Symptômes.**

Le *début* de l'intoxication est extrêmement rapide quand il s'agit d'acide cyanhydrique libre et souvent aussi quand il s'agit de cyanure de potassium, ce sel pouvant se décomposer dès son arrivée dans l'estomac, et même auparavant s'il est pris dans un véhicule acide.

Mais on s'est exagéré à une certaine époque la rapidité de ce début. On se représentait l'empoisonné comme immédiatement sidéré, au point que les médecins légistes doutaient qu'un individu se suicidant avec le cyanure de potassium ait le temps de cacher le flacon ayant contenu le poison ou d'accomplir tels ou tels actes. Cette conception était erronée. Comme les autres poisons, l'acide cyanhydrique n'agit qu'après avoir été absorbé; c'est un fait établi par l'expérimentation : ainsi l'intoxication ne se produit pas quand l'acide prussique est déposé sur une partie dont les vaisseaux ont été préalablement liés. Une fois qu'il a pénétré dans le sang, il faut encore un certain temps pour que le poison arrive aux centres nerveux. Preyer[1] en injectant dans la veine jugulaire un centimètre cube d'une solution d'acide prussique à 60 pour 100 a noté qu'il s'écoulait 29 secondes avant l'apparition des premières convulsions; avec l'acide pur, le délai était encore d'au moins 10 à 15 secondes. — Si prompte que soit l'absorption de l'acide cyanhydrique par les mu-

----

1. PREYER. Die Blausaüre, Bonn, 1870.

queuses, notamment par la muqueuse respiratoire, on comprend que les effets du poison ne peuvent commencer qu'après un délai notable.

Il est vrai que dans certaines observations anciennes d'empoisonnement chez l'homme il est dit que le sujet est tombé *immédiatement* sans connaissance après avoir pris le poison ; mais il faut voir là sans doute un abus de langage. Dans les observations précises, on voit que, même lorsque le cyanure de potassium a été pris à forte dose et a occasionné la mort très rapidement, il s'est écoulé au moins plusieurs secondes avant que les effets du poison se manifestent d'une façon très apparente. Une seule fois sur onze cas d'empoisonnement dont l'expertise a été faite par nous, il nous a été dit que le sujet était tombé sans connaissance en reposant la tasse qu'il venait de vider d'un trait ; il s'agissait d'un empoisonnement accidentel ou criminel et peut-être le sujet avait-il été pris d'une syncope émotionnelle en comprenant qu'il était empoisonné.

D'un autre côté, il est certain que si le début est ordinairement très rapide, il y a à cette règle des exceptions. Il peut arriver notamment quand il s'agit du cyanure de potassium, de l'essence d'amandes amères, surtout quand ces substances rencontrent une abondante quantité d'aliments dans l'estomac, que l'intoxiqué conserve toutes les apparences de l'état normal pendant deux ou trois minutes, quelquefois même bien plus longtemps : un quart d'heure, une demi-heure. Citons ici une observation de Taylor. Une femme avait avalé 15 grammes d'essence d'amandes amères ; elle alla ensuite tirer de l'eau à une fontaine, en but une grande quantité, monta deux étages, appela ses enfants, redescendit un étage et seulement alors tomba sur son lit ; elle mourut 1/2 heure environ après l'ingestion.

Une fois commencé, l'empoisonnement marche souvent avec une rapidité telle qu'il mérite bien le nom de foudroyant, d'autant plus que le début est d'une brusquerie et d'une violence extrêmes. Le sujet n'a pas toujours le temps d'exprimer par des paroles le malaise qu'il ressent, il perd connaissance et tombe, souvent en poussant un cri comme les épileptiques. La respiration devient aussitôt spasmodique, les pupilles se dilatent, les yeux deviennent saillants ; parfois des convulsions ou du trismus apparaissent ; le cœur n'a plus que quelques mouvements irréguliers et très faibles ; la mort survient dans un délai qui peut ne pas dépasser deux ou trois minutes.

Un empoisonnement qui évolue aussi rapidement ne peut guère faire l'objet d'observations précises et détaillées. En voici une qui donnera une idée de la façon dont les choses se passent.

Obs. II (Preyer). — Un homme de 36 ans, sain et vigoureux, avale, vers 2 heures de l'après-midi, une solution contenant environ 0^{gr},15 d'acide prussique (évalué à l'état anhydre). Il put ensuite faire quelques pas en chancelant, puis il s'affaissa tout à coup sans pousser un cri, et tomba à terre. Quatre à cinq minutes après, il gisait étendu, sans pouls et sans respiration et comme privé de vie. Au bout de quelques minutes, il eut une expiration extrêmement violente, au point que les côtes paraissaient presque toucher la colonne vertébrale, et que le thorax semblait creusé en avant ; les mains et les pieds étaient froids, le visage d'une pâleur terreuse, les yeux brillants, la bouche fermée ; la poitrine et le ventre étaient encore chauds, couverts d'une sueur visqueuse ; le front et le visage froids et secs. A intervalles d'une minute, puis d'une minute et demie, il y eut encore deux respirations profondes, râlantes, avec convulsion des muscles thoraciques.

Il est des cas à marche moins rapide. Ici encore les observations concernant l'homme sont très rares; mais en s'aidant de ce que l'on peut observer chez les animaux, on a distingué trois phases dans les effets du poison. La première période est marquée par des vertiges, des étourdissements, de l'obscurcissement de la vue, une sensation de constriction dans la gorge, de l'anxiété précordiale, des battements de cœur, des douleurs dans la poitrine; la respiration est accélérée; quelquefois surviennent des nausées et des vomissements. Au bout de très peu de temps commence la seconde période caractérisée par de la dyspnée intense et par des convulsions, parfois violentes et généralisées; la dyspnée se manifeste surtout par le mode des expirations qui sont longues, très profondes, convulsives et suivies d'une pause spasmodique. Pendant cette période, qui est de peu de durée, le sujet perd connaissance. La troisième période est constituée par le coma avec résolution musculaire interrompue par de rares mouvements convulsifs; la respiration est moins difficile, mais elle devient de plus en plus rare et superficielle. Elle s'arrête presque toujours un peu avant le cœur dont les mouvements, plus ou moins ralentis d'abord, s'accélèrent en même temps qu'ils s'affaiblissent dans la période terminale. Le coma peut durer plusieurs heures, mais dans ce cas le malade guérit presque toujours. On a signalé aussi quelques cas, d'ailleurs très rares, où l'intoxication produite par des doses peu élevées, a eu une marche rémittente.

La guérison est ordinairement rapide et complète; toutefois, certains malades ont conservé pendant plusieurs jours des vertiges, de la constriction de la poitrine, une grande faiblesse. Kobert cite trois cas où les malades ont eu pendant plusieurs jours une grande faiblesse, des lipothymies, des douleurs de tête, de l'insomnie, de la dyspnée ; l'un d'eux aurait même présenté de l'atrophie musculaire des extrémités et aurait fini par devenir cachectique.

Le même auteur signale, d'après Koritschoner, un *empoisonnement chronique* qui aurait été observé chez des tuberculeux traités par des inhalations d'acide cyanhydrique continuées pendant des semaines. Un quart de ces malades présentèrent, outre une pharyngite avec salivation très abondante, de la céphalalgie, des vomissements, du ralentissement du pouls, une faiblesse générale et de l'albuminurie ayant persisté plusieurs jours.

Disons à ce sujet que, d'après les recherches de Preyer, l'organisme ne s'habitue pas à l'acide cyanhydrique ; il y devient au contraire de plus en plus sensible.

§ III. — **Lésions cadavériques.**

Deux signes principaux caractérisent à l'autopsie l'empoisonnement par le cyanure de potassium ; à savoir, l'odeur exhalée par certains organes et, d'autre part, les lésions de l'estomac.

L'odeur d'amandes amères est en général nettement perçue au moment où l'on ouvre l'estomac, et immédiatement reconnue comme telle. Parfois elle est très intense, au point qu'elle aurait occasionné, dit-on, chez les assistants divers malaises représentant une ébauche de l'empoisonnement par l'acide cyanhydrique. Parfois aussi elle est peu accentuée, masquée par les odeurs des matières alimentaires ou par celle de l'ammoniaque qui préexiste quelquefois dans le cyanure de potassium ou qui peut se former par la décomposition de ce sel dans l'estomac (Lacassagne). Il est facile de comprendre que, suivant les circonstances, la quantité d'acide cyanhydrique qui reste dans l'estomac varie beaucoup et que par conséquent l'odeur d'amandes amères est plus ou moins intense et qu'elle peut même être nulle dans quelques cas.

L'odeur s'exhale aussi d'autres organes, surtout des poumons et du cerveau ; elle y est moins forte, mais parfois plus nette que dans l'estomac.

Il convient d'ajouter que tout le monde ne perçoit pas également l'odeur en question ; il y a à cet égard des différences individuelles assez marquées. Nous avons fait plusieurs fois l'expérience avec les étudiants. Les uns reconnaissent sans hésitation l'odeur d'amandes amères, d'autres perçoivent une odeur qu'ils ne peuvent définir, d'autres enfin ne sentent rien.

Les *lésions de l'estomac* sont produites par la potasse du cyanure de potassium ; elles sont donc semblables à celles qui ont été décrites à propos de l'empoisonnement par les alcalis (voir page 58). Le contenu de l'estomac et les parois de l'organe ont une réaction alcaline. La muqueuse est tuméfiée, forme des plis volumineux ; sa consistance est diminuée ; elle est transparente, recouverte d'un mucus visqueux. Elle est imbibée par la matière colorante du sang et offre ainsi, tantôt la teinte brune de l'hématine produite par la potasse, tantôt une teinte rouge vif due à l'acide cyanhydrique. Les mêmes lésions se rencontrent quelquefois sur le duodénum et aussi sur le pharynx, l'œsophage, le larynx, la trachée.

Même dans l'estomac, les lésions peuvent manquer ou être peu accentuées. Cela arrive quand le poison s'est décomposé rapidement, soit dans son véhicule, soit dans le contenu de l'estomac, laissant dégager son acide et combinant sa potasse avec d'autres acides pour former des sels non caustiques. Nous avons vu que les lésions produites par les alcalis se font en grande partie *post mortem* ; elles n'existeront donc pas quand la potasse ne sera restée à l'état caustique que pendant très peu de temps.

Le *sang* est liquide, ou tout au moins ne forme que des caillots peu volumineux et mous ; sa teinte est ordinairement foncée comme sur un cadavre quelconque. Cependant il présente quelquefois une couleur rouge vif assez analogue à celle du sang oxycarboné. Ainsi que d'autres observateurs, nous avons vu quelquefois cette teinte spéciale ; mais nous ne l'avons rencontrée qu'en des points limités : sur des plaques de congestion de la peau et surtout sur la muqueuse de l'estomac, le sang étant foncé partout ailleurs[1].

On note en général les lésions de l'asphyxie et quelquefois un pointillé hémorragique très abondant sur la face, le cou, la poitrine, sur les séreuses. On peut trouver aussi des ecchymoses sur la muqueuse stomacale, même quand l'empoisonnement a été produit par l'acide

---

1. Cette couleur spéciale du sang a été attribuée à diverses causes. Pour certains auteurs, elle tient à ce que le sang lorsqu'il contient de l'acide cyanhydrique même en très faible quantité, n'abandonne pas facilement son oxygène. Hofmann suppose qu'elle est due à la présence de l'ammoniaque dans le sang. Pour Kobert, la couleur en question est celle de la cyaméthémoglobine, c'est-à-dire de la combinaison que forme l'acide cyanhydrique avec la matière colorante du sang, et qui a en effet une belle coloration rouge (elle a le même spectre que l'oxyhémoglobine). Mais il n'est pas certain que cette substance se forme dans l'organisme comme elle se forme *in vitro*.

cyanhydrique libre et que par conséquent il n'y a pas eu de cautérisation de la paroi gastrique.

§ IV. — **Mode d'action.**

Tous les animaux subissent l'action toxique de l'acide cyanhydrique, action qui se montre d'autant plus rapide et d'autant plus intense qu'il s'agit d'un animal dont l'organisation est plus compliquée. — L'acide cyanhydrique tue également les végétaux, sauf quelques champignons inférieurs il arrête la germination des graines qui ne sont cependant pas tuées définitivement par lui; il est à supposer que dans ce cas, il paralyse, tant qu'il est présent, les ferments contenus dans la graine.

Chez l'homme et les animaux supérieurs, l'action toxique s'exerce surtout sur les centres nerveux, et notamment sur le bulbe qui sont paralysés d'emblée ou après une courte période d'excitation[1]. C'est ce qui résulte de la simple observation des symptômes de l'empoisonnement et aussi des recherches physiologiques qui montrent notamment que les noyaux des pneumogastriques, d'abord excités, sont ensuite paralysés, et qu'il en est de même pour les centres vaso-moteurs et respiratoire.

Si l'on veut pousser plus loin l'analyse, il faut se demander si les troubles des centres nerveux résultent de l'action directe de l'acide cyanhydrique, ou s'ils sont causés indirectement par des modifications du sang, et enfin si les autres tissus subissent pour leur propre compte les effets du toxique.

Ces questions n'ont pas encore trouvé une solution définitive. L'intermédiaire du sang n'est pas indispensable pour l'empoisonnement, car celui-ci se produit très rapidement encore chez des grenouilles dont tout le sang a été enlevé et remplacé par de l'eau salée.

Toutefois l'acide cyanhydrique modifie profondément les fonctions respiratoires du sang. Cette modification peut être

---

1. L'analyse chimique montre aussi l'affinité du poison pour les centres nerveux. Ogier, sur 4 cas d'intoxication, a trouvé 3 fois que c'était le cerveau qui, après l'estomac et les poumons (ces derniers servent à l'élimination) contenait le plus d'acide cyanhydrique.

constatée en opérant *in vitro*. Le sang normal décompose tumultueusement l'eau oxygénée en eau et en oxygène ; l'addition d'une très faible quantité d'acide prussique empêche cette décomposition. — Le sang chargé d'acide prussique absorbe moins d'acide carbonique que le sang normal. Il en est de même lorsque le sang circule dans l'organisme vivant. Déjà Claude Bernard et d'autres expérimentateurs avaient remarqué que dans certains cas d'intoxication par l'acide cyanhydrique, le sang veineux prenait une coloration rouge. Geppert [1], en intoxicant assez lentement des animaux, a constaté que, bien que l'oxygène ne fasse pas défaut dans le sang, la consommation de ce gaz est diminuée, et cela alors même que l'on provoque chez ces animaux de violentes convulsions à l'aide de l'électricité. En outre, ses analyses lui ont montré que la teneur du sang veineux en oxygène et en acide carbonique est sensiblement la même que celle du sang artériel.

Geppert interprète ces constatations de la façon suivante. L'acide prussique agit sur les muscles comme sur tous les tissus en les rendant inaptes à décomposer l'oxyhémoglobine pour s'unir à l'oxygène [2]. Il arrête les échanges, et produit une véritable asphyxie interne, en présence même d'un excès d'oxygène. — Les symptômes de l'empoisonnement tiendraient à cette suspension des oxydations dans les cellules nerveuses, dont les troubles fonctionnels sont plus apparents et plus immédiatement graves que ceux des autres éléments anatomiques.

Cette interprétation a été contestée par Corin et Ansiaux [3]. Pour eux, l'acide cyanhydrique est un poison bulbaire au sens le plus strict du mot. Ils basent cette opinion sur des expériences qui leur ont montré que les symptômes de l'intoxica-

---

1. *Zeitschrift für klin. Medic.*, 1888.

2 Après la mort, le sang redevient en général noir comme sur un cadavre quelconque. La coloration rouge vif qu'il présente dans certains cas a été attribuée à diverses causes (voir note de la page 203 : ajoutons que l'acide prussique forme avec la matière colorante du sang un composé : cyanméthémoglobine d'après Kobert, cyanhématine d'après d'autres auteurs, lequel présente une couleur rouge vif et possède un spectre spécial : mais cette combinaison ne se forme pas dans l'organisme, tout au moins dans l'organisme vivant.

3. *Bull. de l'Acad. méd. Belgique*, 1893.

tion sont exactement conformes, dans tous leurs détails, avec ceux qui se manifestent chez un animal dont on a détruit fonctionnellement le bulbe en liant les carotides et les vertébrales. Chez un tel animal, la consommation de l'oxygène est également diminuée, et elle peut même être réduite à zéro pendant une ou deux minutes. L'arrêt des échanges est donc une conséquence de la cessation des fonctions du bulbe.

§ V. — **Diagnostic.**

Dans les cas foudroyants, la rapidité de la mort met immédiatement sur la voie du diagnostic, car parmi les divers poisons auxquels l'on peut avoir affaire dans la pratique, il n'en est aucun qui tue aussi brutalement. Dans les cas à évolution moins rapide, le coma survient encore plus tôt que dans les autres empoisonnements. L'odeur exhalée par l'haleine et les éructations est caractéristique[1].

A l'autopsie, l'odeur d'amandes amères fournit le signe le plus important. Elle fait quelquefois défaut; sur 11 autopsies que nous avons pratiquées, 7 fois l'odeur était très marquée, 3 fois elle était faible ou douteuse, une fois elle était nulle. Dans les cas où l'odeur est peu accentuée on la perçoit mieux et plus longtemps en enfermant le contenu de l'estomac dans un bocal bien bouché; de temps en temps, on agite le bocal, on le débouche aussitôt après, et une bouffée d'odeur se dégage.

Quand il s'agit de cyanure de potassium, on trouve

---

1. Cette odeur ne peut être confondue qu'avec celle de la nitro-benzine, substance également toxique, mais qui occasionne rarement des empoisonnements. L'intoxication occasionnée par la nitro-glycérine ne débute qu'après plusieurs heures ; elle produit une coloration cyanotique de la peau qui persiste pendant des jours, et aussi un rétrécissement de la pupille ; les troubles nerveux : convulsions, coma, se manifestent par accès.

ordinairement sur l'estomac les lésions de cautérisation ;
celles-ci sont les mêmes qu'il s'agisse de potasse caustique
ou de cyanure de potassium, avec cette seule différence
que dans le second cas l'estomac présente quelquefois
une couleur rouge vif, et aussi qu'il exhale ordinairement une odeur d'amandes amères. — Rappelons que le
cyanure de potassium ne produit cette cautérisation que
lorsqu'il est avalé en assez grande quantité, et qu'il
n'y a pas beaucoup d'aliments dans l'estomac. La cautérisation faisait défaut dans 5 de nos 11 autopsies.

L'empoisonnement par l'acide cyanhydrique libre ne
peut être reconnu à l'autopsie que par l'odeur.

Parmi les procédés de recherche chimique, il en est
un, celui de Schönbein, auquel le médecin peut avoir
recours, et qui fournit une indication préliminaire. Des
bandes de papier à filtrer sont trempées dans la teinture
alcoolique de gaïac, et ensuite dans une solution de
sulfate de cuivre à 2 pour 1000. Exposé aux vapeurs
d'acide cyanhydrique, ce papier prend rapidement une
teinte bleue ; la réaction est extrêmement sensible. On
suspend les bandes de papier, encore humides à la face
inférieure du bouchon qui ferme hermétiquement le
bocal contenant une partie des matières suspectes ; il
convient d'acidifier préalablement ces matières avec de
l'acide tartrique pour favoriser le développement de
l'acide cyanhydrique et pour éviter les vapeurs ammo-
niacales qui colorent également en bleu le papier réactif.

Bien que l'acide cyanhydrique soit très volatil et
facilement décomposable, ainsi que le cyanure de potassium, on retrouve cependant facilement le poison dans
les organes après la mort. L'analyse chimique donne
presque toujours des résultats positifs quand elle est

pratiquée moins de 3 ou 4 jours après la mort, même en été. Elle a souvent réussi après des délais beaucoup plus longs : 8 jours, 30 jours (Lhote et Vibert) 100 jours (Falck). Zillner[1] rapporte un cas où l'analyse, faite par Ludwig quatre mois après la mort, a permis de déceler l'acide cyanhydrique.

§ VI. — **Traitement.**

Comme dans bon nombre de cas l'empoisonnement n'a pas une marche foudroyante, et qu'il peut même durer plusieurs heures, il n'est pas inutile de parler du traitement.

Outre les vomitifs (l'apomorphine spécialement) et le lavage de l'estomac, certains contre-poisons chimiques ont été recommandés. C'est d'abord l'*hydrate d'oxyde de fer*, destiné à transformer le cyanure de potassium en bleu de Prusse, non toxique; s'il s'agissait d'acide cyanhydrique en nature, il faudrait que cet hydrate d'oxyde de fer fût récemment préparé. Le *permanganate de potasse* agirait en transformant l'acide cyanhydrique en acide cyanique, qui n'est que caustique et seulement lorsqu'il est concentré. Expérimenté chez les animaux, il se serait montré capable de neutraliser une dose dix fois mortelle de cyanure de potassium. Kossa, qui a préconisé le permanganate de potasse conseille de l'employer chez l'homme pour le lavage de l'estomac, en solution à 3 pour 1000. Kobert conseille l'eau oxygénée, qui donnerait avec l'acide cyanhydrique de l'oxamide, substance à peu près inoffensive à petite dose. Avec un de ses élèves, il aurait constaté

1. *Vierteljahrschrift für gerichtl. Medic.* Band XXXV.

que, même en injections sous-cutanées, l'eau oxygénée peut sauver les animaux qui ont reçu du cyanure en quantité un peu supérieure à la dose mortelle.

On avait proposé autrefois les inhalations de chlore et d'ammoniac ; Orfila conseillait de placer sous le nez du malade un flacon contenant de l'eau chlorée, ou, à défaut, de l'eau ammoniacale (1 partie d'ammoniaque liquide des pharmacies et 12 parties d'eau) ; l'eau chlorée était prescrite aussi en ingestion. — Ce traitement est considéré aujourd'hui comme inefficace, les composés qui pourraient se former ainsi étant eux-mêmes toxiques.

Lorsqu'il s'agit d'un empoisonnement par les amandes, on conseille l'administration de l'acide lactique ou de l'acide chlorhydrique, parce que ces deux acides, en solution à 1 ou 2 pour 100, empêcheraient le dédoublement de l'amygdaline.

En fait de contre-poison dynamique, on a conseillé l'atropine (en injections sous-cutanées de 1 milligrame répétées au besoin plusieurs fois). Preyer a montré que l'atropine, et aussi l'hyoscyamine, injectées préventivement à des animaux, leur permettent de supporter une dose mortelle d'acide cyanhydrique. Dans un cas où l'atropine a été employée chez l'homme, le malade reprit bientôt connaissance, mais quelques heures après il mourut par arrêt subit de la respiration. Le chlorhydrate de morphine, à dose non mortelle, aurait sauvé des animaux ayant reçu une dose mortelle de cyanure (Ilcim).

Parmi les moyens de traitement qui ont été le plus souvent employés chez l'homme, il faut citer les affusions d'eau froide sur la tête et la nuque, le malade étant dans un bain chaud, la respiration artificielle, les piqûres d'éther. L'inhalation d'oxygène paraît sans utilité.

CHAPITRE DOUZIÈME

POISONS MÉTALLIQUES

Les poisons appartenant à la classe des métaux présentent au point de vue toxicologique quelques caractères communs.

L'empoisonnement *aigu* offre les mêmes traits principaux, qu'il soit produit par les sels de mercure, de plomb ou de cuivre. Presque tous les. sels toxiques de ces métaux possèdent une action caustique et irritante, et la plupart des symptômes de l'empoisonnement résultent de cette action exercée non seulement au moment de l'ingestion, mais aussi au moment de l'élimination. La néphrite aiguë et aussi l'entérite produites par l'élimination de ces métaux (engagés sans doute dans une combinaison qui les rend irritants) contribuent en effet à la ressemblance clinique des trois intoxications. Au milieu des manifestations de la gastro-entérite, de la néphrite aiguë et de l'urémie, les effets spéciaux propres au métal lui-même n'apparaissent pas toujours très nettement, ou du moins restent habituellement au second plan.

Ces effets, différents pour chaque métal (au moins pour le mercure et pour le plomb) s'observent au contraire très nettement dans l'intoxication chronique, sans doute parce que dans ce cas le métal est absorbé et emmagasiné sous une forme spéciale et, généralement, en plus grande quantité.

I. — MERCURE

Principaux composés mercuriels, leurs doses toxiques.

Le *mercure métallique* n'est toxique que dans certaines conditions.

Pris par la bouche, même en quantités énormes, mais à l'état de mercure coulant, il est presque toujours inoffensif. C'est ainsi qu'à une certaine époque on a pu le prescrire à des doses atteignant 1 kilogramme dans les cas d'étranglement interne. Sue rapporte qu'un homme avala pendant longtemps 1 kilogramme de mercure par jour dans le but d'expulser par l'anus un écu qui s'était arrêté dans l'œsophage. Il paraît que certains ouvriers qui veulent dérober du mercure en avalent pendant leur travail une assez grande quantité qu'ils recueillent ensuite dans leurs selles. Il paraît ainsi qu'à la fin du siècle dernier un grand nombre d'habitants de Londres et d'Edimbourg, dans le but de se préserver de la goutte et des calculs, avalaient chaque matin 8 à 12 grammes de mercure[1].

Le mercure exerce au contraire une action énergique sur l'économie quand il est, non plus à l'état coulant, mais divisé en très fines particules. C'est sous cet état qu'il est employé en thérapeutique. Les *pilules mercurielles* ou *bleues*, les *pilules de Sedillot*, renferment $0^{gr},05$ de mercure métallique très finement divisé : on en prescrit 2 à 4 par jour, soit $0^{gr},10$ à $0^{gr},20$ de mer-

1. Cependant quand le mercure métallique reste longtemps dans le tube digestif, il finit par être partiellement absorbé et produire une intoxication plus ou moins grave. Quelques faits de ce genre sont rapportés par Orfila.

cure. L'*huile grise*, destinée à être injectée sous la peau ou dans les muscles, est une émulsion de mercure, dans de la lanoline et de l'huile d'olive ; elle contient environ $0^{gr},39$ de mercure par centimètre cube, dose injectée en une seule fois. L'*onguent napolitain* renferme parties égales (en poids) de mercure métallique et d'axonge benzoïnée ; on l'emploie en frictions continuées pendant une dizaine de minutes sur une région peu étendue du corps, à la dose de 4 à 6 grammes. L'*onguent gris* est formé de 1 partie d'onguent napolitain et de 3 parties d'axonge.

Le mercure est toxique quand il est absorbé, à l'état de vapeurs, par les voies aériennes. Or le mercure émet des vapeurs à toute température, et même à la températeure ordinaire, elles suffisent quand elles sont respirées longtemps et d'une manière continuelle, pour occasionner un empoisonnement chronique. C'est par les vapeurs de mercure que se produisent la plupart des intoxications professionnelles[1]. — Émises à une température élevée, ces vapeurs peuvent occasionner une intoxication aiguë rapidement mortelle. Tel est le cas (Seydel) d'une femme qui, sur le conseil d'une voisine, respira les vapeurs de mercure métallique projeté sur des charbons ardents ; au bout de quelques minutes elle tomba sans connaissance, et, bien que l'inhalation ait été immédiatement interrompue, elle mourut au bout de dix jours après avoir présenté les signes de l'hydrargyrisme aigu.

La plupart des *composés mercuriels*, au moins ceux

1. Sur cette question, comme sur d'autres points relatifs à l'action toxique du mercure, consulter : MERGET. Mercure, action physiologique, toxique et thérapeutique. Bordeaux-Paris, 1894.

qui sont solubles, sont des poisons qui comptent parmi les plus violents.

Le *bichlorure de mercure, chlorure mercurique*, appelé encore *sublimé corrosif,* est, au point de vue toxicologique, le plus important de ces composés. C'est un sel blanc, inodore, d'une saveur styptique très forte et très désagréable ; il est soluble dans l'eau froide, plus soluble dans l'eau bouillante, dans l'alcool et dans l'éther. — Le sublimé peut tuer à la dose de $0^{gr},15$ à 0,20 centigrammes ; à partir d'un gramme, il est exceptionnel que l'intoxication ne se termine pas par la mort. Des doses plus faibles encore peuvent produire un empoisonnement grave quand une solution de sublimé est injectée dans le vagin, l'utérus, une plaie, etc. [1].

Le *sublimé* a peu d'usages dans l'industrie ; on l'emploie quelquefois pour préserver certaines substances animales ou végétales de la putréfaction et des ravages des insectes. En raison de son action antiseptique très énergique, il est fort usité en chirurgie et en obstétrique, en solutions à 0,50 ou 0,25 pour 1000. Il est employé aussi pour l'usage interne. La *liqueur de Van Swieten* contient 1 gramme de sublimé pour 900 grammes d'eau et 100 grammes d'alcool ; les pilules de Dupuytren renferment chacune $0^{gr},01$ de sublimé. Le *bichlorure de mercure* est administré aussi en injections sous-cutanées, dissous dans l'eau ou dans une solution de peptone et de chlorure d'ammonium, à la dose de $0^{gr},01$ à $0^{gr},025$ par jour.

---

1. Notons que les mangeurs et fumeurs d'opium présentent, paraît-il, une immunité très marquée vis-à-vis du sublimé, au point d'en supporter impunément plus d'un gramme par jour.

Le *biiodure* ou *iodure mercurique* est toxique de la même façon que le sublimé, et à peu près aux mêmes doses. Il forme des cristaux ou une poudre d'un rouge magnifique, presque insoluble dans l'eau; il a été employé quelquefois comme colorant. C'est l'un des agents du traitement antisyphilitique; on le prescrit en pilules de 0^{gr},005, quelquefois en injections sous-cutanés.

Le *protochlorure* ou *calomel* forme une poudre blanche, insoluble, sans saveur. C'est un médicament très employé; comme purgatif il est à administrer à la dose de 0^{gr},50 à 1 gramme chez l'adulte, et est bien toléré dans l'immense majorité des cas; il a cependant occasionné quelquefois une stomatite plus ou moins intense. Cet accident est beaucoup plus fréquent quand le calomel est pris à doses très minimes mais répétées : 0^{gr},05 en dix ou douze prises à une heure d'intervalle. En dehors de la stomatite, le calomel ne détermine guère d'intoxication, même lorsqu'il est pris à très forte dose. Jaksch a vu un homme qui avait tenté de se suicider en avalant 6 grammes de ce sel; il n'eut qu'une forte diarrhée, sans collapsus, et fut complètement rétabli en quelques jours. Cependant Orfila parle d'un individu qui, ayant avalé 16 grammes de calomel, eut des vomissements, un sentiment de brûlure dans la gorge, une vingtaine de selles par jour suivies de prostration, de torpeur, d'insensibilité des organes des sens; et de la mort.

Le *protoiodure* n'est employé que dans le traitement de la syphilis. Les *pilules de Ricord* en contiennent 0^{gr},05 et se prescrivent à la dose de 1 à 3 par jour. Ce sel paraît peu toxique. Le Pr Fournier a vu une femme qui avait avalé en une·fois 34 pilules de Ricord (soit

1^{gr},70 de protoiodure) et qui eut seulement une stomatite légère.

Le *sulfure de mercure* porte le nom de *vermillon* lorsqu'il est en poudre, laquelle est d'un beau rouge. Il est relativement peu toxique, mais a cependant tué les animaux qui en avaient reçu une forte dose.

Le *cyanure de mercure* est toxique tantôt par son acide cyanhydrique, et dans ce cas la mort a lieu très rapidement, et tantôt par son mercure. On trouve dans Orfila l'observation d'un homme très vigoureux qui aurait avalé d'un coup 0^{gr},13 de cyanure de mercure. Les symptômes, relatés en détail, ne se rapportent pas à l'acide cyanhydrique, mais à l'intoxication mercurielle aiguë ; la mort eut lieu le 9ᵉ jour. — Le cyanure de mercure est quelquefois employé en thérapeutique contre certains accidents syphilitiques ; on l'a administré en injections intra-veineuses ; la dose maxima à laquelle on n'arrive pas d'emblée) est de 0^{gr},01.

Le *nitrate acide de mercure* est très toxique et en même temps très caustique ; ce sel, employé quelquefois pour cautériser des plaies, a produit ainsi dans plusieurs cas des empoisonnements, dont quelques-uns mortels.

Le *bisulfate* sert pour certaines piles électriques. Nous avons observé un empoisonnement par ce sel qui avait été versé par mégarde dans de l'eau purgative de Birmenstorff ; un homme but une gorgée de cette purgation et fut pris d'une intoxication à laquelle il succomba le dixième jour. L'analyse montra que l'eau purgative contenait 1^{gr},9 de bisulfate de mercure pour 100 ; en évaluant la gorgée à 30 ou 40 grammes, la quantité de sel de mercure ingéré avait donc été de 0^{gr},57 à 0^{gr},76.

L'empoisonnement mercuriel se présente sous la forme aiguë et sous la forme chronique. Ces deux formes ont chacune une étiologie, des symptômes et des lésions qui leur sont propres. Nous les décrirons donc successivement.

EMPOISONNEMENT AIGU

§ I. — Étiologie.

Empoisonnements criminels et suicides. — Les énergiques propriétés toxiques du sublimé sont connues depuis longtemps. On dit qu'il était employé par les empoisonneurs des siècles derniers, qu'il constituait « la poudre de succession », et que le poison dont se servait la marquise de Brinvilliers était un mélange d'arsenic et de sublimé. Cependant la saveur violente de ce sel est bien difficile à dissimuler. De nos jours, il sert rarement aux crimes ; dans une période de 60 ans (1825-1885) on n'en a compté que 8 cas en France.

L'*empoisonnement suicide* est devenu assez fréquent, surtout chez les femmes, depuis que le sublimé a été largement employé en gynécologie. Les femmes auxquelles on a prescrit des injections vaginales, reçoivent du pharmacien des paquets (généralement de $0^{gr},25$) de sublimé, avec l'avertissement qu'il s'agit d'un poison très violent, avertissement qu'elles mettent à profit quand elles veulent en finir avec la vie.

L'*empoisonnement accidentel* est beaucoup plus fréquent.

Il est quelquefois occasionné par les vapeurs de mercure ; rappelons-en deux exemples classiques. En

1810, sur le vaisseau anglais le *Triumph,* de nombreuses vessies qui renfermaient du mercure se rompirent; deux cents matelots furent intoxiqués, dont trois mortellement: tous les animaux qui se trouvaient à bord succombèrent. — En 1803, un incendie éclata dans les mines de mercure d'Idria; les vapeurs de mercure se répandirent au loin et occasionnèrent des phénomènes d'intoxication (notammemt du tremblement) chez 900 personnes du voisinage.

Mais c'est par les sels de mercure que l'empoisonnement accidentel est presque toujours occasionné et sauf quelques cas de méprises qui se produisent ici comme pour la plupart des substances toxiques dont l'usage est très répandu [1] il résulte surtout de l'emploi thérapeutique des composés mercuriels, mal supportés par certains sujets.

Ces accidents sont assez rares à la suite de la médication interne; du moins l'intoxication qui peut se produire ainsi est presque toujours limitée à un symptôme unique; à savoir la stomatite mercurielle, sauf bien entendu dans les cas où une erreur de dose a été commise.

L'intoxication est produite plus souvent par la médication externe, spécialement par les pansements, lavages ou injections au sublimé, qui ont été très largement employés en chirurgie et surtout en obstétrique pendant ces dernières années. On a pu croire quelque temps que ce traitement était toujours inoffensif; le Pr Tarnier, par exemple, sur une série de 3,000 accou-

---

1. Beaucoup de ces méprises ont été sans doute évitées par la précaution qu'on a prise d'ajouter un colorant aux solutions de sublimé destinées à l'usage externe.

chées chez lesquelles l'antisepsie était rigoureusement assurée par le sublimé, n'a jamais vu se produire d'accidents [1]. Il y a cependant des exceptions et, si rares qu'elles soient, elles sont arrivées, avec la pratique généralisée des injections au sublimé, à former un chiffre important. Dans un mémoire paru en 1886, Butte a réuni 21 cas d'intoxication *mortelle* produite de cette façon.

Notons à ce sujet l'extrême inégalité de la susceptibilité individuelle. Il y a des accouchées qui supportent un nombre presque indéfini d'injections. Une femme, citée par Bastaki [2], a reçu, sans présenter jamais aucun signe d'empoisonnement, 192 injections intra-utérines de sublimé à 1/2000. Chez d'autres, l'intoxication n'éclate qu'après des injections longtemps répétées ou trop abondantes; par exemple, dans un cas rapporté par Legrand [3], une femme, après un avortement, reçoit, à 3 heures d'intervalle, deux injections intra-utérines de chacune 10 litres d'une solution à 1/2000, et meurt d'intoxication mercurielle cinq jours après. Dans d'autres cas enfin, il suffit d'une seule injection, même très diluée, et sans rétention du liquide, pour provoquer des accidents; telle la femme citée par Maurer [4], qui eut une intoxication parfaitement caractérisée, à la suite d'une injection vaginale de 1/2 litre d'une solution à 1/2000. Nous-même avons vu un empoisonnement mortel à la suite d'une injection intra-utérine de 2 litres d'une solution à 1/4000° (observation, page 226).

1. Tarnier. Leçon d'inauguration, in *Sem. méd.*, 1884.
2. Bastaki. Du bichlorure et du biiodure de mercure en obstétrique. *Thèse*, Paris, 1884.
3. *Ann. de gynécologie*, 1889.
4. In Brun. Accidents imputables aux antiseptiques. *Thèse agrég.*, 1886.

La raison de ces différences se trouve quelquefois dans le fait de la rétention d'une partie de la solution du contact de celle-ci avec une large surface dépourvue d'épithélium, en un mot dans les diverses circonstances qui peuvent favoriser l'absorption du liquide toxique. Mais il est certain que cette explication ne peut être invoquée dans tous les cas, et qu'il y a des sujets pour lesquels les composés mercuriels sont toxiques à doses extrêmement minimes. Le fait a été observé non seulement à la suite des injections vaginales en intra-utérines, mais aussi après des pansements sur des plaies ou sur des muqueuses. Trousseau a vu deux sujets : un enfant de 9 ans et un jeune homme empoisonnés par des lavages des yeux avec une solution faible de sublimé.

Les *frictions à la pommade mercurielle* (4 à 8 grammes) fort employées dans le traitement de la syphilis, entraînent assez fréquemment la stomatite ; mais dans l'immense majorité des cas, l'intoxication se borne à ce seul symptôme. Il n'en est pas de même quand la friction est faite sur une grande partie du corps et avec une plus forte dose : par exemple chez des sujets atteints de la gale ; il y a plusieurs exemples d'emprisonnement mortel produit dans ces conditions. Une dose de 5 grammes a même suffi pour entraîner la mort. Il s'agissait dans ce cas (Sackur) d'une fille de vingt ans, atteinte d'un phlegmon de l'avant-bras consécutif à des crevasses de la main ; la friction fut faite sur les parties malades ; la fille succomba cinq jours après avec les symptômes et les lésions de l'intoxication mercurielle.

Une autre source d'intoxication se trouve mainte-

nant dans les *injections sous-cutanées* de composés
mercuriels, qui sont entrées depuis quelques années
dans la thérapeutique de la syphilis. Ces injections
sont faites soit avec des composés solubles que l'on
administre à petites doses répétées quotidiennement ou
à courts intervalles, soit avec des composés insolubles,
administrés généralement à de plus hautes doses, mais
à de longs intervalles parce que l'absorption s'en fait
plus lentement. Ce dernier mode d'administration expose beaucoup plus à l'empoisonnement, car le mercure est solubilisé et absorbé chez certains sujets plus
rapidement que chez d'autres. On a publié au moins une
quinzaine d'observations où l'empoisonnement occasionné de cette façon a entraîné la mort.

§ II. — Symptômes.

On peut prendre comme type l'intoxication par le
sublimé, qui est de beaucoup la plus fréquente, et à
laquelle ressemble étroitement l'empoisonnement par
la plupart des autres sels de mercure solubles.

Pur, ou en solution quelque peu concentrée, le sublimé est un caustique énergique. Son ingestion produit
donc immédiatement une vive douleur dans la bouche,
la gorge, l'œsophage, puis dans l'estomac. Bientôt après
commencent les vomissements qui sont ordinairement
mélangés de sang, et qui expulsent parfois des lambeaux
plus ou moins volumineux de la muqueuse stomacale
mortifiée. Ce sont là les effets de l'action locale du
poison, et ils peuvent être assez graves pour entraîner la
mort en quelques heures, soit que le malade succombe
dans le collapsus, soit qu'il meure d'un œdème de la
glotte résultant de la cautérisation de l'entrée du larynx.

Mais dans la plupart des cas, la mort n'est pas aussi rapide ; elle ne survient qu'après un délai compris le plus souvent entre 3 et 10 jours. On voit alors apparaître les symptômes qui résultent de l'absorption et de l'élimination du poison, et dont les principaux sont des troubles gastro-intestinaux, de la stomatite et de la néphrite.

A la gastrite qui s'est manifestée presque aussitôt après l'ingestion du poison, succèdent bientôt des signes d'*entérite*. Tout le ventre est le siège de douleurs spontanées, qu'augmentent beaucoup la pression, les mouvements, et les contractions qui précèdent et accompagnent les évacuations diarrhéiques. Celles-ci, d'abord bilieuses et muqueuses, deviennent ensuite séreuses, mais sont rarement très abondantes. Au bout de quelque temps (en général, un ou deux jours au moins) on observe tous les signes d'une *colite,* qui finit le plus souvent par prendre la forme d'une *dysenterie* violente ; les selles deviennent extrêmement fréquentes, sont accompagnées d'un ténesme des plus pénibles ; les matières expulsées contiennent du sang, et parfois des lambeaux de muqueuse. Disons de suite qu'à ces symptômes correspondent des lésions du gros intestin semblables à celles de la dysenterie, et que ces lésions sont produites par l'élimination du poison, car elles se produisent tout aussi bien quand celui-ci a été absorbé par une autre voie que le tube digestif.

La *stomatite mercurielle* est une affection spéciale, très caractéristique, tout à fait indépendante des lésions que le poison a pu produire dans la bouche au moment où il a été ingéré. Cette stomatite, qui appartient à toutes les formes de l'intoxication, sera décrite plus loin (page 228); dans la forme aiguë, elle apparaît quelquefois dès le premier jour; mais elle peut être très légère ou manquer complètement; nous l'avons vu faire défaut chez deux sujets morts, l'un au 5e jour, l'autre au 10e jour, de l'intoxication. Qu'il y ait ou non de la stomatite, le malade perçoit ordinairement une affreuse saveur métallique.

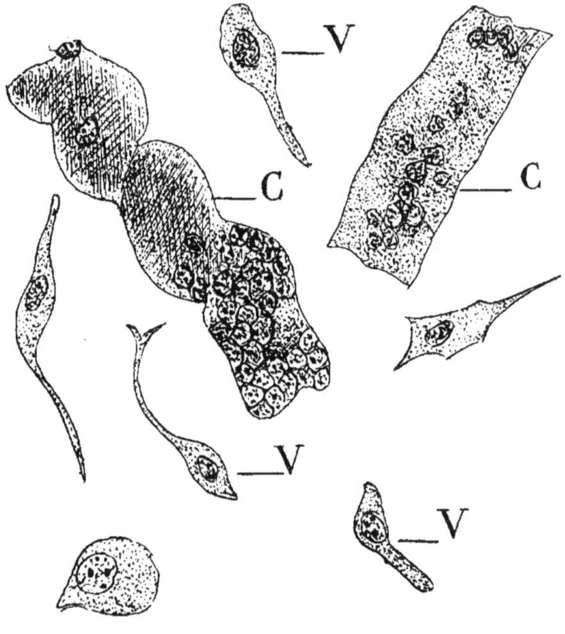

Fig. 24. — Sédiment urinaire dans l'intoxication mercurielle. — C,C, cylindres épithéliaux; V,V, cellules de la vessie.

La *néphrite* est un symptôme constant des empoisonnements aigus et graves. Elle se traduit par des douleurs rénales et surtout par les modifications de l'urine. Celle-ci est rare, dans bon nombre de cas elle a été supprimée totalement pendant un ou plusieurs jours ; elle est fortement albumineuse et quelquefois teintée de rouge, soit par du sang, soit par de l'urobiline. Elle contient des cylindres de toutes les variétés, et notamment de nombreux cylindres épithéliaux qui attestent la gravité et l'étendue des lésions rénales. La figure 24 représente le sédiment de l'urine retirée, après la mort, de la vessie d'un homme qui succomba dix jours après avoir pris du bisulfate de mercure.

L'empoisonnement ne comporte assez souvent que les trois symptômes qui viennent d'être indiqués. Il en a été ainsi par exemple dans le cas suivant où la mort est survenue le neuvième jour.

Obs. III (Barthélemy, *Ann. d'hyg. et de méd. lég.*, 1880). — Le nommé G., 22 ans, journalier, entre le 26 janvier à l'hôpital Saint-Antoine. La veille, il a avalé une solution concentrée d'un sel mercuriel qu'il prit sur la commode d'un de ses amis, lequel se soignait d'une maladie contractée dans une maison publique.

Aussitôt après, douleur très vive dans la bouche, la gorge et sensations de brûlures le long de l'œsophage. Vomissements immédiats aussi, aqueux d'abord, et muqueux.

Les douleurs sont si vives, que le malade se tord, se plie en deux, se couche sur le ventre, se plaint et gémit continuellement. Vomissements fréquents avec efforts bien pénibles.

Le malade est très pâle, et très fatigué par la douleur, l'insomnie, le défaut d'alimentation.

Le 27. — Même état. On trouve à la face interne des joues et des lèvres de petites plaques noirâtres, ardoisées, qui paraissent être des eschares superficielles. Le malade salive abondamment et souffre dans toutes ces régions.

Le 28. — La salive expectorée est teintée de sang. Les vomissements sont aussi colorés en rouge, ils sont toujours très pénibles et très fréquents.

La stomatite et la glossite sont bien nettes (salivation, odeur fétide de l'haleine, sang et pus expectorés, tuméfaction, douleur extrème au moindre contact). Eschares blanchâtres à la face antérieure de la pointe de la langue et tout le long du bord libre des gencives ; celles-ci sont très molles et soutiennent mal les dents.

Cinq ou six selles bilieuses, non sanglantes.

Ventre douloureux à la pression, mais sans ballonnement ; douleurs spontanées à l'œsophage et à l'estomac. Insomnie.

Le 29. — Ganglions sous-maxillaires engorgés et douloureux. Tuméfaction des joues. Les lèvres entr'ouvertes laissent écouler une salive sanguinolente et fétide.

Pas de dyspnée, pas d'altération de la voix.

Le malade ne veut rien prendre, pas même des boissons et n'est soulagé que par la glace.

Le 31. — Le malade vomit toujours ; les matières rendues sont colorées en rouge foncé, en brun noir.

Les urines sont rares, légèrement albumineuses.

La diarrhée persiste, sans ballonnement, sans faciès grippé. Les selles sont légèrement sanguinolentes.

Il y a du pus et des caillots dans ce que le malade crache et vomit ; quelques-uns de ces caillots sont très durs et recouverts d'une légère couche de fibrine : ce n'est qu'en les dissociant dans l'eau qu'on les distingue nettement des lambeaux de muqueuse escharifiée qui pourraient être expulsés.

Augmentation de l'albuminurie : 1^{gr},50 par litre.

1er *février*. — Aucune bouffissure, aucun signe d'urémie. La température habituelle était jusqu'ici de 37°,2 ; elle a baissé ce matin à 36°,6, sans que le malade présente cependant rien de particulier.

2 *février*. — Même état. Toujours des vomissements. Le malade n'a jamais présenté de troubles cérébraux. Il ne prend presque pas d'aliments ; un peu de lait et de bouillon avec de la limonade vineuse est tout ce qu'il peut avaler. Les selles présentent une coloration fort peu sanglante. Temp.: 36° ; le pouls est petit ; pas de sueur, pas de syncope.

Le malade a rendu par la bouche une quantité assez considérable de sang pur et de caillots.

3 *février*. — Température du matin 35°,2. Le malade succomba dans l'après-midi sans avoir présenté aucun autre phénomène particulier que l'algidité.

Dans certains cas, on observe en outre de la céphalalgie, de la dyspnée, du coma, symptômes qui sont presque toujours sous la dépendance de l'urémie occasionnée par la néphrite. — Plus rarement, il existe des troubles cardiaques très marqués : petitesse et fréquence extrême du pouls, lipothymies et syncopes. Ces symptômes correspondent sans doute à des lésions du myocarde ou du péricarde qui ont été constatées en effet quelquefois[1]. Signalons enfin les éruptions cutanées, symptôme inconstant et même rare dans l'intoxication aiguë ; il en sera parlé plus loin.

Il peut arriver que l'intoxication, bien que conservant toute sa gravité, prenne des allures moins violentes. Nous avons vu une jeune femme qui, pour se suicider, avait avalé, dans un peu d'eau, une quantité de sublimé évaluée à 0^{gr},50. Elle eut le premier jour trois vomissements qui ne se renouvelèrent pas les jours suivants, puis de la diarrhée sanglante peu abondante ; pas de stomatite. Dès le troisième jour, ses souffrances étaient devenues à peu près tolérables, et elle put faire un voyage de 2 heures ; on espérait son rétablissement lorsqu'elle mourut subitement le 5° jour. Les urines avaient été supprimées totalement pendant 48 heures.

Quand le malade ne succombe pas, la convalescence est ordinairement longue. Même lorsqu'il n'y a pas eu de cautérisation des premières voies digestives, les lésions du gros intestin persistent longtemps. L'albumi-

---

1. Chauffard a publié (*Bull. méd.*, 1899) l'observation d'une femme de 21 ans qui avait avalé 5 grammes de sublimé, dont une grande partie fut rejetée par les vomissements. Outre les symptômes habituels de l'intoxication, cette femme présenta, le 9° jour, une péricardite sèche, avec douleur précordiale et sur le trajet du phrénique, angoisse et hoquet pénible revenant par crises. Elle mourut le 20° jour au milieu d'une crise dyspnéique terrible. — A l'autopsie, on trouva le cœur doublé de volume, les feuillets du péricarde adhérents et très épaissis avec placards ecchymotiques ; l'examen bactériologique ne révéla la présence d'aucun microbe.

nurie peut continuer pendant des mois. En outre, on voit parfois apparaître des symptômes nouveaux qui sont la conséquence plus tardive de l'absorption du poison, par exemple des éruptions cutanées, et, beaucoup plus rarement, du tremblement, des convulsions, des troubles hystériformes et de la cachexie, c'est-à-dire les symptômes de l'intoxication chronique.

L'empoisonnement aigu par les autres composés solubles du mercure ne se distingue par aucun trait essentiel de l'intoxication par le sublimé.

La symptomatologie reste aussi la même quand le poison a été absorbé par une autre voie que l'estomac, avec cette seule différence que, la cautérisation des premières voies digestives faisant défaut, lès troubles gastro-intestinaux n'apparaissent pas de suite et se limitent presque exclusivement à la colite dysentérique.

Voici un exemple d'empoisonnement mortel par injection dans les voies génitales :

OBSERVATION IV INÉDITE (extraite d'un rapport médico-légal du Pr Brouardel et de Vibert). — Une dame L.... 24 ans, secondipare, entre dans un hôpital de Paris le 3 avril 1899 pour y faire ses couches. L'accouchement a lieu le lendemain dans des conditions normales et n'est suivi d'aucune complication. Le 12 avril, la dame L... ayant demandé sa sortie, on se décide à lui faire une injection intra-utérine parce qu'on craignait qu'il se produise une hémorragie secondaire, l'utérus étant resté assez volumineux. L'injection est faite l'après-midi avec une solution de sublimé à 1/2000 (aucune erreur de dose n'a été commise) étendue d'autant d'eau chaude, soit donc une solution à 1/4000. L'injection a été faite avec un bock d'une contenance de 2 litres ; le liquide est sorti très facilement de l'utérus, et complètement, a-t-il semblé[1].

1. L'autopsie a montré que l'utérus ne présentait aucune déviation ni déformation.

Vingt minutes plus tard, l'interne est rappelé auprès de cette femme qui était défaillante, pâle, le pouls à 54 et faible, la respiration légèrement suspirieuse ; la température prise sous l'aisselle à ce moment était de 38°,2. Au bout d'une heure et demie, la malade était revenue à peu près à l'état normal ; le ventre était souple et non douloureux.

Le lendemain 13, la malade vomit dans la matinée quelques matières d'apparence bilieuse. La température est normale ; elle est d'ailleurs toujours restée par la suite entre 36°,4 et 37°,4.

Le 16 avril, les gencives sont douloureuses, tuméfiées ; le 17, stomatite légère, sans salivation exagérée ni fétidité de l'haleine. Le 18, légère épistaxis, renouvelée assez abondamment le 19 au soir.

Le 19 au matin, la malade se sentait très bien et ne présentait qu'une stomatite restée légère. Mais on constate une légère albuminurie et l'on institue le régime lacté.

Le 20, la dame L... se sent moins bien ; la quantité des urines, jusque-là normale, a diminué ; l'albumine a augmenté (2 grammes par litre). La respiration est gênée, la face légèrement bouffie ; il y a de la diarrhée.

Le 22 et le 23, la quantité des urines augmente et l'albumine diminue un peu. La dyspnée continue ; la diarrhée a beaucoup augmenté.

Le 24, la dame L... veut quitter l'hôpital. Elle était dans un état grave, laissant peu d'espoir de guérison ; une petite eschare était apparue à la fesse gauche.

La nuit suivante, chez elle, elle est si mal qu'un médecin la la trouve dans un état subcomateux qui persiste dans la journée du 25 ; urines très rares. Le 26, le médecin traitant, ignorant ce qui s'était passé à l'hôpital, prescrit une injection vaginale avec un litre d'une solution de sublimé à 1/4000, injection qui est renouvelée le lendemain. Le 27, apparition d'une parotidite double qui suppure très rapidement. Le 28, la malade rentre à l'hôpital où l'on incise les phlegmons parotidiens ; elle meurt le 1er mai.

A l'autopsie, nous avons trouvé toutes les lésions caractéristiques de l'empoisonnement (stomatite, colite, néphrite) qui seront décrites plus loin.

Intoxication à symptomatologie incomplète. — Stomatite mercurielle, hydrargyrie cutanée, tremblement. — L'intoxication peut se borner à un seul symptôme qui est le plus souvent la stomatite, quelquefois des érup-

tions cutanées ou du tremblement. Cela n'arrive guère
que lorsqu'il s'agit soit du calomel, lequel est à peu près
incapable de produire autre chose que la stomatite[1],
soit du mercure en nature.

Stomatite mercurielle. — C'est la manifestation la plus
constante de l'intolérance de l'organisme envers le mercure et ses composés. Elle s'observe aussi bien dans l'intoxication aiguë que dans l'intoxication chronique, et elle
peut les constituer à elle seule. L'intoxication aiguë légère, celle par exemple qui se produit au cours d'une
médication interne, ne se traduit ordinairement que par
la stomatite. Mais cet empoisonnement aigu monosymp-
tomatique se réalise surtout dans deux circonstances :
à la suite de frictions à la pommade mercurielle ou de
l'administration du calomel. Il est à remarquer qu'une
seule dose de calomel, atteignant 1 gramme ou $1^{gr},20$, ne
produit presque jamais la stomatite tandis qu'une dose
bien inférieure, mais répartie en plusieurs prises ingérées d'heure en heure ou à espaces un peu plus éloignés, la produit beaucoup plus souvent.

Les divers sujets sont très inégalement exposés
à la stomatite mercurielle. On connaît au moins
quelques-unes des conditions qui y prédisposent ou
qui en garantissent. Les enfants qui n'ont pas encore
de dents, et même ceux qui en sont encore à la
première dentition en sont presque constamment
exempts ; il en est de même des vieillards totalement
édentés. Par contre la stomatite se produit facilement
chez les sujets qui ont de mauvaises dents, ou dont la

1. Nous parlons ici du calomel administré par la bouche.

muqueuse buccale est irritée par l'alcool, le tabac, etc.

La stomatite apparaît plus ou moins vite après l'administration du mercure ou de ses composés ; parfois au bout de moins de 12 heures. Elle débute presque toujours par de la salivation, ordinairement accompagnée d'une saveur métallique. Même dans les cas moyens, cette salivation est fort abondante ; mais elle prend parfois des proportions énormes, au point que certains malades rendent chaque jour plusieurs litres de salive, jusqu'à 20 et 25 litres, dit-on. Presque en même temps que commence le ptyalisme, les gencives, la muqueuse des joues se tuméfient, et bientôt après elles présentent, spécialement au niveau de la sertissure des dents et du contact de celles-ci avec les joues, des ulcérations qui se recouvrent d'un enduit pultacé jaune ou verdâtre. La bouche exhale une odeur infecte qui s'étend au loin. La langue est gonflée et parfois aussi la muqueuse du pharynx. A cette période, la déglutition devient douloureuse, difficile ou impossible, la parole est embarrassée. L'expuition est une cause de souffrances ; le patient y renonce souvent et l'on voit la salive s'écouler continuellement de la bouche. La respiration même peut être sérieusement gênée en raison de la tuméfaction de la gorge. Les dents sont ébranlées, paraissent allongées, elles tombent en plus ou moins grand nombre, et parfois toutes jusqu'à la dernière.

La durée d'une stomatite mercurielle d'intensité moyenne est de 2 à 3 semaines. Dans les cas légers ou promptement soignés, tout se borne à un peu de salivation et d'irritation gingivale. La gravité de certaines stomatites a été indiquée dans la description précédente. Signalons encore quelques complications, d'ailleurs assez rares : la nécrose des mâchoires, l'arthrite temporo-maxillaire avec ankylose consécutive, des gangrènes de la muqueuse de la langue et des joues, la suppuration des parotides et des ganglions cervicaux, — qui augmentent encore la durée de la maladie, l'ont rendue quelquefois mortelle, ou peuvent laisser des infirmités irrémédiables.

Le *tremblement mercuriel* appartient surtout à l'intoxication chronique, à propos de laquelle il sera décrit (page 239) ; mais il se produit quelquefois aussi à la suite des intoxications aiguës occasionnées par les vapeurs de mercure. Il en a été ainsi notamment chez les individus intoxiqués à la suite de l'incendie des mines de mercure d'Idria.

Les *éruptions cutanées* font quelquefois partie du cortège des symptômes d'une intoxication aiguë ou chronique. Elles se produisent aussi au cours d'un traitement mercuriel, et restent la seule manifestation de l'intolérance de l'organisme. Cet accident est d'ailleurs relativement rare.

L'hydrargyrie cutanée revêt un grand nombre de formes[1]. La plus fréquente, d'après le professeur Fournier, se présente de la façon suivante. L'éruption débute par quelques placards circonscrits d'érythème ou d'eczéma granité, puis elle gagne la plus grande partie du corps. Aux membres et au thorax elle revêt l'aspect de la scarlatine, ou bien d'un érythème rose ou rouge, quelquefois doublé d'une infiltration subœdémateuse, ou bien encore d'urticaire, de rougeole. A la face, elle peut simuler un érysipèle ; au cuir chevelu une séborrhée

---

1. MOREL-LAVALLÉE. Hydrargyries cutanées (*Rev. de médecine*, 1891).

sèche parfois extrêmement abondante ; aux mains et aux pieds un érythème craquelé avec bouffissure des téguments et parfois légers soulèvements phlycténoïdes. De là un aspect polymorphe des plus bizarres et presque caractéristique. Après quelques jours, s'établit une desquamation abondante qui, aux mains et aux pieds, se fait par très larges lambeaux. Dans les formes graves observées surtout quand l'administration du mercure est continuée après le début de l'éruption, il y a de la tuméfaction de la face, une angine, de la fièvre, des vésicules assez larges pour former des bulles. C'est dans ces cas que l'on a noté la production d'adénites d'abcès superficiels, d'ulcérations gangréneuses.

L'application externe d'un composé mercuriel, par exemple un pansement au sublimé, peut occasionner aussi une éruption non pas localisée seulement à la région touchée, mais s'étendant sur une grande partie du corps.

§ III. — Lésions.

Les plus constantes et les plus importantes se trouvent sur le tube digestif et sur les reins.

Les *lésions du tube digestif* sont de deux sortes : les unes sont produites par le contact direct du poison ingéré sous une forme concentrée et peuvent se rencontrer depuis la bouche jusqu'à l'intestin grêle ; les autres, occasionnées par l'élimination du poison intéressent le gros intestin d'une part et la bouche d'autre part. On comprend que les premières peuvent souvent manquer ou être peu accentuées ; les secondes appartiennent à tous les modes d'administration du poison (injections intra-utérines, vaginales, sous-cutanées, etc.) et elles ne font presque jamais défaut pourvu que la survie ait été de plusieurs jours.

Le sublimé pur ou en solution concentrée est un énergique caustique coagulant; il est en même temps très irritant. Les lésions qu'il produit ainsi sur les muqueuses peuvent être graves au point d'entraîner par elles-mêmes la mort. Orfila raconte qu'une jeune femme qui avait mis dans sa bouche 8 grammes de sublimé solide qu'elle n'avait pas eu le courage d'avaler, eut une gangrène du pharynx à laquelle elle succomba au bout de six jours.

Dans les cas de suicide surtout, l'on a assez souvent l'occasion de constater de graves lésions de l'estomac. La muqueuse est très congestionnée, tuméfiée de manière à former des plis volumineux; elle est parsemée d'ecchymoses plus ou moins étendues et d'eschares. Celles-ci sont primitivement sèches, d'un blanc grisàtre, et elles conservent quelquefois cette coloration, car le sublimé ne dissout pas la matière colorante du sang; mais plus souvent elles sont imbibées par les hémorragies qui se font dans la cavité stomacale. Les eschares se détachent quelquefois très vite, laissant à leur place des ulcérations qui dépassent rarement la couche sous-muqueuse. — Les mêmes lésions, moins accentuées en général, peuvent se rencontrer sur l'œsophage, ainsi que dans la cavité buccale, où l'on voit souvent les ulcérations se recouvrir de fausses membranes. Dans la bouche, lesdites lésions se combinent avec la stomatite d'élimination. — Le duodénum et la partie initiale de l'intestin grêle présentent quelquefois une inflammation plus ou moins violente.

Les lésions *du gros intestin,* dont nous avons indiqué

l'origine, sont représentées, lorsqu'elles sont arrivées à leur complet développement, par des ulcérations tout à fait semblables à celles de la dysenterie. Souvent extrêmement nombreuses, au point même d'occuper parfois la moitié de la surface totale de la muqueuse, elles siègent principalement au sommet des plis de celles-ci ; elles mesurent en moyenne 1 à 2 centimètres de longueur, mais peuvent se réunir par confluence ; leurs bords sont nets, réguliers ou sinueux ; elles n'intéressent habituellement que la couche épithéliale, que l'on peut voir en d'autres points déjà nécrosée, mais non encore détachée. Avec ou sans ces ulcérations, la muqueuse est très congestionnée, parsemée de suffusions sanguines parfois très nombreuses et très étendues, de sorte que la face interne du gros intestin est marbrée de larges plaques noirâtres qui ont été prises autrefois pour des points de gangrène. — Ces diverses lésions occupent tout le gros intestin, soit uniformément, soit avec une prédominance marquée pour telle ou telle région ; presque toujours elles se terminent brusquement à la valvule iléo-cæcale ; dans quelques cas seulement on en a vu un grand nombre sur l'iléon [1].

Les ganglions mésentériques sont quelquefois fortement injectés et tuméfiés. Dans quelques cas rares, on a noté une péritonite caractérisée par la rougeur, le dépoli de la séreuse et un épanchement de sérosité sanguinolente. Ces lésions résultent vraisemblablement du passage des microbes de l'intestin dans la cavité péritonéale, passage rendu

---

1. Chez les animaux, les lésions en question n'ont pas une prédilection aussi marquée pour le gros intestin ; elles se trouvent aussi sur l'intestin grêle.

possible par les altérations des tuniques intestinales.

La *stomatite mercurielle* est facilement reconnaissable par l'ébranlement des dents, les ulcérations et la suppuration des gencives ou tout au moins la desquamation épithéliale qui forme sur celles-ci un enduit pultacé. Mais la tuméfaction et la rougeur de la muqueuse gingivale s'atténuent beaucoup après la mort.

Les *lésions des reins* commencent à se développer au bout de peu de temps, mais elles ne sont bien apparentes qu'après quelques jours. Les reins sont généralement mous et tuméfiés ; la tuméfaction porte principalement sur la substance corticale qui est ordinairement pâle ou d'un blanc grisâtre tandis que la substance médullaire peut être plus ou moins congestionnée ; assez souvent il y a des ecchymoses sous la capsule. Les altérations cellulaires sont celles de la néphrite épithéliale aiguë ; c'est l'épithélium des tubes contournés qui est spécialement atteint. Les lésions de celui-ci : tuméfaction trouble, vacuolisation, destruction du noyau, soudure des cellules aboutissant finalement à sa chute, de sorte que sur une coupe histologique on trouve çà et là des tubes entièrement vides. Malgré la pâleur générale de la substance corticale, qui d'ailleurs n'est pas constante, on trouve souvent çà et là une réplétion intense des capillaires et de petites hémorragies.

Un trait particulier appartient à la néphrite mercurielle aiguë ; c'est la présence d'infarctus calcaires dans les canalicules urinaires. Déjà au bout de 36 à 48 heures, certaines cellules épithéliales sont devenues opaques par infiltration de sels de chaux. Un peu plus tard, certains tubes sont tellement remplis de ces sels qu'ils sont visibles à l'œil nu sous forme de stries blanches, et qu'ils opposent au couteau une résistance pierreuse. Au microscope, ces tubes sont opaques et noirâtres, comme on le voit sur la figure 10 provenant du même sujet qui a fourni la figure 24. En traitant la préparation par un acide, on voit ordinairement des bulles de gaz se dégager de cette matière opaque (carbonate de chaux).

Il nous reste à indiquer quelques lésions moins importantes ou moins constantes.

Le sang est généralement liquide et noir. Très souvent on trouve des ecchymoses sous la plèvre, dans la tunique externe des gros vaisseaux thoraciques, et surtout sous le péricarde et l'endocarde. Les altérations de la cellule myocardique ont été notées quelquefois aussi ; la phlébite a été observée dans deux cas.

Du côté des poumons, on a noté quelquefois la congestion, l'œdème, et, plus rarement, des noyaux de broncho-pneumonie.

INTOXICATION CHRONIQUE

§ IV. — Étiologie.

L'intoxication chronique se produit chez les ouvriers qui manient le mercure ou les composés mercuriels. Elle ne s'observe jamais, sauf des exceptions d'une extrême rareté, à la suite d'un traitement médical même lorsque celui-ci est très prolongé[1]. Nous verrons plus

---

1. L'intolérance au cours d'un traitement se traduit à peu près exclusivement par la stomatite mercurielle, et non pas par les autres symptômes de l'intoxication chronique professionnelle. Certains sujets supportent impunément un traitement mercuriel extrêmement prolongé. Le Dr Kadler (de Varsovie) a donné l'observation d'un malade qui, en l'espace de 17 ans, a fait plus de 4,000 frictions mercurielles, chacune avec 4 grammes d'onguent mercuriel. Il n'aurait jamais eu de stomatite, ni aucun signe d'intoxication.

loin (*Mode d'action*), comment peut être expliqué ce fait.

Parmi les industries qui exposent les ouvriers à l'intoxication chronique, il faut citer en première ligne la fabrication même du mercure, c'est-à-dire le traitement du minerai (ordinairement un sulfure) pour en obtenir le métal. Les seules mines de mercure importantes se trouvent à Almaden (Espagne) et à Idria (Illyrie). Elles sont exploitées depuis très longtemps et occupent un grand nombre d'ouvriers dont les maladies ont été décrites à diverses époques par beaucoup de médecins[1]. L'intoxication présente ici son maximum de fréquence et de gravité, sans doute parce que les vapeurs de mercure métallique qui se dégagent pendant le grillage du minerai sont respirées en grande quantité et à une température relativement élevée.

Le mercure métallique est employé dans l'industrie de la *miroiterie*, qui consiste à étamer les glaces, c'est-à-dire à les recouvrir d'un amalgame de mercure et d'étain[2]; dans un procédé de dorure : la *dorure dite au mercure* se pratique en déposant sur les objets un amalgame d'or et en chauffant ensuite ces objets de manière à évaporer le mercure; il faut ajouter que les ouvriers manient aussi l'azotate de mercure, qui sert à décaper les pièces à dorer. — Citons aussi la construction des baromètres et des thermomètres, industrie d'ailleurs infiniment moins importante relativement au nombre d'ouvriers qu'elle emploie.

1. Notamment par Matthiole, Fallope au xvi⁰ siècle, Etmüller au xvii⁰, Scopoli (De morbis fossorum hydrargyri), médecin d'Idria au xviii⁰, et à notre époque Roussel (*Un. médic.*, 1848), Hermann (*Wiener medic. Wochenschrift*, 1858).

2. L'empoisonnement chronique de ces ouvriers a été décrit par Kussmaul. Untersuch. über den constitut. Mercur., 1861.

Une industrie qui fournit un contingent important à
l'intoxication mercurielle chronique est celle de la cha-
pellerie. Ici, le mercure n'est pas employé à l'état métallique, mais à l'état de nitrate acide. On humecte avec
ce sel les poils afin de les rendre plus aptes à s'enche-
vêtrer les uns dans les autres pour former le feutre.
C'est là l'opération dite *secrétage,* ainsi nommée parce
qu'elle constituait autrefois un secret. Le secret, c'est-
à-dire le nitrate de mercure, est préparé généralement
à l'usine même en faisant réagir de 3 à 5 parties d'acide
sur une partie de mercure coulant; on étend ensuite
de plusieurs parties d'eau. Les ouvriers sont exposés
aux émanations mercurielles pendant la fabrication du
sel, pendant l'humectage des peaux et aussi pendant
les opérations suivantes, car les poils restent imprégnés
de sel mercuriel et en laissent dégager des parcelles
quand ils sont triés, cardés, arçonnés; en outre, le sel
de mercure est absorbé par la peau qui présente au
niveau des mains des excoriations occasionnées par le
secrétage[1].

Les naturalistes *empailleurs* qui emploient souvent
le sublimé, ainsi que les *damasquineurs*; les fabricants
d'*amorces au fulminate,* les ouvriers qui manient les
couleurs mercurielles (biiodure, bichromate) sont également exposés à l'intoxication.

Comme toutes les intoxications professionnelles,
l'hydrargyrisme chronique frappe très inégalement les
ouvriers. Non seulement certaines professions sont

---

1. Chez les ouvriers chapeliers, l'intoxication se complique parfois
d'autres symptômes occasionnés soit par l'acide hypoazotique qui se
dégage pendant l'opération du secrétage, soit par l'arsenic que l'on
ajoute quelquefois au secret.

beaucoup plus dangereuses que d'autres, ce qui s'explique facilement par les conditions rendant l'absorption du poison plus abondante ; mais dans une même profession, certains ouvriers résistent fort longtemps, presque indéfiniment même, tandis que d'autres sont atteints très vite et sous une forme grave. On peut démêler quelques-unes des causes de ces différences (la propreté du corps et des vêtements qui empêche l'absorption du mercure hors des heures de travail, influence du surmenage, des excès alcooliques) ; mais bien souvent, il est impossible de trouver une explication satisfaisante de la résistance ou de la fragilité de chaque individu.

§ V. — Symptômes.

L'intoxication chronique se traduit par trois symptômes principaux qui peuvent s'associer ou rester isolés chez un même individu, à savoir : la stomatite, le tremblement et des troubles nutritifs susceptibles d'aboutir à une cachexie profonde.

La stomatite se présente tantôt sous la forme aiguë décrite à la page 228 et tantôt sous une forme chronique qui peut succéder à la première ou s'établir d'emblée. Dans ce dernier cas, le ptyalisme peut faire défaut ou être à peine marqué ; les gencives se tuméfient, deviennent fongueuses autour de l'insertion des dents où se forment parfois, mais non toujours, des ulcérations. Cette inflammation reste modérée et n'empêche pas l'ouvrier de continuer son travail ; elle aboutit plus ou moins rapidement à la chute des dents. Quand toutes celles-ci sont tombées, la stomatite cesse complètement et définitivement. Il paraît que dans les mines de mercure on voit ainsi beaucoup d'ouvriers, même très jeunes, complètement édentés.

Le *tremblement mercuriel*, extrèmement rare à la suite d'une intoxication aiguë ou subaiguë, est au contraire fréquent dans l'intoxication chronique professionnelle. Il s'établit ordinairement d'une façon graduelle ; quelquefois il est provoqué par une émotion, une grande fatigue ; il peut apparaître d'emblée et avec une grande intensité chez les individus qui ont respiré les vapeurs du mercure porté à une haute température.

Dans sa forme légère, le tremblement mercuriel se limite aux mains et aussi aux lèvres et à la langue qui présentent un peu de trémulation. Le tremblement des mains est assez rapide ; son amplitude augmente pendant les mouvements volontaires et aussi à la suite de l'attention, d'une émotion ; il peut être nul pendant le repos et cesse généralement pendant le sommeil. Chez les malades plus gravement atteints, le tremblement des mains, tout en conservant ses autres caractères, augmente beaucoup ; il s'accompagne souvent de contractures passagères : le malade ne peut, par exemple, lâcher de suite le verre dans lequel il a bu ; les contractures se produisent aussi dans les muscles des membres sous forme de crampes douloureuses. Le tremblement gagne les membres inférieurs et occasionne ainsi une gêne de la marche ; il atteint aussi la tête, la langue au point de rendre la parole hésitante et saccadée.

En général, le tremblement guérit ou tout au moins s'atténue considérablement quelques semaines après que le malade s'est soustrait aux causes d'intoxication. Il reparaît facilement quand l'ouvrier reprend le même travail.

Il y a une forme très grave de tremblement qui ne s'observe guère que chez les ouvriers des mines qui continuent le travail tant que cela ne leur est pas d'une impossibilité absolue. Dix pour cent des ouvriers d'Almaden en étaient atteints à l'époque où écrivait Tardieu. Dans cette forme, le tremblement est tellement intense et généralisé que le malade ne peut se servir des mains pour travailler, ni même quelquefois pour manger ; le tremblement se complique, en effet, de secousses choréiques qui ôtent toute précision aux mouvements. La marche est extrèmement gènée, souvent impossible ; on voit même des malades qui ne peuvent rester assis et qu'on est obligé de laisser attachés sur un fauteuil. Souvent aussi, des crampes douloureuses s'emparent par accès de certains groupes musculaires ou de presque tous à la fois ; c'est ce que l'on appelle à Almaden les *calambres*.

Troubles nutritifs, cachexie mercurielle. — Avant même la stomatite et le tremblement, les troubles nutritifs sont fréquents, du moins sous leur forme relativement légère qui se manifeste par de l'anorexie, de la dyspepsie, de la diarrhée intermittente et aussi par de l'anémie, de l'amaigrissement, un affaiblissement très notable. Cet état peut persister fort longtemps sans s'aggraver. Mais parfois il aboutit à une profonde cachexie. L'œdème apparaît, lié ou non à l'albuminurie ou à une véritable néphrite. La peau se couvre de furoncles, d'abcès ou d'éruptions diverses. La nécrose des maxillaires, conséquence d'une stomatite plus ou moins ancienne, apparaît quelquefois à ce moment. Le malade est exposé à la tuberculose et à toutes les autres infections quand il ne succombe pas aux progrès du marasme. Même à une période peu avancée de l'intoxication chronique, les sujets deviennent très souvent inféconds.

Outre les trois symptômes principaux qui viennent d'être décrits, l'intoxication chronique occasionne souvent divers désordres nerveux dont la plupart[1] peuvent être désignés sous le nom de troubles hystériformes ou d'*hystérie mercurielle,* car ils présentent la plus grande analogie avec certaines des manifestations de l'hystérie vulgaire. Ce sont par exemple l'hémianesthésie sensitivo-sensorielle susceptible d'être déplacée sous l'action des aimants; les monoplégies, les contractures, localisées et passagères; l'apoplexie avec hémiplégie consécutive disparaissant ensuite sans laisser de traces; l'aphonie, l'aphasie; plus rarement des hallucinations.

Le tremblement lui-même présente souvent des caractères qui le rapprochent du tremblement hystérique[2]; il est très influencé par l'émotion et les causes morales; il varie beaucoup chez un même sujet suivant les moments; on a remarqué que parfois dans un atelier quand un ouvrier est pris, les autres ne tardent pas à l'être également, de sorte qu'il paraît contagieux comme d'autres troubles psychiques. Mais d'un autre côté, il est certain que l'intensité et la gravité du tremblement sont ordinairement en rapport avec la quantité de mercure absorbé.

1. On observe quelquefois dans l'hydrargyrisme chronique des paralysies motrices, plus ou moins complètes, qui, d'après leurs caractères, paraissent devoir être attribuées à des névrites périphériques ; analogues par conséquent aux paralysies saturnines beaucoup plus fréquentes et mieux connues, dont on trouvera la description plus loin.

2. MUGNEROT. Du tremblement mercuriel et de son traitement par les agents esthésiogènes. *Thèse,* Paris, 1897.

§ VI. — **Absorption, élimination.**

Il est généralement admis que les diverses préparations mercurielles, et aussi le mercure en nature, subissent dans le tube digestif une série de réactions qui
aboutissent à la formation de bichlorure (plus rarement
de bioxyde), lequel se combine avec l'albumine pour
former un précipité soluble dans une excès d'albumine,
et que finalement c'est dans cet état de chloralbuminate
ou d'oxyalbuminate que le mercure pénètre dans le
sang.—Les transformations dont il s'agit s'accomplissent
rapidement quand le mercure est engagé dans une combinaison soluble, très lentement avec la plupart des
composés insolubles. La grande différence de toxicité
entre certains sels de mercure s'expliquerait ainsi.

L'observation clinique montre que les muqueuses du
vagin, de l'utérus peuvent absorber très rapidement une
solution de sublimé ; mais on ne sait pas exactement
quelles modifications a subies ce sel quand il arrive
dans le sang.

On ne sait pas non plus quelles transformations subissent les mercuriaux injectés sous la peau. L'absorption du sublimé introduit par cette voie est très rapide ;
celle des composés insolubles : calomel, oxyde jaune
n'est pas terminée avant plusieurs semaines. Ces composés se réduisent, au moins en partie, à l'état de mercure métallique ; c'est sous cette forme qu'ils seraient
absorbés d'après Merget, sous forme de chloralbumi-
nates d'après d'autres auteurs.

La peau absorbe le mercure, mais dans certaines
conditions seulement. Les frictions à l'onguent napolitain, si usitées dans le traitement de la syphilis, font

pénétrer le mercure peut-être autant, sinon plus, par les voies respiratoires (ce métal émettant des vapeurs très diffusibles) que par la peau. C'est ce qu'ont montré Merget et d'autres auteurs par l'expérience suivante. On frictionne une certaine partie du corps avec de l'onguent napolitain qu'on laisse ensuite longtemps en place, mais en le recouvrant d'un taffetas imperméable ; on a eu soin, en outre, pendant la friction d'empêcher le sujet de respirer l'air de la chambre en lui recouvrant la figure d'un masque garni d'un tube qui s'échappe au dehors. Dans ces conditions, on ne trouve pas de mercure dans les urines du sujet, tandis qu'on en trouve dès le second jour dans celles d'un autre sujet frictionné avec la même pommade, mais qui n'a pas été garanti contre l'absorption des vapeurs mercurielles par les voies respiratoires. — Toutefois, les frictions prolongées et un peu rudes, comme on les pratique habituellement, font réellement pénétrer le mercure dans la peau. En examinant des fragments de peau excisés sur des hommes ou des animaux frictionnés, on constate la présence de globules de mercure dans le conduit excréteur des glandes sébacées et dans les follicules pileux (Zülzer, Neumann, Fürbringer). Remarquons aussi que l'absorption se fait plus abondamment quand la friction est pratiquée sur une région riche en glandes sébacées, telle que le pubis (Fournier) ce qui ne s'expliquerait pas si le mercure était absorbé uniquement par les voies aériennes. — On ne sait pas si le mercure introduit dans la peau est absorbé à l'état de vapeurs métalliques, ou s'il est d'abord solubilisé.

La peau absorbe aussi les composés mercuriels qui exercent sur elle une action irritante. L'absorption se fait même très facilement en ce cas. Dans une observation de Miquel[1], un jeune homme se saupoudre les parties génitales avec quelques grammes de biiodure, dans le but de détruire des morpions ; *un quart d'heure* après, il est pris de gastralgie et de coliques violentes, début d'une intoxication qui se continua ensuite par de la salivation. Or la peau touchée par le biiodure ne commença à devenir douloureuse et à présenter des signes d'inflammation qu'au bout d'une heure et demie. — **J.** Cloquet[2], quelques heures après avoir trempé ses mains à plusieurs reprises dans une solution très concentrée de sublimé eut une intoxication caractérisée notamment par des vomissements à saveur métallique ; il ne dit pas que la peau des mains ait présenté aucune lésion.

Les poumons absorbent très bien les vapeurs mercurielles. Quand celles-ci sont en très grande abondance, étant émises à une haute température (fumigations, incendie) elles produisent une intoxication aiguë. L'empoisonnement chronique des individus qui manient le mercure, résulte surtout de l'absorption par les voies respiratoires.

L'élimination se fait par l'urine, par la salive, par la bile, par les parois du tube bigestif (spécialement celles du gros intestin) et aussi par le lait, la sueur.

Les divers émonctoires ne peuvent laisser passer qu'une faible quantité de mercure ; si la quantité à éliminer est plus considérable, ils subissent des altérations qui les rendent incapables de remplir convenablement leurs fonctions.

1. *Sem. médic.*
2. In ORFILA.

En ce qui concerne les doses thérapeutiques longtemps continuées, l'élimination[1], d'abord très faible, augmente graduellement pour atteindre vers le 20e jour un maximum qui se maintient ensuite régulièrement et qui correspond, à peu de chose près, à la dose quotidiennement administrée. La moitié environ du mercure éliminé l'est par les reins, un quart par les glandes salivaires, le reste par l'intestin, la peau et d'autres sécrétions (notamment par le lait). Même lorsque les organes sont sains, ils ne peuvent sans inconvénients suffire à ce travail d'élimination que dans une limite assez faible, qui pour les reins ne dépasserait guère 6 à 8 milligrammes en 24 heures. Au delà il se produirait presque toujours de l'albuminurie, laquelle entrave ou supprime complètement l'élimination du mercure. Le ptyalisme apparaîtrait dès que la quantité de métal éliminé dépasserait 2 milligrammes. L'élimination continue un certain temps après que l'administration du mercure a cessé, et d'autant plus longtemps que celle-ci a été plus prolongée.

Dans les cas d'intoxication chronique professionnelle, l'élimination se fait très lentement, avec des intermittences parfois très longues, de sorte qu'on peut encore trouver de temps en temps du mercure dans l'urine, alors que l'absorption de ce métal a cessé depuis des mois et des années. Le mercure s'emmagasine en effet dans l'organisme, notamment dans le foie, dans les os, où sa présence a été constatée par l'analyse chimique

---

1. D'après les recherches de Brasse et Wirth (*Soc. de biol.*, 1887), de Winternitz (*Archiv. für Dermat. und Syphilis*. 1889) qui concernent surtout les injections sous-cutanées de préparations mercurielles.

chez des sujets soustraits depuis longtemps aux causes d'intoxication.

Le mercure ainsi retenu est généralement à l'état de combinaison organique ; quelquefois on l'a trouvé à l'état libre sous forme de gouttelettes ou de collections plus volumineuses dans l'intestin, dans des calculs biliaires, dans les os chez des individus ou chez des animaux ayant absorbé le métal par inhalations, par injections intra-veineuses, etc. Du reste, le mercure est quelquefois éliminé à l'état libre par l'urine ; ce serait même la règle lorsqu'il a été absorbé en vapeurs par les poumons.

Lorsqu'il s'agit d'une intoxication aiguë, l'élimination se fait d'abord dans de telles proportions que presque tous les organes qui y prennent part subissent des altérations anatomiques, lesquelles entravent bientôt ou arrêtent ce travail éliminatoire. C'est ainsi qu'au cours de la néphrite de l'intoxication aiguë, il arrive que les urines ne contiennent pas de mercure.

Le poison s'accumule alors dans les organes et de préférence dans certains. Ludwig et Zillner[1], qui ont dosé le mercure contenu dans une même quantité (100 grammes) des divers viscères de neuf personnes et de plusieurs animaux empoisonnés par le sublimé ont trouvé les chiffres suivants. C'est dans les reins qu'il y en a le plus ($0^{gr},002$ à $0^{gr},014$), viennent ensuite le foie ($0^{gr},002$ à $0^{gr},003$) et les tuniques du gros intestin ($0^{gr},002$ à $0^{gr},003$) ; puis l'intestin grêle, la rate, le corps thyroïde. Les muscles, l'encéphale, les os en contiennent beaucoup moins.

En pareil cas, l'élimination est naturellement assez

1. Ludwig u. Zillner, *Wiener klin. Wochenschrift*, 1890.

lente ; on retrouve ordinairement le mercure dans les organes des individus qui ont succombé 10, 15 jours et plus après l'intoxication.

§ VII. — Mode d'action.

La plupart des symptômes de l'intoxication aiguë résultent de l'action caustique et irritante du poison. Quand bien même celui-ci est ingéré sous une forme inoffensive pour la muqueuse digestive, il est éliminé à l'état de composés qui produisent des lésions des émonctoires.

Citons d'abord la *stomatite,* symptôme qui se rencontre dans toutes les formes et dans tous les modes de l'empoisonnement. Il est certain qu'elle a son origine dans l'élimination mercurielle qui trouble la nutrition de l'épithélium buccal. Mais l'inflammation et les lésions ultérieures ne sont que la conséquence indirecte de l'élimination ; elles sont l'œuvre des microbes de la bouche qui trouvent dans l'épithélium primitivement modifié un terrain favorable à leur évolution. La preuve en est que la stomatite peut être prévenue, atténuée ou guérie par une antisepsie soigneuse de la bouche, antisepsie qui peut être réalisée même avec des préparations mercurielles appliquées localement[1]. Pour expliquer ce paradoxe, il faut admettre que le mercure éliminé est engagé dans une combinaison qui lui donne une action toute spéciale sur les cellules vivantes.

La *colite dysentérique* de l'intoxication aiguë est aussi un effet de l'élimination. Les données cliniques et anatomopathologiques suffiraient à établir le fait, en montrant que les lésions si graves du gros intestin se produisent aussi bien quand le poison a été absorbé par une autre voie que le tube digestif. D'un autre côté, nous avons vu (page 246) que l'analyse chimique décèle une proportion relativement considérable de mercure dans les parois du gros intestin. Marchand aurait constaté la présence du mercure dans les tuniques des vaisseaux

1. Lermoyez. *Bull. méd.,* 1892.

superficiels de la muqueuse, et c'est à ces altérations vasculaires qu'il attribue la nécrose épithéliale. — Le mercure éliminé par le gros intestin serait à l'état de chloralbuminate, et l'action irritante de ce sel ne tiendrait pas essentiellement au mercure, car en injectant dans le sang du chloralbuminate de platine ou d'or ou d'arsenic, on produirait les mêmes lésions de l'intestin.

La *néphrite* est aussi le résultat de l'élimination du mercure par les reins; quand bien même ce métal ne passe pas dans l'urine, il s'accumule dans l'organe, ainsi que le montre l'analyse chimique.

En somme, la plupart des lésions et des symptômes de l'intoxication aiguë résultent de l'action locale du mercure sur les organes par lesquels il s'élimine ou avec lesquels il a été en contact direct.

Par contre, les symptômes nerveux, et notamment le tremblement, les désordres hystériformes, qui ne s'observent presque jamais dans l'empoisonnement aigu et qui sont l'apanage de l'empoisonnement chronique, paraissent dus à l'action propre du mercure sur certains éléments nerveux.

On pourrait croire *a priori* que cette différence d'effets tient à ce que dans l'intoxication chronique le mercure absorbé quotidiennement à petites doses arrive peu à peu à entrer en combinaison avec les éléments nerveux. Cette explication n'est pas suffisante car les symptômes de l'intoxication chronique, et en particulier le tremblement, ne se produisent pour ainsi dire jamais à la suite d'une médication mercurielle; ils appartiennent exclusivement à l'empoisonnement professionnel, sauf de très rares exceptions.

C'est probablement dans la forme sous laquelle le mercure est absorbé que se trouve la raison de la diversité des effets produits. Il y a en effet un composé mercuriel qui, pris en une fois, occasionne d'emblée les troubles nerveux les plus graves, si l'on en juge d'après ce qui est arrivé à deux chimistes qui préparaient ce corps; c'est le mercure-éthyle $HgCH^3$, liquide qui contient 87 pour 100 de mercure.

En dehors de ce composé, qui ne joue aucun rôle dans l'industrie, sous quelle forme le mercure peut-il produire les effets

de l'intoxication chronique ? D'après Merget, c'est sous forme
de vapeurs métalliques pénétrant par les voies respiratoires.
A l'appui de cette manière de voir, il y a ce fait que dans les
rares cas où le tremblement a été occasionné par une intoxication aiguë, celle-ci avait été produite par des vapeurs de
mercure. D'un autre côté presque tous les empoisonnements
professionnels s'observent chez les ouvriers qui manient le
mercure métallique. Il y a bien une exception pour les chapeliers ; mais d'après Merget, cette exception n'est qu'apparente,
le nitrate acide de mercure se réduisant facilement en présence des matières organiques et laissant dégager des vapeurs
métalliques.

S'il faut en croire le même auteur, les vapeurs de mercure
qui produisent le tremblement restent à l'état métallique dans
l'économie.

Il est intéressant de rapprocher cette assertion de certaines
recherches expérimentales qui montrent que le mercure introduit directement dans le sang n'est pas toxique, et qu'il
peut rester très longtemps à l'état métallique.

Fürbringer, en triturant du mercure dans un mucilage de
gomme et de glycérine, arrive à diviser le métal en globules
d'un diamètre inférieur à celui des globules sanguins. Un centimètre cube de cette émulsion (contenant environ $0^{gr},35$ de
mercure) injecté dans les veines fémorale ou jugulaire de
divers mammifères (lapins, chiens) ne produit aucun symptôme d'intoxication. D'autres expérimentateurs ont injecté
dans les veines du mercure non divisé, en quantité beaucoup
plus grande, et en dehors des lésions mécaniques, non constantes d'ailleurs, produites par le mercure, les animaux n'ont
pas présenté de phénomènes d'intoxication. C'est ici l'occasion
de rappeler une expérience de Claude Bernard. Chez un chien,
le fémur fut perforé et la cavité médullaire de l'os remplie de
mercure ; le trou fut fermé avec de la cire, et la cicatrisation
de la plaie s'effectua. L'animal fut observé ensuite pendant
trois mois et ne présenta aucun phénomène particulier à noter.
Il fut tué en pleine santé. A l'autopsie, on constata que les
trois quarts environ du mercure avaient disparu de l'os, et on
trouva à la surface des poumons un grand nombre de nodules

de la grosseur d'un grain de millet, au centre desquels existait un globule de mercure métallique.

La conclusion qui semble découler de ces recherches est que le mercure n'est pas toxique par lui-même, qu'il ne le devient qu'après avoir subi dans l'organisme certaines transformations chimiques, lesquelles ne peuvent s'accomplir dans le sang.

Signalons en terminant la très grande toxicité des vapeurs mercurielles pour les animaux inférieurs et surtout pour leurs œufs. On s'en fera une idée par les expériences suivantes. L'eau qui a été agitée avec du mercure ou qui séjourne au-dessus de lui contient une très faible quantité de vapeurs de mercure. Dans cette eau, les œufs de grenouille ne se développent pas, les tétards de crapaud et de grenouille ne vivent pas plus de quelques heures. Les poissons n'y vivent pas très longtemps. Merget installe des cyprins dans des cuves dont le fond est garni de mercure ; un filet empêche le contact de ces animaux avec le métal. Tous les cyprins finissent par succomber, après avoir présenté des convulsions et de la paralysie ; mais la mort ne survient qu'après un délai qui varie de 5 à 50 jours.

Les plantes sont également très sensibles aux vapeurs mercurielles. Les feuilles perdent d'abord leurs fonctions, puis elles présentent des taches brunâtres qui envahissent progressivement tout le parenchyme, les nervures et le pétiole. A l'examen microscopique, on voit que dans chaque cellule les granulations sont devenues très nombreuses, ont pris une coloration brunâtre, ainsi que le noyau. Or, pour tuer ainsi en quelques heures 130 grammes de feuilles fraîches, il suffit d'un litre d'air saturé à 20°, c'est-à-dire d'une quantité de mercure évaluée à $0^{mgr},07$ (Boussingault).

§ VIII. — Diagnostic.

Pendant la vie, l'intoxication aiguë est en général facile à reconnaître. La stomatite fournit à elle seule un signe tout à fait caractéristique, surtout quand il n'y a pas une cautérisation de la cavité buccale par le composé mercuriel. A défaut de la stomatite, qui n'est pas constante, la réunion des signes de gastro-entérite toxique avec saveur métallique affreuse, de la colite dysentériforme, de la néphrite, et parfois des éruptions cutanées permet tout au moins de soupçonner l'intoxication mercurielle, soupçon qu'il est facile de vérifier par l'analyse des sécrétions : urine, fèces, salive.

Après la mort, trois signes ont une très grande valeur pour le diagnostic : la stomatite, la colite ulcéreuse ou hémorragique et la néphrite avec infarctus calcaires des tubes urinifères. Aucun de ces signes n'est constant, mais il est bien probable qu'ils n'ont jamais fait défaut tous à la fois chez un même sujet.

Les chimistes sont en état de retrouver dans les organes des quantités extrêmement minimes de mercure même quand la mort n'est survenue que deux ou trois semaines après l'empoisonnement. Mais ils ne peuvent reconnaître sous quelle forme ce métal a été absorbé. Il y a là une cause de doute, d'autant plus que les organes peuvent conserver, ainsi que nous l'avons vu, une certaine quantité de mercure fort longtemps après que ce métal a été absorbé au cours d'un traitement prolongé, ou chez les personnes qui ont manié du mercure. Toutefois il ne faudrait pas exagérer cette difficulté ; ordinairement les symptômes et les lésions permettent une juste interprétation des résultats de l'analyse chimique.

§ IX. — Traitement.

Dans l'*empoisonnement aigu* par ingestion, l'indication urgente est de vider l'estomac et d'administrer de l'albumine. De larges lavages de l'estomac avec du lait ou de l'eau albumineuse réalisent bien cette indication ; mais, à défaut de la sonde, les vomissements doivent être évidemment favorisés.

Orfila conseille d'administrer une grande quantité d'eau à 25 ou 30° ; l'eau a pour effet de diluer le poison, de lui enlever ainsi ses propriétés caustiques, et de l'évacuer en provoquant des vomissements. On pourrait craindre que l'eau facilite et hâte l'absorption du poison. Cependant le traitement en question paraît avoir donné de bons résultats dans le cas suivant rapporté par Orfila. Dans un hôpital de vénériens, 200 malades furent empoisonnés par suite d'une erreur du pharmacien qui avait préparé une solution trop forte de sublimé ; la dose prise par chaque sujet fut évaluée à un minimum de $0^{gr},10$ à $0^{gr},15$. Cullerier ordonna pour tout traitement du lait, de la décoction de graine de lin et de l'eau tiède ; chaque malade prit 7 à 8 litres de ces boissons dans l'espace de six à sept heures. Au bout de ce temps, les accidents étaient presque dissipés ; dix ou douze malades seulement conservèrent des douleurs à l'estomac pendant une quinzaine de jours ; aucun ne mourut.

L'albumine est le seul contre-poison de quelque valeur. Elle forme avec le sublimé un précipité qui, à l'état sec, contient 5 pour 100 de ce sel. Ce précipité n'est pas toxique, ainsi que l'a montré Orfila par des expériences sur les animaux. Le même auteur a réussi à sauver des chiens qui avaient avalé une assez forte dose $(0^{gr},30, 0^{gr},45, 0^{gr},60)$ de sublimé en solution concentrée, en leur administrant de l'albumine quelque temps après (8 à 15 minutes). L'albumine doit être donnée en assez grande quantité ; d'après les expériences d'Orfila on voit qu'il faut 7 à 8 blancs d'œufs pour neutraliser $0^{gr},60$ de sublimé. Il est vrai que dans un excès d'albumine le précipité se redissout et reprend ses propriétés toxiques ; mais on n'a guère à craindre que cette redissolution s'effectue dans l'estomac, car elle se fait assez lentement, et les vomissements empêchent l'albumine de séjourner longtemps dans l'estomac. Le jaune d'œuf est aussi efficace que le blanc.

On a proposé aussi comme contre-poison le *sulfure de fer* récemment préparé, qui pourrait décomposer le sel de mercure et le transformer en sulfure insoluble et relativement inoffensif.

Le reste du traitement vise chacun des divers symptômes. Signalons notamment la morphine pour atténuer les douleurs de la gastro-entérite, les bains chauds prolongés qui peuvent favoriser la diurèse et en même temps amener un peu de calme ; le régime lacté absolu en vue de la néphrite. La stomatite est combattue par le chlorate de potasse en gargarismes ou en collutoires.

L'empoisonnement chronique est traité par l'iodure de potassium, qui est considéré dépuis longtemps comme hâtant l'élimination du mercure. On l'administre à la dose quotidienne de 2 à 4 grammes, dose qui serait bien supportée même quand il existe de l'albuminurie ; celle-ci disparaîtrait même sous l'influence de ce traitement.

Les bains sulfureux sont également recommandés par tous les auteurs.

On a conseillé aussi la pilocarpine ($0^{gr},01$ en injection sous-cutanée) pour hâter l'élimination. L'efficacité de cet agent n'est pas bien établie ; il peut avoir des inconvénients très graves, et en tous cas il ne doit pas être employé lorsqu'il existe de la néphrite ou des troubles cardiaques.

L'électrisation (galvanique et faradique) est employée contre le tremblement et les autres troubles nerveux. L'efficacité est douteuse ou tout au moins bien inconstante.

II. — PLOMB

L'empoisonnement par le plomb et ses composés, auquel on donne aussi le nom de *saturnisme,* est rare sous la forme aiguë, et très fréquent sous la forme chronique. Avant de décrire ces deux modes d'intoxication, nous parlerons de la toxicité des composés du plomb, de leur absorption et de leur élimination.

§ I. **Toxicité du plomb et de ses composés.**

Le *plomb métallique* n'est sans doute pas toxique par lui-même. Mais lorsqu'il est introduit dans le tube digestif et qu'il y séjourne assez longtemps, il peut donner naissance à des composés vénéneux, et occasionner ainsi un empoisonnement dont les symptômes sont ceux du saturnisme chronique. Le Pr Potain[1] a raconté l'histoire d'un homme qui avait avalé, et qui gardait dans son estomac depuis un temps indéterminé, 26 balles de plomb pesant 300 grammes; cet homme eut une intoxication terminée par une encéphalopathie saturnine mortelle. Le même auteur a vu aussi une intoxication bien caractérisée chez deux hommes qui avaient avalé des grains de plomb (dix grains seulement dans l'un de ces cas). — Toutefois en pareil cas, les acci-

1. Potain. *Ann. d'hyg. pub. et de méd. lég.,* 1879.

dents ne sont pas constants, le plomb pouvant être évacué avant d'avoir subi des transformations notables. Quand le métal est avalé en très fines particules, par exemple avec la farine (voir page 266), il est beaucoup plus dangereux.

Les projectiles de plomb qui restent logés dans une blessure, ne subissant pas le contact des sucs digestifs, ne donnent pas naissance à des composés vénéneux. On dit cependant qu'ils ont occasionné quelquefois du saturnisme chronique; sans nier la possibilité du fait, on peut dire qu'il est d'une excessive rareté.

Les ouvriers qui manient le plomb métallique sont exposés à l'intoxication chronique; il est probable que dans ce cas le métal n'est pas absorbé seulement par le tube digestif, mais qu'il subit aussi, au contact des muqueuses respiratoires et de la peau, des modifications qui le rendent absorbable.

Les composés de plomb qui intéressent le plus la pratique toxicologique sont les suivants.

Le *carbonate de plomb* ou *céruse*, poudre blanche insoluble, est aujourd'hui encore très employée en peinture, malgré les efforts des hygiénistes.

L'*acétate* et le *sous-acétate* de plomb, appelés aussi *sucre de Saturne* et *extrait de Saturne*; ce dernier entre dans la composition de l'*eau blanche*, employée en thérapeutique.

Les divers *oxydes* de plomb : *litharge, massicot, minium* sont très employés dans l'industrie : pour la fabrication des verres, des émaux, en peinture; la litharge entre dans la composition de l'*emplâtre simple*.

Les *chromates* de plomb forment deux belles couleurs très employées : le *jaune* et le *rouge de chrome*. Ces sels sont doublement dangereux, car à l'action du plomb ils joignent celle de l'acide chromique qui est caustique et vénéneux.

Les **doses toxiques et mortelles** du plomb et de ses composés varient suivant qu'on envisage l'empoisonnement aigu ou l'empoisonnement chronique.

Il y a peu d'exemples d'intoxication mortelle occasionnée par une dose unique d'un sel de plomb, et dans ces cas, la dose était presque toujours très élevée. L'*acétate basique,* qui est regardé comme le plus toxique, peut tuer à la dose de 20 à 25 grammes ; mais avec des doses bien plus fortes (60 grammes dans un cas de Taylor) l'empoisonnement peut se terminer par la guérison. Le *carbonate basique* ou céruse a occasionné la mort à la dose de 40 à 45 grammes. L'*acétate neutre* est moins toxique ; on évalue la dose mortelle à plus de 50 grammes. — Pour ces divers sels, la dose capable de déterminer un empoisonnement, quand elle est prise en une fois, paraît être comprise entre 2 et 4 grammes[1].

Il y a cependant des cas où les sels de plomb se sont montrés toxiques à doses bien plus faibles. Manouvrier cite le cas d'un jeune homme qui éprouva des accidents graves pour avoir pris, en trois jours, $0^{gr},15$ d'acétate de plomb, et celui d'un homme qui mourut intoxiqué par un demi-verre de vin provenant d'une bouteille dans laquelle avaient été laissés des grains de plomb ayant servi au rinçage.

Il est probable que la toxicité des composés de plomb est subordonnée à la facilité avec laquelle ils sont

---

1. Le *chromate de plomb,* bien qu'insoluble, est toxique à la dose de quelques centigrammes, mais bien plus en sa qualité de chromate que comme sel de plomb.

absorbés. Une grosse dose ingérée en une fois est ordinairement rejetée en grande partie soit par les vomissements, soit par les selles, et une faible proportion du métal est absorbée. Mais certaines circonstances, plus ou moins bien déterminées, peuvent rendre l'absorption plus facile et donner aux composés de plomb une toxicité imprévue. Aux cas cités plus haut, ajoutons un autre de Bergeron et Lhote qui ont vu un empoisonnement de 26 personnes, avec deux décès, occasionné par une saumure servant à conserver le beurre, saumure qui renfermait de 2^{gr},3 à 7^{gr},5 d'acétate de plomb par litre.

Dans l'empoisonnement chronique, les doses sont le plus souvent impossibles à déterminer ; mais il paraît certain qu'il peut être réalisé par de très faibles doses quotidiennement renouvelées, dont le total n'atteint pas la quantité nécessaire pour occasionner un empoisonnement aigu. On comprend qu'il en soit ainsi si l'absorption des faibles doses est beaucoup plus complète. — Il peut arriver aussi qu'une dose unique, même assez faible, occasionne un empoisonnement chronique grave si elle est conservée longtemps dans l'organisme.

§ II. — **Absorption, localisation, élimination.**

L'absorption par la *muqueuse digestive* paraît se faire inégalement dans les divers cas, ainsi que nous l'avons fait remarquer en parlant des doses toxiques. On ne sait rien de précis sur la cause de ces différences. En tous cas, même dans les empoisonnements rapidement mortels, la quantité du poison absorbé peut être assez minime. C'est au moins ce qui semble résulter d'expériences faites sur des chiens par Orfila : cet auteur a trouvé du plomb, mais en faible proportion, dans le foie, la rate et les reins de chiens, morts 8 à 20 heures après avoir avalé de 16 à 30 grammes d'acétate de plomb.

Le plomb serait absorbé à l'état d'albuminate d'après certains auteurs, de chlorure d'après d'autres.

L'absorption par les *voies respiratoires*, rendue très probable par certaines intoxications professionnelles, a été démontrée expérimentalement par Tanquerel des Planches qui a empoisonné des chiens en leur introduisant de la céruse dans la trachée.

Quelques observations d'empoisonnement à la suite d'injections vaginales avec de l'eau de Goulard, de l'usage de collyres à base de plomb, montrent que l'absorption se fait par les diverses muqueuses. Elle se fait également ment par les plaies, ainsi que le prouvent les intoxications survenues à la suite de pansements avec des topiques contenant des sels de plomb.

L'absorption par la peau intacte est moins bien établie, cependant on aurait empoisonné des chiens en les plongeant dans un bain contenant de l'acétate de plomb (Cannet).

L'*élimination* se fait principalement par l'urine et par la bile. Une portion du plomb entraîné par la bile serait absorbée de nouveau dans l'intestin, l'autre expulsée avec les fèces sous forme de sulfure. Le plomb passe aussi dans le lait et quelquefois dans la salive. Les parotidites qui se produisent parfois au cours du saturnisme chronique ont été attribuées à l'action directe du plomb sur ces glandes.

On a remarqué que chez les saturnins la peau prend une teinte noirâtre quand elle est badigeonnée avec une solution de sulfure de potassium à 5 pour 100, ou bien à la suite d'un bain sulfureux ; on en a conclu que le plomb s'éliminait par la peau. Peut-être le métal s'est-il simplement déposé du dehors ; en tous cas, s'il s'agit d'une élimination, elle se ferait seulement par les cellules épidermiques ; Méhu a constaté en effet que chez un sujet dont la peau se colore en noir par le sulfure de potassium, la sueur ne contient pas de plomb.

L'élimination ne se fait pas rapidement. Dans l'intoxication chronique, elle est non seulement lente, mais irrégulière et intermittente. Aussi peut-on retrouver le plomb dans le corps des individus qui ont cessé d'absorber ce métal depuis des mois et même depuis plus d'une année. Le plomb est fixé dans les organes à l'état d'albuminate, composé très stable qui en dehors de l'organisme n'est détruit que par des réactifs énergiques.

Chez l'homme, on a trouvé le plomb principalement dans le foie, les reins, les parois du tube digestif, et dans les centres nerveux, notamment dans l'encéphale qui en contient parfois une quantité relativement considérable. On en a recueilli $0^{gr},117$ (à l'état de sulfate) dans l'encéphale d'un sujet mort d'épilepsie saturnine et 106 milligrammes dans l'encéphale d'un autre saturnin (Blyth).

Chez les animaux, le plomb se localiserait un peu différemment ; les centres nerveux en contiendraient relativement peu. D'après les recherches de Prévost et Binet, c'est les reins qui en contiennent le plus ; viennent ensuite les os, puis le foie, les testicules et enfin le cerveau et le sang. Citons encore, d'après Kobert, les résultats obtenus par d'autres expérimentateurs. Heube, résumant des analyses portant sur divers animaux, a dressé le tableau suivant dont les chiffres sont relatifs à 1 kilogramme : os 0,18 à 0,27 ; reins 0,17 à 0,20 ; foie 0,10 à 0,33 ; moelle épinière 0,006 à 0,01 ; encéphale 0,04 à 0,05 ; muscles 0,02 à 0,04 ; intestins 0,01 à 0,02. — Ellenberger et Hofmeister, expérimentant sur des moutons, ont trouvé : reins 0,44 à 0,47 ; foie 0,30 à 0,65 ; pancréas 0,54 ; glandes salivaires 0,42 ; bile 0,11 à 0,40 ; os 0,32 ; fèces 0,22 ; rate 0,14 ; centres nerveux 0,07 à 0,18 ; sang 0,05 à 0,12 ; muscles 0,05 à 0,08 ; urine 0,06 à 0,08 ; muscles lisses 0,03 ; poumons 0,03.

INTOXICATION AIGUE

L'empoisonnement aigu est très rare et presque toujours accidentel. L'empoisonnement subaigu, occasionné par plusieurs prises répétées à intervalles plus ou moins éloignés, a été observé plus souvent. Dans ces cas encore, il s'agit presque toujours d'empoisonnements accidentels produits par le mélange fortuit d'une quantité relativement abondante d'un sel de plomb avec des matières alimentaires : blé ou farine, beurre, cidre, vin, etc.

Il paraît que dans certaines régions de l'Angleterre le plomb est souvent employé par les femmes qui veulent se faire avorter. Il est pris sous forme de diachylon (litharge) dont une certaine quantité est avalée chaque jour, jusqu'à ce que l'avortement soit obtenu. Plusieurs empoisonnements mortels dus à cette cause sont signalés par les médecins anglais.

§ III. — Symptômes.

Le début de l'intoxication est presque toujours rapide ; il est marqué par une saveur désagréable, une sensation de sécheresse dans la bouche, une soif intense, bien que souvent la sécrétion salivaire soit augmentée ; des douleurs relativement peu violentes dans l'estomac. Les vomissements commencent bientôt, parfois un quart d'heure à peine après l'ingestion ; ils sont ordinairement fréquents et tenaces ; les matières expulsées ont une coloration blanchâtre ; elles peuvent être mélangées d'une petite quantité de sang.

Les douleurs de ventre, plus tardives que celles de l'estomac, sont plus violentes. Elles peuvent être accompagnées de diarrhée qui prend souvent une couleur noire due à la formation de sulfure de plomb ; parfois aussi elle est mélangée de sang. Mais la diarrhée ne se produit pas dans tous les cas ; souvent c'est de la constipation qui accompagne les coliques. Dans quelques cas on a observé de l'ictère.

Plusieurs auteurs signalent le ralentissement et la dureté du pouls. C'est là un signe qui ne s'observe pas constamment. Orfila, Taylor, Tardieu ont noté au contraire l'accélération.

L'urine contient de l'albumine, quelquefois des cylindres ; ordinairement, mais non toujours, sa quantité est diminuée.

Dans les cas graves, aux troubles digestifs se joignent presque aussitôt, ou au bout de quelques heures, des désordres nerveux : céphalalgie, vertiges, crampes, douleurs dans les membres, faiblesse, sopor, coma. La mort peut survenir dès le 2e jour ; elle s'est produite le 5e jour chez un homme qui avait avalé 45 grammes de céruse (Freyer) ; elle est rarement plus tardive. Passé ce délai, la guérison est en effet la règle ; mais c'est une guérison incomplète, en ce sens que le malade est souvent pris plus tard des troubles qui constituent l'intoxication chronique.

L'empoisonnement subaigu, par doses répétées, se traduit par des vomissements et des coliques se renouvelant à chaque dose, et entre celles-ci, par de l'anorexie, de la dyspepsie ; et en outre par quelques-uns des symptômes de l'intoxication chronique : liséré sur les gencives, rétraction du ventre avec constipation opiniâtre, crampes, douleurs, céphalalgie, paralysies intéressant de préférence les membres supérieurs, albuminurie. La mort survient ordinairement après une période d'attaques convulsives et de coma.

§ IV. — Lésions.

Autant qu'on en peut juger d'après le petit nombre des autopsies publiées, les lésions gastro-intestinales sont peu intenses[1]. La paroi stomacale présente une teinte blanchâtre par suite d'une cautérisation superficielle ; elle est recouverte de mucus, congestionnée, ecchymosée en certains points et offre parfois quelques érosions superficielles. Sur la muqueuse intestinale, on a observé les mêmes lésions, mais moins accentuées encore ; le contenu de l'intestin est souvent coloré en noir par du sulfure de plomb.

On trouve dans le traité d'Orfila une description des lésions gastro-intestinales de l'empoisonnement aigu provoqué chez des chiens. Ces lésions sont très étendues quand le sel a été ingéré à grosse dose et que les vomissements ont été rendus impossibles par la ligature

---

1. Excepté quand il s'agit du chromate de plomb, mais dans ce cas les lésions sont dues surtout à l'acide chromique.

de l'œsophage. Chez un animal qui avait survécu dix heures, « on fut frappé à l'ouverture de l'abdomen de la belle couleur blanche du tube digestif »; l'estomac était tapissé d'une couche de 2 millimètres d'épaisseur de couleur gris de cendre; la membrane muqueuse présentait sur toute son étendue et dans toute son épaisseur la même coloration; les deux autres tuniques ne paraissaient pas altérées. — En somme il s'agit d'une cautérisation ne pénétrant pas au delà de la muqueuse, et d'un précipité d'albuminate de plomb à la surface comme dans l'épaisseur de celle-ci.

Plusieurs expériences relatées par le même auteur montrent que des lésions intestinales peuvent se produire, même lorsque le sel de plomb n'a pas pénétré directement dans le tube digestif. On injectait de l'acétate de plomb dans la veine jugulaire; l'animal, parfois peu malade au début, succombait au bout de quelques jours, et dans presque tous les cas on trouvait l'estomac sain, mais les intestins, notamment le gros intestin, enflammés, congestionnés, ecchymosés, contenant des matières sanguinolentes. Plusieurs de ces animaux avaient d'ailleurs eu avant de mourir une diarrhée dysentériforme. Il semble donc, d'après ces expériences, que le plomb, absorbé en quantité suffisante, produit sur l'intestin les mêmes lésions que le mercure, et sans doute par un mécanisme analogue.

Quant aux lésions des autres organes, on n'en peut rien dire de positif en ce qui concerne l'empoisonnement aigu chez l'homme. Chez les animaux, l'on aurait constaté des altérations épithéliales des diverses glandes, et quelquefois une accumulation de sérosité dans les méninges cérébrales et rachidiennes.

§ V. — **Mode d'action.**

Les lésions locales occasionnées par les sels de plomb se produisent suivant le mécanisme qui a été déjà indiqué à propos de la cautérisation par les sels métalliques (page 58). L'oxyde de plomb se combine avec l'albumine des épithéliums pour former un précipité insoluble lequel donne aux muqueuses cautérisées une couleur blanche ou cendrée. La cautérisation est peu profonde et n'aboutit qu'à des ulcérations très superficielles, sauf quand l'acide mis en liberté est lui-même très caustique, ce qui est le cas de l'acide chronique.

Les sels de plomb produisent aussi une constriction énergique des vaisseaux des parties touchées, lesquelles deviennent ainsi pâles et presque exsangues; mais cette contracture, bien que assez durable, finit par disparaître, et la muqueuse présente assez souvent alors de l'hyperhémie, des ecchymoses et de petites hémorragies.

Le plomb occasionne aussi une contracture des muscles de l'intestin, surtout lorsqu'il a été absorbé. Il est probable que c'est par l'intermédiaire des ganglions nerveux qu'il exerce cette contracture, car l'administration de l'atropine, qui paralyse les terminaisons nerveuses, la fait disparaître ou du moins l'atténue beaucoup (Kobert).

Les recherches expérimentales montrent que le plomb est pour les animaux comme pour l'homme un poison du système nerveux; chez eux, les convulsions, le tremblement, le délire, les accès épileptiformes sont très accentués et relativement précoces.

§ VI. — **Traitement.**

La limonade sulfurique, les sulfates de soude ou de magnésie transforment les sels de plomb en sulfate à peu près insoluble et par conséquent peu toxique. Ces substances seront donc mélangées au liquide de lavage de l'estomac ou données conjointement avec les vomitifs et après ceux-ci. L'eau albumineuse, le lait ont aussi quelque efficacité en précipitant le plomb à l'état d'albuminate.

Quand il n'y a pas une diarrhée abondante, il faut vider l'intestin, de préférence avec l'huile de ricin.

Ultérieurement, on administre l'iodure de potassium (3 à 4 grammes par jour) dans le but de hâter l'élimination du plomb absorbé, et de conjurer ainsi l'intoxication chronique à laquelle le malade est exposé.

SATURNISME CHRONIQUE

Par sa fréquence comme par sa gravité, le saturnisme est, après l'alcoolisme, la plus importante de toutes les intoxications chroniques.

Le plomb, soit à l'état métallique, soit sous forme de sels, entre en effet dans la composition d'une foule d'objets d'usage domestique; il est employé dans une quantité innombrable d'industries. Or, si l'organisme n'est pas capable en général d'absorber d'un coup une grande quantité de plomb, il absorbe facilement de faibles proportions de ce métal et de tous ses composés, en sorte que de très petites doses constamment renouvelées sont plus dangereuses qu'une forte dose prise en une fois.

Le saturnisme chronique a été l'objet d'innombrables travaux[1], dont nous n'utiliserons ici qu'un petit nombre, car la question appartient plutôt à l'hygiène qu'à la toxicologie médico-légale.

§ VII. — Étiologie.

Citons d'abord les cas où le plomb se trouve mélangé aux aliments, en faisant remarquer qu'en pareil cas

---

1. L'un des plus importants reste encore aujourd'hui celui de Tanquerel des Planches. Des maladies saturnines. Paris, 1839.

l'intoxication revêt une forme plutôt subaiguë que chronique, quand la proportion de poison est relativement considérable.

Il y a des exemples d'empoisonnement occasionnés par de la farine moulue avec des meules dont les interstices avaient été bouchés avec du plomb. Ces empoisonnements frappent un grand nombre de personnes à la fois : plus de 200 avec 16 décès dans diverses communes d'Eure-et-Loir (1861) ; plus de 400 avec une vingtaine de décès dans l'arrondissement de Béziers (1877)[1]. Ogier[2] a trouvé du plomb dans des farines qui avaient passé dans une chaîne à godets de tôle plombée ; plus de 100 personnes avaient été empoisonnées par ces farines. L'intoxication a été produite aussi par du pain cuit dans des fours chauffés avec des bois de démolition enduits de peinture de plomb.

Le vin, la bière, le cidre ont été quelquefois additionnés de litharge ou d'autres sels de plomb, dans le but de les clarifier et de les conserver. L'eau de boisson peut aussi se charger de plomb provenant des tuyaux de canalisation, des parois de citernes ou réservoirs. Le fait n'est pas constant ; l'eau qui circule régulièrement et assez rapidement dans les tuyaux de plomb ne se charge pas de ce métal ; les eaux impures attaquent peu le plomb ; il en est de même des eaux calcaires qui laissent déposer sur les tuyaux un enduit très protecteur. Les eaux très pures, et notamment l'eau de pluie attaquent beaucoup plus facilement le plomb ; de là le danger des eaux qui ont coulé sur un toit de plomb,

---

1. Chevallier. *Ann. d'hyg. pub. et de méd lég.*, 3e série, 1879, t. I.
2. Ogier, *Même recueil*, 1888, t. XIX, p. 69.

qui sont conservées dans des citernes ou des récipients de plomb.

Les boîtes de conserves alimentaires contiennent du plomb dans leurs parois et surtout dans leur soudure; ce métal est dissous par les aliments et parfois en proportion très notable, car le professeur Gautier en a trouvé de 2 à 50 milligrammes par kilogramme[1]. Les papiers d'étain qui servent à envelopper des fromages, des barbons, etc., renferment quelquefois beaucoup de plomb (jusqu'à 90 pour 100). Il en est de même des bouchons des siphons d'eaux gazeuses. Enfin l'étamage des casseroles et autres ustensiles de cuisine avec de l'étain plombifère peut être aussi une source d'intoxication[2]. Les liquides et les aliments acides conservés quelque temps dans les poteries vernissées ou dans des vases émaillés peuvent se charger d'une certaine quantité du plomb qui entre dans la composition du vernis ou de l'émail.

Signalons encore les empoisonnements occasionnés par les pommades, cosmétiques, fards, teintures[3], poudre de riz contenant des sels de plomb, ceux produits par les couleurs à base de plomb, qui recouvrent une foule d'objets.

Mais la cause incomparablement plus fréquente du saturnisme chronique est l'exercice des professions qui mettent l'ouvrier en contact avec les composés de

1. A. Gautier. Le cuivre et le plomb dans l'alimentation et l'industrie. Paris, 1883, J.-B. Baillière.

2. L'ordonnance de police du 31 décembre 1890 prescrit que l'étain destiné à l'étamage des ustensiles culinaires, à la confection des feuilles pour envelopper des substances alimentaires ne doit pas contenir plus de un demi pour 100 de plomb.

3. Notamment les teintures suivantes qui sont à base de plomb : Eau de Castille, Eau des Fées, Nuancine, Eau Allen (Ogier).

plomb. Il est certains métiers, tels que ceux de la fabrication de la céruse (surtout par le procédé hollandais), du minium, du massicot, qui comportent d'une manière presque certaine le saturnisme chronique à échéance plus ou moins rapprochée. Les peintres en bâtiment, surtout ceux qui broyent les couleurs, qui grattent les anciennes peintures, fournissent aussi un très fort contingent d'intoxiqués. Un grand nombre d'autres métiers (on en a compté une centaine) nécessitent la manipulation du plomb ou de ses composés; tous peuvent occasionner le saturnisme chronique. Le tableau suivant, dressé par le Pr Armand Gautier, indique celles de ces professions qui sont le plus dangereuses, et donne en même temps une idée approximative des chances d'intoxication que comporte l'exercice de chacune d'elles.

PROFESSIONS	INTOXICATION SUR 1000 OUVRIERS
Fabrication du massicot et du minium.	1000
Travail de la céruse à sec.	1000
Fabrication de la poterie d'étain.. . .	1000
Dessoudage des boites de fer-blanc. . .	280
Broyage des couleurs.	104
Polissage des caractères d'imprimerie..	18,5
Polissage des glaces et des camées. . .	18,5
Émaillage.	18,5
Fabrication de cartouches.	18,5
Peinture en bâtiments.	18
Fonderie de plomb et de ses alliages. .	18
Typographie.	1,4
Étamage..	1,4

Il est facile de comprendre que certains métiers qui obligent l'ouvrier à rester au milieu d'un nuage de poussières de composés de plomb sont beaucoup plus dangereux que d'autres qui ne comportent pas une aussi facile pénétration du plomb dans l'économie. Dans ce dernier cas, un petit nombre d'ouvriers seulement sont atteints, et dans certaines professions un nombre très minime. La prédisposition a donc ici un rôle incontestable[1].

§ VIII. — **Symptômes.**

Le saturnisme chronique se manifeste de deux façons : par des troubles morbides permanents, graduellement croissants, qui témoignent d'un désordre plus ou moins profond de la nutrition générale ; et par des épisodes aigus, d'une durée limitée, survenant très irrégulièrement.

Il n'y a pas de rapport étroit entre ces deux ordres de symptômes : tel individu, arrivé à une cachexie profonde, n'a eu qu'un petit nombre d'épisodes aigus, survenus tardivement ; tel autre est atteint très vite de ces manifestations aiguës, avant que sa santé générale soit compromise d'une façon notable.

La raison de ces différences n'est pas connue. On peut cependant quelquefois discerner sous quelles influences se produisent les épisodes aigus. C'est parfois à la suite d'une plus grande absorption de plomb, par exemple chez des peintres qui viennent d'être employés au grattage des vieilles peintures. L'ingestion de liquides acides : vinaigre, cidre, vin, en quantité anormale, favorise l'apparition des accidents aigus, surtout des accidents intestinaux, probablement parce que ces liquides solubilisent une partie du plomb emmagasiné dans

---

1. Outre les différences individuelles, il y aurait des différences de races ; on dit que les nègres sont réfractaires au saturnisme.

certains organes, notamment dans la muqueuse digestive
et dans le foie. D'autre part tout ce qui déprime l'organisme : fatigues, excès, chagrin peut amener l'apparition des épisodes aigus du saturnisme, même chez des
sujets qui sont soustraits depuis de longs mois à l'absorption du plomb. Pour expliquer ce dernier fait on
peut invoquer la lenteur de l'élimination et le long
séjour du plomb dans l'organisme ; mais il se peut aussi
que même après la disparition du métal, il subsiste des
perturbations de la nutrition de certains tissus, perturbations qui restent plus ou moins latentes jusqu'au
moment où elles sont révélées par le peu de résistance du sujet envers les influences déprimantes.

Symptômes permanents.

Indiquons d'abord un signe de l'imprégnation de
l'organisme pár le plomb. C'est le *liséré gingival (liséré
de Burton)* qui dessine au niveau de l'insertion dentaire
une bande de 1 à 3 millimètres de largeur, d'un bleu
très foncé, ardoisé, quelquefois tout à fait noire. Le
liséré gingival manque fort rarement[1]; il est en général
plus marqué sur la mâchoire inférieure, et plus foncé
au niveau des incisives et des canines.

Le liséré est constitué par du sulfure de plomb qui
se forme et se dépose dans les fins capillaires à circulation ralentie de la muqueuse gingivale ; le plomb

---

1. Le liséré gingival n'est pas absolument caractéristique du saturnisme. Il peut se produire avec le même aspect à la suite de l'absorption d'autres métaux : argent, cuivre, bismuth, quelquefois aussi chez
les sujets atteints d'hydrargyrisme chronique. Ces lisérés ne doivent
pas être confondus avec ceux que produit un dépôt extérieur de particules diverses, dépôt qu'un lavage à la brosse fait disparaître.

provient du sang qui charrie ce métal dans toute l'économie ; il se transforme en sulfure au contact de l'acide sulfhydrique dont les liquides buccaux contiennent des traces. Les coupes histologiques de la muqueuse gingivale montrent que les particules de sulfure de plomb sont déposées non seulement dans les capillaires, mais aussi dans les parties voisines.

Plus rarement, on trouve aussi des plaques ardoisées de sulfure de plomb à la face interne des joues où elles forment une sorte de tatouage.

Les plus constants des symptômes permanents du saturnisme sont l'anémie[1], la dyspepsie avec tendance à la constipation, l'amaigrissement. La cachexie, à laquelle aboutit ordinairement l'intoxication très prolongée, n'est quelquefois que l'expression plus accentuée des mêmes troubles nutritifs ; plus souvent elle se produit par l'intermédiaire de l'albuminurie et de la néphrite scléreuse dont le saturnisme est un facteur étiologique important. Signalons aussi une autre maladie qui peut être créée, mais beaucoup plus rarement, par le saturnisme : c'est la goutte. La goutte saturnine est identique à la goutte essentielle. — La dystrophie produite par l'intoxication chronique peut donc aboutir finalement à des altérations organiques ou humorales que beaucoup d'autres causes sont capables de produire.

Symptômes épisodiques.

Les principaux sont : les coliques de plomb, les arthralgies, les paralysies, les troubles de la sensibilité

---

1. Les globules rouges des saturnins sont non seulement très diminués de nombre ; mais ils deviennent inégaux, irréguliers et peu colorés (Hayem).

cutanée et sensorielle, l'encéphalopathie, les symptômes hystériques.

La fréquence relative de ces diverses manifestations est indiquée dans le tableau suivant emprunté à Tanquerel des Planches :

Coliques.	1217
Arthralgie.	755
Paralysie.	107
Encéphalopathie.	52

Colique de plomb. — De tous les épisodes aigus qui peuvent survenir au cours du saturnisme chronique, c'est celui-ci qui est le plus fréquent et qui se renouvelle le plus souvent ; c'est en général aussi le premier en date. Il peut même apparaître quelques jours seulement après que l'absorption du plomb a commencé, de sorte qu'il appartient quelquefois à l'intoxication subaiguë.

La colique de plomb est constituée par de violentes douleurs abdominales, accompagnées d'une constipation opiniâtre et souvent aussi de vomissements. La douleur est continue avec des exaspérations violentes ; elle est presque toujours atténuée par une pression large et profonde exercée avec les mains par exemple, bien que la peau de l'abdomen soit hyperesthésié et supporte mal les contacts légers. Pendant toute la durée de la colique, le ventre est ordinairement creusé en bateau, ce qui tient à la contraction des muscles de la paroi abdominale, et à celle des intestins ; le foie lui-même est notablement diminué de volume.

La colique de plomb évolue ordinairement sans fièvre ; le pouls reste lent et est le plus souvent remarquable par sa dureté qui serait quelquefois plus considérable d'un côté que de l'autre. La colique peut persister pendant des semaines, si le malade est abandonné à lui-même ; convenablement traitée elle guérit ordinairement en moins de huit jours ; la guérison ne se produit que lorsque la constipation a cessé.

L'ensemble de symptômes qui constitue la colique de plomb est attribué généralement à la contracture spasmodique des fibres lisses de l'intestin et des autres organes abdominaux, et aussi à celle des petits vaisseaux. Cette explication, basée sur des constatations directes, se trouve confirmée par les bons effets thérapeutiques que produisent presque toujours en pareil cas les médicaments qui paralysent les fibres musculaires lisses, notamment la belladone, le nitrite d'amyle.

Arthralgie saturnine. — On désigne sous ce nom des douleurs survenant par accès d'une durée d'au moins quelques jours, accès qui coïncident quelquefois avec ceux de la colique de plomb. Ces douleurs qui sont parfois extrêmement violentes, surtout pendant la nuit, occupent principalement les membres inférieurs ; elles se font sentir dans les articulations, lesquelles ne présentent ni rougeur, ni gonflement, et aussi dans les muscles. Elles sont généralement augmentées par les mouvements et par la pression.

Paralysie saturnine. — La paralysie est une manifestation ordinairement tardive de l'intoxication ; elle ne se montre guère que chez les sujets qui ont eu antérieurement des coliques, ou des arthralgies[1].

---

1. Cette règle comporte quelques exceptions : la paralysie peut apparaître au bout de deux mois, et même dans un délai plus court encore. Mais d'autre part, la paralysie est quelquefois extrêmement tardive. Ainsi dans une statistique de Tanquerel des Planches comprenant 102 cas, il y en a 32 qui se sont produits chez des ouvriers travaillant depuis 10 ans, et 13 après 20 ans de travail.

Bien qu'elle puisse atteindre tous les muscles, la paralysie saturnine a une prédilection toute spéciale pour ceux qui sont innervés par le nerf radial. Elle reste souvent limitée à ces muscles ou même à quelques-uns d'entre eux. Mais par une particularité singulière, l'un de ces muscles, le long supinateur fait une exception éclatante à la règle. C'est lui qui est le plus réfractaire à la paralysie saturnine, et quand celle-ci frappe le corps entier, c'est lui qui est atteint le dernier et qui recouvre le premier sa motricité.

Habituellement, la paralysie débute par les extenseurs des doigts qui ne sont pas toujours pris simultanément; le médius et l'annulaire se fléchissent les premiers (le malade *fait les cornes*). Les extenseurs du poignet (tous les muscles de l'avant-bras innervés par le radial, sauf le long supinateur) sont ensuite atteints. Le plus souvent, la paralysie en reste là, et elle donne au malade une attitude caractéristique que l'on constate bien surtout en élevant l'avant-bras du malade; on voit alors la main qui pend presque à angle droit et qui ne peut être relevée; elle est en demi-pronation, les doigts un peu fléchis, le pouce légèrement porté en dedans. — La paralysie est presque toujours bilatérale, un peu plus marquée à droite (à gauche chez les gauchers)[1]. — La contractilité faradique est abolie, la contractilité galvanique est un peu exagérée; les réflexes tendineux ne tardent pas à être abolis. La sensibilité reste intacte. Au bout de quelque temps, la paralysie s'accompagne d'atrophie, et quand elle dure

---

1. On ne sait pas si ce fait résulte d'un contact plus intime du plomb pendant le travail ou de plus la grande fatigue habituelle des muscles.

depuis longtemps, elle se complique parfois d'une synovite des tendons extenseurs. Mais le fait est rare, car la paralysie saturnine guérit toujours et en général dans un délai qui ne dépasse pas deux à trois mois. La réapparition de la contractilité faradique est l'indice certain de la guérison.

A côté de cette forme ordinaire de la paralysie saturnine, il y en a d'autres plus rares[1]. La paralysie s'étend parfois aux muscles du bras et de l'épaule ; elle frappe aussi les muscles des membres inférieurs, spécialement les péroniers latéraux et les extenseurs des orteils ; ou bien elle se cantonne aux muscles des mains. Au reste, tous les muscles volontaires peuvent être atteints, y compris ceux du larynx, et aussi les intercostaux, qui ont cependant une résistance presque égale à celle du long supinateur.

La forme généralisée s'observe rarement ; elle s'établit tantôt lentement et graduellement, tantôt rapidement, en suivant une marche ascendante ou descendante. Sauf les muscles de la tête et du cou, tous les autres peuvent être paralysés. Le malade, couché dans son lit, est incapable de s'asseoir, de remuer un membre, de manger seul ; il est aphone et éprouve une dyspnée intense quand les muscles du larynx, les intercostaux et le diaphragme sont pris. Mais la parésie du diaphragme et des intercostaux est en général de très courte durée ; on ne connaît qu'un seul cas où elle ait entraîné la mort. La paralysie quitte en général rapidement aussi les autres muscles,

---

1. On en trouvera la description très complète dans la thèse de Mme Déjerine Klumpke. Des polynévrites en général et des paralysies et atrophies saturnines. Paris, 1889.

sauf quelques-uns, notamment les extenseurs des doigts.

Troubles de la sensibilité cutanée. — En dehors de l'anesthésie très incomplète qui se manifeste quelquefois sur les régions paralysées, on observe parfois des plaques d'anesthésie qui siègent surtout au dos de la main, à la face postérieure des avant-bras, à la partie externe des mollets; quelquefois elles sont limitées à la pulpe des doigts.

L'anesthésie peut être absolue, c'est-à-dire que la sensibilité est abolie pour le contact, pour la température, pour la douleur, pour l'électricité; elle peut être au contraire limitée aux sensations de contact ou à celles de douleur.

L'hémianesthésie que présentent certains malades est de nature hystérique, comme le sont peut-être aussi certaines anesthésies en plaques.

Troubles sensoriels. — Outre l'hémianesthésie sensorielle de nature hystérique (voir page 278), le saturnisme peut occasionner l'amblyopie ou l'amaurose, transitoires ou permanentes.

Ces troubles résultent parfois d'une névrite du nerf optique, laquelle peut se développer rapidement au cours d'un accès d'encéphalopathie ou en dehors de celui-ci. Cette névrite, souvent bilatérale, s'étend habituellement jusqu'à la papille et est facilement reconnaissable à l'ophtalmoscope, mais elle peut aussi rester limitée à la portion rétrobulbaire du nerf. Il y a aussi une cécité passagère qui est attribuée à un spasme des artères de l'œil. Au cours d'un accès d'encéphalopathie ou immédiatement après, il se produit quelquefois une diminution considérable de la vision due à un étranglement de la papille ; cette affection guérit généralement sous l'influence des purgatifs et des émissions sanguines. Enfin les saturnins atteints de néphrite sont exposés à la rétinite albuminurique comme aussi à l'amaurose urémique passagère, ne s'accompagnant pas de lésions appréciables à l'ophtalmoscope.

On a observé quelquefois aussi le strabisme, la chute de la paupière, les troubles de l'accommodation.

Encéphalopathie saturnine. — L'encéphalopathie est le plus grave des accidents qui peuvent survenir au cours du saturnisme ; c'est aussi l'un des plus rares et des plus tardifs.

L'accès d'encéphalopathie débute généralement par des douleurs de tête et de l'insomnie auxquelles se joignent parfois de l'amblyopie ou de l'amaurose. Les malades sont pris ensuite soit de torpeur et d'apathie intellectuelles aboutissant directement au coma, soit d'un délire presque toujours généralisé et mobile, soit d'un accès de manie, soit de convulsions sous forme d'accès semblables en tous points à ceux de l'épilepsie, et qui peuvent d'ailleurs succéder aux troubles intellectuels, les précéder ou coïncider avec eux. La guérison peut se produire au bout de quelques jours ; mais souvent les malades succombent après un coma plus ou moins prolongé. Le fait suivant, emprunté à Denison Stewart, donne une idée de la gravité de l'encéphalopathie saturnine : neuf personnes empoisonnées par des gâteaux coloriés avec du chromate de plomb furent toutes atteintes d'épilepsie saturnine qui entraîna la mort de quatre d'entre elles.

Les causes de cette encéphalopathie ne sont pas exactement connues. Elle n'est pas toujours en rapport soit avec l'urémie, soit avec des lésions encéphaliques. On serait tenté de l'attribuer à l'action directe du plomb sur les cellules nerveuses; mais là aussi on se heurte à des contradictions; par exemple chez le malade du Pr Potain (page 254) mort d'encéphalopathie, sans lésions cérébrales ou rénales, la quantité totale du plomb contenu dans l'encéphale était très minime: $0^{gr},006$.

Hystérie saturnine. — Bon nombre des troubles nerveux que présentent certains saturnins offrent une telle analogie avec les manifestations hystériques qu'il paraît légitime de les considérer comme de même nature.

Telle est, en première ligne, l'hémianesthésie sensitivo-sensorielle, tout à fait semblable à l'hémianesthésie hystérique, et susceptible, comme celle-ci, de disparaître sous l'influence des agents œsthésiogènes.

Le tremblement, presque toujours partiel, et qui constitue d'ailleurs un symptôme rare, a été rattaché également à l'hystérie.

Il en est de même de certaines apoplexies, survenant brusquement ou lentement, durant de quelques heures à plusieurs jours, et laissant à leur suite une hémiplégie motrice et sensitivo-sensorielle susceptible de guérison.

Autres accidents du saturnisme. — Beaucoup d'autres accidents peuvent se produire au cours du saturnisme chronique, qui sont sous la dépendance directe ou indirecte de l'intoxication.

La *parotidite,* attribuée à l'élimination du plomb, n'est pas très rare ; elle se manifeste par la tuméfaction de la glande qui peut rester presque indolore ; la tuméfaction ne porte quelquefois que sur une seule parotide, et même sur une partie limitée de celle-ci.

Des *accès d'asthme* ont été observés chez des individus qui venaient de respirer des poussières contenant des composés de plomb. On a décrit aussi, sous le nom d'*asthme saturnin,* la dyspnée paroxystique occasionnée par les lésions rénales ou vasculaires que l'intoxication chronique finit souvent par produire. Nous avons déjà mentionné à plusieurs reprises la *néphrite saturnine.* Ajoutons que les lésions vasculaires s'étendent souvent jusqu'aux grosses artères, à l'aorte et au cœur même. Les saturnins fournissent ainsi un contingent aux divers groupes de cardiaques, et spécialement aux cardio-aortiques.

§ IX. — Lésions.

L'intoxication chronique peut occasionner diverses altérations anatomiques, dont aucune d'ailleurs n'est constante.

Système nerveux. — La paralysie saturnine est liée à une névrite périphérique que l'on peut constater par un simple examen à l'œil nu. Sur le nerf, et surtout sur ses ramifications intra-musculaires[1], on aperçoit des segments isolés qui se distinguent par leur amincissement et leur teinte grisâtre. Les lésions histologiques ont été étudiées par Gombault.

Voici ce qu'il a observé d'abord chez les cobayes intoxiqués peu à peu avec de la céruse. Les lésions portent sur les tubes nerveux bien plus que sur le tissu interstitiel. Dans un même nerf, un certain nombre seulement

1. Ces altérations ont pu être poursuivies dans plusieurs cas de paralysie des extenseurs de la main et des doigts, le long du nerf radial jusqu'au plexus brachial. Dans deux cas sur cinq elles existaient jusque dans les racines rachidiennes antérieures de la région cervicale. (Déjerine, *Soc. biol.,* 8 février 1899.)

de tubes sont altérés, et ils ne le sont pas sur toute leur étendue ; les lésions se limitent à un segment interannulaire ou à plusieurs segments non contigus (voir fig. 9, page 80). La myéline a disparu, ou ne se trouve plus qu'à l'état de granulations dans des cellules analogues aux leucocytes et qui remplissent en partie la gaine de Schwann. Le cylindre-axe est conservé, mais dans les segments malades il est souvent renflé par places, moniliforme ; sa striation fibrillaire est plus apparente. De telles lésions n'entravent pas sérieusement la conductibilité des nerfs ; les cobayes chez lesquels on les a observées ne présentaient pas de troubles nerveux.

Mais chez l'homme, Gombault a constaté qu'à côté des tubes nerveux atteints de cette névrite périaxile, il y en avait d'autres dont le cylindre-axe était détruit.

La névrite périaxile serait donc le premier stade d'un processus dont la seconde phase se réaliserait chez l'homme.

On a constaté aussi, tant chez les animaux que chez l'homme, des altérations médullaires, consistant principalement en atrophie des cellules des cornes antérieures. Quelques auteurs attribuent même les paralysies saturnines à ces lésions médullaires. Mais lesdites lésions ont été cherchées vainement dans bon nombre de cas.

Le *cerveau* présente parfois une teinte jaunâtre ou grisâtre et une consistance anormale ; il est ferme, résistant, et lorsqu'on l'écrase entre les doigts, il donne la sensation de la pâte de guimauve (Renaut). Notons que ces caractères ont été constatés chez des saturnins qui n'avaient pas eu d'encéphalopathie. — On trouve parfois aussi des foyers d'hémorrhagie ou de ramollissement, en rapport avec l'athérome et la sclérose des vaisseaux encéphaliques.

Tube digestif. — Outre le liséré et les plaques ardoisées des joues, on remarque assez souvent la gingivite alvéolo-dentaire et la carie des dents.

Sur l'*estomac* et sur l'*intestin*, Kussmaul et Maïer ont noté la dégénérescence graisseuse des glandes, l'hypertrophie de la sous-muqueuse par prolifération du tissu cellulaire, la dégénérescence des fibres musculaires. On aurait constaté aussi des altérations des plexus nerveux de Meissner et d'Auerbach.

Reins. — La néphrite saturnine revêt surtout la forme scléreuse, interstitielle et atrophique. Les lésions occupent principalement le labyrinthe et intéressent inégalement les divers lobules (Brault). D'après les recherches expérimentales de Charcot et Gombault l'élément glandulaire serait affecté le premier et tiendrait sous sa dépendance les altérations ultérieures du tissu conjonctif.

Système circulatoire. — Le plomb exerce sur les artères une action qui se traduit d'abord par une diminution de l'élasticité des parois de ces vaisseaux.

Cette action a été constatée expérimentalement chez les animaux et l'on a noté qu'elle se manifestait déjà au bout d'une dizaine ou d'une quinzaine de jours. Chez l'homme elle contribue sans doute à occasionner la dureté du pouls que présentent bon nombre de saturnins, et qui est due pour une autre part à la contracture des muscles lisses de la paroi vasculaire. A une période plus avancée de l'intoxication, on trouve souvent les lésions de l'artério-sclérose, de l'endartérite et de l'athérome. Ces lésions intéressent les petits vaisseaux et entraînent ainsi les altérations dystrophiques des viscères, notamment la prolifération conjonctive et la sclérose; elles atteignent aussi les grosses artères et spécialement l'aorte. L'insuffisance aortique, la myocardite scléreuse ou graisseuse se rattachent au même processus.

§ X. — **Traitement.**

L'*iodure de potassium* (1 à 2 grammes par jour) est le médicament le plus apte à hâter l'élimination du plomb, et à dissiper par conséquent tous les effets de l'intoxication dans la mesure du possible, c'est-à-dire en tant que le poison n'a pas encore produit de lésions anatomiques très avancées. Même dans ce cas, l'iodure serait souvent encore utile ; il serait notamment capable d'améliorer la néphrite saturnine.

Les bains tièdes prolongés, les bains sulfureux et aussi les bains de vapeur sont conseillés par beaucoup de médecins non seulement pour calmer les phénomènes douloureux : colique, arthralgie, mais aussi à titre de traitement général.

Parmi les symptômes épisodiques de l'intoxication, celui qui subit de la façon la plus manifeste l'influence du traitement, est la colique de plomb. Ce traitement consiste d'une part à calmer les douleurs à l'aide de l'opium ou de la belladone, et d'autre part à combattre la constipation, ce qui ne peut être fait utilement tant que les douleurs ne sont pas atténuées. Les purgatifs salins échouent presque constamment ; on emploie souvent, et avec succès, l'eau-de-vie allemande associée au sirop de nerprun.

III. — CUIVRE

Le cuivre métallique n'est pas toxique. Il ne le devient que lorsqu'il a donné naissance dans le tube digestif à des composés solubles : chlorure ou autres sels. Ce fait ne se produit que très exceptionnellement. Lorsqu'une pièce de monnaie en cuivre a été avalée, elle ne produit aucun signe d'intoxication même lorsqu'elle séjourne plusieurs jours dans l'estomac ou l'intestin ; les quelques exceptions qui ont été signalées laissent place au doute. Même quand le cuivre a été avalé en très fines particules, il est le plus souvent inoffensif. C'est ce qui résulte notamment d'expériences assez nombreuses faites sur des chiens (Drouard, Burcq) ; on a fait avaler à ces animaux de la limaille très fine de cuivre *pur* à la dose de 10 et 15 grammes, parfois renouvelée pendant plusieurs jours consécutifs ; ils l'ont rendue par l'anus sans avoir présenté aucun signe d'intoxication.

Les ouvriers exposés à absorber la poussière de cuivre la tolèrent fort bien, sauf de rares exceptions.

Toutefois, un malade auquel des étudiants avaient fait prendre de la limaille de cuivre mélangée à de la mie de pain à la dose quotidienne de 0^{gr},03 puis de 0^{gr},20, fut gravement empoisonné. Orfila, qui rapporte cette observation, suppose que la limaille de cuivre était déjà oxydée au moment où elle a été ingérée.

L'oxyde de cuivre est en effet toxique ainsi que les divers sels de ce métal, notamment les suivants :

Le *sulfate de cuivre* ou *vitriol bleu,* très soluble dans l'eau, a de nombreux usages dans l'industrie : galvanoplastie, injection des bois, et en agriculture (*bouillie bordelaise*) pour traiter certaines maladies de la vigne. Il est employé en thérapeutique comme caustique (notamment dans les collyres) et parfois aussi comme vomitif à la dose de $0^{gr},10$ à $0^{gr},30$.

L'acétate neutre ou *verdet cristallisé*, et l'*acétate bibasique*, qui constitue, avec d'autres acétates, le *vert-de-gris*; le *carbonate*, qui se trouve aussi dans ce dernier composé; le *chlorure*, la combinaison avec la chlorophylle.

§ I. — Étiologie.

Les empoisonnements aigus par le cuivre sont actuellement rares. Il n'en a pas toujours été ainsi, au moins en France. La statistique criminelle de ce pays pour les années 1851 à 1872 attribue au cuivre un cinquième des meurtres par empoisonnement (159 sur 793). Pour quelques-uns de ces crimes, et surtout pour le suicide, on préparait le poison en faisant macérer des sous dans du vinaigre.

On a prétendu cependant que l'empoisonnement criminel par les sels de cuivre était impossible non seulement en raison de la couleur (bleue ou verte) de ces sels, laquelle peut être dissimulée, mais surtout en raison de leur saveur. Galippe[1], qui a défendu cette opinion avec ardeur, s'est assuré que dans certains liquides tels que le vin, le bouillon, un millième de sulfate ou d'un autre sel de cuivre donne une saveur fort désagréable. Mais il n'est pas certain que cette saveur ne puisse être beaucoup mieux dissimulée par d'autres aliments.

1. Galippe. Étude toxicologique sur le cuivre et ses composés. Paris, 1875.

D'après les recherches mêmes de Galippe quand on ajoute 4 *grammes* de sulfate de cuivre à 1 kilogramme de pâté de cochon, la saveur de ce pâté est « encore tolérable ». On ajoute que les sels de cuivre étant émétiques le poison est rejeté avant d'avoir pu exercer de graves effets nocifs. Il y a là en effet une garantie qui atténue dans une certaine mesure la gravité de l'empoisonnement, mais dont la valeur a été exagérée, car, malgré des vomissements très abondants, bon nombre d'intoxications se terminent par la mort. D'ailleurs l'absorption des sels de cuivre paraît singulièrement favorisée par certains véhicules. Ainsi Dubert a vu un homme subir à deux reprises une grave intoxication pour avoir bu de l'eau-de-vie qui contenait seulement 1^{gr},2 d'acétate de cuivre par litre.

Les *empoisonnements suicides* dont il y a des exemples dans tous les pays, sont rares actuellement.

Les *empoisonnements accidentels*, étaient, paraît-il, fréquents autrefois. Ils le sont beaucoup moins maintenant, sans doute en raison des mesures qui ont été prises par l'autorité publique en vue d'éviter les empoisonnements alimentaires par les sels de cuivre[1], peut-être

---

1. Une ordonnance de police du 28 février 1853 prescrit que les ustensiles et vases de cuivre ou d'alliage de ce métal dont se servent les marchands de vins traiteurs, aubergistes, restaurateurs, pâtissiers, charcutiers, bouchers, confiseurs, épiciers, etc., doivent être étamés à l'étain fin ; — défend aux raffineurs et débitants de sel de se servir d'instruments et balances de cuivre ; — aux fabricants d'eaux gazeuses, de bières ou de cidres, et aux marchands de vins de faire passer ces liquides par des tuyaux ou appareils en cuivre, etc., etc. Cette ordonnance a été complétée par une circulaire ministérielle du 15 mars 1857 concernant l'interdiction de vases en cuivre dans la salaison du poisson, et par une ordonnance du 15 juin 1862 qui vise l'industrie de la confiserie, et interdit notamment d'envelopper des bonbons avec du papier coloré par des sels de cuivre. *Voir à la fin du volume l'ordonnance du 31 décembre 1890.*

aussi parce que la notion de la toxicité des vases et récipients de cuivre employés pour la cuisine s'est beaucoup répandue dans le public.

Il y a là en effet une source de dangers. Quand on
fait cuire des aliments végétaux dans des vases de cuivre, et qu'après la cuisson on les laisse séjourner dans
lesdits vases, les divers acides : malique, oxalique,
citrique, tartrique, etc., se combinent avec le cuivre
pour former des sels vénéneux ; les corps gras s'emparent aussi très facilement du cuivre et cette combinaison est toxique ; le stéarate, notamment, fort peu émétique, s'absorbe assez facilement. Enfin la chlorophylle
se combine aussi avec le cuivre. La couleur verte de ces
composés peut être masquée par celle des aliments.
Même sans l'intervention de la chaleur, les aliments
salés ou les liquides plus ou moins acides : vinaigre,
cidre, vin, conservés dans des récipients de cuivre, ou
seulement munis d'un robinet de cuivre, fournissent du
chlorure ou d'autres sels de cuivre vénéneux.

§ II. — Doses toxiques.

Les auteurs évaluent très différemment les doses
toxiques et mortelles des sels de cuivre. Pour Tardieu,
2 à 4 grammes peuvent déterminer des troubles graves
et même la mort. Seidel évalue la dose mortelle à un
gramme. Par contre Taylor, Husemann la portent à
plus de 30 grammes.

Ces divergences tiennent à plusieurs causes. Les
divers sels de cuivre n'ont pas tous la même toxicité ;
ils sont plus ou moins corrosifs, et s'absorbent plus ou
moins facilement suivant leur nature et sans doute aussi

suivant leur véhicule. D'un autre côté, les vomissements jouent un grand rôle dans cette intoxication ; ils sont en général très précoces et expulsent une quantité indéterminée du poison. On comprend ainsi comment dans plusieurs cas une dose de plus de 30 grammes n'a pas été mortelle. Mais il est certain qu'une dose moindre peut occasionner la mort ; tel est le cas cité par Kobert d'un adulte qui succomba après avoir avalé 15 grammes de vert-de-gris, bien que cet homme ait vomi abondamment.

Il est à supposer que la susceptibilité individuelle joue aussi un certain rôle. Galippe [1] a expérimenté sur lui-même, pendant plus d'une année, la cuisine au cuivre ; les aliments cuits et refroidis dans des vases de cuivre avaient parfois une couleur verte et une saveur très répugnante ; jamais ils n'ont causé à l'expérimentateur de troubles de la santé. Cependant, dans des conditions analogues, des empoisonnements très graves ont été observés à maintes reprises ; parfois l'empoisonnement a été collectif, et l'intensité des accidents a beaucoup varié chez les divers sujets ; dans un cas survenu dans un hôpital de Vienne, 130 personnes furent atteintes et 9 succombèrent.

Ajoutons enfin que l'organisme s'habitue peu à peu à supporter des doses considérables de cuivre. On a pu administrer longtemps à des malades (Bourneville) une dose quotidienne de sulfate de cuivre ammoniacal, portée jusqu'à $0^{gr},60$. Galippe a pu faire prendre à des chiens jusqu'à 72 grammes d'acétate de cuivre en 124 jours. Nous verrons plus loin que le cuivre peut s'accu-

1. Galippe, *Ann. d'hyg. pub. et de méd. lég.*, 1878.

muler en grande quantité dans le corps des ouvriers qui travaillent ce métal sans occasionner de troubles de la santé.

§ III. — **Symptômes.**

Les symptômes de l'empoisonnement aigu par les sels de cuivre sont tout d'abord ceux de la gastro-entérite toxique. Les vomissements qui ne font presque jamais défaut, surtout quand il s'agit du sulfate (lequel est d'ailleurs employé comme émétique à la dose de quelques centigrammes), commencent en général très tôt. Les matières expulsées présentent, au moins au début, une couleur bleue ou verdâtre qui est assez caractéristique ; elles sont quelquefois mêlées d'une petite quantité de sang. En même temps, il se produit une salivation abondante, accompagnée d'une saveur cuivreuse, laquelle persiste pendant plusieurs jours. De vives douleurs se font sentir dans le ventre, parfois aussi dans l'œsophage et dans la bouche. La diarrhée, moins constante que les vomissements, peut être fort abondante ; les matières ont quelquefois une coloration spéciale, tantôt bleue ou verte si une partie du sel de cuivre est restée intacte pendant son parcours à travers l'intestin, tantôt noirâtre, coloration attribuée à la formation de sulfure de cuivre dans l'intestin, mais qui peut être due aussi à la présence de l'hématine. Il se produit en effet des hémorrhagies, en général assez peu abondantes, dans le tube digestif. Dès cette première période, le malade a souvent des crampes dans les membres inférieurs.

Des signes de *néphrite toxique* apparaissent ensuite. L'urine, ordinairement peu abondante, est albumineuse ; elle contient parfois des cylindres épithéliaux, plus rarement la matière colorante du sang. Dans un cas publié par Allen-Starr[1] l'urine était noire comme de l'encre, bien que ne renfermant pas de globules sanguins.

L'*ictère* a été noté assez souvent. Ce symptôme apparaît vers le 2ᵉ ou le 3ᵉ jour.

Dans les cas graves, des symptômes d'un autre ordre se manifestent ensuite. Le pouls devient petit et fréquent ; il y a de l'oppression ; le malade tombe dans la stupeur, sa faiblesse musculaire est extrême ; il a parfois quelques convulsions. C'est ordinairement au milieu de ces symptômes, et par conséquent plusieurs jours après l'ingestion du poison, que survient la mort.

L'empoisonnement ne comporte quelquefois que les signes de gastro-entérite et peut aboutir rapidement à la mort. Dans un cas observé récemment[2] par le Dʳ Bonnet (de Romans), une femme de 31 ans avait pris volontairement, dans la soirée du 10 juillet, une cuillerée à soupe (29 grammes) de sulfate de cuivre délayé dans un bol d'eau aromatisée avec un petit verre à liqueur d'absinthe. La nuit suivante elle eut des selles et des vomissements excessivement nombreux (plus de 30 selles). Le 12 juillet, le Dʳ Bonnet trouva la malade extrêmement prostrée, le facies grippé, le pouls misérable, le ventre très douloureux, la langue nettement colorée en bleu. L'intelligence était intacte. Cette femme mourut le 14 juillet, à 6 heures du matin, sans convulsions.

Quand le malade survit, sa convalescence est ordi-

1. Analyse in *Ann. d'hyg. pub. et de méd. lég.*, 1883.
2. *Gaz. des hôpitaux*, 1889.

nairement fort longue, entravée par des troubles digestifs persistants : dyspepsie, alternatives de diarrhée et
de constipation, douleurs abdominales.

§ IV. — **Lésions.**

L'*estomac* et *l'intestin* ont quelquefois leur muqueuse
teinte en bleu. Cette coloration résiste aux lavages ; elle
devient plus franche et plus intense sur les points que
l'on touche avec l'ammoniaque.

Les lésions inflammatoires de ces organes, sans être
constantes, s'observent assez fréquemment. Elles consistent surtout en de l'hyperhémie et en des ulcérations ;
les hémorragies sont plus rares et presque jamais elles
ne sont abondantes. Les ulcérations et aussi l'hyperhémie et la tuméfaction siègent surtout dans les intestins,
y compris le rectum. Tous ceux qui ont empoisonné des
animaux avec des sels de cuivre ont noté ces ulcérations
intestinales. Parfois aussi on trouve une sorte d'atrophie
bien localisée de la paroi, de sorte que celle-ci présente
un amincissement très marqué parfaitement limité par
un contour circulaire et ovalaire ; nous avons vu plusieurs de ces plaques d'atrophie, de la grandeur d'une
pièce de 50 centimes ou d'un franc chez un chien qui
avait été empoisonné par des doses répétées de sulfate
de cuivre. Parfois enfin certaines plaques de Peyer sont
tuméfiées et très congestionnées.

Comme ces lésions se trouvent souvent très espacées
les unes des autres et qu'elles prédominent parfois sur
le gros intestin, il était à supposer qu'elles résultent
moins de l'ingestion du poison que de son élimination
par les glandes intestinales. Cette supposition est confirmée par d'autres expériences. En administrant à un

chien un lavement au sulfate de cuivre, on constate à l'autopsie que les lésions, très marquées dans le rectum et dans le côlon, cessent au niveau du cæcum et que la moitié inférieure de l'intestin grêle est saine ; mais la muqueuse duodénale est épaissie et rouge, et cette lésion s'étend en diminuant progressivement jusqu'à la moitié de l'intestin grêle (Galippe). Des chiens auxquels on avait introduit du sulfate de cuivre dans le tissu cellulaire sous-cutané ont présenté une rougeur intense du rectum (Orfila).

Parmi les autres lésions que l'on peut rencontrer lorsque l'intoxication n'a pas été trop rapide, signalons la *néphrite*, la *dégénérescence graisseuse du cœur, du foie, l'ictère*, les *ecchymoses sous-séreuses* (en général peu étendues) ; la *coloration noire du sang*, due à la formation d'hématine ; nous avons dit que cette hématine pouvait être éliminée par l'urine.

§ V. — Élimination, localisation.

Le cuivre s'élimine par les urines, par la bile, très probablement aussi par les glandes gastro-intestinales, par la salive (les intoxiqués gardent longtemps une saveur cuivreuse dans la bouche) peut-être aussi par la peau (Dumoulin). Galippe a constaté que le lait d'une chienne soumise à une intoxication chronique contenait du cuivre. Il a constaté aussi la présence de ce métal dans le foie des petits nés de cette chienne et morts le jour même de leur naissance.

Quand le cuivre a été absorbé pendant très longtemps, il s'accumule en grande quantité dans l'organisme. On dit que les ouvriers qui travaillent ce métal à Durfort (Tarn) et à Villedieu-les-Poêles (Normandie) ont les os verdâtres ou bleuâtres, et que cette couleur se communique à la terre qui entoure leurs cadavres. Il paraît que, pendant leur vie, l'urine qu'ils expulsent donne une couleur verte à l'endroit du mur et du sol sur lequel elle tombe (Layet'.

Il est certain que le cuivre peut s'emmagasiner dans le foie en quantité relativement considérable. Ainsi. chez une femme traitée par le sulfate de cuivre ammoniacal dont elle avait avalé 43 grammes en 122 jours, et qui mourut de tuberculose aiguë, Yvon et Rabuteau ont trouvé dans le foie une quantité de cuivre correspondant à 1 gramme de sulfate. Cette même quantité a été trouvée par Galippe dans le foie (pesant seulement 260 et 310 grammes) de chiens empoisonnés par des doses longtemps répétées de sels de cuivre.

Quand il s'agit d'un empoisonnement aigu, le foie ne retient qu'une quantité moindre de cuivre. Le fait a été vérifié sur les animaux par Ritter et Feltz. Dans l'affaire Moreau, Bergeron et L'Hôte[1] n'ont trouvé aussi qu'une proportion minime de cuivre dans les viscères ; mais l'analyse chimique avait porté sur divers organes réunis et non pas sur le foie seul.

§ VI. — Mode d'action.

Outre leur action caustique et irritante, les sels de cuivre, une fois absorbés, exercent des effets toxiques d'une autre nature. Il est probable qu'ils détruisent un certain nombre d'hématies ; l'ictère résulte sans doute pour une part de cette déglobulisation ; nous avons vu d'ailleurs qu'on avait quelquefois noté la présence d'une grande quantité d'hémoglobine ou

1. In Galippe. Étude toxicologique sur le cuivre et ses composés. Paris, 1875.

d'hématine dans l'urine. D'un autre côté, quand l'empoisonnement n'a pas été trop rapide, on trouve presque constamment de la dégénérescence graisseuse du foie (ce qui contribue
à expliquer l'ictère) et du myocarde, cette dernière lésion
étant sans doute une des principales causes de la mort. Enfin
les troubles nerveux très accentués qu'on observe presque
constamment dans les cas mortels témoignent de l'action du
poison sur le système nerveux.

Il est à remarquer que si l'on s'en rapporte aux quelques
analyses chimiques qui ont été faites des viscères dans les cas
d'intoxication aiguë, la quantité de cuivre absorbée est très
minime, bien moindre que lorsqu'il s'agit d'ingestion longtemps prolongée. Cependant l'intoxication chronique est peu
grave; sa réalité est même mise en doute. Il faut donc admettre que l'intolérance de l'organisme dépend moins de la
quantité totale de cuivre qu'il contient, que de la rapidité avec
laquelle ce cuivre a été absorbé et sans doute aussi de la forme
sous laquelle il a pénétré dans le sang et dans l'intimité des
tissus.

§ VII. — Diagnostic.

L'empoisonnement par les sels de cuivre se distingue
des empoisonnements par les autres substances irritantes
ou corrosives, grâce surtout à la couleur verte ou bleue
des vomissements dans lesquels l'analyse décèle facilement la présence du cuivre. À l'autopsie, cette même
couleur peut être retrouvée sur la muqueuse digestive :
la prédominance des lésions intestinales sur celles de
l'estomac peut mettre aussi sur la voie du diagnostic.

La présence d'un sel de cuivre à l'intérieur du tube
digestif est tout à fait probante. Mais la recherche du
cuivre dans les divers viscères ne saurait aboutir toujours
à des résultats décisifs. Nous avons vu en effet que lorsqu'il s'agit d'un empoisonnement aigu la quantité de
cuivre qui se fixe dans les organes et notamment dans

le foie est relativement très minime. Or, l'organisme renferme, sinon toujours, au moins très fréquemment, une quantité fort appréciable de cuivre introduit peu à peu par l'alimentation. L'Hôte et Bergeron ont trouvé dans le foie de 14 individus morts de diverses causes une quantité de cuivre variant de $0^{mgr},7$ à 3 milligrammes par kilogramme ; d'autres en ont trouvé 5 milligrammes. Il va sans dire que ces chiffres ne s'appliquent pas à des individus ayant exercé une profession les mettant en contact avec le cuivre ou ses composés ; la proportion serait alors beaucoup plus considérable.

L'analyse de l'urine fournirait des résultats plus importants et moins sujets à controverse.

§ VIII. — **Traitement.**

Le contre-poison le mieux indiqué au point de vue chimique est le *ferrocyanure de potassium* ou prussiate jaune de potasse qui forme avec les sels de cuivre un précipité rouge de sulfocyanure de cuivre, insoluble et non toxique. On l'administre en solution à 1 pour 1000 et l'on a quelquefois réussi en lavant l'estomac avec ce liquide à neutraliser tout le poison contenu dans cet organe.

Le traitement par le sucre à haute dose compte des partisans convaincus. On a recommandé aussi l'albumine, le lait, la magnésie calcinée. L'efficacité de ces diverses substances n'est pas suffisamment établie.

§ IX. — **Intoxication chronique.**

Chez les ouvriers qui manient continuellement le cuivre ou ses sels, on observe quelquefois des troubles gastro-intestinaux qui ont été décrits sous le nom de *colique de cuivre* et qui consistent en des douleurs abdominales accompagnées de déjections diarrhéiques souvent mélangées de mucosités et d'un peu de sang ; en des nausées, parfois des vomissements ; en même temps le malade est abattu, éprouve de la constriction à la gorge, ressent une saveur styptique et cuivreuse.

Il est rare que cette colique de cuivre acquière une sérieuse gravité ou qu'elle dure longtemps ou qu'elle se renouvelle souvent. Il s'agit là, en somme, d'une intolérance momentanée envers le cuivre. Quant à la véritable intoxication chronique, si elle existe, elle est fort rare car elle fait défaut chez l'immense majorité des ouvriers. Il faut excepter toutefois les ouvriers qui travaillent les *alliages de cuivre* et notamment le laiton ; mais l'intoxication chronique qui se produit en pareil cas doit être rapportée au plomb et aussi à l'arsenic qui se trouve dans le zinc employé pour la composition du laiton.

La réalité d'une intoxication chronique *alimentaire* est encore discutée. Cette question s'est posée surtout à l'occasion de l'importante industrie des conserves de légumes (petits pois et haricots) auxquels on ajoute une petite quantité de cuivre pour leur donner la coloration verte qu'ils présentent lorsqu'ils sont frais[1]. La proportion de cuivre que l'analyse a décelée dans ces légumes reverdis varie de $0^{gr},020$ à $0^{gr}.210$ par kilogramme ; ce dernier chiffre paraissant très exceptionnel. On a fait remarquer que certains aliments, par exemple le chocolat, contiennent à l'état normal une quantité de

---

1. Brouardel. Verdissage des conserves alimentaires au moyen des sels de cuivre. (*Ann. d'hyg. pub. et de méd. lég.*, 1880.)

cuivre à peu près égale. En outre, on n'a jamais signalé un seul cas d'empoisonnement, aigu ou subaigu, même léger, par les légumes reverdis, et cependant les ouvriers qui préparent ces conserves en consomment parfois de grandes quantités.

CHAPITRE TREIZIÈME

PHOSPHORE ET ARSENIC

Le rapprochement que l'on fait quelquefois en toxicologie entre le phosphore et l'arsenic ne se justifie guère par la symptomatologie de ces deux poisons. Mais la dégénérescence graisseuse et les hémorragies qui constituent les lésions capitales produites par le phosphore se rencontrent souvent aussi, ordinairement à un degré bien moindre il est vrai, dans l'intoxication arsenicale; il est par suite permis de croire que le mode d'action des deux poisons est analogue sur certains points.

I. — PHOSPHORE

Le phosphore blanc est solide, mou et flexible; il a une odeur alliacée, une saveur nauséabonde. Il fond à 44°; il émet des vapeurs à toute température. Il est insoluble dans l'eau, soluble dans l'huile et les graisses : 1 partie pour 80, environ. Exposé à l'air, il s'oxyde lentement. Le phosphore est lumineux dans l'obscurité; il en est de même de ses vapeurs.

Sous diverses influences, le phosphore blanc subit une modification allotropique et se transforme en phosphore *rouge* ou *amorphe,* lequel n'est pas vénéneux[1].

---

1. Il n'est pas vénéneux quand il est pris par la bouche. Mais lorsqu'il séjourne longtemps dans l'intimité des tissus, il repasse à l'état de phosphore blanc et redevient toxique. Nasse (cité par Kobert) a empoisonné ainsi des lapins en leur injectant dans les veines du phosphore rouge très finement pulvérisé.

L'hydrogène phosphoré est toxique à peu près de la même façon que le phosphore.

§ I. — Étiologie ; fréquence.

A partir du moment où il a été employé pour la fabrication des allumettes, le phosphore a occasionné de nombreux empoisonnements. En France, pendant la période 1851-1871, il a produit à lui seul le tiers de tous les empoisonnements (non compris ceux par les vapeurs de charbon). Il servait surtout pour les suicides ; les criminels l'employaient également, car il peut être administré sans éveiller trop facilement les soupçons. Ces empoisonnements sont maintenant moins fréquents en France. Ils le sont encore dans certains pays ; Jaksch [1] en a vu, en l'espace de 4 ans, 28 cas dans sa clinique de Prague.

Il y a aussi bon nombre d'empoisonnements accidentels. Les uns sont occasionnés par une pâte phosphorée destinée à détruire les rats ; les autres par des préparations médicinales.

Les *allumettes phosphorées* sont fabriquées en trempant le bout préalablement soufré des tiges de bois dans une pâte composée de phosphore émulsionné dans une solution de gomme — d'un corps oxydant (peroxyde de plomb, minium, peroxyde de manganèse, etc.), — et d'une matière colorante. La quantité de phosphore contenue dans chaque allumette varie beaucoup suivant la composition de la pâte, la profondeur du trempage.

Peut-être aussi le dosage a-t-il été souvent inexact, car on trouve les chiffres les plus discordants. Dans

1. JAKSCH. *Die Vergiftungen.* Wien, 1897.

plusieurs traités de Toxicologie, on donne pour chaque allumette le chiffre de 3 à 5 milligrammes, tandis que d'autres analyses de divers auteurs, montrent que la quantité de 1/2 milligramme est rarement dépassée.

Voici quelques chiffres empruntés à des analyses de Gunning [1] :

100 allumettes	anglaises	contenaient	0^{gr},034	de phosphore.
100	—	—	0 033	—
100	—	—	0 052	—
100	—	françaises	—	0 062	—
100	—	belges	—	0 058	—
100	—	de source inconnue	—	0 012	—
100	—	—	0 017	—
100	—	—	0 041	—
100	—	—	0 032	—
100	—	—	0 028	—

Mayet [2], a trouvé dans les allumettes françaises 0^{gr},055 de phosphore.

Les allumettes dites *suédoises* ou *amorphes* ne contiennent pas de phosphore, c'est la surface sur laquelle il faut les frotter pour les enflammer qui contient du phosphore amorphe, lequel n'est pas vénéneux par lui-même, mais contient parfois de l'arsenic.

Pour faire servir les allumettes phosphorées à l'empoisonnement, on détache la pâte avec un couteau, ou en la trempant dans l'eau. Dans l'eau chaude, la pâte se détache rapidement, et le phosphore entre en fusion. Dans l'eau froide le phosphore ne se dissout pas, mais il forme une émulsion extrêmement fine ; le liquide ne laisse déposer des particules de phosphore qu'après un long repos ; la filtration répétée à travers une toile dense n'arrête pas le phosphore en suspension (Fischer [3]).

---

1. Encyclop. de Maschka.
2. Mayet, *Ann. d'hyg. publ. et de méd. lég.*, t. XXXI, p. 180, 1869.
3. *Viertelj. f. gerich. Medic.*, XXV.

La *pâte phosphorée* destinée à tuer les animaux nuisibles doit être composée de la façon suivante d'après un arrêté ministériel du 28 mars 1848 :

Phosphore.	1 gramme.
Eau..	20 —
Farine..	20 —
Suif..	20 —
Huile d'œillette.	10 —
Sucre en poudre.	14 —

On fait d'abord fondre le phosphore dans l'eau, au bain-marie ; puis on délaye la farine, et on ajoute les autres substances. Les animaux mangent volontiers cette pâte.

C'est qu'en effet lorsque le phosphore n'est pas mélangé en trop grande proportion aux aliments ou aux breuvages, son odeur et sa saveur ne sont pas très marquées. Chez l'homme, les mets empoisonnés sont avalés quelquefois sans éveiller de sensation particulière ; ce n'est que plus tard qu'un goût d'ail est remarqué. Certaines boissons notamment, le rhum, le café, se prêtent bien à cette dissimulation.

Le phosphore est employé en thérapeutique, spécialement dans le traitement du rachitisme et de l'ostéomalacie. Il a occasionné ainsi plusieurs empoisonnements mortels. On l'administre généralement en solution dans l'huile. L'huile phosphorée du Codex est à 1 pour 1,000. Il paraît que le phosphore ne se conserve longtemps dans cette préparation que si l'huile a été préalablement portée à la température de 250° (Méhu). On prescrit aussi l'huile de foie de morue phosphorée, qui n'est pas inscrite au Codex, et qui est généralement au dix-millième. Le phosphore, dit-on, s'oxyde peu à peu dans ce véhicule. Citons encore le phosphure de zinc qui contient un huitième de phosphore actif.

§ II. — Doses toxiques.

Le phosphore est extrêmement toxique. La dose de 0^{gr},15, prise d'un coup, a occasionné plusieurs fois la mort. Ce chiffre ne représente probablement pas la limite inférieure. Dans un cas mortel de Jaksch, la dose est évaluée à 10 centigrammes ; il est vrai que cette évaluation est approximative, basée sur le nombre des allumettes employées.

Il y a aussi des exemples d'intoxication mortelle occasionnée par 75, par 60 allumettes (Tardieu), ce qui correspondrait à 3 ou 4 centigrammes, si l'on admet qu'une allumette contient en moyenne 1/2 milligramme de phosphore, ce qui n'est pas certain.

Chez les enfants, la dose mortelle est bien moindre. Vingt allumettes (c'est-à-dire environ 1 centigramme) ont tué un garçon de 14 ans (Roussin) ; Sonnenschein aurait vu un enfant de 5 semaines mourir après avoir avalé une seule tête d'allumette.

De si petites doses n'entraînent pas toujours la mort. Il faut pour cela qu'elles soient absorbées totalement, et sans doute assez vite. L'absorption est beaucoup plus facile quand le phosphore est ingéré à l'état de solution, dans l'huile par exemple, ou quand il rencontre dans l'estomac une quantité suffisante de graisse pour le dissoudre rapidement, ou encore quand il est ingéré à l'état de fines particules comme dans la pâte des allumettes. Quand le phosphore est avalé à l'état de masse compacte, l'absorption est très lente et parfois presque nulle. Un gros morceau de phosphore peut parcourir tout le tube digestif et sortir par l'anus sans avoir occasionné de symptômes graves d'intoxication. Le fait a été observé d'abord par Orfila sur un chien ; l'expérience a été répétée avec succès par d'autres auteurs[1]. On aurait vu aussi des hommes avaler un morceau de phosphore sans être empoisonnés.

Il est à remarquer qu'en thérapeutique le phosphore est administré à peu près exclusivement sous forme de solution dans l'huile. Cette préparation donne au phosphore son maximum de toxicité. Ce qui augmente encore le danger c'est que les effets de doses quotidiennes s'accumulent au moins dans une certaine mesure. Souvent ce n'est qu'au bout de quelques jours qu'apparaissent les premiers signes de l'empoisonnement, qui peut continuer son évolution et aboutir à la mort malgré la suppression immédiate du phosphore.

Il faut dire que tous les sujets ne sont pas également sensibles à l'action du phosphore. Des médecins ont pu administrer sans inconvénient l'huile phosphorée pendant plusieurs mois à certains enfants, et en ont vu ensuite un autre, traité de la même façon, subir bientôt une intoxication mortelle ou très grave.

La limite de la dose thérapeutique pour un adulte est fixée par le formulaire des hôpitaux militaires français à 1 centigramme et par les pharmacopées belge et allemande à 5 milligrammes par jour, avec un maximum de 1 milligramme pour une seule dose.

§ III. — Symptômes.

On peut distinguer deux périodes dans l'évolution de cet empoisonnement. La première traduit surtout l'intolérance du tube digestif ; la seconde, où se manifestent

1. Notamment par Reveil, in *Ann. d'hyg. publ. et de méd. lég.*, 1859

les effets de l'absorption du poison, pourrait être appelée période de l'ictère grave car elle présente une étroite ressemblance clinique avec cette affection.

Première période. — Le phosphore qui produit sur la peau des brûlures profondes et une vive inflammation, est très peu irritant pour le tube digestif, à l'intérieur duquel il ne s'oxyde pas ou seulement avec une extrême lenteur. — L'ingestion de ce poison ne produit d'abord ni douleur, ni malaise. Ce n'est ordinairement qu'au bout de plusieurs heures que le malade commence à éprouver quelques douleurs dans l'estomac et l'œsophage, à avoir des éructations à odeur d'ail, apparaissant parfois sous forme de vapeurs lumineuses dans l'obscurité ; puis surviennent des nausées, des vomissements, de la soif et souvent de la céphalalgie. Ces symptômes n'acquièrent ordinairement pas une grande intensité ; parfois même ils n'empêchent pas le malade de vaquer à ses occupations.

La fin de la première période est marquée souvent par une rémission de tous les symptômes et une courte amélioration apparente.

Deuxième période. — Elle débute entre le milieu du second jour et le commencement du quatrième. — La reprise des vomissements, l'ictère avec augmentation de volume du foie, des hémorragies multiples, des troubles de la sécrétion urinaire, un affaiblissement considérable forment les symptômes essentiels de cette seconde période.

Les *vomissements* sont au moins aussi fréquents que pendant la première période ; presque toujours quelques-uns au moins d'entre eux sont mélangés de sang. — L'estomac est douloureux à la pression.

La *diarrhée* n'est pas très abondante ni constante. Elle est souvent sanglante ; même pendant cette seconde période, les fèces renferment quelquefois des particules de phosphore.

L'ictère est le symptôme le plus constant et le plus caractéristique. Sa précocité et son intensité sont presque toujours en rapport avec la gravité de l'intoxication. Lorsqu'il apparaît du 1er au 4e jour, le pronostic est des plus sévères ; dans les cas légers, il ne se manifeste qu'entre le 4e et le 11e jour. Même quand l'ictère est très accentué, les selles ne sont pas toujours décolorées.

En même temps que l'ictère. ou bientôt après, on constate que le foie est douloureux à la palpation et que son volume a augmenté. Cette augmentation, qui se fait dans tous les sens, s'accentue de jour en jour, et parfois elle est telle que l'organe déborde les fausses-côtes de 8 à 10 centimètres ; mais assez souvent, même dans les cas mortels, la tuméfaction n'atteint pas une très grande étendue. — A cette hypertrophie succède quelquefois une atrophie très marquée qui peut se réaliser en quelques jours. Il est exceptionnel que cette atrophie se produise d'emblée ou très rapidement comme dans l'observation V.

La rate ne présente pas de tuméfaction cliniquement appréciable (Jaksch).

L'urine, peu modifiée les premiers jours, diminue ensuite beaucoup de quantité. Elle est alors presque constamment albumineuse ; elle contient des pigments et des sels biliaires, souvent du sang, des cellules isolées des divers épithéliums rénaux, des cylindres hyalins ou épithéliaux qui peuvent être parsemés de gouttelettes graisseuses ou de cristaux d'acides gras, lesquels se trouvent aussi à l'état de liberté. La quantité de l'urée est généralement très diminuée ; celle des sels ammoniaux est au contraire augmentée, on trouve notamment du lactate d'ammoniaque. — On peut trouver aussi de la leucine et de la tyrosine qui précipitent spontanément sous forme de sphères (la première) et de cristaux (la seconde) lorsqu'on fait réduire l'urine.

Les *hémorragies multiples* qui se produisent à cette période ne peuvent être toutes reconnues pendant la vie. Mais on constate presque toujours qu'une certaine quantité de sang est mélangée aux vomissements et aux fèces. Les malades ont très souvent aussi de l'hématurie, et parfois des épistaxis, des hémorragies gingivales, des ecchymoses sous-conjonctivales et cutanées. Certaines hémorragies peuvent être la cause directe de la mort soit par leur abondance, soit parce qu'elles siègent dans un organe important. — Chez les femmes les hémorragies utérines sont fréquentes, ainsi que l'avortement.

Pendant cette seconde période le malade présente une grande faiblesse musculaire et un profond accablement. Le pouls devient petit, mou, irrégulier, et tantôt très ralenti (40), tantôt accéléré malgré l'ictère. — Les battements du cœur sont faibles ; les bruits mal marqués.

La *fièvre* est assez rare. Sur 40 cas observés par L. Jaksch, elle ne s'est manifestée que 11 fois. Elle apparaît ordinairement en même temps que l'ictère ou un peu auparavant, et ne dure guère plus de deux ou trois jours ; elle peut atteindre et dépasser 39°. Plus tard la température tombe souvent un peu au-dessous de la normale.

Les convulsions, le délire sont exceptionnels. La mort survient ordinairement au milieu d'une somnolence incomplète. « Dans cet empoisonnement, dit Limann, les malades ne succombent pas au milieu des convulsions, du coma, de l'asphyxie, des râles ; mais tout à coup la vie s'éteint tranquillement. » C'est là en effet ce qu'indiquent beaucoup d'observations.

Signalons encore quelques symptômes exceptionnels : la gangrène symétrique des pieds dont Hofmann cite plusieurs exemples ; — les douleurs, les fourmillements et l'engourdissement des membres et spécialement des mains. Ce dernier symptôme serait peut-être plus souvent noté si l'on pensait à le rechercher ; il est sans doute sous la dépendance de névrites périphériques, et il s'observe aussi chez les malades convalescents.

Formes cliniques ; évolution. — Les divers symptômes qui viennent d'être indiqués se groupent très différemment dans chaque cas, l'un d'eux devenant prédominant, et les autres restant atténués ou manquant même complètement.

Il y a une forme rapide, aboutissant à la mort en un ou deux jours, et même en un délai bien plus court : 7 à 8 heures. Dans ces cas, qui correspondent sans doute à une absorption exceptionnellement rapide du poison, l'ictère et les hémorragies n'ont pas le temps d'apparaître, tout se borne quelquefois à un affaissement graduel, et même il peut arriver que le malade succombe presque subitement, sans avoir présenté aucun trouble grave. Ainsi dans une observation de Limann, une femme qui avait avalé de la pâte phosphorée à 6 heures du soir passa tranquillement la soirée avec ses parents qui ne remarquèrent rien d'anormal dans son

attitude ; elle put même rédiger pour quelqu'un une
supplique au roi. La nuit elle ne dormit pas, mais
assura ne pas souffrir ; elle vomit une seule fois ; à
6 heures du matin elle mourait subitement.

Avec une durée plus longue, il peut arriver que,
depuis son début jusqu'à sa terminaison mortelle l'empoisonnement évolue à bas bruit, les divers symptômes
étant réduits au minimum : quelques rares vomissements presque sans nausées, de minimes hémorragies,
un ictère léger. Cette forme se voit assez souvent chez
les enfants traités par des doses quotidiennes de phosphore ; un premier vomissement fait interrompre la
médication, mais l'intoxication continue et amène la
mort d'une façon très imprévue.

La forme commune dure de 4 à 10 ou 12 jours. Elle
correspond dans ses grandes lignes à la description qui
a été donnée précédemment, mais on aurait peine à
trouver deux observations semblables de tous points.
Chacune se différencie des autres par quelque particularité relative à l'exagération ou à l'atténuation, à la
précocité ou au retard d'un ou plusieurs symptômes[1].

---

1. On pourrait en tenant compte de ces différences distinguer un
grand nombre de formes. Nous ne signalerons qu'une *forme nerveuse*
décrite ainsi par Tardieu : « En même temps que se montrent le mal
de gorge, la douleur épigastrique, les nausées ordinairement sans
vomissements, dès le début on observe de l'engourdissement dans les
membres, des fourmillements, des crampes douloureuses, les troubles
variés de la sensibilité, des syncopes répétées. La prostration est extrême, la voix éteinte, la peau sèche. Il n'y a pas de fièvre, mais un
grand affaiblissement, de la somnolence. L'ictère apparaît, et sur la
peau jaunie se montrent des plaques érythémateuses. Vers le cinquième ou sixième jour, quelquefois plus tard, ce délire éclate brusquement ; le malade pousse des cris, il reste pendant quelques heures
en proie à une violente agitation avec resserrement convulsif des mâchoires, soubresaut dans les membres ; puis il tombe dans le coma,
et la mort arrive du septième au douzième jour, exceptionnellement
au delà du second septennaire. »

C'est sous bénéfice de ces réserves que nous donnons comme exemple les deux observations suivantes :

Obs. V (EHRMANN). — *Le 20 octobre* 1879, Otto S., âgé de 19 ans, avale de l'eau dans laquelle il avait introduit le phosphore de 5 paquets d'allumettes. Quelques heures après, éprouvant de vives douleurs d'entrailles, il boit 4 tasses de lait et vomit une grande quantité de matières jaunes et vertes.

Le 21, à son entrée à l'hôpital, le ventre n'est plus douloureux, même à la pression. Les vomissements ont cessé. L'haleine sent fortement le phosphore. On administre du sulfate de cuivre, qui amène de copieux vomissements.

Temp. 35° le matin, 37°,7 le soir.

Le 22, le malade se trouve bien ; le foie déborde les côtes.

Temp. 37° le matin, 37°,5 le soir.

Le 23. — Bon sommeil; le matin, céphalalgie; les conjonctives se colorent en jaune. Cinq selles, dont deux colorées en noir. Urine légèrement albumineuse. Pouls à 68.

Temp. 37°,4 et 36°,4.

Le 24. — Peau jaune, céphalalgie. Le malade réclame des aliments, pas d'albumine dans l'urine.

Temp. 36°,8 et 37°,8.

Le 25. — Coloration ictérique intense. Le pouls est à 45, petit. Douleurs à l'épigastre. Le foie est diminué de volume ; il n'atteint plus les dernières côtes; il n'est plus accessible à la percussion sur la ligne médiane. Pas d'hémorragies. Urine non albumineuse.

Temp. 36°,8 et 37°,3.

Le 26. — Même état. Ictère intense. Le pouls est à 45.

Temp. 37° et 38°.

Le 27. — Douleurs de ventre. Urine albumineuse, mais ne contenant pas de bile. Le pouls est à 40.

Temp. 36°,8 et 35°,8.

Le 28. — Le matin, chylurie [1]. Somnolence toute la journée;

---

1. Urine laiteuse, d'un blanc jaunâtre. L'ébullition et l'addition d'acide azotique n'y déterminent pas de modifications ; mais en l'agitant avec l'éther, puis en laissant reposer, il se forme à la surface une couche éthérée, opaque, qui, décantée et évaporée, laisse un résidu de graisse, tandis que l'urine devient claire. Les réactions appropriées montrent alors que celle-ci contient de l'albumine et des matières colorantes de la bile, en petite quantité.

agitation le soir ; les urines et les fèces s'écoulent alors dans le lit.

Pouls à 72. Temp. 38°,4 et 36°.

Le 29. — Agitation, perte de connaissance; urine perdue dans le lit.

Le 30. — Mort. L'urine retirée avec la sonde est fortement ictérique et un peu albumineuse.

OBS. VI (BRULLÉ[1]). — Julie M., 26 ans, entre à l'hôpital Lariboisière le 2 janvier.

Le 1ᵉʳ *janvier* elle a mangé des tranches de bœuf bouilli sur lesquelles elle avait fixé par une légère pression la matière inflammable enlevée à une quantité d'allumettes qu'elle évalue à une forte poignée.

Dans la nuit qui suivit l'ingestion du poison, elle éprouva des douleurs vives derrière le sternum et à la région épigastrique. Pas de vomissements. Aucun secours ne fut administré, la malade but pendant la nuit plusieurs verres d'eau froide.

Le 2, dans la journée, elle est amenée à l'hôpital dans l'état suivant : soif vive, vomissements, ou plutôt rejet par la bouche, sans efforts, d'une quantité peu considérable à la fois, d'un liquide filant, noirâtre, paraissant constitué par du sang altéré, mêlé à de la bile et à du mucus. Cette régurgitation se produit fréquemment; à certains moments elle est presque continuelle. Douleurs vives le long de l'œsophage, à la région épigastrique et aux hypochondres. Pas de selles. Pouls à 108, faible.

Facies très altéré, prostration des forces, voix presque éteinte. La malade semble étrangère à tout ce qui se passe autour d'elle. Ses réponses, difficiles à obtenir, sont faites avec intelligence.

Dans la journée, quelques vomissements constitués en majeure partie par les liquides ingérés auxquels sont mélangées des matières noirâtres. Deux selles (non examinées).

Le 3 *et le* 4, le rejet des matières noires n'a plus lieu qu'à de longs intervalles. Le ventre est toujours aussi douloureux. Légère teinte jaune des sclérotiques.

Le 5 rejet fréquent par la bouche, toujours sans efforts, d'un liquide rougeâtre paraissant contenir plus de sang que celui des premiers jours. Quelques selles noires presque liquides. Teinte ictérique générale. La prostration et l'abattement ont augmenté.

1. BRULLÉ. Empoisonnement par le phosphore. *Thèse* de Paris, 1860.

Le 6, même état. Délire et agitation dans la nuit du 6 au 7.

Le 7, respiration lente, difficile. Assoupissement continuel. L'intelligence n'est cependant pas éteinte, car, lorsqu'on sollicite l'attention de la malade, elle répond nettement. Les membres sont dans une résolution complète ; les évacuations sont involontaires. Des liquides d'un rouge noir s'écoulent par la commissure labiale la plus déclive. Le pouls est à peine perceptible. Mort dans la nuit du 7 au 8.

Dans les cas légers, la seconde période est à peine marquée par un ictère léger survenant du 4° au 11° jour et se dissipant rapidement en même temps que les autres troubles de la santé.

L'ictère précoce et la tuméfaction du foie sont des signes de très mauvais augure. Les chances de mort sont en pareil cas d'au moins 50 pour 100.

Nous avons dit qu'en général la mort ne tardait pas plus d'une dizaine de jours. Il y a quelques exceptions. Il peut arriver notamment que le malade déjà presque guéri de l'ictère et des autres troubles graves meure subitement d'une syncope quinze jours et plus après le début de l'intoxication. Ajoutons que cette syncope mortelle peut survenir dans les cas les plus bénins en apparence.

Quand, par exception, un empoisonnement grave se termine par la guérison, le malade conserve souvent certains troubles graves et persistants ; des désordres digestifs, notamment la diarrhée qui peut durer des années et finir par entraîner la mort ; la cirrhose atrophique du foie survenant à échéance plus ou moins lointaine ; des troubles nerveux dus à des hémorragies intracrâniennes. Certaines paralysies [1] s'observent parfois

---

1. GALLAVARDIN. Les paralysies phosphoriques. Paris, 1865.

aussi, qui résultent vraisemblablement de lésions des nerfs périphériques. Un homme qui avait avalé du phosphore à plusieurs reprises garda longtemps une paralysie des membres apparue un mois après la dernière ingestion; il eut aussi de l'ataxie, de sorte qu'on pensa[1] qu'il existait en même temps des névrites périphériques et des lésions médullaires.

§ IV. — Lésions cadavériques.

Les lésions que détermine le phosphore se rattachent à deux processus : la dégénérescence graisseuse rapide et intense et la production d'hémorragies multiples.

Ces lésions sont naturellement d'autant plus accentuées que le malade a survécu plus longtemps, et elles peuvent faire défaut quand la mort est survenue très vite. Mais parfois, au bout de 48 heures, la dégénérescence graisseuse est déjà bien appréciable.

C'est sur *le foie* que cette dégénérescence se manifeste le mieux[2] et le plus rapidement ; aussi est-ce cet organe qui présente la principale et la plus constante des lésions constatées à l'autopsie. Dès que l'abdomen est ouvert, le foie appelle l'attention par son volume et par sa couleur. Il est ordinairement beaucoup plus gros qu'à l'état normal ; toutefois, dans les cas où la mort a été très tardive, il peut être atrophié, et parfois à un degré considérable. Sa couleur est d'un jaune clair comparable à celle du citron ou du beurre. Sa consistance

---

1. HEUSCHEN. *Neurolog. Centralblatt*, mai 1898.
2. Il est probable, d'après certaines recherches, que non seulement les cellules hépatiques dégénèrent pour leur propre compte, mais qu'elles emmagasinent aussi la graisse qui quitte les autres parties de l'organisme sous l'influence de l'intoxication.

est molle ; il graisse le couteau avec lequel on le sectionne. Il ne contient presque pas de sang. Les voies
biliaires renferment ordinairement des mucosités ; ce
catarrhe est plus accentué sur les petits canaux.

L'examen histologique montre que toutes les cellules
hépatiques sont remplies par de la graisse, tantôt sous
forme d'une seule goutte volumineuse, tantôt sous forme
de fines granulations. En outre, les noyaux deviennent
vésiculeux, irréguliers. Dans chaque acinus, ce sont les
cellules de la périphérie qui sont atteintes au plus haut
degré. Quelquefois elles sont presque entièrement détruites ; elles ne renferment plus de grosses gouttes de
graisse ; leur noyau n'est plus colorable ; elles ne sont
plus représentées que par des détritus finement granuleux formant un amas à contours mal limités. Cette
destruction s'observe quelquefois sur la totalité des cellules d'un acinus ou de quelques acini contigus. On est
alors en présence d'un point limité d'atrophie qui se
fait remarquer à l'œil nu par une couleur rouge, celle
du stroma et des vaisseaux. A ce niveau, il existe ordinairement une infiltration de cellules rondes dans le
tissu conjonctif intra et périlobulaire. Quand le malade
a survécu une quinzaine de jours, il peut arriver que
cette atrophie atteigne la totalité de l'organe.

Hors ce cas spécial, c'est la cellule hépatique seule qui
présente des altérations. L'épithélium des voies biliaires
n'est pas en dégénérescence graisseuse. Le stroma du
lobule, le tissu conjonctif qui entoure celui-ci n'offrent
pas en général de traces d'inflammation. Sur les coupes
on voit parfois des cristaux de leucine et de tyrosine.

La rate n'est pas augmentée de volume, du moins dans
la grande majorité des cas.

La dégénérescence graisseuse atteint aussi, mais moins constamment et à un degré moins accentué, les muscles, notamment le cœur, les reins et diverses glandes.

A l'œil nu, *le cœur* est mou, flasque, de coloration gris jaunâtre. La teinte jaune est due pour une part à l'ictère, et pour une autre part à la dégénérescence graisseuse. Des ecchymoses pointillées ou assez étendues existent généralement sous l'endocarde et sous le péricarde. A l'examen microscopique, on constate que la plupart des cellules musculaires sont remplies de granulations graisseuses ; sur certaines la striation n'existe plus ; le noyau n'est pas visible, et parfois il a disparu réellement, car les artifices de préparation ne réussissent pas à le mettre en évidence.

Les vaisseaux présentent la dégénérescence graisseuse de la couche musculaire et souvent plus encore des cellules endothéliales.

Après le cœur. tous les muscles striés peuvent être atteints de dégénérescence graisseuse, laquelle se manifeste à l'œil nu par coloration jaunâtre l'aspect terne et cireux, la consistance molle du tissu. Cet aspect se constate parfois sur un grand nombre de muscles, parfois sur quelques-uns seulement. Parmi ceux qui sont le plus souvent atteints, il faut citer le diaphragme et les muscles laryngiens. Dans une observation de Hesser, il est dit que le diaphragme présentait cette lésion sur toute son étendue, et que presque toutes les fibres étaient atteintes au même degré.

L'examen microscopique montre ici encore les fibres remplies de gouttelettes de graisse ; la striation transversale à peine marquée ou absente ; le sarcolemme est parfois plissé, rétracté, les noyaux non apparents.

Les muscles lisses de l'intestin, de l'utérus peuvent être atteints aussi. Mais ils le sont plus tardivement et à un moindre degré.

Les *lésions des reins* sont plus ou moins accentuées suivant les cas. A l'œil nu, ces organes, généralement augmentés de volume, présentent une couleur blanc-jaunâtre, au moins dans la région corticale ; ils sont flasques, mous, friables. Souvent, ils sont parsemés d'ecchymoses sous la capsule et sous la muqueuse des bassinets. A l'examen microscopique, on constate une dégénérescence graisseuse qui est surtout accentuée sur les cellules des tubes contournés, mais qui intéresse aussi les autres tubes, et souvent même les glomérules de Malpighi. Les cellules se montrent remplies de granulations graisseuses ; à un stade ultérieur, beaucoup sont détruites ou tombées, et les tubes sont remplis çà et là par un amas de fines granulations de graisse. Dans un cas observé par Hofmann, les tubes collecteurs des pyramides étaient obstrués par un mélange de gouttelettes graisseuses et de phosphates, formant des striations visibles à l'œil nu.

Tube digestif. — Le phosphore n'exerce pas, ou à peine, d'effets caustiques ou irritants sur la muqueuse digestive. Celle-ci ne présente parfois aucune lésion, surtout quand la mort s'est produite très rapidement. Plus souvent, on constate sur l'estomac et l'intestin diverses lésions : ecchymoses, ulcérations, dégénérescence des glandes.

Toutes ces lésions résultent bien moins de l'action locale du poison que des effets généraux qu'il développe après avoir été absorbé. Les ecchymoses se produisent sur la muqueuse digestive comme elles se produisent en d'autres points, et à une époque relativement tardive. Les ulcérations, qu'on observe d'ailleurs assez rarement, et qui sont presque toujours superficielles, peu étendues et peu nombreuses, sont la conséquence de certaines ecchymoses au niveau desquelles l'épanchement sanguin a été assez abondant pour comprimer les éléments de la muqueuse au point d'en détruire la vitalité. En même temps que ces hémorragies interstitielles, il s'en fait d'autres à la surface, de sorte que l'estomac et l'intestin contiennent une quantité plus ou moins abondante de sang.

La dégénérescence graisseuse s'observe surtout sur les glandes de l'estomac. Quand elle est très prononcée, elle donne à la muqueuse gastrique un aspect gonflé, une couleur jaunâtre et opaque. Çà et là certaines glandes forment un relief plus appréciable.

Les glandes de l'intestin peuvent subir la même dégénérescence, mais moins fréquemment.

Sauf dans les cas où la mort a été très rapide, les *hémorragies* ne font jamais défaut. Dans quelques cas, elles sont extrêmement abondantes au point de constituer la principale cause de la mort. Elles ne se font jamais par les gros ou les moyens vaisseaux, mais par les capillaires ou les fins ramuscules. Elles se produisent surtout dans le tissu cellulaire, sous les séreuses, dans les muqueuses et dans la peau, rarement dans le parenchyme des organes. On les rencontre le plus souvent dans le tissu cellulaire retro-pharyngien et péri-œsophagien, dans la tunique externe des gros vaisseaux, dans les interstices musculaires, sous les plèvres, sous

le péricarde et l'endocarde, dans le tissu cellulo-grais-
seux sous-cutané, dans l'épaisseur même de la peau,
dans les calices et les bassinets du rein dans l'utérus.
C'est ordinairement dans l'intestin qu'elles se font avec
le plus d'abondance et qu'elles se répètent le plus fréquemment.

La *coloration ictérique* se remarque sur les divers
tissus comme sur la peau.

Le *sang* est presque toujours liquide ; sauf dans les
petits vaisseaux de l'estomac, de l'intestin et des poumons,
où l'on constate parfois quelques thromboses, on ne
trouve de caillots ni dans le cœur, ni dans les vaisseaux
ou seulement quelques petits caillots très mous. Il n'y a
guère d'exception à cette règle que pour les cas qui ont
évolué très rapidement.

§ V. — Absorption, élimination.

Le phosphore s'absorbe lentement et peut rester
longtemps dans le tube digestif sans subir de transformations. Nous avons dit plus haut qu'un gros morceau
de phosphore pouvait parcourir les intestins et sortir
intact par l'anus. Même quand il a été ingéré en fines
particules, le phosphore est quelquefois retrouvé à l'état
libre au bout de 2 et 3 jours dans les matières vomies,
et après un plus long délai dans les selles, ou dans le
rectum au moment de l'autopsie.

Une partie du phosphore ingéré est absorbé, au
moins dans certains cas, sans avoir subi de transformations chimiques ; sa présence à l'état libre dans le
sang a été quelquefois constatée en effet. Cette absorption ne se fait sans doute que lorsque le phosphore a
été dissous soit par les matières grasses qu'il rencontre

dans le tube digestif, soit par la bile, peut-être aussi grâce à sa volatilisation ; d'après les recherches de Bamberger, les membranes animales se laisseraient traverser par ces vapeurs. Une autre portion s'oxyde sans doute pour donner naissance aux acides phosphoreux et phosphorique qui passent immédiatement à l'état de sels. Enfin, d'après certains auteurs, le phosphore pourrait aussi être absorbé à l'état d'hydrogène phosphoré.

Le phosphore peut rester assez longtemps inaltéré dans le sang et être éliminé à l'état libre. C'est ce que montre l'expérimentation. En injectant de l'huile phosphorée dans une veine, on voit presque aussitôt l'animal rendre par les narines des vapeurs blanches résultant de l'oxydation du phosphore éliminé par les poumons. (Magendie, Cl. Bernard) ; le même phénomène se produit, mais un peu plus tardivement quand l'injection a été faite dans la plèvre. — Les ouvriers qui manient continuellement le phosphore, éliminent aussi, paraît-il, de petites quantités de ce corps par les poumons, par la peau, par l'urine, laquelle serait même quelquefois phosphorescente.

Dans le cas d'intoxication aiguë, la majeure partie du phosphore s'élimine sans doute à l'état de phosphate. Selmi a montré qu'une autre partie se combine avec l'albumine et d'autres principes immédiats de l'organisme pour former des composés relativement peu stables qui s'éliminent lentement par l'urine et qui sont eux-mêmes toxiques. On a trouvé aussi ces composés phosphorés dans le corps de fœtus dont les mères avaient été empoisonnées (Lorenzo Borri).

§ **VI.** — **Mode d'action.**

L'action fondamentale du phosphore s'exerce sur la nutrition qu'il trouble profondément.

Bien que ne s'oxydant que lentement et incomplètement dans l'organisme, le phosphore entrave les processus réguliers d'oxydation, apportant ainsi des modifications considérables aux phénomènes d'assimilation et de désassimilation des éléments anatomiques. La dégénérescence graisseuse des divers organes est la manifestation la plus apparente de ce désordre de la nutrition intime, qui est attesté aussi par la présence dans le sang des divers produits de la désassimilation anormale. Ces produits, parmi lesquels dominent les acides, diminuent l'alcalinité du sang, et avant d'être éliminés plus ou moins complètement par l'urine, quelques-uns au moins d'entre eux exercent une action toxique.

A cette action viennent se joindre, dans la plupart des cas, les troubles qui résultent des altérations organiques produites par le poison.

L'*ictère* résulte, au moins pour une grande part, de l'obstacle apporté au libre écoulement de la bile. Les canalicules initiaux sont comprimés par les cellules hépatiques tuméfiées ; les canaux extra-lobulaires sont obstrués par les produits du catarrhe dont ils sont habituellement atteints. L'ictère a été attribué aussi à la destruction d'une grande quantité d'hématies. Cette interprétation paraît contestable ; Jacksch, qui a étudié un grand nombre de cas de phosphorisme aigu chez l'homme, n'a jamais observé cette destruction des globules rouges.

Les *hémorragies* sont attribuables surtout à la dégénérescence des parois des capillaires et des fins vaisseaux ; sans doute aussi elles sont facilitées par l'altération du sang, lequel, à une certaine période, est devenu incapable de se coaguler [1].

---

1. Sur cette altération du sang, consulter un mémoire de Corin et Ansiaux : Untersuchungen über Phosphor vergiftung. *Vierteljahrs. f. gerich. Méd.*. série III, t. VII.

Les *troubles cardiaques,* le collapsus résultent sans doute pour une part de la dégénérescence qui, presque toujours, atteint la plupart des cellules du myocarde.

La dégénérescence graisseuse, qui se produit souvent aussi sur un grand nombre de muscles de la vie de relation, contribue à expliquer la grande faiblesse des mouvements notés chez certains malades.

Enfin, lorsque la dégénérescence graisseuse du foie est très avancée, le malade subit les conséquences de la suppression à peu près complète des fonctions hépatiques. De là, la ressemblance si étroite entre la symptomatologie du phosphorisme aigu et celle de l'ictère grave.

Rappelons en terminant que le phosphore ne s'absorbe parfois que très lentement et que ce corps, qui a cependant une grande affinité pour l'oxygène, peut rester longtemps dans l'organisme sans s'oxyder. Ces particularités expliquent sans doute les grandes différences que l'on observe dans la durée de l'empoisonnement et aussi dans la hiérarchie des symptômes.

Ce qui précède s'applique à l'intoxication aiguë. Le phosphore exercerait une action différente quand il serait administré à doses moyennes et répétées, ou à doses très petites longtemps prolongées.

D'après les recherches expérimentales de Wegner[1], confirmées par d'autres savants, dans le premier cas il se produirait une irritation du tissu conjonctif du foie, des reins, de l'estomac, aboutissant à la cirrhose des deux premiers organes et à une gastrique chronique avec épaississement énorme des parois, hyperhémie et infarctus hémorragiques. Dans l'intoxication chronique, l'effet se porterait à peu près exclusivement sur le tissu osseux, qui deviendrait plus compact. Cet effet se manifeste surtout sur les os en voie de croissance : dans les cartilages qui produisent normalement le tissu osseux spongieux, il se forme une substance dure, éburnée.

---

1. WEGNER. *Virchow's Archiv.*, 1872.

§ **VII.** — **Diagnostic.**

Parmi les divers symptômes du phosphorisme aigu, il en est deux : l'ictère et les hémorragies qui sont presque constants, et dont la réunion a une grande valeur diagnostique.

Mais dans certaines formes de l'intoxication dont il a été parlé précédemment, ces deux symptômes restent si peu accentués qu'ils peuvent ne pas diriger l'attention du médecin vers le phosphore. Les lésions cadavériques ne sont pas toujours non plus très accentuées. La dégénérescence graisseuse peut faire presque complètement défaut, même sur le foie. D'autre part, elle peut se produire au cours de diverses maladies aiguës avec au moins autant de rapidité et d'intensité que dans le phosphorisme. Sur un enfant mort de diphtérie en six jours nous avons vu une dégénérescence graisseuse du foie plus complète que dans les quelques cas de phosphorisme que nous avons eu l'occasion d'examiner.

Dans la forme commune de l'empoisonnement, les symptômes sont tellement frappants que l'idée de l'intoxication phosphorée s'impose à tout médecin suffisamment instruit. Mais alors surgit une autre difficulté; le phosphorisme aigu présente la plus grande ressemblance clinique avec une maladie spontanée l'*ictère grave* ou atrophie aiguë du foie.

On s'est efforcé de trouver des éléments pour ce diagnostic différentiel. On peut dire avec Tardieu que, d'une manière générale « l'appareil symptomatique est moins grave dans l'empoisonnement que dans l'ictère spontané. Dans l'empoisonnement, la coloration jaune de la

peau se montre plus tardivement ; elle n'est jamais aussi
foncée et ne s'accompagne ni de l'injection de l'œil et
de l'animation du regard, ni de la fièvre qui ne
manquent jamais dans l'ictère grave. Cette maladie
n'offre pas non plus les rémissions et les périodes de
sédation prolongée que l'on observe dans l'empoisonnement. » D'autres différences sont à signaler. L'ictère
grave se termine par une atrophie considérable du foie ;
dans le phosphorisme cette atrophie est très exceptionnelle et quand elle se produit c'est presque toujours
après une période de tuméfaction. La rate presque
toujours tuméfiée dans l'ictère grave ne l'est presque
jamais dans le phosphorisme. L'urine contient une
quantité abondante de leucine et de tyrosine quand il
s'agit de l'ictère grave ; elle n'en renferme pas toujours
dans l'intoxication phosphorée[1].

Mais aucun de ces signes différentiels n'est absolument
constant et il en est de même de ceux que fournit l'autopsie. L'atrophie du foie, l'inflammation du stroma de
cet organe, la présence de cristaux de leucine et de tyrosine dans son parenchyme appartiennent à l'ictère grave ;
mais tous ces caractères ont été constatés, rarement il
est vrai, dans l'intoxication phosphorée. La néphrite,
à peu près constante dans l'ictère grave, fait quelquefois
défaut, ou du moins est en général moins accentuée
dans le phosphorisme. La généralisation de la dégénérescence graisseuse aux divers organes et aux muscles
est en général plus accentuée dans le phosphorisme.

---

1. Jaksch n'en a trouvé que dans un seul des cas d'empoisonnement
qu'il a observés. Il fait remarquer que l'urine laisse déposer quelquefois des cristaux analogues à ceux de la tyrosine, mais qui n'ont pas
la composition de cette substance.

En réalité, le diagnostic différentiel ne peut avoir une certitude absolue que lorsque la présence du phosphore a été constatée.

Elle peut l'être au début de l'intoxication par l'odeur alliacée des renvois, et mieux encore par leur phosphorescence, phénomène qui est d'ailleurs rarement observé. Dans les matières vomies, dans le liquide de lavage de l'estomac, et un peu plus tard dans les selles, comme aussi dans le tube digestif au moment de l'autopsie, on réussit quelquefois à voir des lueurs phosphorescentes quand on examine ces substances dans l'obscurité.

Le phosphore peut être décelé aussi par le *procédé de Scherer* qui est facilement applicable en clinique.

On introduit les matières suspectes dans un flacon au bouchon duquel on suspend un fragment de papier à filtre imbibé d'une solution de nitrate d'argent. Au bout d'une douzaine d'heures, et surtout si l'on a laissé le flacon à une température de 40 à 50°, on pourra conclure que les matières ne renferment pas de phosphore, si le papier n'a pas pris une coloration noire. Les vapeurs de phosphore et d'acide phosphoreux réduisent en effet le nitrate d'argent, et cette réaction est extrêmement sensible. Si le papier a noirci, il n'est pas certain que les matières renferment du phosphore, car la réduction du nitrate d'argent a pu être opérée par de l'acide sulfhydrique. On cherche à éviter cette cause d'erreur en ajoutant aux matières de l'acétate de plomb, ou en suspendant au bouchon un second papier imprégné d'acétate de plomb, lequel ne doit pas noircir si les matières ne contiennent pas d'acide sulfhydrique.

Mais le procédé de Scherer ne peut guère servir qu'à

un essai préliminaire. Deux autres procédés, celui de
Mitscherlich et celui de Dusart et Blondlot, permettent
de mettre en évidence les plus faibles quantités de
phosphore.

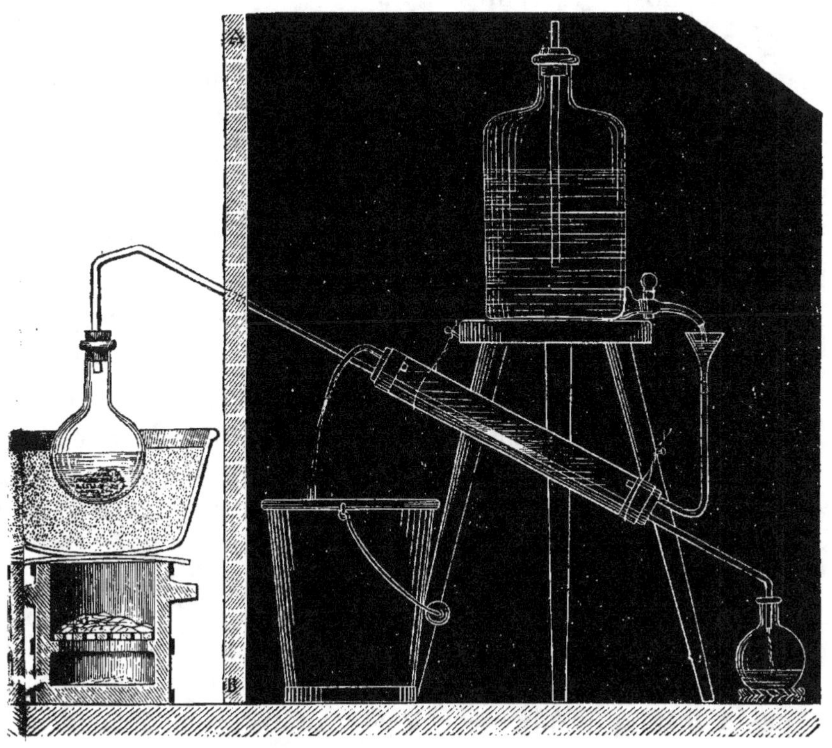

Fig. 25. — Appareil de Mitscherlich.

Le *procédé de Mitscherlich* consiste à distiller dans
l'obscurité les matières suspectes ; dans la partie du
réfrigérant où se condensent les vapeurs, on voit celles-
ci devenir phosphorescentes, c'est-à-dire émettre une
lueur d'un blanc légèrement verdâtre. La figure 25
représente l'appareil de Mitscherlich. Les matières à
distiller sont placées dans un ballon chauffé sur un

bain de sable ; le réfrigérant seul est placé dans l'obscurité, c'est-à-dire dans une grande boîte dont les parois
sont noircies intérieurement ; la paroi antérieure est
percée de deux œillères qui permettent d'observer les
lueurs phosphorescentes.

Le procédé est d'une extrême sensibilité, au point
que Fresenius et Neubauer, opérant avec une solution
qui renfermait 1 milligramme de phosphore dans
200,000 parties de liquide, ont vu la phosphorescence
persister pendant une demi-heure. Il est également très
sûr, en ce sens que le phosphore seul peut émettre les
lueurs en question. Mais la présence de certaines
substances empêche la phosphorescence de se produire ;
elle fait défaut notamment quand l'air n'est pas en
quantité suffisante dans le col de la cornue (s'il est remplacé par de la vapeur d'eau), quand il est mélangé à
de l'ammoniaque, à de l'alcool, à de l'éther, à de l'essence de térébenthine ou à d'autres essences.

Le phosphore qui a distillé dans l'appareil de
Mitscherlich passe dans l'eau de condensation et peut
être caractérisé par diverses réactions, et dosé s'il est
en quantité suffisante, quand bien même il ne se serait
pas montré phosphorescent pour une raison ou pour
une autre.

Le *procédé de Dusart et Blondlot* permet de caractériser non seulement le phosphore, mais aussi les acides
phosphoreux et hypophosphoreux, premiers produits
de l'oxydation du phosphore. Tous ces corps, en présence de l'hydrogène naissant, donnent de l'hydrogène
phosphoré, lequel brûle avec une flamme dont la
partie centrale est d'un beau vert caractéristique[1] qui
devient plus brillant encore quand on écrase la flamme

contre une soucoupe. Ce procédé est également très
sûr et très sensible. L'analyse par ce procédé se fait en
introduisant les matières suspectes dans un appareil
produisant de l'hydrogène (par réaction de l'acide sulfurique sur le zinc) et en enflammant le gaz qui s'échappe
à la pointe du tube de dégagement (pointe en platine
pour éviter la couleur jaune que prend le verre fortement chauffé).

Le phosphore reste quelquefois assez longtemps à
l'état libre dans un cadavre ; on l'y a retrouvé au bout
de 35 jours (Elvers), de plusieurs semaines (Dragendorf).
Après l'autopsie, c'est-à-dire quand le tube digestif et
son contenu sont exposés à l'air le phosphore se transforme en général rapidement en produits qui n'ont plus
d'intérêt pour l'expertise. Il est donc important d'envoyer
sans retard au chimiste les matières suspectes. La transformation dont il s'agit s'effectue d'ailleurs plus ou
moins vite suivant les cas. Ainsi Hofmann en laissant
putréfier le contenu de l'intestin a pu y retrouver le
phosphore au bout de deux mois et de cinq mois, tandis
qu'une autre fois la recherche a échoué au bout de sept
jours.

Que ce soit rapidement ou non, le phosphore contenu dans le tube digestif ou dans les matières recueillies finit par s'oxyder. Quand cette oxydation reste
incomplète, elle donne naissance aux acides phosphoreux et hypophosphoreux qui sont caractérisés par
l'analyse et qui décèlent l'ingestion du poison. Mais
quand le phosphore s'est transformé en phosphates,

1. Examinée au spectroscope, cette flamme montre trois bandes
dans le vert.

l'expertise chimique ne donne aucun résultat utile puisque ces sels existent normalement dans le corps et dans les aliments.

A défaut du phosphore, on peut retrouver le soufre et la matière colorante de la pâte des allumettes. Dans un cas de Dionis (cité par Tardieu), le vermillon (sulfure de mercure) fut trouvé dans le cadavre d'un homme exhumé au bout de dix-huit mois. Les organes étaient presque complètement détruits; le vermillon se trouvait à la partie antérieure des vertèbres.

§ VIII. — Traitement.

Il y a lieu d'apporter un soin tout particulier à l'évacuation du tube digestif puisque le phosphore est ordinairement absorbé très lentement. Jaksch a soigné un homme qui avait avalé 15 paquets d'allumettes, c'est-à-dire environ 0^{gr},75 de phosphore dont les vapeurs s'exhalaient abondamment par la bouche ; bien que l'estomac n'ait été évacué et lavé qu'au bout de deux heures, cet homme n'eut qu'une intoxication très légère et guérit rapidement. D'autres faits montrent que le phosphore peut être retrouvé en nature dans les matières vomies au bout de 24, 48, 72 heures, et d'un temps plus long encore dans les garde-robes.

Le lavage de l'estomac peut être pratiqué avec une solution de permanganate de potasse (à 2 ou 3 pour 1,000) qui oxyde le phosphore et le rend inoffensif.

Comme vomitif, on a recommandé spécialement le sulfate de cuivre qui aurait l'avantage de précipiter du cuivre pulvérulent sur les fragments de phosphore. L'action purgative ne doit pas être recherchée avec l'huile de ricin, les corps gras dissolvant le phosphore.

Le contre-poison, aujourd'hui classique, du phosphore dans l'intoxication aiguë est *l'essence de térébenthine*. C'est l'essence non rectifiée, ozonisée par suite de son séjour dans une bouteille incomplètement remplie et exposée à la lumière, qui est le plus efficace. On peut administrer la térébenthine avec les vomitifs ou avant eux, la mélanger au liquide de lavage de l'estomac. Mais ce contre-poison agit aussi sur le phosphore absorbé ; on le donne donc alors même qu'on suppose l'estomac débarrassé. La dose de térébenthine destinée à être gardée est de 4 grammes, qu'on administre en plusieurs fois dans une potion gommeuse ou en capsules ; une dose moitié moindre est donnée pendant chacun des 4 ou 5 jours suivants.

C'est le hasard qui a fait découvrir à Audant[1] cet antidote du phosphore ; son efficacité a été vérifiée depuis, tant chez les animaux que chez l'homme par de nombreux observateurs. Les chimistes ont constaté que le phosphore forme avec l'essence de térébenthine un produit bien défini, relativement peu toxique. Busch a vu qu'un animal qui a reçu une dose mortelle de phosphore résiste à l'intoxication s'il est traité par la térébenthine, même dans le cas où le phosphore est appliqué sous la peau, et la térébenthine administrée par la bouche. Mais le traitement est impuissant quand la quantité de phosphore dépasse notablement la dose mortelle, ce qui tiendrait à ce que la combinaison du phosphore avec la térébenthine est toxique à la façon du phosphore, mais à dose plus élevée.

---

1. Audant. Traitement de l'empoisonnement par le phosphore. *Ann. d'hyg. publ. et de méd. lég.*, XL, 1873.

La *magnésie*, qui avait été préconisée autrefois dans le but de saturer les acides résultant de l'oxydation du phosphore, remplit plutôt une autre indication qui se pose une fois que le poison est absorbé, à savoir de remédier au défaut d'alcalinité du sang.

A cette même période, la transfusion sanguine a été employée quelquefois avec succès. On pourrait avoir recours aussi à la transfusion de sérum artificiel ; Kobert propose d'ajouter à ce sérum 1/10 ou 1/5 d'eau dans laquelle on aurait agité longtemps de la térébenthine, et qui aurait été ensuite filtrée.

§ IX. — Intoxication chronique.

Elle s'observe chez quelques-uns des ouvriers qui fabriquent des allumettes au phosphore blanc.

L'intoxication chronique se manifeste par des troubles dyspeptiques, une légère albuminurie, de l'irritation des voies respiratoires accompagnée parfois d'un peu d'oppression, des maux de tête. Tous ces troubles restent en général peu graves. Mais les ouvriers sont exposés à un accident beaucoup plus redoutable : la *nécrose des mâchoires* appelée aussi le *mal chimique* [1].

La nécrose phosphorée débute par le rebord alvéolaire des maxillaires (plus souvent sur le maxillaire inférieur) ; elle n'est d'abord et pendant longtemps qu'une ostéo-périostite, laquelle occasionne en général une suppuration abondante, souvent des ostéophytes sur l'os enflammé, et qui tend à se propager sur une

---

1. Cette affection a fait l'objet de la *Thèse d'agrégation* de M. Trélat, 1857, d'une leçon insérée dans sa *Clinique chirurgicale*. Paris, 1898, t. II, p. 728, et de diverses études de Magitot, dont l'une citée plus loin.

grande étendue gagnant quelquefois les os de la face et du crâne. La nécrose est la conséquence de cette inflammation, mais non pas une conséquence absolument forcée ; l'ostéo-périostite peut guérir sans mortification de l'os.

La nécrose phosphorée est une affection grave. Elle entraîne souvent la perte d'une grande partie d'un maxillaire, nécessite une sérieuse opération chirurgicale pour l'extraction des sequestres. Elle est mortelle dans le quart des cas au moins (25 à 30 pour 100). La mort survient, soit parce que la nécrose a gagné les os de la base du crâne, soit parce que la suppuration a envahi une grande partie du squelette de la tête ; parfois aussi la nécrose se complique d'abcès du cerveau, de pleurésie purulente, de tuberculose pulmonaire ou généralisée.

Bien qu'un assez grand nombre de cas de nécrose phosphorée aient été publiés, cette affection est rare relativement au chiffre des ouvriers travaillant aux allumettes. C'est que le mal chimique atteint exclusivement ou presque exclusivement les ouvriers dont la dentition est défectueuse. D'après Magitot la nécrose phosphorée ne se produit que chez les individus dont une dent au moins est atteinte de carie pénétrante, avec destruction de la pulpe. « La dent complètement vide est devenue une sorte de sac servant de réceptable à une foule de matières : détritus alimentaires, mucosités, etc. C'est ce contenu qui est le refuge et le véhicule des agents phosphorés, lesquels cheminent ainsi jusqu'au périoste alvéolaire, où ils provoquent la périostite alvéolaire, accident initial constant de la nécrose. Puis cette périostite, entretenue par l'apport incessant d'autres matériaux phosphorés, se propage aux parois osseuses alvéolaires et l'ostéite suivie de nécrose prend alors la marche progressive et envahissante[1]. »

On voit d'après ce qui précède que la nécrose phosphorée est moins l'expression d'un empoisonnement général qu'un effet local du phosphore amené au contact d'une partie *déjà malade*[2]. D'après Kobert, le phosphore, en présence des détritus organiques qui se trouvent dans la dent cariée, donnerait naissance à des composés spéciaux, doués d'une énergique action pyogène.

II. — ARSENIC

L'arsenic proprement dit, c'est-à-dire à l'état métallique ou de métalloïde, est considéré comme non toxique lorsqu'il est pur. Des chiens ont pu ingérer impunément 4 grammes d'arsenic *bien pur* (Bayen). Mais quand ce corps reste exposé à l'air, il s'oxyde et se recouvre d'une couche d'acide arsénieux, qui est très vénéneux. L'arsenic métallique n'intéresse d'ailleurs pas la pratique toxicologique.

Il n'en est pas de même de l'*acide arsénieux* appelé

1. MAGITOT. Pathogénie et prophylaxie de la nécrose phosphorée. *Acad. de médecine*, 1888.

2. En introduisant, chez des lapins, une parcelle de phosphore dans un trou pratiqué dans le maxillaire inférieur, Stubenrauch (28e *Cong. de la Soc. allemande de chirurgie*, 1899) n'a pas obtenu de nécrose. Il a échoué également en faisant respirer à ces animaux dans une atmosphère saturée de vapeurs phosphorées, même quand il avait au préalable créé diverses lésions des maxillaires. L'auteur pense que la nécrose phosphorée ne se produit que chez les hommes atteints d'une maladie infectieuse des dents ou des mâchoires. — Cependant, d'autres expérimentateurs ont produit la nécrose chez le lapin en irritant le périoste et en exposant ensuite l'animal aux vapeurs du phosphore.

très souvent aussi, par un abus de langage, arsenic.
C'est un poison très violent et fort répandu.

L'acide arsénieux est un corps solide qui se présente
sous plusieurs aspects ; tantôt il est transparent et incolore (vitreux), tantôt il est blanc et opaque (porcelanique) ; en poudre, il ressemble à de la farine, à du
plâtre, à du sel, à du sucre, avec lesquels il a été souvent confondu. Sa saveur est à peine marquée ou nulle,
au moins quand il n'est pas pris à grosse dose. C'est
sans doute pour cela qu'il a été longtemps le poison
employé de préférence par les criminels. On peut d'ailleurs se le procurer facilement, car l'industrie en emploie
des quantités considérables, notamment pour la fabrication du verre, de diverses matières colorantes, des
plombs de chasse. L'acide arsénieux sert aussi à composer la *mort aux rats,* préparation destinée à tuer les
animaux nuisibles [1]. On a employé aussi à une certaine époque du papier *tue-mouches* imbibé d'une solution d'acide arsénieux. Les empailleurs et les naturalistes
se servent pour conserver intactes les dépouilles d'animaux du savon de Bécœur qui contient une forte proportion d'acide arsénieux [2].

L'acide arsénieux ne se dissout que lentement dans
l'eau et en faible quantité ; les chiffres donnés par les
auteurs sont différents. La solubilité est plus grande pour
l'acide arsénieux à l'état vitreux. Elle serait moindre

---

1. D'après un règlement encore en vigueur, la préparation de la
pâte arsenicale pour la destruction des animaux nuisibles doit toujours être faite suivant la formule suivante : suif fondu, 1000, farine
de froment, 1000, acide arsénieux en poudre très fine, 100, noir de
fumée, 10, essence d'anis, 1.

2. Formule du savon de Bécœur : acide arsénieux pulvérisé, 320,
carbonate de potasse desséché, 120, eau distillée, 320, savon marbré
de Marseille, 320, chaux vive en poudre fine, 40, camphre, 10.

dans les liquides contenant des matières organiques : thé, bière (1 pour 1000), café, eau-de-vie (1 pour 500) (Taylor).

Parmi les autres composés arsenicaux qui ont occasionné des empoisonnements, nous citerons les suivants :

L'*acide arsénique,* produit d'oxydation plus complète de l'arsenic, est employé dans la fabrication de l'aniline. Il est à peu près aussi toxique que l'acide arsénieux. Il est plus soluble dans l'eau, a une saveur très prononcée et est caustique. Le *vert de Schweinfurth* (arsénite et acétate de cuivre), le *vert de Metis* (arséniate de cuivre), le *vert de Scheele* (arsénite de cuivre).

Le *réalgar* ou sulfure rouge et l'*orpiment* ou sulfure jaune d'arsenic sont tout à fait insolubles et considérés comme non toxiques lorsqu'ils sont purs, ce qui est le cas lorsqu'ils sont à l'état natif. Préparés industriellement, ils contiennent d'autres composés arsenicaux vénéneux[1].

Viennent ensuite les préparations médicinales dont les principales sont :

La *liqueur de Fowler,* solution d'arsénite de potasse dans l'eau, qui contient un centième d'acide arsénieux.

La *liqueur de Pearson,* solution d'arséniate de soude au 1/600.

Les *granules de Dioscoride* qui contiennent un milligramme d'acide arsénieux.

Les *pilules asiatiques* qui contiennent 5 milligrammes d'acide arsénieux.

---

1. Un empoisonnement mortel a été observé il y a quelques années à la suite de l'application sur une tumeur du sein d'une pommade contenant un tiers d'orpiment. CHABENAT et LEPRINCE. *Ann. d'hyg. pub. et de méd. lég.,* 1890.

Les préparations pour l'usage externe sont tombées en désuétude. On employait autrefois, comme escharotique, *la poudre du frère Côme,* qui renferme 1/8 d'acide arsénieux. Le sulfure jaune d'arsenic (orpiment) entre dans la composition de certaines pâtes épilatoires.

On essaye depuis quelque temps en thérapeutique l'*acide cacodylique*[1], combinaison organique de l'arsenic qui est relativement très peu toxique. On a pu, en effet, l'administrer pendant plusieurs semaines à la dose quotidienne de $0^{gr},80$ (Daulos). Une dose double, soit $1^{gr},6$ aurait été administrée impunément pendant plusieurs jours en injections sous-cutanées (Rible de Vienne).

L'*hydrogène arsénié* sera étudié dans le chapitre consacré aux poisons du sang.

§ I. — Étiologie.

Pendant longtemps, les mots « poison » et « arsenic » ont été presque synonymes dans le langage populaire. C'est qu'en effet la plupart des empoisonnements criminels se réalisaient avec l'acide arsénieux, choisi à cause de sa saveur presque nulle, et de la facilité avec laquelle on peut le dissimuler dans les aliments. Les meurtres qui ont été commis avec l'arsenic sont innom-

1. Le cacodyle, ou arsendiméthyle, est un liquide incolore, spontanément inflammable, exhalant une odeur fétide. — En s'oxydant, il se transforme en acide cacodylique, lequel se présente sous forme de cristaux sans odeur. C'est cet acide que l'on emploie en thérapeutique ou le cacodylate de soude, lequel renferme 46,8 pour 100 d'arsenic. « Mais dans l'acide cacodylique, l'arsenic existe sous une forme essentiellement latente, organique, qui lui enlève si bien toutes les propriétés physiques, chimiques et physiologiques des préparations arsenicales ordinaires que les réactions caractéristiques de l'arsenic n'apparaissent que si l'on détruit complètement ce composé, et que toutes les propriétés vénéneuses, caustiques et nécrosantes des préparations habituelles d'arsenic ont entièrement disparu. » (Armand GAUTIER, *Comm.* à *l'Acad. de méd.,* 6 juin 1899.)

brables ; c'est presque toujours à lui qu'ont eu recours notamment les empoisonneurs qu'on peut appeler professionnels, c'est-à-dire ceux ou celles qui, poussés par l'intérêt ou par une sorte de dilettantisme monstrueux, ont fait une longue série de victimes. Tel fut le cas par exemple, en France, d'une servante bretonne, Hélène Jegado, qui, en l'espace de 17 années, fit périr par l'arsenic plus de 30 personnes ; en Allemagne, des empoisonneuses Gottfried, Ursinus, Zwanziger.

De nos jours, l'arsenic n'est plus aussi bien adapté au but criminel parce que les chimistes le retrouvent très facilement. Mais bien que cette notion ait été vulgarisée par de nombreux procès dont quelques-uns, comme celui de Mme Lafarge (1840), de Mme Lacoste (1843) ont eu un retentissement énorme, l'arsenic sert encore à commettre bon nombre d'empoisonnements criminels. En 1880, un garçon boulanger de Saint-Denis, qui voulait se venger de son patron, mélangea de l'arsenic à la pâte du pain ; il y eut 270 victimes dont nous vîmes un grand nombre avec le Pr Brouardel[1]. Un empoisonnement semblable eut lieu en Allemagne, à (Wurtzbourg) en 1867 : 373 personnes ont été intoxiquées par du pain contenant de l'arsenic. En 1887, on a jugé à la Haye une femme Van der Linden qui, depuis l'année 1869, avait administré de l'arsenic à 102 personnes, dont 27 succombèrent. En 1886-88 dans une pharmacie du Havre (affaire Pastre-Beaussier)[2], une quinzaine de personnes furent empoisonnées par l'arsenic ; trois succombèrent à cette intoxication.

1. On trouvera des renseignements sur cet empoisonnement dans la thèse de Papadakis. Paris, 1883.
2. P. BROUARDEL et POUCHET. *Ann. d'hyg. pub. et de méd. lég.*, 1889.

Bien qu'il soit facile d'administrer l'arsenic mélangé aux aliments, certains criminels ont cherché à se mettre plus encore à l'abri des soupçons, en faisant pénétrer le poison par d'autres voies. C'est ainsi que l'arsenic aurait été donné dans des lavements ; un fait de ce genre est raconté par Fodéré, un autre par Christison et d'autres sont attribués aux empoisonneurs du xvii° siècle. Un médecin danois[1] raconte qu'un homme tua successivement ses deux femmes en leur introduisant dans le vagin, après avoir coïté, une boulette composée de farine et d'arsenic. Ce même procédé aurait été employé dans d'autres cas[2]. — D'ailleurs il paraît que dans certaines contrées de l'Autriche, on voit de temps en temps des empoisonnements mortels chez des femmes qui se sont introduit volontairement de l'arsenic dans le vagin pour se faire avorter, ou même pour se suicider[3].

L'empoisonnement accidentel a fait aussi un très grand nombre de victimes, ce qui tient à ce que l'acide arsénieux est très répandu et à ce qu'il peut être confondu facilement avec des substances alimentaires ou inoffensives. En 1887, à Hyères, du vin a été plâtré par erreur avec de l'acide arsénieux, et a servi ensuite à plâtrer d'autres vins qui se trouvaient contenir ainsi depuis des traces jusqu'à $0^{gr},16$ d'arsenic par litre. On évalue

---

1. MANGOR. *Acta societ. reg. Hafniensis*, III.
2. HENKE's. *Zeitsschr. für Staatsarzneikunde*, II.
3. HABERDA. *Wiener klin. Wochenschrift*, 1897.
On cite encore d'autres procédés bizarres. Une des empoisonneuses jugées avec la Brinvilliers avoua qu'elle trempait dans une solution arsenicale les pans d'une chemise ; celui qui s'en servait avait bientôt sur les parties génitales, sur les fesses, des excoriations, des ulcérations auxquelles on attribuait une origine syphilitique ; un traitement était alors institué, qui permettait à l'empoisonneuse de mélanger de l'arsenic aux drogues ou aux lavements. Lucien NASS. Les empoisonnements sous Louis XIV. *Thèse* de Paris, 1898.

à 400 le nombre des personnes qui ont été intoxiquées, à des degrés divers, par ce vin [1]. Au voisinage des fabriques de produits arsenicaux, l'eau de la nappe souterraine et des puits est devenue quelquefois arsenicale au point de produire des intoxications très graves ou mortelles chez les personnes qui en buvaient [2].

L'empoisonnement mortel s'est produit quelquefois aussi par l'application de pommades arsenicales sur la peau dénudée ou sur des ulcérations cancéreuses ou autres [3], et aussi chez des individus qui avaient cherché à se guérir de la gale ou de la teigne en se frictionnant avec des pommades arsenicales ou même avec de l'eau dans laquelle on avait fait bouillir de l'acide arsénieux (Blandin). Il y a aussi des exemples d'empoisonnements très graves par l'application sur la peau intacte d'acide arsénieux employé par exemple pour poudrer les cheveux. Taylor raconte qu'une poudre d'amidon ayant été falsifiée avec de l'acide arsenieux (38,5 pour 100) au lieu de plâtre, sur 28 bébés qui furent poudrés avec ce produit, 12 eurent une intoxication mortelle.

Dans quelques cas, l'empoisonnement aurait été produit par l'absorption de poussières détachées de vêtements, de papiers de tenture [4] colorés avec des produits arsenicaux. Ces poussières sont dégluties en même temps que respirées, et c'est sans doute surtout par la voie gastrique que le poison est absorbé. On admet

1. Vidal. Marquet et Dubrandy. Les vins empoisonnés d'Hyères. *Bull. Acad. de méd.*, 1888. — Cougit. *Ann. d'hyg. pub. et de méd. lég.*, 1888, XX. p. 348.

2. Chevalier. *Ann. d'hyg. pub. et de méd. lég.*, 1866.

3. Flandin. Traité des poisons. — Orfila. Toxicologie. — Chabenat et Leprince. *Ann. d'hyg. pub. et de méd. lég.*, 1890.

4. Voir notamment Layet. Papiers de tenture. *Dict. encycl. des Sciences méd.*

cependant que les papiers de tenture arsenicaux peuvent dégager des produits volatils arsenicaux (hydrures), car ces papiers exhalent quelquefois lorsqu'ils sont exposés à l'humidité une odeur alliacée. Delpech a rapporté aussi l'histoire d'un homme qui fut empoisonné assez gravement pour avoir rempli sa chambre d'animaux empaillés, qui avaient été préparés avec de l'arsenic[1]. Un cas analogue a été observé par Marik[2] chez deux femmes qui eurent une intoxication grave pour avoir mangé des fruits conservés dans une armoire au-dessous d'un animal empaillé, couvert d'une fine poudre arsenicale.

L'*intoxication professionnelle* a été observée chez les ouvriers employés au traitement des minerais arsenifères, chez ceux qui fabriquent le vert de Schweinfurth et le vert de Scheele (le tamisage et l'embarillage des dites couleurs dégagent beaucoup de poussières) et surtout chez les ouvriers en papiers peints[3] et en fleurs artificielles[4] qui manient lesdites couleurs, parce qu'ils sont souvent entourés d'un nuage de fine poussière arsenicale et aussi parce que les fleuristes sont très exposés aux piqûres et aux coupures des mains favorisant l'absorption. Néanmoins l'empoisonnement véritable paraît rare[5] ; ce qu'on observe le plus souvent,

---

1. *Ann. d'hyg. pub. et de méd. lég.*, XXXIII, 1870.
2. *Wiener klin. Wochenschrift*, 1891.
3. CHEVALLIER. Mal. des ouvriers en papiers peints et préparant le vert arsenical. *Ann. d'hyg. pub. et de méd. lég.*, 1847.
4. VERNOIS. Accidents des fleuristes et apprêteurs d'étoffe, *Même recueil*, 1859. — PIETRA-SANTA. *Même recueil*, 1858.
Une instruction du Conseil d'hygiène publique, en date du 20 avril 1861, indique les précautions à prendre pour éviter les inconvénients de l'emploi du vert arsenical dans la préparation des toiles pour feuilles artificielles et dans la préparation des herbes et feuillages desséchés.
5. On est même surpris de la résistance de certains ouvriers exposés

ce sont des éruptions cutanées dues au contact direct de l'arsenic. Ces éruptions, de natures diverses, siègent principalement aux mains, au visage et aussi sur les organes génitaux (où l'arsenic est transporté par les mains au moment de la miction).

Enfin l'intoxication accidentelle chronique s'observe quelquefois aussi à la suite d'un *traitement arsenical* trop longtemps prolongé ou à trop haute dose, ou chez des sujets intolérants.

L'*empoisonnement suicide* est devenu rare.

§ II. — Doses toxiques.

L'acide arsénieux peut tuer un adulte à la dose de $0^{gr},15$ à $0^{gr},20$ *prise en une fois*. Les arsénites et les arséniates, un peu moins toxiques puisqu'ils renferment moins d'arsenic, sont en réalité plus dangereux en raison de leur plus grande solubilité.

L'acide arsénieux n'exerce son action toxique que lorsqu'il a été absorbé, et, comme il est peu soluble, cette absorption se fait assez lentement. Ceci explique comment certains sujets ont résisté à des doses bien supérieures à celle indiquée plus haut, et quelques-uns à des doses énormes : une cuillerée à café, une cuillerée à bouche, dit-on. Mais, en dehors de cette circonstance, la susceptibilité envers l'arsenic est moindre pour certains individus que pour d'autres [1].

à une absorption considérable. On trouve, par exemple, dans le livre de Tardieu une observation ancienne concernant un garçon apothicaire qui ayant pilé trois quintaux d'arsenic en deux jours eut seulement des éruptions cutanées dues au contact direct de l'arsenic, l'intoxication se bornant à des troubles légers, dissipés en quelques jours. (Tardieu, étude médico-légale sur l'empoisonnement).

1. L'évaluation de la dose minima mortelle ne repose pas sur des données absolument incontestables et varie quelque peu suivant les auteurs.

Le fait est certain en ce qui concerne l'intoxication chronique, et l'emploi thérapeutique de l'arsenic en fournit de temps en temps la preuve. Quelques sujets présentent déjà des signes d'intoxication après un traitement d'une dizaine ou d'une quinzaine de jours avec une dose quotidienne de 0^{gr},01 d'acide arsénieux, tandis qu'il en est d'autres qui supportent impunément des doses beaucoup plus considérables. Baudin, qui a traité plusieurs milliers de malades atteints de fièvre intermittente par l'acide arsénieux, administrait souvent cette substance à la dose de 0^{gr},05 en plusieurs fois. Füster a administré à trois fiévreux, pendant sept jours consécutifs, la dose (réfractée) de 0^{gr},06 pour l'un, de 0^{gr},08 pour l'autre et de 0^{gr},12 pour le dernier, sans voir de lignes d'empoisonnement. Mathieu[1] a soigné un homme qui, *depuis vingt ans,* prenait chaque jour de 0^{gr},03 à 0^{gr},04 d'acide arsénieux et qui ne présenta qu'assez tardivement des signes d'intoxication.

C'est ici l'occasion de parler des *arsenicophages,*

Il est probable que la quantité d'acide arsénieux *absorbé* capable d'entraîner la mort, quand elle est prise en une fois, est toujours la même à très peu près. C'est ce qui résulte des nombreuses recherches expérimentales de G. Brouardel (Étude sur l'arsenicisme, *thèse de Paris,* 1897). Cet auteur a vu que chez les cobayes la dose minima mortelle est, pour 100 grammes d'animal, de 1^{mgr},3 en injection sous-cutanée, de 1^{mgr},6 en injection intra-péritonéale, de 1 milligramme en injection intra-pulmonaire. Par la voie digestive (injection dans l'estomac à l'aide de la sonde), qui laisse plus de place aux différences d'absorption, la dose a varié entre 2 et 3 milligrammes ; l'intoxication évoluait en général moins rapidement quand le poison était introduit dans l'estomac déjà rempli d'aliments. — Chez les lapins, même constance des doses, mais celles-ci sont un peu moins élevées : en injection intra-veineuse, la dose mortelle est de 0^{mgr},7.

Quand on cherche à empoisonner les animaux par de petites doses répétées, on constate que la dose mortelle est très variable, et parfois inférieure à celle qui, prise en une fois, aurait suffi à tuer l'animal, et cela quelle que soit la voie d'administration.

1. *Soc. dermatol.,* 10 mai 1894.

c'est-à-dire des individus qui mangent volontairement de l'arsenic et arrivent à en supporter des quantités considérables. C'est dans les Alpes autrichiennes, et spécialement en Styrie, que se trouvent les arsenicophages, qui appartiennent surtout à la classe des travailleurs ruraux. Ces gens prennent l'arsenic dans le but de se donner de la vigueur et de l'entrain au travail, de faciliter la respiration pendant les ascensions, quelques-uns pour augmenter leur puissance génitale ; les femmes pour obtenir l'éclat et la fraîcheur du teint. Cette habitude serait assez répandue ; son existence a été reconnue en quelque sorte officiellement, puisque dans un procès criminel l'accusation d'empoisonnement a été abandonnée parce qu'il a été admis que la victime était arsenicophage.

Les doses prises au début seraient minimes : environ 0,02 centigrammes ; elles seraient renouvelées une fois par semaine environ, et augmentées graduellement au point que certains individus arriveraient à prendre d'un coup une dose de $0^{gr},20$, $0^{gr},40$ et même plus d'un gramme. L'arsenic est toujours pris à l'état solide, tantôt sous forme d'acide arsénieux, tantôt sous forme d'orpiment, beaucoup moins dangereux puisque sa toxicité dépend de la proportion d'acide arsénieux qu'il contient, proportion qui ne dépasse guère 30 pour 100. Beaucoup de ces arsenicophages conserveraient une santé parfaite ; leur accoutumance au poison serait telle qu'ils ne pourraient s'en passer longtemps sans éprouver des malaises plus ou moins graves. Lewin raconte qu'un homme, qui était arrivé à prendre plus d'un gramme d'acide arsénieux grossièrement pulvérisé, mourut subitement le jour où il voulut se déshabituer du poison.

Les données précises sur cette question ont été fournies surtout par Knapp[1] qui a pu suivre et observer de
près huit arsenicophages, et retrouver l'arsenic dans
leur urine. Ces individus qui prenaient de l'arsenic
depuis 8 à 36 ans étaient tous dans un état de santé
irréprochable. Deux d'entre eux furent présentés devant
un congrès médical à Grätz en 1875, et avalèrent *coram
populo*, l'un $0^{gr},40$ d'acide arsénieux, l'autre $0^{gr},30$
d'orpiment ; on retrouva l'arsenic dans l'urine.

Ces faits sont si surprenants qu'ils demanderaient un
contrôle très sévère, notamment en ce qui concerne les
doses ingérées et absorbées. Il faudrait connaître exactement la proportion d'acide arsénieux contenu dans
l'orpiment, et, quand il s'agit d'acide arsénieux en
nature, savoir si celui-ci n'est pas très impur. Il faudrait
aussi doser la quantité d'arsenic éliminé par l'urine,
car le poison étant toujours pris sous forme très peu
soluble, il se peut que son absorption soit souvent
incomplète. Ces recherches sont difficiles parce que les
arsenicophages n'avouent pas volontiers, paraît-il, leur
habitude, et ne se prêtent pas à l'examen médical.

En tous cas, il est bien certain que l'accoutumance
aux arsenicaux est loin d'être la règle. La pratique
médicale montre au contraire que souvent les préparations arsenicales, bien supportées d'abord, déterminent
au bout d'un certain temps une intoxication plus ou
moins grave, même quand la dose quotidienne n'est pas
très élevée. Ceci arrive même aux arsenicophages autrichiens dont quelques-uns meurent empoisonnés (Marik)[2].

---

1. Knapp. Neue Beobachtung. über Arsenikesser, et *Wien. allg. med.
Zeitung*, 1875.

2. Marik. Ueber Arsenikesser. *Wiener klinische Wochenschrift*, 1892.

L'accoutumance n'existe pas non plus chez les animaux ;
G. Brouardel a vainement cherché à l'obtenir à l'aide
de procédés variés.

§ III. — Symptômes.

L'intoxication arsenicale se présente sous des aspects
cliniques très divers. Elle comporte des symptômes
nombreux qui ne sont pour ainsi dire jamais au complet chez le même malade et dont aucun n'est absolument constant.

Pour faciliter la description, nous commencerons par
étudier successivement chacun de ces symptômes, puis
nous indiquerons comment ils se groupent habituellement dans les diverses formes de l'intoxication.

Parmi ces symptômes, les uns sont très précoces : ce
sont les troubles digestifs, ceux de la sécrétion urinaire,
et plus rarement des désordres cardiaques, le coma,
les convulsions, le délire, les troubles sensoriels ; les
autres apparaissent en général un peu plus tardivement,
et par conséquent appartiennent surtout à l'intoxication chronique : ce sont des troubles de la sensibilité
cutanée, des éruptions sur la peau et sur les muqueuses, enfin des paralysies.

Troubles de l'appareil digestif.

Sauf de rares exceptions, l'intoxication aiguë ou
subaiguë débute toujours par des troubles gastriques :
douleurs dans l'œsophage et l'estomac avec saveur
désagréable dans la bouche, nausées et vomissements.
— Les vomissements commencent tantôt presque aussitôt après l'ingestion du poison, tantôt après plusieurs

heures seulement[1]. Leur abondance est ordinairement
en rapport avec la quantité de poison ; il n'y en a souvent qu'un ou deux dans l'empoisonnement subaigu où
les troubles digestifs révèlent l'apparence d'un embarras gastrique. Dans l'empoisonnement aigu par une
forte dose, les vomissements peuvent être très nombreux, continuer pendant plusieurs jours consécutifs,
une semaine entière. Les matières expulsées ne sont
bientôt constituées que par du mucus, lequel peut être
mélangé de sang, mais jamais en quantité abondante.
Toutefois l'abondance des vomissements n'est pas en
rapport constant avec la gravité de l'empoisonnement ;
ceux-ci peuvent être rares et même manquer tout à fait
dans une intoxication mortelle occasionnée par une
seule grosse dose de poison.

La *diarrhée* n'apparaît qu'après les vomissements.
Elle peut manquer dans l'intoxication aiguë, même
mortelle ; mais le plus souvent elle y est extrèmement
abondante accompagnée de vives douleurs, et comparable de tous points à celle du choléra. Les matières
expulsées consistent en effet en un liquide incolore qui
bientôt tient en suspension de nombreux grains blancs,
semblables à du riz cuit ; elles ne sont presque jamais
mélangées de sang. Cette diarrhée entraîne les mêmes

---

1. En général, les vomissements sont d'autant plus tardifs que l'estomac contient plus d'aliments au moment où l'arsenic y pénètre. La
nature de ces aliments exerce probablement une influence à cet égard.
Parmi les empoisonnés par le pain de Saint-Denis que nous avons vus
avec le Pr Brouardel, se trouvait un enfant de 15 mois qui vomissait
presque aussitôt le pain qu'on lui donnait ; une seule fois, ce pain
ayant été trempé dans un œuf à la coque, le vomissement ne se produisit qu'au bout de quatre heures ; mais ce fut justement cette fois
que l'enfant fut plus malade. — Il semblerait donc que si certaines
substances alimentaires retardent le vomissement, elles n'empêchent
pas toujours l'absorption de l'arsenic.

conséquences que chez les cholériques : crampes dans les membres inférieurs, cyanose, collapsus.

Dans la forme subaiguë de l'intoxication les matières expulsées sont bien moins abondantes, jaunâtres et non plus riziformes. Ici les troubles intestinaux sont en général moins intenses que les troubles gastriques. La diarrhée peut même manquer complètement, tandis que les vomissements persistent quelquefois, à intervalles plus ou moins éloignés, pendant des semaines et des mois.

L'*ictère* s'ajoute parfois aux signes de gastro-entérite ; il est rarement très accentué.

Il est à noter que les symptômes digestifs : vomissements et diarrhée se produisent aussi (mais un peu plus tardivement) quand l'arsenic a été absorbé par une autre voie que le tube gastro-intestinal.

Néphrite.

Au cours des intoxications aiguës ou subaiguës on note presque toujours une oligurie très marquée, et parfois une anurie complète qui peut durer deux ou trois jours. Cette diminution de la sécrétion urinaire ne résulte pas seulement de la déperdition énorme de liquide qui se fait par l'intestin ; elle est liée à une néphrite qui se manifeste quelquefois par la présence dans l'urine d'albumine et de cylindres épithéliaux, et qu'on constate souvent à l'autopsie.

Dans l'intoxication chronique, les troubles urinaires sont assez rares ; cependant l'albuminurie a été constatée plusieurs fois.

Troubles cardiaques.

Ainsi que nous le verrons en parlant de l'anatomie pathologique, l'arsenic, au moins lorsqu'il est pris en doses suffisantes pour occasionner une intoxication aiguë ou subaiguë, occasionne assez souvent la dégénérescence du myocarde.

Les troubles fonctionnels qui résultent de cette lésion passent souvent inaperçus dans le complexus symptomatique si tumultueux qui constitue l'empoisonnement aigu. Mais pendant la convalescence ou dans les formes subaiguës ou à rechutes, si le cœur a été spécialement touché par le poison, ces troubles apparaissent au premier plan, et ils peuvent être la véritable cause de la mort. Le malade est pris alors d'angoisse, de dyspnée que n'explique pas l'état des poumons ; le cœur fait entendre des bruits de souffle, ses cavités se dilatent ; la faiblesse, la fréquence et l'irrégularité du pouls traduisent l'épuisement du myocarde.

Parmi les empoisonnés du Havre, deux sont morts d'accidents cardiaques ; chez l'un on a cru à une endocardite infectieuse ; l'autre présenta les symptômes suivants que nous résumons d'après son médecin le Dr Chauvel.

Obs. VII. — Il s'agit de M. D. qui, depuis le mois d'août 1887, avait été pris à diverses reprises de vomissements, et qui avait eu de la parésie des jambes. Il présenta, au mois de novembre suivant, une affection des voies digestives caractérisée par des vomissements, de la sensibilité de la gorge, de l'estomac, de l'intestin, des crampes douloureuses dans les jambes. « Le 24 novembre, dit son médecin, M. D., se trouvant mieux, descend à sa pharmacie ; mais dès le lendemain il se plaint d'essoufflement et son facies devient d'un pâle légèrement bleuâtre. Le 26 au soir, aggravation brusque et considérable, facies cyanosé, pouls à 112, sensation d'oppression extrême ; toujours rien du côté des bronches, des poumons et des plèvres, mais souffle au premier temps. Le 27 au matin, la cyanose a encore augmenté, le pouls filiforme est à environ 140 ; il n'existe plus qu'un seul bruit au cœur qui du reste bat violemment. M. D. succombe quelques instants après, en pleine connaissance, sans avoir eu de délire et sans que sa température ait jamais dépassé 37°.

Convulsions, coma, délire, troubles sensoriels.

Les convulsions et le coma appartiennent surtout à la forme cérébro-spinale de l'intoxication qui sera décrite plus loin.

Il faut encore signaler ici quelques symptômes fort rarement observés : le délire pendant l'intoxication aiguë, le tremblement au cours de l'intoxication aiguë ou chronique, et dans les mêmes conditions les troubles de la vue presque toujours transitoires : scotome central, amaurose qui dans un cas (Marquez) était lié à de l'œdème de la rétine. Dans un cas de Bergeron et Delens[1], terminé par la mort au bout de cinq jours, la malade eut, dès le second jour de l'amblyopie, des « papillons noirs », puis un rétrécissement très marqué du sang visuel, et finalement une amaurose à peu près complète.

Manifestations sur les muqueuses et sur la peau.

C'est principalement dans les formes subaiguë et chronique de l'intoxication que l'on observe les lésions des muqueuses et de la peau. Toutefois quelques-unes de ces lésions peuvent apparaître déjà au bout de deux ou trois jours et par conséquent appartenir à l'empoisonnement aigu. Ces manifestations cutanées et muqueuses de l'arsenicisme ne sont d'ailleurs nullement constantes ; même dans l'empoisonnement chronique elles font souvent défaut. La voie d'introduction du

---

1. BERGERON et DELENS. *Arch. de médecine*, 1880.

poison, la nature du composé arsenical n'ont pas d'influence notable ; tout paraît subordonné à la susceptibilité individuelle.

Sans parler ici du tube digestif, les muqueuses qui peuvent être atteintes sont celles de la bouche, des fosses nasales, du larynx, des bronches et aussi les conjonctives. L'arsenicisme se traduit ordinairement sur ces muqueuses par une inflammation érythémateuse ; il est assez rare que les sécrétions soient notablement exagérées et qu'il se forme des ulcérations. L'inflammation persiste souvent pendant toute la durée de l'administration de l'arsenic, et parfois même assez longtemps après.

Dans la bouche, on a observé des pharyngites, des amygdalites érythémateuses et aussi une gingivite qui se manifesterait par un liséré rouge et ulcéré autour des dents et par la fétidité de l'haleine.

Le *coryza* résulte du contact des poussières arsenicales, et dans ce cas il s'accompagne parfois d'ulcérations qui peuvent aboutir à la perforation de la cloison. Dans l'empoisonnement aigu ou subaigu par le tube digestif ou par une ulcération de la peau, on a observé quelquefois des épistaxis assez abondantes mais peu nombreuses apparaissant dès les premiers jours, et le lendemain même de l'empoisonnement.

La *laryngite* se présente tantôt sous la forme sèche, tantôt sous la forme catarrhale, et dans ce dernier cas l'expectoration est parfois plus ou moins sanguinolente.

Comme la laryngite, la *bronchite* n'est pas très rare dans l'intoxication subaiguë ou chronique ; elle est presque toujours sèche ; le malade a une toux fréquente, mais pas d'expectoration ; à l'auscultation on n'entend rien ou quelques râles sibilants.

La *conjonctivite* résulte surtout du contact direct des composés arsenicaux ; mais elle se produit aussi quelquefois au cours d'un empoisonnement chronique ou aigu. Nous l'avons notée chez plusieurs des empoisonnés de Saint-Denis (pains) ; elle avait débuté quelques jours après l'ingestion de l'arsenic ; il existait une rougeur assez intense des conjonctives, mais la sécrétion était minime ou nulle.

Les **exanthèmes cutanés**, sans être fréquents, s'observent un peu plus souvent que les lésions des muqueuses. Ils se présentent sous les formes les plus diverses [1]. Presque toutes les éruptions qui constituent la pathologie cutanée ont été observées dans l'arsenicisme, tantôt comme conséquence d'un empoisonnement aigu, plus souvent au cours d'un empoisonnement subaigu ou chronique, tantôt enfin à la suite du contact direct d'un composé arsenical sur la peau. Dans tous ces cas, les éruptions sont en général peu graves et ne persistent pas longtemps après l'élimination du poison. Elles peuvent cependant acquérir une grande intensité et se multiplier chez un même sujet ; ainsi dans une observation de Rash (citée par G. Brouardel) une femme qui pendant plus d'un an avait pris quotidiennement neuf pilules de 1 milligramme d'acide arsénieux, eut, outre une dermatite généralisée rouge, un zoster gangreneux, dont les vésicules suppurèrent et se confondirent en une ulcération occupant le 10ᵉ espace intercostal depuis le

1. On trouvera sur cette question, dans la thèse de G. Brouardel (*Étude sur l'arsenicisme*. Paris, 1897), un chapitre très complet qui contient l'analyse de presque toutes les observations connues.

sternum jusqu'au rachis ; une éruption généralisée de pustules ecthymateuses rapidement transformées en ulcérations taillées à pic et laissant des cicatrices pigmentées, une kératose chagrinée à la paume des mains, tous accidents qui cessèrent lorsque la médication fut abandonnée.

Les éruptions les plus fréquentes et aussi les plus précoces sont l'érythème, les papules, l'urticaire. L'*érythème* peut être généralisé, ou disposé en plaques, ou bien former des macules analogues à celles de la rougeole, de la roséole syphilitique ; il se termine souvent par desquamation. Les *papules*, souvent associées à l'érythème, peuvent occuper aussi toute la surface du corps ou bien se grouper pour former des placards isolés. L'*urticaire* est presque toujours précoce et peu durable.

Les formes *vésiculeuse, bulleuse, pustuleuse* sont plus rares. Elles résultent plutôt de l'application externe de préparations arsenicales ; mais elles ont été notées aussi dans les empoisonnements internes aigus ou chroniques. Ces lésions élémentaires peuvent représenter exactement l'eczéma, l'herpès, le zona. — Le *purpura* a été noté aussi dans quelques cas d'empoisonnement interne.

Il convient de mentionner particulièrement l'œdème, la mélanose, la desquamation et la kératose, non pas que ces lésions soient très fréquentes, mais parce qu'elles peuvent mettre sur la voie du diagnostic de l'arsenicisme.

L'*œdème* se manifeste surtout dans l'empoisonnement aigu ou subaigu, et il apparaît parfois dès le 2ᵉ ou 3ᵉ jour après l'ingestion du poison. Il occupe presque uniquement le visage, les pieds et les mains ; il n'est pas toujours bilatéral. Il est quelquefois très abondant ; lorsque nous avons visité, avec le Pr Brouardel, les intoxiqués de Saint-Denis, nous pouvions reconnaître du premier coup, en entrant dans une maison, que tel individu comptait parmi les empoisonnés grâce à la bouffissure de son visage.

La *mélanose* appartient à l'intoxication chronique.

Sur 24 cas réunis par G. Brouardel, une seule fois il s'agissait d'un empoisonnement aigu ; la mélanose débuta au 10e jour. Dans les empoisonnements chroniques, elle apparaît ordinairement entre la troisième semaine et le troisième mois. Elle peut être complètement généralisée, ou bien former seulement des taches, des mouchetures, ou encore se localiser à certaines régions ; chez un intoxiqué d'Hyères, la mélodrodermie occupait les pieds et l'extrémité inférieure des jambes. La teinte varie du brun clair au noir foncé. La mélanose s'efface peu à peu, parfois très lentement, après que l'administration de l'arsenic a cessé.

La *desquamation épithéliale,* qui est l'aboutissant de beaucoup d'éruptions, peut aussi se produire d'emblée, et intéresser quelquefois toute la surface du corps. La *chute des cheveux* a été notée assez souvent ; on a vu aussi se produire des lésions des ongles : épaississement, incurvation, friabilité, aboutissant parfois à la chute.

La *kératose* s'observe presque exclusivement à la paume des mains et à la plante des pieds ; non seulement l'épiderme est épaissi, mais souvent aussi on voit en ces régions une coloration brune ou jaunâtre. La kératose est une lésion de l'empoisonnement chronique, et d'ordinaire elle ne se produit que très tardivement.

Troubles de la sensibilité.

Les plus fréquents de ces troubles sont les fourmillements, l'engourdissement douloureux des extrémités,
surtout des pieds. Il s'y joint souvent une anesthésie
qui peut être complète. Ce sont là des symptômes liés
ordinairement à la paralysie qui sera décrite plus loin ;
ils la précèdent et l'accompagnent.

D'autres douleurs peuvent exister sans paralysie. Ce
sont par exemple des crampes, des arthralgies violentes
et tenaces, une hyperesthésie parfois telle que le poids
des couvertures du lit ne peut être supporté. Ces douleurs ont une grande prédilection pour les membres
inférieurs ; elles occupent ordinairement des points
symétriques.

On note souvent aussi des douleurs musculaires dis-
tribuées irrégulièrement, des points douloureux sur les
vertèbres, des névralgies.

Signalons enfin la céphalalgie, plus précoce que les
autres douleurs, et parfois des plus violentes.

Paralysies.

Un certain nombre de sujets empoisonnés par l'arsenic sont pris de paralysies[1], lesquelles se développent
en général assez tardivement. Elles appartiennent aussi
bien à la forme aiguë qu'à la forme chronique de
l'intoxication. Dans la forme aiguë, elles ne se manifestent presque jamais avant une huitaine de jours et

---

1. IMBERT-GOURBEYRE. Études sur la paralysie arsenicale, et : Des
suites de l'empoisonnement arsenical, 1881. J.-B. Baillière.
Un grand nombre de cas sont rassemblés dans la thèse de G.
Brouardel.

souvent quand le malade est déjà convalescent ou paraît guéri ; en parlant de l'empoisonnement arsenical, les auteurs anciens disaient déjà : « *desinis in paralysim* ». Quand il s'agit d'une intoxication chronique, la paralysie n'apparaît quelquefois qu'au bout de longs mois, et parfois même après que l'arsenic n'est plus administré[1].

Les paralysies sont presque toujours précédées et accompagnées de troubles de la sensibilité dans les parties correspondantes ; l'atrophie musculaire, les troubles trophiques de la peau les accompagnent quelquefois aussi.

Sauf de rares exceptions, la paralysie présente les caractères suivants. Elle s'établit graduellement et assez lentement ; elle débute toujours par les extrémités et ne dépasse que rarement les genoux et les coudes ; il est plus rare encore qu'elle atteigne d'autres muscles que ceux des membres.

Les membres inférieurs sont atteints les premiers, et souvent (dans la moitié des cas environ) ils sont seuls atteints. La paralysie est symétrique et elle frappe surtout les muscles du pied et les extenseurs de la jambe, spécialement l'extenseur des orteils ; le malade marche en steppant. Parfois presque tous les muscles sont pris, mais toujours avec une prédominance de la paralysie sur les extenseurs. La marche et la station debout sont alors impossibles. La longue durée de la paralysie peut occasionner un pied bot-équin permanent par rétraction tendineuse et lésions trophiques périarticulaires.

---

1. Ainsi, dans un cas de Comby, une fillette de 7 ans fut prise de paralysie 46 jours après la cessation d'un traitement arsenical qui n'avait duré que 11 jours.

Aux membres supérieurs la paralysie se développe plus tardivement et n'acquiert que rarement la même intensité. Ce sont aussi les mains qui sont le plus atteintes et aussi les extenseurs. Certains malades ne peuvent plus écrire, s'habiller, tenir leur fourchette et leur couteau, etc.

Dans quelques cas, d'ailleurs très rares, la paralysie s'est généralisée aux muscles du tronc et du cou; le malade reste étendu dans son lit sans pouvoir faire un mouvement la tête inerte sur l'oreiller (G. Brouardel).

Le plus souvent flasque, la paralysie s'accompagne quelquefois de raideurs passagères ou de contractures permanentes.

La paralysie arsenicale guérit presque toujours. Sa durée est le plus souvent de quelques mois; mais elle peut atteindre une, deux ou trois années. Les cas où elle persiste plus longtemps sont tout à fait exceptionnels. Schaper en a cité un exemple intéressant qui concerne le domestique de la célèbre empoisonneuse allemende Ursinus. *Vingt ans* après son intoxication, dont il était complètement guéri depuis longtemps, cet homme, fort et vigoureux, était paralysé des pieds et des mains; il ne pouvait marcher qu'à l'aide de bâtons attachés à ses avant-bras. Il existait en même temps une atrophie considérable des pieds et des mains, dont le squelette était d'ailleurs resté intact.

Les paralysies, comme aussi la plupart des troubles sensitifs et trophiques sont imputables à des névrites périphériques, dont elles présentent les caractères cliniques. Cependant les auteurs ne sont pas unanimes sur cette interprétation. Il se peut du reste que les paralysies dépendent tantôt de lésions des nerfs et tan-

tôt des lésions médullaires. Ces dernières ont paru
devoir être admises dans un cas de Comby[1] concernant
une fillette, traitée de la chorée par l'acide arsénieux,
qui eut une paralysie frappant d'abord les membres
inférieurs, puis les membres supérieurs, le tronc et
enfin les sphincters; elle guérit d'ailleurs assez rapidement.

Formes de l'empoisonnement.

Nous distinguerons trois modes de l'intoxication suivant que le poison a été pris en une seule fois : empoisonnement *aigu*, — ou à plusieurs reprises, à d'assez longs
intervalles : empoisonnement *à rechutes*, — ou enfin
quotidiennement et pendant longtemps : empoisonnement *chronique*.

Dans chacun de ces trois modes d'empoisonnement
presque tous les symptômes indiqués précédemment
peuvent être observés, bien qu'ils ne soient pour ainsi
dire jamais au complet chez un même malade. Les troubles digestifs sont les plus constants; ce sont aussi les
premiers en date. Quant aux autres symptômes, leur
apparition dépend beaucoup moins du mode de l'intoxication que de l'intoxiqué lui-même. Chaque sujet réagit
en effet d'une façon spéciale envers l'arsenic, et suivant
les particularités de son fonctionnement vital, on voit
se développer chez lui tels ou tels des troubles que le
poison est capable de susciter tandis que d'autres sont
à peine indiqués ou font totalement défaut. C'est ce que
montre bien l'étude des empoisonnements collectifs.
Parmi un grand nombre d'individus qui ont pris de

____

1. Comby. *Gaz. des hôp.*, juillet 1891.

l'arsenic sous une même forme et dans les mêmes conditions, il en est bien peu dont l'intoxication se manifeste sous les mêmes traits. A côté de symptômes communs dont les plus fréquents sont les troubles digestifs et urinaires, on verra tel ou tel groupe de symptômes : douleurs, paralysies, éruptions cutanées, inflammation des muqueuses se développer chez certains malades, manquer chez d'autres, et pour chacun même de ces groupes symptomatiques un choix se faire suivant chaque sujet.

Il y a cependant une certaine influence à attribuer au mode d'administration et à la nature de la préparation arsenicale. C'est ce que montre encore l'étude des empoisonnements collectifs dont plusieurs se font remarquer par quelques particularités symptomatiques. Ainsi par exemple sur quinze personnes empoisonnées par du pudding (Morley) toutes présentèrent un symptôme qui est par ailleurs assez rare, à savoir la conjonctivite. Chez les empoisonnés de Saint-Denis, l'œdème des paupières, de la face ou des extrémités s'est montré avec une grande fréquence. Par contre sur 340 écoliers empoisonnés par une dose unique d'arsenic évaluée pour chacun à 0^{gr},07 et prise dans du lait, pas un seul n'eut de paralysie.

Empoisonnement aigu. — Il se présente sous deux formes très distinctes : la forme *gastro-intestinale* ou *cholérique* qui est la plus fréquente, et la forme *nerveuse* ou *cérébro-spinale*. Chacune de ces deux formes s'observe parfois avec les caractères qui lui sont exclusivement propres ; souvent aussi elles s'empruntent réciproquement quelques-uns de leurs symptômes de façon à constituer une forme mixte.

La raison de cette différence dans les effets du poison n'est pas connue. Il semble cependant que la forme cérébro-spinale se manifeste surtout dans les cas où l'arsenic est absorbé facilement de façon à pénétrer tout d'un coup en grandes proportions dans l'économie. Toutefois, même dans cette forme, l'intoxication ne débute pas très rapidement; ses premiers effets peuvent tarder une ou deux heures. Dans la forme gastro-intestinale, le début se fait à peu près dans les mêmes délais, bien qu'ici on ait vu quelquefois s'écouler plusieurs heures, jusqu'à 18 heures (?) dans un cas de Taylor, avant l'apparition des premiers symptômes.

Forme gastro-intestinale. — Elle représente une attaque de choléra dont elle ne diffère souvent que par quelques détails secondaires, par exemple par la saveur désagréable qui se fait sentir dans la bouche (non pas au moment de l'ingestion, mais quelque temps après), et par la précocité des vomissements qui précèdent toujours la diarrhée. Ces vomissements expulsent d'abord les aliments et ensuite des mucosités; quand ils contiennent du sang, ce qui est loin d'être la règle, c'est seulement au bout d'un certain temps et toujours en quantité assez faible. Ces vomissements font beaucoup souffrir le malade car ils exaspèrent les douleurs brûlantes qui se font sentir dans l'estomac, dans l'œsophage, douleurs qu'augmente encore la pression sur la région épigastrique. La diarrhée apparaît bientôt après et prend vite des proportions énormes; les matières, rendues à intervalles rapprochés, sont tantôt tout à fait aqueuses, tantôt riziformes. En même temps, le malade est ordinairement tourmenté par la soif, par des crampes dans les pieds et dans les mollets et souvent par un mal de tête violent. Il ne tarde pas à tomber dans un état de prostration qui s'accentue de plus en plus ; la température s'abaisse, la peau est pâle, couverte de sueurs froides ; le cœur s'affaiblit et se ralentit ; les traits du visage se tirent, les yeux s'excavent ; les pieds, les mains et la face se cyanosent. La mort termine cette scène dont la durée totale dans certains cas ne dépasse pas cinq ou six heures.

Voici, comme exemple, un cas qui a été observé pendant toute sa durée par le médecin. Il s'agit d'un prisonnier, condamné à mort, qui avait avalé 12 grammes d'acide arsénieux :

Obs. VIII. (*Orfila, d'après C. James*). — A 10 heures du soir, je trouve Soufflard assis sur une chaise, les traits horriblement altérés. Il vomissait ; sa longue barbe, ses vêtements, toute sa personne étaient souillés par des matières blanchâtres au milieu desquelles on distinguait du lait caillé et des débris d'aliments.

On administre aussitôt 5 centigrammes d'émétique et quelque temps après on lui donne un verre d'eau froide avec du peroxyde de fer. Il l'avale d'un trait et le vomit presque immédiatement. Le pouls était petit, irrégulier, concentré, presque insensible. La peau avait le froid du marbre, une sueur visqueuse la couvrait, surtout vers le front et les tempes. Les vomissements continuaient, formés par du lait caillé et l'eau ferrée, dont on lui faisait prendre une tasse toutes les 5 minutes. S. disait, en montrant son estomac : « C'est là que je suis brûlé. Oh ! que c'est atroce ! »

11 *h*. 1/2. — Le malade est pris d'un grand tremblement, se plaint du froid, quoique le cachot soit bien chauffé par un poêle. Au moment où le malade debout était déshabillé pour être mis au lit, des matières semi-fluides s'échappent par l'anus. Je ne peux mieux comparer leur sortie spontanée qu'au jet d'un liquide s'élançant par le robinet qu'on vient d'ouvrir ; il en a rendu de quoi remplir un bassin. Blanches d'abord, elles sont ensuite jaunâtres.

Le pouls radial n'existe plus.

Minuit. — Les vomissements, qui avaient cessé depuis 8 minutes, éclatent de nouveau. Des flots de matières jaunâtres, mêlées à des caillots de lait, sont rejetées par l'estomac. — Ces vomissements se renouvellent de 5 en 5 minutes par des crises entre lesquelles il y a quelques mouvements de calme. — La peau reste glacée.

Minuit 35. — S., qui jusque-là n'avait accusé des douleurs que vers l'estomac, presse la main droite vers l'ombilic en s'écriant : « Mon Dieu, on me brûle les intestins. » Le ventre cependant était souple, non météorisé ; les douleurs se calmèrent peu à peu et ne reparurent ensuite que sous forme de tranchées, à d'assez longs intervalles.

Minuit 45. — Je n'ai pu réchauffer le malade, dont la figure, les mains et les pieds ont pris une teinte bleuâtre. Le pouls ne bat plus. Je continue à préparer la boisson ferrée que S. boit avec avidité, tourmenté qu'il est par une soif ardente. Les vomissements semblent un peu diminuer. Les mots : « J'ai soif, à boire » sont les seuls qu'il prononce.

1 *h.* 50. — Les vomissements reparaissent. Je fais prendre par cuillerées une potion calmante; mais à peine avait-elle touché l'estomac, qu'elle était rejetée au milieu d'affreuses convulsions.

2 *h.* 1/2. — On ne perçoit toujours pas le pouls. Froid glacial de toute la surface du corps.

De 3 à 4 h. du matin, l'état du malade ne change pas. Même agitation, même absence de chaleur animale, mêmes vomissements. Il ne souffre ni à la tête, ni au cœur, ni dans les membres; la douleur, et elle est atroce et continue, est concentrée vers l'estomac. Tranchées abdominales fréquentes.

4 *heures*. — On ne perçoit plus de battements à la région précordiale.

Vers 5 heures, S. s'écrie qu'il étouffe, et à partir de ce moment la gêne de la respiration fut le phénomène prédominant.

Entre 6 et 7 h., la déglutition commence à devenir difficile.

7 *h.* 1/2. — Je n'oublierai de ma vie le spectacle épouvantable de ce criminel haletant, se roulant comme un forcené, puis redevenant immobile, criant sans cesse, rejetant par la bouche et les narines des matières qui le brûlaient, et au milieu de tout cela conservant la netteté de ses idées et toute la vigueur de son système musculaire.

Depuis qu'il était couché, il n'avait pas eu de déjections alvines; ce n'est que vers 8 heures qu'il a sali ses draps avec des matières semblables à celles qui s'échappaient par la bouche.

Les parois abdominales étaient fortement contractées et

rapprochées de la colonne vertébrale. Le palper n'était pas très douloureux, excepté vers le creux de l'estomac.

Toute la surface du corps était bleuâtre, violacée. La respiration devenait de plus en plus difficile. L'anxiété du malade allait toujours croissant.

Vers 9 *h.*, tous les symptômes de l'asphyxie se déclarent au plus haut degré; à 11 h. 5, il meurt en raidissant tous les muscles et en grinçant des dents.

Les choses ne marchent pas toujours aussi rapidement. Quand le collapsus ne s'est pas produit dans les 24 heures; les vomissements et la diarrhée diminuent et cessent presque complètement le 2ᵉ ou le 3ᵉ jour; l'état paraît s'améliorer. Mais le malade conserve une grande soif; la langue est sèche et dépouillée; l'abdomen tendu et douloureux. La fièvre s'allume, le pouls est petit et fréquent; l'urine, très peu abondante, contient de l'albumine; parfois de l'ictère se produit. Vers le 3ᵉ ou 4ᵉ jour, commencent à apparaître quelques-uns des symptômes secondaires : éruptions cutanées sous l'une des formes décrites précédemment, inflammation des muqueuses du larynx, des bronches, de la conjonctive, etc., œdèmes des paupières, de la face, des mains et des pieds. A cette époque, l'issue de la maladie est encore incertaine. Tantôt le malade s'affaiblit graduellement, délire parfois et tombe dans un état comateux qui se termine par la mort dans un délai qui est ordinairement d'une huitaine à une douzaine de jours. Tantôt au contraire, le malade marche vers la guérison, il peut s'alimenter, reprendre quelques forces, la néphrite toxique s'atténue et la convalesence commence. Tout péril n'est cependant pas encore écarté ; c'est à ce moment que l'on a vu quelquefois la mort se produire par suite de la faiblesse et de la défaillance du cœur. La convalescence est souvent troublée par quelques-uns des nombreux symptômes que nous avons énumérés précédemment ; les troubles digestifs, bien que fort atténués, peuvent persister longtemps ; c'est surtout les paralysies, lorsqu'elles surviennent, qui allongent démesurément la convalescence ; il n'est pas rare de les voir persister six mois ou un an après la guérison complète.

Forme cérébro-spinale. — Dans cette forme, lorsqu'elle se présente à l'état de pureté, les troubles digestifs font complètement défaut. Le malade est pris d'emblée d'une prostration qui aboutit vite au coma, accompagné ou non de convulsions cloniques ou toniques, et il succombe en général très rapidement, parfois en moins de deux ou trois heures. Dans quelques cas, il y a, au début des vertiges, de la céphalalgie, de la mydriase, du délire, de la paralysie partielle ou généralisée.

Cette forme est rare. Nous en citerons deux exemples empruntés à Hofmann. Une servante est vue vers minuit, vaquant comme d'habitude à son travail, et à 3 heures du matin elle était trouvée morte et déjà raide. — Une autre fille se couche le soir devant ses parents ne paraissant nullement malade ; bientôt après on l'entend se plaindre, on la trouve en pleines convulsions et elle dit qu'elle s'est empoisonnée ; puis elle devient « entièrement raide » et elle meurt à 10 heures et demie du soir. Quelquefois les symptômes sont tellement atténués qu'on peut dire que l'empoisonnement a revêtu *une forme latente*. Ainsi, dans une observation citée par Tardieu, une fille mourut neuf heures après avoir avalé de l'arsenic, sans avoir présenté d'autres symptômes que de la somnolence.

Empoisonnement à rechutes. — Il s'agit presque exclusivement ici d'empoisonnements criminels. L'arsenic est administré à doses répétées, et à intervalles irréguliers, suivant les facilités que trouve l'empoisonneur.

Il résulte de ce mode d'administration une physionomie spéciale de la maladie. Une première dose du poison occasionne une première intoxication qui se manifeste par tels ou tels symptômes ; quand ceux-ci commencent à s'atténuer, une deuxième dose d'arsenic les accentue de nouveau, en fait quelquefois apparaître d'autres. Entre temps peuvent se manifester les effets tardifs des doses antérieures. Il y a ainsi une succession d'améliorations et de rechutes, certains symptômes persistent plus longtemps que d'autres.

Chaque rechute est ordinairement marquée par une reprise ou une recrudescence des vomissements. Mais comme l'empoisonneur a généralement soin de ne pas donner de trop grosses doses d'arsenic, les troubles digestifs ne se présentent pas avec la violence qu'ils offrent dans l'intoxication aiguë. La diarrhée n'est pas chloériforme ni même abondante, elle fait souvent totalement défaut ; les vomissements, qui manquent rarement, ne sont pas douloureux, de sorte qu'alors même qu'ils se renouvellent plusieurs fois par jour, ils n'obligent pas toujours le malade à cesser ses occupations. Quant aux autres symptômes : douleurs, paralysie, troubles résultant de l'inflammation des muqueuses, etc., leur apparition ou leur recrudescence ne suit pas immédiatement chaque administration du poison.

Pour donner une idée concrète de cette forme assez compliquée de l'intoxication, nous résumerons l'observation de l'un des empoisonnés de la pharmacie du

Havre. M. P., en faisant remarquer que chez d'autres malades de ce genre, la symptomatologie a été beaucoup plus variée.

Obs. IX. — En juin 1886, P. 'est pris de vomissements fréquents (4 à 6 par jour) et bientôt après il éprouve des douleurs dans les jambes avec picotements violents dans les pieds. Il s'absente de la pharmacie pendant le mois d'août et y revient guéri ; aussitôt il est repris de vomissements qui cessent dès qu'il quitte de nouveau la pharmacie dans le courant de septembre. Mais la faiblesse des jambes augmente ; P. tombe un jour dans la rue ; au commencement d'octobre les mains s'engourdissent et s'affaiblissent ; P. ne peut boutonner ses vêtements, couper sa viande, etc. Vers la fin de novembre l'amélioration commence, et le 16 décembre P. rentre chez son patron. Aussitôt nouveaux vomissements (3 à 4 par jour) toujours sans diarrhée, et bientôt après la faiblesse des jambes reprend. P. est obligé de quitter son travail en janvier 1887 et ne revient à la pharmacie que le 1er juin suivant. Vers le 15 juin, nouveaux vomissements, mais de temps en temps seulement. En septembre 1887, P. reste alité pendant 17 jours pour une affection qu'on crut être la fièvre muqueuse : vomissements constants, agitation, pas de diarrhée. Il cesse ensuite de manger à la pharmacie jusqu'au 15 avril 1888 ; ce jour-là il y déjeune, et il est pris de vomissements (7 fois dans la journée) sans diarrhée, très violente céphalalgie. Ce fut la dernière intoxication, mais P. conserva plusieurs mois encore une grande faiblesse des jambes.

Empoisonnement chronique. — Cet empoisonnement s'observe surtout à la suite d'un traitement arsenical à trop hautes doses ou trop longtemps prolongé.

Les troubles digestifs peuvent faire complètement défaut, surtout quand l'empoisonnement résulte plus de la longueur du traitement que de l'élévation des doses. En pareil cas, l'intoxication se manifeste quelquefois par un seul groupe de symptômes ; et même un seul de ces symptômes : paralysie, douleur et engourdissement des extérmités, dermatose, laryngite, bronchite sèche, etc., peut-être prédominent au point que les autres échappent à un observateur non prévenu. Si l'on ajoute que certains symptômes, notamment la paralysie, n'apparaissent quelquefois que plusieurs semaines après que le traitement est terminé, on comprendra que le diagnostic puisse s'égarer assez facilement.

Mais les choses ne se passent pas toujours ainsi. Dans bon nombre de cas, les symptômes sont multiples, et presque toujours alors ils se développent suivant un certain ordre ; ce sont les troubles digestifs qui apparaissent les premiers et les paralysies en dernier lieu ; dans l'intervalle se placent les éruptions cutanées, la laryngo-bronchite, les douleurs et les troubles de la sensibilité. L'intoxication peut d'ailleurs s'arrêter définitivement à l'une quelconque de ces phases.

Il est à noter que l'intoxication peut n'apparaître que très tardivement et ne pas faire de progrès alors même que le traitement est continué. Mathieu a vu un homme qui depuis *vingt ans* prenait chaque jour 0^{gr},03 à 0^{gr},04 d'arséniate de soude ; l'intoxication se bornait chez lui à la de parésie des membres inférieurs avec anesthésie douloureuse, et à de la pigmentation de la peau avec kératose palmaire et plantaire.

§ IV. — Lésions cadavériques.

Il est dit dans la plupart des traités de médecine légale et de toxicologie que les sujets qui ont succombé à l'intoxication arsenicale se putréfient lentement, en se momifiant sans subir de décomposition très marquée. Si cette règle est exacte, elle comporte certainement de très nombreuses exceptions. C'est ce qu'ont montré

Schumburg[1] en compulsant un grand nombre d'observations, et Zaaïger[2] qui a exhumé les cadavres de treize personnes empoisonnées avec de l'arsenic (affaire van der Linden). Malvoz en tuant les animaux avec de l'arsenic a trouvé que la putréfaction loin d'être retardée, était plutôt hâtive[3].

Quand le malade a succombé à une intoxication *aiguë cholériforme,* le tube digestif présente les lésions suivantes qui peuvent être déjà très marquées au bout de 3 ou 4 heures. La muqueuse gastrique, sur toute son étendue ou en quelques points seulement (spécialement au niveau du grand cul-de-sac, et de la paroi postérieure) est rouge, tuméfiée, recouverte d'un mucus épais, souvent sanguinolent ; parfois aussi il y a de petites hémorragies intra ou sous-muqueuses. Les eschares et les ulcérations sont exceptionnelles et ne se produisent guère que lorsque d'assez gros morceaux d'acide arsénieux sont restés longtemps dans l'estomac, ce qui est rare. Il est au contraire fréquent d'y trouver de très petits fragments de ce corps, à peine visibles et plutôt perceptibles au toucher ; ces grains minuscules sont parfois logés dans un repli de la muqueuse qui est à ce niveau plus rouge encore qu'ailleurs, souvent ecchymosée, mais presque jamais ulcérée.

Les lésions de l'estomac peuvent être peu accentuées ; celles des intestins sont plus constantes et en général

---

1. *Vierteljahrsch. für gerichtl. Medic.,* 1893.
2. Zaaïger. *Virchow's Jahrbücher.* Berlin, 1885.
3. Malvoz. La putréfaction au point de vue de l'hygiène publique et de la médecine légale. Bruxelles, 1898. — L'auteur fait remarquer que lorsque l'intoxication n'a pas évolué très rapidement, les microbes intestinaux envahissent le sang et les organes dans les derniers temps de la vie et hâtent ainsi la putréfaction.

plus accusées. — L'intestin grêle contient des matières riziformes semblables à celles des cholériques, c'est-à-dire des grains blancs, pareils à du riz cuit (et constitués par des débris épithéliaux) nageant dans un liquide incolore. La muqueuse est épaissie, soulevée par l'œdème de la sous-muqueuse ; elle est tantôt rouge avec quelques points hémorragiques, tantôt pâle et violacée, comme lavée. Il n'y a pas d'eschares ni d'ulcérations. Dans le gros intestin, la muqueuse, également œdematiée, est recouverte d'une couche épaisse de mucus presque solidifié et adhérent, teinté par la bile. — Les ganglions mésentériques sont congestionnés et tuméfiés.

Le cœur renferme des caillots mous ; le sang contenu dans les vaisseaux est épaissi, de consistance presque goudronneuse, ce qui est dû à la grande perte d'eau qu'entraîne la diarrhée.

L'autopsie ne révèle pas d'autres altérations appréciables à l'œil nu. Le foie et les reins ont leur aspect normal.

Les lésions du tube digestif peuvent manquer complètement, même dans la forme gastro-intestinale de l'intoxication quand la mort a tardé quelque peu. Il en a été ainsi chez une jeune fille qui succomba cinq jours après avoir avalé du vert de Mitis[1]. — Elles manquent souvent aussi, ou se bornent à quelques plaques rouges sur la muqueuse stomacale, quand l'intoxication aiguë a revêtu la forme cérébro-spinale.

Quand le malade n'a succombé qu'après quelques jours, les divers organes présentent souvent une

---

1. Bergeron, Delens et L'hote. *Arch. gén. de méd.*, 1880.

dégénérescence granulo-graisseuse analogue à celle que produit le phosphore, mais moins accentuée, notamment sur le foie. Hofmann a vu chez une enfant de 12 ans, morte 4 jours seulement après avoir avalé de l'acide arsénieux en poudre, des lésions très accentuées, rappelant de près celles de l'intoxication phosphorée. Il y avait une dégénérescence graisseuse complète des reins, un peu moins avancée sur le foie (avec un léger ictère), atteignant aussi le cœur ; on voyait de nombreuses ecchymoses sur le cœur et dans le tissu cellulaire interstitiel. — Ce cas paraît exceptionnel ; mais on a noté souvent des lésions semblables, à un degré moins avancé : la dégénérescence granulo-graisseuse de l'épithélium rénal avec des cylindres fibrineux dans les tubes urinaires, de petites hémorragies multiples disséminées dans le tissu cellulaire et sur les séreuses, spécialement au niveau du péricarde et de l'endocarde. La dégénérescence du myocarde, dont les cellules ne montrent plus qu'une striation confuse, a été parfois notée aussi. Sur le foie, on a observé quelques lésions ordinairement assez limitées pour ne pas modifier l'aspect général de l'organe : la dégénérescence graisseuse de certaines cellules hépatiques, parfois une infiltration de leucocytes, la prolifération des cellules hépatiques, de celles des canaux biliaires et de l'endothélium vasculaire. — Virchow a décrit aussi des altérations des glandes gastriques, consistant en dégénérescence graisseuse de l'épithélium avec infiltration de cellules rondes.

Les lésions du système nerveux n'ont pas encore été suffisamment étudiées. Sur ce point, les observations concernant l'homme sont fort rares, et contestables.

Les recherches expérimentales n'ont pas donné non plus de résultats certains. Si quelques auteurs ont noté des lésions médullaires, G. Brouardel, qui a réussi à produire des paralysies sur sept animaux, n'a trouvé aucune lésion ni des nerfs ni de la moelle.

§ V. — Élimination ; localisation.

L'arsenic s'élimine par diverses voies. L'élimination rénale paraît être la plus importante. Elle commence en général assez tôt (au bout de quelques minutes ? d'après Dragendorf) ; mais il y a à cet égard des différences assez importantes ; ainsi dans une série d'expériences instituées sur des animaux soumis à une intoxication aiguë, Delafond (cité par Orfila) a noté que l'arsenic apparaissait dans l'urine après un délai variant de 1 à 12 heures.

L'élimination se fait aussi par le tube digestif ; chez les animaux empoisonnés par inoculation sous-cutanée, on trouve de l'arsenic dans l'intestin (Orfila, G. Brouardel) ; — par la peau et les poils ; par le lait ; on trouve aussi l'arsenic dans la sérosité des vésicatoires. Peut-être aussi les lésions qui se produisent, au cours de l'empoisonnement, sur les muqueuses des bronches, de la trachée, du larynx, des conjonctives, résultent-elles d'une élimination par ces membranes.

La durée de l'élimination paraît varier beaucoup suivant qu'il s'agit d'un empoisonnement aigu ou d'un empoisonnement chronique. Dans le premier cas, elle se ferait assez rapidement, si l'on s'en rapporte aux diverses expériences faites par Orfila, Flandin, Chatin, Taylor, qui ont constaté que chez les animaux survivant à un empoisonnement aigu, l'arsenic disparaît du corps après un délai compris le plus souvent entre 8 et 12 jours.

Dans l'intoxication chronique, l'élimination est plus lente et peut continuer longtemps après que le poison n'est plus administré. Ainsi dans un cas rapporté par le Dr Gaillard [1] (de Parthenay) et concernant une jeune fille intoxiquée par la liqueur de Fowler prise à haute dose pendant plusieurs semaines, l'urine contenait encore de l'arsenic 40 jours après la cessation du traitement. Du reste, il est établi par de nombreuses recherches qu'à la suite d'une intoxication chronique une partie de l'arsenic n'abandonne que très lentement l'organisme. Ludwig (cité par Hofmann) donne quotidiennement à des chiens 0gr,10 d'arsenic pendant une vingtaine de jours, et il retrouve ce poison dans les organes 30 et 40 jours après la dernière dose.

Bien des recherches ont été faites pour déterminer les proportions suivant lesquelles l'arsenic se localise dans les divers organes. Elles ont abouti à des résultats discordants. Ludwig trouve que l'arsenic s'emmagasine surtout dans les reins et dans le foie, et qu'il n'y en a que très peu dans le cerveau, dans les muscles. Scolosuboff, expérimentant sur des chiens et des lapins, a trouvé au contraire que c'est dans le cerveau et dans la moelle que l'arsenic se dépose en plus grande quantité et reste le plus longtemps. Ces divergences, qu'accentuent encore d'autres recherches, tiennent sans doute, au moins pour une part, à ce que le poison n'a pas toujours été administré sous une même forme par une même voie, et à des proportions égales.

1. *Bulletins Soc. méd. lég.*, 874, et *Ann. d'hyg. et de méd. lég.*, 1874, t. XLII.

Il y a cependant sur cette question quelques points qui paraissent acquis. Dans l'empoisonnement aigu ou subaigu, chez l'homme, c'est dans le foie qu'on trouve ordinairement le plus d'arsenic, pourvu que la mort n'ait pas trop tardé. Plus tard, alors qu'il n'y a plus d'arsenic dans le foie ni dans les autres organes, on peut en trouver encore dans les os, dans les cheveux et dans les ongles. Cette localisation se fait assez vite. Ainsi chez une jeune fille morte 5 jours après avoir avalé du vert de Mitis, L'Hote a constaté qu'après le foie, c'étaient les cheveux qui contenaient le plus d'arsenic (à poids égal). — Les recherches expérimentales montrent aussi que le tissu osseux retient longtemps l'arsenic. Roussin [1] empoisonne de jeunes lapins par l'intermédiaire du lait de leur mère ; il constate que *cinq mois* après que l'allaitement a cessé, les os retiennent encore de faibles traces d'arsenic alors qu'il n'y en a plus dans les muscles. Il est vrai qu'il s'agit ici d'animaux en voie de développement, ce qui constitue une condition particulière. Chez des animaux adultes, soumis à une intoxication chronique, Pouchet a trouvé de l'arsenic dans certains os *à tissu spongieux* : crâne, vertèbres, omoplate. jusqu'à 8 et 10 semaines après la cessation de l'empoisonnement, alors qu'il n'y en avait plus trace dans les divers organes. Chez une femme qui avait cessé de prendre de l'arsenic 42 jours au moins avant sa mort, il en a retrouvé exclusivement dans les os. — Ces résultats ne concordent pas entièrement avec ceux obtenus par Ludwig dans les expériences citées plus haut; cet auteur a trouvé que l'arsenic restait localisé.

1. Roussin. *Journ. de pharmacie et de chimie*, 1863.

plus longtemps et plus abondamment dans le foie que dans les os [1].

§ VI. — Mode d'action.

L'arsenic exerce localement une action irritante et caustique qui ne se produit que lentement, mais peut acquérir une grande intensité. C'est ainsi par exemple que dans les cas où l'acide arsénieux a été introduit dans le vagin, la muqueuse présente au bout de quelque temps une violente inflammation, et quelquefois de la gangrène. — L'application de pâtes ou de pommades arsenicales, de poussières de composés arsenicaux peut aussi produire la gangrène de la peau, après une inflammation très douloureuse. L'eschare ne se produit que sur les tissus vivants ; elle est ici une conséquence de l'irritation.

Mais l'action irritante de l'arsenic ne joue qu'un rôle très secondaire dans le mécanisme de l'intoxication [2]. Même les lésions gastro-entériques de l'empoisonnement aigu ne lui sont pas entièrement attribuables, car elles se produisent également lorsque l'arsenic a été introduit par une plaie, par le vagin, etc. Les recherches expérimentales ont montré qu'absorbé à dose suffisante par une voie quelconque, l'arsenic paralyse le nerf splanchnique et occasionne ainsi l'hyperhémie des organes abdominaux, notamment de l'intestin. A cette congestion passive s'ajouterait ensuite l'irritation résultant de l'élimination d'une partie du poison par cette voie.

L'arsenic, comme le phosphore, trouble profondément la nutrition intime des tissus. Ce trouble se manifeste notamment par les altérations histologiques des divers viscères [1].

---

1. Dans un cadavre inhumé depuis longtemps, il se peut que l'arsenic se dissolve, abandonne peu à peu les organes abdominaux, pour se fixer de nouveau dans les os des parties déclives : bassin, vertèbres où il serait retenu par affinité chimique.

2. Certaines lésions des muqueuses, de la peau, la néphrite, les névrites, résultent peut-être du contact de l'arsenic emmagasiné ou éliminé ; mais on ne sait pas quelle part revient, dans leur production, aux troubles de la nutrition générale.

3. Il se manifeste aussi par le trouble ou l'abolition de la fonction glycogénique du foie.

Ces lésions tiennent sous leur dépendance beaucoup des symptômes de l'intoxication ; mais on conçoit que ceux-ci puissent se produire avant que le désordre apporté dans la composition des éléments anatomiques, notamment des éléments nerveux, se traduise par des altérations matériellement appréciables. Il est d'ailleurs certain qu'en dehors des lésions qu'il est capable de produire directement ou indirectement, l'arsenic exerce une action toxique très puissante, puisque dans la forme cérébro-spinale de l'empoisonnement, par exemple, la mort peut survenir avant que le tube digestif présente aucune altération.

L'arsenic apparaît donc, dans certains cas au moins, comme un poison nerveux. Cette conception, inspirée par l'observation clinique, paraît justifiée par l'expérimentation. Besredka, dans un mémoire fort important [1] à divers titres, déclare qu'en injectant directement dans le cerveau d'un lapin une dose d'arsenic 100 fois moindre que la dose mortelle en injection sous-cutanée, on tue l'animal, et que les phénomènes d'intoxication (diarrhée, dégénérescence graisseuse des organes et autres) sont exactement les mêmes dans les deux cas.

Cette dernière assertion aurait besoin d'être confirmée par de plus amples détails. Mais l'expérience citée est d'autant plus intéressante qu'elle vient corroborer une théorie de l'action toxique de l'arsenic qui découle des recherches de Besredka. Cet auteur pense que les leucocytes s'emparent de l'arsenic, le transforment en un composé non toxique qui est ensuite éliminé, de sorte qu'ils empêchent le poison d'arriver jusqu'aux cellules sensibles, notamment jusqu'aux cellules nerveuses, et que l'intoxication ne se produit que lorsque l'arsenic est en quantité telle que les leucocytes ne peuvent en absorber qu'une partie ou lorsque lesdits leucocytes sont devenus incapables de remplir ce rôle. Voici les principaux faits qui justifient cette manière de voir.

Besredka injecte dans le péritoine d'un cobaye une émulsion de trisulfure d'arsenic, substance colorée et insoluble, ou

1. Besredka. Immunité vis-à-vis des composés arsenicaux. *Ann. Inst. Pasteur*, janvier, mars et juin 1899.

du moins très peu et très lentement soluble. Si l'animal doit guérir, on constate que l'exsudat péritonéal fourmille de leucocytes, et notamment de macrophages dont la plupart sont remplis des corpuscules rouges du trisulfure ; on ne trouve plus un seul de ces corpuscules libre. A ce moment l'animal est déjà complètement et définitivement rétabli, bien que conservant encore presque tout l'arsenic injecté. Les leucocytes à corpuscules rouges disparaissent peu à peu du péritoine ; on en trouve encore quelques-uns le 10e jour, mais ils ont totalement disparu le 12e jour. — Les grains de trisulfure englobés dans les macrophages se désagrègent peu à peu et deviennent enfin totalement invisibles ; d'après l'auteur, ils se sont transformés en un composé soluble et non toxique. On constate en effet que l'élimination (qui se fait par les reins), presque nulle les premiers jours, ne commence à se produire qu'au déclin de la phagocytose, alors que le nombre des leucocytes à trisulfure a sensiblement diminué ; que l'élimination se fait lentement ; enfin, d'autre part, que l'animal ne présente aucun signe d'empoisonnement. — Au contraire, quand l'animal meurt empoisonné, la phagocytose est nulle ou presque nulle.

Lorsqu'un composé soluble d'arsenic (arsénite de potasse) est injecté sous la peau, les choses se passeraient encore d'une façon analogue. Si l'animal doit survivre, le nombre des leucocytes dans le sang devient double ou triple. Ces leucocytes s'emparent du poison. En effet, si l'on recueille le sang et si l'on en sépare les leucocytes par centrifugation, on constate par l'analyse chimique que ceux-ci renferment de l'arsenic, tandis que ni le sérum ni les hématies n'en contiennent. Si l'on a provoqué chez l'animal des abcès froids, on constate que le pus de ces abcès contient de l'arsenic. Aussi, d'après l'auteur, « la survie de l'animal est corrélative de la phagocytose du poison, tandis que l'absence de la phagocytose est corrélative de la mort. »

Le rôle des leucocytes a été encore mis en relief d'une autre façon. Besredka détermine la dose minima mortelle (en 48 heures) pour un lapin. Il constate que cette même dose, administrée en 4 fois dans les 24 heures, n'occasionne pas la mort. Ce fait est d'ailleurs en rapport avec de nombreuses observations cliniques; mais l'explication est neuve. Le premier quart de la dose a pour effet d'habituer les leucocytes à l'arsenic; quand on injecte le deuxième quart, on est en pleine hyperleucocytose; « les leucocytes qui pullulent dans le sang viennent de subir le contact de l'arsenic, et lors de cette deuxième injection ne s'en montrent nullement ou peu impressionnés. Au lieu de faire preuve d'une chimiotaxie négative et de s'enfuir dans les organes, ce qu'ils auraient fait en présence d'une dose représentant la somme des deux premiers quarts injectés en une seule fois, ils éprouvent au contraire vis-à-vis de la nouvelle dose une chimiotaxie positive presque aussitôt après l'injection. Le troisième et le quatrième quarts subissent le même sort, c'est-à-dire sont accueillis par les leucocytes, par une chimiotaxie de plus en plus appréciable. » — D'autre part, si l'on injecte 1/5 de la dose mortelle minima, et 15 ou 24 heures après la dose mortelle entière, l'animal survit. S'il supporte ainsi les 6/5 de la dose mortelle, c'est que ses leucocytes ont appris à lutter contre l'arsenic. Besredka en donne la preuve suivante. Il injecte *dans le cerveau* de deux lapins la dose mortelle (qui est dans ce cas 1/100 de la dose sous-cutanée); l'un seulement de ces animaux a reçu la veille, sous la peau, 1/5 de la dose mortelle; c'est lui qui meurt le plus vite : c'est que les leucocytes ne peuvent intervenir quand l'arsenic a été injecté directement dans le cerveau, et que l'animal en question a reçu, outre la dose de l'injection cérébrale, le petit supplément provenant de l'injection sous-cutanée de la veille.

Besredka a trouvé que le sérum des lapins qui ont supporté un peu plus de la dose mortelle est antitoxique, mais dans de bien faibles limites et d'une façon assez inconstante.

§ **VII.** — **Diagnostic.**

Il est souvent fort difficile de reconnaître un empoisonnement par l'arsenic. Dans beaucoup de cas le diagnostic n'a pas été fait. Il nous suffira de rappeler par exemple qu'Hélène Jégado a pu empoisonner plus de trente personnes en l'espace de 17 ans, et que seul

le dernier de ces empoisonnements a été reconnu ; que
dans l'affaire du Havre, une quinzaine de personnes
ont été empoisonnées en l'espace de deux ans et que le
crime n'a été découvert qu'au bout de ce temps ; que
dans l'affaire des vins empoisonnés d'Hyères, où il y
eut pourtant, dit-on, 400 victimes, la véritable cause de
la maladie n'a été soupçonnée que tardivement.

Ces erreurs de diagnostic s'expliquent facilement.
L'intoxication aiguë n'a pas de signes absolument caractéristiques. Dans sa forme gastro-intestinale, elle ressemble au choléra, à une entérite, à une péritonite ;
dans sa forme cérébro-spinale, elle peut être confondue
avec les diverses affections convulsives et comateuses.
L'intoxication subaiguë ou à rechutes a été prise plusieurs fois par des médecins d'ailleurs instruits et atten-
tifs pour une fièvre typhoïde, une tuberculose aiguë, une
endocardite infectieuse, diagnostic qu'expliquent les
troubles cardiaques parfois prédominants.

Mais c'est surtout pour l'intoxication chronique que
l'erreur est facile. C'est qu'ici les symptômes sont très
divers, très nombreux, et que souvent quelques-uns
seulement de ces symptômes se manifestent chez les
malades ou du moins sont très prédominants. Quand
l'intoxication se traduit surtout par des douleurs, des
fourmillements et de la parésie des extrémités, elle est
prise pour de l'acrodynie, ainsi que cela a eu lieu pour
beaucoup des malades d'Hyères et pour l'une des victimes de Jégado. Quand ce sont les phénomènes bronchiques qui dominent, le diagnostic de grippe est porté
comme pour une catégorie des malades d'Hyères, ou
celui de laryngite comme pour les empoisonnements du
Havre. Quand au contraire l'intoxication produit

seulement les troubles digestifs, elle simule fort bien un embarras gastrique, une fièvre muqueuse.

Mais si le diagnostic est souvent extrêmement difficile, surtout quand on est en présence d'un cas isolé, il y a cependant un certain nombre d'indices qui permettent sinon de reconnaître toujours sûrement, au moins de présumer l'empoisonnement arsenical.

En règle générale (comportant des exceptions), la fièvre fait défaut dans l'intoxication. Cela facilite beaucoup le diagnostic différentiel avec les maladies aiguës. En outre, dans l'intoxication aiguë ou subaiguë, le début se fait brusquement et est toujours marqué par des troubles gastriques : nausées, vomissements, saveur âcre dans la gorge, soif. Pour peu que l'intoxication n'ait pas une marche extrêmement rapide, elle s'accompagne souvent de certains symptômes qui sont tout à fait insolites dans les maladies qu'on serait porté à reconnaître ; ce sont par exemple la bouffissure de la face, les œdèmes localisés aux extrémités ou à une seule d'entre elles ; les éruptions cutanées, la conjonctivite, l'engourdissement douloureux des membres sont parfois très précoces.

Dès que les soupçons sont éveillés, l'analyse chimique de l'urine permettra souvent de vérifier le diagnostic. Nous avons vu en effet que l'arsenic s'élimine par les reins et que cette élimination continue parfois longtemps après que le poison n'est plus administré.

Après la mort, les lésions que l'on trouve à l'autopsie peuvent seulement éveiller les soupçons, ou donner une certaine confirmation à ceux qui existaient déjà. Mais une affirmation absolue n'est possible que lorsqu'on a constaté la présence de l'arsenic.

Lorsqu'il s'agit d'un empoisonnement ayant évolué rapidement, on peut quelquefois trouver l'acide arsénieux en nature dans l'estomac ou les intestins, sous forme de particules blanches ou jaunâtres. On recueille ces particules, on les lave à l'eau froide, et on les fait dissoudre dans la plus petite quantité possible d'eau chaude. En se refroidissant ensuite, le liquide laisse précipiter l'acide arsénieux formé de petits cristaux qui montrent au microscope leur forme octaédrique. On peut employer une petite partie du dépôt aux deux réactions suivantes. Porté avec du charbon dans la partie réductive de la flamme, l'acide arsénieux laisse dégager une odeur d'ail. Introduit au fond d'un tube à expérience avec du charbon en poudre, et chauffé, l'acide arsénieux laisse dégager de l'arsenic dont les vapeurs viennent se condenser sur la partie froide du tube pour former une tache noire miroitante. Il va sans dire que dans une expertise judiciaire ces renseignements doivent être complétés par une analyse pratiquée par un chimiste compétent. On n'oubliera pas, surtout quand il y a lieu de croire que l'administration de l'arsenic remonte à une date un peu éloignée, de recueillir pour le chimiste, outre les viscères, des os, spécialement les os spongieux, ainsi que les cheveux, puisque l'arsenic reste longtemps dans ces tissus.

Quand il s'agit d'une exhumation, le médecin ne doit pas oublier d'envoyer au chimiste un échantillon des vêtements ou objets qui se trouvaient dans le cercueil, un fragment de ce cercueil pris dans ses parties souillées d'humidité, et enfin de la terre qui entourait la bière. Ces précautions sont indispensables pour rechercher si

l'arsenic trouvé ne peut être arrivé dans le cadavre après
la mort.

La recherche de l'arsenic se fait à l'aide de la méthode
de Marsh, qui consiste à traiter les substances suspectes
de façon à détruire la matière organique et à obtenir
l'arsenic sous forme d'un composé susceptible d'être
transformé en hydrogène arsénié quand il est en présence de l'hydrogène à l'état naissant ; on transforme
enfin cet hydrogène arsénié en arsenic métallique soit
en le traitant par la chaleur, soit en l'enflammant et
écrasant la flamme contre une soucoupe de porcelaine
ou tout autre corps froid. Le premier procédé est préférable parce qu'il permet de recueillir tout l'arsenic,
tandis que le second entraîne des pertes. L'arsenic
métallique est caractérisé par des réactions certaines,
et peut être dosé avec une grande précision.

L'appareil de Marsh (fig. 26) est un appareil destiné
à produire l'hydrogène par la réaction de l'acide sulfurique sur le zinc en présence de l'eau. On vérifie la
pureté des réactifs en faisant fonctionner l'appareil à
blanc pendant quelque temps : la flamme de l'hydrogène
qu'on allume à l'extrémité du tube de dégagement ne
doit pas laisser déposer d'arsenic quand on l'écrase
contre une soucoupe. On introduit alors dans le flacon
le liquide à analyser ; l'hydrogène arsénié qui se produit
est chauffé sur une portion de la partie horizontale du
tube de dégagement ; l'arsenic est mis en liberté, ses
vapeurs vont se condenser un peu plus loin, sur la partie
non chauffée du tube, où elles forment un anneau
métallique d'un beau noir tirant légèrement sur le
brun.

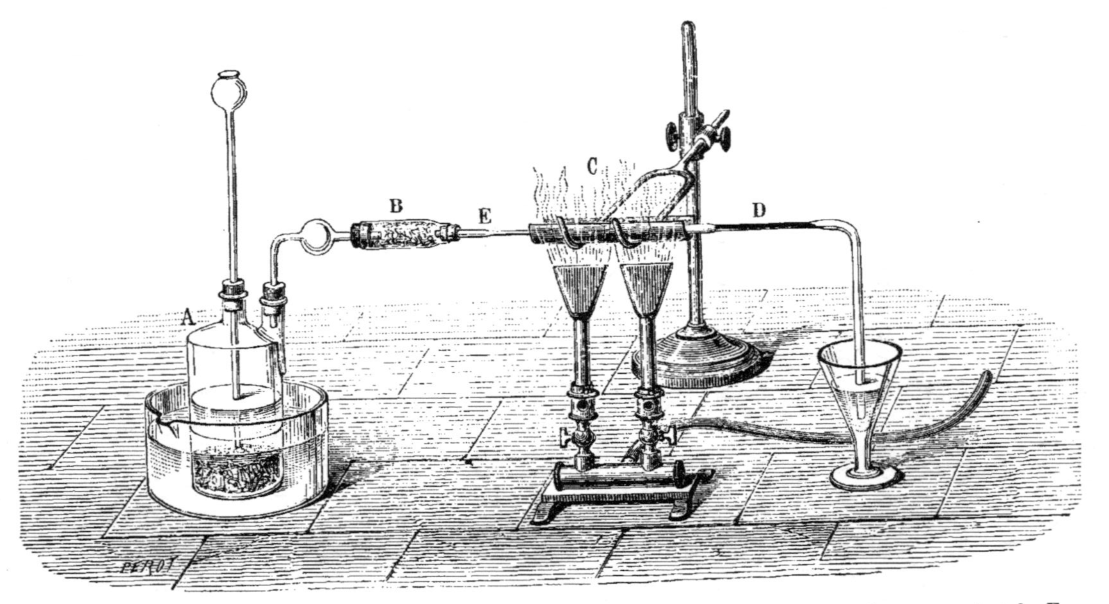

Fig. 26. — Appareil de Marsh. Dans le flacon A est produit l'hydrogène arsénié qui se dégage par le tube E, et est décomposé par la chaleur en C. Les vapeurs d'arsenic viennent se condenser en D.

L'appareil de Marsh est extrêmement sensible ; il permet de reconnaître l'arsenic dans une liqueur n'en renfermant que 1 pour 100,000. — D'autre part l'arsenic peut le conserver presque indéfiniment dans un cadavre ; on l'y a retrouvé souvent plusieurs années après la mort (**22** ans dans un cas de Steinhaüser).

L'analyse chimique peut donc déceler sûrement le poison chaque fois qu'il existe dans le cadavre. Néanmoins les résultats qu'elle fournit ne permettent pas toujours un diagnostic certain. Il peut arriver en effet que la victime d'un empoisonnement aigu ou subaigu ne succombe qu'après avoir éliminé tout l'arsenic ingéré. D'un autre côté, l'arsenic trouvé dans les organes peut provenir d'une médication antérieure, ou avoir été amené dans le cadavre par suite de la dissolution de sels arsenicaux contenus dans les terres du cimetière, dans les vêtements, couronnes, etc. que contient le cercueil. Ici, comme d'ailleurs dans presque toutes les intoxications, l'analyse chimique doit donc être corroborée par les preuves médicales, tirées des symptômes observés et des lésions cadavériques.

§ **VIII.** — **Traitement.**

A l'évacuation immédiate de l'estomac, il convient d'ajouter aussitôt que possible l'administratión de contre-poisons chimiques qui dans cette intoxication ont une efficacité certaine, et sont d'autant plus utiles que souvent les vomitifs ou le lavage de l'estomac ne suffisent pas à expulser complètement l'acide arsénieux dont de petits fragments restent adhérents à la muqueuse gastrique.

Les deux principaux contre-poisons chimiques sont l'hydrate de peroxyde de fer et la magnésie.

L'*hydrate de peroxyde de fer* (dont l'emploi a été indiqué par Bunsen en 1834) doit être employé humide ; il se présente alors sous forme d'un magma gélatineux brunâtre. Il peut être gardé en cet état s'il est conservé sous l'eau dans des flacons bien bouchés et à une température peu élevée ; mais au bout de quelque temps il devient granuleux et est moins efficace. Pour le préparer on verse dans du perchlorure de fer très étendu d'eau de l'ammoniaque jusqu'à ce que le mélange devienne légèrement alcalin ; le précipité gélatineux gagne peu à peu le fond du vase ; on le décante, on rajoute de l'eau et on renouvelle cette opération à 2 ou 3 reprises (pour enlever le chlorhydrate d'ammoniaque et l'ammoniaque libre). Il faut environ une demi-heure pour que le précipité soit en état d'être administré au malade.

Le peroxyde de fer gélatineux forme avec l'acide arsénieux, l'acide arsenique les arsénites et les arséniates solubles un sel de fer non pas tout à fait inoffensif (administré à haute dose aux animaux il peut les tuer) mais qui ne s'absorbe que très lentement et permet ainsi d'évacuer à loisir le poison. — Pour neutraliser une partie d'acide arsénieux, il faut au moins 20 parties de ce contre poison. On le délaye dans un peu d'eau et on en fait prendre deux cuillerées à bouche toutes les 10 à 15 minutes en répétant cette dose plus ou moins longtemps suivant la quantité présumée du poison et suivant les symptômes observés. — Le peroxyde de fer occasionne une certaine irritation des muqueuses ; pour cette raison, et aussi parce qu'à la longue il développe des effets toxiques, il convient de veiller à ce qu'il ne séjourne pas longtemps dans le tube digestif.

La *magnésie calcinée* (préconisée par Bussy en 1846) possède la même efficacité que le peroxyde de fer. Elle a l'avantage de se trouver beaucoup plus facilement, d'être moins irritante pour l'estomac et d'exercer une action purgative. On la délaye dans 20 parties d'eau, et on en donne 3 à 5 cuillerées à bouche toutes les 10 à 15 minutes.

On emploie en Allemagne un mélange des deux contre-poisons ; c'est le remède de *Fusch*. On le prépare en mélangeant à froid 15 grammes de magnésie dans 250 grammes d'eau à une solution de 100 grammes de sulfate ferrique dans 250 grammes d'eau. On administre tous les quarts d'heure 4 à 6 cuillerées de ce mélange trouble.

A défaut des substances précédentes, on pourrait employer l'*eau de chaux*, qui forme avec les préparations solubles d'arsenic un sel de chaux insoluble. Mais envers l'acide arsénieux solide, l'eau de chaux, se montre inefficace. — Les corps gras ne sont d'aucune utilité, ils facilitent même, dit-on, l'absorption de l'acide arsénieux.

Ultérieurement, on peut chercher à favoriser l'élimination du poison par les reins en administrant des diurétiques. Orfila, qui recommandait cette médication parce qu'il en avait vérifié l'efficacité sur les animaux empoisonnés par l'acide arsénieux appliqué à l'extérieur conseille de donner, *quand il n'y a plus d'arsenic dans le tube digestif*, une boisson composée de 3 litres d'eau un 1/2 litre de vin blanc, 1 litre d'eau de Seltz et 30 à 40 grammes d'azotate de potasse.

Le traitement des diverses manifestations de l'empoisonnement est purement symptomatique.

CHAPITRE QUATORZIÈME

POISONS DU SANG

Nous avons parlé page 43 et suivantes des poisons
du sang à un point de vue général.

Nous ferons dans ce chapitre l'histoire des plus importants d'entre eux, auxquels nous joindrons l'hydrogène sulfuré pour ne pas séparer des principaux gaz
toxiques celui-ci qu'il serait cependant plus juste de
placer parmi les poisons nerveux.

I. — CHLORATE DE POTASSE

Le chlorate de potasse se présente sous l'aspect de
lamelles ou de paillettes blanches, demi-transparentes ;
sa saveur est fraîche et légèrement acerbe. Il est soluble
dans 16 parties d'eau à la température ordinaire.

Ce sel est employé en thérapeutique, surtout pour le
traitement de la stomatite mercurielle, de la stomatite
ulcéreuse, de certaines angines, de l'épithélioma, de
certaines gastrites, — soit en gargarismes, collutoires
ou applications externes, — soit en potion.

Pour l'usage interne, il est prudent de ne pas dépasser
la dose quotidienne de 8 grammes (avec un maximum
de 2 grammes en une fois) chez l'adulte, de 2 à 3
grammes chez les enfants au-dessous de 10 ans et de 1
gramme chez les nourrissons. Il est vrai que des adultes
ont supporté souvent sans inconvénient des doses de

15 à 20 grammes, prises en *plusieurs fois* dans le courant de la journée et même des doses de 30 et 45 grammes (Germain Sée). Mais, à partir de 10 grammes, le chlorate de potasse peut occasionner une intoxication mortelle. On trouve une soixantaine de ces intoxications dans la littérature française et étrangère[1].

Le *chlorate de soude* est toxique de la même façon et à peu près aux mêmes doses que le chlorate de potasse.

§ I. — Étiologie.

La presque totalité de ces empoisonnements résulte soit d'une méprise, le chlorate de potasse ayant été pris pour du sulfate de soude, de magnésie, ou un autre sel purgatif — soit d'une prescription thérapeutique.

Cette prescription a eu des effets particulièrement désastreux dans une affaire dont le Pr Brouardel a donné la relation[2]. Une religieuse, qui avait vu un médecin traiter les angines par le chlorate de potasse, et qui avait jugé excellents les effets de ce traitement, l'avait ensuite appliqué de son chef. Elle délivrait une potion contenant 15 grammes de chlorate de potasse pour les adultes, 7 à 8 grammes pour les enfants, potion qui devait être prise en très peu de temps. Quatre enfants de 2 à 3 ans, qui avaient pris cette potion sont morts l'un au bout de quatre jours, les autres après quelques heures.

1. Parmi les travaux originaux sur cette intoxication, nous citerons :
Jacobi. *New-York medical Record*. 1879.
F. Marchand. Intox. durch chlorsaure Kali. *Virchow's Archiv.*, 1879.
Isambert. Art. Chlorates du *Dict. encycl. des sc. médicales.*
Von Mering. Das Chlorsaure Kali. *Phys. toxic. thérap. Wirkungen.* Berlin, 1885.
2. Brouardel et Lhote. Affaire de la supérieure de Saint-Saturnin du Port-d'Envaux. (*Ann. d'hyg. publ. et de méd. lég.*, 1881.)

Un cas de mort résultant d'une tentative d'avortement par le chlorate de potasse a été publié par Lacassagne [1]. Jacobi raconte qu'un médecin américain a avalé 30 grammes de chlorate de potasse pour étudier sur lui-même l'action de ce sel ; il mourut en sept jours.

Nous avons observé personnellement deux cas de mort par le chlorate de potasse. L'un d'eux, survenu en 1883, concerne l'enfant L..., âgée de 6 mois, à laquelle on avait administré du chlorate de potasse au lieu de phosphate de chaux qui avait été prescrit. Les lésions constatées dans ce cas étaient fort nettes ; ce sont elles qui nous serviront en grande partie pour le paragraphe relatif à l'anatomie pathologique de l'intoxication.

§ II. — Doses toxiques.

D'après les observations publiées, on peut dire que la dose de 30 grammes *prise d'un coup* est presque sûrement mortelle pour un adulte. Cette dose, et même celle de 45 grammes, répartie en plusieurs prises suffisamment espacées dans la journée, peut être inoffensive.

C'est que le chlorate de potasse n'est dangereux que lorsqu'il se trouve dans le sang en proportion relativement considérable. Or, il s'élimine assez rapidement (surtout par les reins) pour que cette proportion ne soit pas atteinte quand il est administré par doses fractionnées.

Cette donnée, sur laquelle nous reviendrons à propos du mode d'action, explique pourquoi dans certains cas on a vu la mort survenir à la suite d'une dose relati-

---

1. *Archives d'anthrop. crimin.*, 1887.

vement minime : 8 à 10 grammes, même prise en plusieurs fois dans le courant de la journée. On conçoit en effet que si l'élimination rénale est entravée pour une cause quelconque, la condition nécessaire pour l'intoxication se trouve réalisée.

Chez les enfants, la dose mortelle est peu élevée.

Voici quelques exemples : la jeune L.., âgée de 6 mois, est morte en 36 heures après avoir pris 5 grammes de chlorate de potasse en trois fois, à 4 heures d'intervalle. La même dose, prise en 24 heures, a tué un enfant de 3 ans, et une dose de $1^{gr},75$ un enfant de moins d'un an (Jacobi).

Il est à noter que la rapidité de la mort n'est pas toujours en rapport avec la quantité de sel ingéré. Dans un cas (inédit) que nous avons observé, un homme qui avait avalé 50 grammes de chlorate a survécu dix jours, tandis que dans d'autres cas, avec une dose moindre, la mort est survenue en quelques heures. Il est probable que ces inégalités tiennent non seulement à la difficulté plus ou moins grande de l'élimination, mais aussi aux différences de la rapidité d'absorption stomacale.

§ III. — Symptômes.

Pour comprendre les symptômes et les lésions de l'empoisonnement par le chlorate de potasse, il faut savoir que ce sel transforme l'hémoglobine en méthémoglobine (dont la couleur brunâtre est comparable à celle du chocolat ou de la sépia) détruit un certain nombre d'hématies, et que ces produits de l'altération du sang viennent obstruer les reins (voir page 391).

On peut distinguer une forme suraiguë et une forme aiguë de l'intoxication.

La première s'observe surtout à la suite de l'ingestion d'une grosse dose en une seule fois (confusion avec
le sulfate de soude ou un autre sel purgatif). La mort
peut survenir en quelques heures (au moins 6 heures) ;
le malade présente une cyanose noirâtre, il est pris de
dyspnée intense ; il a parfois des vomissements répétés
et une diarrhée profuse ; il succombe après un affaiblissement progressif du cœur. Le sang a une couleur chocolat. Examiné au microscope, il montre des corpuscules amorphes formés par la matière colorante du
sang, des hématies décolorées, d'autres déformées. Au
spectroscope, il présente outre les bandes d'absorption
de l'hémoglobine, celles de la méthémoglobine.

La forme *aiguë* évolue en quelques jours. Un malade,
à propos duquel nous avons fait une expertise, n'a
succombé que le 10ᵉ jour. Cet homme avait pris 50 grammes de chlorate de potasse d'un coup. Mais plus souvent
cette forme relativement prolongée de l'empoisonnement s'observe chez des sujets qui prennent quotidiennement une dose de chlorate un peu trop forte.

On peut suivre ici, mieux que dans la forme précédente, les divers effets de l'altération du sang. C'est
d'abord une cyanose foncée des lèvres, puis une coloration brunâtre ou ardoisée qui tantôt occupe toute la
surface de la peau (ainsi que nous l'avons vu chez l'enfant
L...) et tantôt se manifeste seulement par larges plaques.
A peu près en même temps, c'est-à-dire plusieurs jours
avant la mort, l'urine prend une coloration d'un brun
foncé ; parfois elle renferme des grumeaux noirs constitués par de la méthémoglobine ou de l'hématine. L'urine
devient très peu abondante, albumineuse, et bientôt
elle contient des cylindres d'abord hyalins, puis

constitués par des masses brunes, mélange de globules sanguins altérés et de méthémoglobine ou d'hématine amorphes. Dans les derniers jours, il peut y avoir une anurie complète. — L'ictère se produit souvent et peut apparaître dès le second jour ; sa couleur se mélange à la teinte ardoisée de la peau.

A ces symptômes les plus typiques s'en joignent ordinairement d'autres.

Les *vomissements* ne sont pas constants ; chez certains malades, ils ont fait défaut ou ne se sont produits qu'une ou deux fois. D'autres au contraire ont des vomissements extrêmement nombreux, qui débutent presque aussitôt après l'ingestion du sel et se continuent jusqu'au dernier jour. Les vomissements précoces paraissent se produire surtout quand le sel a été ingéré à jeun, et dans un état de grande concentration ou non dissous ; plus tard, ils peuvent être sous la dépendance de l'urémie.

La *diarrhée* est également inconstante ; elle est quelquefois assez abondante pour que les intestins soient trouvés complètement vides à l'autopsie.

La *tuméfaction du foie* et de *la rate* est notée dans plusieurs observations.

Enfin, il existe presque toujours divers troubles nerveux : céphalalgie, délire, convulsions, coma qui sont très vraisemblablement la conséquence de l'urémie. Les malades se plaignent souvent aussi de douleurs d'estomac, d'une vive sensibilité de la région hépatique ; ils présentent ordinairement une grande faiblesse.

La coloration ardoisée de la peau, l'anurie ou seulement l'oligurie avec les modifications susdécrites de l'urine sont des signes du plus mauvais augure ; néanmoins quelques exemples montrent qu'ils n'excluent pas absolument toute chance de guérison.

La forme légère de l'intoxication, qui se produit quelquefois au cours d'un traitement prolongé par le chlorate de potasse, comporte presque tous les symptômes énumérés précédemment, mais très atténués. C'est ainsi que l'urine présente une coloration noirâtre et est albumineuse, mais elle ne contient pas de cylindres et sa quantité n'est pas beaucoup diminuée. La peau ne présente pas de coloration ardoisée, mais elle offre souvent un exanthème rubéolique.

§ IV. — Lésions cadavériques.

La couleur spéciale du sang et des divers organes, les lésions des reins constituent les principaux signes de l'empoisonnement.

Le sang a une couleur brun chocolat, appréciable encore quand il est un sous une faible épaisseur dans les petits vaisseaux. Il en résulte que cette couleur se manifeste aussi sur les divers organes ; elle est particulièrement frappante sur le cerveau parce qu'elle tranche bien sur la couleur blanche de la substance nerveuse. La peau présente une teinte non pas chocolat, mais gris ardoisé, parce que la couleur du sang est modifiée par l'interposition du derme. — C'est quand la mort a été très rapide que la couleur brune du sang est le plus marquée ; au bout de quelques jours, elle peut s'atténuer beaucoup.

L'inverse se produit pour les lésions rénales ; elles peuvent être presque nulles quand le malade a succombé en quelques heures ; elles sont au contraire très marquées quand il a survécu assez longtemps. Pour les décrire, nous rapporterons ce que nous avons observé chez l'enfant L..., morte en 36 heures.

Les reins sont colorés en brun chocolat ; en les incisant, on voit que les calices et les bassinets sont remplis par une matière noire, grumeleuse, assez résistante. Les pyramides présentent des stries noires, abondantes, parfaitement distinctes à l'œil nu, bien que très fines. Le reste du parenchyme est coloré en brun chocolat, avec des marbrures grisâtres.

Dans la vessie, vide d'urine, on trouve quelques petits grains noirâtres, analogues à la substance contenue dans les reins.

L'examen histologique de ceux-ci (fig. 27) montre que les glomérules de Malpighi sont intacts. Mais un grand nombre de tubes urinifères de tout ordre, et non pas seulement les tubes collecteurs des pyramides, sont remplis et comme injectés d'une matière noirâtre. L'examen de cette substance à un plus fort grossissement montre qu'elle est composée en partie de petites masses noires amorphes, et en partie de globules sanguins reconnaissables à leur teinte jaunâtre, et à leur forme, bien que celle-ci ne soit cependant pas restée intacte ; beaucoup de ces globules paraissent intimement soudés entre eux, par groupes nombreux.

L'examen des dépôts noirâtres de la vessie montre qu'ils sont constitués par une réunion de cylindres ayant la même composition.

Le foie et la rate sont ordinairement tuméfiés. On trouve dans ces organes et aussi dans la moelle des os des dépôts formés par la matière colorante du sang et par les débris de globules altérés ; mais ces dépôts sont beaucoup moins abondants que dans les reins.

Les lésions gastriques ne sont pas constantes ; la congestion intense, des ecchymoses, des érosions ont été notées dans certains cas. Ces lésions existaient chez un sujet, W..., qui prit, en une demi-heure, à jeun, 50 grammes de potasse incomplètement dissous, et qui mourut au bout de huit jours, après avoir eu beaucoup de vomissements et de diarrhée.

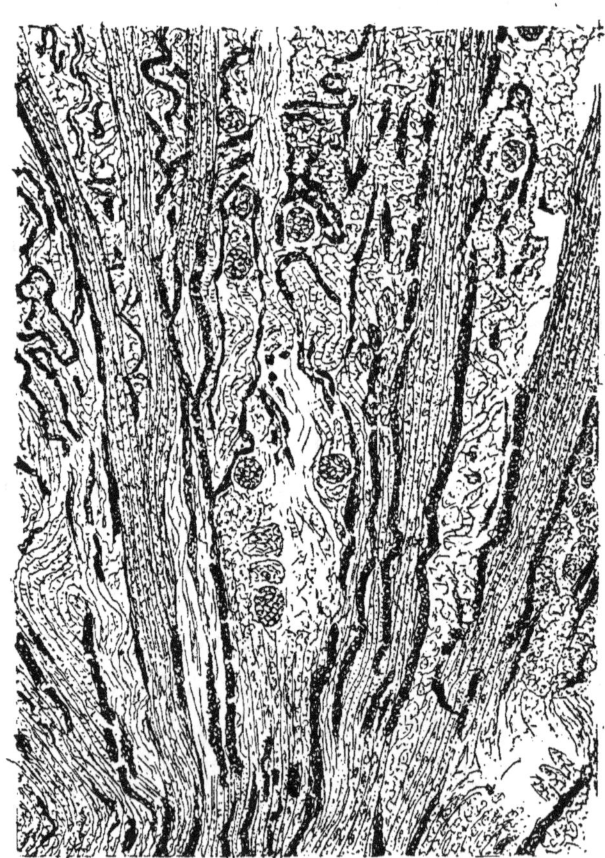

Fig. 27. — Coupe du rein d'un enfant empoisonné par le chlorate de potasse.

§ V. — Absorption, élimination.

Le chlorate de potasse est absorbé en nature. Il est
éliminé également en nature ; toutefois quand il exerce
une action toxique, il est sans doute transformé dans
l'organisme, mais pour une petite partie seulement, en
chlorure de potassium.

L'élimination se fait surtout par les reins. On retrouve
dans l'urine au moins les 9/10 du sel ingéré (Isambert).
Mais on trouve aussi le chlorate de potasse dans presque
toutes les sécrétions : salive, larmes, sueur, mucosités nasales, buccales, bronchiques.

Dans les cas où le chlorate de potasse est bien supporté, l'urine contient ce sel un quart d'heure après
l'ingestion ; l'élimination est terminée en 24 ou 36
heures. Dans les cas d'intoxication, la voie principale
d'élimination se trouve supprimée ou considérablement
restreinte par le fait de l'anurie ou de l'oligurie. Le
chlorate de potasse reste à l'intérieur du corps et s'accumule notamment dans les reins où sa présence en
nature a été constatée par l'analyse chimique.

§ VI. — Mode d'action.

Le chlorate de potasse mélangé avec le sang se réduit en
partie et transforme l'hémoglobine en méthémoglobine.

Il est facile de vérifier le fait en ajoutant *in vitro* du chlorate
de potasse à du sang ; celui-ci perd sa couleur rouge pour
devenir brun chocolat ; presque en même temps, il s'épaissit,
prend une consistance sirupeuse, goudronneuse. L'examen
spectroscopique montre une bande très nette dans le rouge,
entre C et D, et deux autres bandes, moins apparentes, occupant le même emplacement que celles de l'oxyhémoglobine
(fig. 7 de la planche I).

Mais la transformation dont il s'agit ne s'opère pas immédiatement. Il faut environ 4 heures pour qu'elle soit complète, même quand le sel est ajouté au sang dans la proportion de 4 pour 100 ; avec une proportion de 1 pour 1,000, ce n'est qu'au bout de 15 à 17 heures que la couleur du sang est nettement changée (Marchand).

Ces données expliquent les grandes différences signalées plus haut relativement aux doses toxiques du chlorate de potasse. Si ce sel est administré à doses fractionnées, si l'élimination s'en fait rapidement, comme c'est la règle dans un organisme sain, il n'y en aura jamais une quantité suffisante dans le sang pour que celui-ci subisse des altérations, et c'est ainsi que des doses quotidiennes de 20, 30 et même 45 grammes ont pu être administrées sans inconvénient. Dans les conditions inverses, c'est-à-dire si l'absorption est rapide (doses non fractionnées, vacuité de l'estomac), et l'élimination rénale ralentie ou entravée, l'altération se produira.

Ajoutons que, d'après les recherches de von Mering, moins le sang est alcalin, plus il laisse facilement son hémoglobine se transformer en méthémoglobine sous l'action du chlorate. Ce sel serait donc plus toxique chez les individus qui ont de la dyspnée, et chez ceux qui prennent des boissons acides. Il serait également plus toxique chez les fébricitants, car l'élévation de la température hâte dans de fortes proportions la production de la méthémoglobine.

Une fois transformée en méthémoglobine, la matière colorante du sang abandonne plus ou moins complètement les hématies. Celles-ci se déforment, se décolorent en partie, s'agglutinent entre elles. Les détritus formés par ces globules altérés et par les particules solides de méthémoglobine se déposent sous forme d'amas dans la rate, la moelle osseuse, et surtout dans les canalicules urinaires.

Dans les intoxications à marche suraiguë, la mort est le résultat de l'altération rapide du sang, une grande partie de l'hémoglobine se trouvant supprimée au point de vue fonctionnel par sa transformation en méthémoglobine. Quant à celle-ci, en dehors des troubles mécaniques qu'elle occasionne en se précipitant sous forme de particules solides, elle ne paraît pas exercer d'action toxique bien notable.

Quand la survie est assez longue, la mort est attribuable pour une large part à l'obstruction rénale et à l'urémie qui en est la conséquence. C'est à l'urémie qu'il convient de rattacher le coma, le délire, les convulsions, et sans doute aussi la diarrhée profuse et les vomissements, au moins dans certains cas. Quant à l'ictère, il est dû à la destruction d'un grand nombre de globules sanguins.

§ **VII.** — **Diagnostic.**

Pendant la vie, le diagnostic peut être fait grâce à la coloration de la peau, aux caractères spéciaux de l'urine et à l'examen spectroscopique du sang.

La coloration ardoisée de la peau manque souvent dans les cas à marche suraiguë, et même dans les autres cas elle fait quelquefois défaut ou est peu accentuée. — La couleur de l'urine et surtout l'examen microscopique du dépôt fournissent un signe plus constant. — Quelques gouttes de sang, obtenues par une piqûre d'aiguille, suffisent pour l'examen spectroscopique qui montre, outre les deux bandes de l'hémoglobine restée intacte, une autre bande située dans le rouge (fig. 7, planche I).

On a ainsi la preuve qu'il s'agit d'un empoisonnement par une substance capable de produire de la méthémoglobine. Les poisons de ce genre ne sont pas très nombreux, et surtout, sauf le chlorate de potasse, ils sont fort peu répandus. Les commémoratifs suffisent à compléter le diagnostic purement médical.

Pour le diagnostic médico-légal, il convient de mettre en évidence la présence du chlorate de potasse soit dans l'urine, soit dans un autre produit de sécrétion, tel que la salive. La réaction de Frésénius est d'un emploi facile ; elle est en même temps très sensible, car elle permet de déceler moins de ·un millième du sel. Elle est fondée sur ce fait que l'acide sulfureux décompose le chlorate de potasse pour enlever à l'acide chlorique tout son oxygène et le ramener à l'état de chlore. Si donc on colore légèrement en bleu la salive, l'urine, etc., avec un peu de sulfate d'indigo et qu'on y verse ensuite quelques gouttes d'acide sulfureux dissous dans l'eau, la coloration bleue disparaîtra instantanément si le liquide examiné renfermait du chlorate de potasse, le chlore formé décolorant l'indigo.

A l'autopsie, les deux signes principaux sont la coloration du sang et du cadavre, et l'état des reins.

La coloration brune du sang, ordinairement très marquée et très frappante dans les cas d'intoxication aiguë, peut disparaître quand la putréfaction est commencée, la méthémoglobine repassant à l'état d'hémoglobine ou subissant d'autres transformations. Il convient d'ajouter *qu'après la mort*, la constatation d'une certaine quantité de méthémoglobine dans le sang n'a pas une valeur diagnostique absolue, cette substance se formant assez souvent dans le sang cadavérique.

Quant aux lésions rénales, elles sont caractéristiques, et elles ne font défaut que lorsque la mort est survenue en quelques heures.

§ VIII. — Traitement.

Après avoir évacué le tube digestif, s'il en est encore temps, il convient de favoriser la diurèse par le lait, les boissons aqueuses (mais non acides) et d'augmenter l'alcalinité du sang (von Mering) par de fortes doses de carbonate de soude, administrées au besoin en lavements ou en injections sous-cutanées. — Les excitants :

vin, caféine, éther, camphre, sont utiles quand le malade tombe presque d'emblée dans un état de collapsus qu'il a chance de surmonter si on lui fournit le moyen de résister aux premiers effets du poison. — Ultérieurement, l'indication presque unique est de diminuer l'insuffisance rénale ou d'y suppléer en provoquant l'élimination par d'autres voies. Cette indication est réalisée par les diurétiques, et notamment par la digitale, par les purgatifs, par les bains chauds prolongés, agissant surtout comme diaphorétiques ; la pilocarpine pourrait peut-être être employée. Les injections intraveineuses de sérum artificiel paraissent bien indiquées, comme devant produire le lavage du sang, la diurèse, et aussi comme propres à combattre les phénomènes de dépression et de collapsus. L'expérience n'a pas encore permis, croyons-nous, de juger de leur efficacité réelle.

II. — AUTRES POISONS MÉTHÉMOGLOBINISANTS

Il est d'autres poisons qui transforment, pendant la vie, l'hémoglobine en méthémoglobine, tout en exerçant d'ailleurs des actions toxiques d'une autre nature.

Il est à remarquer que ces poisons, rapprochés par une même action sur le sang, ont cependant des propriétés chimiques très différentes. Le chlorate de potasse est un oxydant ; d'autres, comme l'acide pyrogallique, sont au contraire réducteurs ; d'autres enfin, comme l'aniline, ne sont ni oxydants ni désoxydants. Le mécanisme chimique qui préside à la transformation de l'hémoglobine en méthémoglobine, est en somme complètement inconnu.

La liste des poisons méthémoglobinisants est assez

longue, nous ne parlerons que de ceux qui offrent quelque intérêt au point de vue pratique.

§ I. — Acide pyrogallique.

Presque tous les cas d'empoisonnement résultent de l'emploi trop abondant de la pommade à l'acide pyrogallique, fort usitée dans le traitement de certaines affections cutanées. Ces empoisonnements, dont quelques-uns mortels, ont été observés à la suite de frictions trop énergiques et trop étendues avec une pommade à 5 ou 10 pour 100. Dalche[1] a publié un cas de suicide concernant un homme de 33 ans qui avala 15 grammes d'acide pyrogallique dans un verre d'eau et qui mourut le 4e jour.

Dans ce cas, comme dans tous ceux où l'intoxication a été produite chez les animaux par ingestion stomacale, les symptômes et les lésions ont été les mêmes que lorsque le poison avait été absorbé par la peau.

Les symptômes sont d'une part ceux qui traduisent directement l'altération sanguine : coloration cyanotique de la peau, mélanurie ; et d'autre part, des signes de néphrite : albuminurie, dysurie, douleurs dans la région lombaire ; les malades souffrent de maux de tête, ils ont du frisson, puis de la fièvre, de la diarrhée, des vomissements, des douleurs abdominales, parfois de l'ictère. Dans les cas graves, la cyanose augmente continuellement, et la mort survient après un coma plus ou moins prolongé.

A l'autopsie, on trouve le sang d'un brun noirâtre, et les reins présentent exactement les mêmes lésions que dans

1. *Société méd. des hôpitaux*, 22 mai 1896.

l'intoxication par le chlorate de potasse. — Les parties
de la peau qui ont été frictionnées avec l'acide pyrogallique ont une couleur brun foncé.

Les indications du traitement sont peu nombreuses.
La saignée et la transfusion séreuse paraissent rationnelles, ainsi que l'inhalation d'oxygène qui aurait donné
de bons résultats dans un cas (Forest-Kobert). On a
proposé aussi le sulfate de soude ou de magnésie, l'acide
pyrogallique s'éliminant comme l'acide phénique à l'état
sulfoconjugué.

§ II. — Nitrobenzine.

La nitrobenzine est un liquide huileux, jaunâtre,
d'une forte odeur d'amandes amères. En raison de cette
dernière propriété, elle est employée, sous le nom *d'essence de mirbane*, par les parfumeurs et quelquefois par
les confiseurs, les liquoristes, pour remplacer la véritable essence d'amandes amères, beaucoup plus chère.
— Elle sert aussi à fabriquer l'aniline.

La nitrobenzine est très toxique. On connaît un cas où, à
la dose de 20 gouttes, elle a occasionné la mort d'un jeune
homme de 19 ans (Bahrdt). La littérature contient une
centaine de cas d'empoisonnement par cette substance[1].
L'intoxication ne débute pas immédiatement, mais une
demi-heure, une ou deux heures après l'ingestion du
poison. Les vomissements, la diarrhée, les vertiges, la
céphalalgie sont quelquefois les premiers symptômes ;
dans d'autres cas, les malades deviennent immédiatement comateux ; par exemple dans une observation de
Jolin, trois ouvriers boivent un soir du punch qu'ils

---

1. Voir Filehne, Ueber die Giftwirkungen des Nitrobenzols. (*Arch. f.
expérim. Pathologie*, IX.)

ont préparé avec de l'eau chaude et de la nitrobenzine ;
ils s'endorment ensuite paisiblement et deux d'entre
eux meurent sans se réveiller. La marche de l'intoxication est ordinairement moins rapide. Outre les symptòmes précédemment indiqués, les malades présentent
une coloration brun grisâtre, ardoisée, de la peau et
des muqueuses ; ils rendent une urine noirâtre ; ils ont
des frissons, de la dyspnée, et souvent des atteintes
répétées et plus ou moins longues de coma.

A l'autopsie, tous les organes exhalent une odeur
intense d'amandes amères (plus accentuée et plus durable que dans l'empoisonnement par l'acide cyanhydrique). Le sang est liquide, d'un brun extrêmement
foncé, noir même ; en le mélangeant avec de l'eau, on
peut mieux constater qu'il est brun et non pas rouge. Il
y a ordinairement des ecchymoses ponctuées sur les
diverses séreuses. Les lésions des reins sont ordinairement peu accentuées ou nulles.

Le *traitement* est le même que dans l'intoxication par
l'acide pyrogallique ; la possibilité d'évacuer le poison
par le lavage de l'estomac donne ici plus de chances
de succès.

§ III. — Nitroglycérine.

La *nitroglycérine* ou *trinitrine* est un liquide huileux,
d'un jaune clair. Elle est employée en thérapeutique,
notamment dans le traitement de l'asthme cardiaque.
C'est elle qui, mélangée avec du tripoli, constitue la
dynamite[1].

La nitroglycérine est toxique, et a occasionné bon

1. Bruel. Rech. expér. sur les effets de la nitroglycérine et de la dynamite. Paris, 1876.

nombre d'empoisonnements. La plupart sont accidentels, et se produisent chez les ouvriers qui manipulent cette substance. Il y a eu aussi quelques cas de meurtre (Husemann, Wolff).

Dans les cas légers, l'intoxication se borne à des maux de tête violents (qui se font sentir même quand on dépose une seule goutte de nitroglycérine sur la langue), des vertiges, des lypothimies. Dans les cas graves, le malade à des battements artériels violents, de l'excitation ; il se cyanose ; des paralysies, l'affaiblissement du cœur et le coma s'observent dans une seconde période. Les vomissements et la diarrhée sont habituels quand le poison a été pris par la bouche.

La formation de méthémoglobine est ici peu abondante. A l'autopsie, on a noté surtout la congestion et les ecchymoses du tube digestif, l'épanchement de sérosité rougeâtre dans les ventricules cérébraux ; on n'a pas remarqué de lésions rénales.

§ IV. — Aniline.

L'aniline est un liquide huileux, d'une odeur spéciale. Elle est employée pour la fabrication de matières colorantes, et dans ce but elle est transformée d'abord en rosaniline à l'aide de divers oxydants, notamment de l'acide arsénieux.

L'empoisonnement a été observé sutout chez les ouvriers qui respirent les vapeurs d'aniline. Il y a quelques cas d'intoxication par ingestion stomacale.

Les principaux symptômes observés chez l'homme[1]

---

1. Pour les effets sur les animaux, voir le travail d'Ollivier et Bergeron, in *Journal de la physiol. de l'homme*, 1863.

sont les vertiges, le coma survenant dès le début, la cyanose et la dyspnée. Il s'y joint assez souvent de l'œdème pulmonaire, ou du catarrhe bronchique, et une accélération considérable du pouls. L'hémo ou la méthémoglobinurie sont exceptionnelles. Les symptômes sont à peu près les mêmes quand l'aniline a été absorbée par la peau. Des malades atteints de psoriasis qui avaient été traités par des compresses imbibées d'une solution contenant 5 grammes de chlorhydrate d'aniline ont présenté des nausées, du refroidissement, de la cyanose, des crampes, de la dyspnée, de la somnolence (Leloir[1]).

L'aniline est certainement un poison du sang. Elle produit de la méthémoglobine, mais en petite quantité seulement ; elle altère et détruit les globules sanguins. En circulant avec le sang vivant, elle s'oxyderait et se transformerait en une substance d'un bleu foncé, insoluble, mélangée au sang sous forme de très fines granulations et qui contribuerait à donner aux malades la coloration cyanotique (Engelhardt).

III. — HYDROGÈNE ARSÉNIÉ

Au point de vue toxicologique, l'hydrogène arsénié diffère des autres composés arsenicaux par l'action spéciale qu'il exerce sur le sang ; cette action est tellement prédominante qu'il paraît convenable de classer l'hydrogène arsénié parmi les poisons du sang et non pas avec les autres composés de l'arsenic.

Ce gaz est extrêmement toxique et il agit à très faible dose, par exemple quand il est assez dilué pour que l'on ne perçoive pas l'odeur alliacée qui lui appartient.

On trouve dans la littérature une cinquantaine de

1. *Soc. biol.*, 8 novembre 1879.

cas d'empoisonnements mortels ou très graves par l'hydrogène arsénié[1]. Les victimes sont tantôt des chimistes qui ont respiré le gaz préparé en vue de l'étude, tantôt des ouvriers qui travaillent dans des usines où l'on fabrique de l'hydrogène avec du zinc et des acides contenant un peu d'arsenic, tantôt les ouvriers employés au traitement de certains minerais. On dit aussi que les couleurs arsenicales des papiers de tenture peuvent, au contact de l'air humide et de certaines moisissures, donner naissance à de l'hydrogène arsénié.

Ce gaz enlève aux globules sanguins leur hémoglobine qui passe dans le sérum, se répand dans toute l'économie, est éliminée en nature ou à l'état de méthémoglobine par l'urine, ou transformée par le foie en bilirubine. Même avec de faibles doses de poison, la quantité des globules sanguins détruits est considérable et suffit notamment à produire assez vite de l'ictère[2].

Le début de l'intoxication n'est pas toujours immédiat. Après avoir respiré le gaz, le sujet n'éprouve d'abord qu'un léger malaise et quelques heures s'écoulent parfois avant l'apparition des symptômes graves. Ce sont des vertiges, des bourdonnements, un violent mal de tête, une faiblesse telle que le malade tombe à terre, de la dyspnée à l'occasion du moindre effort; des vomissements spontanés ou provoqués par des boissons, la

---

1 Lucas : Empoisonnement par l'hydrogène arsénié. Thèse de Paris. 1895. Dixon Mann et J. Gray Clegg : On the toxic Action of arsenetted hydrogen, illustrated by five cases. Manchester, 1895.

2. Stadelmann a étudié l'empoisonnement chez un chien à fistule biliaire. Il a vu que la bile n'augmentait pas de quantité, mais qu'elle devenait tellement épaisse qu'elle ne pouvait plus s'écouler que très difficilement; la matière colorante (biluribine) s'y trouvait dans une proportion 20 fois plus forte que dans la bile normale ; les acides biliaires y étaient au contraire moins abondants.

soif étant très vive. A ce moment aussi se produisent des frissonnements ou un grand frisson violent et prolongé. Dès la première miction l'urine est rouge ou noirâtre ; elle ne contient pas de globules sanguins, mais de l'hémoglobine ou de la méthémoglobine dissoute ; elle renferme aussi de l'albumine.

L'ictère apparaît le second jour, la coloration n'est pas franchement jaune, mais mélangée d'une teinte brunâtre. A partir de ce moment, la sécrétion urinaire est considérablement diminuée ou même tout à fait supprimée. Les vomissements continuent ; il s'y joint parfois de la diarrhée sanguinolente avec douleurs abdominales. Il y a parfois aussi des éruptions cutanées et des hémorragies par diverses voies. La mort n'est jamais survenue avant le 5ᵉ jour ; dans un cas elle n'est arrivée que le 28ᵉ jour.

Si l'hydrogène arsénié est considéré comme un poison violent, ce n'est donc pas à cause de la rapidité de ses effets, mais en raison de la faible quantité de ce gaz qui suffit à produire une action toxique. Une seule inspiration profonde d'hydrogène contenant des traces d'hydrogène arsénié a occasionné chez le Pʳ Jolyet un empoisonnement nettement caractérisé.

Dans les formes relativement légères, l'hémoglobinurie est le symptôme capital avec les malaises du début. Il s'y joint parfois de l'ictère ; mais les vomissements font défaut ou sont rares.

A l'autopsie, les lésions du tube digestif sont peu accentuées ou nulles, ce qui peut tenir à ce que la quantité d'arsenic absorbé est presque toujours minime. — Les reins, outre les altérations de la néphrite épithéliale, contiennent quelquefois des masses cristallines constituées par de l'hémoglobine ou ses dérivés. La rate est tuméfiée. Le foie est également augmenté de volume ; les voies biliaires, y compris la vésicule, sont remplies d'une bile épaisse, visqueuse qui renferme des amas de bilirubine et de sédiments amorphes. L'ictère résulte, au moins en partie, de cette obstruction des canaux biliaires.

Il est à noter que d'après certaines observations faites chez l'homme (Valette) et chez les animaux (Lucas) la gravité de l'intoxication paraît ne pas être toujours en rapport avec la quantité de gaz absorbé. Le fait est intéressant à retenir, puisqu'ici il s'agit d'une intoxication par la voie pulmonaire qui permet une absorption très facile et d'un gaz qui exerce une action chimique grossière sur le sang. Ce serait donc un exemple remarquable des différences individuelles dans la résistance de l'organisme envers une même altération bien déterminée.

Le traitement ne comporte pas d'antidote. On a conseillé les diurétiques, lorsqu'ils peuvent être gardés par l'estomac, les bains chauds prolongés qui agiraient également comme diurétiques, les bains de vapeur pour suppléer à l'insuffisance de la sécrétion urinaire, les inhalations d'oxygène pour faciliter l'hématose par ceux des globules sanguins qui peuvent encore exercer leurs fonctions.

IV. — OXYDE DE CARBONE

L'oxyde de carbone CO est le produit de la combustion incomplète du charbon, la combustion complète fournissant de l'acide carbonique. Les deux gaz se dégagent en même temps des foyers, le premier étant presque toujours beaucoup moins abondant que l'autre.

L'oxyde de carbone brûle avec une flamme bleue

pour former de l'acide carbonique ; on aperçoit souvent ces flammes bleues à certaines périodes de la combustion du charbon. Inversement, l'acide carbonique donne naissance à l'oxyde de carbone quand il se trouve au contact du charbon à une température suffisante. C'est ainsi que des produits de combustion qui renferment d'abord peu d'oxyde de carbone peuvent en contenir beaucoup plus quand, avant de se répandre à l'air libre, ils ont dû traverser une couche de charbon incandescent.

L'oxyde de carbone a une densité de 0,967 ; il est incolore et inodore, de sorte que rien ne révèle sa présence.

Le gaz d'éclairage contient de l'oxyde de carbone.

§ I. — Doses toxiques.

Pour évaluer la toxicité de l'oxyde de carbone, comme d'ailleurs des autres poisons gazeux, il faut considérer, non seulement la proportion du gaz toxique dans l'athmosphère, mais aussi le temps pendant lequel le sujet respire ce mélange. Comme l'oxyde de carbone s'élimine lentement, la gravité de l'empoisonnement et la production même dépendent souvent pour une grande part de ce dernier facteur.

Dans une atmosphère contenant 5 pour 100 de CO, l'homme succomberait très rapidement ; il mourrait assez vite encore dans une atmosphère à 1 pour 100, et il ne peut respirer longtemps sans danger un mélange à 1 pour 1,000.

On a cherché à déterminer la dose limite à partir de laquelle CO cesserait d'être dangereux. D'après les recherches de Wolfhügel et Vogel, de Gurber[1], elle

1. Cités par Becker. Die Kohlenoxydgasvergift. *Vierteljahrschr. f. gerich. Medic.*, 1893.

serait d'environ 1/4 pour 1,000. Gurber a respiré deux
jours de suite, pendant trois heures consécutives, de
l'air contenant 0,21 et 0,24 de CO pour 1,000, sans en
éprouver la moindre incommodité. — Cette limite peut
être admise pour l'empoisonnement aigu, mais non
pas pour l'empoisonnement chronique. Ici, les données
positives font défaut ; mais l'on sait du moins par les
recherches expérimentales que l'oxyde de carbone a
une telle affinité pour l'hémoglobine que, même extrêmement dilué, il se fixe assez vite dans le sang. Ainsi,
Gréhant a constaté qu'un chien qui a respiré pendant
deux heures un mélange à 1 pour 15000, a gardé dans
son sang la cinquième partie de l'oxyde de carbone qui
a circulé dans ses poumons.

L'oxyde de carbone est très toxique aussi pour les
animaux supérieurs, mais à un degré un peu inégal
pour les diverses espèces. C'est ce que montre par
exemple l'expérience suivante de Gréhaut[1]. Un mélange
d'air et d'oxyde de carbone à 1 pour 100 (mélange constamment renouvelé et par conséquent à composition
constante) est respiré simultanément par un lapin, par
un chien et par un moineau. Le moineau meurt au
bout de 4 minutes, le chien en 15 minutes ; le lapin
survit. Tourdes avait déjà noté la résistance relative des
lapins, et constaté par exemple que dans un mélange au
quinzième ils, ne meurent qu'au bout de 20 minutes
environ. Quant à la susceptibilité des oiseaux, elle a
été signalée par tous les expérimentateurs ; un moineau
succombe presque instantanément dans une atmosphère
à 4 pour 100.

1. Gréhaut. Les poisons de l'air. Paris, 1890. J.-B. Baillière.

§ II. — Étiologie.

L'empoisonnement par l'oxyde de carbone est plus fréquent à lui seul que tous les autres empoisonnements réunis.

L'empoisonnement suicide est extrêmement répandu en France, où il représente environ les quatre cinquièmes de la totalité des empoisonnements. Tout le monde sait, dans le peuple, qu'on meurt quand on reste dans une chambre close qui contient un fourneau allumé dont les produits de combustion ne s'échappent pas au dehors. Pendant l'année 1894 (la dernière dont nous connaissions la statistique officielle) 914 individus se sont suicidés ainsi par les vapeurs de charbon, ou, comme l'on dit dans le peuple, « en allumant un réchaud ».

Les *empoisonnements accidentels* sont également très fréquents ; ils sont produits par des appareils de chauffage à fonctionnement défectueux, plus rarement par d'autres foyers de combustion, par des incendies, et aussi par le gaz d'éclairage.

Des empoisonnements chroniques peuvent être occasionnés par l'exercice de certains métiers qui exposent l'ouvrier à respirer continuellement de petites quantités d'oxyde de carbone. Citons parmi ces ouvriers les cuisiniers, les repasseuses, les gaziers, les mineurs.

Les *empoisonnements criminels* sont très rares. Ils ne se produisent guère que sous le masque de suicide collectif : deux époux, deux amants, deux amis, un père ou une mère avec leurs enfants s'exposent ensemble aux vapeurs de charbon ; mais celui qui a décidé les autres à en finir avec la vie prend ses précautions pour échapper seul à l'empoisonnement.

Au point de vue étiologique, on peut diviser les empoisonnements par l'oxyde de carbone en deux grandes classes, suivant qu'ils sont produits par les vapeurs de charbon ou par le gaz d'éclairage.

Vapeurs de charbon.

On attribuait autrefois le danger des vapeurs de charbon à la forte proportion d'acide carbonique qu'elles renferment. Une expérience de Leblanc, devenue classique, a montré que cette conception était inexacte. Un chien est introduit dans une chambre où se trouvent un fourneau allumé et une bougie. Le chien devient malade au bout de 5 minutes, et meurt au bout de 25 minutes ; la bougie ne s'éteint qu'au bout de 35 minutes. En analysant alors les gaz contenus dans la chambre, on constate qu'ils sont composés de :

Oxygène.	19 volumes
Azote..	75
Acide carbonique. .	4
Oxyde de carbone. .	0,54
Hydrogène carboné..	traces

Leblanc répète ensuite la même expérience, mais en remplaçant le fourneau par un appareil à dégagement d'acide carbonique. Cette fois, le chien ne meurt qu'au bout de 45 minutes, mais la bougie s'éteint au bout de 25 minutes. L'atmosphère de la chambre avait alors la composition suivante :

Oxygène.	16 volumes
Azote..	54
Acide carbonique.. .	30
Oxyde de carbone. .	0
Hydrogène carboné. .	0

L'acide carbonique n'entraîne donc la mort que lorsqu'il est en très forte proportion dans l'atmosphère, tandis qu'il suffit que l'air contienne 1/2 pour 100 d'oxyde de carbone pour qu'il devienne très toxique.

Ainsi que nous l'avons vu plus haut, la toxicité très grande de l'oxyde de carbone lui appartient en propre et est tout à fait indépendante de l'action délétère de l'acide carbonique. Mais les effets de ces deux gaz peuvent s'associer. Quand un individu se trouve enfermé dans une chambre dont toutes les issues sont calfeutrées, et dans laquelle brûle un fourneau, il respire une atmosphère qui, non seulement contient de l'oxyde de carbone, mais qui renferme aussi des proportions trop faible d'oxygène et trop forte d'acide carbonique pour entretenir convenablement la respiration. La mort se produit alors par un mécanisme complexe. Mais il n'en est pas moins vrai que dans l'immense majorité des cas c'est l'oxyde de carbone qui joue le rôle de beaucoup le plus important.

La composition des vapeurs de charbon, ou plus généralement des gaz qui se dégagent d'un foyer de combustion, varie très notablement suivant la nature du combustible et suivant que la combustion se fait plus ou moins activement. Voici quelques-unes des analyses qui ont été publiées :

Cheminée ordinaire.

Oxyde de carbone.	1 à 3
Acide carbonique.	6
Oxygène..	12
Azote, hydrogène, etc. . . .	80

Ici la proportion d'oxyde de carbone est relativement faible parce que l'air accède largement et facilement dans le foyer et permet une combustion à peu près complète. Il en est de même dans les cheminées d'usine.

Cheminées d'usine (Augus Smith).

	1re EXPÉR.	2e	3e
Oxyde de carbone.. .	1,55	0,98	0,34
Acide carbonique.. .	6,17	6,32	6,00
Oxygène..	12,22	11,86	12,24
Azote..	79,93	80,06	80,88
Hydrog. protocarboné	0,13	0,78	0,54

Au contraire, dans certains appareils de chauffage la proportion d'oxyde de carbone est beaucoup plus considérable pour des raisons que nous indiquerons plus loin.

Poêle mobile. Gaz recueillis au sortir du tuyau (Boutmy).

Oxyde de carbone.	16,7
Acide carbonique..	9,3
Azote, hydrog., vap. d'eau, etc.	73,9

Analyse des gaz émis par un poêle Choubersky (Pouchet).

	I	II	III
Oxyde de carbone.. . . .	9	10	10
Acide carbonique.	12	14	13
Oxygène.	3	4	4
Azote, etc.	76	72	73

I et II. Prises à midi et à 4 heures du soir, le poêle étant en petite marche, et avec agitation toutes les heures.

III. Prise à 8 heures du matin, le poêle étant en grande marche, et non agité depuis minuit.

Il convient d'ajouter que, même avec ces appareils, la proportion d'oxyde de carbone est très variable, ainsi que le montrent les analyses suivantes faites par Saint-Martin [1] sur les produits de combustion d'un poêle Choubersky.

---

1. Dujardin-Beaumetz et de Saint-Martin. *Bull. Acad. méd.*, 1889.

Analyse des gaz d'un poêle Choubersky.

PAR LA COMBUSTION DU COKE

	EN PETITE MARCHE			EN GRANDE MARCHE		TIRAGE FORCÉ
	I	II	III	IV	V	VI
CO	0,55	0,60	3,94	1,17	0,75	7,20
CO^2	15,26	16,54	4,00	9,64	3,10	14,20
O	4,93	3,61	12,76	9,64	17,00	2,70
Az, etc.	79,26	79,25	79,30	79,14	79,14	75,90

I.   Marche normale le jour, grille remuée chaque heure.

II.   — — sans plaque obturatrice.

III. Échantillon prélevé le matin, le poêle n'ayant pas été touché depuis 12 heures.

IV. Grande marche normale le jour, cendres enlevées toutes les heures.

V. Id. Échantillon prélevé le matin dans les mêmes conditions qu'en III.

VI. Tirage exagéré par la suppression de la plaque mobile et de la soupape régulatrice et leur remplacement par des tuyaux de 2 mètres de hauteur totale, avec 3 coudes.

PAR LA COMBUSTION DE L'ANTHRACITE

	PETITE MARCHE						TIRAGE FORCÉ	
	VII	VIII	IX	X	XI	XII	XIII	XIV
CO	0,51	1,26	0,68	1,19	1,17	2,38	1,01	1,67
CO^2	13,56	9,65	17,15	17,77	13,23	5,57	15,09	13,47
O	5,27	8,65	1,38	0,89	5,99	13,34	2,99	2,20
Az, etc.	80,45	80,44	80,79	80,15	79,61	78,71	81,00	82,66

VII.   Petite marche normale de jour.

VIII. Échantillon prélevé dans la chambre supérieure par une ouverture pratiquée dans le couvercle.

IX.   Échantillon prélevé par la base.

X.   Id. simultanément par le couvercle.

(Petite marche normale le jour ; grille remuée tous les quarts d'heure.

XI.   Échantillon prélevé au milieu de la nuit. La grille n'a pas été agitée depuis 6 heures.

XII.   Échantillon prélevé le matin. On n'a pas touché au poêle depuis 12 heures.

XIII, XIV. Tirage exagéré comme en VI.

Dans une chambre de dimensions moyennes, *hermétiquement close*, il suffit d'une faible quantité de charbon brûlant dans un fourneau libre, dans un réchaud, pour produire une atmosphère mortelle. D'après ce que nous avons vu dans bon nombre de suicides, quatre à cinq litres de charbon de bois (lequel est employé à peu près exclusivement en pareil cas) suffisent largement. Ceux qui se suicident ainsi ont soin, avant d'allumer le fourneau, de boucher soigneusement la cheminée et de calfeutrer les portes et les fenêtres. Sans cette précaution, il arriverait souvent que les gaz de combustion s'échappant par le tuyau de la cheminée, et l'air extérieur pénétrant par les interstices des portes et des fenêtres, l'air de la chambre se renouvellerait assez pour n'être jamais toxique.

Toutefois cette précaution n'est pas toujours indispensable. Quand la production d'oxyde de carbone est assez abondante, l'empoisonnement peut très bien se produire dans une chambre où rien n'empêche le renouvellement de l'air. Nous avons vu par exemple les cas suivants. Un homme en rentrant un soir chez lui rechargea son poêle Choubersky, mais négligea de remettre le couvercle ; il fut trouvé mort le lendemain matin. Trois ouvriers, pendant une nuit d'un hiver rigoureux, transportèrent dans la chambre où ils couchaient un brasero destiné à chauffer un hangar de l'usine ; tous trois périrent.

Même avec une production moins abondante d'oxyde de carbone, on a vu plusieurs fois un empoisonnement mortel se produire dans une chambre dont la cheminée n'était pas bouchée, dont une des vitres était cassée, etc. Orfila cite plusieurs cas de ce genre, notamment celui d'un homme qui avant de se coucher avait fermé la clé de son poêle contenant du bois et du coke, et qui mourut dans la nuit, bien que sa chambre communiquât avec le magasin sous-jacent par un escalier, et bien que la fenêtre de la chambre fût incomplètement fermée dans sa partie inférieure.

Il arrive en effet que, suivant les hasards de la ventilation, les gaz de combustion se répandent dans telle ou telle direction, et séjournent plus ou moins longtemps dans tel ou tel point. C'est pour la même raison que l'on voit parfois deux ou plusieurs personnes séjournant dans une même chambre être très inégalement atteintes par l'intoxication.

Parlons maintenant des **empoisonnements accidentels par les appareils de chauffage.**

Ces accidents ne se produisent presque jamais avec la cheminée ordinaire. La plus grande partie de la chaleur produite dans un foyer de cheminée est employée à chauffer le tuyau d'évacuation, ce qui donne une grande force ascentionnelle aux gaz de combustion; leur sortie est encore facilitée par le large afflux de l'air dans la cheminée.

Les poêles fixes donnent à la chambre une plus grande quantité de la chaleur produite et en fournissent moins à la conduite d'évacuation. En outre et surtout, ces appareils sont munis d'une clé, permettant de manœuvrer une soupape qui obture plus ou moins le tuyau. On ferme cette soupape quand on veut modérer la combustion. Mais en la modérant ainsi, on augmente la proportion d'oxyde de carbone et surtout on gêne le tirage; les gaz ne s'évacuent que très difficilement, et trop souvent ils refluent dans la chambre.

Les poêles *mobiles* sont plus dangereux encore, et cela pour plusieurs raisons. En premier lieu, ils sont construits de façon à donner presque toute leur chaleur à la chambre ; les gaz de combustion qui s'en échappent ont une température relativement peu élevée, et quand ils passent du tuyau de poêle dans la conduite d'évacuation dont la capacité est bien plus considérable, ils se refroidissent, leur force ascentionnelle diminue, parfois à un point tel qu'ils refluent dans la chambre. — La mobilité de ces appareils augmente encore leur danger. Quand on roule le poêle en activité d'une chambre chauffée dans une chambre voisine froide, le tirage s'établit mal dans la cheminée de cette dernière ; la chambre chaude exerce au contraire un appel en vertu duquel elle tend à se remplir des gaz de combustion. — En outre, dans certains au moins de ces appareils, les gaz produits à la partie inférieure d'une colonne de charbon doivent traverser de bas en haut toute cette colonne, et redescendre entre les enveloppes extérieure et intérieure pour gagner l'orifice du tuyau ; dans ce trajet compliqué ils trouvent parfois des issues surtout au niveau du couvercle qui ne ferme hermétiquement que s'il est assujetti avec soin. Enfin, ainsi que nous l'avons vu plus haut, les gaz de combustion de ces poêles mobiles sont souvent très riches en oxyde de carbone, ce qui tient sans doute, entre autres causes, à ce qu'ils traversent une couche de charbon incandescent, ce qui permet à une portion de l'acide carbonique de se réduire en oxyde de carbone.

Les poêles ne sont pas dangereux seulement pour ceux qui s'en servent ; ils le sont au moins aussi souvent pour leurs voisins. Nous pouvons même dire qu'ils le sont plus si nous nous en rapportons à nos observations personnelles.

Il arrive souvent en effet que les gaz de combustion se déversent dans une chambre située à un autre étage que celui où se trouve le poêle. Voici comment les choses se passent en pareil cas.

Le poêle a pu fonctionner plus ou moins longtemps sans inconvénients ; mais un jour vient où le tirage étant moins actif, les gaz de combustion montent moins facilement ; avant d'arriver à l'extrémité du tuyau d'évacuation de la maison ils se refroidissent, tendent à redescendre ou sont rabattus par le vent. Ils reviennent difficilement jusqu'au foyer originel parce qu'en approchant de celui-ci, ils trouvent généralement une colonne de gaz chauds qui les éloigne. Mais si à une certaine distance de ce foyer, dans la conduite d'évacuation, ils rencontrent une issue, ils s'y engagent et peuvent arriver ainsi dans une chambre non chauffée d'un autre étage de la maison.

Cet accident ne se produirait pas si chaque foyer d'une maison possédait un tuyau d'évacuation spécial, bien étanche, conduisant au-dessus du toit les produits de combustion. Il n'en est pas toujours ainsi.

Il y a d'abord des maisons où un seul conduit dessert tous les foyers superposés ; une large communication entre tous ces foyers se trouve ainsi réalisée par les branchements qui relient chacun d'eux à la conduite principale. Cette disposition est des plus dangereuses ; elle a occasionné bien des accidents. L'un des derniers que nous avons vus s'est produit dans une maison où l'architecte avait cherché à l'atténuer en garnissant le fond de chaque foyer d'une trappe mobile que le locataire ne devait ouvrir que lorsqu'il faisait du feu. Un ménage de domestiques couchaient dans une chambre du haut ; pour « assainir » cette chambre, ils eurent une fois l'idée d'y allumer du feu dans la journée, et oublièrent de refermer la trappe lorsqu'ils se couchèrent ; tous deux furent trouvés morts le lendemain matin.

Dans d'autres maisons, construites d'après les règlements maintenant en vigueur, chaque foyer a bien une conduite spéciale ; mais ces conduites, en poterie, sont accolées les unes aux autres, de sorte que les fissures qui ne tardent pas à se produire dans leurs parois sous l'influence des tassements, des alternatives de chaleur et de froid, établissent de l'une à l'autre des communications très suffisantes pour le reflux des gaz. — Parfois aussi les conduites affleurent la surface intérieure des murs, et leurs fissures communiquent directement avec l'intérieur des chambres. C'est de cette façon que l'oxyde de carbone peut pénétrer dans une chambre où non seulement il n'y a pas de feu, mais qui est dépourvue de cheminée.

Signalons encore un cas dont nous avons eu plusieurs exemples dans des maisons à petits logements. Un locataire installe dans sa chambre un poêle dont il fait pénétrer le tuyau dans la conduite de fumée qui longe le mur ; quand il déménage, il retire son tuyau en négligeant de boucher le trou qu'il a fait à la conduite. Le propriétaire le fait simplement fermer en y collant du papier, en le recouvrant d'un almanach ; nous avons même vu de ces trous restés béants dans des chambres habitées.

Enfin les calorifères à air peuvent aussi apporter de l'oxyde de carbone dans les appartements s'il s'établit une communication fortuite entre le foyer et la chambre à air. Nous n'avons pas vu de cas où l'empoisonnement ait eu certainement cette cause.

Malgré tout ce qui vient d'être dit, il est bien certain que l'immense majorité des poêles n'occasionnent pas d'accidents graves. Mais c'est bien à tort que le bon fonctionnement de ces appareils pendant plusieurs mois ou plusieurs années inspire à beaucoup de personnes une sécurité complète. Il suffit d'une circonstance insignifiante en apparence : du refoulement du vent dans une cheminée, de l'échauffement ou du refroidissement inusités d'une chambre ou d'un appartement voisins, etc., pour qu'un poêle inoffensif jusque-là occasionne un jour un empoisonnement grave ou mortel. Au mois de novembre dernier, deux amoureux qui avaient passé la nuit dans un hôtel furent trouvés morts le lendemain ; ils avaient été empoisonnés par l'oxyde de carbone provenant d'un poêle que le logeur avait allumé dans une chambre au-dessous. Ce poêle avait fonctionné depuis deux ans, toujours à la même place, sans entraîner aucun inconvénient ; ce jour-là, il était allumé pour la première fois de l'hiver, et c'est sans doute cette seule circonstance qui, en gênant le tirage, avait permis aux émanations de pénétrer dans la chambre habitée. — Quand la cause de l'accident n'est pas reconnue, celui-ci peut se renouveler plusieurs fois à de longs intervalles ; Lanz a vu un même poêle, placé toujours au même endroit, occasionner, en l'espace de six ans, trois empoisonnements dont un mortel.

Presque toutes les intoxications mortelles ou graves se produisent la nuit. Cela tient à ce que les appareils sont moins surveillés pendant cette période, et surtout à ce que pendant le sommeil les premiers effets du poison ne sont pas ressentis, de sorte que la victime passe directement du sommeil au coma ou que, lorsqu'elle se réveille, elle est déjà incapable d'assurer son salut.

Après les appareils de chauffage domestique, il reste à indiquer d'autres sources d'empoisonnement par les gaz de combustion. Citons d'abord les **fours à chaux et à plâtre,** dont les émanations sont très toxiques. Il y a autour de Paris bon nombre de ces fours, et pendant l'hiver des vagabonds vont passer la nuit auprès d'eux pour se garantir du froid ; chaque année il y a au moins une vingtaine de ces individus qui sont tués par l'oxyde de carbone, et dont les cadavres sont amenés à la Morgue. L'empoisonnement peut se produire en plein air, les gaz toxiques rencontrant sur leur trajet les orifices respiratoires des dormeurs.

Les émanations de ces fours peuvent aussi pénétrer dans les habitations voisines et occasionner les plus graves accidents. Plusieurs intoxications qui se sont produites ainsi dans une même maison, aux environs de Rouen, ont été la cause d'une déplorable erreur judiciaire. En 1887, une femme D... a été condamnée aux travaux forcés à perpétuité comme ayant empoisonné son mari et son frère. En réalité ceux-ci avaient été intoxiqués par l'oxyde de carbone, comme le furent ensuite d'autres personnes qui vinrent habiter la même maison. Cet oxyde de carbone provenait d'un four à chaux, contigu à la maison, et qui n'était pas constamment allumé. Ces faits ont été reconnus plus tard[1],

1. P. Brouardel, Descoust et Ogier. Un cas d'empoisonnement par l'oxyde de carbone. (*Société méd. lég.*, 12 février 1894. *Annales d'hygiène*, 3e série, t. XXXI, p. 376.)

le procès a été revisé, et la femme D... réhabilitée.

Il faut signaler aussi **les incendies de maisons ou d'édifices** qui développent souvent une quantité suffisante d'oxyde de carbone pour qu'on retrouve dans le sang des victimes une forte proportion de ce gaz. C'est ce que nous avons vu nous-même plusieurs fois. Il est à noter que l'oxyde de carbone se produit même quand l'incendie éclate avec une très grande rapidité. C'est ainsi que dans l'incendie du Ringtheater de Vienne (1882) le Pr Hofmann a trouvé que le sang de beaucoup de victimes contenait de l'oxyde de carbone et que le Pr Brouardel a fait la même constatation lors de l'incendie de l'Opéra-Comique de Paris (1887)[1].

Une circonstance plus rare, au moins actuellement, est celle où les poutres en bois d'une maison prennent feu, brûlent comme de l'amadou, lentement, insidieusement, et dégagent entre les interstices du plancher ou du dallage de l'oxyde de carbone qui occasionne une intoxication plus ou moins grave des habitants avant que ceux-ci sachent qu'un incendie couve dans leur maison.

Parmi les observations de ce genre, la plus curieuse est celle qu'on trouve reproduite dans le livre d'Orfila, et qui date de 1829. Dans une même maison, quatorze personnes furent successivement intoxiquées pendant plusieurs jours, la plupart d'une façon très grave, sans que les trois médecins appelés l'un après l'autre aient su la nature des accidents. Les scènes extraordinaires qui se passaient dans cette maison, où les infirmiers appelés pour soigner les malades n'arrivaient

---

1. Brouardel. Les asphyxies. Paris, 1896.

que pour s'évanouir et pour s'aliter, ne se terminèrent qu'au moment où l'on cria que le feu était dans la maison. Un domestique avait senti qu'un des murs était brûlant ; on fit venir des ouvriers et l'on découvrit aussitôt que la charpente des murs et des plafonds était en incandescence.

Indiquons encore pour terminer quelques autres causes d'empoisonnement. Les *briquettes destinées à chauffer les voitures* ont produit des intoxications, presque toutes assez légères ; un règlement de police exige maintenant que ces briquettes soient renfermées dans une boite munie d'un tuyau évacuant les gaz au dehors. Des empoisonnements chroniques occasionnés par la respiration quotidienne de petites quantités de vapeurs de charbons, se produisent non seulement chez les cuisinières, les repasseuses, etc., mais aussi chez des personnes qui se tiennent dans des appartements chauffés par des appareils qui laissent dégager de l'oxyde de carbone, mais en quantité trop minime pour qu'il en résulte des accidents appelant de suite l'attention. Les poêles de fonte notamment exposeraient à cette sorte d'intoxication, même lorsqu'ils tirent bien, parce que, dit-on, la fonte, chauffée au rouge, laisse filtrer l'oxyde de carbone ; d'après Gréhant, c'est l'acide carbonique de l'air qui, au contact de la fonte rouge, se transforme en oxyde de carbone.

Gaz d'éclairage.

Le gaz d'éclairage peut être fabriqué avec diverses matières. C'est le gaz de houille qui est de beaucoup le plus employé.

La composition de ce gaz, tel qu'il est livré à la consommation, varie assez notablement suivant la nature de la houille employée et suivant les procédés de fabrication et d'épuration. Voici deux analyses (empruntées à Layet) du gaz de Paris :

Hydrogène.	50,2	45,6
Gaz des marais.	32,8	34,9
Oxyde de carbone.	*12,9*	*6,6*
Éthylène.		4,1
Propylène..	3,8	2,3
Azote.		2,7
Acide carbonique.	0,3	3,6

La proportion d'oxyde de carbone n'est presque jamais inférieure à 5 pour 100 et elle est parfois beaucoup plus considérable, ainsi qu'on le voit par les analyses ci-dessus.

C'est par l'oxyde de carbone qu'il contient que le gaz d'éclairage est toxique. Il produit du reste les mêmes symptômes, les mêmes altérations du sang et des organes que l'oxyde de carbone provenant d'un foyer de combustion et, sauf l'étiologie, l'histoire des deux empoisonnements est identique.

Les autres corps qui entrent dans la composition du gaz d'éclairage n'exercent pas d'action toxique appréciable[1]. C'est ce que montrent les recherches de divers expérimentateurs, notamment de Layet[2], qui ont constaté que les animaux pouvaient respirer impunément dans une atmosphère contenant une proportion consi-

1. Devergie, mal renseigné sur la composition du gaz d'éclairage, attribuait la toxicité de celui-ci à l'hydrogène bicarboné (éthylène). C'est le P⁰ Tourdes qui le premier a montré, en 1841, la part qui revenait à l'oxyde de carbone dans l'empoisonnement par le gaz de l'éclairage. (Tourdes. Relation médicale des asphyxies occasionnées à Strasbourg par le gaz de l'éclairage. J.-B. Baillière, 1841.)

2. Layet. art. Gaz. d'éclairage. *Dict. encyclop. des sciences médic.*

dérable, soit de gaz des marais, soit d'éthylène. Il en est
de même pour le propylène (Bruneau[1]) et pour l'acéty-
lène (Brociner[2]).

A part quelques rares cas de suicide, presque tous les
empoisonnements par le gaz d'éclairage sont accidentels.

L'odeur du gaz d'éclairage est très pénétrante.
D'après le Pr Tourdes, 1/750 de ce gaz mélangé à l'air
est encore nettement sensible à l'odorat ; 1/1000 peut
encore donner des soupçons. On est donc averti de la
présence du gaz bien avant qu'il ne soit en proportion
suffisante pour occasionner rapidement des accidents
graves. C'est ce qui explique pourquoi, aujourd'hui que
la toxicité du gaz est connue de tout le monde, les empoisonnements accidentels sont relativement rares. Ces
accidents se produisent surtout la nuit, parce que les
dormeurs ne sont pas toujours réveillés à temps par
l'odeur. Le gaz se répand dans la chambre, soit parce
qu'un bec, laissé allumé avec une très faible flamme,
s'éteint sous l'influence d'un courant d'air et continue
ensuite à laisser échapper le gaz, soit parce qu'il y a
une fuite dans la canalisation de la maison.

Une source d'empoisonnement qu'il est important de
signaler est la fuite qui se produit dans la *canalisation
des voies publiques*. Cette canalisation ne peut être complètement étanche sur tous ses points. Il est facile de
constater, quand une tranchée est ouverte dans une rue,
qu'autour de la conduite le terrain présente une couleur
noirâtre et une odeur spéciale qui témoignent de son

1. Bruneau. *Ann. d'hyg. pub. et de méd. lég.*, 1886. t. XVI, p. 148.
2. *Même recueil*, 1887.

imprégnation par le gaz. Il est admis du reste que 7 pour 100 au moins du gaz fabriqué se perd dans le sol avant d'arriver chez le consommateur. Or, le gaz ainsi répandu dans le sol peut s'infiltrer jusque dans les habitations voisines ; à plusieurs reprises des intoxications mortelles se sont produites de cette façon, sans compter les cas où l'empoisonnement ne s'est manifesté que par des troubles de la santé plus ou moins graves et persistants.

Les accidents de ce genre n'atteignent une sérieuse gravité que lorsqu'il y a, dans la canalisation, non pas une simple fissure, mais une rupture de la conduite ou une défectuosité du siphon qui donne une issue abondante au gaz. C'est presque uniquement en hiver, pendant la période des grands froids, qu'ils se produisent. Les couches superficielles du sol étant congelées sont à peu près imperméables au gaz qui, ne pouvant s'échapper au dehors, se répand dans les couches plus profondes, et s'accumule de préférence dans les caves, les sous-sols, les rez-de-chaussée des maisons voisines, parce que, en raison de la température plus élevée de ces locaux, les gaz du dehors y sont appelés à travers les interstices du sol.

Le premier accident de cette nature a été observé en 1840 à Strasbourg par le Pr Tourdes. Six personnes furent trouvées mortes le 2 janvier dans les chambres qu'elles habitaient au rez-de-chaussée. Une forte odeur de gaz se remarquait dans ces chambres et surtout dans la cave sous-jacente qui communiquait facilement avec le rez-de-chaussée. Le gaz provenait d'une énorme fuite qui s'était produite sur le tuyau de conduite de la rue, situé à 5 mètres de la maison ; la couche superficielle du sol était gelée. — Dans un autre accident, observé par Caussé d'Albi[1], le gaz provenait d'une conduite située à 4 mètres de la maison ; il avait filtré à travers le mur de celle-ci, épais d'au moins 50 centimètres ; il avait en outre rempli le puits d'une autre maison, à 13 mètres de distance. Le sol était gelé. Sur trois personnes habitant le rez-de-chaussée de la première maison, l'une fut trouvée morte, les deux autres furent gravement intoxiquées. — Dans d'autres cas, le gaz a dû parcourir un trajet encore plus considérable à travers le sol pour pénétrer dans la maison : 18 mètres (Blanc), 35 mètres (Kobert).

Une circonstance augmente encore le danger de ces fuites souterraines. En arrivant dans les locaux habités, le gaz a souvent perdu plus ou moins complètement son odeur caractéristique parce qu'un certain nombre de ses principes constituants ont été retenus par le sol. Des recherches expérimentales montrent du reste que lorsque le gaz a filtré à travers le sol sa composition se modifie beaucoup. C'est ce qu'indiquent par exemple les analyses suivantes de Biefel et Soleck[2].

	GAZ D'ÉCLAIRAGE	LE MÊME APRÈS FILTRATION A TRAVERS LE SOL
Acide carbonique.	3,06	2,23
Carbures d'hydrogène lourds.	4,66	0,69
Gaz des marais.	31,24	17,76
Hydrogène.	49,44	47,13
Oxyde de carbone. . . .	10,52	13,93
Oxygène.	0,00	6,55
Azote.	1,08	11,71

On voit que l'absorption par le sol porte surtout sur les

---

1. Séverin Caussé (d'Albi). Asphyxie de trois personnes par le gaz d'éclairage. (*Ann. d'hyg. pub. et de méd. lég.*, 1875 t. XLIV, p. 393.)
2. D'après Becker. *Loc. cit.*

carbures d'hydrogène, et non pas sur l'oxyde de carbone dont la quantité relative se trouve même augmentée.

Ces modifications dans la composition du gaz sont du reste plus ou moins considérables suivant que l'écoulement se fait avec plus ou moins de lenteur, que le sol est vierge ou déjà saturé par les hydrocarbures, etc. Il peut se faire que lorsqu'il arrive dans les locaux habités, le gaz ait non seulement perdu son odeur, mais qu'il soit aussi devenu incapable de faire explosion au contact de la flamme.

§ III. — Symptômes.

Forme aiguë. — Les formes graves de l'intoxication aboutissent toujours au coma, de sorte qu'on peut diviser l'empoisonnement en trois périodes: celle du coma, celle qui le précède, et celle qui le suit.

Première période. — Le premier symptôme de l'intoxication est presque toujours le mal de tête, plus spécialement une constriction et des battements douloureux dans les tempes ; des vertiges, des bourdonnements d'oreilles avec bruits subjectifs se manifestent souvent ensuite, plus rarement des nausées et des vomissements. Certains sujets ont eu aussi des perceptions lumineuses, des lueurs, des éclairs ; d'autres une vive douleur rétro-sternale. Peu de temps après ces premiers symptômes, apparaît une impotence musculaire qui est l'un des effets les plus constants de l'empoisonnement, et souvent un effet très précoce. Bon nombre des individus qui éprouvent et reconnaissent les premières atteintes de l'oxyde de carbone, veulent échapper au danger en quittant leur chambre, en ouvrant leur fenêtre, ne peuvent y réussir parce qu'ils sont incapables de se lever de leur siège, ou qu'y étant parvenus, ils tombent sans pouvoir se relever avant d'être arrivés au but. L'intoxication se continue et amène plus ou moins rapidement le coma sans que ces malheureux puissent réaliser les mouvements qu'ils savent devoir amener le salut.

Relativement à cette impotence musculaire, deux particularités sont à noter : la brusquerie de son apparition, et sa prédominance sur les membres inférieurs. On voit parfois un intoxiqué s'affaisser tout à coup pendant qu'il marche, et alors qu'il est incapable de se relever, il peut encore quelquefois se servir de ses membres supérieurs pour briser une vitre, frapper aux murs, etc. Il est vrai que pour exécuter ces actes, il faut moins de force musculaire, et une force moins soutenue et moins réglée que pour marcher.

Pendant cette première période, l'intelligence reste ordinairement intacte ou à peu près. Il y a cependant des exceptions. Certains intoxiqués sont dans un état de confusion mentale qui les empêche de se rendre compte des lieux, du temps et des événements ; une violente excitation a été notée dans quelques cas.

Chez les individus que l'oxyde de carbone a surpris pendant leur sommeil, il arrive souvent que la première période de l'intoxication fait défaut. Les dormeurs passent insensiblement du sommeil naturel au coma. Nous avons vu, sur place, beaucoup de sujets morts ainsi d'une intoxication accidentelle qui s'était produite la nuit. Plus de la moitié ne paraissaient pas avoir essayé de sortir du lit, et l'attitude tranquille du corps indiquait qu'ils n'avaient pas eu de convulsions ; les autres étaient étendus à terre et paraissaient avoir cherché à gagner la porte ou la fenêtre.

Deuxième période. — C'est celle du coma. Elle survient plus ou moins vite suivant la proportion d'oxyde de carbone que contient l'air. Sa durée peut être fort longue ; elle est souvent de 2 ou 3 jours, parfois bien plus considérable, jusqu'à 8 jours dans un cas où la mort survint le 12ᵉ jour (Friedberg). Une aussi longue persistance du coma implique presque toujours une issue funeste, quand bien même le malade aurait fini par reprendre connaissance. Il est déjà exceptionnel de voir revenir définitivement à la vie des intoxiqués qui sont restés comateux pendant 40 heures (Tourdes). Durant cette période, la respiration est habituellement plus ou moins ralentie et affaiblie, ainsi que les battements du cœur, et parfois à un tel point qu'il faut quelque attention pour s'assurer que la vie n'est pas encore éteinte.

Des convulsions accompagnent assez souvent le coma; elles sont cloniques ou toniques ; le trismus a été noté dans beaucoup d'observations.

Des vomissements, des déjections alvines peuvent se produit aussi pendant cette période.

Dans quelques cas, on observe à la surface du corps de larges plaques d'un rose vif, identiques à celles que nous décrirons plus loin en parlant des lésions anatomiques. C'est là un signe qui peut aider le diagnostic dans les cas douteux.

Troisième période. — Dans la plupart des cas mortels, cette troisième période n'existe pas, le coma aboutissant directement à la mort. Cependant certains malades reprennent connaissance avant de succomber, et ils peuvent survivre plusieurs heures ou quelques jours, soit qu'ils retombent de temps en temps dans le coma, soit que celui-ci ne se reproduise plus. L'affaiblissement graduel, l'épuisement, les troubles de la respiration et de la circulation constituent alors les traits principaux de cette troisième période.

Les malades qui se rétablissent conservent habituellement pendant quelque temps de la céphalalgie, une certaine confusion mentale, de la faiblesse musculaire (spécialement de la paraplégie), de la fatigue et de la courbature. Ils présentent quelquefois de l'embarras gastrique, de l'anorexie. On constate parfois chez eux une glycosurie transitoire. Ce signe est considéré comme fréquent par certains auteurs ; il est bien loin d'être constant ; il manquait dans la plupart des cas que nous avons observés. L'albuminurie est encore plus rare. Signalons encore la teinte légèrement sanguinolente de l'urine, observée quelquefois.

La guérison est en général rapide chez ces sujets qui n'ont pas dépassé la première période de l'intoxication. Elle peut se faire assez vite encore chez les individus qui sont restés plusieurs heures dans le coma ; nous avons vu plusieurs de ces malades se rétablir complètement et définitivement en trois ou quatre jours.

Mais il n'en est pas toujours ainsi. Chez certains sujets la guérison est entravée et rendue incomplète par des troubles morbides plus ou moins graves et tenaces qui peuvent être considérés comme des complications, car ils n'appartiennent pas à la symptomatologie habituelle de l'empoisonnement. Ces complications seront décrites à la page 429.

Forme foudroyante de l'empoisonnement. — Quand l'oxyde de carbone est respiré pur, ou qu'il se trouve en très forte proportion dans l'air, l'intoxication peut se produire de suite et présenter d'emblée une grande intensité.

Les observations de ce genre sont peu nombreuses. Nous résumerons celles que nous avons trouvées dans la littérature, et comme elles sont concordantes, elles donneront la meilleure description de cette forme d'empoisonnement.

Deux expérimentateurs ont respiré de l'oxyde de carbone pur pour se rendre compte des effets de ce gaz. Le premier fit deux ou trois inspirations; il ressentit des vertiges, des douleurs de tête, fut pris de tremblement et perdit connaissance. — Le second, après avoir fait une forte expiration, respira trois ou quatre fois l'oxyde de carbone. Il tomba aussitôt en arrière, privé de connaissance et de mouvement, et resta une demi-heure en état de mort apparente, le pouls presque insensible. Des inhalations d'oxygène le ranimèrent; mais toute la journée il resta dans un état de stupeur avec des mouvements convulsifs, un violent mal de tête, un pouls très fréquent et irrégulier; il se rétablit ensuite assez lentement[1].

Des accidents aussi graves ont éclaté avec une brusquerie au moins égale chez des individus qui avaient respiré du gaz d'éclairage, lequel contient souvent 10 pour 100 et plus d'oxyde de carbone[2].

Voici d'abord deux observations de Sedillot[3] : « Un

1. D'après Christison, cité par Seidel, in *Handbuch der gerichtlichen Mediz.* de *Maschka*.

2. Ceci est peut-être particulier à l'homme. Jamais chez les animaux (lapin, cobaye) plongés sous une cloche remplie de gaz d'éclairage, nous n'avons vu l'intoxication se produire aussi rapidement ; il s'écoule presque toujours 20 ou 30 secondes avant que l'empoisonnement se manifeste par des signes graves.

3. *Gazette méd. de Strasbourg*, 5 mars 1842, d'après Layet, *loc. cit.*

nommé B..., monté sur une échelle, souffle dans un conduit pour voir s'il était bouché et s'assurer qu'il n'y avait aucune oblitération. Il aspira alors fortement le gaz pour le faire monter et en remplir le tuyau. Cet ouvrier avait déjà fait plusieurs fois cette manœuvre sans en éprouver d'autre incommodité qu'un léger vertige promptement dissipé. Mais à peine eut-il aspiré le gaz qu'il se sentit défaillir et tomba lourdement sans connaissance, la tête la première, sur le sol. »

« Le nommé Z..., monté sur une échelle, aspire le gaz pour s'assurer que le conduit est devenu libre. Jamais encore il n'avait fait cette opération. Une première aspiration fut sans résultat ; il en fit une seconde, et, à l'instant même, tomba d'une hauteur de 4 mètres sur le pavé, comme véritablement foudroyé. »

Eulenberg (cité par Seidel) rapporte un fait tout à fait analogue qui s'est passé dans une usine à gaz de Turin.

Enfin Szigeti [1] a vu aussi un ouvrier qui, en aspirant du gaz dans un tuyau, perdit presque aussitôt connaissance, tomba à terre et se fractura le crâne.

Complications et suites de l'empoisonnement. — Nous avons dit que l'empoisonnement laissait quelquefois des suites, qu'il entraînait certaines complications. Les principales de celles-ci sont des œdèmes, des exanthèmes, de la gangrène, des troubles trophiques ; des paralysies ; des troubles intellectuels ; enfin de la congestion pulmonaire ou une pneumonie.

La fréquence de ces complications n'est pas connue. Nous ne pouvons donner sur ce point que les résultats

---

1. Betaübung durch Leuchtgas. (*Vierteljahrschr. f. gerichtliche Medic.*, 1893.)

de notre observation personnelle : sur 23 individus ayant subi une intoxication grave avec coma profond pendant plusieurs heures, 8 ont guéri complètement et assez rapidement, 4 ont été atteints de l'une ou l'autre des complications énumérées ci-dessus, 11 n'ont pu être suivis.

Œdèmes, exanthèmes, gangrène, troubles trophiques.

Une des complications les moins rares est l'œdème, qui se localise ordinairement à un membre ou à un segment de membre, ou qui forme une tumeur sur une partie quelconque du tronc. Cet œdème est ordinairement dur et ne garde pas l'empreinte du doigt ; souvent il est sanguinolent, et la peau qui le recouvre est d'un rouge plus ou moins intense ; souvent aussi il est douloureux à la pression ou même spontanément. Parfois il forme seulement une plaque de 4 à 5 centimètres de diamètre à bords assez bien limités ; parfois il occupe tout un membre et il peut prendre des dimensions énormes.

L'œdème est une complication précoce ; il apparaît ordinairement pendant que le malade est encore dans le coma. Il persiste assez longtemps, mais guérit presque toujours sans laisser de traces.

Les *exanthèmes* sont représentés à peu près exclusivement par des éruptions bulleuses ou vésiculeuses : pemphigus, herpès, zona. Ces éruptions apparaissent quelquefois très rapidement ; ainsi un homme de 67 ans, au sortir d'une période de coma, présentait au bout de 24 heures, aux deux régions plantaires, une grosse ampoule remplie de sérosité gélatiniforme et sanguinolente, sans troubles de la sensibilité cutanée (Rendu).

Mais ces éruptions se manifestent souvent plus tard après un délai qui peut même atteindre huit ou dix jours. — Dans quelques cas rares l'éruption bulleuse a été d'une telle abondance qu'elle recouvrait presque tout le corps.

Les *eschares* peuvent se produire en divers points du corps ; on en a vu sur les talons, au gros orteil, à la face antérieure des avant-bras, à la pointe de la langue. Les moins rares sont celles du sacrum et des fesses ; elles constituent une complication ordinairement précoce et d'un fâcheux pronostic.

Les *troubles trophiques* de la peau, relativement tardifs, s'observent surtout sur les mains ; ils se manifestent par l'aspect lisse et luisant de la peau, la cyanose, l'empâtement sous-cutané, les altérations des ongles, etc.

Signalons encore ici une complication fort rare, c'est l'emphysème sous-cutané qui résulte vraisemblablement de la rupture de quelques alvéoles pulmonaires. Dans un cas de Laveran, l'emphysème occupait la face, le cou et la partie supérieure du tronc ; dans un cas de Duponchet il occupait aussi le cou et le haut du thorax.

Paralysies.

Les paralysies motrices sont relativement fréquentes[1]. Elles surviennent tantôt plusieurs jours seulement après la période aiguë de l'intoxication, tantôt immédiatement après, et s'établissent graduellement ou brusquement. Elles présentent d'ailleurs des caractères différents, de sorte qu'on peut les diviser en plusieurs groupes distincts.

---

1. On trouvera des renseignements sur cette question dans :

Vialettes. Accidents consécutifs à l'empoisonnement par l'oxyde de carbone. *Thèse de Paris*, 1895.

Trenel. De quelques symptômes consécutifs à l'empoisonnement aigu par l'oxyde de carbone. (*Gaz. hebd. de méd. et de chirurg.*, 1895.

Le premier de ces groupes est formé par les paralysies attribuables à des névrites périphériques. Ces paralysies atteignent un ou plusieurs membres et en général elles frappent d'abord, ou uniquement, les segments périphériques : la main et l'avant-bras avant le bras, la jambe avant la cuisse ; cependant un seul muscle (notamment le deltoïde) ou un petit nombre de muscles peuvent être atteints isolément. Les parties paralysées sont presque toujours privées de sensibilité et présentent parfois des altérations trophiques. Ces paralysies guérissent presque toujours, et dans un délai de quelques mois. — Leurs particularités cliniques les font rattacher à des névrites périphériques, lesquelles névrites ont été en effet constatées plusieurs fois à l'autopsie[1].

Dans un second groupe, moins nombreux, se rangent les hémiplégies présentant le caractère de paralysies organiques, et qui en effet ont pu être rattachées dans plusieurs cas à des lésions encéphaliques constatées à l'autopsie : hémorragies capillaires ou foyers de ramollissement (notamment dans les corps opto-striés) hémorragies méningées. Ces paralysies se produisent au cours de la période aiguë de l'intoxication, en quelques jours, quelques semaines après.

D'autres paralysies, plus rares encore, paraissent

---

1. L'une de ces premières constatations a été faite par Leudet (Recherches sur les troubles périphériques et surtout des nerfs vaso-moteurs à la suite de l'asphyxie. *Arch. gén. de méd.*, 1865) ; le sciatique droit fut trouvé épaissi, tuméfié et induré sur une longueur d'un pouce. Il s'agissait d'un homme de 53 ans qui, après être resté 36 heures sans connaissance, fut pris d'une paralysie du membre inférieur droit ; la paralysie se généralisa en quelques jours, de sorte que le malade succomba avec les symptômes de la maladie de Landry.

Dans un cas de Guyot, un phlegmon se développa le long du sciatique, lequel présentait des signes évidents d'inflammation.

d'origine médullaire ; les quatre membres sont atteints, ainsi que les sphincters, et il y a des troubles trophiques graves et nombreux. Des lésions de la moelle (apoplexies punctiformes, foyers de ramollissement) ont été constatées au moins dans un cas (Rokitansky).

Enfin il y a aussi des paralysies (hémiplégique, monoplégique ou sous toute autre forme) qui présentent tous les caractères de l'hystérie.

Les paralysies de la sensibilité cutanée sont liées ordinairement aux paralysies motrices. L'anesthésie est souvent plus marquée et plus durable que la paralysie motrice. Il y a aussi quelques exemples de paralysie sensorielle (amaurose, surdité) dont quelques-unes paraissent indépendantes de l'hystérie.

Signalons encore parmi les troubles de la sensibilité, les *névralgies,* qui sont d'ailleurs rares, et qui affectent principalement le sciatique et le trijumeau.

Troubles intellectuels.

Il est des sujets qui, au sortir du coma toxique, sont pris d'un *délire* bruyant, d'un accès de manie qui dure de quelques heures à quelques jours, et qui n'est guère accompagné d'hallucinations. Il est probable qu'ici la prédisposition joue un grand rôle.

C'est là du reste une complication rare.

Ce qui l'est moins c'est une sorte de confusion mentale, de torpeur intellectuelle associés à un certain degré d'amnésie, le tout constituant un état psychique singulier, qui doit être signalé aux médecins légistes, parce qu'il peut rendre fort suspectes l'attitude et les déclarations des malades qu'on est tenté de prendre pour des gens ivres ou pour des simulateurs. C'est ainsi que dans le procès de Rouen, l'accusée, qui avait subi elle-même l'intoxication par l'oxyde de carbone, a été considérée comme ivre au moment où on l'arrêtait, et que trois jours après, M. le procureur de la République notait encore « qu'elle est dans un état très accusé — feint ou réel — d'hébètement ; ses réponses ne sont obtenues que difficilement, en répétant les questions, parce que tantôt elle garde le silence, tantôt elle répond à autre chose que ce qui lui est demandé. » Une observation de Lesser[1] montre bien l'état d'hébétude de certains intoxiqués : « S... subit avec sa femme et sa fille une intoxication par l'oxyde de carbone dans la nuit du 20 au 21 janvier. Vers 5 heures du matin il se réveilla et put allumer une bougie ; sa fille était morte ; il essaya, mais en vain, de ranimer sa femme qui était dans le coma. Alors il se recoucha à côté de celle-ci et dormit jusqu'à 8 heures du matin. A ce moment l'idée lui vint d'un empoisonnement par le charbon ; il réussit à ouvrir la clef du poêle sans pouvoir faire plus. Il passa plusieurs heures sur le bord du lit, puis il sortit pour aller dans une auberge où il but sans parler à personne. Il rentra chez lui où rien n'était changé, sortit encore dans la matinée du 22 ; de ce moment jusqu'au matin du 25, il prétent n'avoir pas quitté le bord du lit. C'est à ce moment qu'il fut arrêté, et on crut d'abord qu'il était ivre. »

La confusion mentale ne dure ordinairement que quelques jours ; mais elle peut persister et aboutir à la démence dont nous parlerons dans un instant.

1. Lesser. Atlas de médecine légale, les empoisonnements, Paris, p. 137.

L'*amnésie* peut exister presque seule, les autres facultés intellectuelles restant à peu près intactes. Cette amnésie s'étend quelquefois à la période qui a précédé immédiatement l'intoxication, période qui peut même comprendre plusieurs jours. Mais le plus souvent l'amnésie se manifeste par la perte ou la diminution très marquée du souvenir de ce qui s'est accompli depuis la disparition du coma. Le malade oublie non seulement ce qu'il a fait et ce qu'il a vu, mais lorsqu'il interroge son entourage sur ce point, il oublie bientôt les réponses qui lui ont été faites et les questions qu'il a posées. Parfois, à force de se faire répéter les choses, il arrive à en réveiller le souvenir, mais avec assez peu d'intensité pour garder des doutes sur la réalité de celui-ci.

Le plus souvent, la durée de l'amnésie ne dépasse pas deux ou trois jours ; parfois elle est beaucoup plus longue ; elle peut même persister indéfiniment, à un degré variable suivant les moments : tel fait totalement oublié un jour est retrouvé le lendemain. Dans ces cas, il existe presque toujours en même temps un affaiblissement des autres facultés intellectuelles.

La *démence*, plus ou moins complète, apparaît tantôt comme la prolongation et l'aggravation de la confusion mentale du début, tantôt comme la compagne de l'hémiplégie ; quelquefois aussi elle ne se manifeste qu'assez tardivement. Elle peut être définitive.

La démence est le plus souvent liée à des altérations matérielles du cerveau, à des foyers de ramollissement qui ont été constatées assez fréquemment pour qu'on puisse les regarder comme une des conséquences possibles de l'intoxication, et non pas comme dus à une coïncidence fortuite. Ces foyers de ramollissement sont attribuables soit à des hémorragies capillaires, soit à un rétrécissement vasculaire occasionné par la dégénérescence des parois artérielles, constatée par Pœlchen. Il est à noter que dans ce dernier cas le ramollissement ne se produit quelquefois qu'après une période de guérison apparente. Il en a été ainsi par exemple dans un cas cité par Pœlchen [1]. Une femme, après être restée trois jours sans connaissance, peut reprendre son travail au bout d'une semaine ; elle n'avait plus qu'un léger embarras de la parole. *Vingt-six jours après l'intoxication*, les mouvements deviennent lourds, la malade est prise de somnolence, tombe peu à peu dans le coma avec paralysie de la vessie et du rectum. A l'autopsie, on trouve un foyer de ramollissement dans les corps opto-striés des deux côtés.

Troubles pulmonaires.

Même dans les cas où il n'y a pas de troubles cérébraux graves, on observe quelquefois de la congestion pulmonaire, spécialement au niveau des bases. Cette congestion peut s'accompagner de foyers apoplectiques et d'hémoptysies qui se renouvellent parfois plusieurs jours. L'œdème pulmonaire a été également observé.

La pneumonie a été signalée aussi, surtout par les auteurs allemands. Elle est sans doute occasionnée quelquefois par la pénétration de la salive ou d'autres corps étrangers dans les voies aériennes pendant la période de coma ; mais elle peut être aussi d'une autre nature. Dans un cas de Dufournier, une pneumonie

1. Pœlchen. *Berlin. klin. Wochenschr.*, 1882.

caractérisée par les signes sthétoscopiques et l'expectoration spéciale évolua sans fièvre.

Intoxication chronique. — Les symptômes de l'intoxication chronique ne sont pas très nettement caractérisés parce que les individus exposés à cette forme d'empoisonnement (cuisinières, repasseuses, chauffeurs, etc.) subissent presque toujours en même temps d'autres influences nocives : respiration d'acide carbonique, confinement, chaleur continuelle, et sont souvent alcooliques, de sorte qu'il est difficile de discerner l'action propre de l'oxyde de carbone.

L'anémie ou chloro-anémie et la céphalalgie paraissent être les manifestations essentielles de cette action. Les autres symptômes signalés : vertiges, palpitations, anorexie, nausées peuvent être regardés comme la conséquence plus ou moins directe de l'anémie.

§ IV. — Lésions.

L'oxyde de carbone est un poison du sang (v. p. 440). L'altération qu'il lui fait subir se traduit ordinairement par un changement de couleur, ou plutôt de nuance, changement qui constitue, au moment de l'autopsie, le signe de l'intoxication.

Le sang qui contient de l'oxyde de carbone est d'un rouge vif, carminé. Cette teinte s'apprécie surtout quand le sang est vu sous une faible épaisseur. Le plus souvent elle se manifeste déjà sur la peau, au niveau des lividités cadavériques et aussi des plaques de congestion cutanée qui, dans cet empoisonnement, se forment assez souvent sur les parties non déclives du cadavre. En tous ces points, le sang, au lieu de sa couleur rouge sombre ordinaire, présente une coloration rose vif, qui est tout à fait caractéristique pour un œil exercé, bien qu'elle ne frappe pas toujours l'observateur non prévenu. A l'ouverture du cadavre, cette coloration apparaît plus nettement encore, spécialement sur les séreuses, sur le cerveau, sur les muqueuses, dans les muscles. Mais là où le sang est en couche très épaisse : dans le cœur, dans les gros vaisseaux, il est naturellement beaucoup plus foncé et sa couleur paraît noirâtre comme sur un cadavre quelconque.

La nuance spéciale du sang, très nette dans la plupart des cas, est quelquefois douteuse et peut même manquer tout à fait. Cela peut tenir à ce qu'au moment où le sujet a succombé, il avait déjà éliminé presque tout l'oxyde de carbone absorbé, ou bien, quand il s'agit d'un empoisonnement par les vapeurs de charbon, à ce que l'acide carbonique en rendant le sang plus foncé masque la nuance propre à l'oxyde de carbone.

Les autres constatations qui peuvent être faites à l'autopsie n'ont rien de constant ni de caractéristique.

Les poumons sont assez souvent marbrés par des zones alternativement claires et foncées ; ils présentent parfois des ecchymoses sous-pleurales, plus rarement de petits noyaux apoplectiques. Les bronches renferment de l'écume qui remonte parfois jusque dans la bouche et forme une masse plus ou moins volumineuse au-devant des lèvres et du nez.

L'estomac et l'intestin présentent quelquefois des ecchymoses et des hémorragies plus ou moins étendues dans l'épaisseur de la muqueuse ou dans la couche sous-muqueuse. Ces lésions manquent souvent chez l'homme ; elles nous ont paru plus fréquentes chez les animaux (chiens, cobayes).

Signalons encore la teinte rosée de l'urine, due à la présence d'une petite quantité d'hémoglobine, et aussi l'œdème localisé à un membre, ou formant une tumeur sur une partie quelconque du tronc ; cet œdème, ordinairement dur, souvent un peu sanguinolent, présente quelquefois des proportions énormes. (Pour les lésions du système nerveux, voir p. 432.)

On dit que les cadavres des individus empoisonnés par l'oxyde de carbone se putréfient lentement. C'est un fait qui a été signalé depuis longtemps, et qu'Orfila a vérifié par des expériences sur des animaux. Mais la conservation très prolongée du cadavre, comme on en cite parfois des exemples, nous paraît fort exceptionnelle. D'après ce que nous avons observé personnellement, la putréfaction est assez souvent, mais non pas toujours, quelque peu retardée.

Il est généralement admis qu'un des effets de l'empoisonnement par l'oxyde de carbone est d'arrêter la digestion. Orfila, en expérimentant comparativement sur des chiens recevant tous en même temps la même nourriture, et dont les uns mouraient après un séjour de 2 ou 3 heures dans une atmosphère toxique, tandis que les autres étaient pendus après le même délai, a trouvé constamment que chez les animaux qui avaient digéré à l'air les vaisseaux chylifères étaient pleins de chyle et tellement injectés qu'on les voyait au loin, tandis que chez les animaux soumis à la vapeur de charbon les vaisseaux étaient à peu près vides. Mais Orfila ajoute qu'il n'existait pas grande différence dans l'état de la viande avalée par ces divers animaux ; chez tous, elle était ramollie au même degré, et conservait encore la structure fibreuse

§ V. — Élimination.

Quand un individu survit à l'intoxication oxycarbonique, le gaz toxique disparaît du sang après un délai qui paraît varier dans d'assez larges limites, suivant des circonstances qui ne sont pas exactement connues. En examinant au spectroscope du sang d'intoxiqués vivants, obtenu à l'aide de ventouses scarifiées, Pouchet a constaté la présence de CO 60 heures après l'accident, et Ogier, dans un autre cas, au bout de 70 heures. D'autres auteurs ont trouvé que l'oxyde de carbone disparaissait beaucoup plus rapidement ; par exemple dans un empoisonnement mortel où la survie n'a été que de 2 heures, le spectroscope et la soude n'ont pas décelé CO (Kobert).

Il est très probable que l'oxyde de carbone s'élimine en nature, du moins pour la plus grande partie. D'après les recherches de Saint-Martin, un quart ou un cinquième du gaz serait transformé dans l'organisme, probablement en acide carbonique.

Dans un cadavre, l'oxyde de carbone reste très longtemps combiné avec l'hémoglobine, et peut être retrouvé même lorsque la putréfaction est assez avancée.

§ VI. — Mode d'action.

C'est Claude Bernard[1] qui a montré par quel mécanisme agit l'oxyde de carbone.

Il a remarqué que chez les animaux morts après avoir respiré ce gaz, le sang veineux était non pas noirâtre comme il l'est habituellement, mais aussi rouge que le sang artériel. Il

---

1. Claude Bernard. Leçons sur les effets des substances toxiques et médicamenteuses. Paris, J.-B. Baillière.

a vu que cette rutilance du sang veineux se manifestait dès le début de l'empoisonnement. Sur un chien, il mit à nu la veine jugulaire de manière à pouvoir y faire de temps à autre des prises de sang. Un premier échantillon montre la couleur noirâtre ordinaire du sang veineux : on fait alors respirer à l'animal un mélange d'air et d'oxyde de carbone ; à partir de ce moment les échantillons de sang pris dans la veine deviennent de plus en plus rouges, et bientôt ils ont exactement la même nuance que le sang artériel. — D'autre part, en agitant dans une éprouvette du sang veineux ordinaire avec de l'oxyde de carbone on le voit prendre une couleur rouge vif. Si l'on transvase ce même sang dans une autre éprouvette contenant de l'oxygène, on constate par l'analyse qu'il est devenu incapable d'absorber ce gaz, ou du moins qu'il n'en absorbe qu'une très faible quantité, tandis que du sang veineux ordinaire en absorbe beaucoup plus.

De ces données, Claude Bernard conclut que l'oxyde de carbone tue en rendant impossible la désartérialisation du sang, en empêchant les globules de respirer. La fonction normale des hématies est de se charger d'oxygène dans les poumons, de porter cet oxygène dans l'intimité des tissus pour l'échanger contre de l'acide carbonique qui est lui-même échangé contre de l'oxygène au moment d'un nouveau passage dans les poumons. L'oxyde de carbone empêche les hématies de remplir ce rôle d'agent d'échange des gaz, parce qu'il forme avec leur hémoglobine une combinaison stable. Les globules sanguins chargés d'oxyde de carbone, bien qu'inaltérés dans leur forme, sont donc comme morts au point de vue fonctionnel [1].

Des recherches ultérieures ont confirmé cette théorie, et bien établi que CO a une grande affinité pour l'hémoglobine, et forme avec elle un composé relativement très stable qui subsiste plusieurs heures dans l'économie, même lorsqu'il est mis constamment par la circulation au contact alternatif de l'acide carbonique et de l'oxygène. Toutefois dans l'organisme

---

1. Dans l'immense majorité des cas les globules ne sont pas détruits, du moins en quantité notable. On a vu cependant quelquefois un ictère hématique dénotant une abondante destruction globulaire.

vivant, cette combinaison finit par se détruire si le sujet est retiré de l'atmosphère toxique, et après un délai variable l'hémoglobine ne contient plus d'oxyde de carbone.

Cette donnée fondamentale, incontestable et incontestée, ne suffit pas à expliquer, dans tous leurs détails, les manifestations de l'empoisonnement. Si l'oxyde de carbone agissait uniquement en supprimant les fonctions d'un certain nombre d'hématies, les symptômes de l'empoisonnement devraient être comparables à ceux d'une forte hémorragie. Or, ils ne le sont pas. Après une hémorragie, même très abondante, on n'observe pas les désordres si divers : paralysies, contractures, troubles psychiques, œdèmes spéciaux, lésions trophiques, qui sont souvent la conséquence de l'empoisonnement par l'oxyde de carbone. Et cependant il faut plus de temps à l'organisme pour refaire du sang que pour éliminer l'oxyde de carbone combiné aux hématies. Remarquons aussi qu'il arrive souvent que l'intoxiqué, soustrait à l'atmosphère dangereuse, succombe après avoir éliminé tout ou presque tout l'oxyde de carbone qu'il avait éliminé, c'est-à-dire à un moment où ses globules sanguins ont repris, sans doute, leur capacité respiratoire.

L'observation clinique semble donc bien indiquer que si l'oxyde de carbone est avant tout un poison des globules sanguins, son action ne se limite pas exclusivement à ces éléments[1].

---

1. L'opinion contraire a été soutenue, notamment par un expérimentateur anglais, John Haldane, qui croit avoir démontré que CO agit uniquement en privant les tissus de l'apport d'oxygène. Il en donne deux preuves. La première est que lorsque l'on augmente la pression de l'oxygène dans l'atmosphère respirée de façon que ce gaz se dissolve en quantité assez abondante dans le plasma, l'action toxique de CO serait abolie. En tenant ce fait pour certain, il n'est pas suffisamment probant, car la présence d'un excès d'oxygène dans le plasma peut empêcher CO de quitter les globules. La seconde preuve est tirée de ce fait qu'un insecte (la blatte orientale) dont le sang ne renferme pas d'hémoglobine survit plusieurs jours dans un mélange de 3/4 de CO avec 1/4 d'O, tandis qu'il meurt rapidement dans un mélange de 3/4 de CO^2 avec 1/4 d'O. Gréhaut avait déjà constaté qu'une grenouille plongée dans un mélange de CO à 50 pour 100 y avait vécu trois jours, tandis qu'une autre placée dans un mélange à parties égales de CO^2 et d'O y était morte en quelques heures. Mais sur ce point, les données expérimentales sont contradictoires. Linossier (*Mém. de la Soc.*

Cette conception est corroborée par certains faits.

En premier lieu, si grande que soit l'affinité de l'oxyde de carbone pour l'hémoglobine, ce gaz au contact du sang circulant ne se fixe pas uniquement sur les hématies ; avant même d'avoir saturé entièrement celles-ci, il se dissout en partie dans le plasma. Disons d'abord que même dans les intoxications mortelles, l'hémoglobine n'est jamais entièrement saturée de CO ; d'après les recherches de Dreser[1], il y en a toujours 1,5 au minimum, qui reste combinée avec l'oxygène. Or, au moins dans les cas où l'intoxication est poussée très loin, le plasma sanguin contient de l'oxyde de carbone. La preuve en est qu'en empoisonnant des femelles pleines, on trouve ordinairement CO dans le sang du fœtus. Il ne s'y trouve, il est vrai, qu'en proportions bien moindres que dans le sang maternel (cinq ou six fois moins d'après Gréhant et Quinquaud). Il semble aussi que ce passage de CO à travers le placenta ne se fait pas constamment, même dans les cas mortels ; ainsi à l'autopsie d'une femme enceinte de 8 mois, asphyxiée par les vapeurs de charbon, Falk a trouvé CO dans le sang de la mère et non pas dans celui de l'enfant, tandis que dans un autre cas Lesser a constaté la présence du gaz toxique dans le sang du fœtus. Mais peu importe ; il n'en est pas moins établi que CO peut passer à travers le placenta, c'est-à-dire que lorsqu'il

---

de biologie, 1889) expérimentant sur des escargots (également privés d'hémoglobine) a constaté que ces animaux peuvent vivre plus de quinze jours dans un flacon renfermant 80 pour 100 de CO ; mais que dans l'air ou dans des mélanges d'hydrogène et d'oxygène, toutes conditions égales d'ailleurs, la survie est au moins triple. Quant aux grenouilles, le même auteur a constaté qu'elles survivent moins longtemps dans l'oxyde de carbone (2 heures) que dans l'hydrogène (8 heures). L'oxyde de carbone serait donc plus dangereux qu'un gaz simplement inerte.

Mais pour la solution du problème en question, les expériences sur des animaux aussi inférieurs n'ont pas une valeur décisive. La grenouille notamment peut supporter très longtemps un arrêt presque complet du fonctionnement vital. Nous avons un jour laissé un de ces animaux pendant près de trois heures dans un flacon rempli de CO pur ; nous l'en avons retiré absolument inerte, et nous l'avons piqué sur un liège pour observer sa langue au spectroscope. La grenouille, considérée comme morte, a été jetée sur l'évier ; le lendemain elle a été trouvée bien vivante.

1. Dreser. *Archiv. für experiment. Pathol. und Pharmakol.*, 1891.

est introduit dans le sang, il ne se fixe pas exclusivement sur l'hémoglobine : avant d'avoir saturé celle-ci, il se dissout en partie dans le plasma.

Du moment que l'oxyde de carbone peut quitter le sang pour passer à travers le placenta, il devient légitime de croire qu'il peut également quitter le sang pour se fixer momentanément dans certains tissus.

En fait, il paraît établi que CO se fixe dans le tissu musculaire avec lequel il forme une combinaison présentant au spectroscope les mêmes caractères que l'hémoglobine oxycarbonée (voir page 451). Sa présence dans le tissu nerveux aurait été constatée par Lamic qui aurait réussi à l'extraire de la substance cérébrale d'animaux intoxiqués, après avoir débarrassé ladite substance de tout le sang qu'elle contenait. Ce fait, s'il était confirmé, fournirait une explication satisfaisante de bon nombre de symptômes de l'intoxication, spécialement des complications ultérieures de celle-ci ; il expliquerait aussi, mieux que la simple anoxhémie, les lésions du système nerveux constatées dans certains cas.

En résumé l'oxyde de carbone est avant tout un poison du sang ; il se combine avec l'hémoglobine et le rend incapable de porter l'oxygène aux tissus. Mais outre cette action anoxhémiante, il possède une autre action toxique qu'il exerce au moins dans certains cas, et probablement en entrant en contact direct avec les diverses cellules, notamment avec les cellules nerveuses.

Dans les empoisonnements foudroyants dont il a été parlé plus haut, l'oxyde de carbone agit sans doute d'une autre façon. La mort a été attribuée par les uns à une syncope réflexe, à une inhibition dont le point de départ serait le contact du gaz sur les premières voies respiratoires. Mais comme en pareil cas, le gaz est respiré pur ou en très grand excès, on peut supposer que la mort résulte d'une sorte de surprise du bulbe brusquement privé de l'afflux de l'oxygène.

§ VII. — Diagnostic.

Dans beaucoup de cas, il suffit d'un coup d'œil jeté sur le cadavre pour reconnaître que la mort a été occasionnée par l'oxyde de carbone. La teinte rouge spéciale de certains territoires de la peau ne trompe pas un œil exercé ; cette nuance est plus frappante encore sur les divers organes mis à nu au moment de l'autopsie.

Mais ce signe ne suffit pas pour justifier une affirmation absolue. Il doit être corroboré par une analyse du sang mettant en évidence la présence de CO. Dans la majorité des cas, cette analyse peut être faite à l'aide du spectroscope qui donne des résultats certains.

Examen au spectroscope. — Pour pratiquer cet examen, il n'est pas toujours besoin du spectroscope de précision (page 94). Un spectroscope de poche suffit souvent.

En regardant dans cet instrument la lumière du jour ou une lumière artificielle, on aperçoit le spectre normal, spectre qui se modifie quand on place au-devant de l'objectif certains corps assez colorés pour que la lumière puisse les traverser. Il faut d'abord bien connaître quel aspect donne au spectre le sang normal, c'est-à-dire le sang contenant de l'hémoglobine oxygénée, car, lorsqu'il a été manipulé à l'air, le sang contient toujours l'hémoglobine à cet état. Pour examiner ce sang au spectroscope, il faut l'introduire dans un petit flacon de verre (autant que possible à parois planes et parallèles), après l'avoir dilué avec une grande quantité d'eau distillée qui est ensuite filtrée de façon à obtenir une solution bien transparente. On tient ce flacon au-devant de l'objectif tout en fixant à travers l'oculaire le ciel ou une lumière artificielle. On constate alors que le spectre qui auparavant était formé par une succession de couleurs se confondant graduellement les unes avec les autres, présente maintenant deux interruptions formées par des bandes noires verticales. Ces bandes sont situées dans le vert et le jaune[1]; celle de droite est plus large, moins foncée, à bords assez mal limités ; celle de gauche est plus mince, plus noire, et à bords plus nets. Cet aspect n'appartient pas exclusivement au sang oxygéné ; mais ce qui lui appartient en propre, c'est la réaction suivante. Si dans la solution de sang on ajoute une petite quantité de sulfhydrate d'ammoniaque (une à trois gouttes par centimètre cube, suivant que la solution de sang est plus ou mois diluée), on voit bientôt le spectre se modifier. Les deux bandes noires deviennent de plus en plus confuses, en même temps qu'une autre bande noire apparaît, occupant l'interstice qui se trouvait entre les deux premières. Finalement, c'est-à-dire au bout de cinq minutes environ, c'est cette dernière bande seule qu'on aperçoit, les deux autres ont complètement disparu (fig. 5 de la planche 1).

Si maintenant on examine du sang qui contient de l'oxyde de carbone en quantité suffisante, on aperçoit d'abord un spectre analogue à celui du sang oxygéné. Il n'en diffère qu'en ce que les deux bandes d'absorption n'occupent pas tout à fait la même situation ; elles sont

1. Pour déterminer exactement la position des bandes d'absorption, les spectroscopes de précision sont munis d'un micromètre c'est-à-dire d'une échelle dont les divisions sont visibles au-dessous du spectre. Ce micromètre est réglé en faisant coïncider la division 80 avec la raie jaune très brillante du sodium (raie D) que l'on produit en mettant dans la flamme qui éclaire l'appareil un sel de soude.

La figure 4 de la planche I représente les deux bandes d'absorption du sang oxygéné normal, examiné sous une dilution suffisante. Quand le sang est vu sous une plus grande épaisseur, chacune des deux bandes d'absorption augmente d'étendue, et elles arrivent à se confondre ainsi qu'on le voit sur les figures 3 et 4. Pour faire reparaître les deux bandes distinctes, il suffit d'ajouter de l'eau au sang, ou d'augmenter l'intensité de l'éclairage.

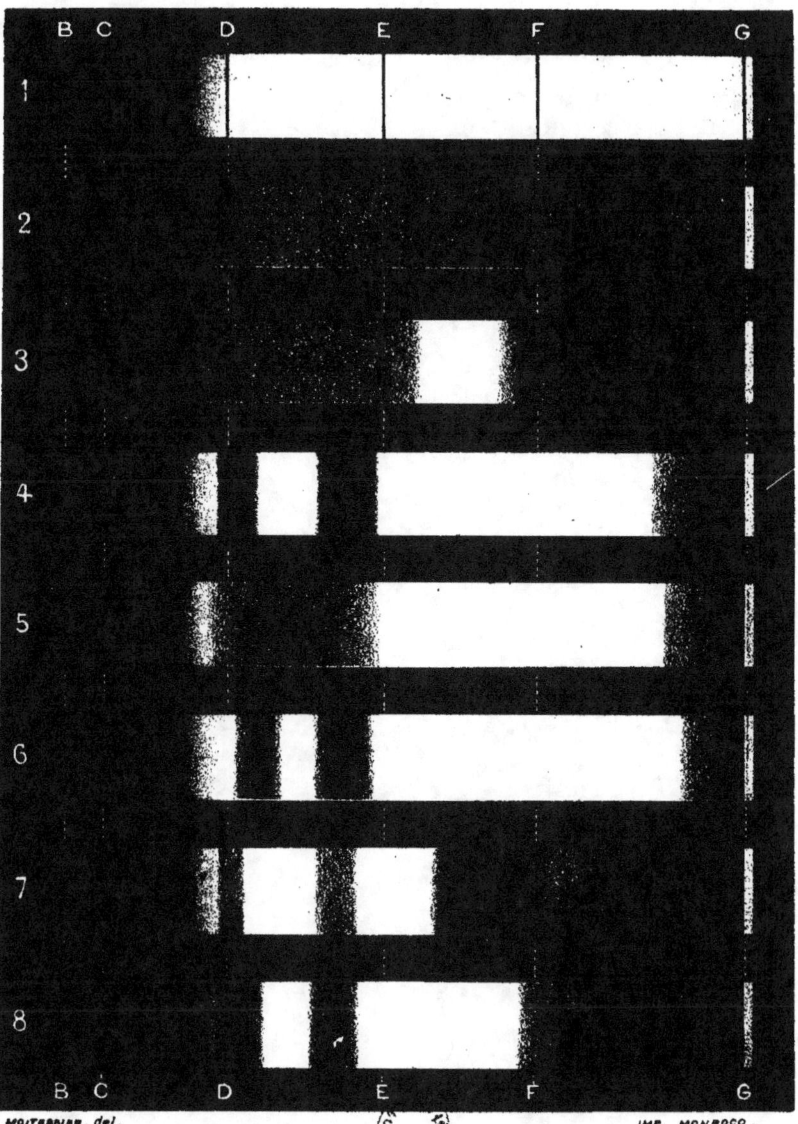

1   Spectre solaire
{ 2   Oxyhémoglobine en Solution à 10 p.1000 } *Solutions examinées*
{ 3   ....d°........d°........à 7 p.1000 } *sous une épaisseur*
{ 4   ....d°........d°........à 2 p.1000 } *de 1 centimètre.*
5   Hémoglobine réduite
6   Hémoglobine oxycarbonée
{ 7   Méthémoglobine en Solution acide
{ 8   Méthémoglobine en Solution alcaline

légèrement reportées vers la droite; la différence est très minime, et ne peut être constatée qu'avec un instrument de précision. Mais, ce qui caractérise le spectre du sang oxycarboné, c'est qu'*il n'est pas modifié par l'addition de sulfhydrate d'ammoniaque*. On peut verser une quantité de réactif plus grande que tout à l'heure, les deux bandes d'absorption persistent indéfiniment, et la troisième bande n'apparaît pas.

Voici la raison de ces phénomènes. Le sulfhydrate d'ammoniaque enlève l'oxygène à l'hémoglobine, et la transforme en hémoglobine *réduite* qui ne présente au spectroscope qu'une seule bande d'absorption. Mais il ne peut enlever CO combiné à l'hémoglobine, c'est pourquoi il ne modifie pas le spectre du sang oxycarboné[1].

Les choses se passent ainsi quand le sang renferme une grande proportion d'oxyde de carbone. Il n'en est pas de même quand le sang contient encore, en même temps que l'oxyde de carbone, une quantité assez abondante d'oxygène, ce qui arrive souvent chez les individus qui ont succombé à l'intoxication. En pareil cas, on observe, après addition de sulfhydrate d'ammoniaque, un spectre qui présente à la fois l'aspect du sang oxycarboné et celui du sang oxygéné, c'est-à-dire que les deux bandes primitives ont un peu pâli et qu'une troisième bande, peu accentuée, se dessine entre les deux autres. Il est facile de comprendre ce qui se passe alors : la portion de l'hémoglobine qui est combinée avec l'oxyde de carbone n'est pas modifiée par

---

1. Au lieu de sulfhydrate d'ammoniaque, on pourrait employer d'autres corps réducteurs : l'hydrosulfite de soude, l'amalgame de sodium, etc., mais le sulfhydrate est plus commode.

le sulfhydrate d'ammoniaque ; ses deux bandes d'absorption persistent donc, et si elles pâlissent c'est parce que, après addition du corps réducteur, elles ne sont plus renforcées par les deux bandes d'absorption dé l'hémoglobine oxygénée qui primitivement se confondaient avec elles. Quant à la portion de l'hémoglobine combinée avec l'oxygène, elle subit l'action du sulfhydrate d'ammoniaque, et elle fournit la bande unique qui appartient au spectre de l'hémoglobine réduite.

Le spectre mixte que nous venons de décrire est encore très caractéristique pour un œil exercé.

Nous avons recherché avec Ogier jusqu'à quel point les mélanges d'hémoglobines oxycarbonée et oxygénée pouvaient être reconnus au spectroscope. Pour cela, nous avons divisé en deux portions une même solution de sang : une de ces portions a été agitée longtemps dans un flacon avec un grand excès d'oxyde de carbone pur ; l'autre portion a été laissée à l'air. Mélangeant ensuite en proportions diverses ces deux portions dans la cuve à examen spectroscopique, nous avons constaté que lorsque les deux tiers de l'hémoglobine du sang renferment de l'oxyde de carbone, le spectre ne se modifie pas d'une manière bien appréciable après addition de sulfhydrate d'ammoniaque. A mesure que la proportion de l'hémoglobine oxycarbonée diminue, on voit de moins en moins les deux bandes et de mieux en mieux la bande intermédiaire. Quand la proportion de l'hémoglobine oxycarbonée n'est plus que de un sixième, nous ne pouvons, quant à nous, reconnaître nettement et sûrement, après réduction, le spectre caractéristique. Certaines personnes le voient encore quand l'hémoglobine oxycarbonée n'est plus que de un dixième. Du reste, ces données sont approximatives ; l'intensité de l'éclairage, la richesse de la solution sanguine, la perfection du spectroscope modifient les résultats.

Dans la plupart des cas mortels, le sang contient assez de CO pour que ce gaz puisse être nettement et sûrement décelé par l'examen spectroscopique, et cela même lorsque cet examen n'est pratiqué qu'assez tardivement, car, ainsi que nous l'avons dit plus haut, l'oxyde de carbone se retrouve encore dans le sang qui a subi un commencement de putréfaction.

Mais parfois le spectroscope est impuissant à déceler l'oxyde de carbone, bien que la mort ait été occasionnée par ce gaz. Le fait s'observe quand l'intoxiqué ne succombe qu'après avoir éliminé tout ou presque tout l'oxyde de carbone que renfermait son sang. C'est ce qui se produit quelquefois quand la victime a été retirée vivante de l'atmosphère toxique et a respiré un certain temps de l'air pur. Entre autres cas de ce genre que nous avons observés nous citerons celui d'une femme morte 72 heures après avoir été retirée d'une chambre dans laquelle elle avait été exposée aux vapeurs de charbon ; elle était restée tout ce temps dans le coma. Le spectroscope ne révélait pas de traces appréciables d'oxyde de carbone dans le sang ; la seule lésion cadavérique constatée était la congestion pulmonaire avec quelques infarctus.

Pour que l'élimination de CO se produise, il n'est pas toujours indispensable que la victime soit retirée de la chambre où s'est produit l'empoisonnement. Nous avons observé le cas suivant. Deux époux sont trouvés morts dans une chambre qui renfermait un fourneau portatif avec du charbon consumé. Le sang de la femme présentait un spectre indiquant une forte proportion de CO, car il n'était pas sensiblement modifié par l'addition de sulfhydrate d'ammoniaque. Chez l'homme au contraire (67 ans) le spectroscope ne décelait pas de trace de CO dans le sang ; cependant cet homme avait sans doute absorbé une quantité assez abondante du gaz toxique, car on constatait chez lui des ecchymoses stomacales et une teinte rosée de l'urine, signes qui appartiennent bien à l'empoisonnement par CO. Il est probable qu'une fois le foyer éteint, l'atmosphère de la pièce s'était purifié grâce aux courants d'air qui s'établissent plus ou moins facilement en pareil cas, et que le mari avait pu respirer ainsi de l'air pur, soit parce qu'il avait vécu plus longtemps que sa femme, soit parce qu'il s'était trouvé le premier dans un courant d'air.

Un procédé ingénieux, indiqué par Szigeti, permet quelquefois de faire le diagnostic au spectroscope même dans ces cas.

Chez un individu qui s'était fait de violentes contusions après avoir respiré de l'oxyde de carbone, et qui n'était mort que quelques heures après avoir été soustrait à l'atmosphère toxique, l'auteur a constaté que le sang pris dans le cœur ou les vaisseaux ne contenait plus de CO, mais qu'on en trouvait dans le sang épanché autour des blessures. Dans ce sang qui ne circulait plus, l'oxygène introduit par la respiration n'avait pu pénétrer et chasser peu à peu CO combiné avec l'hémoglobine. Des expériences qu'on imagine facilement lui ont montré le même fait sur les animaux, et aussi le fait inverse ; si l'on contusionne un animal avant de l'intoxiquer, on trouve de l'oxyde de carbone dans tout le sang, sauf dans celui extravasé au niveau des blessures. — Nous avons eu l'occasion de faire la même constatation chez un homme qu'on avait trouvé dans un foyer d'incendie et qui portait en outre à la région précordiale une cinquantaine de coups de couteau dont six avaient pénétré à l'intérieur du thorax pour atteindre le poumon et le cœur. Tout le sang du corps contenait en abondance de l'oxyde de carbone, à l'exception du sang épanché dans la plèvre qui n'en contenait pas. Par conséquent les blessures du poumon avaient été faites avant l'intoxication par CO.

Falk[1] a indiqué un autre procédé dont nous n'avons pas vérifié l'exactitude. Le tissu musculaire possède une affinité très grande pour CO, plus grande même que le sang, en sorte qu'on peut encore retrouver le gaz toxique dans les muscles, alors qu'il a déjà disparu du sang. Si l'on examine au spectroscoque une mince couche de muscle normal comprimée entre deux lames de verre on aperçoit une seule bande d'absorption qui est celle de l'hémoglobine réduite (parce que l'oxygène est absorbé par le tissu musculaire) s'il s'agit au contraire d'un muscle contenant CO, on aperçoit les deux bandes irréductibles.

Analyse chimique du sang. — Nous avons dit que le spectrocosque ne permettait pas de reconnaître de faibles quantités d'oxyde de carbone dans le sang. L'extraction des gaz du sang et leur analyse chimique permettent au contraire de caractériser et de mesurer l'oxyde de carbone, même quand il est en proportion très minime. Si ce gaz n'a pas totalement disparu du cadavre, le dia-

---

1. Falk. *Vierteljahrschrift für gericht Medic.*, 1891.

gnostic de l'intoxication pourra donc être encore fait par l'analyse chimique (pour laquelle il faut employer, au minimum, 50 centimètres cubes de sang), alors qu'il ne le serait pas par l'examen spectroscopique.

Toutefois, d'après les recherches de Saint Martin[1], le sang des animaux (et sans doute des hommes) vivant dans les villes contient normalement des traces de CO : environ $0^{cc},7$ par litre. Il faut donc que la quantité de CO trouvée soit notablement supérieure à ce chiffre pour qu'on puisse conclure à une intoxication.

L'analyse chimique du sang pourrait peut-être permettre le diagnostic différenciel entre l'empoisonnement par les vapeurs de charbon et celui par le gaz d'éclairage. Cruz, qui a étudié expérimentalement cette question[1], aurait réussi à caractériser dans les gaz extraits du sang d'animaux indiqués les carbures d'hydrogène qui se trouvent dans le gaz d'éclairage et non pas dans les produits de combustion du charbon. Cette question demanderait de nouvelles études.

Autres procédés pour reconnaître CO dans le sang. — Quand on dépose quelques gouttes de sang normal sur une capsule de porcelaine et que l'on y ajoute une quantité égale ou double d'une solution concentrée de soude, le mélange prend une coloration brun verdâtre sale. Si la même opération est faite avec du sang qui renferme de l'oxyde de carbone, le mélange devient d'un beau rouge vermillon. Ce caractère indiqué par Hoppe-Seyler peut être utilisé comme donnant une première indication sur la présence de CO.

Un grand nombre d'autres réactions destinées à faire

1. Saint-Martin. *Comptes rendus*, CXXV.
2. Cruz. *Ann. d'hyg. pub. et de méd. lég.*, 1898.

ressortir la couleur spéciale du sang oxycarboné ont été indiquées. Nous ne citerons que la suivante.

Le sang oxycarboné étendu de son volume d'eau et additionné d'une petite quantité d'un sel de cuivre donne un précipité floconneux couleur rouge brique; le sang normal traité de la même façon prend une teinte chocolat (Zaleski).

Diagnostic pendant la vie. — L'empoisonnement grave, mais non mortel, est en général facile à reconnaître grâce aux commémoratifs et à l'évolution des symptômes. En enlevant au malade une très petite quantité de sang à l'aide d'une ventouse scarifiée ou simplement d'une piqûre, on peut quelquefois reconnaître au spectroscope la présence de CO. Bien que cette épreuve ait encore réussi dans des cas où le sang avait été prélevé 60 et 70 heures après l'empoisonnement, il ne faut pas compter sur de telles exceptions, et il convient de prendre un échantillon de sang le plus tôt possible.

Les intoxications légères, aiguës ou chroniques, sont beaucoup plus difficiles à diagnostiquer, celles par exemple qui sont alléguées par des personnes qui se plaignent d'être incommodées par le calorifère de leur maison ou par un appareil de chauffage quelconque. Il y a là une occasion d'expertises assez fréquentes. L'expert est bien rarement en mesure d'affirmer, en toute sécurité de conscience, si les troubles de la santé qui lui sont indiqués ou qu'il constate lui-même sont ou non la conséquence d'une intoxication par l'oxyde de carbone. Le problème doit être abordé d'une autre façon, c'est-à-dire en recherchant directement la présence du gaz toxique dans les locaux habités, et la source dont il provient.

Recherche des sources de l'intoxication. — Ainsi que nous l'avons expliqué précédemment, un empoisonnement mortel ou très grave peut se produire dans des chambres où il n'y a pas de feu, et même pas de foyer. Il faut dans ces cas, pour établir les responsabilités, déterminer d'où vient l'oxyde de carbone. C'est aux architectes que cette mission est généralement confiée, et c'est en effet à eux qu'il appartient de rechercher quelle est la disposition des tuyaux d'évacuation de fumée, et s'il existe des communications de l'un à l'autre. — Ces communications peuvent être quelquefois mises en évidence par des procédés très simples. Par exemple en brûlant de la paille humide dans le foyer suspect, on voit la fumée se répandre dans la chambre de l'intoxiqué. On peut compléter la démonstration en laissant des animaux (notamment des oiseaux) dans cette chambre pendant qu'on fait fonctionner l'appareil de chauffage d'un autre appartement qu'on a des motifs d'incriminer.

Dans les cas d'intoxication chronique, il faut analyser l'air du local suspect. Mais comme le gaz toxique peut ne s'y répandre que d'une façon intermittente, il est souvent nécessaire de multiplier les prises d'air, en se plaçant chaque fois dans les conditions où il semble que l'oxyde de carbone a le plus de chance de se produire.

Parmi les procédés d'analyse et de dosage de l'oxyde de carbone dans l'air, nous indiquerons seulement celui de Gréhant. Il est basé sur ce fait, établi expérimentalement par l'auteur, qu'un chien qui respire pendant une demi-heure un mélange d'air et de CO, absorbe une quantité de ce dernier gaz proportionnelle à celle où il se trouve dans l'air. Ainsi, lorsqu'un chien a respiré pendant une demi-heure un mélange d'air et d'oxyde de carbone, 100 centimètres cubes de son sang renferment :

5,5 centimètres cubes de CO si le mélange était à $\dfrac{1}{1000}$

2,7   —   —   — $\dfrac{1}{2000}$

1,8   —   —   — $\dfrac{1}{3000}$

1,1   —   —   — $\dfrac{1}{5000}$

0,55   —   —   — $\dfrac{1}{10000}$

Réciproquement, de la quantité de CO trouvée dans 100 centimètres cubes du sang d'un chien qui vient de respirer pendant une demi-heure une certaine atmosphère, on déduit la proportion de CO que renfermait cette atmosphère.

Le procédé est fort sensible, puisqu'il permet de reconnaître et de doser 1/10,000 de CO dans l'air.

Gréhaut opère de la façon suivante. Il recueille l'air à analyser en l'introduisant dans des ballons de caoutchouc à l'aide d'un soufflet. Le contenu de ces ballons est ensuite transvasé dans le gazomètre du laboratoire. Une musclière placée sur la tête du chien en expérience communique avec deux soupapes hydrauliques disposées de telle sorte que l'animal respire très facilement, en inspirant uniquement l'air du gazomètre et en envoyant au dehors tout l'air expiré. Au bout d'une demi-heure, on introduit dans l'extrémité centrale de la carotide ou de l'artère crurale, préalablement mises à nu, la canule d'une seringue, et on aspire une quantité déterminée de sang (50 centimètres cubes suffisent largement). Les gaz contenus dans cet échantillon de sang sont extraits à l'aide de la pompe à mercure. On en sépare l'acide carbonique à l'aide de la potasse. Les gaz restants sont introduits dans le grisoumètre, appareil qui permet de brûler dans un espace clos les gaz combustibles à l'aide d'un fil rougi par le courant électrique. De la diminution du volume des gaz notée après cette opération, on déduit la quantité de CO qui se trouvait dans ceux-ci. Comme le sang contient à l'état normal une petite quantité de gaz combustible, il faut déterminer pour chaque animal en expérience quelle est cette quantité afin que le chiffre représentant le volume de CO soit ramené à une proportion exacte. Avant donc de faire respirer au chien le mélange d'air et de CO, on lui fait une première prise de sang (25 centimètres cubes), on pratique l'extraction des gaz de ce sang, et on détermine au grisonmètre la quantité du gaz combustible qui s'y trouve ; cette quantité oscille autour de 1 centimètre cube pour 25 centimètres cubes de sang.

§ VIII. — Traitement.

Quelque grave que soit l'intoxication, on peut toujours opérer la guérison, alors même qu'il s'agit d'un individu plongé dans le coma le plus profond, dont la respiration ne se fait plus qu'à de longs intervalles, dont le cœur n'a plus que des pulsations considérablement ralenties et affaiblies. On a vu guérir des sujets qui étaient restés dans le coma pendant 36 heures et davantage encore. Ceci montre la nécessité de continuer le traitement avec persévérance pendant de nombreuses heures, et de ne l'abandonner que lorsqu'il est bien démontré que la vie est éteinte, que les mouvements du cœur sont définitivement arrêtés.

L'indication principale, et presque unique, est d'oxygéner le sang et par son intermédiaire le système nerveux et tout l'organisme.

Il est évident qu'il faut tout d'abord retirer le patient du local où s'est produit l'asphyxie et le porter de préférence à l'air libre. Dès qu'on aura pu se procurer de l'oxygène, on fera des inhalations de ce gaz, lequel est beaucoup plus efficace que l'air. L'oxygène pur est particulièrement indiqué dans les cas où le patient est dans le coma.

Pour que l'oxygénation se fasse, soit à l'aide de l'air, soit avec l'oxygène pur, il faut que la respiration s'effectue convenablement. Lorsqu'elle est ralentie ou affaiblie, il faut pratiquer mécaniquement des mouvements de respiration artificielle et tenter de rappeler la respiration spontanée à l'aide des divers stimulants de la sensibilité cutanée (affusions froides, sinapisation, électrisation) des tractions rythmées de la langue, etc. — Les stimulants généraux (piqûres d'éther, de caféine, de musc, etc.) remplissent la même indication, en même temps qu'ils réveillent les fonctions du cœur et de l'encéphale.

L'utilité de la *saignée* est discutable. Au point de vue théorique, il semble que la saignée enlevant, en même temps que de l'hémoglobine oxycarbonique, de l'hémoglobine oxygénée (dont il reste toujours au moins un cinquième dans le sang), elle a peut-être autant et plus d'inconvénients que d'avantages ; l'hémoglobine restée intacte étant extrêmement précieuse pour le malade. — Les expériences faites sur les animaux montrent cependant que la saignée paraît avoir quelquefois de bons effets ; mais les succès ne paraissent pas éclatants ni constants. — Dans les quelques cas où la saignée a été pratiquée chez l'homme, les effets n'ont pas toujours paru très évidents.

Il nous semble que si la saignée peut être risquée chez un individu pléthorique, elle est contre-indiquée chez un sujet peu vigoureux et plus ou moins anémique.

Une saignée préalable est au contraire d'un emploi logique dans les cas où l'on se décide à pratiquer la transfusion sanguine.

La *transfusion sanguine* constitue un traitement puissant, rapidement efficace. C'est du moins ce qui ressort d'expériences faites sur les chiens par Kühne[1], puis par Laborde[2]. Ces auteurs ont vu qu'on ranimait sûrement et définitivement un chien parvenu à la période ultime de l'intoxication et voué à une mort certaine, en lui injectant soit dans une veine, soit dans le bout central d'une artère du sang provenant d'un autre chien. Le sang transfusé était ou bien pris directement dans l'artère du transfuseur, ou bien préalablement défibriné, filtré et chauffé à 35-38°. La seule condition nécessaire pour la réussite est que le cœur présente encore quelques pulsations complètes, quelque ralentis et affaiblis que soient ses battements.

Chez l'homme, la transfusion a été rarement pratiquée, et seulement en Allemagne croyons-nous. Leyden[3] a injecté 160 centimètres cubes de sang défibriné et

1. Kühne, *Centralblatt f. med. Wissensch.*, 1864.
2. Laborde, *Bull. Acad. méd.*, 1889.
3. Leyden, *Semaine médicale*, 1888.

filtré dans la veine basilique d'un intoxiqué en plein coma. L'état du malade ne commença à s'améliorer qu'au bout de plusieurs heures ; la guérison fut complète. — Strahler[1] a obtenu un succès complet chez un homme qui paraissait dans l'état le plus grave. — Guttmann[2] a injecté 200 centimètres cubes de sang défibriné sans aucun résultat ; la malade mourut deux jours après. — D'après Litten[3] dans trois autres cas la mort serait également survenue, malgré la transfusion.

Si l'on en juge d'après ces quelques faits, la transfusion est bien loin de donner chez l'homme d'aussi bons résultats que chez les animaux. Cela tient sans doute à ce que la quantité de sang injecté a été trop faible. Mais il est difficile de se procurer du sang humain en quantité abondante. En outre, la transfusion directe est d'une exécution délicate, elle nécessite un outillage spécial ; elle expose à des accidents résultant de la production d'embolies[4]. C'est donc un traitement peu pratique et l'on comprend que la plupart des médecins hésitent à l'appliquer.

L'injection intra-veineuse de *sérum artificiel* a paru efficace chez des animaux et quelquefois aussi chez l'homme. Néanmoins la valeur de ce traitement n'est pas encore sûrement établie.

1. Strahler, *Semaine médicale*. 1889.
2. Guttmann, *Id.*. 1888.
3. Litten, *Id.*, 1889.
4. Pour éviter ces inconvénients Halsted (Refusion in carb. poisoning, *Medical News*, 1883) a proposé un procédé élégant. Ce procédé consiste à pratiquer sur l'intoxiqué une saignée artérielle, à défibriner le sang recueilli et à le débarrasser de CO en l'exposant à l'air, puis à le réinjecter dans le bout central de l'artère. Halsted a pratiqué la même opération deux fois de suite chez un même malade qui guérit : le sang avait été exposé à l'air pendant trois quarts d'heure.

V. — ACIDE CARBONIQUE

L'acide carbonique CO_2 est un gaz incolore et inodore, plus lourd que l'air, sa densité étant de 1,524.

L'air contient toujours une petite quantité d'acide carbonique : 2 à 2 1/2 pour 10,000. Même en proportions bien plus considérables, ce gaz reste inoffensif. Il est difficile de dire à partir de quelles doses il devient dangereux parce que cela dépend du temps pendant lequel il est respiré. Demarquay a pu rester 10 minutes dans une atmosphère qui en renfermait 12,5 pour 100 sans éprouver de malaise ; mais un séjour prolongé dans une atmosphère qui en contiendrait seulement 2 à 4 pour 100 serait dangereux. Il faut remarquer aussi, qu'en pratique, l'augmentation de l'acide carbonique est toujours liée à la diminution de l'oxygène, de sorte qu'il y a une double cause de viciation de l'air.

§ I. — Étiologie.

L'acide carbonique se trouve dans les vapeurs de charbon (page 407) ; mais il y est accompagné par l'oxyde de carbone qui joue un rôle très prépondérant dans l'intoxication.

L'acide carbonique s'accumule dans les espaces confinés par le seul fait du séjour des hommes ou des animaux qui y respirent. On a calculé qu'un homme exhale 800 litres d'acide carbonique en 24 heures ; une vache, un cheval en produisent de 4 à 5,000 litres. L'atmosphère confinée peut devenir de la sorte rapidement mortelle. On connaît plusieurs exemples d'empoisonnement collectif produit dans ces conditions. Pendant les guerres de l'Inde, 146 prisonniers anglais furent enfermés dans une chambre de 50 mètres carrés, n'ayant pour ouvertures que deux petites fenêtres donnant sur une galerie; au bout de six heures, 96 hommes étaient morts, 27 succombèrent un peu après; au bout de 12 heures, 23 seulement étaient restés vivants. A Paris, pendant l'insurrection de juin 1848, des prisonniers ayant été enfermés dans des cavaux situés au-dessous de la terrasse des Tuileries, plusieurs succombèrent.

Il convient de dire qu'en pareil cas, l'acide carbonique n'est pas le seul agent toxique. C'est ce que prouve notamment une expérience de Gavarret. Il fait respirer des animaux sous une cloche; l'acide carbonique est absorbé au fur et à mesure qu'il se produit et remplacé par de l'oxygène; néanmoins les animaux ne tardent pas à succomber. — C'est que, dans certains cas au moins, l'air expiré contient un poison très actif[1] qui résulte de la désassimilation des tissus vivants. — On a incriminé aussi l'excès de vapeur d'eau qui

---

1. Le poison qui se trouve dans l'air expiré a été étudié par Brown-Séquard et d'Arsonval (*Soc. biologie*, 1887 et 1888). Ces savants ont injecté dans les veines ou dans le tissu cellulaire sous-cutané de lapins l'eau de condensation provenant de la respiration. A la dose de 4 centimètres cubes, des phénomènes d'intoxication très manifestes sont déjà observés; à partir de 12 à 15 centimètres cubes, l'intoxication aboutit presque constamment à la mort dans un délai de quelques heures à quelques jours. Les principaux effets observés sont la faiblesse et l'accélération considérable du cœur (sans fièvre), une parésie généralisée, de la diarrhée, des modifications pupillaires (myosis ou mydriase). — L'eau de condensation conserve toute sa toxicité lorsqu'elle a été soumise à l'ébullition. Elle a une réaction alcaline; elle jaunit l'acide sulfurique concentré; elle réduit le chlorure d'or et le nitrate d'argent ammoniacal.

Le poison en question est donc une matière organique, probablement un alcaloïde. D'autres expérimentateurs n'ont pas trouvé le poison en question, notamment Dastre et Loye qui n'ont rien obtenu en faisant respirer indéfiniment à un chien l'air expiré par un autre chien.

empêcherait l'exhalation de l'eau devant être éliminée par les poumons.

Il est d'autres cas où l'acide carbonique seul est en jeu.

Ce gaz se produit en abondance au cours de certaines fermentations, notamment de celle du vin ; comme il est plus lourd que l'air, il s'accumule dans les parties inférieures des caves ou celliers mal ventilés, dont l'atmosphère peut devenir ainsi promptement mortelle. — L'acide carbonique se trouve aussi en grande quantité dans certaines portions du sol ; il s'échappe quelquefois au dehors comme dans la grotte du chien, près de Naples, dans les vallées empoisonnées de Java. Il s'accumule quelquefois aussi dans les puits ; Descoust et Yvon ont publié plusieurs cas d'intoxication mortelle chez des ouvriers puisatiers[1]. Mais en pareil cas, l'air respiré est ordinairement très pauvre en oxygène, de sorte qu'il y a là une double cause d'asphyxie.

II. — Symptômes.

Signalons d'abord quelques-uns des effets de l'acide carbonique en dehors de son action toxique véritable.

Quand il est en contact avec la peau, il produit une sensation de picotement, de légère cuisson, qui s'accompagne au bout d'un certain temps de rougeur, et qui peut aboutir à une anesthésie locale plus ou moins complète. Sur les muqueuses, cette action irritante est plus marquée ; elle exagère quelque peu les sécrétions, elle stimule les muscles lisses sous-jacents. — Absorbé

---

1. Descoust et Yvon. Quelques cas d'asphyxie par l'acide carbonique. *Ann. d'hyg. pub. et de méd. lég.*, 1884, t. XI, p. 273.

par l'estomac, l'acide carbonique produit un peu d'excitation cérébrale, une légère ivresse que certaines personnes subissent après avoir bu quelques verres d'eau gazeuse.

Les symptômes de l'empoisonnement sont ceux de l'asphyxie : inspirations plus fréquentes et bientôt très énergiques, accélération du pouls, oppression, cyanose, perte de connaissance, et après celle-ci convulsions souvent très violentes. La période terminale se produit plus ou moins vite suivant la composition de l'air respiré.

L'empoisonnement est à peu près identique à l'asphyxie dans le sens le plus général de ce mot. L'asphyxie est en effet une adultération du sang constituée d'un côté par l'accumulation de l'acide carbonique, d'un autre côté par la diminution de l'oxygène. Or, en pratique, une atmosphère qui contient beaucoup d'acide carbonique est presque toujours trop pauvre en oxygène, de sorte que l'empoisonnement réalise la même altération du sang que l'asphyxie.

§ III. — Lésions cadavériques. Diagnostic.

Les altérations cadavériques sont les mêmes que celles de l'asphyxie. Le sang est liquide et foncé. Il est accumulé dans les cavités cardiaques et dans les gros vaisseaux de la poitrine. Les poumons sont très congestionnés et contiennent parfois des noyaux hémorragiques. Quelquefois aussi il existe des ecchymoses sous-pleurales et sous péricardiques. Les méninges et l'encéphale présentent ordinairement une hyperhémie veineuse bien accentuée.

De telles altérations sont constatées dans des circonstances si diverses qu'elles n'ont guère de valeur diagnostique.

L'extraction des gaz du sang et le dosage de l'acide carbonique qui s'y trouve ne donnent pas non plus des résultats aussi probants qu'on pourrait le croire *a priori*. C'est qu'après la mort, et quelle qu'ait été la cause de celle-ci, CO_2 continue à se former aux dépens de l'oxygène, et s'accumule dans le sang puisqu'il n'est pas éliminé par la respiration. Suivant que l'analyse est pratiquée plus ou moins longtemps après la mort, on trouve CO_2 en quantités variables, mais toujours assez considérables, parfois plus grandes que chez les sujets empoisonnés par ce gaz.

En réalité, le diagnostic peut presque toujours être fait grâce aux circonstances dans lesquelles s'est produite la mort, et au dosage de l'acide carbonique dans l'atmosphère où s'est produite l'asphyxie.

§ IV. — Mode d'action.

Ainsi que nous l'avons dit plus haut, l'empoisonnement par l'acide carbonique est une véritable asphyxie. Dans les conditions ordinaires où se produit cette asphyxie, presque toujours le sang, en même temps qu'il contient un excès d'acide carbonique, est privé plus ou moins d'oxygène. Quelle part revient dans les troubles produits à l'excès d'acide carbonique? En d'autres termes, ce gaz est-il toxique par lui-même et quels sont ses effets?

On a cru à une certaine époque que l'acide carbonique n'était dangereux qu'en tant que gaz inerte et parce qu'il remplaçait une certaine quantité d'oxygène.

Il est certain que l'on peut introduire impunément d'assez grandes quantités de CO_2 dans l'estomac, dans le rectum, et même directement dans les veines. Mais en pareils cas, ce gaz est éliminé très rapidement par les poumons, de sorte qu'il ne se trouve jamais dans le sang en quantité considérable.

Les conditions sont tout autres quand l'acide carbonique se trouve en excès dans l'air ambiant, parce qu'alors il s'accumule dans le sang et empêche l'élimination de celui qui se produit dans l'organisme. Pour reconnaître si dans ce cas l'acide carbonique est toxique, c'est-à-dire s'il produit quelques-uns au moins des symptômes de l'asphyxie, il faut expérimenter avec une atmosphère artificiellement composée, de façon qu'elle contienne, en même temps que beaucoup d'acide carbonique, une proportion suffisante d'oxygène.

On constate de cette façon que l'acide carbonique est toxique, mais seulement à haute dose. C'est ainsi que lorsque des mammifères respirent, en vase clos, de l'oxygène, ils ne succombent qu'après avoir produit une telle quantité de CO_2 qu'il y en a de 30 à 40 pour 100 dans le sac où ils inspirent et expirent successivement. Il peut même arriver que les animaux ne succombent pas immédiatement quand ils respirent d'emblée un air contenant, avec une proportion suffisante d'oxygène, 40 et même 50 pour 100 d'acide carbonique[1].

Il faut remarquer que la gravité et la rapidité de l'intoxication dépendent en première ligne de la quantité de CO_2 accumulé dans le sang (l'exhalation de ce gaz étant entravée par sa présence, même en proportions relativement faibles, dans l'air ambiant) et en seconde ligne de la rapidité avec laquelle se fait cette accumulation.

Indiquons maintenant les effets qui appartiennent en propre à l'acide carbonique.

Il agit sans doute sur le cœur, pour ralentir d'abord ses pulsations, les accélérer ensuite et finalement l'arrêter. Citons sur ce point une expérience de Paul Bert. En plongeant des rats âgés de 2 ou 3 jours dans de l'acide carbonique, on les tue en 2 ou 3 minutes par arrêt du cœur, tandis que lorsqu'on les plonge dans de l'azote ou de l'hydrogène, ils vivent ou tout au moins leur cœur bat pendant 15 ou 20 minutes.

L'influence sur la respiration est bien établie ; même à faible dose, l'acide carbonique l'accélère. Raoult[2], en faisant respirer

1. Paul Bert, *Ann. d'hyg. pub. et de méd. lég.*, 1884, tome XI, p. 477
2. *Acad. des sciences*, 8 mai 1876.

pendant une heure à des animaux de l'air qui contient avec 20, 8 pour 100 d'oxygène, 12 pour 100 de CO^2, constate que les mouvements respiratoires passent de 71 à 97 à la minute. Chez l'homme, Hanriot et Richet, en recueillant les gaz expirés par des sujets qui avaient reçu en lavement 2 à 3 litres de CO^2 ont constaté que la ventilation pulmonaire était très notablement augmentée pendant tout le temps de l'élimination.

L'acide carbonique produit aussi des convulsions ; mais cet effet n'est pas absolument constant. Paul Bert fait respirer à un chien pendant 2 heures un mélange de 20 pour 100 d'acide carbonique, 60 d'oxygène et 20 d'azote ; l'animal n'a pas de convulsions. En revanche, presque aussitôt que, sa muselière étant détachée, il respire à l'air libre, il est pris d'une violente attaque convulsive. Brown-Séquard explique ce fait de la façon suivante. L'acide carbonique en grand excès inhibe la puissance excito-motrice des centres nerveux ; à dose moins considérable il donne lieu à des convulsions, et celles-ci se produisent d'autant plus facilement que le sang contient assez d'oxygène pour entretenir la vitalité des centres nerveux [1].

Quoi qu'il en soit de cette explication, il est certain que l'empoisonnement par l'acide carbonique n'occasionne pas toujours des convulsions. En faisant respirer à des chiens, à des lapins un air composé de 50 pour 100 de CO^2, 20 de O et 30 d'Az, ces animaux tombent rapidement dans un état d'anesthésie et de résolution musculaires complètes, que l'on peut prolonger pendant des heures.

En pareil cas, la température s'abaisse considérablement, et elle peut tomber de 10° au-dessous de la normale.

Dans une atmosphère contenant une très forte proportion de CO^2 les animaux sont quelquefois brusquement sidérés, tom-

---

1. Barnes. (*Rech. expérim. sur les accidents consécutifs aux inhalations prolongées d'acide carbonique. Thèse*, Paris, 1897) a décrit les convulsions, et les résultats paraissent s'adapter assez bien à l'explication fournie par Brown-Séquard. Barnes attribue ces convulsions à l'excitation de la région motrice du cerveau ; elles ne se produisent pas quand cette région est enlevée, tandis que dans l'asphyxie par oblitération de la trachée, les convulsions persisteraient après ablation des zones motrices corticales, et seraient dues par conséquent à une action sur tout l'axe nerveux.

bant presque aussitôt sans connaissance. Ces faits sont sans
doute à rapprocher de ceux observés par Brown-Séquard chez
des animaux auxquels il injectait de l'acide carbonique par la
trachée. Ces animaux, dit l'auteur, mouraient par inhibition
soudaine de toutes les activités cérébrales, de la respiration du
cœur et des échanges entre les tissus et le sang, celui-ci
devenant rouge dans les veines bien loin de noircir dans les
artères comme c'est le cas dans l'asphyxie.

§ V. — Traitement.

Le traitement est le même que celui de l'empoisonnement par l'oxyde de carbone ; mais ici son efficacité
est en général beaucoup plus rapide et plus certaine.

VI. — HYDROGÈNE SULFURÉ

L'hydrogène sulfuré ou acide sulfhydrique, HS, est
un gaz extrêmement vénéneux. Il occasionnerait sans
doute des empoisonnements beaucoup plus nombreux
s'il ne possédait une odeur très pénétrante et très répugnante d'œufs pourris qui décèle sa présence, même
en très faible quantité[1].

§ I. — Étiologie.

L'empoisonnement par l'acide sulfhydrique pur a été
observé quelquefois chez des chimistes, des industriels.
Mais le plus souvent il est produit par les émanations
des fosses d'aisances.

Les gaz qui se dégagent des matières fécales en
décomposition et qui remplissent les fosses d'aisances
comprennent, en proportions variables, de l'acide sulf-

---

1. Il paraît que l'acide sulfhydrique, si odorant à dose modérée, ne
l'est plus à dose très forte, du moins dans ce dernier cas l'odorat n'est
affecté que très momentanément, la sensibilité des nerfs olfactifs étant
vite abolie (Garnier, de Nancy).

hydrique, du sulfhydrate d'ammoniaque, de l'ammoniaque libre, de l'acide carbonique. L'action toxique de ce mélange gazeux est due surtout à l'acide sulfhydrique[1]; les symptômes de l'empoisonnement par les fosses d'aisances sont en effet à peu près les mêmes que ceux produits par l'hydrogène sulfuré seul.

Les ouvriers vidangeurs ont fourni un grand nombre d'exemples d'intoxication, et actuellement encore, bien que leur travail se fasse dans des conditions moins dangereuses, il arrive de temps en temps qu'ils sont victimes d'empoisonnements plus ou moins graves.

Pour vider les fosses d'aisances, on se servait autrefois de seaux; aujourd'hui on emploie à Paris et dans les grandes villes le *système barométrique*, c'est-à-dire l'aspiration des matières dans un récipient où le vide a été fait. Ce procédé ne supprime pas complètement le danger. Il faut, en effet, pour que les matières pénètrent dans le tuyau d'aspiration, qu'elles aient une consistance liquide ou pâteuse; pour cela, il est nécessaire quelquefois de les brasser, de les mélanger avec des perches et de détruire la croûte solide qui existe à leur surface, le *chapeau*. Cette opération occasionne un grand dégagement de gaz. En outre, le tuyau ne peut aspirer la totalité des matières; ce qui reste au fond doit être enlevé par un ouvrier qui descend dans la fosse avec un seau et une pelle. Ce travail de *rachèvement* est quelquefois nécessaire aussi dans les fosses *mobiles*, lorsque les récipients qu'elles contiennent ont débordé.

---

1. La proportion d'acide sulfhydrique dans les gaz des fosses d'aisances est très variable; elle a été trouvée souvent de 2 pour 100, quelquefois même de 8 pour 100. Par contre, Ogier n'en a pas trouvé dans l'air de deux fosses non vidées depuis plusieurs mois.

C'est cette partie de l'opération qui est particulièrement dangereuse. L'ouvrier se trouve en effet plongé dans une atmosphère qui contient déjà une proportion notable d'HS, proportion qui peut augmenter brusquement au moment où les matières stagnantes sont agitées et soulevées. Il se dégage alors des bouffées de HS dont l'action toxique est immédiate. Comme ce gaz est relativement lourd $(D = 1,17)$ il ne s'échappe pas au dehors, et il y a alors au fond de la fosse ou dans un coin de celle-ci une atmosphère tellement redoutable qu'elle occasionne de véritables catastrophes. Un ouvrier qui travaille seul dans la fosse tombe brusquement sans connaissance : un de ses camarades descend pour lui porter secours, et tombe également ; un autre encore se dévoue et il a le même sort. Trop souvent on a vu périr ainsi en quelques instants deux, trois, quatre, cinq, six ouvriers. Le danger est tel que parfois les personnes qui donnent des soins assidus aux victimes retirées de la fosse sont elles-mêmes gravement intoxiquées par les gaz qui se dégagent des vêtements et du corps imprégnés de matières fécales.

Il faut savoir que même après que la fosse a été vidée, le danger peut subsister. Plusieurs jours après la vidange, un ouvrier qui descend pour faire des réparations peut être intoxiqué par l'acide sulfhydrique qui s'est dégagé peu à peu des parois, ou qui s'en échappe tout d'un coup au moment où ces parois sont attaquées par le pic ou la pioche.

Les émanations des fosses d'aisances ou des matières fécales peuvent se répandre à une certaine distance et occasionner à la longue l'intoxication des personnes qui habitent dans le voisinage. Cette intoxication, qui

revêt habituellement une forme subaiguë et relativement peu grave, aurait été mortelle dans quelques cas,
dit-on. Christison raconte par exemple que des matières
fécales ayant été répandues sur un champ voisin de l'endroit où jouaient les élèves d'un pensionnat, 22 enfants
furent intoxiqués dont 2 mortellement. Nous avons observé nous-même un cas d'intoxication mortelle par les
émanations des latrines. Un enfant d'une douzaine d'années, ayant un soir regagné trop tard son domicile, n'osa
pas rentrer chez ses parents et s'installa dans les latrines,
fort mal tenues, de la maison pour y passer la nuit. Il y
fut trouvé mort le lendemain matin. Il avait été très
probablement tué par HS, car l'autopsie ne révéla aucune
lésion organique, et cet enfant, bien constitué, était la
veille encore dans un très bon état de santé.

L'acide sulfhydrique peut se former non seulement
dans les fosses d'aisances, mais partout où il y a des
matières animales en décomposition, par exemple dans
les égouts mal entretenus où stagnent longtemps des
détritus. L'acide sulfhydrique qui se dégage dans ces
conditions n'est pas entraîné facilement au dehors,
s'accumule peu à peu et rend l'atmosphère très toxique.
Nous avons eu deux fois l'occasion de pratiquer l'autopsie d'égoutiers morts de cette façon dans la banlieue de
Paris.

<h2 style="text-align:center">§ II. — Doses toxiques.</h2>

Des recherches faites sur plusieurs sujets par
Lehmann [1] indiquent à quelles doses l'hydrogène sulfuré est toxique pour l'homme.

Dans une atmosphère où il se trouve en proportion

1. K. B. Lehmann. *Arch. für Hygiène*, 1892.

de 0,2 pour 1,000, l'hydrogène sulfuré exerce surtout une action irritante sur les muqueuses des yeux, du nez, de la gorge ; cette irritation est déjà très forte au bout de 5 à 8 minutes, et au bout d'une 1/2 heure, elle est à peine tolérable. — La proportion de 0,5 pour 1,000 n'a pas été dépassée dans les expériences ; au bout de 30 minutes de séjour dans une telle atmosphère, les sujets présentent, outre des douleurs dans les yeux, du catarrhe nasal et de la toux, résultat de l'action irritante du gaz ; des battements de cœur, des vertiges, de la titubation, du tremblement des extrémités, une faiblesse extrême, de la céphalalgie, des sueurs froides, de la pâleur. Lehmann admet qu'un homme mourrait rapidement si l'air renfermait 1 pour 1,000 de HS, et en quelques heures si cet air en contenait 0,7 à 0,8, pour 1,000.

Pour les animaux, les doses toxiques sont à peu près les mêmes. Les oiseaux seraient les plus sensibles ; ils mourraient immédiatement dans une atmosphère à 0,66 pour 1,000 (1 pour 1,500) ; les lapins, les chats meurent en dix minutes dans une atmosphère à 1 ou 3 pour 1,000, après avoir présenté de violentes convulsions et une dyspnée intense. Dans une atmosphère à 0,4 à 0,8 pour 1,000, la mort est plus tardive et est précédée d'œdème pulmonaire et de forte irritation des voies respiratoires (Lehmann). — Les chiens seraient un peu plus résistants.

Une certaine accoutumance paraît se produire envers l'hydrogène sulfuré. Les rats qui vivent dans les égouts seraient un peu moins impressionnables à ce poison ; les ouvriers vidangeurs supporteraient mieux que d'autres les petites doses de HS.

Les chiffres précédents s'appliquent à l'acide sulfhydrique *inhalé* ; lorsqu'il se trouve dans le tube digestif, ce gaz est beaucoup moins dangereux parce qu'il est éliminé par les poumons et ne pénètre pas dans l'intimité des organes.

§ III. — Symptomatologie.

Forme aiguë. — Le terme de « plomb des vidangeurs » peint la soudaineté et la brutalité des accidents toxiques. L'ouvrier tombe tout d'un coup sans connaissance, comme assommé par une masse de plomb. Quand la proportion de gaz toxique est un peu moindre, l'intoxication peut débuter par une sorte d'ivresse délirante et bruyante : c'est ce que les ouvriers appellent « chanter le plomb ». Cette ivresse aboutit vite du reste au coma. Si la victime n'est pas portée aussitôt à l'air pur, la mort survient quelques minutes à peine après la perte de connaissance. Quand l'intoxiqué est retiré vivant encore de l'atmosphère toxique, tantôt il meurt très vite, tantôt il succombe au bout de quelques jours, tantôt il finit par guérir mais toujours lentement, et parfois après reste comateux pendant deux ou trois jours. Le coma s'accompagne, au moins au début, de faiblesse et d'irrégularité du cœur, de lenteur de la respiration. Les pupilles sont dilatées et immobiles, le visage très pâle. Des convulsions surviennent parfois pendant le coma et lui succèdent. Un peu plus tard le malade présente souvent des troubles nerveux simulant la méningite, l'encéphalite, la myélite. — L'œdème pulmonaire, le catarrhe suffocant avec issue d'écume par la bouche et par les narines constitue une complication des plus redoutables.

Cette complication peut ne se produire que plusieurs heures après l'accident, et alors même que le malade paraissait rétabli. Le professeur Brouardel en a observé deux exemples[1]. « Un ouvrier, occupé au rachèvement d'une fosse, tombe sans connaissance et est immédiatement remonté au moyen de sa bricole. Rappelé à la vie. il allume tranquillement sa pipe, reste quelques instants assis dans la cour de la maison, puis monte sur la voiture de vidanges et rentre chez lui. Il mange, puis se couche, sans se préoccuper autrement de son accident. Au bout d'une demi-heure, il se réveille en proie à un accès de suffocation épouvantable et il succombe deux heures après, présentant tous les signes d'un catarrhe suffocant ». — Le second cas est tout à fait analogue.

Forme subaiguë. — Dans cette forme, l'atteinte du système nerveux n'est pas assez profonde pour occasionner le coma. Elle se manifeste par des vertiges, des lipothymies ou des syncopes, l'affaiblissement de la respiration, souvent aussi par des coliques violentes avec ou sans diarrhée, par de la conjonctivite, parfois par des convulsions. Cette forme d'empoisonnement laisse quelquefois aussi des suites : douleurs de tête, paralysies, troubles gastriques.

Il est à noter que, dans cette forme aussi, il peut arriver que l'intoxication ne débute qu'un certain temps après que le sujet a cessé de respirer l'atmosphère toxique. Le fait a été observé plusieurs fois chez des vidangeurs ; il l'a été aussi chez un chimiste[2] qui avait travaillé dans

1. Brouardel. Les asphyxies par les gaz, les vapeurs, les anesthésiques. Paris, 1896.
2. A. Cahn. cité par Kobert.

la matinée à préparer HS, et qui fut pris l'après-midi d'une intoxication grave.

La *forme chronique* est caractérisée par des douleurs intestinales ordinairement intermittentes, des troubles gastriques, de la céphalalgie, de la pâleur et des lipothymies. A ces symptômes se joignent quelquefois, chez les ouvriers vidangeurs, de la conjonctivite et de la furonculose, qui sont peut-être attribuables plutôt à l'ammoniaque, gaz qui se trouve ordinairement dans les fosses d'aisances.

§ IV. — Lésions cadavériques.

Le cadavre des individus qui ont succombé à l'intoxication par HS se putréfie très rapidement. C'est là un fait qui a frappé tous les observateurs, et que nous avons eu l'occasion de vérifier personnellement sur trois sujets morts de cette façon[1]. La putréfaction n'est pas seulement rapide ; elle est surtout extrêmement intense ; elle se manifeste spécialement par la puanteur extrême du cadavre et par la précocité et l'étendue de la coloration verte. Cette coloration précoce est surtout frappante sur les tissus dont la couleur habituelle est blanche ou peu foncée : le cerveau, la peau, les parties non congestionnées des poumons[2].

1. Ceci ne s'applique qu'aux cas dans lesquels HS a pénétré dans le corps pendant la vie. Les cadavres qui séjournent dans les fosses d'aisances se putréfient au contraire moins vite qu'à l'air libre ; on a de fréquentes occasions de constater ce fait sur les cadavres de nouveau-nés jetés dans les latrines.

2. La teinte verte qui se produit sur un cadavre quelconque au cours de la putréfaction, est sans doute toujours occasionnée par de l'hydrogène sulfuré venant de l'intestin en se développant sur place. On comprend donc que cette teinte soit beaucoup plus accentuée chez les sujets qui ont succombé à l'intoxication par HS ; il faut dire cependant que le sang de ces sujets ne contient qu'une faible quantité de HS d'après la plupart des analyses qui ont été faites.

Presque toujours aussi le sang est resté liquide et présente une coloration noirâtre que l'on constate également sur les muscles et sur les organes très vasculaires, notamment sur la rate, les poumons.

Enfin dans quelques cas on trouve un œdème pulmonaire, parfois sanguinolent, qui peut être tellement abondant que toutes les voies aériennes sont remplies de liquide écumeux qui déborde par les narines et par la bouche.

§ V. — Mode d'action.

Bien qu'agissant aussi sur le sang, l'hydrogène sulfuré peut être considéré comme un poison de centres nerveux. Une action toxique sur ces centres peut seule expliquer le coma presque immédiat ou précédé d'une courte période d'ivresse qui est le principal symptôme de l'empoisonnement aigu chez l'homme.

Lorsqu'on introduit un animal (lapin ou cobaye) dans une atmosphère qui contient une très forte proportion de HS, c'est-à-dire 1 à 3 pour 100, cet animal tombe aussitôt sans connaissance, il est pris de violentes convulsions ou d'une contracture généralisée ; les pupilles sont immédiatement dilatées, les mouvements réflexes ont disparu, la respiration est extrêmement laborieuse ; les battements du cœur se ralentissent[1]. Cette symptomatologie est en rapport avec une atteinte profonde et rapide des centres nerveux. — Ajoutons que ces effets résultent d'une absorption du poison, et non pas d'actes réflexes dont le point de départ serait une excitation des voies respiratoires, car Brouardel et Loye ont vu qu'ils se produisaient aussi bien quand le gaz était introduit directement dans la trachée.

D'un autre côté, l'hydrogène sulfuré paraît bien agir aussi comme un irritant local. Cette action, qui est surtout appré-

---

1. P. Brouardel et P. Loye. Rech. sur l'empoisonnement par l'hydrogène sulfuré. *Comptes rendus de l'Acad. des sciences*, 1885.

ciable dans les intoxications qui n'aboutissent pas très promptement à la mort, se manifeste par les picotements des yeux, la salivation, la toux, et surtout l'œdème pulmonaire souvent sanguinolent, le catarrhe suffocant qui est un des effets les plus redoutables du poison.

La couleur noire que présente le sang au moment de l'autopsie indique que ce liquide a subi une altération d'ordre toxique. Il n'est pas certain cependant que cette altération se produise pendant la vie. Lorsqu'on fait agir *in vitro,* de l'hydrogène sulfuré sur du sang, on constate que celui-ci prend une teinte plus foncée, et qu'examiné au spectroscope il présente une bande d'absorption spéciale, située dans le rouge, à peu près à la même place que celle de la méthémoglobine, mais plus à droite [1]. Cette bande ne se voit pas dans le sang des animaux intoxiqués. Ogier a soigneusement vérifié ce fait qui avait été signalé antérieurement. — La couleur noire que présente le sang après la mort est donc occasionnée par une modification de l'hémoglobine dont la nature est inconnue.

§ VI. — Diagnostic.

Les constatations faites à l'autopsie n'ont pas la valeur de signes certains. L'examen spectroscopique a peu d'importance : ou bien l'on ne trouve pas la bande de IIS, et ainsi que nous l'avons vu, ceci n'exclut nullement un empoisonnement par ce gaz ; ou bien cette bande existe, mais alors le cadavre est putréfié et l'on ne saurait dire si IIS a été introduit pendant la vie, ou s'il s'est formé par la décomposition du cadavre. — L'analyse chimique qui, d'après les recherches d'Ogier, permet d'extraire presque tout IIS (les 5/6) contenu dans le sang, n'autorise des conclusions utiles pour le diagnostic que lorsqu'on peut être certain que le HS trouvé ne

1. D'après les recherches d'Ogier, il suffit que le sang contienne 1/5000 de son poids de HS pour que cette bande soit visible.

provient pas de la putréfaction, circonstance qui ne se rencontre pour ainsi dire jamais.

Mais il faut remarquer que dans la pratique médico-légale, la question du diagnostic ne se pose guère que lorsqu'il s'agit de reconnaître si un individu trouvé mort dans une fosse, dans des latrines, dans un égout, a succombé à un empoisonnement par le gaz sulfhydrique et non pas à une autre cause. Ce problème se résout surtout par exclusion; mais les altérations cadavériques, sans être absolument caractéristiques, fournissent cependant un élément d'appréciation qui n'est pas sans valeur.

Dans certains des cas en question, on peut reconnaître que l'individu est mort à l'endroit même où son corps a été trouvé. La dyspnée et les efforts respiratoires intenses qui se produisent à un certain moment de l'intoxication ontpour effet de faire pénétrer dans les bronches les corps étrangers : matières fécales, graviers, détritus au milieu desquels plongent assez souvent les orifices respiratoires quand la victime tombe sans connaissance.

§ **VII.** — **Traitement.**

Le traitement prophylactique consiste à désinfecter les fosses d'aisances au moment de la vidange ou un peu avant. Cette désinfection se pratique généralement avec du sulfate *neutre* de fer ou de zinc, qui décompose l'acide sulfhydrique ou le sulfhydrate d'ammoniaque qu'il transforme en sulfure de fer. La proportion employée est, à Paris, de 5 kilogrammes de sel par mètre cube de matière; il convient d'ajouter le sel à l'état de solution pour que le mélange se fasse intimement et que le désinfectant pénètre partout.

L'efficacité de ce procédé est considérée comme illusoire par le professeur Brouardel. En tous cas, il peut arriver que certaines portions des matières, notamment celles qui se trouvent au fond et dans les angles de la fosse, échappent à l'action du désinfectant, et laissent dégager, au moment où le vidangeur les enlève, une grande quantité d'acide sulfhydrique. C'est pourquoi tout ouvrier qui descend dans la fosse doit être attaché avec des cordes qui permettent de le retirer dès qu'il présente des signes d'intoxication.

Aussitôt retirée, la victime doit être portée au grand air, débarassée de ses vêtements et lavée de toutes les souillures de matières fécales. La respiration artificielle, les tractions rythmées de la langue, au besoin l'électrisation des nerfs phréniques sont à employer tout d'abord quand le malade est dans un coma profond et presque dans un état de mort apparente. La saignée, employée autrefois, pourrait être utile. Le chlore a été regardé, à une certaine époque, comme l'antidote de l'acide sulfhydrique ; si l'on voulait employer ce traitement, dont l'efficacité est fort contestable, il faudrait placer devant la bouche du malade une compresse imbibée d'eau chlorée ou d'une solution de chlorure de chaux.

CHAPITRE QUINZIÈME

POISONS CARDIAQUES

Nous avons parlé déjà (page 50) des poisons cardiaques, indiqué leur caractère commun qui est d'agir sur l'appareil nerveux du cœur et leurs caractères particuliers qui permettent de les répartir en plusieurs types très distincts.

Presque tous ces poisons exercent leur action non seulement sur l'appareil nerveux du cœur, mais sur beaucoup d'autres parties du système nerveux. Les troubles cardiaques ne constituent qu'une partie de leur symptomatologie, et même, quand l'intoxication n'est pas très grave, une partie souvent peu importante. Leur description sera donc mieux placée dans le groupe des poisons nerveux.

Il nous paraît bon cependant de faire une exception pour la digitale. Les effets de cette substance s'exercent, sinon uniquement, du moins d'une façon très prépondérante sur le cœur et le système vasculaire, de sorte qu'on peut dire ici qu'il s'agit réellement d'un poison cardiaque.

DIGITALE

La *Digitale* (Digitalis purpurea), fig. 28, est une herbe de la famille des Scrofularinées qui croît dans presque toute l'Europe. Ses grandes fleurs, disposées en épi terminal, sont pendantes ; elles sont tubuleuses avec un rétrécissement très marqué à la base, de couleur rose avec des taches pourpres. Le fruit est une capsule conique accompagnée du calice persistant et renfermant de nombreuses graines petites. Les feuilles sont ovales, à bords crénelés, blanchâtres, couvertes à leur face inférieure, d'un duvet mou et pâle, à nervures pennées et saillantes.

Cette plante est, comme on le sait, fort employée en médecine. Toutes ses parties sont actives, mais on ne fait usage en thérapeutique que de ses feuilles, soit en nature, soit pour préparer les extraits ou la teinture. La richesse des feuilles en principes actifs varie beaucoup suivant l'âge de la plante, le moment de la récolte, la nature du sol, les conditions météorologiques de la saison. Ces différences sont connues depuis longtemps, et pour les éviter dans la mesure du possible on recommande de ne se servir que des feuilles de seconde année, récoltées au moment où la plante va fleurir. On recommande également de ne pas les conserver plus d'une année, les feuilles desséchées ne gardant pas très longtemps leurs propriétés.

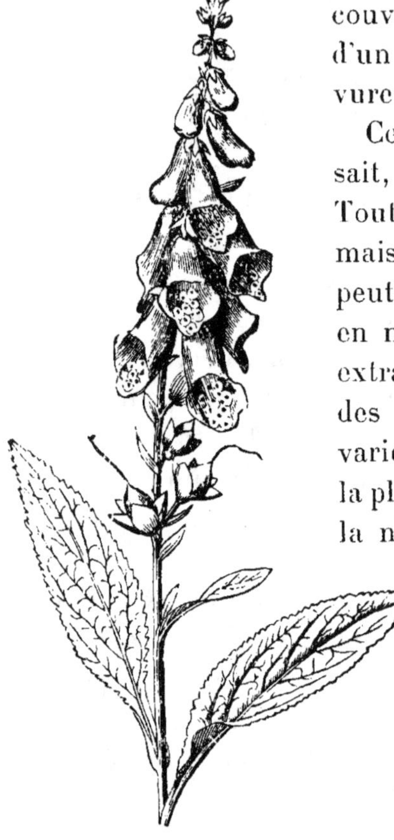

Fig. 28. — Digitale.

L'étude chimique des principes actifs de la digitale n'a pas abouti jusqu'ici à des résultats parfaitement nets et précis. On a retiré de cette plante plusieurs substances dont trois exercent sur l'organisme des effets de même nature, mais non pas de même intensité[1], effets fort analogues sinon identiques à ceux produits par les feuilles. Ces trois substances sont : la *digitaline amorphe* d'Homolle et Quévenne ; *la digitaline cristallisée* de Nativelle, soluble dans le chloroforme, et enfin la *digitoxine*, produit allemand. La différenciation chimique de ces trois produits paraît d'ailleurs un peu confuse. Ajoutons que les digitalines préparées en Allemagne ne présentent pas exactement les mêmes propriétés physiques, chimiques et physiologiques que les digitalines préparées en France.

La *digitaline d'Homolle et Quérenne*, poudre amorphe d'un blanc jaunâtre, incomplètement soluble dans le chloroforme, serait un mélange complexe, contenant surtout de la digitaléine.

La *digitaline Nativelle*, dix fois plus active que la précédente, se présente sous forme d'une poudre blanche, composée de cristaux microscopiques lamellaires. Elle aurait une composition chimique bien définie. La *digitaline amorphe du codex français*, entièrement soluble dans le chloroforme, aurait à peu près la même activité et la même composition que la digitaline cristallisée.

La *digitoxine* serait un mélange, en proportions variables, de digitaline cristallisée et d'un principe non

---

1. Parmi les autres principes retirés de la plante, citons la *digitaléine* et la *digitine* qui n'exercent sur l'organisme qu'une action relativement très faible, et la *digitonine*, dont les effets, différents de ceux de la digitale, se rapprocheraient beaucoup de ceux de la saponine.

encore isolé, analogue ou identique à la strophantine, à l'ouabaïne, ou à la tanghinine (Huchard, François-Franck). Il semble établi par les observations cliniques que cette substance est tantôt plus, tantôt moins active que la digitaline cristallisée.

Parmi les réactions de la digitaline (cristallisée ou non), préparée en France, la suivante, indiquée par Lafon, est considérée comme une des meilleures. On chauffe légèrement cette substance avec un mélange à poids égaux d'acide sulfurique et d'alcool ; lorsqu'il se produit une teinte brun clair, on ajoute une goutte de perchlorure de fer en solution étendue, et l'on voit se produire une coloration verte. — La digitoxine donne la même réaction.

Les digitalines d'Homolle et Quévenne, de Nativelle, du Codex français, donnent avec l'acide chlorhydrique une coloration vert émeraude. Il en est de même de la digitoxine ; toutefois avec cette substance la coloration est moins intense et tire sur le jaune.

§ I. — Étiologie.

L'empoisonnement criminel est des plus rares. L'affaire Couty de Lapommerais en est un exemple célèbre à deux titres, d'abord parce que le coupable était un médecin qui se servit de la digitaline à une époque où cette substance venait à peine d'être connue, et en outre parce que ce fut la première fois que des experts tentèrent de caractériser le poison, à défaut de réactions chimiques, qui faisaient défaut alors, en expérimentant les effets de la substance suspecte sur les animaux [1].

1. On trouvera la relation de cette affaire dans le livre de Tardieu : Étude médico-légale sur l'empoisonnement.

L'empoisonnement suicide est un peu moins rare. On peut en rapprocher les cas où la digitale a été prise comme abortif ou bien dans le but de se donner une maladie propre à exempter du service militaire (page 484) et a occasionné ainsi des accidents mortels ou graves.

L'empoisonnement accidentel résulte de méprises ; les feuilles desséchées prêtent à la confusion, par exemple avec les feuilles de bourrache, plante fort employée en médecine.

Le nombre total des empoisonnements par la digitale et les digitalines est en somme assez restreint, si l'on fait abstraction des cas où l'empoisonnement plus ou moins grave se produit chez des malades traités par cette drogue. D'après certains auteurs, les cas de ce genre seraient nombreux. Mais il est parfois difficile de discerner exactement ce qui appartient à l'intoxication véritable chez des sujets qui la plupart du temps avaient déjà antérieurement une grave affection cardiaque, puisque l'effet principal de la digitale s'exerce précisément sur le cœur.

§ II. — Doses toxiques.

La toxicité de la digitale et de ses préparations officinales ne peut être constante, puisque la richesse de la plante en principes actifs varie beaucoup suivant diverses circonstances, et notamment, paraît-il, suivant le pays où elle pousse. Ainsi Huchard dit à ce propos que, d'après Brunton, à Édimbourg les malades supportent impunément une infusion de 15 grammes de digitale, tandis qu'à Londres, une infusion de 4 grammes expose à des accidents sérieux d'intoxication.

D'un autre côté, la toxicité de la digitale n'est pas la

même chez les individus sains que chez certains malades.

Voici d'abord quelques chiffres qui se rapportent à des empoisonnements suicides ou accidentels.

La *teinture de digitale* à la dose de 30 grammes, prise en une fois, a occasionné un empoisonnement mortel chez une femme [1]. Une cuillerée à café de la même préparation a produit une intoxication grave, mais non mortelle, chez une fille de 22 ans (Observ. XI).

L'extrait a occasionné la mort d'une femme qui en avait pris en peu de temps 0,50 à 0,60 centigrammes (Tardieu).

En infusion, la digitale a occasionné la mort aux doses de 7 grammes (Husemann) et de $2^{gr},50$, dose prise en une fois par une femme qui mourut le 5e jour [2].

On sait que la digitale a une action cumulative, c'est-à-dire que ses effets ne disparaissent pas rapidement, mais qu'ils s'additionnent si l'ingestion de la drogue est répétée chaque jour.

Il y a quelques exemples d'empoisonnement occasionné *chez des sujets sains* par des doses relativement peu élevées, mais répétées pendant plusieurs jours. Tel est par exemple le fait observé en Autriche [3] concernant trois recrues qui, pour se faire exempter du service militaire, avaient cherché à simuler une maladie en avalant, sur le conseil d'un tiers, des pilules de poudre de feuilles de digitale. L'un de ces jeunes gens mourut au bout de 4 semaines après avoir pris en tout $13^{gr},7$ de poudre de digitale. Les deux autres n'eurent pas le

---

1. *Gaz. des hôpit.*, 1876.
2. *Gaz. des hôpit.*, 1864.
3. Köhnhorn. *Vierteljahrschr. für ger. Medic.*, 1876.

courage de continuer le traitement aussi longtemps ; ils s'arrêtèrent quand l'intoxication présenta une certaine gravité.

C'est surtout dans la pratique thérapeutique qu'on observe des empoisonnements plus ou moins graves résultant de l'accumulation de doses quotidiennes. Mais sur ce point, comme d'ailleurs sur l'appréciation générale de la toxicité de la digitale, les renseignements fournis par les cliniciens sont quelque peu contradictoires, au moins en apparence.

En France, on prescrit la poudre de digitale (infusion ou macération) à une dose qui ne dépasse pas en général 0,50 à 1 gramme le premier jour, et qui est diminuée dès le lendemain. En Allemagne, en Belgique, certains médecins donnent 4 grammes par jour et assurent n'avoir jamais vu se produire d'intoxication. Un médecin roumain, le Dr Petresco [1], va plus loin ; il traite la pneumonie par la digitale à une dose qui est toujours d'au moins 4 à 8 grammes dans les 24 heures, et qui est poussée parfois jusqu'à 12 grammes. Il a employé les digitales françaises, allemandes, roumaines aux mêmes doses et avec les mêmes résultats. Ces résultats seraient excellents au point de vue thérapeutique, et en outre les 577 observations recueillies prouveraient la tolérance et la non-toxicité de ces doses. Il est vrai que vers le troisième jour de cette médication, en même temps que la température baisse de 4 à 5 degrés, le pouls tombe de 120-130 à 36, 30, 28 et même 24 ; mais d'après l'auteur, le malade ne s'aperçoit pas de ces phénomènes, et il guérit de sa pneumonie sans convalescence. — Il convient

1. Petresco. Traitement de la pneumonie par la digitale à hautes doses. *Mémoire lu à l'Acad. de médecine de Paris*, 1888.

d'ajouter que parmi les autres partisans du traitement de la pneumonie par la digitale, la plupart ne dépassent pas la dose quotidienne de 1 à 2 grammes, et quelques-uns déclarent avoir vu cependant se produire quelquefois dès le 3e ou 4e jour un collapsus qui leur a paru fort inquiétant[1].

En ce qui concerne la *digitaline*, il y a de grandes différences suivant qu'il s'agit de tel ou tel des produits qui portent ce nom, et il y en a aussi de très notables suivant les sujets.

On trouve dans le livre de Tardieu quatre observations de suicides tentés avec 25, 46, 50 et 56 granules à 1 milligramme. La mort ne s'est produite dans aucun de ces cas, bien que dans quelques-uns l'intoxication ait été très grave. Mais ces observations ont été recueillies à une époque où la digitaline était un produit très mal défini et relativement peu actif.

La *digitaline cristallisée* est administrée par les cliniciens français dans le traitement des cardiopathies à la dose de 1 milligramme, en une fois, non renouvelée les jours suivants. Cette même digitaline, Petresco déclare qu'elle est tolérée à la dose de 3 à 6 milligrammes par jour ; Lépine la donne à certains pneumoniques à peu près à la même dose : 3 milligrammes dans la matinée, et souvent 1 à 2 milligrammes le soir.

La *digitoxine*, qui passe pour plus dangereuse que la digitaline, a été administrée aux malades à la dose quotidienne de 1 milligramme et demi. Cependant un médecin allemand, le Dr Koppe, expérimentant sur

---

1. Voir notamment : Sancerotte. Traitement de la pneumonie par la digitale. (*Gaz. hebdom.*, 1888.)

lui-même, a été gravement intoxiqué par une dose de
2 milligrammes (voir l'observation X). — Par contre,
le Dr Corin, expérimentant aussi sur lui-même, a supporté sans aucun inconvénient une dose de 2 milligrammes (le pouls était descendu de 88 à 63); ayant
pris un autre jour 4 milligrammes, il eut des nausées et
des vomissements ; mais il se rétablit promptement. Le
pouls était descendu à 50.

De tout ce qui précède, il semble bien résulter d'une
part que certaines maladies, ou tout au moins la pneumonie, confèrent une immunité relative envers la digitale, et
d'autre part que, même en dehors de l'état de maladie,
l'intensité de l'action toxique varie très notablement
suivant les sujets. Ceci s'applique non seulement à la
digitale, mais encore à chacun des principes actifs
retirés de la plante. Peut-être ce fait tient-il uniquement
aux différences de susceptibilité individuelle ; peut-être
aussi les digitalines, même avec des propriétés physiques et chimiques paraissant identiques, n'ont-elles pas
toujours la même intensité d'action sur l'organisme.

§ III. — Symptômes.

L'empoisonnement par la digitale se manifeste non
seulement par les effets spéciaux que cette substance
exerce sur le cœur et les vaisseaux, mais aussi par des
troubles gastriques et par des troubles du système nerveux.

Appareil cardio-vasculaire. — A doses thérapeutiques,
la digitale exerce sur cet appareil une triple action : elle
ralentit les battements du cœur et les régularise s'ils
étaient arythmiques ; elle augmente leur force ; enfin
elle élève la pression sanguine en produisant une vaso-

constriction qui se traduit notamment par l'augmentation de la sécrétion urinaire.

Ce sont là des effets de dynamogénèse dont les deux derniers, tout au moins, ne durent pas très longtemps lorsqu'ils se sont exercés avec une grande intensité; ils sont alors remplacés par un épuisement plus ou moins complet. On note habituellement en effet, à une certaine période de l'intoxication, la faiblesse des contractions cardiaques, l'abaissement de la tension artérielle et comme conséquence, de l'oligurie ou même une anurie complète. Seul, le ralentissement du pouls persiste en général pendant toute la durée de l'intoxication dont il constitue le signe le plus caractéristique. Il n'y a guère d'exception à cette règle que pour certains cardiopathes chez lesquels le traitement par la digitale aboutit plus ou moins vite à une accélération et à une irrégularité considérables du pouls, à un affolement du cœur.

Le ralentissement du cœur est tel que dans les cas graves il ne bat plus que 40, 30 ou même 25 fois à la minute. En même temps, il présente non plus seulement l'avortement régulier d'une pulsation sur deux ou trois, ce qui est l'effet assez fréquent de la digitale mal tolérée à dose thérapeutique, mais un arrêt complet qui se produit à intervalles plus ou moins réguliers. Ces arrêts s'accompagnent ordinairement d'angoisse et d'anxiété. Presque toujours aussi le cœur finit par s'affaiblir beaucoup, ce qui se traduit par le peu de vigueur de ses battements, par une oppression continuelle et par la tendance aux syncopes. Celles-ci peuvent se produire à l'occasion du moindre effort, du moindre mouvement, et amener la mort, même au moment où le malade paraît déjà en pleine convalescence.

Troubles gastriques. — Ils sont à peu près constants et s'observent aussi quand l'empoisonnement résulte d'une injection sous-cutanée de digitaline. Ils consistent en nausées et en vomissements qui se répètent ordinairement avec une grande fréquence. On a souvent remarqué la couleur verte des mucosités vomies.

Parfois il existe des douleurs épigastriques. Des coliques et de la diarrhée se manifestent dans quelques cas.

Troubles du système nerveux. — Ils sont également presque constants. Les plus fréquents sont les vertiges, la céphalalgie, les troubles des organes des sens, spécialement de la vue et de l'ouïe.

La vue devient souvent confuse, les divers objets ne pouvant être distingués les uns des autres ; le plus souvent les pupilles sont dilatées et immobiles. Parfois une cécité complète se produit et peut persister un ou deux jours. Dans quelques cas c'est la perception des couleurs qui se fait d'une façon inexacte : les objets sont vus en bleu, ou en jaune, etc. Quelques malades ont la sensation que leurs yeux grossissent, et dans un cas (Ileer) il existait réellement une exophtalmie très marquée.

Les désordres de l'ouïe consistent en des bourdonnements et parfois en une surdité complète mais peu durable, affectant tantôt l'une et l'autre oreille alternativement, tantôt les deux à la fois.

Parmi les autres troubles nerveux plus rarement observés signalons le délire, les convulsions, la perte de connaissance, le sommeil profond rappelant la léthargie.

Marche de l'intoxication. — Le début de l'empoisonnement se produit de une à plusieurs heures après l'ingestion. Les premiers symptômes ressentis par le malade sont tantôt les nausées et les vomissements, tantôt (et souvent à peu près en même temps) les vertiges et la céphalalgie. Bientôt après apparaissent la faiblesse générale qui forme un des traits les plus marqués de l'empoisonnement. Ce n'est que plus tard, et non pas constamment que le malade perçoit le désordre du fonctionnement cardiaque sous forme d'angoisse correspondant aux moments d'arrêt du cœur, et, plus rarement, sous forme de dyspnée.

Il est rare que la mort survienne dans les premières 24 heures ; elle peut ne se produire qu'au bout de 10 ou 12 jours, et quelquefois tout à fait à l'improviste. — Quand le malade guérit, il conserve, plusieurs jours après que le cœur a repris sa fréquence normale, de la tendance aux syncopes et des troubles gastriques qui consistent surtout en nausées et en perte de l'appétit.

L'observation suivante, qui a été prise par un médecin sur lui-même[1], donne un tableau assez complet de l'intoxication.

Obs. X. — Le Dr Koppe expérimente sur lui-même la digitoxine. Il en prit trois fois, en se servant toujours de la même solution à 5 pour 100 dans l'alcool. Une première dose de 1 1/2 milligramme (le 13 mai) ne produit pas le moindre effet ; le lendemain une dose de 1 milligramme n'exerce aucune action ni sur le pouls, ni sur la santé générale ; cependant l'appétit diminue les jours suivants. Le 18 mai, à 10 heures du matin, troisième dose de 2 milligrammes. A 11 heures, fatigue, malaise, état nauséeux, légers vertiges, pouls irrégulier, de fréquence normale (80-84); à 1 heure, K., qui n'avait pu déjeuner, est tellement faible qu'il est obligé de se coucher. A 2 heures, le

1. Cette observation a paru in *Arch. f. expér. Pathologie und Pharmakologie,* III, 1873. Nous la résumons d'après Husemann.

pouls est à 58, régulier, avec un arrêt au bout de 30 à 50 pulsations. A 3 h. 1/2, premier vomissement qui expulse des mucosités d'un vert foncé ; les vomissements se renouvellent fréquemment et sont très pénibles. Vers 5 heures, le pouls est à 40, très irrégulier, une pulsation manque sur 3 ou 4. Le soir, la faiblesse est telle que K. ne peut se retourner seul dans son lit ; la vue se trouble ; les objets qui se trouvent dans la chambre apparaissent confondus les uns avec les autres ; les objets éclairés paraissent tout jaunes. Nuit sans sommeil, avec plusieurs vomissements.

Le 19 mai, l'état nauséeux persiste avec la même intensité, mais les vomissements ont cessé. Le pouls est à 54 ; K. sent dans le thorax chaque pulsation, et il éprouve à chaque arrêt du malaise et de l'anxiété précordiale. Le cœur est très excitable par la moindre émotion ou le moindre mouvement. Dans la nuit du 19 au 20, demi-sommeil entrecoupé de cauchemars et d'hallucinations.

Le 20 mai, les nausées diminuent et K. peut boire un peu. La faiblesse de la vue persiste ; les objets sont toujours vus en jaune. Pouls à 60, irrégulier, avec un arrêt toutes les 40 ou 50 pulsations. Le soir, de la nourriture peut être avalée et gardée.

Le 21, K. peut se lever ; le pouls a repris son rythme ; il s'arrête rarement, mais il est faible et mou. — La faiblesse générale et les troubles visuels ne disparurent qu'au bout de plusieurs jours.

Voici une autre observation, qui est ancienne, mais qui a été prise avec soin ; elle montre que même lorsque le cœur n'est pas très gravement atteint, les autres symptômes peuvent être très accentués. Nous la résumons quelque peu.

Obs. XI (Oulmont [1]). — Marie G., 22 ans, domestique, prend le 4 février à 7 heures du matin, une forte cuillerée à café de teinture de digitale en une seule fois. Jusqu'à midi elle ne ressentit aucun trouble et mangea comme à son ordinaire à 8 heures du matin. A midi et demi, elle fut prise d'un malaise assez grand ; elle eut une selle naturelle et urina. A 1 heure, elle fut

1. Oulmont. *Union médicale*, 1851.

prise d'un nouveau malaise et subitement de vomissements de matières alimentaires d'abord, qui devinrent bientôt liquides et verdâtres. La malade affirme que dans la soirée elle a vomi plus de cinquante fois. Les matières vomies étaient liquides, glaireuses, de coloration brun verdâtre. Douleur très vive à la région épigastrique. Céphalalgie intense, fixée vers l'orbite droit. Trouble considérable dans la vision : bourdonnements dans les oreilles. Sentiment d'affaissement considérable. Vers 5 heures, elle ressentit quelques mouvements spasmodiques dans les cuisses ; à la suite quelques frissons suivis d'un peu de sueur ; en même temps bouffées de chaleur. Presque impossibilité de sentir battre le pouls. La nuit a été sans sommeil ; les vomissements revenaient à chaque instant, réveillés par la moindre ingestion de liquide. Les matières vomies étaient épaisses et verdâtres. Il y a eu également toute la nuit un engourdissement général.

Le 5 au matin, je la trouvai dans l'état suivant : Pâleur verdâtre de la face ; expression d'abattement et d'affaissement profond. Plus de céphalalgie. Vertiges et bourdonnements d'oreilles ; pas de surdité. Vue troublée ; elle distingue difficilement les objets et ne me reconnaît pas quand je me place au pied de son lit ; pupilles dilatées et immobiles. Intelligence nette. Sensation de malaise extrême qui siège à l'épigastre et détermine fréquemment de profonds soupirs. Pendant mon interrogatoire, elle a deux vomissements formés de deux cuillerées environ de matières verdâtres assez épaisses. L'épigastre est douloureux à la pression. Les battements du cœur sont forts et énergiques ; ils soulèvent la tête de l'observateur. Le 1er bruit est profond et sourd, le 2e très éclatant ; pas de souffle. Le pouls est à 44, irrégulier, intermittent. — Respiration profonde, inégale ; trois ou quatre inspirations sont suivies d'une expiration profonde et gémissante. La malade paraît accablée ; c'est à grand'peine qu'on obtient d'elle un mouvement volontaire. — Soif très vive. Pas de miction depuis la veille ; la vessie dépasse le pubis de 2 travers de doigt.

Le 6, pas de sommeil ; 3 ou 4 vomissements verdâtres pendant la nuit. Léger délire sans agitation. Le matin, la malade se trouve mieux ; la face est plus colorée. Encore un vomissement, toujours verdâtre. Soif très vive. Céphalalgie frontale intense. La vue n'est pas troublée. Pouls 48 ; battements du cœur violents.

Le 7, pas de sommeil, délire assez violent la nuit ; pas de vomissements ; la céphalalgie persiste. Le matin encore un vomissement. Douleurs vives à l'épigastre et dans l'abdomen. Pouls 38. La malade n'a pas uriné.

Le 8, délire assez violent la nuit pour qu'on ait été obligé d'attacher la malade. Douleur vive à l'épigastre et à l'abdomen; pas de vomissement; pas de selles depuis deux jours. Soif intense. Pupille moins dilatée. Les battements du cœur ont perdu de leur force et de leur intensité. Pouls intermittent, irrégulier, de 48 à 60. — La malade a rendu une urine assez épaisse, tenant en suspension des matières blanchâtres et denses.

Le 9, pas de délire ni de vomissements; abdomen douloureux. L'anxiété a diminué.

Le 10, un peu de sommeil. Endolorissement général; un peu de céphalalgie; pouls inégal, mais revenu à 60.

Le 11, pas de sommeil ni de délire; encore de la céphalalgie.

Le 12, l'état s'améliore.

Le 13, diarrhée, dix selles. Le calme revient; mais les battements du cœur restèrent forts et énergiques, accompagnés d'un souffle au premier temps. Le pouls resta fort, un peu inégal, intermittent, variant de 68 à 84. — A partir du 21, il perdit son irrégularité et son intermittence, mais il garda sa force.

Quand l'empoisonnement est occasionné par de petites doses répétées, il se manifeste à peu près par les mêmes symptômes ; mais naturellement, ceux-ci apparaissent un peu plus tard. Voici l'observation d'un des sujets dont il a été parlé à la page 484.

Obs. XII (Köhnhorn [1]). — Un jeune homme, pour échapper au service militaire, prit des pilules contenant chacune $0^{gr},10$ de poudre de digitale; il devait en avaler huit par jour en deux fois. Il commença ce traitement huit à dix jours avant l'arrivée au corps, laquelle eut lieu le 12 décembre. Trois jours après, il se fit porter malade, fut soigné d'abord à l'infirmerie, et, à partir du 18 décembre, à l'hôpital où l'on constata : Pas d'appétit, langue fortement chargée, mauvaise odeur de la bouche, nausées, douleurs vives à l'épigastre, constipation, céphalalgie, vertiges. Pas de fièvre; temp. 37. Pouls 56. — Le 21, le pouls était descendu à 52. — Le 26, vomissements de mucosités verdâtres. Les forces

____

1. *Vierteljrhrsch. f. gerichtliche. Medic.*, 1876.

diminuaient beaucoup ; vue trouble ; bourdonnements d'oreilles.

On crut d'abord à un catarrhe gastrique. Des bruits d'empoisonnement ayant couru, le malade fut soumis à un nouvel examen qui ne montra rien de particulier. Le 9 janvier, le sujet se plaignit de difficulté de la déglutition. Pendant qu'il était éxaminé, debout, par le médecin, il fut pris d'une syncope qui dura quelques minutes. Ce jour-là et la veille, il eut de fréquents accès de hoquet. Dans l'après-midi, le malade voulut aller sur la chaise percée avec l'aide d'un infirmier ; mais en quittant le lit, il s'affaissa et mourut en quelques minutes.

Cet homme avait consommé dans l'espace de cinq semaines 137 pilules, soit 13^{gr}.7 de feuilles de digitale.

Sonnenschein retrouva la digitaline dans le contenu de l'estomac et de l'intestin. Le poison fut caractérisé par ses réactions chimiques et par ses effets sur la grenouille.

Chez les cardiopathes, l'empoisonnement peut présenter des caractères particuliers dont l'étude est plutôt du domaine de la clinique et de la thérapeutique que de celui de la toxicologie.

§ IV. — Lésions cadavériques.

Chez l'homme, dans les quelques cas d'empoisonnement mortel, où l'autopsie a été pratiquée, aucune altération anatomique de quelque importance n'a été constatée.

Chez les animaux, on a noté quelques lésions peu significatives, et d'ailleurs non constantes : une inflammation catarrhale de l'estomac, des ecchymoses sous-péricardiques et sous-endocardiques.

§ V. — Absorption, élimination.

La digitaline paraît s'absorber graduellement et lentement.

On n'a jamais réussi, chez l'homme, à trouver dans l'urine l'un quelconque des principes actifs de la plante.

Lafon[1], qui a découvert une réaction très sensible de la digitaline, a repris cette recherche, et bien qu'opérant sur la totalité des urines émises pendant cinq jours par des malades qui prenaient quotidiennement 0^{gr},40 de poudre de feuilles de digitale, il a abouti à des résultats négatifs. Chez les animaux, on peut dire, malgré quelques assertions contradictoires, que la digitaline ne passe pas non plus dans l'urine; c'est ce qui résulte encore de recherches nombreuses de Lafon. On ne connaît pas d'autres voies d'élimination au poison.

Il était donc à supposer que les principes actifs de la digitale se détruisaient dans l'organisme. Le fait a été vérifié d'abord par Dragendorf, et plus tard par Lafon, qui ont constaté que la digitaline ne se retrouvait dans aucun organe.

Cependant cette substance n'est pas détruite dans le tube digestif (Lafon). Il faut donc qu'elle soit rapidement modifiée et transformée dans le sang.

§ VI. — Données expérimentales. Mode d'action.

La digitale agit sur les mammifères de la même façon que chez l'homme, mais avec moins d'intensité. Pour tuer un chien de moyenne taille ou un chat, il faut au moins 2 milligrammes de digitaline cristallisée. Les herbivores (lapin, cobaye) sont, paraît-il, plus résistants encore.

Quelque temps après l'inoculation du poison, plus ou moins vite suivant la dose, l'animal est pris de vomissements qui se renouvellent pendant toute la durée de l'intoxication. Bientôt après le pouls se ralentit graduellement et de plus en plus jusqu'à la mort; en même temps, il devient faible et intermittent. L'animal est pris de dyspnée pendant la dernière

---

1. Ph. Lafon. Étude de la digitaline. Travaux du Lab. de Toxicologie, 1891.

période; le cœur s'arrête toujours avant la respiration. Cet arrêt se produit toujours en diastole, d'après la plupart des auteurs; le cœur qui est devenu définitivement incapable de battre spontanément peut encore parfois réagir aux excitations pendant un certain temps.

Chez la grenouille, le cœur est influencé d'une façon un peu différente. Les battements du cœur se ralentissent graduellement; la durée de chaque systole devient de plus en plus longue, les diastoles étant plus courtes. Le ventricule s'arrête avant l'oreillette. Le cœur s'arrête définitivement *en systole* ventriculaire (les oreillettes en diastole), et en systole énergique, le ventricule étant complètement vide de sang, dur, rétracté et diminué de volume. Ceci n'empêche d'ailleurs pas l'animal de rester encore bien vivant pendant une ou plusieurs heures. Dès que le cœur est arrêté, il devient presque aussitôt insensible à toutes les excitations, au moins à celles qui portent sur le ventricule. — Ajoutons que ni le curare ni l'atropine ne modifient les effets de l'intoxication.

Les effets cardio-vasculaires de la digitale se produisent par un mécanisme complexe. Le ralentissement du cœur est dû à l'excitation des pneumogastriques à leur origine, car il ne se produit plus quand ces nerfs sont sectionnés, paralysés par un poison tel que l'atropine, ou par une compression. L'augmentation de l'énergie du cœur semble due à une action simultanée sur le grand sympathique et sur le myocarde lui-même. — Quant à l'augmentation de la tension artérielle, elle résulte d'une part de l'action plus énergique des systoles, et d'autre part de la contraction des muscles vasculaires, contraction qui paraît indépendante de l'excitation des centres vaso-moteurs.

Ces données, établies par l'expérimentation, sont confirmées par l'observation clinique. On peut voir en effet dans certains cas une dissociation des effets de la digitale qu'explique l'état des diverses parties du système cardio-vasculaire. Par exemple, chez un malade qui présente de l'asystolie résultant de la compression des pneumogastriques dans le médiastin par des ganglions tuberculeux, la digitale ne produit pas de ralentissement du pouls parce qu'elle ne peut agir sur les pneumogastriques qui sont paralysés; mais elle produit encore de la diurèse, parce qu'elle exerce son action de constriction vasomotrice et de tonicité sur le cœur. Dans d'autres cas, la digitale ralentit le cœur, mais elle ne produit pas de diurèse, parce qu'elle agit bien encore sur les pneumogastriques, mais non plus sur la fibre cardiaque et sur les muscles vasculaires qui ont subi de trop graves altérations (Merklen).

§ VII. — Diagnostic.

La symptomatologie de l'empoisonnement, sans être absolument caractéristique, est cependant assez spéciale, surtout quand le ralentissement du cœur est considérable.

L'autopsie ne peut fournir d'indications utiles pour le diagnostic, excepté s'il s'agit d'un empoisonnement par la digitale en nature. On peut en pareil cas retrouver des fragments de la plante dans le tube digestif. Nous avons indiqué déjà les caractères macroscopiques de la feuille ; ajoutons que l'examen microscopique (fig. 29) montre que l'épiderme des deux faces de la feuille est garni de poils caractéristiques (p) formés d'une file de cellulaires rectangulaires, terminés par une extrémité mousse ; on y trouve aussi des glandes externes très courtes (p. g.).

Comme les digitalines ne s'éliminent pas en nature et sont rapidement détruites après leur absorption, la recherche chimique ne peut porter que sur le contenu du tube digestif ou sur les matières vomies. Cette recherche est délicate et difficile, car les diverses digitalines n'ont pas toutes les mêmes réactions [1]. Ces substances résisteraient assez longtemps à la putréfaction.

Si l'extrait contient réellement les principes de la

---

[1]. Le travail déjà cité de Lafon donne les indications nécessaires pour cette recherche.

digitale, en l'injectant à une grenouille, on obtiendra
des résultats fort importants. On constatera d'abord
qu'il contient un poison du cœur, puisqu'on verra l'animal survivre longtemps après l'arrêt de cet organe. Le
fait que le cœur reste arrêté en systole montrera qu'il
s'agit d'un poison cardiaque, appartenant à un groupe
particulier dont la digitale est le type, et dont elle est
en même temps le spécimen le plus répandu.

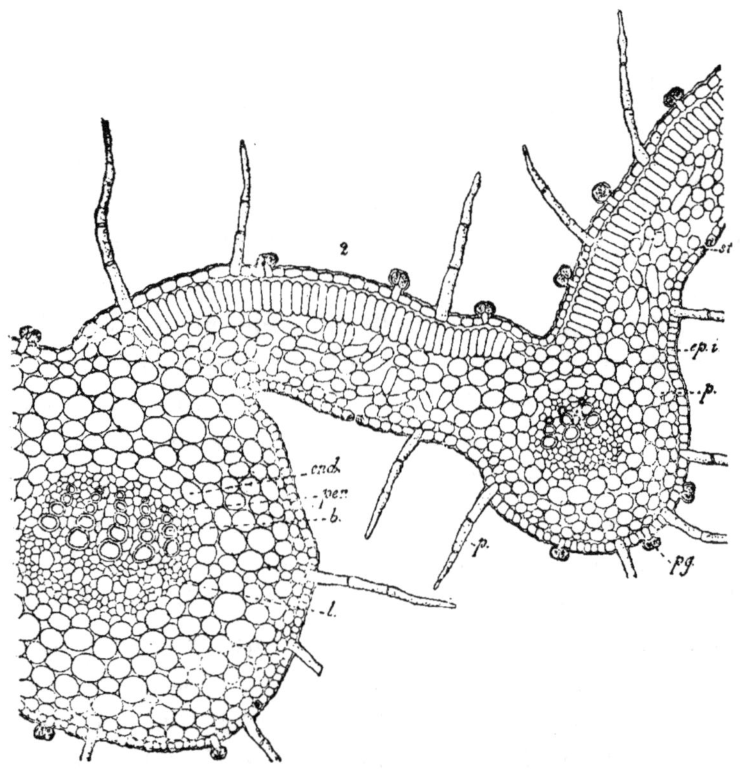

Fig. 29. — Coupe d'une feuille de digitale *ep. i*, ipiderme inferieur; *st*, stomates;
pg, glandes secretrices externes; *p*, perles; *end*, endoderme; *per*, péricycle;
l, liber; *b*, bois (Herail et Val. Bonnet).

L'expérimentation doit porter sur la *rana temporaria*,
qui est beaucoup plus sensible à la digitaline que la

rana esculenta. Il est nécessaire de mettre le cœur à nu en réséquant une partie du sternum. On peut appliquer la substance suspecte directement sur le cœur ou en inoculation sous-cutanée. Comme les diverses digitalines sont peu ou pas solubles dans l'eau, il convient d'employer tel quel l'extrait préparé par le chimiste.

§ VIII. — Traitement.

Il n'y a pas de contre-poison chimique à opposer à la digitale. Le tannin précipite bien la digitaline en solution, mais le précipité se redissout facilement dans un excès du réactif, et l'on ne peut guère espérer neutraliser ainsi le poison introduit dans l'estomac.

On ne connaît pas non plus d'antidote physiologique. Cependant la *nitroglycérine* (2 à 10 gouttes d'une solution alcoolique au centième) peut combattre l'un des effets de la digitale, à savoir la contraction vasculaire. C'est à ce titre qu'elle est employée dans certains cas par Huchard comme correctif de la digitale administrée dans un but thérapeutique. Elle trouve aussi son indication dans l'empoisonnement grave où elle peut rétablir la diurèse, supprimée par la contraction des artères rénales, et diminuer l'anémie cérébrale et bulbaire qui contribue à occasionner les syncopes. Dans ce dernier but, les inhalations de *nitrite d'amyle* peuvent être également employées.

En dehors de cette médication, le traitement consiste à soutenir et à relever les forces par des stimulants et des excitants, tels que le café, l'alcool, l'éther, et à calmer autant que possible les vomissements qui sont un des symptômes les plus tenaces de l'intoxication. La glace, de petites doses répétées d'opium, de cocaïne et

d'éther les diminuent parfois ; les boissons tièdes les
provoquent presque toujours. S'ils sont incoercibles, il
faut administrer les médicaments et quelques liquides
alimentaires par le rectum.

Il est très important d'éviter au malade tout effort,
toute fatigue et de lui imposer un repos absolu, puisqu'on voit parfois une syncope mortelle survenir à
l'occasion d'un mouvement même peu violent.

CHAPITRE SEIZIÈME

POISONS NERVEUX

Les considérations générales sur les poisons nerveux ont été exposées aux pages 46 et suivantes, 75 et suivantes. Nous n'y reviendrons pas, et nous commençons de suite l'histoire particulière de chacun d'eux.

I. — STRYCHNINE

La strychnine est un alcaloïde qui se trouve dans diverses plantes de la famille des Loganiacées (tribu des Strychnées) et notamment dans le *St. nux vomica*, le *St. Ignatii*, le *St. tienté*.

La strychnine est accompagnée dans ces plantes de deux autres alcaloïdes : la *brucine* et l'*igasurine*, dont les propriétés toxiques sont analogues, mais beaucoup moins intenses.

Les Strychnées ne croissent pas en Europe ; mais on y importe les graines du St. nux vomica (fig. 30), connues sous le nom de *noix vomiques*, celle du St. Ignatii, appelées aussi *fèves de St Ignace*, et une écorce dite *fausse augusture* qui provient du St. nux vomica ou d'une espèce très voisine. Ces graines et cette écorce fournissent diverses préparations à la matière médicale ; c'est d'elles aussi que l'on extrait la strychnine et les deux autres alcaloïdes mentionnés plus haut.

Les graines de la noix vomique sont des disques d'un jaune grisâtre, d'environ 2 centimètres et demi de diamètre et 1 demi-centimètre d'épaisseur. Chaque face est ombiliquée au centre. Elles sont recouvertes de petits poils courts, serrés, implantés obliquement du centre vers la périphérie. Ces graines ont une consistance cornée ; réduites en poudre elles exhalent une légère odeur analogue à celle de la racine de réglisse.

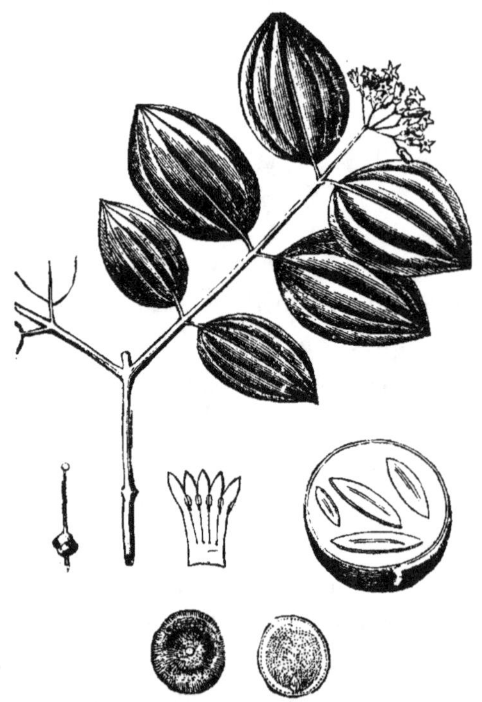

Fig. 30. — Noix vomique. Rameau, fleurs et fruit.

Le *St. Ignatii* croît en Cochinchine et aux Philippines ; ses graines, ou *fèves de St Ignace,* ont, lorsqu'elles sont desséchées, le volume d'une amande ; une de leurs faces est convexe, les autres forment des plans plus ou moins réguliers ; à l'une des extrémités de la fève se trouve un hile ordinairement bien visible.

Le *St. tieuté* ou *upas tieuté* est une liane qui croît à Java. Les indigènes extraient de son écorce un poison dont ils enduisent la pointe de leurs flèches.

La *strychnine* se présente sous forme d'une poudre blanche, cristalline, inodore, extrêmement amère. Elle est à peu près insoluble dans l'eau. Elle forme avec les divers acides des sels qui sont en général très solubles ; c'est pourquoi le sulfate, le chlorhydrate, l'azotate, etc. sont plus rapidement toxiques que la strychnine en nature. — La strychnine possède des réactions chimiques extrêmement sensibles (voir page 524).

La *brucine* présente à peu près les mêmes propriétés physiques et chimiques que la strychnine. Ses effets physiologiques sont les mêmes ; mais son pouvoir toxique serait 10 ou 20 fois moindre.

L'*igasurine* est peu connue au point de vue toxicologique.

Les principales préparations pharmaceutiques renfermant de la strychnine ou de la brucine sont les suivantes.

La *poudre de noix vomique* se prescrit à la dose de 0^{gr},05 à 0^{gr},20 centigrammes ; elle renfermerait, dit-on, de 0,5 à 0,12 pour 100 de strychnine, plus de la brucine et de l'igasurine.

Les *extraits alcoolique et aqueux* se prescrivent à la même dose de 0^{gr},05 à 0^{gr},20 centigrammes.

La *teinture alcoolique* à la dose de 0^{gr},50 centigr. à 1 gramme.

Les *gouttes amères de Baumé* sont une teinture

alcoolique de Fève de St Ignace, avec une petite quantité de carbonate de potasse.

Le *sirop* de sulfate de strychnine contient cinq centigrammes de ce sel pour 200 grammes, soit un demi-centigramme pour une cuillerée à soupe, dose trop forte, capable de produire des troubles toxiques chez certains sujets.

§ I. — Étiologie.

L'empoisonnement par la strychnine est assez fréquent. Schauenstein en a réuni 130 observations jusqu'en 1880, dont 15 cas de crimes, et près de 50 de suicides. Sur ces 130 cas, il y eut 62 morts.

La strychnine a une saveur extrèmement amère, qui se retrouve dans la noix vomique, et qui ne peut être dissimulée[1]. Aussi, la plupart des empoisonnements criminels ont été accomplis en faisant prendre à la victime des pilules ou une potion qu'on lui présentait comme un médicament. C'est ainsi que le médecin anglais Palmer (1855), eut recours à la strychnine pour commettre un meurtre[2].

Le suicide par la strychnine est très répandu en Angleterre, surtout parmi les femmes.

Un grand nombre d'empoisonnements accidentels résulte de ce que la strychnine est employée pour détruire les rats et autres animaux nuisibles, on la mélange à de la viande, à de la graisse ou à d'autres aliments destinés à servir d'appât; en Angleterre et en

1. On dit que l'amertume est encore perçue quand la strychnine est dissoute dans 600,000 parties d'eau.

2. A. Tardieu, Mémoire sur l'empoisonnement par la strychnine contenant l'affaire Palmer. (*Ann. d'hyg. publ. et de méd. légale*, 2e série, t. VI, VII.)

Amérique on vend, sous le nom de *Battle's vermin killer*, une poudre qui a le même usage, et qui a occasionné bon nombre d'empoisonnements accidentels chez l'homme.

On a observé quelques empoisonnements mortels à la suite de repas où l'on avait servi de petits oiseaux pris à l'aide d'un appât strychniné. Toutefois la viande de gros animaux : cheval, vache, mouton, empoisonnés avec la strychnine aurait été consommée impunément par des chiens et par des hommes. Au contraire Lewin a vu une intoxication mortelle chez un chien qui avait mangé la viande d'une poule à laquelle on avait administré $0^{gr},20$ de strychnine. Il semble que la viande n'est dangereuse que lorsqu'elle provient d'un animal empoisonné par une dose relativement énorme.

Avant de décrire les effets de la strychnine sur l'homme, nous croyons utile d'indiquer les résultats des recherches expérimentales faites avec ce poison.

§ II. — Données expérimentales.

Lorsqu'on administre un sel de strychnine en injection sous-cutanée à un mammifère, un chien par exemple, voici ce qu'on observe. L'injection ne provoque pas de vive douleur et elle paraît d'abord ne produire aucun effet. Mais, au bout de quelques minutes, l'animal devient agité, inquiet, anxieux; pendant une minute environ, il donne des signes évidents de malaise ; puis il frissonne, ses pattes s'écartent et se raidissent ; enfin il tombe tout à coup en proie à des convulsions tétaniques généralisées. Cet accès dure de 20 à 30 secondes; tous les muscles tendus font saillie sous la peau, et de temps en temps leur contraction redouble d'intensité.

Les muscles respiratoires sont également immobilisés
par le spasme ; il se produit un commencement d'asphyxie qui se manifeste notamment par la cyanose de
la muqueuse des joues, des gencives, de la langue. En
même temps les yeux sont saillants, les paupières largement écartées, les pupilles dilatées. — L'accès terminé, tous les muscles se relâchent, la respiration se
rétablit, et au bout de quelque temps l'animal cherche
à se relever. Cet effort suffit souvent à ramener un
second accès, exactement semblable au premier. Les
accès se renouvellent ainsi, à intervalles variables ; si
la dose n'est pas mortelle, ils ne tardent pas à diminuer
de violence et de durée, et à s'espacer davantage ; ordinairement, au bout d'une heure ou d'une demi-heure,
les convulsions cessent définitivement. Quand au contraire la dose est mortelle, l'animal succombe soit au
cours d'un accès convulsif (ordinairement pendant l'un
des trois ou quatre premiers), soit dans l'intervalle qui
sépare ceux-ci.

Quand l'animal est au repos, on peut provoquer à
volonté l'accès tétanique ; il suffit pour cela de le toucher, d'ébranler le sol auprès de lui en frappant du
pied, souvent même de lui faire entendre un bruit
brusque, de le menacer par un geste. Mais les accès
surviennent aussi sans cause occasionnelle appréciable,
alors même que l'animal est dans un repos complet et
n'essaie aucun mouvement.

Chez les grenouilles, la strychnine produit des accès
convulsifs exactement semblables. Mais comme ces
animaux résistent plus longtemps à l'action du poison,
on peut observer chez eux une deuxième et une troisième période de l'intoxication qui n'existent pas chez

les mammifères. — La deuxième période est caractérisée par une paralysie complète ; tous les mouvements volontaires et réflexes sont abolis, la respiration cesse ; l'animal ne réagit plus à aucune excitation, il reste aussi flasque et immobile que s'il était sous l'influence du curare ; la vie ne se manifeste plus que par les battements du cœur. Cette révolution musculaire peut durer plusieurs heures, et même un ou deux jours. — Si, la dose de strychnine n'ayant pas été trop considérable, l'animal survit, il entre ensuite dans la troisième période qui est caractérisée par le retour des accès convulsifs. Ceux-ci surviennent sous la même forme et dans les mêmes conditions qu'au début de l'empoisonnement ; ils sont provoqués par la moindre excitation, et ils surviennent aussi spontanément. Cette troisième période est fort longue ; on voit des grenouilles qui pendant dix, quinze jours, un mois même, entrent en convulsions à la moindre occasion.

Tous les muscles striés sont convulsionnés sous l'influence de la strychnine. Les muscles animés par le grand sympathique subissent aussi l'action de cette substance. Ils entrent en contraction au moment de chaque accès, mais cette contraction se produit plus tardivement et dure plus longtemps que pour les muscles volontaires. C'est ainsi qu'à chaque accès les pupilles se dilatent, les yeux font saillie entre les paupières, que chez le chien on voit la rate se rétracter fortement, etc. Toutefois le spasme n'atteint pas constamment et d'une manière intense tous les muscles lisses ; ceux de la vessie, par exemple, y échappent parfois, car chez l'homme tout au moins, on a pu quelquefois recueillir une quantité très notable d'urine au moment de l'autopsie.

Les muscles des vaisseaux sont toujours contracturés pendant toute la durée de l'intoxication. et plus encore au moment des accès convulsifs. On constate en effet que la pression sanguine intra-artérielle est notablement élevée. Il s'agit bien là d'une action directe de la strychnine sur le grand sympathique, et non pas d'un effet secondaire dû aux contractions spasmodiques des muscles striés et à la compression mécanique des vaisseaux qui en résulte. On peut en effet restreindre les manifestations de la strychnine en les limitant au système sympathique. Pour cela on empoisonne d'abord l'animal avec du curare, lequel, ainsi que nous le verrons plus loin, paralyse tous les muscles striés, mais reste sans action sur les muscles innervés par le grand sympathique. Si l'on administre ensuite de la strychnine, les convulsions des muscles striés ne peuvent plus se produire ; les accès tétaniques ne sont plus représentés que par l'exophtalmie, la dilatation pupillaire, l'augmentation de la pression sanguine. Mais ce dernier phénomène persiste pendant toute la durée de l'intoxication, tout en se montrant à un plus haut degré encore au moment des accès.

Le cœur subit aussi l'influence de la strychnine, mais à un moindre degré que les autres muscles. Chez un mammifère strychnisé qui a subi l'asphyxie au cours d'un accès trop prolongé, la respiration ne se rétablit plus spontanément ; mais le cœur continue à battre quelque temps, de sorte que si l'on pratique à temps la respiration artificielle, on peut ranimer définitivement l'animal.

§ III. — Mode d'action.

Les convulsions produites par la strychnine résultent d'une action exercée par cette substance non pas sur les muscles ou les nerfs, ni sur l'encéphale, mais bien sur la moelle épinière.

. Si l'on sectionne le nerf principal d'un membre, avant ou pendant l'empoisonnement, on voit que les convulsions se manifestent dans tout le corps, à l'exception du membre en question qui reste inerte.

D'autre part, on peut chez la grenouille et chez les jeunes mammifères détruire tout l'encéphale sans occasionner la mort immédiate. Si l'on administre de la strychnine à un animal qui a subi cette mutilation, on voit que les convulsions caractéristiques se produisent comme chez un animal non opéré (Vulpian).

D'autres expériences prouvent directement l'action de la strychnine sur la moelle épinière. Que l'on coupe transversalement la moelle au niveau de la région dorsale et que l'on empoisonne ensuite l'animal avec la strychnine, les convulsions se produiront tout aussi bien dans le train postérieur que dans le train antérieur et la tête (Vulpian). Magendie avait démontré le même fait d'une autre façon : sur un chien, il sectionnait la moelle au niveau de l'espace occipito-atloïdien, et il empoisonnait ensuite l'animal ; quand les premières attaques convulsives étaient apparues, il détruisait peu à peu la moelle en enfonçant graduellement une tige de baleine dans le canal rachidien ; les convulsions cessaient progressivement d'avant en arrière, c'est-à-dire dans les parties correspondant aux parties détruites de la moelle. — Citons encore l'expérience suivante due à Brown-Séquard. Sur une grenouille, on coupe la moelle épinière en travers, et on sectionne soigneusement toutes les artères qui se rendent de l'aorte à la colonne vertébrale. La circulation se trouve ainsi interrompue dans la partie postérieure de la moelle épinière. Si l'on empoisonne alors l'animal, on voit qu'il ne se produit pas le moindre spasme tétanique dans les membres postérieurs.

La strychnine est donc un poison de la moelle[1]. Elle agit

---

1. Cependant les nerfs n'échappent pas entièrement à son action. Sur une grenouille strychnisée, dont le nerf sciatique a été préalable-

sur cet organe non pas en l'irritant comme le ferait un excitant mécanique ou électrique, mais en exaltant son pouvoir réflexe. L'observation montre en effet qu'un contact, un ébranlement légers suffisent à déchaîner un accès convulsif que Vulpian explique ainsi : « Une fois la première convulsion produite, elle détermine une nouvelle excitation, soit par le choc des diverses parties contre le sol, soit par la douleur due à la convulsion, ou simplement par les impressions résultant des contractions musculaires, du mouvement des jointures, etc. Cette excitation engendre une nouvelle convulsion réflexe qui, à son tour, en provoque une troisième, et ainsi de suite jusqu'à ce qu'une sorte d'accoutumance à ce genre d'excitation s'établisse, ce qui, joint à un certain degré d'affaiblissement de l'excitation médullaire, amène la cessation de l'attaque convulsive. » — Il est vrai qu'à côté des attaques provoquées, il en est d'autres qui paraissent tout à fait spontanées. Mais ici c'est l'excitation elle-même qui est spontanée ; elle résulte par exemple des mouvements respiratoires, des impressions sensorielles ou viscérales.

Un autre argument vient à l'appui de la théorie qui attribue les effets de la strychnine à l'exaltation du pouvoir réflexe de la moelle. Un animal chloroformé, éthérisé ou chloralisé ne subit plus l'action convulsivante de la strychnine. Or l'éther, le chloroforme et le chloral n'abolissent pas l'excitabilité motrice de la moelle ; ils abolissent seulement son pouvoir réflexe.

L'exaltation trop intense du pouvoir réflexe de la moelle aboutit à son anéantissement plus ou moins prolongé. C'est ce qu'on voit se produire chez les grenouilles. Chez les mammifères, cet anéantissement ne peut être observé longtemps, parce qu'il implique l'abolition fonctionnelle des centres bulbaires qui président à la respiration, c'est-à-dire la mort presque immédiate. C'est de cette façon que succombent les animaux, quand ils ne périssent pas au cours même d'un

ment sectionné, on constate que le bout périphérique de ce nerf perd au bout d'un certain temps son pouvoir excitant sur les muscles, alors que ceux-ci se contractent encore énergiquement sous l'influence d'une excitation directe (Vulpian).

accès, l'asphyxie résultant alors de l'immobilisation des muscles respiratoires par un spasme trop prolongé.

Impressionnabilité à la strychnine des diverses espèces animales. La strychnine agit de la même façon chez tous les animaux vertébrés, mais à des doses très différentes pour les diverses espèces. Nous empruntons à Kobert les chiffres suivants qui indiquent la dose mortelle, en injection sous-cutanée, pour 1 kilogramme d'animal. Lapin : $0^{mgr},6$; chien et chat : $0^{mgr},75$; renard : 1 milligramme ; hérisson et grenouille : 2 milligrammes ; poissons blancs : $12^{mgr},5$; couleuvre à collier : 23 milligrammes ; chauve-souris : 40 milligrammes. La poule supporte de grosses doses. — Les nouveau-nés des animaux à sang chaud seraient beaucoup moins impressionnables ; il faudrait des doses relativement considérables pour les tuer.

Pour une même espèce animale, la dose mortelle ne varie que dans des limites très étroites. En ce qui concerne par exemple le chien, Chouppe et Pinet[1] en pratiquant sur des sujets de diverses espèces et de divers âges des injections intra-veineuses de chlorhydrate de strychnine ont constaté que la dose mortelle varie entre $0^{mgr},240$ et $0^{mgr},250$; en injection intra-artérielle, la dose mortelle est plus élevée : de $0^{mgr},300$ à $0^{mgr},335$; la mort survient beaucoup plus vite dans le premier cas. En ce qui concerne la dose toxique, les mêmes auteurs ont constaté au contraire une grande variabilité ; expérimentant pendant plusieurs mois sur un même chien, ils ont noté que tantôt des doses faibles amenaient des convulsions, et tantôt des doses plus fortes ne produisaient aucun effet, bien que le poison fût toujours administré dans des conditions identiques.

Il n'y a pas de parallélisme entre la dose mortelle et la dose capable de produire des manifestations toxiques. La grenouille est extraordinairement impressionnable à la strychnine ; elle a toujours des convulsions violentes avec 1/20 de milligramme et souvent avec des doses bien moindres ; mais pour la tuer il faut une quantité relativement considérable du poison.

---

1. Chouppe et Pinet, *Soc. de biolog.*, 1887.

La strychnine qui est un poison médullaire n'agit pas ou très peu sur les animaux invertébrés. Les colimaçons sont empoisonnés, mais seulement par des doses énormes : 25 à 50 milligrammes pour un animal de 6 à 7 grammes. Les crabes résistent aussi, et quand la dose est suffisante pour produire une intoxication, celle-ci se manifeste bien moins par des convulsions, qui sont exceptionnelles, faibles et très passagères, que par la paralysie. — Un insecte coléoptère le *Dendang* qui vit sur le Strych. tieuté de Bornéo serait tout à fait réfractaire, car ses excréments (connus et employés dans le pays sous le nom de légén) contiendraient 12 pour 100 en poids de strychnine.

§ IV. — Symptômes.

Le strychnisme se manifeste chez l'homme de la même façon que chez les animaux vertébrés. Néanmoins il nous paraît utile de présenter des effets de la strychnine une description qui s'applique exclusivement à l'homme.

Le début de l'intoxication est marqué ordinairement par certains troubles nerveux : une sensation d'anxiété, d'angoisse, de gêne respiratoire, une grande impressionnabilité envers la lumière, le bruit, les contacts ; de légères secousses musculaires.

L'accès convulsif éclate ensuite brusquement et acquiert presque aussitôt toute son intensité. Le tronc entier est raidi, immobilisé dans une contraction tonique qui revêt habituellement la forme de l'opisthotonos, plus rarement celle de l'emprosthotonos ou du pleurostothonos. Les membres sont contracturés avec une égale violence, les poings fermés ; les mâchoires sont violemment serrées, mais ce trismus peut manquer. Quelques rares secousses cloniques interrompent l'immobilité du corps. Au bout de quelque temps, les muscles respiratoires sont immobilisés eux-mêmes par leur contraction ; l'asphyxie commence, le visage se congestionne, se cyanose, ainsi que les extrémités, et, si l'accès se prolonge, le patient perd connaissance. Pendant tout ce temps, le pouls est petit et extrèmement fréquent (120, 130, 150 pulsations). — Les pupilles sont dilatées.

Le premier accès n'est jamais mortel. Les muscles se détendent, la respiration se rétablit, le patient reprend connaissance s'il l'avait perdue, et il entre dans une période de calme pendant laquelle il ne paraît éprouver que les quelques troubles de la période prodromique, troubles qui augmentent à l'approche d'un autre accès. Cette période de détente peut durer un quart d'heure ou une demi-heure ; mais elle est parfois beaucoup plus courte. Un second accès, semblable au premier, mais ordinairement plus violent encore et plus prolongé, se développe spontanément ou bien est provoqué par un attouchement du corps, par un mouvement spontané ou même par une excitation sensorielle : un bruit, une vive lumière. Il faut remarquer cependant que dans beaucoup d'observations il est dit que le malade a été frictionné, retourné, déplacé dans son lit sans que ces manœuvres, demandées par lui, aient provoqué un nouvel accès. Certains malades ont pu aussi, entre les accès, se déplacer et accomplir divers actes. Il semble, suivant la remarque de Schauenstein, que les causes occasionnelles n'amènent le retour des paroxysmes que lorsqu'elles agissent à l'improviste, sans que le patient ait pu les prévoir.

La durée d'un accès dépasse rarement cinq minutes ; elle est souvent beaucoup plus courte.

Le nombre des accès peut atteindre une dizaine dans les cas qui se terminent par la guérison ; il est ordinairement moindre dans les cas mortels. La mort survient parfois dès le 3ᵉ accès ; elle peut se produire aussi pendant une période de calme.

Au cours de l'intoxication, des vomissements peuvent se produire spontanément ; c'est là un fait exceptionnel ; il est même à noter que lorsque des vomitifs ont pu être avalés, ils n'ont souvent produit aucun effet. — L'expulsion des matières fécales et de l'urine, très souvent notée chez les animaux, paraît être moins fréquente chez l'homme. On a souvent trouvé à l'autopsie des sujets intoxiqués une quantité très notable d'urine (200 centimètres cubes).

Dans les cas légers, il y a seulement de l'angoisse, quelques secousses dans les membres et un peu de raideur douloureuse des muscles du tronc, du cou et des membres ; le tout se dissipe peu à peu, souvent en moins d'une heure.

Marche, durée, terminaison. — Les premiers signes de l'empoisonnement apparaissent généralement peu de temps, c'est-à-dire de quelques minutes à une demi-heure, après l'ingestion. On comprend qu'il y aura cependant de grandes différences à cet égard suivant que la strychnine aura été ingérée sous une forme qui rend l'absorption plus ou moins facile, et aussi suivant qu'elle aura été prise à jeun ou après un copieux repas. C'est ainsi que chez un étudiant qui avait pris de la strychnine à la dose considérable de 50 centigrammes, l'empoisonnement n'a débuté qu'après plus de deux heures.

La durée de l'intoxication, comptée du premier accès, ne dépasse pas en général quelques heures. Elle est

souvent moindre dans les cas mortels ; mais jamais le
malade ne succombe d'une façon foudroyante, et jamais
pendant le premier accès. Dans un cas cité par Taylor,
la mort est survenue 10 minutes après l'ingestion de
60 centigrammes de strychnine ; un médecin, le
Dr Warner, a succombé 20 minutes après l'ingestion.
Mais ce sont là des exceptions fort rares. Très rares
aussi sont les cas où le malade n'a succombé qu'un ou
deux jours après le dernier accès et dans la plupart de
ces cas, ou bien le poison avait été absorbé sous une
forme qui en rendait l'absorption lente et irrégulière, ou
bien il est permis de supposer que la mort a été occasionnée surtout par les contrepoisons administrés à
doses énormes.

Dans les cas qui se terminent par la guérison, la
période des grands accès convulsifs, bien que plus longue
ordinairement que dans les cas mortels, ne dépasse
guère deux à trois heures. La guérison est presque
toujours rapide et exempte de complications.

Voici une observation choisie parmi celles où l'empoisonnement s'est effectué en présence du médecin.

Obs. XIII (Foucteau [1]). — Un enfant de 11 ans, qui se trouvait
à l'hôpital de Saumur, avait dérobé à un autre malade des pilules
contenant chacune 1 centigramme de sulfate de strychnine, et en
avait avalé trois d'un coup. Il était alors 4 heures. D'après les
autres malades, une minute (?) après, il fut pris de contraction
des muscles des bras, des jambes, de l'abdomen et de la poitrine,
qui était soulevée.

Le Dr Foucteau, arrivé près du malade à 4 heures 1/2, s'exprime ainsi :

De loin, je crus avoir affaire à une attaque d'épilepsie. Mon

1. In Gallard. *Ann. d'hyg. et de méd. lég.*, 1865, t. XXIII, p. 367, 1862.

erreur fut de courte durée. Lorsque je fus près du malade, je constatai aussitôt une contraction tétanique des muscles extenseurs de la main et de l'avant-bras ; je ne rencontrai nullement la flexion des pouces, et le petit malade se mit à me crier : « Ne me touchez pas, Monsieur, mais guérissez-moi, guérissez-moi. » — Les soubresauts des tendons extenseurs étaient fréquents ; puis survenait une raideur tétanique caractérisée soit par un opisthotonos complet, avec la tête fortement renversée en arrière ; l'enfant était alors une planche qu'on soulevait par une extrémité ; d'autres fois par un pleurosthotonos, le plus souvent droit, puis par du trismus. Le relâchement succédait à ces contractions, puis un repos de quelques minutes pour recommencer à nouveau.

La pupille tantôt dilatée, tantôt contractée, suivait en cela les mouvements tétaniques. La langue était fraîche, avec un peu d'altération ; pas de vomissements, mais quelques nausées ; pas de selles : puis, dominant tant de symptômes, une hyperesthésie excessive, avec une connaissance parfaite, qui lui faisait rendre compte de toutes les sensations et particulièrement des douleurs que provoquaient les convulsions. Aussi chaque fois que je voulais approcher, le pauvre enfant poussait des cris et me défendait de le toucher.

Jusqu'à 5 heures et demie les accidents sont restés les mêmes, avec des caractères identiques. Les contractions des muscles de la poitrine et de l'abdomen sont peut-être plus fréquentes et plus douloureuses. Un vomitif est prescrit et amène un ou deux vomissements et des selles abondantes.

Le malade fut quitté à 6 heures et demie ; à 7 heures, il mourut dans une convulsion.

§ V. — Doses toxiques et doses mortelles.

La susceptibilité envers la strychnine varie dans d'assez larges limites suivant les individus. Chez l'adulte, on a vu plusieurs fois survenir des accès tétaniques à la suite d'une dose de 4 à 5 milligrammes. Cependant des doses plus fortes ont été prescrites impunément. Récemment encore, un médecin américain, le Dr Dana a employé, pour traiter la névralgie du trijumeau, des injections sous-cutanées de strychnine à la dose initiale de $0^{gr},002$, bientôt portée à $0^{gr},015$ en une fois. Il est vrai qu'il ordonne alors au malade de garder le repos le plus complet.

On peut considérer la dose de $0^{gr},05$ comme suffisant généralement à entraîner la mort d'un adulte. Mais il y a eu des cas mortels avec une dose moindre : $0^{gr},025$ (cas d'Agnès Sennet, cité par Patterson), $0^{gr},032$ (cas du Dr Warner, qui est mort en 20 minutes). D'autre part beaucoup d'empoisonnements par des doses bien plus considérables se sont terminés par la guérison. Schauenstein, qui a compulsé un grand nombre d'observations, a trouvé que parmi les empoisonnements non mortels il y avait :

```
10 cas où la dose était comprise entre 0gr,01 et 0gr,10 centigr.
13   —      —       —      —        0gr,10      0gr,30     —
 4   —      —       —      —        0gr,30      0gr,50     —
 2   —      —       —      —      au delà de 0gr,60        —
```

Dans l'un de ces deux derniers cas, le sujet avait pris, outre $0^{gr},60$ de strychnine, $0^{gr},60$ d'acétate de morphine, et avait respiré du chloroforme ; il ne fut soigné (vomitif) qu'au bout de plus d'une heure et demie. — L'autre cas concerne une femme qui avala une dose de $0^{gr},645$ de strychnine mélangée avec du beurre étendu sur du pain. Elle fut traitée par la chloroformisation continuée pendant cinq heures.

Enfin dans un cas cité par Allie[1], une dose de $1^{gr},25$ ne fut pas mortelle. Il est vrai que cette dose avait été prise aussitôt après un repas copieux, et qu'un vomitif avait été administré avec succès au bout de peu de temps.

1. Allie, *Boston med. Journ.*, 1870.

La résistance à ces doses relativement énormes s'explique dans certains cas par des vomissements précoces qui expulsent à temps la plus grande partie du poison, peut-être dans certains cas par l'impureté de celui-ci ; en outre la strychnine est moins rapidement absorbable que ses sels solubles. Néanmoins, il n'y a pas là une explication suffisante des différences qui viennent d'être signalées, et il faut bien admettre que certains sujets présentent vis-à-vis de la strychnine une résistance toute spéciale.

Idiosyncrasie. Action accumulative, accoutumance. — Cette immunité relative ne peut être prévue dans tous les cas, ainsi que le montre la lecture des observations. Mais elle serait du moins l'apanage presque constant de deux catégories de malades : les alcooliques et les choréiques.

Luton considère la strychnine comme le médicament de l'alcoolisme. Les alcooliques, surtout lorsqu'ils sont en état de *delirium tremens*, supporteraient cette substance à dose très élevée. Ce fait n'est peut-être pas suffisamment prouvé en ce qui concerne l'homme ; mais il tire quelque vraisemblance d'expériences faites sur les animaux[1].

---

1. D'après les recherches d'Amagat, faites sur le lapin, une dose toxique de strychnine est constamment neutralisée par une dose non toxique d'alcool, pourvu que la quantité de strychnine ne dépasse pas certaines limites.

Un lapin qui reçoit en injection sous-cutanée 10 centimètres cubes d'alcool, et auquel on administre ensuite la dose mortelle minima de strychnine guérit sans présenter aucune convulsion. Il en est de même quand la quantité de strychnine est le double ou le triple de la dose mortelle. Si l'on dépasse cette quantité de strychnine, l'animal meurt, mais il ne présente que des secousses peu intenses, rares, et non pas de véritables convulsions.

L'alcool agit encore comme antagoniste s'il est administré après la strychnine, mais dans un délai ne dépassant pas cinq minutes. (*Journ. de thérap.*, 1876.)

La chorée a été traitée à une certaine époque par la strychnine. Trousseau patronnait cette médication qui a été appliquée assez longtemps [1]. Les doses étaient relativement très considérables : jusqu'à $0^{gr},07$ par jour pour des enfants de 11 à 12 ans (répartis, il est vrai, en plusieurs prises) ; elles étaient en général bien supportées. Il y a eu cependant au moins deux cas d'intoxication mortelle [2].

Deux particularités intéressantes sont à signaler à propos de cette médication. On administrait la strychnine par doses fractionnées jusqu'à l'apparition de quelques raideurs dans les muscles des membres et dans ceux du tronc et du cou. Or la quantité nécessaire pour arriver à ce résultat variait non seulement pour chaque malade, mais aussi, et presque toujours, d'un jour à l'autre, pour le même malade. Tel, qui avait supporté un jour $0^{gr},05$ à $0^{gr},06$ de strychnine, ne pouvait en tolérer le lendemain que $0^{gr},02$ ou $0^{gr},03$ et *vice versa*. Il y a là un exemple frappant, parce qu'il résulte d'une expérience de plusieurs années, de la variabilité quotidienne de l'idiosyncrasie chez un même individu.

Il faut remarquer aussi que les effets de la strychnine se cumulent, au moins dans une certaine mesure, puisqu'on ne voyait apparaître les manifestations du strychnisme qu'après une série de doses espacées de 2 en 2 heures, et en général une demi-heure après la dernière dose. Ces doses fractionnées peuvent d'ailleurs occasionner un empoisonnement mortel extrêmement rapide. C'est ainsi qu'une fillette de 5 ans prend un

1. Moynier. De la chorée. *Thèse*, Paris, 1855.
2. Gallard. Empoisonnement par la strychnine. *Ann. d'hyg. pub. et de med. lég.*, 2e série, tome XXIII.

jour 0^{gr},02 de sulfate de strychnine en 4 doses, et le lendemain la même quantité en 4 doses, sans en ressentir aucun effet appréciable ; une heure après elle avale une dernière dose de 0^{gr},005 ; au bout d'une heure elle est prise d'une intoxication strychnique qui la tue en un quart d'heure.

D'autre part, quelques faits semblent montrer qu'on peut s'accoutumer dans une certaine mesure à la strychnine. Labbé cite par exemple une jeune femme paralytique traitée par la strychnine à une dose qui, étant d'abord de 0^{gr},004, fut portée graduellement à 0^{gr},06 par jour. Mais il est possible que les cas de ce genre se rapportent à des sujets relativement peu sensibles à la strychnine. L'accoutumance chez l'homme n'a pas été démontrée, croyons-nous, par des recherches suffisantes. Nous avons vu (page 511), que ces recherches ont été faites sur le chien, et qu'elles ont montré que pour cet animal l'accoutumance n'existait pas.

§ **VI.** — Lésions cadavériques.

La *rigidité cadavérique* est souvent très précoce, intense et prolongée. Dans un cas qui a donné lieu à des débats judiciaires retentissants (affaire Palmers) il paraît que la rigidité existait encore sur le cadavre de la victime exhumé *deux mois* après la mort (?) On dit aussi qu'on a vu quelquefois la rigidité débuter au moment même de la mort, et continuer ainsi directement la contraction qui existait pendant la vie.

Il est certain que les choses ne se passent pas toujours ainsi ; que dans bon nombre de cas la rigidité est seulement un peu plus précoce et un peu plus prolongée qu'après les autres genres de mort, et que dans certains cas même cette différence est à peine appréciable[1].

Dans presque toutes les autopsies, on a constaté les signes habituels de l'asphyxie, c'est-à-dire la congestion pulmonaire, la coloration foncée et la liquidité du sang.

La congestion du cerveau, de la moelle et de leurs méninges est notée dans beaucoup d'observations. On a trouvé aussi des épanchements sanguins, parfois fort abondants, dans les méninges spécialement dans les méninges rachidiennes. C'est même là une constatation assez fréquente; elle a été faite 11 fois sur 34 autopsies qui ont été rassemblées par Le Méhauté[2]. Enfin dans quelques rares observations il est dit que la moelle présentait en telle ou telle région un ramollissement plus ou moins accentué. Mais il est permis de conserver des doutes sur la réalité de cette dernière lésion qui peut-être n'était qu'une altération cadavérique.

Il est probable aussi que la congestion, les « plaques rouges » qui ont été notées parfois sur la muqueuse de l'estomac n'étaient souvent que les altérations *post mortem* qui se produisent si fréquemment sur cette muqueuse. Le contact de la strychnine ne produit pas d'irritation ; Schauestein a trouvé dans l'estomac d'un suicidé de la strychnine en poudre étalée sur la muqueuse, et celle-ci ne présentait aucune lésion.

---

1. Chez les animaux empoisonnés, la rigidité n'apparaît pas aussitôt après la mort, mais après un délai qui a varié de 21 à 97 minutes dans des expériences qui ont porté sur 17 chiens (Ranke) ; elle était toujours très marquée, mais sa durée n'a pas été plus longue que dans les autres genres de mort.

2. Le Méhauté. Empoisonnement par la strychnine. *Thèse* de Lyon, 1888.

§ **VII.** — **Élimination, localisation.**

La strychnine s'élimine en nature. Cette élimination se fait en grande partie par les reins (50 pour 100 d'après Dragendorf). Elle commence de bonne heure, ce qui était à présumer d'après la rapidité avec laquelle l'intoxication se termine dans les cas non mortels. Chez un homme mort en une heure et demie, Schauenstein a pu retirer de 200 grammes d'urine une quantité de strychnine suffisante pour obtenir de beaux cristaux de chlorhydrate. Kratter a fait des recherches à ce sujet sur deux malades traités par des injections de strychnine à la dose de $0^{gr},0075$ par jour ; il a trouvé que l'urine contenait déjà de la strychnine au bout d'une demi-heure, et qu'elle n'en renfermait plus au bout de 24 heures. Quand les injections étaient continuées pendant 8 ou 10 jours consécutifs, l'élimination n'était terminée que 48 heures après la dernière injection.

La strychnine a été trouvée aussi dans la salive, dans la bile des intoxiqués ; dans l'estomac après inoculation dans la conjonctive. L'élimination se ferait également par le lait. Le Méhauté rapporte trois observations d'empoisonnement, publiées par des auteurs anglais, concernant des enfants à la mamelle dont les mères étaient traitées par la strychnine, et qui n'avaient présenté elles-mêmes aucun signe d'intoxication.

La strychnine absorbée se localise surtout dans le foie, qui la conserve pendant quelque temps. C'est ce que montre l'analyse chimique, et c'est ce que prouvent aussi des expériences de H. Roger[1]. Cet auteur admi-

1. *Arch. de Physiologie*, 1892.

nistre, par voie stomacale, de la strychnine à des cobayes qui supportent des doses relativement considérables de ce poison. Puis il tue par hémorragie ces animaux, les uns au début de l'intoxication, les autres à une période plus avancée. Il injecte ensuite à des grenouilles le sang et les extraits des divers organes des cobayes. Il constate que les grenouilles qui ont reçu l'extrait du foie ont un strychnisme violent, tandis que les autres n'en ont qu'un très léger, ou n'en ont pas du tout. A poids égal, dit-il, le foie emmagasine onze fois plus de strychnine que les muscles, trois fois plus que les reins; le sang n'en contient qu'une quantité très minime.

§ VIII. — Diagnostic.

L'empoisonnement par la strychnine est de ceux dont le diagnostic est le plus facile et le plus certain.

Ce n'est pas l'autopsie qui donne les éléments de ce diagnostic ; les lésions que l'on constate sur le cadavre ne sont pas suffisamment caractéristiques. En revanche, la symptomatologie, l'analyse chimique des viscères et l'expérimentation physiologique fournissent chacune des preuves qui le plus souvent sont tout à fait décisives.

Les convulsions produites par la strychnine sont tellement spéciales que même lorsque le médecin n'a pas assisté à l'intoxication, il peut la reconnaître par la description qu'en donnent les témoins, dont l'attention est toujours vivement frappée par le spectacle extraordinaire qui se déroule devant eux. Les autres affections convulsives ont une physionomie différente ; celles même qui se rapprochent le plus du strychnisme, le tétanos et l'épilepsie, en diffèrent par des caractères ordinairement bien tranchés.

Le tétanos, traumatique ou non, débute assez lentement ; le trismus en est pendant quelque temps la seule manifestation ; les accès convulsifs sont assez éloignés, et assez prolongés ; dans leurs intervalles les muscles restent plus ou moins contracturés ; la durée totale de la maladie est ordinairement de plusieurs jours. — Dans le strychnisme, les convulsions éclatent brusquement ; les muscles de la mâchoire ne sont pas pris plus tôt ni plus violemment que les autres ; l'accès ne dure pas plus de quelques minutes, mais il se renouvelle fréquemment ; dans l'intervalle des accès, les muscles sont relâchés. Enfin il est rare que la guérison ou la mort se fassent attendre plus de quelques heures.

L'épileptique en état de mal diffère du strychnisé par un caractère très important : il est absolument sans connaissance pendant les accès, et même entre ceux-ci il reste ordinairement comateux ; le strychnisé conserve son intelligence intacte non seulement entre les accès, mais même pendant ceux-ci, sauf une courte perte de connaissance qui se produit quelquefois quand l'accès a amené un commencement d'asphyxie.

L'analyse chimique est ici d'une puissance extrêmement remarquable. La strychnine a des réactifs d'une telle sensibilité qu'elle peut être caractérisée, paraît-il, même à la dose de $0^{gr},000001$, soit un millième de milligramme. Parmi les diverses réactions de la strychnine, la plus importante est celle-ci. Si l'on verse sur cet alcaloïde de l'acide sulfurique pur et concentré, il se dissout sans changer de coloration ; si l'on ajoute alors du bichromate ou du permanganate de potasse, il se produit aussitôt une coloration d'un beau violet qui passe peu à peu au rouge vineux, puis au rouge jaunâtre.

D'autre part la strychnine n'est pas détruite dans l'organisme. Aussi a-t-elle presque toujours été retrouvée dans le cadavre des animaux ou des hommes empoisonnés. C'est ordinairement le foie qui en renferme le plus, sauf bien entendu la quantité qui peut être restée dans le tube digestif.

La strychnine résiste assez longtemps à la putréfaction. Dié l'a caractérisée dans du bouillon et dans du sang putréfiés au bout de quatre ans. On l'a retrouvée plusieurs fois dans des cadavres (d'animaux) plus d'un mois après la mort; d'après Frésénius, on l'aurait retrouvée dans un cadavre *onze ans* après la mort. Cette dernière assertion permet quelques doutes. On en jugera d'après la controverse scientifique qui s'est élevée sur cette question à l'occasion d'un procès qui s'est jugé en Bavière en 1876.

Un vétérinaire, S., était accusé d'avoir empoisonné sa femme avec de la strychnine et le fait paraissait à tout le monde à peu près certain. Néanmoins, S. fut acquitté pour cette raison que le chimiste (Büchner) n'avait pas trouvé de strychnine dans le cadavre qui avait été exhumé au bout de quatre mois. Or, Dragendorff, consulté sur ce point, déclara qu'après un tel délai, la strychnine devait toujours être retrouvée. — L'assertion de Dragendorff fut combattue par Ranke[1]. Il empoisonna 17 chiens en leur faisant avaler à chacun $0^{gr},1$ de

---

1. En collaboration avec Gorup Besanez, Buchner et Wislicenus. *Archiv fur pathologische Anatomie de Virchow*, LXXV.)

nitrate de strychnine ; les animaux furent enterrés, puis exhumés après un délai variant de 100 à 330 jours. Chez aucun d'eux la strychnine ne put être décelée par ses réactions chimiques.

Recherches physiologiques. — Il suffit d'une quantité extrêmement minime de strychnine pour produire chez la grenouille un empoisonnement caractéristique. Cette quantité est évaluée par certains auteurs à $0^{gr},000004$ (4 millièmes de milligramme). Si nous nous en rapportons à nos propres recherches, cette évaluation est trop basse. Les grenouilles sont plus sensibles à la strychnine pendant l'été que pendant l'hiver ; mais, même en été, si nous avons toujours obtenu l'empoisonnement en employant 1/30 de milligramme de chlorhydrate de strychnine, nous avons constaté qu'une dose de 1/40 à 1/50 de milligramme intoxique certaines grenouilles et sur d'autres ne produit aucun effet.

Même en s'en tenant aux doses que nous venons d'indiquer, la grenouille constitue un réactif extrêmement sensible de la strychnine, plus sensible même que les réactifs chimiques, du moins quand on opère sur les extraits des viscères d'un animal empoisonné. Ainsi, dans les expériences de Ranke, les extraits où la strychnine n'avait pu être décelée par les réactifs chimiques (sans doute en raison des impuretés qui l'accompagnaient) occasionnèrent tous une intoxication violente chez les grenouilles, même celui provenant du chien exhumé au bout de 330 jours.

Du reste, même quand l'analyse chimique a donné des résultats positifs, il est toujours bon de la corroborer par l'expérimentation, en injectant sous la peau d'une grenouille une petite quantité de l'extrait.

L'intoxication débute par une attaque convulsive qui se produit une ou deux minutes après l'injection quand la dose est forte et qui peut se faire attendre près d'une demi-heure quand cette dose est faible. L'animal se raidit brusquement, il reste plusieurs secondes et jusqu'à une ou deux minutes, immobile, sans respiration, les pattes postérieures étendues, les pattes antérieures croisées sur la poitrine si c'est un mâle, étendues en arrière et le long du thorax si c'est une femelle. Quelques secousses légères interrompent de temps en temps l'immobilité. Puis une détente se produit, à laquelle fait suite un nouvel accès convulsif tantôt spontané, tantôt provoqué. La plus légère excitation provoque les convulsions; elles apparaissent par exemple à coup sûr quand on ébranle d'un coup léger de la main la table sur laquelle repose l'animal. A moins que la grenouille ne succombe dans les premières minutes, ce qui est exceptionnel, on remarque au bout d'un certain temps que les accès convulsifs deviennent plus rares, moins prolongés, que dans leurs intervalles la résolution musculaire est complète. L'animal ne réagit plus du tout aux excitations; il paraît mort; mais quelques secondes ou quelques minutes de repos lui rendent son excitabilité, et les convulsions provoquées recommencent. Puis viennent la période de flaccidité complète et la période des convulsions de retour que nous avons décrites précédemment. On a alors le tableau complet de l'intoxication. La première période n'est pas absolument caractéristique parce qu'elle ressemble d'assez près à l'intoxication produite par d'autres poisons convulsivants: la thébaïne, la picrotoxine, etc.

On a soin d'opérer comparativement sur deux grenouilles ; l'une reçoit en injection sous-cutanée l'extrait dissous ou délayé dans l'eau ; l'autre reçoit de la même manière et avec le même volume d'eau une quantité déterminée de strychnine. De cette façon on peut non seulement s'assurer que les symptômes sont exactement semblables, mais encore juger approximativement, d'après la marche de l'intoxication, de la quantité de strychnine injectée avec l'extrait.

§ IX. — Traitement.

L'indication la plus urgente est de faire cesser les accès convulsifs, non seulement parce qu'ils sont dangereux par eux-mêmes, mais aussi parce qu'ils rendent impossible le lavage de l'estomac et souvent même l'administration utile des vomitifs.

Pour faire cesser les convulsions, on peut avoir recours au chloral ou au chloroforme.

Le *chloral* est administré par la bouche, en lavements ou en injections sous-cutanées. Il est toléré à hautes doses, mais il est préférable de commencer par une dose modérée (4 grammes par exemple) que l'on renouvelle au besoin plusieurs fois et à courts intervalles jusqu'à ce que les convulsions aient cessé et que le sommeil soit obtenu. On peut dire qu'à lui seul le chloral, pourvu qu'il soit administré à temps, est capable de sauver les malades quand la quantité de strychnine ingérée ne dépasse pas de beaucoup la dose mortelle [1].

Mais quand l'intoxication est très grave, que les crises

---

1. Les lapins traités par le chloral supporteraient 5 ou 6 fois la dose mortelle de strychnine (Husemann).

sont très violentes et très rapprochées, le chloral est insuffisant et n'agit pas assez rapidement. C'est alors qu'il convient de recourir aux *inhalations chloroformiques*, lesquelles font cesser promptement les convulsions et amènent une anesthésie complète qui permet de laver l'estomac et d'évacuer tout ce qui reste de poison.

L'anesthésie chloroformique a été continuée très longtemps dans certains cas (jusqu'à 7 heures). Mais il ne paraît pas que les intoxiqués par la strychnine tolèrent toujours beaucoup mieux que les autres sujets la chloroformisation très prolongée, laquelle, outre ses dangers immédiats, expose ultérieurement à une syncope mortelle survenant plus ou moins longtemps après le réveil. C'est ce qu'on a vu parfois se produire quelques jours après la guérison d'une intoxication strychnique traitée par la chloroformisation pendant plusieurs heures. Le danger en question paraît moindre avec l'*éther*, qui pourrait donc être employé à la place du chloroforme.

Il est possible d'éviter ces longues chloroformisations ; en moins d'une heure on peut pratiquer le lavage de l'estomac, et, ceci fait, on entretiendra le sommeil et on empêchera le retour des accès convulsifs, en donnant de temps en temps un ou deux grammes de chloral.

On ne sauve pas tous les intoxiqués avec le chloroforme et le chloral. Ces substances ne sont pas des antagonistes neutralisant tous les effets de la strychnine.

En supprimant les accès convulsifs, on enlève au moins une cause de mort : l'asphyxie pendant l'accès.

1. On pourrait craindre cependant que les convulsions redoublent pendant la période d'excitation du chloroforme, ainsi que cela s'est produit quelquefois quand on a employé le chloroforme pour combattre le tétanos.

En outre, en endormant le malade, on le délivre de ses
souffrances physiques et de son angoisse morale, terrible
dans une intoxication qui laisse l'intelligence intacte.

On a proposé d'autres médicaments pour combattre
les accès convulsifs. Le *bromure de potassium* a été
employé dans quelques cas avec succès : 4 grammes
d'emblée, et ensuite 1 gramme à intervalles plus ou
moins rapprochés, mais il n'agit pas aussi sûrement
que le chloral, et d'après Husemann, il a l'inconvénient
de prolonger la durée de l'intoxication en retardant l'é-
limination de la strychnine. La *morphine* peut suffire
dans les cas légers où le strychnisme ne se manifeste
que par quelques secousses ; dans les cas graves, il
faudrait l'administrer à de hautes doses, et il n'est nullement certain qu'elle serait alors inoffensive, ni même
apte à faire cesser les accès.

Dans le cas où il serait impossible de se procurer
en temps utile les médicaments sus-indiqués, on pourrait essayer de donner *l'alcool* à doses ébrieuses, traitement qui paraît avoir des chances réelles d'efficacité,
si l'on s'en rapporte aux données fournies par l'expérimentation. — Le *tabac* (2 à 4 grammes en infusion,
par la bouche ou en lavement) a été employé chez
l'homme et aurait donné des succès.

On s'efforcera de supprimer toutes les causes capables
de provoquer le retour des accès, c'est-à-dire, on évitera
autant que possible au malade les mouvements, les
contacts, le bruit, la vive lumière, etc.

Il nous reste à parler des contrepoisons chimiques
de la strychnine qu'on peut faire avaler au malade ou
mélanger à l'eau employée pour le lavage de l'estomac.
Comme pour presque tous les alcaloïdes, ces contre-

poisons sont le charbon, la solution iodo-iodurée et le tanin. C'est à ce dernier qu'on accorde généralement le plus de confiance. La combinaison qu'il forme avec la strychnine est cependant peu stable, et Gallard a montré qu'on tue fort bien les animaux en leur administrant une dose mortelle de strychnine, préalablement précipitée soit par le tanin, soit par solution iodo-iodurée. On rend le précipité plus stable en supprimant l'acidité du suc gastrique, c'est-à-dire en ajoutant au tanin un peu de sel alcalin (carbonate ou acétate de soude). De cette façon l'absorption du poison est retardée, et le temps ainsi gagné peut être mis à profit pour vider l'estomac. Toutefois, même dans l'intestin dont la réaction est cependant alcaline, la strychnine se sépare peu à peu du tanin et est absorbée. C'est dans ce cas, et aussi lorsque l'intoxication résulte de l'ingestion de noix vomique ou de préparations qui cèdent peu à peu la strychnine qu'elles contiennent, qu'on voit se produire des empoisonnements prolongés et à rechutes pendant plusieurs jours. En pareilles circonstances, l'utilité d'un purgatif est évidente.

II. — COQUE DU LEVANT

Ce poison peut être rapproché de la strychnine parce qu'il produit des convulsions. Mais celles-ci ne représentent qu'une partie de son action ; elles ne revêtent pas les mêmes caractères que dans le strychnisme et se réalisent par un mécanisme différent[1].

1. Travaux sur la coque du Levant : Goupil. *Bull. Soc. de l'écol. de méd.*, 1807. — Glower. *Monthly Journ. of med. Scienc.*, 1851. — Bonnefin. Action convulsiv. des principaux poisons, *Thèse* de Paris, 1851. — Cayrade. Étude sur les poisons convulsivants, 1866. — Planat. *Journ. de thérap.*, 1875. — Crichton Browne. Analyse in *Journ. thérap.*, 1876.

La *coque du Levant* est le fruit (drupe) d'une liane (Anamirta Cocculus, de la famille des Ménispermées) qui croît dans l'Inde, à Ceylan, dans les îles de la Malaisie.

Ces fruits (fig. 31) sont exportés en Europe. Ils sont à peu près sphériques avec un diamètre de près d'un centimètre ; leur surface est noirâtre et un peu rugueuse. Cette première enveloppe recouvre une coque mince qui contient un embryon à cotylédons biburqués au milieu d'un albumen corné.

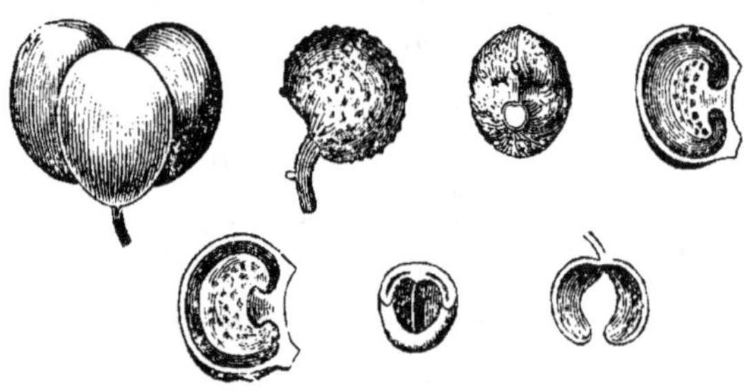

Fig. 31. — Coque du Levant.

La coque du Levant est employée en Extrême-Orient, et parfois aussi en Europe, pour capturer les poissons. Quand ces animaux ont avalé un appât contenant une certaine quantité de coque du Levant, ils sont bientôt pris d'une sorte d'ivresse avec mouvements désordonnés ; ils flottent à la surface de l'eau et se laissent prendre à la main. — La coque du Levant est employée aussi comme parasiticide notamment contre les poux ; elle est très efficace, mais peut occasionner une intoxication. — Elle a servi aussi, en Angleterre, à falsifier la bière ; beaucoup de personnes auraient été empoisonnées ainsi. Mais les cas connus d'intoxication mortelle sont fort rares : cinq seulement, croyons-nous, dont un suicide.

L'écorce de la coque contient, paraît-il, une substance émétique. Mais le véritable poison est contenu seulement dans l'amande. C'est la *picrotoxine*, qui se présente sous l'aspect d'une substance blanche cristalline, d'une extrême amertume, un peu soluble dans l'eau. La picrotoxine n'est pas un alcaloïde, mais un corps à réaction neutre.

§ I. — Symptômes.

Chez l'homme, les symptômes varient suivant la dose absorbée. Quand celle-ci est faible, le trait le plus saillant de l'intoxication paraît être une sorte d'engourdissement intellectuel. Taylor, parlant des individus qui avaient bu de la bière à la picrotoxine, dit qu'ils étaient dans un état de stupeur léthargique leur permettant cependant de garder conscience de ce qui se passait autour d'eux. D'après le même auteur, la coque du Levant a été plusieurs fois mélangée à des boissons alcooliques pour produire cette sorte d'ivresse chez des personnes que l'on voulait voler.

Schroff a expérimenté sur l'homme les effets de la picrotoxine. Une dose de 5 milligrammes produit quelques variations de la fréquence du pouls, une sensation de refroidissement, quelques nausées ; avec 1 centigramme, à ces symptômes s'ajoutent des fourmillements dans les membres inférieurs et l'abdomen ; avec 2 centigrammes, le pouls devient faible et petit ; les oscillations de sa fréquence s'accentuent ; les fourmillements gagnent tout le corps ; le sujet devient somnolent, il éprouve alternativement des sensations de chaleur et de froid ; il salive abondamment ; les membres sont pris de tremblement.

Dans les cas graves, l'intoxiqué éprouve de vives douleurs dans le ventre, il a des vomissements et de la diarrhée ; il perd connaissance, sa respiration s'affaiblit, et quelque temps avant la mort, il a de violentes convulsions toniques et cloniques.

Les troubles gastro-intestinaux ont été observés aussi dans des cas d'empoisonnement relativement léger. Ils ont même été le principal symptôme chez des individus qui avaient mangé des poissons intoxiqués avec la coque du Levant (Goupil).

§ II. — Doses toxiques et mortelles.

La picrotoxine a été employée en thérapeutique. Les doses de 3, 4 et 6 milligrammes ont été en général bien supportées par les adultes. Nous avons vu du reste que, d'après les expériences de Schroff, les effets toxiques ne commencent guère à se manifester qu'avec une dose supérieure à 5 milligrammes, prise en une fois.

La dose mortelle pour l'homme n'est pas connue. Elle est sans doute minime, car dans un cas la mort a été occasionnée par un poids de coques du Levant évalué à $2^{gr},4$.

§ III. — Effets sur les animaux.

Tous les animaux sont sensibles à l'action de la coque du Levant et de la picrotoxine, mais à un degré inégal. Cette inégalité est notable, même pour les diverses espèces d'une même classe d'animaux. En ce qui concerne par exemple les poissons d'eau douce, Goupil a constaté que les gardons sont tués le plus vite, puis viennent successivement les meuniers, les brèmes, les perches, les tanches et enfin les barbeaux. Ce dernier poisson serait justement celui qui reproduit le plus souvent les accidents d'intoxication chez l'homme ou chez les animaux qui le mangent.

Les *crustacés* sont très sensibles à la picrotoxine. Chez le crabe, une dose de $0^{mgr},1$ occasionne une contracture de tous les muscles (de Varigny); une écrevisse qui reçoit une injection de un demi-milligramme est tuée en 5 minutes avec de violentes convulsions tétaniques (Planat). Ces mêmes animaux sont au contraire très résistants envers la strychnine.

La picrotoxine exerce peu d'effet sur les *mollusques*. Une limace n'est pas tuée par une dose de 10 milligrammes. L'escargot est également très résistant. A très haute dose, le poison produit chez ces animaux un état de torpeur qui peut se terminer par la mort.

Chez la *grenouille,* on observe d'abord de la torpeur; l'animal reste immobile, dans une attitude recroquevillée, et est peu sensible aux excitations. Il est pris ensuite d'accès convulsifs dont les premiers n'intéressent que les membres antérieurs et la tête qui se relève en arrière. Puis les convulsions s'étendent aux membres inférieurs, qui ne sont pas toujours pris simultanément. Enfin surviennent des accès tétaniques généralisés à tout le corps. Le premier de ces accès est généralement accompagné d'un cri prolongé, les poumons se vidant de l'air qu'ils contiennent. Après quelques-uns de ces accès, l'animal tombe dans un état de complète résolution musculaire; s'il survit, ce qui est rare, il ne présente pas de convulsions de retour. — Le cœur s'arrête pendant les accès convulsifs; ses battements reprennent ensuite mais pour devenir de plus en plus rares quand l'intoxication est grave.

Chez les mammifères, la picrotoxine produit d'abord de l'abattement, de l'assoupissement. Puis, apparaissent des convulsions qui diffèrent notablement de celles du strychnisme. Elles ne sont pas seulement tétaniques, mais aussi cloniques ; ces convulsions cloniques, surtout au début, affectent de préférence certains muscles : ceux de la bouche, des oreilles, des paupières, de la tête, des épaules et des pattes antérieures. L'animal exécute des mouvements bizarres, comme s'il courait sur place ou comme s'il nageait ; parfois aussi il court à reculons, il fait le manège, ou il roule sur son axe. — Les convulsions ne seraient pas provoquées à coup sûr par les attouchements ou les excitations.

Quand les convulsions sont devenues très violentes, l'intelligence est abolie ; il y a de la stupeur et du coma. — La respiration devient alors irrégulière et lente ; le cœur a des battements accélérés, mais très faibles.

Les autres effets du poison sont la salivation, la polyurie, et ordinairement aussi la diarrhée, qui se manifeste même lorsque la picrotoxine a été administrée en injection sous-cutanée.

§ IV. — Mode d'action.

Vulpian a montré que, chez la grenouille, les convulsions produites par la picrotoxine résultent d'une action exercée par le poison sur la moelle allongée. En effet, si l'on sectionne la moelle épinière, les convulsions cessent dans les membres inférieurs, et d'autre part, quand on enlève l'encéphale, les convulsions se produisent comme sur une grenouille non mutilée. — Bœhm est arrivé à la même conclusion qui s'appliquerait également aux mammifères (Guinard).

Mais chez l'homme et chez les mammifères, la picrotoxine exerce aussi une action sur l'encéphale. L'ivresse, la somnolence, la stupeur ne sauraient être interprétées autrement. Les convulsions elles-mêmes sont, sinon exclusivement comme le dit Browne, du moins en partie d'origine encéphalique ; il paraît difficile d'expliquer autrement le caractère de coordination mal adaptée que présentent souvent les convulsions cloniques.

L'*expérimentation* a montré aussi que les effets de la picrotoxine sont annihilés ou atténués par le chloral, au moins chez certains animaux. Amagat et un médecin anglais, Crichton Browne, ont constaté, chacun de leur côté, qu'un lapin qui a reçu la dose mortelle minima de picrotoxine (1 milligramme par kilogramme) et auquel on administre une dose *non mortelle* de chloral, non seulement survit, mais même n'offre aucun symptôme d'intoxication par la picrotoxine. Le chloral peut encore sauver les animaux qui ont reçu six ou huit fois la dose mortelle de picrotoxine. Le chloral se montre efficace quand il a été administré un peu avant la picrotoxine, ou en même temps qu'elle, ou un peu après, alors même que les convulsions ont déjà commencé. — L'antagonisme inverse n'existe pas, c'est-à-dire qu'un lapin qui a reçu une dose mortelle de chloral n'est pas sauvé par la picrotoxine ; les symptômes de l'empoisonnement chloralique ne sont même pas modifiés, ou à peine.

Pour le cobaye, les choses se passent de la même façon que pour le lapin. Mais chez le chat, l'antagonisme du chloral et de la pirotoxine ne serait que partiel ; les deux agents ont des effets communs, qui s'ajoutent les uns aux autres, ceux sur le cœur, notamment (Browne).

III. — CURARE

Le curare est un poison que fabriquent certaines peuplades de l'Amérique du Sud, pour en enduire la pointe de leurs flèches et de leurs lances.

Le curare est composé essentiellement de sucs végétaux desséchés ; on ne sait pas exactement quelles sont les plantes qui servent à le préparer, mais il paraît certain que celles qui lui donnent sa toxicité appartiennent à la famille des strychnées.

Les échantillons qui arrivent en Europe se présentent sous l'aspect d'une matière résineuse d'un brun noirâtre, soluble dans l'eau et dans l'alcool. Cette substance conserve très longtemps ses propriétés toxiques ; la chaleur ne les détruit pas ; une solution de curare qui a été soumise à l'ébullition agit aussi énergiquement qu'une solution qui n'a pas bouilli.

On a extrait du curare une substance cristallisée, (Preyer, 1865), la *curarine,* qui peut se combiner avec divers acides. Ses effets toxiques sont analogues à ceux du curare, mais beaucoup plus énergiques ; elle représente à ce point de vue environ 20 fois son poids de curare (Claude Bernard). Les réactions chimiques de la curarine sont presque les mêmes que celles de la strychnine.

Le curare n'a jamais occasionné, du moins en Europe, d'autres empoisonnements que ceux qui ont été déterminés expérimentalement chez les animaux. Néanmoins son étude présente un grand intérêt au point de vue scientifique. Cette substance exerce en effet des effets très spéciaux, résultant de ce que son action toxique est étroitement localisée à certains éléments du système nerveux [1].

§ I. — Données expérimentales. — Mode d'action.

L'effet essentiel du curare est de paralyser tous les muscles volontaires, en laissant d'ailleurs intactes la sensibilité et la plupart des fonctions de l'économie. L'animal qui a reçu une

---

1. Les effets du curare ont été minutieusement étudiés par de nombreux physiologistes, et spécialement par Claude Bernard. Leçons sur les substances toxiques et médicamenteuses. Paris, J.-B. Baillière.

dose suffisante[1] de curare ne tarde pas à être privé de tout mouvement volontaire ou réflexe. Il gît comme une masse inerte. bientôt les mouvements respiratoires eux-mêmes s'arrêtent, et la mort survient par asphyxie, à moins que celle-ci ne soit empêchée par la respiration artificielle. Dans ce cas, le cœur continue à battre tant que la respiration est entretenue, et si elle l'est assez longtemps pour que le poison puisse être éliminé, la paralysie se dissipe complètement et l'animal survit. S'il s'agit de grenouilles, la respiration s'entretient suffisamment par la peau, de sorte que ces animaux peuvent rester plusieurs jours dans un état de paralysie totale et absolue, et guérir ensuite complètement.

La cause de cette paralysie ne réside pas dans la fibre musculaire. Pendant toute la durée de l'intoxication, les muscles se contractent en effet sous l'influence d'une excitation directe[2].

Elle ne réside pas non plus dans les centres nerveux. C'est ce que prouve notamment l'expérience suivante imaginée par Claude Bernard. On sectionne complètement la patte d'une grenouille, sauf le nerf, qui se trouve ainsi relier seul le membre au tronc. On injecte alors le curare dans une autre patte, et l'on voit que la paralysie atteint tout le corps, sauf le membre où le sang ne parvient plus, mais qui est encore en communication avec les centres nerveux.

Cette même expérience indique que le curare n'agit pas sur les troncs nerveux pour abolir leur conductibilité puisque le nerf de la patte détachée est irrigué sur une partie de son étendue par le sang intoxiqué. Le fait peut être démontré d'une autre façon. On détache entièrement du corps un muscle avec le nerf qui l'anime ; le nerf étant plongé dans une solution de curare, on continue à voir, chaque fois qu'on l'excite, une

---

1. Pour un chien de moyenne taille, cette dose est en général de 0,08 à 0,10 centigrammes, mais il y a de grandes variations suivant la provenance du poison.

2. La contraction est toutefois beaucoup moins énergique qu'à l'état normal, ainsi que le montre la comparaison d'une même excitation électrique chez les mêmes animaux avant et pendant la curarisation. (Gréhant, Laborde, *Soc. de biol.*, 18 avril 1891.)

contraction du muscle se produire. Si au contraire c'est le muscle que l'on plonge dans le curare l'excitation du nerf ne produit aucune contraction musculaire.

Enfin pendant la durée de l'intoxication, si l'excitation *directe* du muscle provoque, ainsi que nous l'avons dit, des contractions, l'excitation du nerf n'en produit pas.

On se trouve amené ainsi à la conclusion adoptée par tous les physiologistes, à savoir que le curare agit en paralysant les terminaisons du nerf dans la fibre musculaire, en supprimant en quelque sorte les plaques motrices, c'est-à-dire les organes qui forment le trait d'union entre l'extrémité nerveuse et la fibre striée.

Cette action essentielle du curare étant indiquée, il reste à compléter, en entrant dans certains détails, la description des effets du poison.

Le curare n'abolit pas la sensibilité. Les animaux rendus inertes par cette substance ressentent la douleur provoquée par les diverses excitations, bien qu'ils ne puissent la manifester par des mouvements ou des cris. C'est ce que montre l'expérience suivante de Claude Bernard. Sur une grenouille on lie tout le corps à la partie postérieure du tronc, à l'exception des nerfs lombaires. Bien que la circulation se trouve ainsi complètement interrompue dans les membres postérieurs, ceux-ci continuent encore à se mouvoir librement. On injecte alors du curare sous la peau de l'une des pattes antérieures. L'animal est bientôt empoisonné, c'est-à-dire qu'il devient inerte, sauf dans le train postérieur. A ce moment, si l'on pince une des pattes antérieures ou si l'on excite une partie quelconque du corps au-devant de la ligature, on voit se produire dans les membres postérieurs, seuls en état de réagir, des mouvements bien adaptés pour la défense ou pour la fuite.

Quant à la paralysie, elle n'atteint pas les divers muscles striés en même temps. Ce sont les muscles des membres postérieurs qui sont pris les premiers ; viennent ensuite ceux des membres antérieurs, puis ceux du cou, du tronc et de la face. Un animal dont le corps est déjà entièrement paralysé garde un certain temps les mouvements des paupières et des yeux, et l'on peut constater ainsi, chez le chien par exemple, qu'à cette période de l'empoisonnement l'intelligence paraît bien conservée. Les muscles respiratoires sont paralysés les derniers : les nerfs phréniques gardent leur excitabilité quand les autres nerfs ont perdu la leur. Les muscles peauciers sont aussi parmi les derniers paralysés. — Quand l'animal se rétablit, les muscles reprennent leurs propriétés normales dans l'ordre inverse de celui où ils l'ont perdu.

Action sur le cœur. — Le cœur continue à battre régulièrement pendant le cours de l'intoxication. Il ne s'arrête que si la respiration n'est pas entretenue artificiellement ; mais alors cet arrêt est occasionné par asphyxie, et non pas par l'action du poison. Cependant quand le curare est administré à dose *très considérable,* on voit quelquefois le cœur s'arrêter définitivement alors même que la respiration est convenablement entretenue. Ce n'est d'ailleurs que très exceptionnellement que le curare produit ainsi la paralysie cardiaque.

Toutefois, même lorsque le cœur continue à fonctionner régulièrement, il est influencé par le curare. En effet, chez un animal curarisé, le cœur ne subit qu'incomplètement ou pas du tout les effets de l'excitation du nerf pneumogastrique, et en outre il résiste à la plupart des poisons dits cardiaques.

Sur une grenouille qui n'a reçu que la dose de curare nécessaire pour produire la paralysie de tout le corps, l'électrisation des nerfs vagues ne produit ni arrêt ni ralentissement du cœur. Chez les vertébrés, les nerfs vagues sont seulement un peu affaiblis par une dose moyenne de curare ; ils ne perdent toute action sur le cœur que lorsque la dose absorbée dépasse la dose toxique ordinaire.

Chez les grenouilles curarisées, la digitaline, la pilocarpine, l'extrait d'inée, l'extrait d'upas antiar ne produisent plus l'arrêt du cœur, ou si celui-ci finit par se produire c'est seulement lorsque l'animal a reçu des doses énormes de ces substances (Vulpian[1]).

---

1. Vulpian. Études de pathol. expérimentale sur l'action des subst. toxiques et médicamenteuses.

Action sur le grand sympathique. — Tandis que tous les muscles striés (à l'exception du myocarde) sont paralysés chez un animal curarisé, les muscles lisses ne le sont pas. Aussi l'on peut obtenir chez les animaux curarisés tous les effets auxquels donnent lieu soit les excitations, soit les solutions de continuité des nerfs sympathiques. Par exemple, la section du cordon cervical du sympathique détermine le rétrécissement de la pupille, le retrait du globe oculaire, le rétrécissement de l'ouverture palpébrale, la dilatation des vaisseaux de la conjonctive et de ceux de toute la moitié correspondante de la face, tandis que l'excitation du bout supérieur du même nerf détermine les effets inverses. Les fibres sympathiques contenues dans les nerfs mixtes conservent également leurs propriétés; ainsi, lorsqu'on a sectionné le nerf sciatique, on voit les vaisseaux se dilater dans le membre correspondant; si l'on excite ensuite le bout périphérique du nerf, on ne produit aucun mouvement du membre, mais on voit les vaisseaux se resserrer.

Les mouvements des muscles lisses peuvent être mis aussi en jeu par voie réflexe. On détermine des contractions énergiques de l'estomac, des intestins, de la vessie en électrisant la peau; on voit la rate se resserrer quand on électrise le bout central du sciatique, etc. Les mêmes excitations produisent facilement les dilatations vasculaires réflexes.

Les nerfs sécrétoires conservent également leur excitabilité directe ou réflexe.

Toutefois, le curare exerce une certaine action sur les fibres sympathiques; il affaiblit légèrement leurs fonctions, en outre il produit une dilatation très marquée des vaisseaux, qui se traduit notamment par la rougeur et l'élévation de la température des parties périphériques[1].

Signalons enfin la présence du sucre et de l'acide lactique

---

1. Ainsi que le fait remarquer Vulpian, s'il est exact que le curare agit non pas sur le muscle strié ni sur le nerf moteur, mais sur le point d'union de ces deux éléments, il devient vraisemblable que si les muscles lisses ne sont pas influencés par ce poison, c'est parce que la substance par l'intermédiaire de laquelle ils s'unissent à leurs nerfs n'est pas la même que pour les muscles striés.

dans l'urine pendant la durée de l'intoxication, témoignage
d'un certain trouble des fonctions nutritives.

Action sur les diverses classes animales.

Le curare empoisonne de la même façon tous les animaux
vertébrés. Il les tue par asphyxie, sauf ceux chez lesquels la
respiration peut s'effectuer sans nécessiter la mise en jeu de
muscles striés.

Claude Bernard et Vulpian ont fait à ce sujet des expériences
intéressantes sur les embryons de grenouilles. Ces embryons
sont d'abord munis de branchies extérieures peu saillantes;
puis ces branchies s'allongent, se ramifient et s'enveloppent
d'un repli cutané operculaire, qui doit s'ouvrir et se fermer
pour permettre l'entrée et la sortie de l'eau. Or quand les
larves sont plongées dans une solution de curare, elles deviennent paralysées, mais elles restent vivantes tant qu'elles
ont leurs branchies extérieures; elles succombent au contraire
si on les laisse dans la solution toxique au moment où les
branchies étant recouvertes ne peuvent plus fonctionner que
grâce aux mouvements de l'opercule. — Cette expérience
montre en même temps que le curare paralyse la fibre musculaire, même lorsque celle-ci est encore très incomplètement
développée, et aussi que le curare n'entrave nullement le développement embryogénique.

Le curare agit aussi sur un grand nombre d'invertébrés :
les escargots, les sangsues, les larves d'insectes aquati-
ques, etc. (Vulpian).

§ II. — Absorption, élimination.

Le curare est peu toxique lorsqu'il est pris par la bouche.

Il n'est cependant pas détruit dans l'estomac. Son innocuité
relative quand il est administré par cette voie tient d'une part
à ce qu'il est absorbé lentement par la muqueuse gastrique, à
ce qu'il est ensuite retenu assez longtemps dans le foie, et
d'autre part à ce qu'il est éliminé facilement, de sorte qu'il
n'y en a jamais qu'une très petite quantité dans le sang. —

Cl. Bernard a montré en effet que chez un chien dont on a préalablement enlevé les reins ou lié les uretères, c'est-à-dire chez lequel la principale voie d'élimination du poison a été supprimée, une dose de curare inoffensive pour un autre chien par la voie gastrique produit un empoisonnement parfaitement caractérisé [1].

L'absorption du curare se ferait d'ailleurs très inégalement suivant les diverses voies d'introduction. En injection sous-cutanée, le curare est très toxique. Il ne serait pas absorbé en quantité notable par le sac conjonctival; introduit sous la conjonctive, il serait au contraire toxique à très faible dose; il serait absorbé plus lentement quand il est introduit dans le globe de l'œil (Mermet et Serini) [2].

L'élimination se fait en grande partie par les reins. C'est ce que montre déjà l'expérience plus haut citée de Cl. Bernard. Le fait peut être mis plus directement en évidence. Une portion au moins du curare s'élimine en nature, de sorte que si l'on recueille l'urine d'un chien curarisé et soumis à la respiration artificielle de façon qu'il ait survécu plusieurs heures, on peut avec cette urine (ou son extrait aqueux) pro- duire chez les grenouilles un empoisonnement caractéristique. Aug. Voisin et Liouville [3] ont réussi aussi à produire cet empoisonnement chez des grenouilles auxquelles ils injectaient l'extrait de l'urine des individus qu'ils avaient traités par le curare (à des doses ne dépassant pas $0^{gr},15$).

D'après les recherches chimiques de Koch [4], la bile élimine aussi une notable proportion du curare, même lorsque celui-ci a été administré en injection sous-cutanée. D'après le même auteur, la curarine se répand dans tous les organes, mais elle s'accumule surtout dans le foie.

---

1. D'après les recherches de Mermet et Serini (*Soc. biologie*, oct. 1897), la toxicité du curare ne serait que doublée dans ces conditions.

2. *Loc. cit.*

3. Auguste Voisin et H. Liouville. Étude médico-légale sur le curare. *Ann. d'hyg. pub. et de méd. lég.*, XXVI, 1866.

4. Versuche uber die chemische Nachweisbarkeit der Curarin in hierischen Flüssigkeiten und Geweben. Dorpat, 1871.

IV. — CIGUË

Sous le nom de ciguë on désigne plusieurs plantes vénéneuses de la famille des Ombellifères, à odeur vireuse et nauséabonde, dont les principales sont les suivantes :

I. La *grande ciguë* (Conium maculatum) ou *ciguë de Socrate* (fig. 32), est l'espèce officinale. Cette plante, qui atteint 1 à 2 mètres de hauteur, croît surtout dans les décombres, les endroits abandonnés. Sa tige est lisse, parsemée de taches pourpres ; ses feuilles sont grandes, glabres, luisantes et molles ; ses ombelles composées, portées sur un long pédoncule, ont 10 à 20 rayons avec involucre et involucelle ; les fleurs sont blanches ; les sépales ne sont pas libres. Le fruit, un peu aplati, présente cinq côtes saillantes et ondulées.

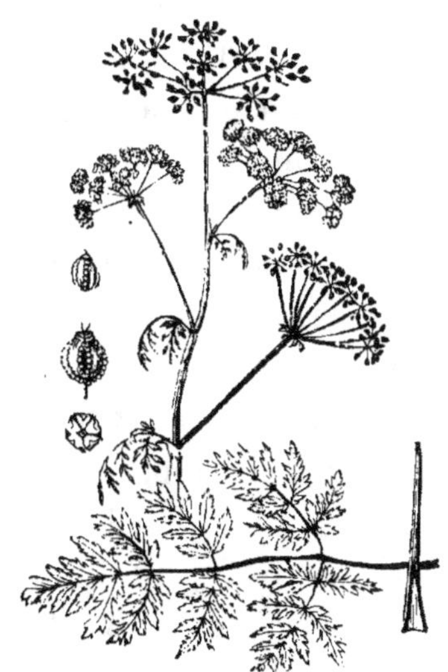

Fig. 32. — Grande ciguë.

Le principe actif de la grande ciguë est la *conicine* ou *conine,* alcaloïde liquide, incolore, oléagineux, plus léger que l'eau, exhalant une odeur forte et nauséabonde, semblable à celle de la ciguë, comparée aussi à celle de l'urine de souris. La conicine est une base énergique ; elle forme des sels, notamment du chlorhydrate et du bromhydrate, cristallisés.

Les empoisonnements par la grande ciguë, très fréquents dans l'antiquité, paraît-il, le sont beaucoup moins actuellement. Presque tous sont accidentels, soit que l'extrait ou d'autres préparations de ciguë aient été pris au lieu d'autres médicaments, soit que la plante ait été confondue avec une autre. Dans un cas des fruits de ciguë étaient mélangés à ceux de l'anis ; mais la méprise porte surtout sur la racine qui est prise pour du panais, du céleri. La racine de la grande ciguë est fusiforme ; elle contient un suc laiteux, épais, de saveur d'abord un peu sucrée, puis âcre.

Un meurtre a été commis avec la ciguë par une mère sur son enfant (Taylor). Un autre meurtre a été commis avec la conicine, en 1861, à Dessau ; le coupable était le Dr Jahn.

II. La *ciguë vireuse* (cicuta virosa) (fig. 33), appelée encore *persil des marais,* dénomination qui indique les lieux qu'elle habite, est une herbe dont la taille atteint souvent 1 mètre à 1^m,50, ses feuilles, deux ou trois fois divisées, ont des folioles étroites, dentées ; ses ombelles composées sont à 8-13 rayons ; l'involucre manque ou comprend seulement 2 bractées ; l'involucelle se compose de nombreuses bractées, retombantes au sommet. Les fleurs sont blanches, à 5 sépales aigus, libres au sommet. Le fruit, non velu, est globuleux, plus large que long et garni de côtes. La racine (rhyzome) est ovoïde, chargée de racines adventives, elle contient un suc laiteux abondant.

Tous les empoisonnements connus sont accidentels, et occasionnés surtout par la racine. La plante est très vénéneuse, plus encore que la grande ciguë. Böhm en a retiré un principe très toxique, la *cicutoxine.*

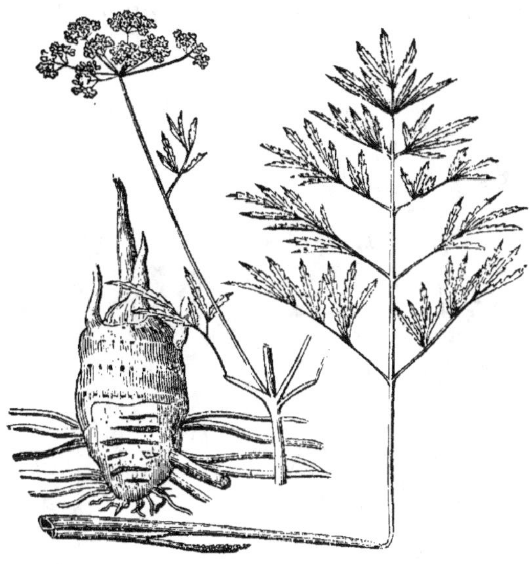

FIG. 33. — Ciguë vireuse.

III. La *petite ciguë* (Aethusa cynapium) ou *faux persil* (fig. 34) est une des plus vénéneuses parmi toutes les ciguës. Elle croît dans les terrains incultes et aussi dans les jardins, et a été souvent confondue avec le persil ou le cerfeuil, avec lesquels elle présente une assez grande analogie. Elle en diffère cependant par divers caractères botaniques. La tige est souvent rougeâtre, surtout à la base ; les feuilles, trois fois divisées, ont des folioles étroites et dentées ; elles sont d'un vert foncé et bleuâtre ; les ombelles composées n'ont pas d'involucre ; l'involucelle comprend 3 bractées pendantes et déjetées vers le bord extérieur de l'ombellule. Les fleurs sont blanches, le fruit arrondi, à côtes épaisses et saillantes. Mais au point de vue pratique, c'est l'odeur fétide et nauséeuse de la plante qui fournit le meilleur caractère différentiel.

IV. Enfin diverses *ciguës d'eau* appartenant au genre
Œnanthe.

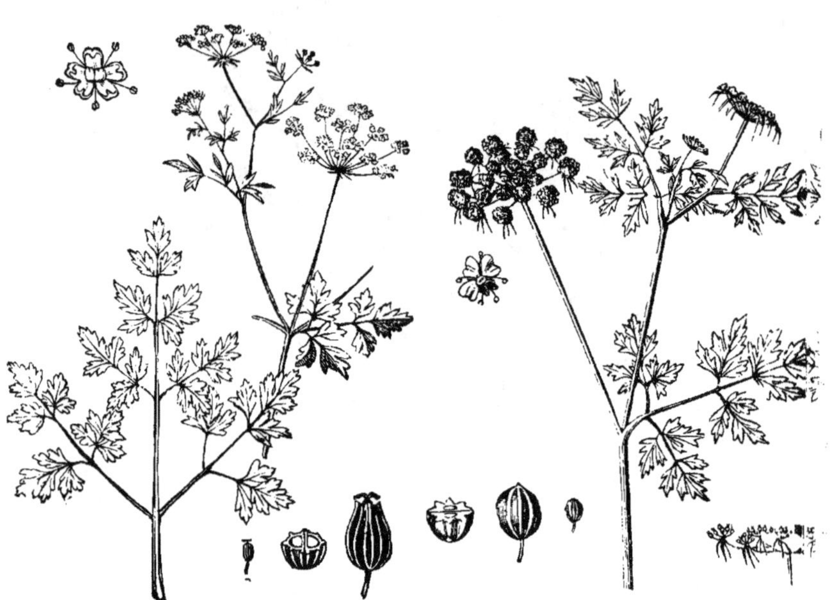

FIG. 34. — Petite ciguë
(ciguë des jardins).

FIG. 35. — Persil ordinaire
(Petroselinum sativum).

L'*OEnanthe safranée* (Œ. crocata) doit son nom à la
couleur jaune du suc de sa racine et de sa tige. C'est
une plante très vénéneuse qui a occasionné plusieurs
fois des empoisonnements accidentels, notamment des
empoisonnements collectifs : 36 soldats (Orfila) dont 1
mort, 21 forçats (Bossey) dont 6 morts.

La Phellandrie, l'OE. fistuleuse, également très vénéneuses, n'ont occasionné que beaucoup plus rarement
des intoxications.

§ I. — **Symptômes.**

Presque toute la symptomatologie de l'empoisonnement par *la grande ciguë* se résume en une paralysie qui débute brusquement et atteint, dans les cas graves, les muscles respiratoires, amenant ainsi la mort par asphyxie, l'intelligence restant intacte jusque dans les derniers moments.

Ce tableau, qui correspond à la description bien connue de la mort de Socrate, a été observé avec précision dans le cas suivant emprunté à H. Bennett [1].

Obs. XIV. — Duncan Corr, 43 ans, mange, vers 3 heures 1/2 du soir, des herbages parmi lesquels se trouvaient une grande quantité de feuilles de ciguë officinale.

Le repas fini, il se lève, sans ressentir aucune incommodité et se rend, à une distance de 1,600 mètres, chez une personne à laquelle il voulait vendre quelques objets.

En le voyant entrer, cette personne crut qu'il était ivre, car il parlait tout seul et chancelait en marchant.

Corr s'assied brusquement, fait son marché en dix minutes, et ne se plaint ni de douleurs, ni de malaise. Il n'y avait aucune exagération dans ses gestes et sa parole, mais la face était pâle et décomposée.

En se levant de sa chaise, il se laisse tomber en arrière sur son séant; il se relève, marche, et descend l'escalier en vacillant.

Il était alors 4 heures. Arrivé au dehors, C. s'appuie le dos contre l'angle de la rue, fait quelques pas en titubant, s'appuie encore et finalement va s'asseoir sous une porte cochère.

Il prie un agent de police de le reconduire chez lui, en disant qu'il n'y voit plus. Il se lève donc, prend le bras de son conducteur; mais à peine a-t-il fait quelques pas que ses jambes fléchissent et qu'il tombe sur les genoux.

On l'installe sur un brancard et on le transporte les jambes traînantes. Il voulait parler, mais ne le pouvait; sa connaissance était entière.

1. *Edinburgh med. Journ.*, 1845.

A son arrivée au poste, on constate que les jambes sont paralysées, mais que l'intelligence est conservée, car il donne son adresse.

A 6 h. 15, le médecin le trouve dans l'état suivant :

Il est couché sur le dos, la tête élevée ; il entend et essaie de se tourner du côté de la personne qui lui adresse la parole ; il lève légèrement les paupières, mais il ne peut parler.

La résolution est complète, les mouvements abolis, les bras soulevés retombent aussitôt ; la sensibilité paraît exister encore.

Quelques mouvements, qui semblent involontaires, agitent de temps en temps la jambe gauche.

Il fait quelques efforts pour vomir, mais sans résultats.

Le pouls, la respiration et la chaleur de la peau sont dans leur état normal.

A 6 h. 50, l'œil est fixe, la face cadavéreuse, le mouvement circulatoire presque insensible.

Il meurt à 7 heures.

Dans les autres cas où les symptômes ont pu être observés, on a noté presque toujours, outre la paralysie, l'asphyxie terminale se manifestant notamment par la cyanose ; un refroidissement très marqué et la conservation de l'intelligence. Souvent aussi, on remarque dès le début que la déglutition est gênée et devient bientôt impossible. Les convulsions ont été vues chez quelques sujets, à la période terminale.

La durée de l'intoxication est courte. Dans beaucoup de cas, la mort est survenue 3 ou 4 heures après l'ingestion du poison.

Quand le malade guérit, il conserve assez longtemps une grande faiblesse musculaire et du tremblement.

Les effets de l'intoxication légère par *la conicine* ont été étudiés soit chez des malades auxquels la conicine était administrée à titre de médicament (Aud'houi), soit par des médecins expérimentant sur eux-mêmes (Schroff et ses élèves, Tiryakian). Ici encore, l'effet le plus constant est la faiblesse musculaire, accompagnée quelquefois de crampes dans les parties mises en mouvement, une sensation de courbature généralisée. A cela se joignent de la pesanteur de tête, un peu de somnolence, et avec une dose plus élevée, des vertiges, parfois de l'amblyopie ou de la diplopie. Les troubles gastriques : douleurs, renvois, vomissements n'ont été observés qu'avec la conicine, qui est très irritante, et non avec ses sels.

Les symptômes de l'intoxication légère se dissipent rapidement. Le poison paraît s'éliminer en peu de temps. Non seulement ses effets ne s'accumulent pas, mais encore il est toléré de mieux en mieux par l'organisme. Aud'houi a vu que les sujets auxquels il administrait le bromhydrate de conicine présentaient parfois quelques symptômes d'intoxication à la dose de $0^{gr},10$ prise en une fois, mais qu'ils arrivaient bientôt à supporter la dose quotidienne de 1 gramme. Remarquons en passant qu'il peut arriver qu'un même sujet prenant par exemple dans une même journée trois doses de 24 centigrammes chacune, présente des phénomènes d'intoxication après la première dose, et n'en présente pas après chacune des deux suivantes.

L'empoisonnement par la *ciguë vireuse* a des symptômes différents. Ici, les convulsions constituent le symptôme le plus saillant ; elles sont cloniques et semblables à celles de l'épilepsie, ou tétaniques et d'une grande violence avec opisthotonos. Les autres symptômes principaux sont les douleurs d'estomac, les coliques, les nausées et les vomissements, la dysphagie ou l'impossibilité absolue de la déglutition, les vertiges, et enfin le coma. La mort est survenue dans certains cas en 3 ou 4 heures ; elle a été un peu plus tardive dans d'autres.

La *cicutoxine,* extraite de cette plante, est également convulsivante. Böhm[1], qui a expérimenté cette substance chez les animaux, a constaté qu'elle produit des accès de convulsions cloniques ou toniques. Chez la grenouille, chaque excitation détermine un cri prolongé occasionné par le passage de l'air à travers les cordes vocales convulsivement resserrées.

Le principal symptôme de l'empoisonnement par l'*œnanthe safranée* est aussi l'attaque convulsive qui peut survenir très brusquement et entraîner la mort en un quart d'heure ou plus rapidement encore. Les convulsions sont accompagnées de perte de connaissance. Les vomissements, les symptômes de gastro-entérite ont été observés dans certains cas, mais ils peuvent faire complètement défaut. Le suc de l'œnanthe safranée possède cependant une action irritante assez énergique.

Les symptômes de l'empoisonnement par la *petite ciguë* ne sont pas très bien connus. Dans les quelques cas où ils ont pu être observés, on a noté des douleurs gastro-intestinales, de la dysphagie, et tantôt des vertiges, de la somnolence ou du délire, tantôt de l'engourdissement et du tremblement des membres, tantôt des paralysies transitoires. — Chez les animaux, on a noté des convulsions.

§ II. — Lésions.

Les altérations constatées à l'autopsie sont nulles ou peu caractéristiques. Les plus constantes sont celles de

1. Böhm. *Arch. für expérim. Pathologie,* 1876.

l'asphyxie. On a noté assez souvent aussi la congestion cérébrale et méningée, ainsi que des signes d'irritation de la muqueuse gastrique.

§ III. — Élimination.

La conicine s'élimine en nature par les reins. Le fait a été constaté expérimentalement par Prévost. Les urines d'un chat empoisonné par le bromhydrate de conicine, évaporées à consistance sirupeuse, et injectées sous la peau de plusieurs grenouilles, ont produit chez ces animaux les symptômes caractéristiques de l'empoisonnement.

§ IV. — Doses toxiques.

Chacune des diverses espèces de ciguë a sa toxicité propre ; mais, même dans une seule espèce, la toxicité varie considérablement suivant l'époque de l'année et d'autres circonstances plus ou moins déterminées.

La grande ciguë notamment se montre quelquefois inoffensive ; c'est ainsi qu'Orfila a introduit dans l'estomac de petits chiens, auxquels il avait lié l'œsophage, à l'un 48 grammes de racine fraîche, à l'autre 32 grammes de cette même racine, plus 250 grammes de suc provenant de $4^{kgr},1/2$ de racine, sans que ces animaux aient présenté de signes d'intoxication.

Le pouvoir toxique de la conicine elle-même est évalué diversement par les auteurs. Les uns déclarent que deux gouttes suffisent pour tuer un chien, d'autres ont dû employer des quantités beaucoup plus fortes.

Ces différences tiennent sans doute à ce que la conicine est souvent impure, et à ce qu'elle s'altère facilement. Les sels, et notamment le bromhydrate, qui se conservent bien, fournissent une meilleure base d'appréciation. Tiryakian déclare qu'il n'a jamais vu de symptômes d'intoxication au-dessous de la dose de $0^{gr},10$ de bromhydrate en une fois ; en outre l'accoutumance se produit vite, et certains sujets arrivent à supporter un gramme par jour sans être gravement incommodés.

§ V. — Mode d'action.

Toutes les recherches qui ont été faites sur les animaux par divers expérimentateurs[1] avec la conicine montrent que cette substance est un poison paralysant. La paralysie atteint tous les muscles striés, mais elle ne les frappe pas tous simultanément ; ils sont pris successivement, et toujours dans le même ordre, au moins pour une même espèce animale. Chez les oiseaux par exemple, les pattes sont paralysées les premières, puis les ailes, ensuite le bec et successivement les paupières, le cou et la tête. Chez tous les animaux, ce sont les muscles respiratoires qui sont paralysés en dernier lieu. La mort survient par asphyxie, et le cœur continue à battre longtemps, même chez les animaux à sang chaud (jusqu'à une et deux heures). Il en résulte que si l'on pratique la respiration artificielle, on peut rappeler l'animal à la vie, le poison s'éliminant assez vite. En pareil cas, ce sont les mouvements respiratoires qui se rétablissent les premiers ; pour le reste du corps, la paralysie se dissipe en sens inverse de son apparition.

Il est à remarquer que la paralysie s'accompagne de phénomènes convulsifs ; au début de l'intoxication, comme à la période de retour, c'est-à-dire quand la paralysie commence à se dissiper, les muscles sont le siège de tremblement vibratoire, de tressaillements ; souvent certains muscles restent contracturés et raides pendant quelque temps. Quelquefois,

---

1. Voir notamment :
Martin-Damourette et Pelvet. *Étude physiologique et expérimentale sur la ciguë et son alcaloïde. Gaz. méd. de Paris*, 1870.
Tyriakian *Étude expérimentale sur la conine et ses sels. Thèse*, de Paris, 1878.
Prévost (de Genève). *Académie des sciences de Paris*, 21 juillet 1879.

mais très rarement, des convulsions généralisées se produisent peu de temps avant la mort.

Il est certain que la paralysie n'est pas due à une action directe du poison sur les muscles; ceux-ci restent en effet excitables pendant toute la durée de l'intoxication. Elle ne saurait être attribuée non plus à une action sur l'écorce cérébrale. C'est donc la moelle épinière ou les nerfs qui sont atteints par la conicine. Mais ici commencent les divergences entre les expérimentateurs. Pour les uns (Cl. Bernard, Martin-Damourette et Pelvet, Prévost) la conicine agit sur les nerfs ou sur leurs extrémités terminales, tandis que pour d'autres (Vulpian, Tiryakian) elle agit sur la moelle. Il est probable que ces divergences tiennent à ce que la substance expérimentée n'avait pas toujours la même composition. Tiryakian, qui s'est servi d'une conicine qu'il regarde comme pure, attribue la paralysie des nerfs observée par d'autres expérimentateurs à une huile essentielle qui se trouverait souvent mélangée à la conicine. — C'est cependant l'opinion inverse qui est exacte, d'après les expériences précises de Prévost (*loc. cit.*). « Quand on interrompt la circulation dans le train postérieur d'une grenouille, en ménageant les nerfs qui s'y rendent, et que l'on introduit sous la peau du dos 1 1/2 à 2 centigrammes de bromhydrate de conine, les nerfs des membres postérieurs restent excitables, et ces membres postérieurs réagissent aux excitations faites sur les membres antérieurs paralysés par le poison. On rend cette expérience plus manifeste en strychnisant la grenouille; on peut alors observer simultanément sur le même animal l'effet de la strychnine et du bromhydrate de conicine. »

Outre la paralysie, la conicine a produit constamment un abaissement de la température.

Les autres effets du poison sont peu marqués. Le cœur est affaibli et ralenti; mais il n'en est pas moins l'*ultimum moriens*. L'intelligence et la sensibilité sont conservées jusque dans les moments qui précèdent de très peu la mort. Les vomissements et la diarrhée sont exceptionnels. Les sécrétions urinaire, salivaire, lacrymale sont en général augmentées. Les divers nerfs glandulaires conservent d'ailleurs leur excitabilité pendant que les nerfs des muscles striés sont paralysés.

Ajoutons que la conicine pure exerce localement une action analogue à celle des caustiques alcalins ; elle ramollit les éléments anatomiques, et convertit l'hémoglobine en hématine.

La *cicutoxine,* expérimentée par Bœhm, aurait une action élective sur la moelle allongée.

§ **V. — Diagnostic.**

Rappelons ici les principaux traits de l'empoisonnement par la grande ciguë : paralysie généralisée avec conservation de l'intelligence, asphyxie et persistance des battements cardiaques quelque temps après l'arrêt de la respiration.

La présence des fragments de la plante dans l'estomac ou dans les matières vomies fournirait le meilleur élément de diagnostic.

La conicine s'élimine assez rapidement par les reins et par les poumons. Néanmoins cette substance a pu être retrouvée et caractérisée dans les viscères de la victime du Dr Jahn. Elle a été retrouvée également dans les viscères d'animaux empoisonnés, même quand la recherche était faite plusieurs semaines et plusieurs mois après la mort (Dragendorff, Zalewsky).

Néanmoins, l'expertise chimique offre de grandes difficultés ; tous les caractères de la conicine doivent être constatés, car elle en a plusieurs de communs avec d'autres substances, et notamment avec une ptomaïne. Dans une expertise, on avait trouvé un alcaloïde liquide, très toxique, qui était considéré comme de la conicine, lorsqu'Otto démontra par l'absence de certains caractères que cette substance était une ptomaïne.

L'expérimentation physiologique fournit un contrôle important. Elle montre notamment qu'il s'agit d'un poison paralysant les muscles striés et respectant le cœur.

V. — BELLADONE. ATROPINE

La *belladone* (Atropa Belladona) est une plante de la famille des Solanées qui croît spontanément dans presque toute l'Europe. Sa hauteur atteint 1 mètre ou 1 mètre et demi ; ses fleurs (fig. 36) sont solitaires, de couleur pourpre foncé ; le fruit est une baie sphérique, noirâtre. de la grosseur d'une cerise, reposant sur un grand calice à 5 divisions. Ce fruit contient un suc de couleur vineuse et de nombreuses graines réniformes, longues d'environ 1/3 de centimètre.

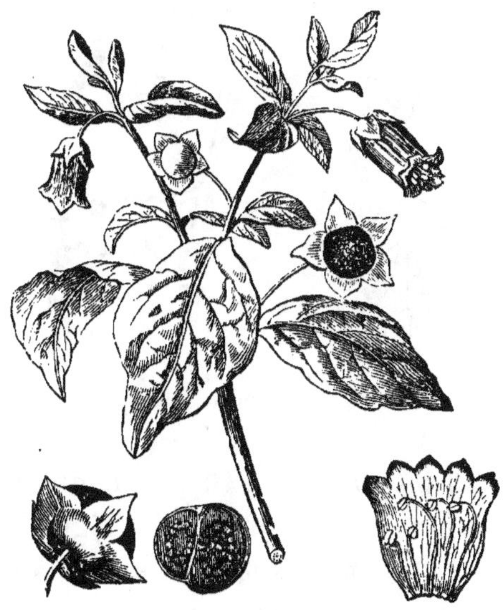

Fig. 36. — Belladone.

Deux autres plantes de la famille des Solanées possèdent des propriétés analogues à celles de la belladone ; ce sont la jusquiame et le datura stramoine.

La *jusquiame* (Hyoscyamus) (fig. 37 et 38) a pour fruit une pyxide allongée, enfermée dans un calice qui la dépasse et contenant un grand nombre de petites graines finement réticulées. Les fleurs (fig. 37 et 39) ont une corolle violacée au niveau du tube et jaune au niveau des cinq divisions de celui-ci.

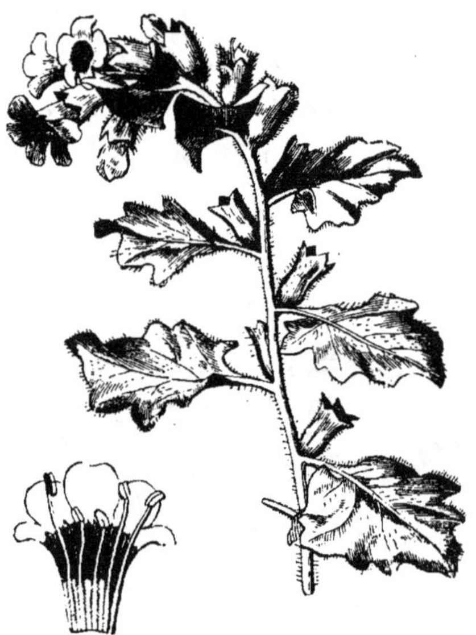

Fig. 37. — Jusquiame blanche.

Le *Datura Stramonium* (fig. 40) se reconnaît facilement à son fruit (pomme épineuse) garni d'aiguillons et s'ouvrant en quatre panneaux qui laissent voir de nombreuses graines noires, ovales et aplaties (fig. 41) ; à ses longues fleurs blanches et à ses feuilles aux dents aiguës.

Ces trois plantes sont employées en médecine. Elles entrent notamment dans la composition du *Baume Tranquille*. Les feuilles du datura servent à fabriquer des cigarettes pour les asthmatiques. Les préparations de

belladone, et surtout l'extrait sont de beaucoup les
plus employées.

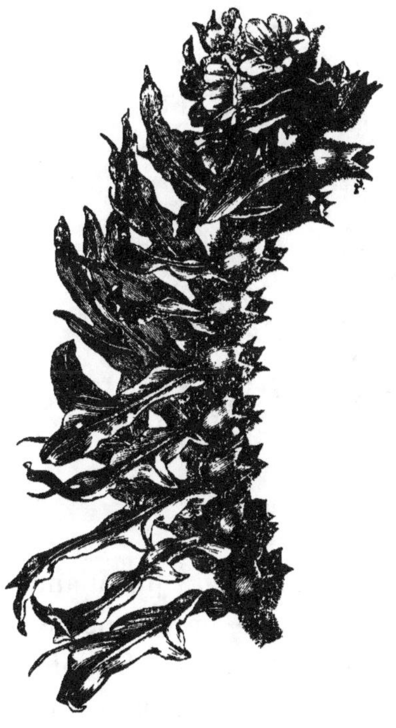

Fig. 38..— Jusquiame noire.

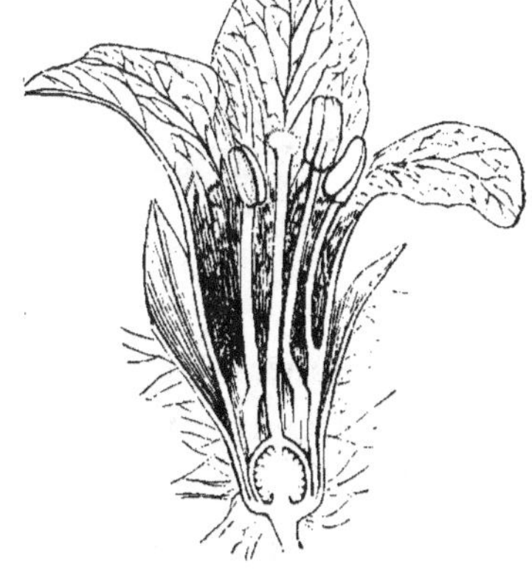

Fig. 39. — Jusquiame noire.

La belladone, la jusquiame et le datura contiennent,
en proportions diverses, deux alcaloïdes : l'atropine et
l'hyosciamine. Ces deux substances paraissent très étroitement apparentées au point de vue chimique ; leur
action sur l'organisme ne présente pas de différences
assez marquées pour qu'il y ait lieu ici de les distinguer
l'une de l'autre.

L'*atropine* est un alcaloïde ; elle cristallise en longues
aiguilles soyeuses ; elle est très peu soluble dans l'eau ;
elle forme avec les acides des sels beaucoup plus solubles.

On trouvera plus loin (au § diagnostic) ses principales
réactions chimiques.

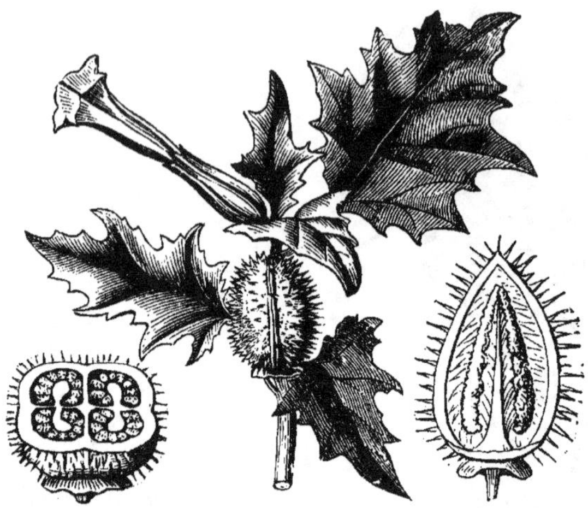

Fig. 40. — Datura stramonium.

Les mêmes plantes, principalement la jusquiame
renfermait un autre alcaloïde isomère de l'atropine ;
c'est l'*hyoscine* ou *scopolamine,* dont les effets physiologiques sont un peu différents (voir la note de la page 570).

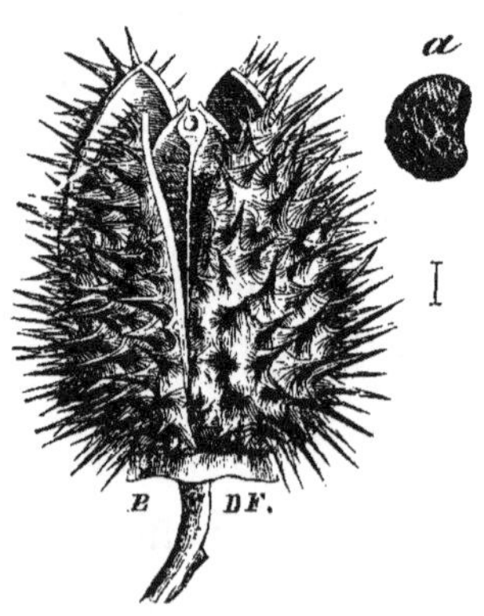

Fig. 41. — Fruit et graine du Datura stramonium.

§ I. — Étiologie.

On trouve dans la littérature plusieurs centaines d'observations d'empoisonnement par la belladone et par ses préparations pharmaceutiques ou par l'atropine. Les empoisonnements par la jusquiame et le datura sont plus rares.

Les baies de la belladone tentent souvent les enfants ou les personnes ignorantes par leur aspect et leur saveur fraîche et douce. Bon nombre d'empoisonnements ont été produits par ces fruits ; il y a eu notamment un empoisonnement collectif qui a porté sur un détachement entier de plus de 150 soldats[1] ; ces hommes, qui avaient mangé des baies de belladone cueillies sur leur route, furent gravement intoxiqués. — Les autres parties de la plante ont occasionné aussi des intoxications parfois mortelles, notamment les feuilles prises par exemple en infusion en guise de thé, ou fumées comme du tabac (Schroff). La racine paraît être la partie la plus toxique.

On aurait vu aussi des signes d'intoxication chez des personnes ayant mangé la chair d'animaux qui peuvent se nourrir impunément de belladone : des lapins, des escargots (Bouchardat).

Plus nombreux sont les empoisonnements par les préparations pharmaceutiques de la belladone et par l'atropine, laquelle est assez répandue en raison de son emploi fréquent en collyre. Les méprises sont rendues dangereuses par la faible quantité d'atropine qui suffit à produire l'intoxication. Schauenstein raconte qu'il

1. En 1813, observation de Gaultier de Claubry, résumée par Orfila.

observa chez un de ses amis les signes non douteux d'atropinisme d'ailleurs assez léger ; la source de cet empoisonnement ne pouvait être trouvée, lorsqu'on découvrit que la cuisinière s'était servie pour filtrer le café d'un morceau d'étoffe qui avait été employé auparavant comme compresse pour appliquer une solution d'atropine sur l'œil d'une autre personne.

Employée en collyre, l'atropine a produit quelquefois une intoxication soit parce que la dose aurait été trop forte ou trop longtemps répétée, soit en raison d'une susceptibilité particulière du sujet. — On cite aussi quelques cas d'empoisonnement à la suite d'applications sur la peau de préparations belladonées.

La plupart des empoisonnements sont accidentels. On trouve quelques rares exemples de suicide par la belladone en nature ou par ses préparations pharmaceutiques. Ces mêmes préparations auraient été parfois mélangées subrepticement à des boissons pour faciliter un vol ou un autre crime, car l'intoxication poussée à un certain point occasionne un état d'inconscience.

L'empoisonnement véritablement criminel, c'est-à-dire visant le meurtre, est rare. En 1868, une infirmière, Marie Jeanneret, a été condamnée en Suisse à 20 ans de travaux forcés pour avoir empoisonné au moins 9 personnes dont 6 ont succombé[1]. Le poison dont se servait cette fille était l'atropine, à laquelle elle ajoutait parfois de la morphine et de l'émétique. — Dans un cas que nous avons observé, un cantinier, pour se venger de sa femme qui l'avait quitté, lui envoya une bouteille de vin de Malaga dans laquelle il avait introduit de l'atro-

1. Chatelain. *Annales méd. psycholog.*, 1869.

pine, substance qu'il s'était procurée à une époque où il était employé à l'infirmerie vétérinaire de son régiment. Deux femmes qui burent de cette bouteille furent gravement intoxiquées.

§ II. — Doses toxiques et mortelles.

En ce qui concerne la belladone et ses préparations, ces doses sont d'autant plus variables que la proportion d'atropine qu'elles contiennent est loin d'être constante. Nous ne pouvons donc que citer quelques chiffres.

Deux enfants furent atteints d'une intoxication nettement caractérisée pour avoir mangé l'un quatre et l'autre six baies mûres de belladone (Orfila). Un autre enfant serait mort après avoir mangé seulement quatre baies (Tardieu). Un homme de 34 ans qui avait mangé une cinquantaine de baies eut une intoxication des plus graves mais non mortelle. (Rosenberger).

Une infusion de $0^{gr},7$ de feuilles, prise en lavement aurait occasionné un empoisonnement bien caractérisé (Rollett). Un empoisonnement grave mais non mortel a été occasionné par $2^{gr},3$ de poudre de belladone, prise au lieu de poudre de jalap (Rabuteau). On trouvera à la page 571 une observation relatant un empoisonnement très net par une infusion avec $3^{gr},5$ de feuilles. Une fille de 18 ans fut atteinte d'une intoxication d'une extrême gravité après avoir bu trois tasses d'une infusion de feuilles de belladone (Morel).

L'extrait de belladone peut occasionner une intoxication légère dès la dose de $0^{gr},05$ centigrammes. Kratter rapporte un cas mortel avec $0^{gr},10$. La dose de $2^{gr},1/2$. a été mortelle dans un cas cité par Tardieu ; dans un cas de Taylor, un jeune homme de 16 ans a été emporté en moins de quatre heures pour avoir avalé 4 grammes d'extrait.

Pour l'atropine une dose de 2 à 3 milligrammes, prise en une fois ou en très peu de temps, occasionne une intoxication bien accentuée. Avec $0^{gr},04$ l'intoxication est très grave ; elle a été mortelle dans un cas où l'atropine avait été déposée sur la plaie d'un vésicatoire (Kobert). La dose de $0^{gr},15$ à $0^{gr},20$ est presque constamment mortelle, bien qu'on puisse citer des exceptions, dont quelques-unes éclatantes : par exemple un enfant de 4 ans qui résiste à une dose de $0^{gr},14$ (Schauenstein) ; un adulte à une dose de $0^{gr},24$ et un autre à $0^{gr},50$ (Jaksch).

Il n'est pas probable qu'il se produise pour l'atropine une accoutumance comparable, même de loin, à celle qui se produit par exemple pour la morphine, car on voit l'intoxication se manifester chez des personnes traitées par un collyre d'atropine à dose peu forte mais longtemps continuée. Cependant les épileptiques arrivent graduellement à supporter des quantités considérables du médicament. Ferré[1] déclare qu'il donne à ces malades l'extrait de belladone à une dose quotidienne qui finit par atteindre $0^{gr},70$ $0^{gr},80$. L'intoxication peut cependant apparaître brusquement à la suite d'une perturbation physiologique. Un des malades de Ferré qui, depuis longtemps, supportait très bien la dose de $0^{gr},40$, présenta tous les signes d'une intoxication sérieuse, à la suite d'une violente émotion qu'il avait éprouvée.

1. *Soc. de biol.*, 1895.

§ III. — Symptômes.

L'empoisonnement débute en général rapidement.
Dans les cas légers, il ne se manifeste guère que par
la dilatation des pupilles avec les troubles visuels qui
en résultent, et par une sécheresse fort gênante de la
gorge. Dans les cas plus graves, à ces deux symptômes
s'en ajoutent beaucoup d'autres dont les plus apparents
sont les désordres cérébraux, et les troubles circulatoires et respiratoires. La réunion de ces divers symptômes donne à cet empoisonnement une physionomie
très spéciale.

Sécheresse de la gorge, des muqueuses et de la peau. —
Le premier effet du poison se traduit presque toujours
par une sensation de sécheresse dans la gorge et dans
la bouche. Cette sécheresse devient bientôt des plus pénibles ; elle s'accompagne de soif, de cuisson, de constriction ; elle rend difficile, parfois presque impossibles, la déglutition des aliments et même des boissons et de la salive.
Cette dysphagie tient parfois aussi à un certain degré
de contraction du pharynx et de l'œsophage. Les muqueuses buccales et pharyngée sont rouges en même
temps que desséchées.

La sécrétion d'autres muqueuses, notamment de
celles du larynx et des bronches est également tarie
ou très diminuée. C'est ainsi que l'on explique la
raucité de la voix qui s'observe chez beaucoup d'intoxiqués, et l'aphonie qui se produit quelquefois aussi.

La sueur est supprimée ; la sécheresse de la peau
constitue un signe constant de l'intoxication, au moins
dans les cas d'une certaine gravité.

Troubles oculaires. — Le plus apparent est la mydriase qui peut atteindre un degré énorme, l'iris n'étant plus représenté que par un annéau très mince. Les pupilles restent ainsi dilatées d'une façon permanente ; elles ne se rétrécissent pas sous l'influence de la lumière.

La mydriase est produite par des doses très faibles (un demi-milligramme) d'atropine ; mais, même avec des doses plus considérables, elle ne se manifeste pas très vite ; elle n'apparaît quelquefois qu'après plusieurs heures, alors que les autres symptômes de l'intoxication sont déjà très accentués[1].

La dilatation pupillaire s'accompagne d'une paralysie de l'accommodation avec les troubles visuels qui en sont la conséquence. D'autres troubles visuels : la photopsie, la micropsie, l'amblyopie, l'amaurose, ont été notés dans certaines observations. On a signalé dans quelques cas rares du ptosis et du strabisme.

Troubles cérébraux. — Les vertiges, la céphalalgie sont en général les premiers en date de ces troubles, et les seuls dans les cas peu graves.

1. Quand l'atropine est déposée directement sur la conjonctive, ses effets sont à la fois plus intenses et plus rapides. La mydriase commence au bout de 10 à 15 minutes, quand on emploie un collyre à 1 p. 100 ou 1 p. 120, qui est celui dont les oculistes se servent habituellement. Mais des quantités infinitésimales peuvent produire la dilatation, qui a été obtenue avec une goutte d'une solution à 1 p. 10,000, et même, d'après certains auteurs, avec des solutions beaucoup plus étendues encore. On comprend du reste qu'il suffise ici d'une dose infiniment moindre que dans un empoisonnement général, puisque dans ce dernier cas l'œil ne reçoit qu'une faible partie du poison, tandis qu'instillée entre les paupières, l'atropine pénètre directement dans le globe oculaire en traversant la cornée. Cette pénétration a été démontrée expérimentalement ; l'humeur aqueuse d'un animal qui a reçu un collyre à l'atropine agit comme mydriatique sur un autre animal.

Le collyre n'exerce pas d'action sur l'œil opposé dont l'iris conserve ses dimensions et sa mobilité normales. L'œil atropinisé ne réagit pas à la lumière ; mais s'il reçoit seul cette lumière, l'iris de l'autre œil se contracte néanmoins.

Le délire ne fait presque jamais défaut dans les formes graves d'empoisonnement par la belladone. Ce délire est ordinairement hallucinatoire, bruyant et agité. Les hallucinations sont principalement visuelles et ont souvent un caractère terrifiant. Le malade voit des incendies, des têtes coupées, des scènes de massacre. Il est loquace, crie, pousse des hurlements violents. Souvent aussi il est pris d'une agitation excessive, saute, danse, se livre aux mouvements les plus désordonnés. L'aspect clinique est alors celui d'un accès de manie aiguë ; l'erreur de diagnostic a été commise plus d'une fois et n'a été reconnue qu'à l'asile d'aliénés où l'on avait fait conduire l'intoxiqué.

Au délire fait quelquefois suite le coma ; les deux symptômes peuvent même alterner en se succédant un certain nombre de fois. Quand le malade succombe, la mort survient le plus souvent après un coma plus ou moins prolongé.

Dans les intoxications graves, le coma peut survenir d'emblée, c'est-à-dire sans délire préalable. C'est surtout dans les empoisonnements produits par l'atropine que ce fait a été observé.

Quelques autres troubles nerveux sont bien moins constants ou tout à fait exceptionnels. Une certaine incoordination motrice se remarque quelquefois dès la première période de l'intoxication ; l'aphasie a été notée dans quelques rares observations. — Les convulsions sont très rares, et presque toujours peu violentes et peu prolongées. Les paralysies locales, pouvant atteindre aussi les sphincters anal et vésical, sont exceptionnelles, et ne s'observent guère qu'à la suite d'une excitation et d'un délire très prolongés. — L'excitation génitale est également très rare dans l'empoisonnement par la belladone ou l'atropine.

Troubles circulatoires. — Le pouls augmente de fréquence ; il peut battre 120, 140, 160 fois à la minute, et plus encore. Cette accélération est d'autant plus remarquable qu'elle ne coïncide pas avec une élévation de la température, que d'autre part le pouls reste régulier et qu'ordinairement loin d'être affaibli, il est plein et fort.

Cet état du pouls se manifeste notamment au niveau des carotides qu'on voit battre sous la peau du cou. En même temps, la face est ordinairement très congestionnée, tuméfiée, parfois cyanosée, et les yeux paraissent faire saillie. — La congestion se manifeste parfois aussi, mais à un moindre degré sur la peau du reste du corps.

On peut rattacher aux troubles circulatoires les éruptions cutanées qui se produisent assez souvent. Elles occupent de préférence la partie supérieure du tronc ; elles consistent en un érythème scarlatiforme avec desquamation ultérieure, ou bien en de larges taches rouges, plus rarement en des papules d'urticaire ou de fines vésicules.

La respiration subit, dans les cas graves, des désordres très marqués. Suivant la période de l'intoxication ou suivant la dose agissante, elle est ou bien accélérée (effet initial de l'atropine à dose non excessive sur cette fonction), ou bien ralentie, irrégulière, avec des pauses d'une dizaine de secondes.

La *température* peut s'élever ; dans la première période de l'intoxication il est rare que cette élévation soit considérable et en rapport avec l'accélération du

pouls. Dans les cas mortels ou très graves, la température. après s'être ou non élevée au début, finit par
descendre au-dessous de la normale.

Signalons encore la *dysurie* qui est assez fréquente,
au moins dans la première période de l'empoisonnement. Par suite sans doute de la contracture du sphincter
vésical, la miction est douloureuse et ne se fait que
goutte à goutte ; parfois elle est totalement supprimée
pendant un ou deux jours ou même plus longtemps.

Évolution. — L'empoisonnement débute en général
rapidement. Le premier effet ressenti est ordinairement
la sécheresse et la brûlure de la gorge, puis apparaissent les étourdissements, l'agitation et le délire. La
dilatation pupillaire est moins précoce ; quelquefois
même elle ne se manifeste qu'après la plupart des
autres symptômes. L'oppression, les troubles circulatoires viennent en second lieu, mais ne tardent guère;
car il ne faut pas plus de quelques heures pour que
l'intoxication ait développé tous ses effets.

La mort survient rarement avant 5 ou 6 heures même
quand la quantité de poison est considérable. Ainsi un
homme qui, par suite d'une erreur médicale, avait avalé
2 grammes d'atropine, ne mourut qu'au bout de 12 heures (Affaire du Dr André, Tribunal de Péronne, novembre
1892). Il est rare également que la mort tarde plus de
24 heures ; passé ce délai, le pronostic est presque toujours favorable, même quand l'état du malade paraît
encore très alarmant.

Dans les cas graves qui se terminent par la guérison,
le délire ou le coma aboutissent à un sommeil après
lequel le malade recouvre l'intelligence et le calme ; il
a presque toujours perdu le souvenir de ce qui s'est

passé dans la période précédente. Il conserve pendant plusieurs jours de la dilatation pupillaire et un peu moins longtemps la sécheresse de la gorge et la dysphagie qui en résulte.

Lorsque l'empoisonnement a été occasionné par une injection sous-cutanée d'atropine, l'évolution est encore plus rapide ; tous les symptòmes apparaissent presque en même temps. Au bout de quelques minutes, les pupilles sont déjà dilatées à l'extrème, la gorge aride, l'excitation cérébrale très marquée, et peu de temps après, le délire, le coma, les troubles circulatoires et respiratoires peuvent avoir acquis presque toute leur intensité. Mais il suffit quelquefois de 12 heures pour que, à l'exception de la mydriase, tous ces symptòmes aient disparu.

Effets comparés de l'atropine, de la belladone, de la jusquiame et du datura.

Bien que l'empoisonnement par ces diverses substances comporte les mèmes symptòmes essentiels, quelques particularités ont été signalées pour chacune d'elles.

L'empoisonnement par la belladone en nature produit souvent des nausées et des vomissements, ce que ne fait pas l'atropine.

Avec la jusquiame, le délire serait moins constant et moins violent, la prostration moins accentuée, ce qui est attribué à la présence dans cette plante d'un autre alcaloïde : la *scopolamine,* à action narcotique[1]. En

---

1. La scopolamine qui se trouve dans diverses solanées, notamment dans la *Scopolia atropoïdes,* est employée comme collyre mydriatique. Elle exerce à peu près les mèmes effets que l'atropine ; l'action narcotique qui lui est attribuée n'est pas constante. Elle a fait défaut dans

outre, la dilatation pupillaire cesserait ou diminuerait pendant le sommeil.

Le datura occasionnerait souvent des vomissements et de la diarrhée, avec de violentes douleurs et parfois avec des évacuations sanguinolentes. L'excitation génitale serait également fréquente.

Voici un exemple d'empoisonnement par la belladone ; on trouvera plus loin (§ diagnostic) la relation d'un empoisonnement par l'atropine :

OBS. XV (MASSE[1]). — M. X., 42 ans, est d'une bonne constitution et mène une vie sédentaire. Éprouvant une sorte d'embarras gastrique, il dîna légèrement le vendredi 28 février et le lendemain matin prit une purgation à l'huile de ricin, et resta à la diète toute la journée. Vers 4 heures du soir, il demanda à sa femme une infusion quelconque.

Mme X. envoya chercher des feuilles de chicorée. Le pharmacien lui remit par erreur des feuilles de belladone (parfaitement reconnues plus tard). Il y en avait environ 15 grammes. On en jeta la moitié environ dans l'eau bouillante ; l'ébullition fut maintenue 5 à 6 minutes et l'on obtint ainsi deux grands bols dont M. X. but un seul. Il trouva mauvais goût à la tisane, mais l'avala cependant après l'avoir sucrée.

Pendant trois quarts d'heure, M. X. se promena dans la chambre sans rien ressentir de particulier ; mais, vers 5 h. 3/4. sa vue se troubla subitement, il éprouva une certaine sécheresse à la gorge, et il ne put bientôt plus avaler sa salive.

A ce moment, la langue fut subitement paralysée ; le malade voulait parler, il ne le pouvait point ; il indiquait par des gestes qu'il n'y voyait plus, qu'il ne pouvait plus respirer. Il s'était assis,

---

un cas observé par Valude (*Ann. d'hyg. pub. et de méd. lég.*, 1897) où l'intoxication, occasionnée par un collyre, fut caractérisée par un délire bruyant et loquace.

L'hyoscine que la plupart des chimistes regardent comme identique à la scopolamine, est employée à la dose de 1 à 1 1/2 milligramme de chlorhydrate pour faire cesser momentanément le délire des maniaques.

1. Masse. *Gaz. hebdomad. des sciences médic. de Bordeaux*, 1884.

ne pouvant plus se soutenir sur ses jambes. La face était devenue extrèmement pâle et le corps était absolument froid.

A 6 h. 1/2, le Dr Masse arrive auprès du malade. Il le trouve
grelottant et parlant à peine et en bégayant. L'intelligence était
assez nette; il voulait raconter ce qui s'était passé. Les pupilles
étaient dilatées au maximum, et il n'y voyait que fort peu.

Un vomitif (0^{gr},10 émétique et 1 gramme d'ipéca) est administré et, quand son effet fut épuisé, le malade prit une tasse de
café très fort, mais en refusa une seconde.

L'intelligence, encore assez nette à 7 heures du soir, commença
à se troubler vers 7 h. 1/2. Il y eut d'abord des hallucinations.
M. X. voyait passer des animaux de tous genres. Le froid commença
à céder, la chaleur revint, la face se colora. Vers 9 h. 1/2 le
délire était continu : le malade jouait aux cartes avec ses amis,
il donnait des ordres à ses commis, il roulait des cigarettes, il
parlait, comme s'il était à son bureau, de toutes les affaires
concernant sa profession. La voix était forte, la parole très nette
et seulement un peu brève. — En interpellant vivement le malade,
on l'arrachait à son délire, mais il ne tardait pas à y retomber.

On administre 4 centigrammes de chlorhydrate de morphine
en injections sous-cutanées.

Environ 20 minutes après cette injection, il survint un calme
assez grand. M. X. s'endormit; pendant son sommeil il eut bien
quelques soubresauts, mais il y eut deux heures environ de repos.
M. X. s'étant réveillé éprouva de nouveau du délire et des hallucinations ; jusqu'à 3 heures du matin, le délire fut assez violent,
mais à partir de ce moment la vue commença à devenir un peu
plus nette et le délire cessa.

Le dimanche au matin, il ne restait plus que quelques hallucinations de très courte durée. La journée fut très bonne. Le malade put recevoir ses amis et leur raconter les péripéties de son
empoisonnement. Les urines, qui avaient été presque supprimées, revinrent aussi abondantes qu'à l'ordinaire. Pour calmer
sa soif, le malade buvait du café avec de l'eau. Il y avait encore
des hallucinations de très courte durée, qui survenaient surtout
si le malade était laissé seul dans sa chambre. Dans une de ces
hallucinations, il s'était avancé vers la croisée qu'il venait d'ouvrir, la prenant pour une porte. La pupille était un peu dilatée,
M. X. ne pouvait encore lire.

La nuit du dimanche au lundi fut encore agitée et sans sommeil; le malade eut quelques hallucinations.

Dans la journée du lundi l'amélioration persista ; la pupille revint presque à son état normal. M. X. put s'alimenter comme à l'ordinaire, se lever et sortir pendant une heure. La nuit de lundi à mardi fut excellente. Le mardi, tous les effets de la belladone étaient complètement dissipés.

Voici maintenant un exemple d'empoisonnement par l'hyoscyanime :

Obs. XVI inédite. — *Double empoisonnement non mortel par l'hyoscyamine* [1].

Le Dr B. avait prescrit à une dame G. un vin contenant pour un demi-litre 0gr,025 de strychnine et 0gr,02 d'hyoscyamine. Par suite d'une erreur du pharmacien, cette dernière substance a été mise à une dose au moins 5 ou 6 fois plus forte.

Le vin devait être pris par verres à cognac : 4 dans la journée.

La dame G. a pris un verre à cognac de ce vin le 7 août 1898 vers 10 h. 1/2 du matin. Elle en a rejeté une petite partie, parce qu'elle lui trouvait mauvais goût. Quelques instants après, elle a eu une sorte de syncope ; on a été obligé de la monter dans sa chambre et de la coucher. A peine au lit, elle a commencé à délirer ; elle avait la tête congestionnée, se plaignait de la soif ; elle voyait des bandes de voleurs, elle tenait des discours incohérents : elle voulait se précipiter de son lit et trois personnes avaient peine à la maintenir. Cet état de surexcitation a duré jusque vers 7 heures. Le Dr B., qui l'a vue à 5 heures, a constaté que la tête était très congestionnée, chaude, les pupilles très dilatées, les yeux hagards.

Le lendemain, 8 août, vers 4 h. 1/2, le Dr B., voulant prouver à sa cliente que le vin était inoffensif, en but un petit verre devant elle. Il fit ensuite en voiture, puis à pied, quatre visites. Il éprouvait déjà un certain malaise, et surtout des troubles de la vue, au point qu'à la dernière de ces quatre visites, il eut beaucoup de difficulté pour écrire son ordonnance, laquelle était d'ailleurs à peu près illisible, au dire du pharmacien chez lequel elle a été portée. Renonçant alors à continuer ses visites, il est rentré chez lui vers 6 heures du soir pour s'étendre sur sa chaise-longue. Peu de temps après, on est venu le demander à trois reprises pour un malade ; chaque fois il a répondu qu'il allait s'y rendre,

1. Extrait d'un rapport médico-légal de MM. Brouardel et Vibert.

et chaque fois il est resté sur sa chaise-longue dans une sorte d'assoupissement. Vers 8 h. 1/2, sa servante l'a trouvé dans son lit; il avait des nausées; il a vomi vers neuf heures. A partir de ce moment, il a été en plein délire. Sa servante le trouve en train de fouiller dans un pot de graisse, et quelque temps après occupé à tripoter le charbon dans une chambre de débarras.

Trois de ses amis se relayent pour passer auprès de lui la nuit du 8 au 9 août. Ils disent qu'il était très agité, en plein délire, palpant et auscultant ses meubles qu'il prenait pour des malades, prescrivant des médicaments, prononçant des paroles incohérentes; il avait la face très congestionnée, au point qu'on a cherché à lui appliquer de la glace sur la tète. Ce délire n'a cessé qu'à la fin de la nuit.

Toutes les personnes qui ont vu M. le Dr B. ont remarqué qu'il avait les pupilles dilatées. Il avait aussi des troubles de la vue que M. G. décrit ainsi : « Il ne semblait pas se rendre compte de la place occupée par les objets; s'il en posait un, il le mettait à un endroit autre que celui qu'il voulait lui faire occuper; s'il cherchait à ouvrir un meuble, il mettait la clé à tout autre endroit que la serrure. » Ces troubles de la vue ont persisté assez longtemps; au bout de huit jours, M. B., en jouant à la manille, prenait encore les cartes les unes pour les autres, au dire d'un de ses amis. M. B. lui-même raconte que pendant la journée du 9 il voyait les objets doubles. De la nuit du 8 au 9, il ne se rappelle presque rien; « il a cependant le vague souvenir d'être tombé à plusieurs reprises, d'avoir beaucoup souffert, d'avoir éprouvé une sécheresse extrème de la bouche, d'avoir eu des hallucinations, d'avoir eu la tète brûlante. »

Personne n'a compté le pouls du malade.

Huit ou dix jours après, M. B. a eu un abcès de l'amygdale.

§ IV. — Lésions.

Les lésions que l'on peut trouver à l'autopsie n'ont rien de caractéristique ni de constant. Celles qui ont été notées sont la congestion des méninges et du cerveau, la congestion pulmonaire, les ecchymoses ponctuées comme il peut s'en produire toutes les fois que la mort survient au milieu de l'asphyxie. Des signes d'irritation gastro-intestinale ont été constatés, surtout dans les cas où l'empoisonnement avait été produit par le datura.

La dilatation pupillaire persiste généralement après la mort ; mais, sur le cadavre, ce signe n'a pas grande valeur.

§ V. — Élimination.

L'atropine s'élimine en nature, principalement, sinon exclusivement, par l'urine. Cette élimination se fait rapidement et est terminée en quelques heures quand la quantité absorbée est peu considérable. Il n'en est pas de même quand il s'agit des doses toxiques ; l'élimination continue alors longtemps ; c'est ainsi que chez deux malades gravement intoxiqués par de la belladone, Morel (*in* Tardieu) a trouvé de l'atropine dans les urines rendues trois jours après l'absorption du poison.

§ VI. — Données expérimentales. — Mode d'action.

Les effets de l'atropine sont à peu près les mêmes chez les diverses espèces animales, mais leur intensité varie énormément.

C'est l'homme qui est le plus sensible à ce poison ; chez lui une dose de $0^{gr},003$ à $0^{gr},004$ peut produire une intoxication grave. Le singe est déjà moins impressionnable. Des singes du poids de 3 à 5 kilogrammes n'ont pas été tués par des doses de $0^{gr},25$ à $0^{gr},30$ (Richet). Les chiens et les chats, bien que présentant facilement les signes complets de l'intoxication, peuvent supporter sans périr des doses de $0^{gr},50$ et même plus. Le cheval peut être tué aussi par l'atropine. Schauenstein rapporte qu'un propriétaire fit analyser le contenu de l'estomac de son cheval mort dans des conditions suspectes. Le cocher avoua que depuis assez longtemps il faisait manger chaque jour à l'animal de la racine de belladone pour lui donner du feu et de l'entrain.

Parmi les mammifères, le lapin, le cobaye, le rat paraissent réfractaires. Le lapin notamment mange volontiers des feuilles de belladone, et peut même s'en nourrir exclusivement pendant des mois. Toutefois cette immunité n'est pas absolue [1]. Les lapins auxquels on administre en injection sous-cutanée 0^{gr},25, 0^{gr},30 ou 0^{gr},40 d'atropine présentent des signes d'intoxication : accélération des battements du cœur, mydriase, diarrhée. Une dose de 0^{gr},50 peut tuer un lapin qui n'est pas habitué à manger de la belladone ; un lapin belladoné peut supporter sans mourir une injection de 0^{gr},60 d'atropine (Heckel). Quand le poison est introduit par la voie intra-veineuse, il agit à doses bien moindres (Meuriot) [2].

Les oiseaux seraient assez sensibles. Le moineau est tué par des doses de 4 milligrammes.

Le *mécanisme de l'action de l'atropine* a été élucidé en grande partie par les recherches expérimentales. Voici les principaux résultats obtenus par ces recherches :

Action sur l'œil.

De tous les mydriatiques, l'atropine est celui dont l'action a le plus de puissance et de durée. Cette action résulte d'une paralysie du nerf moteur oculaire commun (3e paire). L'excitation de ce nerf chez l'animal atropinisé ne produit plus en effet le rétrécissement de l'iris, comme cela a lieu à l'état normal. Mais la paralysie ne se produit pas au niveau du noyau d'origine ni sur le tronc de la 3e paire, car l'instillation de l'atropine, dans un œil qui vient d'être enlevé de l'orbite, produit encore la mydriase. Comme d'autre part certains faits

---

1. L'immunité de ces animaux tient, pour une grande part, à ce que l'alcaloïde est facilement détruit dans leur organisme. C'est du moins ce qui résulte des recherches d'Heckel. D'après cet auteur, l'atropine est détruite dans le torrent circulatoire à mesure qu'elle est absorbée, et est éliminée sous un état que l'on ne connaît pas. C'est seulement quand la quantité d'atropine introduite d'un coup dans la circulation atteint 0^{gr},45 que cette substance passe en nature dans l'urine. Pour cette dose, l'agent destructeur est vraisemblablement insuffisant. (*Journ. thérap.*, 1875.)

2. Meuriot. Étude sur la belladone. Thèse de Paris, 1868.

(électrisation directe du muscle, etc.) semblent indiquer que dans l'œil atropinisé les fibres musculaires du sphincter sont encore irritables, il faut admettre que l'action de l'atropine s'exerce sur les terminaisons intra-iriennes des nerfs de la 3ᵉ paire.

Mais la mydriase atropinique ne se produit pas seulement en vertu de la paralysie du moteur oculaire commun; elle résulte aussi, pour une certaine part, d'une excitation de filets iriens du grand sympathique (dilatateur). C'est ce que montrent les données fournies par l'expérimentation et par la clinique. Si l'on sectionne la 3ᵉ paire, et qu'on instille ensuite de l'atropine, la mydriase se produit encore, bien qu'à un degré beaucoup moindre. De même chez un malade atteint de paralysie complète de la 3ᵉ paire, la mydriase n'est pas considérable; la pupille présente seulement le double environ de son diamètre normal; mais si l'on instille de l'atropine on voit la dilatation pupillaire augmenter considérablement.

La paralysie de l'accommodation qui est constante, le strabisme, la chute de la paupière supérieure qui sont des effets exceptionnels de l'empoisonnement résultent de la paralysie des autres rameaux du nerf moteur oculaire commun.

Action sur les sécrétions.

Les conditions de la sécrétion salivaire ayant été étudiées surtout sur la glande sous-maxillaire, c'est également sur cette glande que l'on a étudié le mode d'action de l'atropine.

La glande sous-maxillaire est innervée d'une part par la corde du tympan, rameau qui se détache du facial, et d'autre part par un filet du grand sympathique provenant du ganglion cervical supérieur. Si l'on excite le bout périphérique de la corde du tympan, on voit que la sécrétion de la glande sous-maxillaire augmente en même temps que cette glande se congestionne. Si l'on excite le filet du grand sympathique on arrête au contraire la sécrétion provoquée par l'excitation de la corde du tympan; mais cet arrêt n'est pas immédiat; pendant les premiers moments de l'excitation, il y a au contraire accélération de l'écoulement salivaire (Vulpian).

Si l'on répète cette expérience sur un animal atropinisé, on constate plusieurs faits importants. En premier lieu, l'excitation de la corde du tympan produit bien encore l'hyperhémie de la glande, mais elle ne produit plus la moindre sécrétion salivaire. On peut en conclure que la sialorrhée n'est pas liée nécessairement à l'hyperhémie, mais qu'il y a dans le nerf, à côté de filets vaso-dilatateurs, des filets qui influencent directement la sécrétion, des filets *excito-sécréteurs,* qui sont seuls paralysés par l'atropine. En second lieu, comme l'expérience donne les mêmes résultats quand l'excitation porte sur le bout périphérique de la corde du tympan sectionnée, il en résulte que l'atropine exerce son action non pas sur un centre nerveux, mais sur les parties périphériques du nerf. — Une action de l'atropine sur les cellules mêmes des glandes est rendue peu probable par l'expérience suivante de Heidenhain : sur un animal atropinisé, dont la sécrétion salivaire ne peut être provoquée par l'excitation de la corde du tympan, l'excitation du sympathique produit encore, comme chez l'animal sain, une augmentation momentanée de la salivation ; par conséquent les cellules glandulaires ne sont pas mises par l'atropine dans l'impossibilité absolue de fonctionner.

La suppression *de la sécrétion sudorale* est l'un des effets les plus constants de l'atropine. Cette suppression est assez complète pour qu'on ne puisse retrouver de traces de sueur en employant le procédé des empreintes, indiqué par Aubert, procédé qui est cependant très sensible. L'arrêt de la sécrétion est dû, au moins en partie, à une action périphérique, soit sur les terminaisons nerveuses, soit sur les cellules glandulaires. En effet, des parties de la peau sur lesquelles on a appliqué un certain temps une pommade ou un emplâtre à l'atropine deviennent momentanément incapables de suer. Chez un individu qui a reçu de la pilocarpine et dont tout le corps est couvert d'une transpiration abondante, on peut soit faire cesser complètement cette transpiration en administrant une dose suffisante d'atropine, soit la supprimer en un point seulement en injectant en ce point une dose très minime d'atropine. — Un *millième de milligramme* suffit pour obtenir cet effet, qui n'est accompagné, bien entendu, d'aucun effet général. Cette sensibilité des glandes sudoripares à l'égard de l'atropine est supérieure à celle de l'iris, si grande cependant (Strauss).

Sur le *tube digestif,* l'atropine produit aussi la suppression ou la diminution des sécrétions.

Action sur le cœur.

L'atropine produit sur le cœur les mêmes effets que la section des pneumogastriques; elle supprime l'action modératrice de ces nerfs. Dans les deux cas, les battements du cœur se trouvent ainsi accélérés, du moins chez les mammifères; cette accélération est considérable chez l'homme et chez le chien; elle l'est moins chez le chat et chez le lapin; elle ne se produit pas chez la grenouille.

Il y a toutefois une différence dans les effets de la section *anatomique* du nerf et de la section *physiologique* opérée par l'atropine. Dans le premier cas, l'excitation du bout périphérique du pneumogastrique produit le ralentissement et l'arrêt; au contraire chez l'animal atropinisé, on peut, après avoir coupé le nerf, exciter son bout périphérique sans produire, même chez la grenouille, ni arrêt, ni ralentissement du cœur[1]. Il faut en conclure que l'atropine agit non pas sur le point d'origine ni sur le tronc du pneumogastrique, mais sur les terminaisons intra-cardiaques de ce nerf, à moins d'admettre avec certains auteurs que l'action de l'atropine s'exerce directement sur la fibre musculaire du cœur.

Cette action de l'atropine sur le cœur est exactement opposée à celle de la pilocarpine et de la muscarine qui excitent l'appareil d'arrêt au point d'amener la cessation des battements du cœur qui reste immobile en diastole. On trouve ici un type parfait d'antagonisme physiologique[2], si bien que

1. Cette excitation occasionne au contraire un peu d'accélération. Ce fait est invoqué par plusieurs physiologistes comme l'un des arguments qui leur font croire qu'il y a dans le pneumogasrtique à côté des fibres arrestatrices, des fibres accélératrices en moindre quantité. L'atropine paralyserait les premières, en respectant les secondes.

2. Le mécanisme de cet antagonisme est assez compliqué. D'après Morat, chez un animal atropinisé l'excitation du sympathique cardiaque

l'atropine fait réapparaître les battements normaux du cœur arrêté en diastole par la pilocarpine ou la muscarine, et qu'elle empêche l'action de ces poisons de se manifester sur le cœur si on l'administre préalablement à l'animal en expérience.

Action sur la respiration.

L'accélération de la respiration, constatée chez l'homme dans plusieurs observations d'empoisonnement, a été notée également par les expérimentateurs. Chez le chien, le chat, le lapin le nombre des respirations est augmenté des 3/4, des 4/5 ou du double (Meuriot). Cette accélération persiste plusieurs heures. Quand la dose d'atropine est très élevée, à l'accélération succède un ralentissement considérable; l'animal respire alors comme s'il avait subi une double vagotomie : les inspirations sont prolongées, laborieuses et très profondes, l'expiration est plus courte.

Meuriot attribue l'accélération à une exagération de l'excitabilité centre du respiratoire, car il a constaté que cette accélération se produit encore chez un animal dont on a coupé les pneumogastriques. Quant au ralentissement, il serait dû à la paralysie des rameaux pulmonaires des nerfs vagues. L'atropine exercerait ainsi une même action paralysante sur les terminaisons pulmonaires et cardiaques des vagues; mais cette action se produirait bien plus facilement et à dose bien moindre sur les terminaisons cardiaques. — En effet, le ralentissement de la respiration ne s'observe que dans les intoxications graves. — Quant à l'accélération respiratoire, elle se manifeste après l'accélération du pouls et cesse avant elle.

(accélérateur) est sans effet sur la fréquence des battements ; par conséquent ce nerf est paralysé aussi bien que le pneumogastrique. D'autre part, chez l'animal pilocarpinisé, l'excitation des vagues n'arrête plus les mouvements du cœur.

« En d'autres termes, l'atropine et la pilocarpine agissent simultanément sur les deux ordres de nerfs cardiaques, et dans le même sens, c'est-à-dire pour diminuer leur excitabilité. Cette action est inégale, ce qui fait que l'on a dans un cas l'accélération et dans l'autre cas le ralentissement du rythme. L'antagonisme ne réside donc pas dans ces substances elles-mêmes, mais dans les éléments nerveux auxquels elles s'adressent. » Morat, *Soc. de biol.*, 1883.

Morat et Doyen[1] ont constaté que l'atropine trouvait ici encore un antagoniste dans la pilocarpine. Sur un chien qui a reçu un centigramme de pilocarpine la respiration tombe à une douzaine de mouvements par minute, et peut garder ce rythme pendant des heures. Si l'on injecte alors $0^{mgr},002$ d'atropine dans une veine, immédiatement la respiration s'accélère et garde une fréquence de 120 par minute. Une nouvelle dose de pilocarpine (plus forte que la première), ramène le ralentissement de la respiration[2].

Action sur les fibres lisses.

L'atropine arrête les mouvements de la plupart des organes à fibres lisses.

Sur l'estomac et l'intestin, ces effets ne s'observent qu'à partir d'une certaine dose; en très petite quantité, ou au début de leur action, l'atropine et la belladone occasionnent souvent au contraire des évacuations alvines. La belladone est même prescrite à titre de laxatif; sans doute aussi qu'elle agit parfois en supprimant certains spasmes de l'intestin, comme elle le fait certainement dans les cas où le spasme, localisé à une portion limitée de l'intestin, peut être sûrement diagnostiqué. L'expérimentation sur les animaux montre bien cet effet de l'atropine qui se comporte ici encore comme l'antagoniste de la pilocarpine. Morat[3] injecte à un chien (sous la peau ou dans une veine) un ou deux centigrammes de pilocarpine; il voit bientôt se produire des mouvements très intenses de l'estomac et de l'intestin; en injectant ensuite de l'atropine, il constate que ces mouvements s'arrêtent complètement, et en moins d'une minute si l'injection a été faite dans une veine.

Sur d'autres organes à fibres lisses comme la vessie, l'utérus,

---

1. Morat et Doyen. *Soc. de biolog.*, 1892.
2. Pour obtenir cet effet réversible, il faut, disent les auteurs, que l'atropine ait été donnée à une dose modérée, juste suffisante pour faire apparaître les effets de cette substance; il faut en outre que la pilocarpine soit administrée la seconde fois en quantité huit ou dix fois plus grande que la première. Cette neutralisation des effets d'une substance par l'autre n'est d'ailleurs pas indéfinie.
3. Morat. *Soc. de biol.*, 1881.

la rate, l'action de l'atropine ne se manifeste qu'en arrêtant complètement les contractions causées par la pilocarpine, la muscarine ou d'autres agents.

Les muscles des vaisseaux sont considérablement affaiblis, au moins quand l'atropine a été donnée à forte dose. L'érythème scarlatiniforme observé souvent chez l'homme est dû à la paralysie les vaisseaux cutanés. Dans la première phase de l'intoxication des vaisseaux seraient au contraire contractés d'après certains auteurs. Ce point n'est pas suffisamment élucidé.

Action sur la température.

Dans les observations d'empoisonnement chez l'homme où la température a été mesurée, on l'a trouvée assez souvent augmentée. Mais cette augmentation était presque toujours légère, et nullement en rapport avec l'accélération considérable du pouls.

Chez les animaux, l'augmentation est constante avec les doses non mortelles, et atteint 2 ou 3 degrés. Les doses mortelles produisent au contraire un abaissement qui peut dépasser 5 degrés. Cet abaissement est précédé ou non d'une augmentation notable.

Morat et Doyen en expérimentant sur des chiens et des lapins ont constaté que l'augmentation de température se fait rapidement, cesse bientôt chez le premier animal, et persiste plus longtemps chez le second; que dès que la température est revenue à la normale on peut la faire monter de nouveau en administrant une nouvelle dose d'atropine; enfin qu'au moment où la température est le plus élevée, on peut non seulement la ramener au chiffre normal, mais encore l'abaisser au-dessous de ce chiffre en administrant de la pilocarpine.

§ VII. — Diagnostic.

Si le sujet a été observé pendant la vie, le diagnostic est en général facile. La coexistence de la dilatation pupillaire et de la sécheresse des muqueuses est déjà caractéristique. A ces signes viennent se joindre dans les cas graves le délire bruyant ou le coma, se manifestant l'un après l'autre, ou isolément. Enfin les troubles circulatoires et les autres signes indiqués précédemment viennent achever un complexus symptomatique très spécial.

C'est ainsi que dans l'affaire B., il nous a paru permis d'affirmer qu'il s'agissait réellement d'un empoisonnement par l'atropine, par la seule description des symptômes observés. Nous reproduisons ici le rapport médico-légal relatif à cette affaire.

Obs. XVII. — *Empoisonnement par l'atropine.* — Rapport médico-légal de P. Brouardel, Ogier et Vibert[1].

I. — Il nous paraît utile de décrire d'abord les symptômes de la maladie dont a été atteint M. B., à partir du 10 mai 1898, en groupant les nombreux renseignements que l'on trouve dans les dépositions des divers témoins.

Le 9 mai, M. B. est très bien portant. Il passe la soirée au théâtre, soupe ensuite et se couche en bon état.

Le 10 mai, il se réveille avec un commencement de migraine. Mme B. lui apporte un cachet d'antipyrine et de l'eau d'Evian.

Notons de suite qu'à partir de ce moment et jusqu'au 17 mai, M. B. ne se souvient de rien, sauf de quelques petits faits, notamment d'avoir eu très soif et aussi d'avoir eu des hallucinations de la vue, lui faisant croire par exemple qu'il y avait de la vermine sur sa chemise et sur ses draps.

Dans cette même journée du 10 mai, M. B. a été malade sans qu'on sache exactement de quelle façon; il semble que son état s'est aggravé à mesure que le temps s'écoulait. Vers 9 heures du soir, on est allé chercher M. le Dr T. qui était absent, puis M. le Dr Cx., qui est arrivé près du malade vers 10 heures. Il le trouve « dans un état comateux absolu, absence de motilité et de sensibilité, face légèrement congestionnée, pupilles très dilatées et

____

1. Nous ne reproduisons pas la partie chimique de ce rapport; l'analyse faite par Ogier a montré qu'il n'existait pas d'atropine dans les fioles ou flacons saisis.

insensibles à la lumière. » — Il applique des sinapismes et fait
appeler M. le D^r Cs. qui dit : « La face était congestionnée, les
pupilles dilatées à l'extrême, respiration stertoreuse, immobilité
et insensibilité complètes, température ne semblant pas plus élevée qu'à l'ordinaire ; pouls plein, vibrant, égal, à 100 environ; le
réflexe pupillaire tout à fait aboli. » Le malade n'avait pas uriné;
mais la vessie n'était pas trop pleine; aussi le ne sondage fut-il
pas pratiqué.

M. le Dr N. arrive un peu après le départ des médecins précédents, qui s'étaient retirés vers 11 heures. Il trouve M. B. « couché sur le dos, absolument inerte, la face d'un rouge violacé, les
pupilles dilatées, mais sans excès; la cornée absolument insensible, la respiration stertoreuse. » Il diagnostique une congestion
cérébrale et prescrit des sangsues derrière les oreilles.

Le lendemain matin, 11 mai, M. B. est beaucoup mieux. Il est
revu vers 9 heures par les D^{rs} Cx., Cs., N.

« Les pupilles étaient toujours très dilatées; mais la motilité
et la sensibilité (générales) étaient revenues. Le malade parlait,
mais d'une façon inconsciente. » (D^r Cx.)

« Il n'avait pas sa connaissance, mais on pouvait le tirer de sa
torpeur. Pupilles encore dilatées, mais pas avec excès. Respiration moins embarrassée. Il n'y avait pas eu d'émission d'urine,
mais la vessie n'était pas trop distendue. » (Dr N.)

Le D^r Cs., qui croyait le trouver mort, dit : « B. me reçut le
sourire aux lèvres et me remercia très affectueusement. Les pupilles restaient dilatées et B. se plaignait d'une grande sécheresse à la gorge. Il n'avait pas de fièvre et le pouls était bon. Je
portai le meilleur pronostic. »

Dans l'après-midi, l'état du malade s'aggrava brusquement.
Vers 2 h. 1/2, M. B. est trouvé « la face congestionnée et noire,
respirant très difficilement, son corps était inerte. »

Le D^r Cs., appelé à 3 h. 1/2, puis à 4 heures auprès de M. B.
qu'on lui dit être à la mort, dit que celui-ci « avait le visage absolument noir, les lèvres non pas violacées, mais vraiment noires.
Pupilles toujours dilatées à l'extrême. Respiration rare avec des
pauses de 8 à 10 secondes. Le thorax est couvert de plaques d'un
rouge vineux. Le pouls reste cependant normal et bien frappé.
Le bras et la jambe gauches étaient secoués assez fréquemment
par de petites trépidations à allures épileptoïdes. » — Le D^r Cs.
essaye alors deux saignées au pli du coude ; elles ne donnent que
deux à trois gouttes de sang à peine. Il croit le malade perdu, si

bien qu'il dit à Mme B. qui lui demande de tenter quelque chose encore : « Je ne ressuscite pas les morts. »

Cependant, à 5 h. 1/2, le Dr N. trouve déjà M. B. un peu moins mal. Les Drs G. et Ct. arrivent vers le même moment : « B. était comateux, mais comme le pouls était bon et qu'il n'y avait pas de fièvre, je crus pouvoir annoncer que M. B. s'en tirerait », dit le D^r G.

Le D^r Cs., averti de cette amélioration, veut constater de visu ce qu'il considère comme un miracle. Il vient à 11 heures du soir et s'assure en effet d'un mieux très sensible, les pupilles restant dilatées.

La matinée du lendemain, 12 mai, est encore relativement très bonne. « Vers 9 heures du matin, dit un ami, j'ai échangé quelques mots avec B.; il était presque gai. »

Vers 10 heures, le Dr N. le trouve « infiniment mieux; il causait et plaisantait; nous le considérions comme absolument hors de danger; toutefois, les pupilles restaient dilatées. Je pus introduire une sonde filiforme dans la vessie et retirer environ un litre d'urine sur lequel le D^r Ct. préleva deux flacons pour l'analyse, mais seulement au point de vue du sucre et de l'albumine. »

De son côté, le D^r Cs. dit : « Ce matin-là, B. parlait, son état était relativement bon. Mais les pupilles restaient complètement dilatées, et B. se plaignait d'une grande sécheresse de la gorge et de la difficulté à avaler même sa salive. Il se plaignait aussi de douleurs dans l'urètre qui présentait un léger écoulement. »

A 11 heures du matin, M. B. est déjà moins bien; « il est très excité, a un demi-délire et refuse de se laisser sonder, » dit le D^r Cs. Le même médecin dépeint ainsi son état à 4 heures de l'après-midi : « Il est très mal, mais moins noir que la veille et le coma semble moins absolu. Je remarquai comme les jours précédents des contractures de la face et des trépidations du bras et de la jambe du côté gauche. »

A 5 heures, les Drs N., Ct. et G. se rencontrent auprès de M. B. « Il était plus fatigué et accusait tous les symptômes constatés à ma première visite », dit le D^r N.

Le D^r Cs. le revoit encore deux fois le soir et le trouve toujours dans le même état.

Le 13 *mai*, M. B. est mieux le matin. Vers 9 heures, il y a une consultation de médecins : « B. semblait relativement bien, il répondait aux questions; ses pupilles restaient toujours dilatées; il se plaignait toujours de la gorge et de la difficulté pour avaler. L'infirmier montre dans le crachoir quelques crachats épais, adhérents, composés presque uniquement de sang rouge, ce qui attire notre attention sur une pneumonie intercurrente possible; en effet, il y avait à la base et en arrière du poumon gauche un foyer très limité de râles sous-crépitants fins. » (Dʳ Cs.)

« Il existait de la fièvre et l'un de mes confrères crut entendre un foyer de congestion pulmonaire. » (Dʳ G.)

« Nous trouvâmes au côté gauche de la poitrine, en arrière et en haut un léger foyer de râles crépitants. Ce matin-là, cependant, le malade allait mieux et avait retrouvé la connaissance, la sensibilité et la motilité. Les pupilles restaient toujours dilatées. » (Dʳ N.)

L'état a paru redevenir mauvais dans le restant de la journée. Le Dʳ Cs., qui a fait quatre autres visites, ne dit rien de particulier. Le Dʳ N. est revenu le soir. « B., dit-il, était dans un état analogue à ceux des soirs précédents, mais moins violent. Je sais qu'à partir de ce soir-là, le malade accusait une grande sécheresse de gorge. »

C'est ce même jour, 13 mai, que Mᵐᵉ B. a demandé au Dʳ Cs. une solution d'atropine à 0,10 pour 10 grammes d'eau et que l'hypothèse d'un empoisonnement s'est présenté à l'esprit des médecins.

Le 14 mai, il y eut une consultation à 9 heures du matin. « Le malade allait assez bien, quoique très affaibli; il faisait des efforts pour aider l'examen de la poitrine. Le foyer de râles observé la veille était difficilement retrouvé; les crachats sanguinolents avaient disparu à peu près complètement. Le malade n'avait pas de température. » (Dʳ Cs.)

« A 6 heures du soir, pour la première fois, nous remarquons que B. a de la carphologie; il cherche avec ses mains à éloigner de son lit des objets imaginaires. A 10 heures du soir, même état. » (Dʳ Cs.)

Le 15 mai, la matinée est assez bonne, « B. était dans un meilleur état, mais je n'ai rien noté de spécial. Je revins à 2 heures, à 7 heures, à 11 heures; la carphologie se reproduisit; les pupilles toujours dilatées; soif inextinguible. » (Dʳ Cs.)

Le 16 mai, B. était un peu mieux le matin, plus mal le soir.

Le 17 mai, à 6 heures du soir, M. B. est emmené à Saint-Germain. En route, « le malade a bonne figure; il a toute sa connaissance; c'est la première soirée que je lui ai vue bonne. » (Dʳ Cs.) M. B. se rappelle très bien ce voyage pendant lequel il a mangé des oranges : « Ma brûlure a la gorge s'atténuait de

plus en plus, dit-il; vers la fin de la matinée, j'avais senti que la
vie me revenait. »

A partir de ce jour, il n'y eut plus de rechutes et la guérison
s'effectua rapidement. Le surlendemain, 19 mai, le D^r Cs. trouva
M. B. gai, bien portant, mais encore fatigué; la dilatation de la
pupille et la sécheresse de la gorge avaient disparu complètement.

Quelque temps après, le 22 mai, M. B a été atteint de phlébite
de la jambe gauche, affection qui guérit assez rapidement.

II. — Nous allons maintenant dépeindre sommairement l'empoisonnement par l'atropine : empoisonnement qui est assez fréquent pour que l'étude et la description en aient été faites à maintes
reprises et dans divers pays.

Les symptômes les plus apparents et les plus constants de
cette intoxication sont la dilatation des pupilles, la sécheresse de
la gorge, le délire ou le coma, la congestion de la face.

Les pupilles restent continuellement dilatées; elles ne se rétrécissent pas, même quand on approche une vive lumière des yeux;
c'est pourquoi l'on dit qu'elles sont devenues insensibles à la lumière : ce qui ne se produit, en dehors de l'atropinisme, que chez
les individus atteints d'une grave affection oculaire ou de certaines maladies nerveuses. La dilatation pupillaire persiste plusieurs jours.

La sécheresse de la gorge est l'un des symptômes les plus pénibles pour le malade. Elle occasionne la soif, une sensation de
brûlure; elle gêne beaucoup la déglutition et le malade a même
de la peine à avaler sa salive. — Comme la dilatation pupillaire,
la sécheresse de la gorge persiste plusieurs jours; comme elle
aussi, elle se produit avec de faibles doses de poison. Les autres
symptômes ne se manifestent qu'après des doses plus fortes.

Le délire est ordinairement bruyant, agité, loquace, accompagné d'hallucinations visuelles et auditives. Après une durée variable, tantôt il se dissipe complètement et le malade reprend la
raison, tantôt il fait place au coma, c'est-à-dire à la perte complète de connaissance avec immobilité et insensibilité de tout le
corps ; parfois un nouvel accès de délire succède au coma et les
deux symptômes peuvent alterner en se renouvelant plusieurs
fois. Enfin, il peut arriver que l'intoxication produise le coma
seul, sans délire.

La congestion de la face s'accompagne bientôt de cyanose,

c'est-à-dire que le sang qui afflue au visage, tuméfiant les traits, faisant saillir les yeux, prend une coloration violacée et noirâtre. Cette congestion se produit souvent aussi, mais ordinairement à un moindre degré sur la peau du reste du corps. Il survient fréquemment une éruption ayant la forme de taches ou de plaques rouges ou violacées. Cette éruption occupe souvent presque exclusivement la partie supérieure du corps; elle ne se produit guère que lorsque le poison a été administré à doses assez élevées.

D'autres symptômes non moins importants, mais qui n'attirent pas autant l'attention des observateurs non prévenus sont : la sécheresse de la peau (l'atropine supprime parfois la sécrétion de la sueur), l'accélération du pouls qui est ordinairement considérable; on note souvent 120, 130 pulsations à la minute; dans quelques cas, on en a même compté 160 et 170. Dans les cas graves, la respiration est troublée, d'abord ralentie, elle est interrompue par des pauses plus ou moins longues; puis elle est accélérée, laborieuse. Enfin, il existe fréquemment aussi des troubles de la miction; le sphincter vésical est contracturé, de sorte que le malade n'urine que goutte à goutte ou pas du tout.

La durée de l'intoxication produite par une seule administration d'atropine varie suivant la dose du poison. Le délire et le coma durent de quelques heures à plusieurs jours; ils se dissipent toujours avant la dilatation pupillaire et la sécheresse de la gorge qui sont les effets les plus persistants du poison. Une fois guéri, le malade ne conserve ordinairement pas le souvenir de ce qui s'est passé pendant l'intoxication, du moins pendant la période où ses facultés intellectuelles étaient troublées.

III. — A première vue, cette description de l'empoisonnement par l'atropine paraît à peu près identique à celle de la maladie de M. B. Nous allons faire la comparaison de plus près et rechercher si la concordance est complète sur tous les points.

Les deux signes les plus caractéristiques de l'empoisonnement par l'atropine sont la dilatation pupillaire et la sécheresse de la gorge. Chacun de ces symptômes, pris isolément, ne s'observe que rarement en dehors de l'intoxication atropinique; leur coexistence a donc une grande valeur diagnostique.

Or, ces symptômes, M. B. les a présentés de la façon la plus nette depuis le commencement jusqu'à la fin de la maladie. Le premier médecin qui l'a vu, M. le D^r Cx., note que « les pupilles sont très dilatées et insensibles à la lumière. » Cette même cons-

tatation est renouvelée chaque jour par les médecins qui se succèdent auprès du malade. Il n'y a de différences que dans le degré
de dilatation ; encore ces différences sont-elles peu importantes.
M. le Dr N. dit les 10 et 11 mai que les pupilles sont dilatées sans
excès ; les autres fois, il est presque toujours parlé d'une dilatation extrême et d'une insensibilité complète à la lumière.

La sécheresse de la gorge est un symptôme moins apparent
pour le médecin, mais c'est un de ceux qui tourmentent le plus le
malade. M. B. s'en est plaint chaque fois qu'il a été en état de
parler et de se rendre compte de ce qu'il éprouvait : dans les matinées des 11 et 12 mai, et au moment de son voyage à Saint-Germain. Du reste, cette sécheresse de la gorge a été très persistante
et très pénible ; elle a été la sensation dominante de M. B. pendant sa maladie, car lorsqu'il a été guéri, il a déclaré qu'il ne se
souvenait de rien, sauf de quelques petits faits, notamment
d'avoir eu très soif.

Un troisième symptôme de l'empoisonnement par l'atropine,
symptôme constant quand le poison a été administré à dose un
peu forte, c'est le trouble des facultés intellectuelles. Ce trouble
se manifeste ordinairement par du délire souvent très agité et
très bruyant accompagné d'hallucinations intellectuelles : à ce
délire succède parfois le coma, et ces deux périodes peuvent alterner un certain nombre de fois. M. B. n'a pas eu de délire, ou
seulement un peu pendant un court moment de la matinée du
12 mai. En revanche, il a eu chaque jour au moins un accès de
coma, accès chaque fois fort long, très profond et dont il n'est
sorti tout à fait qu'à de rares intervalles. Sous ce rapport, c'est-à-
dire par le manque de délire, la maladie de M. B. a donc différé
un peu de l'intoxication par la belladone ou son élément actif,
l'atropine, telle qu'on l'observe habituellement. Mais le délire
n'est pas un symptôme absolument constant de cette intoxication,
ainsi qu'on l'a remarqué depuis longtemps. Dans un traité de
toxicologie écrit en 1882 (in *Manuel de médecine légale de Maschka*), le Dr Schauenstein s'exprime ainsi : « Quand le poison a
été administré à forte dose, la période d'excitation fait souvent
défaut, la faiblesse, le coma s'établissent d'emblée. »

Les alternances de délire et de coma ont été notées dans les
intoxications par la belladone qui a servi de type à la description
de l'intoxication par son alcaloïde, l'atropine. Mais le coma seul
sans délire est peut-être plus fréquent dans cette dernière forme
d'accident. Il en a été ainsi dans l'affaire du Dr André de Péronne

(Trib. de Péronne, 24 novembre 1892). Le docteur avait prescrit par erreur une dose de 2 grammes d'atropine, le malade tomba dans le coma, n'eut pas de délire et mourut douze heures après l'ingestion. Les auteurs rapportent des faits analogues ; par exemple, celui d'un enfant de deux ans qui, ayant avalé 5 centigrammes d'atropine, tomba bientôt dans un état comateux, mais guérit sans avoir eu de délire (*Brit. med. Journal*, 2 juillet 1887).

M. B. a présenté de la façon la plus nette deux autres symptômes de l'empoisonnement par l'atropine : d'une part, la congestion intense de la face. notée par tous les médecins qui l'ont examiné et qui a été à de certains moments extrèmement intense ; d'autre part, une éruption en plaques d'un rouge vineux, apparue le 11 mai et occupant le thorax. Ce dernier symptôme s'observe surtout quand le poison a été pris à haute dose.

Signalons encore, comme concordant parfaitement avec l'hypothèse de l'empoisonnement : les troubles de la respiration qui est décrite tantôt « embarrassée, difficile, stertoreuse, » tantôt comme « rare, avec des pauses de 8 à 10 secondes », — et les troubles de la miction : le malade est resté sans uriner jusque dans la matinée du 12, et à ce moment, on a évacué avec la sonde un litre d'urine.

Que manque-t-il pour que la maladie de M. B. reproduise dans tous ses détails le tableau classique de l'empoisonnement par l'atropine ? Deux traits seulement : sécheresse de la peau et accélération du pouls.

Il est permis de ne pas s'arrêter à la première différence. On conçoit très bien que, quelque attention qu'aient apportée les médecins à examiner M. B., ils aient négligé de noter la suppression de la sueur ; c'est là un signe négatif qui n'appelle guère l'attention et qu'il est assez naturel de passer sous silence. — Quand au pouls, les médecins en parlent à diverses reprises pour dire qu'il était « bon, à peu près normal, bien frappé » ; une seule fois, il est question de la fréquence qui est évaluée à 100, chiffre notablement plus élevé qu'à l'état normal, mais inférieur à celui qui s'observe habituellement dans l'intoxication par l'atropine, où il peut s'élever à 140, 160 et même plus. Il semble donc que ce symptôme de l'atropinisme a fait défaut chez M. B.; mais en présence de tant d'autres signes extrèmement accusés de l'intoxication, cette unique lacune ne nous paraît pas avoir une importance considérable.

Nous devons examiner maintenant si, en dehors des symptômes

qui viennent d'être indiqués, M. B. en a présenté un ou plusieurs autres ne se rapportant pas à l'atropinisme. Le 11 et le 12 mai, M. le D[r] Cs. a noté quelques trépidations épileptoïdes dans le bras et la jambe gauches, ainsi que dans le visage ; ces trépidations étaient sans doute très faibles et peu fréquentes, car l'infirmier dit qu'il fallait beaucoup d'attention pour les voir et les autres médecins ne les ont pas remarquées. Du reste, c'est là un symptôme que l'atropine produit, non pas souvent, mais quelquefois ; il a été observé notamment dans un cas relaté par le Dr Trapenart (*Union médicale*, 1859) ; le sujet, qui avait avalé des baies de belladone, avait des tremblements des mains et des secousses dans tout le corps.

M. B. n'a pas eu de fièvre, sauf un seul jour, le 13 mai ; les médecins le disent expressément ; la feuille de température dressée par l'infirmier indique bien un autre accès le 17 au matin ; mais comme les médecins n'en font nulle mention, il est permis de douter de sa réalité. — L'empoisonnement par l'atropine peut occasionner au début une certaine élévation de la température, qui ensuite est plutôt abaissée. L'accès de fièvre que M. B. a eu le 13 mai ne s'expliquerait pas par l'action de l'atropine ; il doit être attribué suivant toute vraisemblance à un foyer très limité d'inflammation pulmonaire qui a été noté le même jour et qui n'a eu qu'une existence éphémère. La fièvre a coïncidé exactement avec cette inflammation et a été également très courte ; si l'on s'en rapporte à la courbe dressée par l'infirmier, la température qui était de 40° le 13 au matin, était redescendue à 38° le soir du même jour et à 37°,5 le lendemain matin. Du reste, il est confirmé par les médecins que le malade était sans fièvre le 14 mai.

Cette ébauche de pneumonie fébrile, qui s'est manifestée le quatrième jour de la maladie de M. B. et qui a duré à peine 24 heures, ne peut être considérée, à notre avis, que comme une complication survenue au cours d'un état antérieurement grave. Nous ne croyons pas qu'il soit possible d'y voir la manifestation d'une grippe ou d'une autre maladie générale qui se serait localisée pour un jour sur le poumon. Les autres symptômes présentés par M. B. avant et après cet incident ne permettent pas, croyons-nous, une telle interprétation.

Nous ne connaissons pas de maladie naturelle qui se traduise par des accès quotidiens de coma, la dilatation permanente des pupilles, la sécheresse également permanente de la gorge ; le tout sans accompagnement de fièvre et se terminant au bout de huit jours par la guérison complète. L'intoxication par l'atropine réalise au contraire l'ensemble des symptômes qui ont été notés chez M. B. Nous devons donc conclure que, du 9 au 17 mai, M. B. a présenté les signes d'un empoisonnement par l'atropine.

IV.   Cet empoisonnement étant admis, nous devons dire, pour répondre à la question de M. le juge d'instruction, s'il a été effectué par une seule dose de poison ou par plusieurs doses renouvelées à intervalles d'un ou plusieurs jours.

Les auteurs qui ont décrit l'empoisonnement aigu par l'atropine, ont eu en vue le cas où une seule dose du poison était prise. Ils déclarent que, lorsque l'empoisonnement est grave, mais non mortel, le malade peut rester de un à quelques jours délirant ou comateux, ces deux symptômes alternant parfois, de sorte que d'un jour à l'autre, et même d'une heure à l'autre, l'aspect du malade peut être très différent. D'autre part, c'est une règle constante que la dilatation pupillaire et la sécheresse de la gorge persistent longtemps et ne disparaissent qu'après les autres effets du poison.

Parmi les symptômes qu'a présentés M. B. du 10 au 17 mai, il n'y en a eu que deux qui aient duré constamment : la dilatation pupillaire et la sécheresse de la gorge. Cette persistance s'explique aussi bien dans l'hypothèse d'une dose unique du poison que dans celle de doses successives : il n'est pas impossible en effet que les pupilles restent encore dilatées et la gorge sèche sept jours après l'administration d'une forte dose d'atropine, et, d'autre part, des doses répétées peuvent avoir le même effet en entretenant l'action du poison.

Mais les autres symptômes ont varié considérablement d'un jour à l'autre, et varié, non seulement de forme comme dans les cas que nous signalions plus haut où le délire alterne avec le coma, mais d'intensité. Le 10 mai, au soir, M. B. est « dans un état comateux absolu, avec respiration stertoreuse, immobilité et insensibilité complètes » ; le lendemain, il reçoit M. le Dr Cs. « le sourire aux lèvres et le remercie très affectueusement. » Le même jour, 11 mai, dans l'après-midi, il retombe dans un état comateux, tel que M. le Dr Cs. a dit à Mme B. : « Je ne ressuscite pas les morts. » Le 12, il est de nouveau si lucide qu'il cause et plaisante avec M. le Dr N., lequel le considère alors « comme absolument hors de danger. » Cependant, le soir du même jour, il est aussi mal que jamais. Le 13, le 14 et le 15, il est encore mieux le matin que le soir, mais la différence est moins grande que les jours précédents.

Nous ne connaissons pas de cas où, après l'absorption d'une seule dose, l'intoxication ait évolué de cette façon intermittente avec des rechutes aussi brusques et aussi profondes. Notre impression est que, tout au moins dans les matinées des 11 et 12 mai, M. B. était en voie de guérison et que les rechutes si graves qu'il a eues dans l'après-midi ou le soir de ces deux jours, doivent être attribuées à une nouvelle administration du poison. Ces doses nouvelles d'atropine ne pouvaient guère augmenter la dilatation pupillaire ni la sécheresse de la gorge qui étaient extrêmes; mais elles occasionnaient le coma et les troubles respiratoires et cela, peu de temps sans doute après leur administration, car l'atropine agit rapidement.

V. — Nous passons maintenant à la question suivante :

« Entre le 10 et le 17 mai, le malade a-t-il été en état de s'intoxiquer lui-même ? »

En d'autres termes, M. B. pouvait-il avoir la volonté de s'empoisonner et pouvait-il exécuter cette volonté ?

Il semble bien qu'à certains moments, notamment dans les matinées des 11, 12 et 13 mai, M. B. était parfaitement capable de concevoir une idée de suicide, puisqu'il répondait aux questions, causait, remerciait les personnes qui le soignaient. On ne saurait dire non plus qu'il était absolument incapable, dans ces mêmes moments, de trouver une fiole contenant du poison et d'en avaler une partie.

Toutefois, l'hypothèse d'un empoisonnement volontaire renouvelé à plusieurs reprises, nous paraît très invraisemblable. Il semble certain que M. B. n'a pas pu se procurer du poison dans la période qui s'étend du 10 au 17 mai. Il faudrait donc admettre qu'il en avait d'avance une assez forte provision. Dès lors, s'il avait eu l'intention de se tuer, on ne comprend pas pourquoi, après avoir constaté l'insuffisance d'une première dose, il aurait continué à limiter chaque fois la quantité qu'il prenait au lieu d'avaler d'un coup tout ce qu'il avait à sa disposition. — D'un autre côté, pour accomplir un suicide dans de telles conditions, sans que l'entourage s'en aperçoive, il faudrait cacher soigneusement la fiole contenant le poison, la retrouver chaque fois au moment voulu et user de diverses précautions pour ne pas être

surpris au moment où le poison est versé et avalé, précautions
d'autant plus difficiles dans le cas actuel que M. B. avait la vue
troublée. Tout cela suppose une lucidité d'esprit, une précision
et une suite dans les idées qu'on ne peut guère attribuer à M. B.
dans la semaine du 10 au 17 mai, car entre les longues périodes
de coma absolu, il ne devait recouvrer l'intelligence que d'une
façon assez incomplète.

Passons maintenant aux autres éléments de diagnostic dans les divers cas.

L'autopsie par elle seule ne donne pas d'indications
utiles. Elle permet seulement quelquefois de retrouver
dans l'estomac ou l'intestin des fragments de la plante.
Rappelons à ce sujet que les baies de la belladone ont
une coloration rouge assez intense, qui colore en partie
le contenu de l'estomac, et qu'elles renferment de très
nombreuses graines, réniformes, comprimées, pâles, dont
la grandeur est d'environ 1/3 de centimètre.

La *recherche chimique* du poison a réussi dans la plupart des cas où elle a été faite.

L'atropine peut être trouvée non seulement dans l'u-
rine, par laquelle se fait sa principale élimination, mais
encore dans le contenu du tube digestif, dans le sang et
dans divers organes ; il est à présumer que parmi ceux-
ci c'est le rein qui en renferme le plus. — La recherche
peut être tentée avec chance de succès même sur un
cadavre dont la putréfaction est assez avancée, car Dragendorff a réussi à retrouver au bout de deux mois 1/2 de
l'atropine qu'il avait mélangée à une bouillie d'aliments
abandonnée à la putréfaction. Dié l'a retrouvée après un
an, mais non après deux ans, dans du bouillon et dans
du sang putréfiés.

Une fois l'alcaloïde isolé, il reste à le caractériser.
Les réactions chimiques qui sont considérées comme les

plus nettes sont les deux suivantes. Chauffée vers 150 en présence d'un peu d'acide sulfurique concentré, l'atropine développe une odeur de fleur, comparée par les uns au jasmin, par d'autres à l'oranger, à la reine des prés, etc. — En traitant l'atropine par l'acide nitrique fumant, évaporant à sec, on obtient un résidu jaune qui donne une belle coloration violette par la potasse alcoolique. Cette réaction appartient exclusivement à l'atropine, paraît-il ; elle est très sensible, mais infidèle quand on n'opère pas sur un produit très pur.

L'expérimentation physiologique fournit des signes très précis.

Si l'on disposait d'une quantité suffisante de matière, ce qui est d'ailleurs très rare dans une expertise médico-légale, on pourrait obtenir sur divers animaux la série complète des effets de l'atropine que nous avons indiqués précédemment. Mais, même avec une très petite quantité d'atropine, on peut obtenir les effets suivants dont la réunion a une grande valeur diagnostique.

1° L'action sur la pupille, par instillation entre les paupières d'une solution de la matière suspecte. Nous avons vu combien cette réaction est constante et sensible. On peut objecter seulement que d'autres substances comme la cocaïne et certaines ptomaïnes ont également une action mydriatique. Cette action est moins puissante que celle de l'atropine ; mais comme on opère avec une solution no ndosée la comparaison est à peu près impossible.

On peut expérimenter par exemple sur le chien, sur le lapin. Le chat est très sensible à l'atropine ; mais, même à l'état normal, les pupilles de cet animal sont extrêmement mobiles ; elles se dilatent au maximum sous l'influence de la colère ou de la crainte.

2° On met à nu le cœur d'une grenouille, puis on administre à l'animal une quantité suffisante de muscarine ou de pilocarpine pour que le cœur soit arrêté complètement en diastole. Quand cet arrêt dure depuis quelque temps, on dépose sur le cœur un peu de la solution à examiner; si cette solution contient de l'atropine, les battements du cœur recommencent bientôt et ne tardent pas à reprendre leur fréquence antérieure ou même à la dépasser. — L'expérience peut être faite de la façon inverse; on administre d'abord à la grenouille la solution suspecte; si cette solution renferme de l'atropine, le cœur de l'animal continuera à battre d'une façon normale après qu'on lui aura administré la même dose de muscarine ou de pilocarpine qui suffit à arrêter en diastole les oreillettes et le ventricule d'une autre grenouille.

3° Straus a démontré que l'injection sous-cutanée d'une quantité extrèmement minime d'atropine suffit pour arrêter toute sécrétion sudorale autour du point piqué, même chez un individu qui transpire de la façon la plus copieuse sous l'influence de la policarpine. Cette donnée peut être utilisée dans une expertise. L'expérimentation peut être faite sur un homme; elle n'est ni dangereuse, ni même désagréable, car il n'est pas nécessaire de soumettre le sujet à l'action préalable de la pilocarpine, si l'on a recours au procédé d'Aubert pour constater la présence ou l'absence de la sueur sur une région déterminée.

§ VII. — Traitement.

En parlant des effets physiologiques de l'atropine, nous avons vu que la plupart de ceux-ci sont inverses de ceux que la *pilocarpine* exerce sur l'organisme.

D'après cela, il était à supposer que cette dernière substance rendrait de grands services dans l'empoisonnement par l'atropine. Il n'en est rien. L'antagonisme des deux poisons se manifeste en ce sens que les intoxiqués par l'atropine peuvent supporter de hautes doses de pilocarpine, et que sous l'influence de celles-ci certains symptômes, notamment la sécheresse de la peau et des muqueuses, peuvent disparaître ; mais le danger de mort ne paraît guère diminué. On a vu celle-ci survenir alors même que la pilocarpine avait provoqué une sudation abondante.

C'est à d'autres agents qu'il faut recourir pour instituer le traitement, agents qui diffèrent suivant que le malade est dans l'agitation ou dans le coma.

L'agitation, quand elle n'est pas poussée très loin, ne réclame pas impérieusement un traitement pharmaceutique. Quand elle est excessive, il devient nécessaire de la combattre et pour cela on peut recourir soit au chloral, soit au chloroforme, soit à la morphine. C'est cette dernière qui a été le plus souvent employée. On en obtient de très bons effets dans les cas relativement légers. Mais c'est à tort que certains médecins regardent la morphine comme le véritable contre-poison de l'atropine. L'antagonisme inverse (voyez *Opium*) est mieux établi, bien que non constant. Dans l'empoisonnement par l'atropine, les hautes doses de morphine sont parfois très bien tolérées ; mais il n'en est pas toujours ainsi, et alors l'intoxication morphinique se superpose à celle de l'atropine. Il est donc prudent de n'administrer d'emblée qu'un centigramme de morphine, deux au plus, et de ne renouveler cette dose qu'au bout d'un certain temps. Dans la période comateuse, il est fort douteux que la morphine soit utile au malade ; elle peut lui être nuisible.

Le coma est combattu à l'aide des excitants divers dont il a été parlé à maintes reprises. Mention spéciale doit être faite ici du vin et de l'alcool qui se sont montrés souvent d'une efficacité réelle et qui sont tolérés à doses très élevées. Le café et la caféine sont aussi indiqués.

En ce qui concerne l'évacuation de l'estomac et les contre-poisons chimiques, il n'y a rien de spécial pour cet empoisonnement. Signalons seulement l'utilité des purgatifs pour empêcher le séjour prolongé dans l'intestin du poison quand il n'a pas été administré sous la forme d'alcaloïde pur, rapidement absorbable.

Quand le malade est hors de danger, il reste assez longtemps gêné par les troubles oculaires. Ceux-ci peuvent être atténués et abrégés par un collyre à l'ésérine (0^{gr},02 à 0^{gr},05 de salicylate pour 10 grammes d'eau). C'est à ce moment aussi que la pilocarpine (0^{gr},01 en une fois) sera utile pour faire disparaître la sécheresse de la gorge.

VI. — JABORANDI. PILOCARPINE

On désigne en Europe sous le nom de *jaborandi* les feuilles et l'écorce d'un arbrisseau de la famille des Rutacées, le *Pilocarpus,* qui croît au Brésil et dans d'autres pays de l'Amérique du Sud.

Le jaborandi a été connu en France en 1874, et excita vivement l'attention du monde médical en raison surtout de son énergique action sudorifique et sialagogue. On espérait tirer grand parti de ces propriétés en thérapeutique. Cet espoir ne s'est guère réalisé, et le jaborandi n'est plus employé maintenant que dans de rares occasions. Mais pendant plusieurs années on a beaucoup expérimenté cette substance, ainsi que son principe actif, qui exerce exactement les mêmes effets sur l'organisme, et qui est un alcaloïde : la *pilocarpine*. La pilocarpine forme des sels cristallisés ; le plus employé est l'azotate.

Le jaborandi et la pilocarpine n'ont jamais occasionné d'empoisonnements autres que ceux produits par un usage thérapeutique inconsidéré. Mais la pilocarpine est intéressante au point de vue toxicologique parce qu'elle exerce des effets spéciaux et précis, lesquels sont presque tous exactement contraires à ceux que produit l'atropine.

§ I. — Symptômes.

Chez l'homme, voici les symptômes que l'on observe après l'administration d'une dose moyenne, c'est-à-dire 3 à 4 grammes de feuilles de jaborandi en infusion dans l'eau, ou $0^{gr},01$ à $0^{gr},02$ centigrammes de nitrate de pilocarpine en injection sous-cutanée.

Au bout d'une dizaine de minutes s'il s'agit de l'infusion de jaborandi, de 2 à 3 minutes s'il s'agit d'une piqûre sous-cutanée, la peau de la face rougit un peu, et la salive commence à affluer dans la bouche. Bientôt après la sueur apparaît, en même temps que la salivation augmente. La sudation et la salivation durent environ deux heures : elles sont extrêmement abondantes, surtout la salivation ; une sorte de balancement se fait souvent entre ces deux sécrétions, le plus souvent aux dépens de celle de la sueur. Néanmoins celle-ci est presque toujours très copieuse ; sa quantité a été évaluée dans diverses observations à 4 ou 500 grammes. La quantité de salive est en moyenne de 500 grammes ; le minimum a été de 100 grammes, le maximum de 1,100 à 1,200 grammes (Vulpian).

Les sécrétions des larmes, du mucus nasal sont ordinairement très augmentées. La sécrétion urinaire ne subit guère de modifications.

Pendant la période d'action du médicament, le sujet éprouve de la soif, parfois des nausées ; les vomissements et les évacuations alvines sont tout à fait l'exception. Il en est de même des vertiges, de la lourdeur de tête qu'on ne trouve mentionnés que dans de rares observations. — Après la période d'action du médicament, le sujet éprouve de la fatigue et de l'abattement ; la gorge est sèche, ainsi que la peau ; la soif est vive et l'inappétence persiste quelque temps. Mais en général ces phénomènes ne durent pas plus d'un jour ou deux.

Quand la dose dépasse 3 ou 4 centigrammes ou quand il s'agit de sujets déjà très affaiblis, une véritable intoxication se produit[1]. On observe alors de la céphalalgie, de l'abattement, de l'hébétude, du frissonnement, des troubles de la vue avec myosis très prononcé, des vomissements, de la diarrhée avec coliques et épreintes rectales. Dans les cas graves, la respiration est entrecoupée, le pouls, d'abord ralenti, devient très rapide et extrèmement faible ; enfin il peut se produire un œdème pulmonaire, attribué à la sécrétion exagérée des glandes bronchiques, et qui est l'un des effets les plus dangereux du poison.

---

1. Voir Pitois, *Thèse,* de Paris, 1879.

§ II. — Données expérimentales. — Mode d'action.

Action sur les sécrétions.

L'étude expérimentale de cette action a été faite surtout sur la sécrétion sudorale et sur la sécrétion salivaire.

Chez l'homme [1], l'injection sous-cutanée d'un à deux centigrammes de pilocarpine, en solution dans un centimètre cube d'eau, produit au bout de deux à cinq minutes une sudation limitée d'abord au point injecté, et qui se généralise à toute la surface du corps au bout de dix à quinze minutes. La sueur est ordinairement très abondante ; on a évalué, dans certains cas, sa quantité à 300 ou 500 grammes ; il y a cependant à cet égard de grandes variations individuelles ; l'action de la pilocarpine se produisant chez certains sujets principalement sur la sécrétion salivaire, au détriment de la sécrétion sudorale, et inversement chez d'autres sujets. Avec des doses faibles (1 à 4 milligrammes), on provoque une sueur purement locale, sans le moindre phénomène général ; on peut ainsi, à volonté, faire suer telle ou telle région du corps, et dessiner des lignes humides sur le reste de la peau demeurée sèche (Straus).

Au moment même où la sudation générale a le plus d'intensité, on peut l'arrêter complètement et rapidement (en même temps, d'ailleurs, que la sécrétion salivaire), à l'aide d'une injection sous-cutanée d'atropine ; on peut également rendre la sudation impossible en injectant, en même temps que la pilocarpine ou avant celle-ci, une dose d'atropine. Cette dose d'atropine doit être considérable (6 milligrammes, Straus), pour supprimer la sueur *partout* ; avec une dose moindre (2 à 3 milligrammes), la sécrétion sudorale continue au voisinage immédiat du point qui a reçu l'injection de pilocarpine. Avec des doses extrêmement minimes (un millième de milligramme) d'atropine, on peut supprimer la sueur exclusivement au point qui a reçu l'atropine.

Des résultats semblables ont été obtenus sur les animaux

1. Straus. *Mémoires de la Soc. de biologie,* 1879.

doués de la sécrétion sudorale. Chez le chat (Luchsinger, Vulpian), l'injection sous-cutanée d'un centigramme de pilocarpine produit en deux ou trois minutes une sueur abondante des pulpes digitales. Cette sudation est arrêtée complètement par une injection sous-cutanée de 1 à 1 1/2 milligramme de sulfate d'atropine. Si l'on injecte alors une nouvelle dose d'un centigramme de pilocarpinc (en solution concentrée) dans la pulpe d'une patte, on voit la sueur reparaître sur cette seule patte.

Ces expériences montrent que l'effet de la pilocarpine sur les glandes sudoripares résulte au moins en grande partie d'une action périphérique qui s'exerce sur les terminaisons des nerfs ou sur les cellules glandulaires. C'est ainsi que s'explique un fait qui a été mis en lumière par Straus, à savoir que chez les sujets atteints de paralysie faciale périphérique (avec dégénérescence du nerf) la sudation produite par la pilocarpine s'établit *plus tard* sur le côté paralysé de la face que sur l'autre côté.

Sécrétion salivaire. — L'augmentation de la salivation est le premier phénomène qui marque l'action de la pilocarpine. Chez l'homme, cette augmentation est ordinairement considérable ; elle l'est encore plus chez les animaux qui ne suent pas, chez le chien, par exemple. Toutes les glandes salivaires participent à ce travail exagéré. Si l'on met à découvert sur un chien les canaux de Stenon, de Warthon, et celui de la glande sub-linguale, et qu'on y introduise un tube métallique, on peut recueillir la salive de ces diverses glandes, et mesurer la quantité en un temps donné. Administre-t-on alors un centigramme de chlorhydrate de pilocarpine en injection souscutanée, on voit au bout de 2 ou 3 minutes la sécrétion salivaire augmenter, et devenir 4, 5, 8 ou même 10 fois plus abondante qu'auparavant. — Ici encore, une quantité suffisante d'atropine (1^{mgr} 1/2) en injection sous-cutanée arrête complètement toute sécrétion salivaire ; une plus petite quantité d'atropine injectée directement dans une glande salivaire arrête la sécrétion de cette glande seulement et non des autres.

L'action de la pilocarpine s'exerce sur les extrémités termi-

nales des nerfs sécréteurs. L'expérimentation montre, en effet,
qu'elle se produit sur un chien non atropinisé, même après
section de la corde du tympan. D'autre part, on ne peut guère
attribuer à la pilocarpine une action sur les cellules mêmes
des glandes, puisque chez un animal atropinisé dont les glandes
salivaires sont encore en état de fonctionner (voir p. 578), la
pilocarpine ne produit pas de salivations.

Action sur le tube digestif.

La pilocarpine augmente la sécrétion du suc pancréatique
et de la bile. Sur un chien curarisé et soumis à la respiration
artificielle, la sécrétion du pancréas est en général très peu
active ; mais si l'animal est soumis à l'action de la pilocarpine,
on peut recueillir dans un vase, en peu de temps, une assez
grande quantité de suc pancréatique qui s'écoule par le canal
de Wirsung. Ce liquide a bien la composition et les propriétés
du suc pancréatique normal (Vulpian).

Dans les mêmes conditions, la bile peut être recueillie par
le canal cholédoque en grande abondance et dans un état de
pureté parfaite.

La pilocarpine excite aussi à un haut degré les mouvements
de l'intestin et de l'estomac. Ces mouvements conservent leur
rythme normal ; mais leur amplitude est considérablement
exagérée. L'atropine les arrête complètement et rapidement
(Morat).

La sécrétion du suc gastrique et du suc intestinal est également augmentée, au moins chez les animaux qui ne suent
pas. Du reste, les chiens auxquels on administre du jaborandi
ou de la pilocarpine ont une diarrhée abondante et parfois
sanguinolente.

Action sur le cœur.

La pilocarpine ralentit considérablement, et, à dose suffisante,
arrête complètement les mouvements du cœur. Sur un chien
qui a reçu une infusion de jaborandi dans les veines, on voit
presque aussitôt les battements du cœur se troubler, devenir
irréguliers, et bientôt se ralentir à un point tel que de 120 à

130 pulsations, le cœur tombe à 5 ou 6 pulsations par minute. Mais si l'on injecte alors de l'atropine par la veine, en moins d'une minute les battements du cœur ont repris leur fréquence et leur énergie normales (Vulpian). Une injection préalable d'atropine (sous la peau ou dans la veine) rend l'animal réfractaire aux effets de la pilocarpine sur le cœur aussi bien que sur les autres organes.

Chez la grenouille, la pilocarpine produit les mêmes effets sur le cœur. On note toutefois que les oreillettes subissent plus vite que le ventricule les effets du poison ; celles-ci sont déjà arrêtées que le ventricule bat encore ; mais au bout de peu de temps le cœur tout entier est arrêté en diastole. Si l'on administre alors de l'atropine en injection sous-cutanée, ou en application directe sur le cœur, on voit celui-ci reprendre son fonctionnement normal. — Quand la pilocarpine est appliquée directement sur le cœur, celui-ci s'arrête non plus en diastole, mais en systole, ce qui est attribuable à une action irritante directe sur le myocarde (Vulpian).

Action sur l'iris.

Cette action consiste en un resserrement énergique de la pupille qui peut être réduite à un simple point quand la dose est un peu élevée. Ce resserrement est constant quand la pilocarpine est appliquée directement sur les conjonctives. Il fait souvent défaut quand la substance est administrée en injection sous-cutanée ou intra-veineuse. Dans tous les cas, le myosis est considérablement diminué par l'instillation d'atropine.

VII. — OPIUM. — MORPHINE

L'opium est le suc contenu dans les parois de la capsule du pavot (Papaver somniferum)[1]. Il existe deux variétés principales de cette plante (de la famille des

---

1. Les graines du pavot servent à fabriquer l'huile dite « d'œillette ». Ces graines ne contiennent aucune substance toxique.

Papavéracées) : le pavot blanc, et le pavot noir à pétales
pourpres tachées de noir à la base. La capsule a tantôt
la forme représentée fig. 42, tantôt celle de la fig. 43.

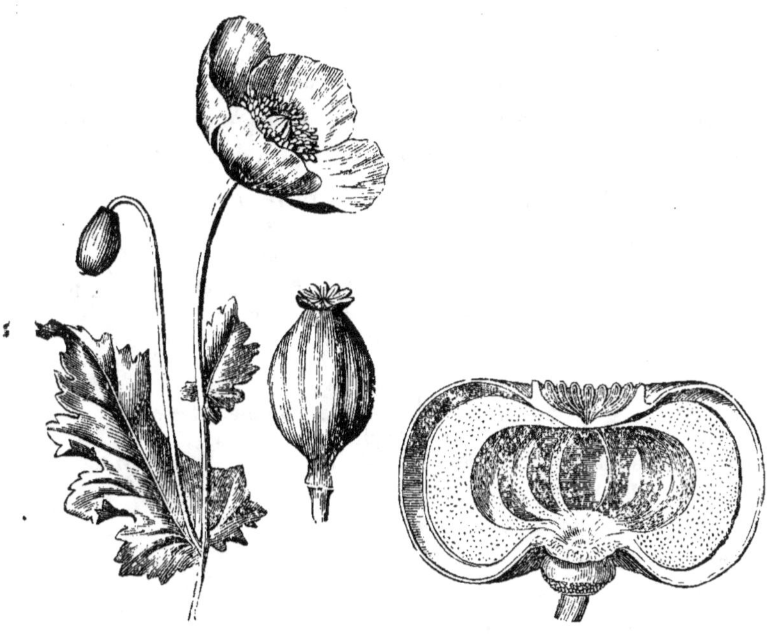

Fig. 42. — Pavot blanc.

Fig. 43. — Pavot blanc à capsules
déprimées.

Pour obtenir l'opium, on pratique de nombreuses incisions sur les capsules un peu avant qu'elles soient
parvenues à maturité. Les gouttes laiteuses qui s'en
écoulent se soudent entre elles, s'épaississent, et finalement forment une masse brune, de consistance assez
molle, à odeur spéciale.

Les pavots indigènes contiennent un opium d'assez
bonne qualité. Mais comme la cherté de la main-d'œuvre
empêche une exploitation rémunératrice, l'opium consommé en Europe est importé d'Orient. L'opium de

Smyrne est le plus estimé, viennent ensuite celui de Turquie et en dernier lieu celui d'Égypte. L'Inde, la Chine, l'Indo-Chine, la Perse produisent aussi une grande quantité d'opium, mais qui est consommé exclusivement dans ces pays.

L'opium est un composé très complexe; il renferme une vingtaine d'alcaloïdes qui forment environ le cinquième de son poids, et beaucoup d'autres substances qui n'exercent pas d'action sur l'organisme.

COMPOSITION MOYENNE DE L'OPIUM

Alcaloïdes, environ.. .	21 p. 100	*Principes divers,* environ	79 p. 100	
Morphine.	10 —	Matières extractives.. .	31 —	
Narcotine.	6 —	Matières grasses. . . .	2 —	
Papavérine. . . .	1 —	Caoutchouc.	6 —	
Narcéine.	1 —	Résine.	4 —	
Cédéine..	0,7 —	Mucilage, gomme.. . .	20 —	
Thébaïne.	0,15 —	Acide mécanique.. . .	5 —	
Laudanine, Laudano-sine, Cotarnine, Lanthopine, Cryptopine, Protopine, Pseudo-Morphine, Porphyroxyne, etc. . . .	3 —	Méconine.	1 —	
		Eau.	10 —	

Chacun des alcaloïdes de l'opium exerce sur l'organisme une action spéciale, parfois très différente de celle qui appartient aux autres. Toutefois, les effets de l'opium se rapprochent beaucoup de ceux de la morphine; les autres alcaloïdes, sauf la narcotine, qui est fort peu active, ne se trouvent dans l'opium qu'en proportions minimes; en outre, ils ne sont presque jamais extraits de l'opium pour être employés seuls. Il n'en est pas de même de la morphine dont l'usage est extrêmement répandu, et qui occasionne assez souvent des empoisonnements. Au point de vue de la toxicologie pratique, on peut donc confondre dans une même étude l'opium et la morphine.

Les principales préparations pharmaceutiques de l'opium sont :

L'*extrait gommeux d'opium* ou *extrait thébaïque*. Il est préparé par macération dans l'eau ; il contient la plupart des alcaloïdes (sauf la narcotine), et beaucoup moins de matières inertes que l'opium. Il est deux fois plus actif que celui-ci.

La *teinture d'opium* est un alcoolé préparé avec une partie d'extrait gommeux et 12 parties d'alcool à 60°.

Le *sirop d'opium* contient pour 20 grammes $0^{gr},04$ d'extrait.

Le *laudanum de Sydenham* se prépare en faisant dissoudre l'opium dans du vin de Malaga auquel on ajoute du safran, de la cannelle et de la girofle. Quatre grammes de ce laudanum renferment $0^{gr},50$ d'opium ou $0^{gr},25$ d'extrait thébaïque.

Le *laudanum de Rousseau* est préparé par fermentation d'un mélange d'opium, d'eau, de miel et de levure de bière. Quatre grammes de ce laudanum renferment 1 gramme d'opium ou $0^{gr},50$ d'extrait gommeux. C'est donc une préparation deux fois plus active que le laudanum de Sydenham.

L'*élixir parégorique* ou *teinture d'opium camphrée* contient de l'opium, de l'acide benzoïque, du camphre, de l'essence d'anis, le tout dissous dans l'alcool. C'est une préparation relativement peu active ; quatre grammes contiennent $0^{gr},04$ centigrammes d'opium ou $0^{gr},02$ centigrammes d'extrait gommeux.

Les *gouttes noires* sont au contraire très actives ; elles renferment 4 fois plus d'opium que le laudanum de Sydenham ; elles contiennent, outre l'opium, du safran, des muscades et du sucre.

La *morphine* se présente sous l'aspect d'une poudre blanche, cristalline ; sa saveur est très amère ; elle est presque insoluble dans l'eau, un peu soluble dans l'alcool.

Les sels de morphine sont presque tous très solubles dans l'eau ; leur saveur est très amère. — Le chlorhydrate, qui est actuellement le sel de morphine employé presque exclusivement, forme des fibres soyeuses et blanches ; il est soluble dans 20 parties d'eau froide ; sa solubilité augmente avec la température, l'eau bouillante en dissout plus que son poids.

La morphine et ses sels possèdent de nombreuses réactions. L'une des plus sensibles et des plus sûres est celle que donne la solution de sulfomolybdate de soude : si l'on verse ce liquide sur de la morphine ou l'un de ses sels en poudre, on voit bientôt se produire une coloration violette tirant sur le lilas qui passe ensuite au vert, puis au jaune.

§ I. — Étiologie.

Les préparations opiacées et la morphine occasionnent des empoisonnements fréquents.

Les empoisonnements criminels sont peu nombreux. En France, on n'en compte que 22 pour une période de 60 ans (1825-1885).

Cette rareté relative s'explique par la difficulté qu'il y a à dissimuler la saveur de l'opium et plus encore celle, extrèmement amère, de la morphine et de ses sels. Il y a cependant parmi les causes célèbres un empoisonnement par l'acétate de morphine ; le Dr Castaing, convaincu d'avoir tué son ami Ballet en ajoutant une grande quantité de ce sel à une potion qu'il lui faisait

prendre, fut condamné à mort et exécuté (1823). Il avait
d'abord ajouté l'acétate de morphine à du vin chaud
sucré et additionné de citron ; mais la victime avait
refusé ce breuvage dont le goût était trop amer.

Chevallier[1] a rassemblé plusieurs cas d'empoisonnement criminel opéré avec des têtes de pavot, notamment
celui d'une femme qui tuait par ce moyen les enfants
qui lui étaient confiés en sevrage.

Le *suicide* avec le laudanum et les autres préparations de l'opium est très fréquent dans les pays où la
vente de ces substances se fait librement. C'est ainsi
qu'en Angleterre on trouve dans les statistiques de
certaines périodes que dans le nombre total des empoisonnements mortels (suicides, accidents, meurtres) la
moitié appartient à l'opium et à ses dérivés.

Les *empoisonnements accidentels* sont fréquents dans
tous les pays. Ils sont presque tous d'origine thérapeutique et résultent soit d'une erreur de dose, soit d'une
confusion entre un médicament inoffensif et une préparation opiacée. Les petits enfants comptent parmi les
victimes les plus fréquentes d'une méprise de ce genre ;
pour les purger, on leur administre souvent le sirop de
chicorée (appelé aussi sirop de rhubarbe composé)
lequel présente un aspect semblable à celui du laudanum, et est confondu avec lui soit par le pharmacien,
soit par la mère de l'enfant. A Paris du moins, la plupart des empoisonnements par les opiacés qui motivent
une expertise médico-légale sont produits de cette
façon.

---

1. Chevallier. Note sur la vente libre des capsules de pavots. *Ann.
d'hyg. pub. et de méd. lég.*, 1869.

§ II. — Symptômes.

Le début de l'intoxication se fait ordinairement dans la demi-heure qui suit l'ingestion du poison. Il est plus rapide avec la morphine qu'avec l'opium ou ses composés. Quand il s'agit d'injections sous-cutanées de morphine, les symptômes apparaissent plus tôt encore, et surtout ils acquièrent plus vite toute leur gravité. — Sans qu'on puisse toujours en trouver la raison, il arrive quelquefois, après ingestion stomacale du poison, que les effets de celui-ci ne se manifestent que tardivement. On cite par exemple quelques cas où une grande quantité de laudanum ayant été avalée à jeun, l'intoxication n'a commencé qu'au bout de plusieurs heures.

De la pesanteur de tête, quelques vertiges, une sensation de chaleur dans tout le corps, l'augmentation de la force du pouls, la sécheresse de la bouche et de toute la peau, tels sont les premiers effets du poison. Il s'y joint quelquefois des démangeaisons sur tout le corps, une poussée de sueur chaude, des nausées et des vomissements ; parfois aussi il y a de l'agitation ; l'acuité sensorielle est exaltée, et rend pénibles le bruit, la lumière, etc.

Après cette période qui peut être à peine indiquée, survient de la somnolence ou un véritable sommeil qui est parfois paisible et agréable. Nous avons vu ainsi une femme qui, ayant reçu une forte dose de morphine pour calmer des coliques hépatiques, s'endormit en exprimant à plusieurs reprises la satisfaction et le bien-être qu'elle éprouvait, et qui mourut 30 heures après sans s'être réveillée. Le sommeil n'est d'abord pas très profond ; en interpellant le malade, en le secouant, on

peut le réveiller, obtenir de lui des réponses sensées ;
mais dès qu'on l'abandonne à lui-même, il se rendort.
Comme la sensibilité sensorielle, et plus vite encore, la
sensibilité cutanée s'émousse puis disparaît complètement. Au bout de quelque temps, rien ne peut interrompre le sommeil qui est devenu un véritable coma.

A ce moment (et déjà même auparavant) les *pupilles
sont très rétrécies* et ne réagissent plus à la lumière. Ce
myosis est un effet constant de l'empoisonnement chez
l'homme, et il est souvent extrèmement accusé ; toutefois, dans les cas mortels, on a noté quelquefois qu'à la
période terminale les pupilles se dilataient. — Signalons aussi l'injection des sclérotiques qui a été souvent
remarquée.

Dès que l'empoisonnement prend une certaine gravité, on note un *ralentissement considérable de la respiration*, au point que, même dans les cas qui se terminent par la guérison, il peut n'y avoir que 4 ou 5
inspirations par minute. De temps en temps, il y a de
longs arrêts, des pauses qui amènent un commencement de cyanose à la suite de laquelle la respiration
reprend ; elle revêt souvent alors le type de Cheyne-
Stokes. Des excitations cutanées, des tractions rythmées
de la langue font aussi cesser les pauses respiratoires,
du moins quand l'intoxication n'est pas poussée extrèmement loin. Ces troubles respiratoires sont le principal danger de l'intoxication, et presque toujours ce sont
eux qui constituent la cause immédiate de la mort.

Le cœur ressent moins facilement les effets fâcheux
du poison. Au début de l'intoxication, le cœur subit
une action stimulante ; le pouls est plein, dur, régulier
et fréquent (parfois jusqu'à 120, 130). Cette action sti-

mulante peut même persister pendant toute la durée de l'empoisonnement quand celui-ci n'est pas très grave ; ainsi dans l'observation XVIII, on voit que le malade, dont la respiration était descendue à 4 ou 5 par minute, a conservé un pouls fort et fréquent jusqu'à la guérison. Mais dans les cas graves le cœur s'affaiblit beaucoup ; le pouls devient petit, irrégulier et souvent se ralentit. — Quelquefois aussi, le cœur s'arrête brusquement et définitivement, sans même que son fonctionnement ait paru jusqu'à ce moment très gravement compromis.

Dès le début du coma, le visage est souvent congestionné ; à mesure que la respiration se fait plus mal, on voit la cyanose se développer ; elle se manifeste au visage, aux extrémités, et parfois aussi par de larges plaques livides qui parsèment le corps. La température s'abaisse et, dans les derniers moments surtout, la peau se couvre de sueurs froides.

Les convulsions sont fréquentes chez les enfants ; chez l'adulte elles font ordinairement défaut ou ne se montrent qu'à la période terminale et se limitent souvent aux muscles des yeux, du visage, de la nuque ; cependant on a observé quelquefois de véritables accès tétaniques.

La mort ne survient pas très rapidement. Les cas dans lesquels le malade a succombé en moins d'une ou 2 heures sont tout à fait exceptionnels ; ordinairement il survit au moins 5 ou 6 heures, souvent 20, 30 heures et plus encore.

La guérison peut se produire même quand le coma a duré de longues heures. On voit alors la respiration se régulariser, reprendre de la fréquence, le pouls devenir plus fort, plus régulier, les mouvements réflexes reparaître, les facultés intellectuelles se manifester peu à peu. Il y a ensuite une période de convalescence qui dure plusieurs jours, marquée principalement par de la pesanteur de tête, des vertiges, de la lenteur des idées (très exceptionnellement de la cécité, de la surdité, de l'aphasie momentanées), — souvent aussi par des démangeaisons cutanées accompagnées ou non de papules ou d'autres exanthèmes, parfois aussi par des vomissements. Le myosis persiste quelquefois assez longtemps ; la constipation est constante et très prononcée. Il y a quelquefois de la rétention d'urine, peu durable. L'albuminurie a été constatée dans plusieurs cas ; elle ne s'est jamais montrée abondante ni durable. L'urine peut contenir aussi du sucre ou du moins une substance réductrice comme celui-ci. La glycosurie alimentaire paraît être la règle ; elle témoigne de la perturbation qu'ont subie les fonctions du foie sous l'influence de la morphine. L'action de cette substance sur les diverses sécrétions, bien connue en thérapeutique, se manifeste aussi aux doses toxiques et occasionne certains symptômes secondaires de l'intoxication : la sécheresse de la bouche, de la trachée et des bronches, la constipation.

Voici une observation qui peut servir de type pour un empoisonnement d'intensité moyenne. La dose de laudanum avalé et conservé était cependant considérable.

Obs. XVIII (Orfila). — M., 28 ans, d'une constitution robuste, d'un tempérament sanguin, dominé par la passion du jeu, prit, le 4 avril, à 8 heures du matin, dans l'intention de se suicider, 48 grammes de laudanum de Sydenham. Immédiatement après, il éprouva de légères nausées sans vomissement et ne tarda pas à tomber dans un assoupissement marqué. A 1 heure de l'après-midi, MM. Ollivier et Marye trouvèrent le malade dans l'état suivant.

Décubitus sur le dos; assoupissement profond dont on le tire difficilement en lui parlant à haute voix. Face décolorée ainsi que les lèvres. L'expression de la physionomie est calme ; *les pupilles sont excessivement contractées ;* le malade fixe les personnes qui l'entourent d'un air égaré et dit qu'il ne les distingue qu'à travers un brouillard. Nulle altération des facultés intellectuelles ; réponses lentes, mais justes ; les mots sont articulés difficilement ; pouls dur, régulier, assez développé et fréquent (cent neuf pulsations par minute); respiration tranquille, accompagnée par intervalles d'une espèce de grognement ; nulle douleur à l'épigastre et à l'abdomen, régions sur lesquelles on peut exercer une pression assez forte sans que le malade se plaigne. Il n'y a ni nausées, ni vomissements, ni déjections alvines, ni excrétion d'urine. On observe de temps en temps un léger tremblement de tout le corps, mais qui n'est que passager. Nuls mouvements convulsifs, nulle lésion de la sensibilité. Par intervalles éloignés, le malade ouvre spontanément les yeux et semble sortir de son sommeil léthargique ; mais bientôt cette espèce de rémission cesse et l'assoupissement recommence. (15 *centigrammes d'émétique dans un demi-verre d'eau chaude, suivis de deux tasses d'eau chaude; lavement purgatif.*) A trois heures et demie, il n'y a pas eu de vomissement; le lavement a été rendu, et le malade a voulu se lever ; on l'a soutenu jusqu'aux lieux d'aisances : sa démarche était celle d'un homme étourdi et endormi. L'assoupissement est plus insurmontable et continu. *Les pupilles sont tellement contractées qu'elles n'offrent à leur centre* qu'un point presque imperceptible, *et le malade se plaint de distinguer à peine les objets;* pouls moins développé et moins fréquent (quatre-vingt-dix pulsations par minute); respiration avec grognement prolongé; du reste même état. (*Saignée du bras de trois palettes;* le sang tiré de la veine est très rouge et se coagule promptement.) A cinq heures, même état; narcotisme plus profond; *pupilles toujours excessivement contractées ;* les réponses sont lentes, mais distinctes; il ne souffre point. De temps en temps léger tremblement général qui dure quelques secondes : on parvient à lui faire boire en abondance une infusion très forte de café; les autres symptômes sont toujours les mêmes. Appelé à cette époque par M. Ollivier, je conseillai des lavements purgatifs, des sinapismes

aux pieds, et pour boisson l'infusion de café et la limonade végétale prises alternativement. A huit heures du soir, continuation
de l'assoupissement, qui est toujours profond. La respiration,
accompagnée du même bruit, est devenue très lente (*quatre à
cinq respirations par minute*); même état du pouls (quatre-vingt-
huit pulsations); peau froide et sèche; *les pupilles sont toujours
très contractées;* le malade distingue mal les personnes qui l'entourent, quoiqu'il les reconnaisse très bien à leur voix; paroles
mal articulées. Les deux lavements purgatifs ont procuré plusieurs évacuations abondantes. Les sinapismes ne sont plus sentis
par le malade, quoiqu'ils aient rubéfié la peau : on en applique
deux autres aux mollets. Le malade a continué les mêmes boissons. (*Potion antispasmodique fortement éthérée.*) A onze heures
du soir, quatre-vingt-dix pulsations, sueur générale, chaleur
modérée, respiration lente et suspirieuse (quatre ou cinq inspirations par minute), lenteur des réponses, qui sont brusques, mouvement fréquent de la main vers le front, idées vagues, quelquefois incohérentes; il répète souvent les mots *passe, vingt francs,
roulette; pupilles* extraordinairement *contractées;* il continue de
n'accuser aucune espèce de souffrance. Il boit toujours abondam-
damment l'infusion de café et la limonade. Dans la nuit, l'assoupissement est interrompu par le délire qui se manifeste de temps
en temps; il y a quelques mouvements convulsifs; le malade
cherche à sortir de son lit; sueurs froides sur tout le corps; la
respiration n'est plus aussi bruyante. A quatre heures du matin,
le délire cesse complètement; le malade boit souvent.

Le 5 avril à huit heures du matin, assoupissement moins profond; le malade parle plus volontiers et plus longuement; pro-
nonciation moins difficile, respiration moins lente, pouls plein et
dur (cent seize pulsations par minute), sueur générale et chaude;
les pupilles sont toujours contractées; le malade distingue mieux
les personnes qui l'entourent, mais il ne peut lire de l'écriture
ordinaire; émission d'un peu d'urine trouble et de couleur citrine;
il s'agite et se retourne fréquemment dans son lit; nul trouble
dans les facultés intellectuelles. (*Saignée du bras de 436 grammes,
eau vinaigrée et limonade pour boisson.*) A midi (28 heures après
l'empoisonnement), pouls moins développé, régulier (cent dix
pulsations par minute), *même contraction des pupilles,* même
agitation, chaleur modérée de la peau; assoupissement un peu
moins profond. On fait lever le malade, qui marche seul sans
être soutenu pendant une minute; sa démarche est chancelante

comme celle d'un homme à moitié endormi ; les jambes ne fléchissent pas sous lui ; il se plaint seulement d'être étourdi et de
ne pas distinguer nettement les objets ; d'ailleurs il n'éprouve
aucune douleur ; il est seulement tourmenté par le besoin d'uriner, qu'il ne peut satisfaire. (*Lavement purgatif, limonade nitrée.*)
A trois heures, le pouls est plus souple, moins développé (cent
pulsations) ; assoupissement moins profond, le malade cause plus
volontiers : *contraction des pupilles un peu moindre.* Il y a une
évacuation alvine ; le malade a uriné. A six heures et demie,
pouls moins fréquent (quatre-vingt-dix pulsations) ; les symptômes du narcotisme commencent à diminuer ; *les pupilles sont
toujours contractées,* mais le malade peut lire les papiers qu'on
lui présente, ce qu'il ne pouvait faire dans la matinée ; difficulté
d'uriner ; il semble que la vessie soit engourdie par l'effet du narcotisme ; les sinapismes commencent à le faire souffrir : d'ailleurs
amélioration sensible dans l'état du malade. A neuf heures et
demie, le narcotisme est en grande partie disparu, la parole est
revenue libre, chaleur modérée de la peau, évacuation abondante
d'urine ; pouls assez développé (quatre-vingt-douze pulsations),
pupilles moins contractées. (*Lavement légèrement purgatif, limonade et eau vinaigrée.*) La nuit a été calme, le sommeil naturel,
troublé seulement de temps en temps par un hoquet qui fatigue
le malade. Il y a eu une évacuation abondante d'urine.

Le 6 avril, à 8 heures du matin, tous les symptômes de narcotisme sont disparus. Le hoquet continue sans douleur à l'épigastre ; le pouls est dur et assez fréquent (102) ; les pupilles sont
à peu près revenues à leur dilatation naturelle. Les sinapismes
sont douloureux (*quinze sangsues à l'épigastre, limonade gom-
mée, trois demi-lavements émollients ; diète*). A 6 heures du soir,
persistance du hoquet, agitation générale, peau chaude et sèche,
pouls dur et fréquent (116) ; soif intense. La nuit fut calme, le
sommeil naturel. Le lendemain le malade était rétabli.

Chez les petits enfants, la mort survient en général
rapidement. Il en a été ainsi par exemple dans le cas
suivant, où trois enfants ont été empoisonnés en même
temps par une même solution de morphine.

Obs. XIX (personnelle et inédite). — *Empoisonnement mortel
de trois nourrissons.*

Une sage-femme avait chez elle trois enfants : Go., âgé de 7 jours, Lh. 5 jours et Ga. 3 jours. — Le 10 juillet, à 9 heures du soir, elle donne à chacun de ces enfants un biberon rempli d'eau et de lait, après avoir ajouté à chaque biberon (au lieu d'un autre médicament) une 1/2 cuillerée à café d'une solution de chlorhydrate de morphine à 2 pour 100. On ne sait pas quelle quantité de ce lait ont bu les enfants ; il est dit seulement que c'est Ga. qui en a pris le moins.

La sage-femme, en retournant une heure après vers les enfants, a trouvé Go. et Lh. malades, le premier a vomi à ce moment. Tous deux ont bientôt paru en danger de mort ; dès qu'on les retirait du bain sinapisé où on les avait mis, ou qu'on cessait de les frictionner, ils respiraient très mal et les battements du cœur s'affaiblissaient. Go. est mort à 3 heures du matin et Lh. à 11 heures ; soit *six heures et quatorze heures* après l'administration du poison. Ga., qui n'avait paru en danger qu'à partir du matin, est morte à 5 heures, soit au bout de *vingt heures*.

Chez huit autres enfants au-dessous d'un an, dont nous avons fait l'autopsie, la survie n'a jamais dépassé 24 heures ; chez l'un d'eux, qui avait avalé une 1/2 cuillerée à café de laudanum, elle n'a été que de 4 heures.

Dans le cas suivant, la survie a été de 36 heures, malgré l'énormité de la dose, et cela grâce très probablement aux soins assidus et intelligents reçus par l'enfant qui a été empoisonné dans un hôpital. On verra aussi dans cette observation que les troubles respiratoires et la cyanose asphyxique forment le trait saillant de la symptomatologie et constituent le vrai danger.

Obs. XX (Pouchet [1]). — *Empoisonnement d'un enfant de 23 jours par la morphine.*

Enfant J., né le 21 février 1894. — Le 16 mars, à la visite du matin, on prescrit à cet enfant syphilitique une cuillérée à café de liqueur de Van Swieten, à prendre dans du lait. Par suite d'une erreur, on administre une cuillerée à café d'une solution

1. Pouchet. *Soc. de méd. lég.*, 13 mai 1895 ; *Ann. d'hyg.*, t. XXXIV, p. 83.

au cinquantième de chlorhydrate de morphine, soit 5 à 6 centi-grammes de ce sel.

Les accidents débutèrent au bout de trois quarts d'heure à 1 heure, par des manifestations intéressant surtout l'appareil respiratoire.

1 h. après midi. — L'enfant est violacé ; les membres et le tronc sont contracturés ; la respiration est presque suspendue : les battements du cœur sont à 60 par minute. On met l'enfant dans un bain sinapisé et on lui fait inhaler de l'oxygène.

1 h. 15. — La teinte violacée a disparu après le bain ; la respiration est plus régulière, les battements du cœur sont à 100.

1 h. 45. — Après administration d'eau albumineuse en lavement et par la bouche, l'état général est bon, l'enfant va bien ; il ébauche même quelques cris. Vingt minutes après, deux accès ayant exactement les mêmes caractères que le premier (cyanose et contracture générale, ralentissement du cœur).

2 h. 30. — On fait 3 piqûres d'éther espacées chacune d'une heure. Puis une injection de caféine ; inhalations d'oxygène et bains sinapisés à chaque crise qui reviennent toutes les 20 à 25 minutes.

La nature du poison étant enfin reconnue, on pratique à la sonde, vers 7 heures du soir, un lavage aussi complet que possible de l'estomac et de l'intestin. On pratique une nouvelle piqûre (1/2 seringue) de caféine, on continue les inhalations d'oxygène et les bains sinapisés. Amélioration sensible.

On pratique ensuite les tractions rythmées de la langue.

9 h. 10 du soir. — L'enfant se cyanose. Oxygène et tractions de la langue.

9 h. 20. — Autre crise.

9 h. 45. — Hoquet pendant 5 minutes.

Jusqu'à minuit, crises nouvelles ; la respiration reste une fois régulière pendant 3 minutes.

Minuit. — Une piqûre de caféine ; oxygène. La respiration reste plus régulière jusqu'à 4 heures du matin.

A 5 heures, l'enfant reste cyanosé pendant une heure et demie environ, malgré l'oxygène.

5 h. 10. — Piqûre de caféine. Respiration plus profonde.

8 heures. — Bain sinapisé

9 heures. — Plusieurs bains, l'enfant restant cyanosé.

9 h. 45. — Oxygène, l'enfant ne fait plus aucun mouvement d'inspiration.

10 heures. — Tractions sur la langue; on cesse, l'enfant fait quelques inspirations; on répète les tractions, et dans chaque intervalle l'enfant respire.

10 h. 10. — On donne quelques gouttes de lait; l'enfant fait un mouvement de déglutition. Arythmie du cœur.

10 h. 15. — Piqûre de caféine; tractions de la langue. Oxygène. On donne une cuillerée de lait que l'enfant avale et ne vomit pas.

10 h. 25. — Respiration de Cheyne-Stockes pendant 20 minutes, sans tractions.

10 h. 30. — Une grande inspiration.

10 h. 38. — Un hoquet, puis respiration spontanée.

10 h. 45. — Une grande inspiration.

10 h. 46. — Une autre. La respiration devient plus régulière et plus profonde, toujours sans traction.

11 h. 50. — Tractions; 4 inspirations.

11 h. 55. — Piqûre d'éther; respiration régulière.

Midi. — Tractions.

12 h. 5. — Une grande inspiration.

12 h. 12. — Oxygène, l'enfant ne respire plus; après 5 tractions, respiration régulière jusqu'à midi 19.

12 h. 20. — Tractions; inspiration profonde.

12 h. 21. — Une autre; respiration régulière.

12 h. 23. — Tractions, inspiration plus profonde.

12 h. 28. — Une grande inspiration.

12 h. 35. — Trois inspirations profondes.

12 h. 38. — Deux cuillerées de lait; déglutition.

12 h. 40. — Cyanose; oxygène, tractions, respiration régulière.

12 h. 44. — Respiration profonde.

12 h. 47. — Une autre; respiration régulière.

12 h. 53. — Bain sinapisé; oxygène.

1 h. après midi. — 2 cuillerées de lait, dégluties.

1 h. 5. — L'enfant se cyanose; oxygène.

1 h. 6. — Tractions, respiration de Cheyne-Stockes pendant 40 minutes.

1 h. 47. — L'enfant se cyanose. Oxygène.

2 h. 50. — L'enfant se cyanose. Tractions. Respiration régulière.

2 h. 55. — Bain sinapisé pendant lequel l'enfant respire régulièrement.

3 h. 7. — L'enfant se cyanose. Tractions, oxygène; à la suite respiration régulière pendant une minute.

3 h. 20. — Piqûre de caféine. Respiration régulière sans tractions.

3 h. 35. — L'enfant se cyanose; nouvelles tractions, respiration régulière.

3 h. 45. — Tractions.

4 heures. — Oxygène.

4 h. 10. — Trois cris assez forts.

4 h. 15. — Nouvelle cyanose; oxygène, frictions à l'alcool.

4 h. 25. — Tractions; 2 cuillerées de lait, déglutition.

4 h. 30. — Oxygène. La respiration devient plus régulière et plus profonde sans tractions.

4 h. 45. — Cris.

5 heures. — Bain sinapisé; respiration normale pendant une minute.

5 h. 20 et 5 h. 30. — Quelques cris.

5 h. 40. — Tractions; l'enfant ouvre légèrement les paupières.

5 h. 45. — Oxygène; 3 cris; mouvements de la tête.

5 h. 47. — Cris. Respiration normale sans tractions jusqu'à 5 h. 55.

6 heures. — Tractions; cris; mouvements de la tête.

6 h. 10. — Respiration normale sans tractions.

6 h. 18. — Tractions; cris.

6 h. 40. — L'enfant se cyanose, tractions, oxygène, piqûre d'éther.

6 h. 45. — Mouvements de la tête; 3 cris; oxygène.

7 heures. — L'enfant se cyanose de plus en plus. Oxygène.

7 h. 20. — Oxygène, bain sinapisé, tractions, respiration régulière.

7 h. 27, 7 h. 32. — Tractions.

7 h. 48. — Cyanose, tractions.

7 h. 55. — L'enfant ébauche quelques cris.

8 h. 20. — Piqûres de caféine.

8 h. 55. — L'enfant se cyanose; tractions.

9 h. 15. — Bain, respiration, eau de Vichy.

10 heures. — Cris nombreux. Jusqu'à 10 h. 20, respiration normale, sans tractions; 4 injections de sérum artificiel; 8 cris.

10 h. 30. — Respiration régulière sans tractions.

11 heures. — Cris.

11 h. 12. — Cris; l'enfant se cyanose un peu. Oxygène. De 11 heures à 11 h. 20, respiration saccadée, piqûre de caféine, tractions sur la langue.

11 h. 22. — Bain sinapisé.

11 h. 25. — La respiration cesse. Nombreuses tractions sur la langue ; respiration artificielle, oxygène.

11 h. 35. — Les bruits du cœur cessent, malgré les tractions sur la langue, oxygène, 1/2 piqûre d'éther, la respiration artificielle pratiquée pendant 5 minutes.

Mort. — Il y avait eu 5 évacuations alvines entre 9 heures du matin et 10 heures du soir.

Formes anormales. — Citons d'abord les cas, d'ailleurs assez rares, où l'intoxication a une marche intermittente. Le malade reprend connaissance, son état s'améliore, on le croit sauvé, puis il retombe dans le coma ; il y a parfois deux ou trois de ces rechutes avant la guérison ou la mort. Il y est à supposer que ces rechutes tiennent à une nouvelle pénétration du poison qui, resté inerte dans une partie du tube digestif, trouve à un certain moment des conditions favorables à son absorption.

Il peut arriver aussi que le sommeil fasse défaut ou soit très incomplet ; le malade est plutôt excité, agité[1] jusqu'à ce que le coma se produise presque d'emblée, ce qui peut tarder une douzaine d'heures.

Signalons enfin les cas où la mort survient subitement, c'est-à-dire plusieurs heures ou plus longtemps encore après que le coma est dissipé, et sans être précédée d'agonie. Taylor cite même le cas d'un homme qui, après avoir avalé une grosse dose d'opium, éprouva seulement de la faiblesse sans coma, et mourut subi-

---

1. A dose thérapeutique, la morphine est excitante pour certains individus. A doses toxiques, cette excitation se produit plus rarement, mais elle peut être beaucoup plus intense. La race jouerait ici un rôle important. On dit que chez les Malais l'opium produit une excitation maniaque (Kobert). — Nous verrons plus loin (p. 634) que chez certaines espèces animales la morphine est toujours un excitant violent.

tement 10 heures après pendant qu'il s'habillait. Il s'agit sans doute de ces cas de la syncope cardiaque dont il a été parlé précédemment.

§ III. — Doses toxiques.

Les doses toxique et mortelle sont à peu près les mêmes quelle que soit la voie d'introduction du poison. Mais l'intoxication se développe plus rapidement quand il s'agit d'injection sous-cutanée que lorsqu'il s'agit d'ingestion par la bouche.

D'une manière générale, chez un adulte, $0^{gr},05$ à $0^{gr},06$ centigrammes de morphine produisent des phénomènes d'intoxication grave : $0^{gr},10$ à $0^{gr},20$ centigrammes peuvent entraîner la mort. Les sels solubles de morphine et notamment le chlorhydrate sont beaucoup plus actifs ; il suffit parfois de moins de $0^{gr},10$ centigrammes de ce dernier sel pour occasionner la mort. Nous avons vu succomber avec une dose de $0^{gr},12$ centigrammes une femme qui cependant ne paraissait pas particulièrement sensible à la morphine, car elle avait déjà reçu à plusieurs reprises des injections de $0^{gr},02$ centigrammes qui avaient calmé ses douleurs sans la rendre aucunement malade. Un jour qu'elle souffrait de coliques hépatiques, on lui fit une première injection de $0^{gr},06$ centigrammes de chlorhydrate de morphine, et quelques heures après, alors qu'elle ne présentait aucun phénomène d'intoxication, une seconde piqûre avec la même dose. Elle s'endormit presque aussitôt et tomba graduellement dans un coma qui aboutit à la mort au bout de 30 heures.

Pour l'opium, la dose mortelle moyenne peut être fixée entre 1 et 2 grammes. En partant de cette donnée, et en se reportant aux indications de la page 607, on peut calculer la dose mortelle des autres préparations opiacées.

Quant à la décoction de têtes de pavot, son activité, c'est-à-dire sa teneur en opium, varie considérablement suivant la grosseur des têtes employées, et surtout suivant l'époque à laquelle celles-ci ont été récoltées. Une seule tête de pavot a suffi plusieurs fois pour tuer un et même deux enfants de quelques semaines.

Les chiffres que nous venons d'indiquer pour les doses toxique et mortelle de l'opium et de la morphine ne représentent qu'une moyenne qui comporte des écarts considérables. Plus peut-être que pour aucun autre poison, la susceptibilité individuelle présente ici des exceptions qui reculent très loin dans les deux sens les limites de la toxicité. S'il est des gens qu'une dizaine de gouttes de laudanum empoisonnent, il en est d'autres qui résistent à des doses énormes de préparations opiacées. Ainsi Taylor cite plusieurs cas de guérison après ingestion de 40, 100 et même 160 grammes de teinture d'opium, sans qu'aucune portion du poison ait été rejetée par les vomissements. Jaksch a vu un médecin qui avait avalé pour se suicider $0^{gr},75$ de morphine et qui n'eut qu'un empoisonnement assez léger. A côté des idiosyncrasies habituelles que rien ne peut faire prévoir, il est trois circonstances, à savoir: l'accoutumance, l'âge et l'état de maladie qui modifient considérablement le degré de l'impressionabilité envers l'opium.

Accoutumance. — C'est un fait bien connu que l'on s'habitue vite aux diverses préparations de l'opium et à la morphine. Non pas que ces substances deviennent inactives; elles produisent au contraire des troubles fort graves de la santé ; mais il s'agit alors d'une intoxication chronique qui sera décrite plus loin et qui diffère beaucoup de l'intoxication aiguë. Il y a cependant en pareil cas une tolérance toute particulière envers l'opium et la morphine, car des doses énormes de ces drogues qui tueraient les individus non initiés, non seulement ne provoquent aucun symptôme d'intoxication aiguë, mais encore dissipent momentanément les troubles qui résultent de l'intoxication chronique.

Il n'est pas rare de voir des morphinomanes s'injecter plus d'un gramme de chlorhydrate de morphine par jour ; il en est qui vont jusqu'à 6 et même 9 grammes.

De même certains individus arrivant à prendre chaque jour 5, 10 et jusqu'à 30 grammes d'opium, ou jusqu'à 100 grammes de laudanum de Sydenham.

Il y a cependant des limites à cette tolérance. Quand la dose habituelle est augmentée d'un coup dans de trop grandes proportions, elle peut occasionner le coma et la mort, réalisant ainsi une intoxication fort analogue à celle des non-initiés [1].

Influence de l'âge. — Les enfants sont extrêmement sensibles à l'opium. Cette sensibilité est telle que beau-

---

1. Il n'en est pas toujours ainsi. Dans le cas suivant emprunté à Demontporcelet (*De l'usage quotidien de l'opium.* Paris, 1874), l'intoxication aiguë a revêtu une forme différente. Il s'agissait d'un homme de 40 ans, habitué depuis 19 ans à l'opium, dont il consommait quotidiennement 6 grammes. Un jour qu'il s'était refroidi à la chasse, il tripla sa dose pour combattre le malaise qu'il ressentait. Il fut pris d'une contracture du bras gauche, de violentes douleurs à l'épigastre, éprouva de la chaleur à la tête, des éblouissements et s'évanouit pendant une demi-heure. Il fut pris ensuite d'accès convulsifs se renouvelant sans cause appréciable, raidissant tout le corps et occasionnant de vives douleurs. Pas de somnolence ni de délire, mais une grande agitation ; il eut ensuite des vomissements et de la diarrhée. Au bout de 5 heures, tout cela cessa, et fut remplacé par un état de prostration qui n'empêchait pas le malade de ressentir les douleurs et de répondre avec précision aux questions. Le malade guérit.

coup de médecins bannissent entièrement les opiacés de la thérapeutique des enfants, au moins des enfants au-dessous d'un an. On a vu en effet plusieurs fois une intoxication mortelle produite chez des nourrissons par deux gouttes de laudanum, ou par des préparations opia-cées dont la quantité équivalait à 0^{gr},005 d'opium. Nous-même avons fait l'autopsie d'une enfant de 9 mois (agitée par une éruption de rougeole) auquel un phar-macien administra, de sa propre autorité, une potion contenant dans 80 grammes de sirop de tolu un centi-gramme de chlorhydrate de morphine; l'enfant en prit deux cuillerées à bouche, c'est-à-dire environ 5 *milli-grammes* à 2 heures d'intervalle, tomba presque aussitôt dans le coma, eut des convulsions, de la cyanose et mourut au bout de 20 heures. Cette susceptibilité existe également chez les enfants plus âgés; c'est ainsi par exemple que l'on a vu une dose de poudre de Dower correspondant à 0^{gr},024 d'opium tuer un enfant de 4 ans et demi.

Si générale que soit cette règle, elle comporte des exceptions éclatantes. De même que chez les adultes, il y a chez les enfants des récalcitrants à l'opium. Tel, pour ne citer qu'un seul exemple parmi plusieurs autres, cet enfant de 13 jours (cité par Plum) qui survécut à une intoxication occasionnée par une pleine cuillerée à café de teinture d'opium. — En outre, les enfants subissent comme les adultes les effets de l'accoutumance. Il paraît que dans certaines parties de l'Angleterre, de l'Allemagne et de la France, les femmes qui travaillent au dehors et ne peuvent surveiller leur bébé lui donnent un peu de laudanum ou de la décoction de tête de pavot pour qu'il reste calme en leur absence; les nourrissons arriveraient graduellement ainsi à supporter 15 ou 20 gouttes de laudanum.

Influence de l'état de maladie. — Certaines maladies caractérisées par une violente excitation du système nerveux amoindrissent considérablement les effets de l'opium qui ne produit plus ses phénomènes habituels d'intoxication même à grosse dose. C'est ainsi qu'aux maniaques, aux tétaniques, on a pu souvent administrer d'emblée 1 à 2 grammes d'opium par jour, dose qui a été parfois portée rapidement jusqu'à 10 grammes.

Les maladies qui occasionnent des douleurs intenses confèrent aussi une grande tolérance envers l'opium. Cette substance a été administrée à la dose quotidienne de 2 grammes et plus chez certains sujets affectés de tic douloureux de la face. Tous les praticiens ont pu remarquer combien l'accoutumance à la morphine est rapide chez les malades atteints de cancer douloureux, et quelles doses énormes ils arrivent à supporter.

L'opium et la morphine sont au contraire plus dangereux chez les sujets déprimés, lipothymiques, et tout spécialement chez les brightiques et les urémiques. Il y a cependant des exceptions ; nous avons connu une dame dont les accès de dyspnée urémique très violents et très fréquents n'étaient calmés que par des injections de morphine ; elle arriva vite à supporter 0^{gr},08 à 0^{gr},10 par jour, sans présenter jamais de phénomènes d'intoxication.

§ IV. — Lésions anatomiques.

L'opium et la morphine n'occasionnent pas de lésions du tube digestif. Le laudanum possède, par le safran qu'il contient, une action tinctoriale assez intense, et l'on trouve quelquefois la couleur jaune spéciale de cette substance sur la muqueuse de la bouche, du pharynx, de l'œsophage et de l'estomac; on l'a même vue jusque dans le duodénum. — L'odeur propre à l'opium peut aussi être reconnue.

Comme la mort survient après une asphyxie plus ou moins prolongée, on trouve presque toujours les poumons congestionnés, le sang noir et liquide. Cependant il peut exister dans le cœur et dans les grosses veines des caillots fibrineux, parfois même d'un gros volume, ce qui tient à ce que la mort a été précédée d'une longue agonie, au cours de laquelle le sang a subi les modifications nécessaires pour la précipitation de la fibrine.

L'intensité de la congestion pulmonaire est très variable : sur 11 autopsies d'enfants faites par nous, nous avons trouvé dans deux cas des infarctus pulmonaires nombreux; il s'agissait d'un enfant de 2 mois mort 20 heures après avoir avalé une cuillerée à café de laudanum, et d'un enfant de 4 mois, mort 11 heures après avoir pris 1/2 cuillerée à café du même médicament. Au contraire, chez les trois enfants de l'observation XIX, empoisonnés par du chlorhydrate de morphine, il n'y avait pas de congestion pulmonaire. — L'œdème pulmonaire a été noté dans quelques cas.

Les centres nerveux, et spécialement l'encéphale, sont presque toujours congestionnés. Cette congestion est poussée quelquefois jusqu'à la production de petits foyers hémorragiques dans les méninges ou les diverses parties de l'encéphale. Plus souvent il existe un épanchement séreux dans les ventricules cérébraux et dans la cavité de l'arachnoïde. — Chez les petits enfants, toutes ces lésions sont rares, si nous nous en rapportons à notre observation personnelle. Sur 11 autopsies, une seule nous les a présentées. Les méninges, d'ailleurs saines, étaient fortement congestionnées. Le cerveau, dans son ensemble, était également très congestionné, mais cette congestion était excessive au niveau des corps opto-striés gauches, lesquels étaient parsemés de points hémorragiques du volume d'une lentille. En outre, on trouvait dans le lobe occipital gauche, au milieu de la substance blanche, un épanchement de sang coagulé du volume d'un haricot, et un autre, plus petit, à la partie postérieure du lobe occipital droit. Les ventricules cérébraux contenaient une petite quantité de sérosité limpide. — Il s'agissait dans ce cas d'une enfant de 9 mois, atteinte de diarrhée qui l'avait mise dans un état grave; on lui prescrivit une potion qui devait contenir deux gouttes de laudanum de Sydenham dans 60 grammes de julep gommeux; mais, au lieu de 2 gouttes, on mit 2 grammes. L'enfant prit dans le courant de la nuit 4 cuillerées à café de cette potion; elle mourut la nuit suivante, après avoir présenté dans la journée du coma, des convulsions, avec rétrécissement pupillaire. — Dans les autres cas, la congestion cérébrale était nulle ou peu marquée; elle faisait notamment défaut chez les trois enfants de l'observation XIX.

A moins que la mort n'ait été très rapide, on trouve généralement la vessie remplie d'urine, car, pendant la durée de l'intoxication, les mictions sont supprimées, tandis que la sécrétion urinaire continue.

On ne retrouve presque jamais sur le cadavre la contraction pupillaire observée au cours de l'empoisonnement; pendant l'agonie, les pupilles se dilatent et restent en cet état après la mort [1].

§ V. — Élimination.

La morphine s'élimine par diverses voies.

L'importance de l'élimination rénale paraît varier beaucoup suivant les sujets. On peut souvent caractériser la morphine dans l'urine des sujets qui n'en ont ingéré qu'un centigramme. Dans les cas d'empoisonnement aigu, on la trouve souvent aussi pendant toute la durée de l'intoxication et même pendant les quelques jours suivants. Par contre, dans certains cas où la dose ingérée avait été considérable et l'empoisonnement très grave, on n'en a pas retrouvé dans l'urine ou seulement en quantité très minime. Ces différences tiennent sans doute à ce que la morphine n'est pas toujours éliminée en nature, mais après s'être transformée dans l'organisme en divers dérivés qui ne peuvent être décelés que par des procédés spéciaux.

L'estomac et probablement aussi l'intestin éliminent aussi la morphine, mais dans une mesure qui est évaluée diversement par les expérimentateurs. D'après Hitzig, la moitié environ de la morphine introduite en injection sous-cutanée chez les chiens se retrouve dans l'estomac. Binet, qui a fait la même recherche, notamment sur un chien à fistule gastrique, a constaté que l'élimination était réelle, mais très minime. Chez

---

1. Au point de vue purement scientifique, signalons les travaux suivants, d'après lesquels la morphine produirait des altérations des cellules nerveuses. Pilliet, *C. R. de la Soc. de biol.*, 1887 ; Sarytchoff, Lésions du syst. nerv. central dans le morphinisme, Analyse in *Rev. des sc. méd.*, 1894.

l'homme, l'élimination gastro-intestinale serait fort importante d'après certains auteurs.

Les glandes mammaires, et sans doute aussi la peau, donnent également issue à la morphine.

L'élimination se fait assez lentement. Nous avons vu que dans l'intoxication aiguë, on pouvait trouver la morphine dans l'urine quelques jours après la guérison. Dans l'intoxication chronique, la morphine reste longtemps retenue par certains organes. Chez un morphinomane invétéré, mort subitement 14 jours après la fin d'un sevrage qui avait duré un mois, on a trouvé de la morphine dans le foie, et, en quantité moindre, dans le cerveau et dans les reins[1]. Chez un autre qui, 13 jours avant sa mort, avait cessé de prendre de la morphine, on trouva aussi cet alcaloïde dans les centres nerveux, les reins, la rate et surtout dans le foie. Du reste, dans presque tous les cas de sevrage, on trouve la morphine dans l'urine pendant les quelques jours qui suivent la suppression complète.

§ VII. — Données expérimentales. Mode d'action.

Les animaux sont beaucoup moins sensibles à la morphine que l'homme. Chaque espèce animale a une impressionnabilité très différente. Le tableau suivant, emprunté à L. Guinard[2], indique les doses toxiques moyennes, par voie hypodermique, chez :

Le cheval..	7 milligr.	par kilog.
L'âne.	9	—
Le bœuf.	15	—
Le chat.	40	—
Le chien.	65	—
Le porc.	200	—
La chèvre.	400	—

1. Antheaume et Mouneyrat, *Ac. des Sciences,* juin 1897.
2. Louis Guinard, Étude expérimentale de pharmacodynamie comparée de la morphine et l'apomorphine. *Thèse* de Lyon, 1898.

La résistance de certains animaux paraît tenir non pas à une impressionnabilité moindre des cellules nerveuses, mais à ce que le poison est détruit ou modifié dans l'organisme avant d'arriver auxdites cellules. C'est du moins ce qui a été démontré pour le lapin. Cet animal supporte parfaitement, en injection sous-cutanée, une dose de $0^{gr},30$ chlorhydrate de morphine, mais si un seul milligramme de ce sel est introduit directement dans le cerveau, on voit se produire des accidents presque immédiats. « Les membres sont agités de tremblements, la marche est impossible; l'animal reste stupéfié pendant 24 à 30 heures; puis il paraît aller mieux, mais il maigrit et meurt en 4 à 5 jours[1]. »

Les effets du poison ne sont pas exactement les mêmes chez tous les animaux. C'est chez le chien que les symptômes ressemblent le plus à ceux que l'on observe chez l'homme. La morphine produit la narcose chez le chien, et aussi chez le lapin, le cobaye, le rat. Mais d'autres animaux, le chat, le cheval, l'âne, le bœuf, loin d'être narcotisés, présentent au contraire une violente agitation. Le chat est pris d'une sorte de délire hallucinatoire; le cheval piétine, exécute des mouvements de manège, paraît atteint d'un accès de manie. — Quand l'intoxication est mortelle ou grave, tous les animaux sans exception sont pris de convulsions qui débutent assez tardivement, une heure au moins après l'administration de la morphine; ces convulsions revêtent l'aspect de crises épileptiques très violentes. — Les troubles de la respiration, de la circulation, de la calorification sont à peu près les mêmes que chez l'homme. — L'action sur les sécrétions présente des particularités très marquées; chez le cheval et chez l'âne la sécrétion sudorale est très augmentée; le chat, le mouton, la chèvre, le porc, le bœuf salivent abondamment; chez le bœuf, la sialorrhée est comparable, comme quantité, à celle que produit la pilocarpine (L. Guinard).

Les différences qui viennent d'être indiquées n'empêchent pas de discerner les traits communs du mécanisme de l'intoxication. La morphine est avant tout un poison de l'écorce

1. Roux et Borrel, *Ann. de l'Inst. Pasteur*, avril 1898.

cérébrale. Chez l'homme comme chez certains animaux, elle abolit les facultés psychiques, après les avoir d'abord légèrement stimulées; chez les autres animaux elle produit au contraire une excitation violente et désordonnée des cellules cérébrales[1]. A dose plus élevée, ou après un contact plus prolongé, la morphine agit sur le bulbe et sur la moelle. C'est à cette action centrale que doivent être rattachés presque tous les symptômes de l'intoxication.

Le ralentissement et l'affaiblissement de la respiration sont dus pour une part à la suppression de l'influence du cerveau sur le centre respiratoire, et pour une autre part à l'amoindrissement de l'activité de ce centre, causé directement par la morphine.

Cet amoindrissement est mis en évidence par le fait suivant. Quand un individu respire de l'air renfermant une quantité notable d'acide carbonique, sa respiration (ainsi que nous l'avons vu dans le chapitre consacré à ce gaz) est largement activée. Or si le sujet en expérience a reçu auparavant une dose de morphine, même minime et nullement toxique, l'augmentation de la respiration ne se produit pas. — Les pauses respiratoires et les reprises qui se produisent au cours de l'intoxication peuvent être expliquées de la façon suivante. Quand le bulbe est imprégné de la morphine, le centre respiratoire cesse de fonctionner; l'asphyxie commence, et le sang qui arrive au bulbe est pauvre en oxygène, riche en acide carbonique; en cette double qualité il agit en stimulant le centre respiratoire qui recommence à fonctionner jusqu'à ce que, le sang cessant d'être asphyxique, la stimulation anormale cesse en même temps d'ailleurs que le bulbe s'imprègne de plus en plus de morphine.

La dépression du cœur est attribuée d'une part à la paralysie des accélérateurs, et d'autre part à une action directe sur le cœur.

Les convulsions sont surtout d'origine bulbaire, d'après

1. La chèvre fait exception. Chez cet animal, l'intoxication, qui ne peut être obtenue d'ailleurs que par de très grosses doses de morphine, respecterait le cerveau (Guinard).

Guinard ; mais les cellules motrices du bulbe ne s'imprègnent que lentement du poison, et seulement quand il est en quantité considérable. Chez l'homme, cette imprégnation n'aurait pas le temps de se faire parce que dans les cas graves la mort survient auparavant, et surtout par paralysie du cerveau. Les convulsions que l'on observe parfois chez l'homme adulte à la période terminale peuvent être attribuées en partie à l'asphyxie qui se produit presque toujours à la fin de l'empoisonnement.

Chez presque tous les animaux, la moelle, au lieu d'être paralysée, est au contraire stimulée pendant la plus grande partie de l'intoxication, ainsi qu'en témoignent l'exagération des réflexes, la raideur des mouvements observées chez presque tous les animaux, mais non chez l'homme. — Chez la grenouille la morphine produit des accès convulsifs analogues à ceux du strychisme, mais après chaque accès l'excitabilité réflexe de la moelle est momentanément abolie.

Le rétrécissement pupillaire, constant chez l'homme, manque chez certains animaux. Chez ceux d'entre eux que la morphine excite c'est au contraire de la mydriase qu'on observe, d'après Kobert ; suivant cet auteur la section du sympathique (qui contient des filets venant d'un centre mydriatique situé dans le cerveau) ferait cesser aussitôt la dilatation pupillaire ; il en conclut que les modifications de la pupille résultent d'une action centrale, paralysante chez l'homme, excitante chez certains animaux.

L'action sur les sécrétions paraît être aussi d'origine centrale.

Il est intéressant de noter que la morphine paralyse les globules blancs. Chez un cobaye narcotisé par l'opium les leucocytes perdent pour un certain temps leurs mouvements ; ils ne sortent plus des vaisseaux par diapédèse, et sont devenus incapables d'exercer leur action phagocytaire[1].

Ce fait peut donner quelque appui à une hypothèse séduisante proposée pour expliquer l'action cérébrale de la morphine et des autres substances hypnotiques, narcotiques.

---

1. Cantacuzène, *Ann. de l'Inst. Pasteur*, avril 1898.

Il paraît aujourd'hui démontré que les cellules nerveuses communiquent avec leurs voisines non par continuité, mais par contiguïté des arborisations terminales du prolongement cylindraxile des unes avec les prolongements protoplasmiques des autres. Admettant, d'après certaines recherches histologiques récentes, que ces ramifications protoplasmiques sont douées de mouvements amiboïdes, on a imaginé que le sommeil naturel est dû à l'isolement du neurone cérébral par rétractation de ses prolongements. La morphine produirait la paralysie du neurone cérébral comme elle produit celle des leucocytes, et amènerait ainsi la narcose. L'excitation occasionnée chez certaines espèces par la morphine serait due à l'exagération et au désordre des rapports de contiguïté des neurones subissant une stimulation excessive.

Action des autres alcaloïdes de l'opium.

Nous avons dit (page 606) que l'opium renferme, outre la morphine, d'autres alcaloïdes dont les effets sur l'organisme diffèrent de ceux de la morphine.

L'action des principaux de ces alcaloïdes a été étudiée surtout par Claude Bernard et Rabuteau [1]. Au point de vue toxicologique les données les plus importantes fournies par cette étude peuvent se résumer ainsi.

L'énergie toxique de ces divers alcaloïdes n'est pas la même pour l'homme et pour les animaux. C'est ce qu'indiquent les deux tableaux suivants dans lesquels les alcaloïdes sont rangés par ordre décroissant d'activité.

ORDRE TOXIQUE

CHEZ LES ANIMAUX (Cl. Bernard).	CHEZ L'HOMME (Rabuteau).
Thébaïne	Morphine.
Codéine.	Codéine.
Papavérine.	Thébaïne.
Narcéine.	Papavérine.
Morphine.	Narcéine.
Narcotine.	Narcotine.

1. Claude Bernard. Leçons sur les substances toxiques. Rabuteau, Éléments de toxicologie. Paris, 1874.

La plupart de ces alcaloïdes sont convulsivants.

Les effets de la *thébaïne* chez les animaux sont comparables à ceux de la strychnine. Quand on injecte à une grenouille 0gr,01 de chlorhydrate de cocaïne, ou même moins encore, on voit bientôt éclater de violents accès tétaniques qui ressemblent de très près à ceux du strychnisme. Mais ces doses convulsivantes sont mortelles, et jamais l'animal ne présente la période de paralysie consécutive ni celle des convulsions de retour. Chez le chien, la thébaïne produit aussi les mêmes attaques convulsives, à la dose de 0gr,05 en injection intra-veineuse (Magendie), de 0gr,10 à 0gr,20 en injection sous-cutanée.

Pour l'homme, la thébaïne paraît relativement peu toxique. Rabuteau qui en a pris 0gr,10 (dissous dans l'acide chlorhydrique) n'a éprouvé qu'une sorte d'ébriété légère, sans céphalalgie.

La *papavérine* est également convulsivante, mais à bien plus haute dose : 0gr,02 à 0gr,03 pour la grenouille. Une dose de 0gr,15 chez un lapin, de 0gr,25 chez un chien n'ont produit aucun effet appréciable (Rabuteau). — Chez l'homme, les effets sont peu marqués à la dose de 0gr,20 et même plus.

La *codéine* est assez active chez l'homme. Rabuteau, qui l'a expérimentée sur lui-même, a éprouvé avec une dose de 0gr,05 (prise par la bouche) de la pesanteur de tête, de l'obscurcissement des idées, une certaine faiblesse dans les membres inférieurs ; — avec une dose de 0gr,15, de la fatigue musculaire, des démangeaisons notamment aux extrémités des membres, une contraction pupillaire qui a duré plus d'un jour; cette dose n'a pas provoqué de sommeil. Schroff a noté des nausées et des vomissements avec une dose de 0gr,10. — La codéine est convulsivante pour les animaux, mais à un degré bien moindre que les alcaloïdes précédents.

Les effets de la *narcéine* se rapprochent sur la plupart des points de ceux de la morphine, mais ils sont moins intense. Chez l'homme, elle procure le sommeil à la dose de 0gr,10 à 0gr,20, sans provoquer de phénomènes toxiques notables. — Chez les animaux son effet hypnotique est plus intense. Elle n'est pas convulsivante.

La *narcotine* est le moins actif des alcaloïdes de l'opium. Rabuteau en a avalé 0gr,40 en une fois (dissous dans l'acide chlorhydrique) et n'a rien éprouvé sauf une faible contraction de la pupille et une légère congestion oculaire. D'après le même auteur, Bailly en aurait administré 3 grammes dans les 24 heures. — Chez les animaux, la narcotine est convulsivante à très hautes doses.

§ **VII.** — **Diagnostic.**

Le coma forme le trait essentiel de la symptomatologie du morphinisme aigu; mais il se distingue des autres coma, toxiques ou non, par un ensemble de particularités et de signes accessoires, qui, sans être absolument caractéristiques, ont cependant une réelle valeur diagnostique.

Le coma ne s'établit que graduellement et il est précédé d'une période de somnolence pendant laquelle l'intelligence reste intacte. Si, par exception, ce coma présente quelque rémittence, le malade n'a pendant celle-ci ni délire ni excitation. Les *pupilles sont fortement contractées* et ne réagissent pas à la lumière; ordinairement les sclérotiques sont injectées. La cyanose se manifeste notamment par des plaques circonscrites. La *respiration est extrêmement ralentie,* avec ou sans grandes irrégularités. Il n'y a pas de diarrhée, et ordinairement pas d'évacuation d'urine. Enfin les convulsions, quand elles se manifestent, sont presque toujours tardives. — Bien que chacun de ces signes puisse faire défaut dans un cas donné, la réunion de plusieurs d'entre eux fournit une sérieuse présomption d'empoisonnement par l'opium ou la morphine.

L'autopsie permet d'éliminer diverses maladies susceptibles d'entraîner le coma (apoplexie cérébrale, urémie, méningite chez les enfants). Elle ne fournit guère d'autres signes pour le diagnostic, à moins que l'on ne constate l'odeur de l'opium, la couleur du laudanum, la présence dans l'estomac ou l'intestin de débris de pavots, etc.

L'analyse chimique ne permet pas toujours de retrouver la morphine dans les viscères. Cet alcaloïde est quelquefois détruit assez vite par la putréfaction ; en outre, son extraction présente quelques difficultés. S'il a été retrouvé parfois dans le cadavre plusieurs semaines ou plusieurs mois après la mort, dans d'autres cas, la recherche a échoué. « Il m'est arrivé plus d'une fois, dit Ogier, de ne pas réussir à l'isoler dans les viscères provenant d'individus certainement empoisonnés, soit par la morphine, soit par des préparations opiacées complexes, telles que le laudanum ». — D'un autre côté, bien que la morphine possède des réactions nombreuses, il est arrivé dans une affaire criminelle (Sensogno) qu'on a cru la reconnaître dans des extraits qui ne contenaient en réalité que des ptomaïnes. L'erreur a été démontrée par Selmi qui a reconnu notamment que cette pseudo-morphine amenait chez la grenouille l'arrêt systolique du cœur, effet qui n'appartient nullement à la morphine.

Injectée à la grenouille, la morphine produit d'abord de l'apathie ; l'animal ne se meut pas volontiers ; ses mouvements sont un peu maladroits ; au bout d'un certain temps, si on le place sur le dos, il reste dans cette position ; puis, le réflexe cornéen est aboli. Après cette période de narcose, survient une période convulsive qui peut durer plusieurs jours et pendant laquelle l'animal a des accès tétaniques spontanés ou provo-

qués. Mais, pour obtenir ces effets, il faut employer
0^{gr},02 centigrammes de morphine (Husemann).

§ VIII. — Traitement.

Nous supposons d'abord qu'on est appelé auprès du
malade avant que celui-ci soit comateux.

La première chose à faire, si le poison a été administré par la bouche, est de vider l'estomac. Les vomitifs
sont plus expéditifs; mais il arrive assez souvent qu'ils
ne produisent pas d'effet quand ils ne sont pas administrés très tôt. Le lavage de l'estomac, continué jusqu'à
ce que le liquide évacué ne renferme plus de traces du
poison, donne des garanties beaucoup plus sérieuses.
Il peut d'ailleurs être employé après le vomitif.

Les contrepoisons chimiques : solution iodo-iodurée
et tanin sont donnés par la bouche ou mêlés au liquide
de lavage. Husemann conseille d'ajouter à la solution
de tanin un peu d'acétate ou de carbonate de soude;
ces sels favorisent la précipitation de la morphine et
empêchent le précipité de se redissoudre dans les liquides acides de l'estomac.

Il y a tout intérêt à retarder autant que possible l'apparition du coma. On y réussit en tenant le malade
éveillé par des excitations diverses; en Angleterre et en
Amérique, on le force à marcher poussé et soutenu par
des aides; c'est là le traitement dit *ambulatoire*.

Le café et le thé sont donnés dans le même but. Ces
substances ont été administrées aussi même dans la
période comateuse (en lavements) et quelquefois avec
succès. Les injections de caféine remplissent la même
indication.

Ce traitement par les excitants suffit dans les intoxications relativement légères. Il est encore fort utile, à titre d'adjuvant, quand le malade est plongé dans un coma profond ; mais dans ce cas, sauf peut-être de rares exceptions, il est tout à fait insuffisant.

Si l'on arrive auprès du malade au moment où il est déjà comateux, il faut encore s'occuper de vider l'estomac, même si des vomissements spontanés ou provoqués se sont déjà produits, et même quand la morphine a été introduite par injection sous-cutanée. Il ne faut pas oublier, en effet, qu'une notable partie de la morphine s'élimine par les glandes gastriques, et qu'elle peut être de nouveau réabsorbée par la muqueuse stomacale[1]. Mais quand le malade est comateux, il arrive très souvent que les vomitifs ne produisent aucun effet ; l'apomorphine elle-même échoue quelquefois, et elle risque d'augmenter le collapsus. C'est donc au lavage de l'estomac qu'il faut recourir.

Le danger pour la vie devient imminent dès que le coma l'accompagne du ralentissement et de la faiblesse de la respiration. C'est alors qu'il faut avoir recours à la respiration artificielle qui donne parfois des succès brillants, pourvu qu'elle soit pratiquée avec persévérance, c'est-à-dire continuée, s'il le faut, pendant 10, 12 heures et plus, et reprise chaque fois que les mouvements spontanés recommencent à se ralentir et à s'affaiblir. On peut en même temps faire respirer de l'oxygène, et même mettre le malade pendant une demi-heure

---

1. L'importance de ce fait est diversement appréciée par les auteurs. Binet, en opérant sur des chiens, a vu que la morphine ne s'éliminait qu'en assez faible proportion par les glandes gastriques ; il n'a pu sauver les animaux empoisonnés en leur irriguant constamment l'estomac.

dans un bain chaud, en lui faisant des affusions froides sur la tête.

Concurremment avec la respiration artificielle, dont l'indication est des plus nettes et des plus pressantes, on peut avoir recours à l'un des traitements suivants :

Le *traitement par l'atropine* a été et est encore souvent employé. L'expérimentation montre que l'atropine, sans être l'antagoniste complet de la morphine, est du moins capable de combattre quelques-uns des effets de celle-ci, et précisément les plus graves : le ralentissement de la respiration, du pouls, l'abaissement de la pression sanguine, la diminution de l'excitabilité réflexe. Même ainsi circonscrite, l'action antagoniste de l'atropine ne s'exerce pas constamment et alors il est à craindre que ses effets toxiques ne s'ajoutent, sur divers points, à ceux de la morphine. C'est ainsi que l'on voit succomber des animaux auxquels on a administré simultanément les deux poisons, chacun à une dose un peu inférieure à la dose mortelle.

Cependant chez l'homme, le traitement par l'atropine a donné des succès éclatants et incontestables, car l'amélioration se produisait presque aussitôt après l'administration de l'atropine. Dans ces cas, la respiration devient plus fréquente et plus profonde, le pouls se relève et reprend de l'ampleur. Les facultés intellectuelles restent abolies. Les pupilles se dilatent ou restent contractées, sans que cela fournisse aucune indication pronostique.

Le traitement en question a montré aussi que pendant le morphinisme aigu, des doses considérables d'atropine sont quelquefois supportées impunément. Voici quelques exemples rassemblés par Husemann. Un homme empoisonné par 30 grammes de laudanum reçut $0^{gr},044$ de sulfate d'atropine en injections sous-cutanées ; une femme, empoisonnée également avec 30 grammes de laudanum, reçut $0^{gr},045$ du même sel en 15 injections ; à un homme qui avait avalé 45 grammes de laudanum, on injecta d'un coup $0^{gr},015$ de sulfate d'atropine ; un autre, empoisonné par $0^{gr},40$ d'acétate de morphine fut traité par la teinture de belladone à la dose de 2 cuillerées et demie à café.

A côté de ces succès, le traitement compte aussi des revers qui l'ont fait déconseiller par plusieurs médecins. Ces différences tiennent vraisemblablement à deux causes. La première est que chaque individu possède une susceptibilité spéciale envers chaque poison, non seulement par rapport à la dose totale qu'il peut supporter, mais aussi relativement à la façon dont le poison agit sur lui, tel ou tel appareil étant plus ou moins impressionnable. D'un autre côté, la dose à laquelle est administrée l'atropine joue sans doute aussi un grand rôle. En expérimentant sur des mammifères morphinisés, on a constaté, en effet, qu'une certaine dose d'atropine augmente l'ampleur de la respiration, tandis que des doses notablement plus petites ou plus grandes ne produisent pas cet effet.

Le point délicat de ce traitement est précisément le dosage de l'atropine. Les auteurs sont loin de s'accorder sur ce point. D'après Weir Mitchell, Kean, Morehouse, il convient de donner $0^{gr},002$ d'atropine pour $0^{gr},015$ de morphine ; d'après Dodeuil, 1 partie d'atropine pour 4 de morphine. Johnston conseille une injection de $0^{gr},015$ à $0^{gr},030$ d'atropine, injection à renouveler au bout de 2 heures si l'effet sur la respiration et le pouls n'est pas pleinement obtenu. Wood prescrit seulement un ou quelques milligrammes d'atropine, mais à renouveler à courts intervalles (10, 30 minutes) jusqu'à ce que l'effet soit produit. Husemann, à qui nous empruntons ces renseignements, fait remarquer avec raison que les petites doses répétées conviennent dans la première période de l'intoxication, mais que lorsque le malade est dans un coma profond avec respiration stertoreuse et ralentie, un milligramme d'atropine ne peut guère avoir d'utilité ; il convient d'en donner d'emblée une forte dose ; il ajoute que 5 à 10 milligrammes peuvent suffire.

Lépine [1] fait observer judicieusement que la susceptibilité envers l'atropine étant très variable suivant les individus, l'administration de ce médicament à grosses doses expose le patient à un péril qui peut être très grave. Il conseille donc de ne pas dépasser la dose de $0^{gr},001$ qui pourrait être renouvelée au bout de 2 ou 3 heures, l'atropine s'éliminant rapidement. Si la première dose ne produisait aucun effet, il préférerait s'adresser à un autre contrepoison. Cette conduite est évidemment la plus prudente ; mais nous avons vu que le succès avait parfois récompensé les médecins plus audacieux.

Le *traitement par la strychnine* vise principalement aussi le relèvement de la respiration et du cœur. Ses partisans font remarquer que la strychnine n'exerçant pas d'action sur le cerveau, il n'y a pas à craindre avec elle, comme avec l'atropine, d'augmenter le coma morphinique. Les animaux morphinisés supportent impunément de grosses doses de strychnine. Chez l'homme,

1. Lépine. Sur l'emploi de l'atropine dans l'intoxication par l'opium (avec de nombreuses indications bibliographiques). *Sem. méd.*, 1897.

le traitement par la strychnine a donné de bons résultats ; il a été employé quelquefois conjointement avec
l'atropine.

Traitement par le permanganate de potasse. — Ce traitement a été préconisé par le Dr W. Moor (de New-York)
qui l'a expérimenté sur lui-même. Bien que très sensible
à l'action de 1 centigramme de morphine, il a pu
prendre en une dose, sans en ressentir aucun effet, 12
et même 18 centigrammes de sulfate de morphine, en
avalant une minute après 18 et 24 centigrammes de
permanganate de potasse. En cas d'empoisonnement,
Moor conseille d'administrer le permanganate à la dose
de 0^{gr},50 à 1 gramme en solution dans 200 à 250 grammes
d'eau, dose qui doit être répétée trois ou quatre fois,
plus souvent s'il le faut, à intervalles d'une demi-heure.
— Lorsqu'il s'agit du laudanum ou de morphine insoluble, il serait bon d'administrer au préalable un peu
d'acide chlorhydrique ou de vinaigre pour solubiliser
l'alcaloïde.

Ce traitement a été appliqué avec succès à trois cas
d'empoisonnement grave par le laudanum par des médecins américains (Moreland, Gugg et King). Le D^r
Körner (de Magdebourg) lui attribue aussi le salut d'une
femme qui avait avalé 50 centigrammes de morphine.
Dans ces quatre cas, le permanganate a été administré en
injections sous-cutanées ; dans un cas 50 grammes d'une
solution à 5 pour 100 ont été injectés. — Dans un cas
du Dr G. Torre (de la Spezzia) il s'agissait d'une fillette
de 5 ans qui avait avalé 6 centigrammes de chlorhy-
drate de morphine en solution. L'enfant était dans le
coma le plus profond, cyanosée, algide, avec une respiration lente et irrégulière, les pupilles contractées et

immobiles. On parvint à lui faire avaler 20 centigrammes de permanganate en solution dans 200 grammes d'eau, puis on pratiqua à courts intervalles trois injections sous-cutanées d'un gramme d'une solution de permanganate à 1 pour 100. Après la 3e injection, tous les symptômes s'amendèrent ; on continua à administrer un peu d'une potion contenant 6 centigrammes de permanganate pour 120 d'eau. Trois heures après, la guérison était complète.

Le permanganate de potasse mélangé à partie égale d'un sel de morphine décompose ce sel et détruit la morphine. Cette action chimique se produirait donc non seulement dans l'estomac, mais aussi dans le sang et dans l'intimité des tissus, puisque le traitement se serait montré efficace même quand le permanganate est administré en injections sous-cutanées.

INTOXICATION CHRONIQUE

Nous ne parlerons pas ici de l'intoxication chronique par l'opium. Extrêmement répandue en Orient, où l'opium est consommé, à titre de substance enivrante, par une foule d'individus, ce mode d'intoxication n'existe pour ainsi dire pas dans notre pays.

En revanche, l'intoxication chronique par les piqûres de morphine est devenue assez fréquente depuis quelques années en France et dans les diverses contrées de l'Europe. C'est elle seule que nous décrirons ; elle ne diffère d'ailleurs de l'intoxication occasionnée par l'opium que par des détails secondaires.

Indiquons de suite les deux particularités saillantes du morphinisme chronique. La première est que l'organisme s'habitue assez vite à tolérer des doses considérables de morphine; il y a des individus qui s'administrent quotidiennement plusieurs grammes (jusqu'à 6 et 9) de chlorhydrate de morphine, c'est-à-dire une dose très supérieure à celle qui suffirait pour tuer un sujet non initié. Non seulement l'organisme tolère ces hautes doses, mais elles lui deviennent indispensables; si on les lui supprime ou si on les lui diminue trop brusquement, ses fonctions sont troublées, souvent d'une façon très grave. Il y a un état morbide spécial, que l'on peut appeler l'*amorphinisme,* qui résulte de la suppression du poison.

Mais la tolérance pour la morphine n'est acquise qu'au prix d'une véritable intoxication dont les symptômes moins bruyants, moins dramatiques et surtout à développement moins rapide que ceux de l'amorphinisme, altèrent gravement la santé et abrègent souvent beaucoup la vie.

Le *morphinisme* chronique est désigné aussi sous le nom de *morphinomanie.* Cette appellation lui a été donnée en raison de ce que les malades ont pour la morphine un appétit violent, comparable à celui des dipsomanes pour l'alcool. A cette passion purement psychique se joint du reste bientôt le besoin impérieux de faire cesser les troubles somatiques qui se produisent dès que les injections habituelles sont trop espacées.

La passion de la morphine se développe très vite chez les névropathes, les déséquilibrés, les dégénérés. A ces sujets la morphine procure d'emblée une sorte d'ivresse beaucoup moins grossière que celle de l'alcool, un bien-être physique et intellectuel, une *euphorie* qui est pour eux un attrait puissant. Cette euphorie cesse du reste bientôt de se produire, mais à ce moment le malade ressent déjà les manifestations de l'amorphinisme s'il restreint sa dose quotidienne. Chez les sujets dont le système nerveux est normal, le besoin de la morphine n'est d'abord que le désir de se soustraire aux malaises de l'amorphinisme ; mais eux aussi finissent par devenir morphinomanes au sens strict du mot.

L'intoxication chronique se manifeste dans un délai et avec une intensité très variables suivant les individus. Tel sujet qui prend de la morphine depuis 10 ou 15 ans est resté, au moins en apparence, dans un état à peu près normal. Tel autre est déjà gravement atteint au bout de quelques mois. La dose quotidienne n'a pas non plus à cet égard toute l'importance qu'on lui attribuerait *a priori*.

§ I. — Symptômes.

L'intoxication se manifeste par des troubles psychiques et par des troubles somatiques.

Les troubles psychiques font bien rarement défaut, surtout chez les morphinomanes invétérés. Ces troubles peuvent passer inaperçus, parce que, sous l'influence immédiate d'une piqûre, l'intelligence reprend momentanément sa lucidité et son activité ; mais ceux qui vivent auprès du malade constatent que ses facultés mentales sont amoindries, que sa mémoire est diminuée, qu'il est devenu morne, apathique, incapable d'acquérir des notions nouvelles, et aussi que son sens moral s'est abaissé. Quelquefois l'affaiblissement intellectuel finit par se compliquer d'un vague délire de persécutions accompagné ou non d'hallucinations.

Parmi les troubles somatiques, il faut citer d'abord comme l'un des plus constants la diminution de la plupart des sécrétions, à l'exception de celle de la sueur qui est en général augmentée. La bouche est sèche, la langue couverte d'un enduit sale, le suc gastrique peu abondant et très pauvre en HCl. L'appétit est considérablement diminué, les digestions se font mal ; une constipation opiniâtre se produit, interrompue de temps en temps par des débâcles. L'amaigrissement et l'anémie sont la conséquence de ces désordres digestifs, et sans doute aussi des troubles de l'assimilation ; ils contribuent avec l'aspect terne de la peau, occasionné par la diminution de la sécrétion sébacée, à donner au malade l'aspect cachectique. Parfois aussi les cheveux blanchissent et tombent prématurément ; les ongles peuvent devenir secs et cassants, les dents tomber soit par suite de carie, soit par suite de périostite alvéolaire. Des abcès cutanés multiples ou volumineux se produisent quelquefois au niveau des piqûres.

La puissance génitale est diminuée ou abolie, la sécrétion spermatique est amoindrie ou supprimée.

Le tremblement, l'ataxie musculaire sont rarement observés. Chez presque tous les malades, les pupilles sont contractées, surtout après chaque injection.

Au bout d'un temps plus ou moins long, le morphinisme chronique aboutit ordinairement à un état de cachexie et de marasme auquel le malade résiste parfois d'une façon surprenante, mais qui finit cependant par entraîner la mort.

Amorphinisme. — Pendant tout le cours de l'intoxication chronique, dès que le malade ne se fait pas sa piqûre au moment voulu, il éprouve un malaise spécial; il devient inquiet, agité, incapable d'attention soutenue; il est pris de bâillements et d'éternuements répétés, parfois d'un flux nasal; son pouls devient dépressible; ses pupilles se dilatent.

Ces troubles s'aggravent et se multiplient singulièrement quand la privation de morphine se prolonge, surtout s'il s'agit de morphinomanes invétérés, la quantité de la dose journalière ne jouant ici qu'un rôle relativement secondaire. On voit alors éclater une foule de symptômes tumultueux qui acquièrent ordinairement leur summum d'intensité au bout de cinq à six jours, et qui peuvent être assez graves pour occasionner la mort, si l'on n'emploie pas le remède héroïque en pareil cas, c'est-à-dire l'injection d'une dose copieuse de morphine laquelle dissipe tous les troubles comme par enchantement.

Parmi les symptômes de cet état de privation, d'*amorphinisme,* les plus fréquemment observés sont les suivants. C'est d'abord une agitation extrême, à la fois physique et morale. Le malade, poussé par un malaise des plus pénibles, comparable à celui de la faim prolongée, mais beaucoup plus intense, réclame à grands cris la morphine, et cherche à se la procurer par tous les moyens y compris le vol; s'il ne peut l'obtenir, il menace de se suicider, et tente quelquefois en effet de se tuer. Il y a là un état mental tout particulier, qui comporte souvent une irresponsabilité plus ou moins complète. Parfois, au lieu de cette agitation, ou bien alternant avec elle, on observe une dépression extrême; le malade reste morne, accablé, indifférent à tout ce qui l'entoure; nous avons vu ainsi une jeune femme, ordinairement élégante et soignée, s'abandonner au point de lâcher ses excréments dans ses vêtements. — Au malaise plus ou moins vague du début, ne tardent pas à succéder des symptômes plus précis. Ce sont des douleurs vives, spécialement dans les mollets, les genoux, les membres inférieurs; les névralgies anciennes reparaissent; les coliques hépatiques sont très fréquentes, et aussi des pseudo-coliques hépatiques chez les sujets qui n'ont pas de calculs biliaires. — L'insomnie est absolue. — Les douleurs d'estomac, les vomissements et surtout la diarrhée ne font presque jamais défaut. La diarrhée peut être tellement abondante qu'elle simule, avec le collapsus, la cyanose et les crampes qui l'accompagnent, une attaque de choléra véritable. — A peu près constants aussi sont les troubles cardiaques qui se manifestent par la fréquence, la dépressibilité et les intermittences du pouls, et qui peuvent aboutir au plus grave des accidents de la démorphinisation, à savoir le collapsus cardiaque. Celui-ci s'annonce par la pâleur du visage, qui se couvre de sueurs froides ainsi que les extrémités; bientôt après, le malade tombe sans connaissance, son pouls est insensible, les mouvements du cœur sont à peine perceptibles à l'auscultation, et ils s'arrêtent parfois définitivement, lorsque le malade ne reçoit pas à temps les secours convenables.

Signalons encore, parmi les effets moins fréquents de la démorphinisation, le délire aigu caractérisé par un violent accès de manie avec hallucinations de tous les sens, tremblement général, troubles de la parole. Cet accès de manie, qui rappelle de près le délirium tremens, peut survenir même chez des morphinomanes non entachés d'alcoolisme. Grave par lui-même, il le devient beaucoup plus quand il se complique de collapsus cardiaque. — La démorphinisation peut être aussi le point de départ de manifestations hystériques ou hystéro-épileptiques transitoires ou persistantes.

§ II. — Pathogénie du morphinisme chronique et de l'amorphinisme.

On voit d'après ce qui précède que presque tous les troubles qui se produisent pendant la démorphinisation représentent la contre-partie des symptômes du morphinisme chronique. Il semble que ceux des éléments anatomiques dont l'activité fonctionnelle a été comprimée par la morphine[1] reprennent cette activité avec une exubérance désordonnée, dès qu'ils sont soustraits à l'influence de cette substance[2]. En ce qui concerne spécialement les troubles gastriques, cette explication se trouve vérifiée par des recherches expérimentales. Hitzig a montré en effet que pendant le morphinisme la sécrétion d'acide chlorhydrique dans l'estomac est très diminuée, tandis qu'elle reparaît dès que la morphine est supprimée. C'est à l'hyperacidité relative qui se produit alors que sont dus les troubles gastriques et la diarrhée qui se manifestent pendant la démorphinisation, car les désordres gastro-intestinaux

---

1. Il paraît que les cellules épithéliales du tube digestif, du foie, tombent au moment de la démorphinisation et sont remplacées par des cellules jeunes d'une vitalité intense.

2. La nutrition générale profite quelquefois d'une manière très remarquable de cette suractivité fonctionnelle, à ce point qu'après la démorphinisation *rapide* on verrait quelquefois une amélioration considérable de la maladie pour laquelle on avait donné la morphine, et même de maladies postérieures à l'emploi de celle-ci, notamment de la tuberculose pulmonaire. Sollier, *Arch. gén. de médecine,* juin 1899.

de cette période se trouvent supprimés si l'on supprime l'acidité de l'estomac.

Les troubles de l'abstinence et de la démorphinisation ont été attribués par Marmé et par Erlenmeyer[1] à un véritable empoisonnement produit par une substance chimique bien définie. D'après cet auteur, lorsqu'il s'agit d'intoxication chronique, une partie de la morphine introduite dans l'organisme se transforme en *oxydimorphine,* laquelle s'accumule dans les organes d'où elle peut être extraite. Or l'oxydimorphine administrée à des animaux occasionnerait tout le complexus symptomatique de la démorphinisation, et l'empoisonnement ainsi produit serait guéri immédiatement par la morphine. Le morphinomane serait donc empoisonné non pas tant par la morphine que par une substance dérivée de celle-ci, mais à effets physiologiques diamétralement opposés, et les effets de cet empoisonnement, masqués ordinairement par la morphine, deviendraient de plus en plus apparents et de plus en plus graves, à mesure que la morphine serait supprimée plus complètement.

§ III. — Traitement.

Pour guérir un morphinomane, il faut d'abord le sevrer de morphine en atténuant autant que possible les accidents qui résultent de l'abstinence ; il faut ensuite lui faire perdre le besoin et le goût de la morphine.

Le sevrage peut être effectué graduellement et lentement, ou au contraire brusquement et d'un seul coup, ou enfin rapidement, c'est-à-dire en diminuant constam-

---

1. Erlenmeyer. Behandlung d. chr. Morph., in *Handbuch der speciel, Thérapie innerer Krankheiten.* Iéna, 1894.

ment la dose quotidienne et assez vite pour qu'elle tombe à zéro au bout de quelques jours.

Le *sevrage lent* a l'avantage de ne pas déterminer d'accidents ; mais il demande beaucoup de temps et il est à peu près impraticable chez les morphinomanes invétérés, ou habitués à de grosses doses. Chez ceux-ci, en effet, la survenance d'accidents réels ou supposés de la démorphinisation retarde indéfiniment le sevrage complet.

Le *sevrage brusque* entraîne presque fatalement des accidents qui peuvent être fort graves et même mortels, si le malade n'a pas constamment auprès de lui un médecin expérimenté, prêt à lui porter sans retard les secours nécessaires.

Le *sevrage rapide* n'a pas des inconvénients aussi graves. Il est pratiqué de la façon suivante par Erlenmeyer qui, le premier, en a fait méthodiquement usage. On commence par déterminer la dose réelle de morphine à laquelle le malade est habitué ; pour cela on lui fait une injection de $0^{gr},02$ qu'on renouvelle chaque fois que les phénomènes d'abstinence commencent à apparaître. Après une observation de deux ou trois jours on est fixé sur ce point. C'est alors qu'on commence à diminuer rapidement la dose quotidienne, de façon à arriver à la suppression complète en huit ou dix jours pour les malades qui consommaient quotidiennement 1 gramme et plus de morphine ; en trois à six jours pour ceux dont la ration n'était que de $0^{gr},30$ à $0^{gr},50$. La dose totale de morphine qu'on leur administre chaque jour est répartie en trois ou quatre injections dont une vers 10 ou 11 heures du soir pour faciliter le sommeil ; c'est cette injection du soir qui est supprimée en dernier lieu. Les malades doivent garder le lit et être tenus chaudement ; ils sont nourris aussi substantiellement que possible ; ils reçoivent une bonne quantité de vin et, en cas de besoin, d'autres boissons spiritueuses.

Peu de malades échappent complètement aux accidents de l'abstinence qui sont surtout nombreux et accentués dans les derniers jours du sevrage. Pour prévenir ces accidents, il est inutile de substituer à la morphine d'autres médicaments : codéine, cocaïne, chloral, etc. ; le seul résultat de ce procédé est souvent de donner au malade l'habitude d'un autre poison et une autre intoxication chronique. Mais il paraît que les accidents de la démorphinisation peuvent être conjurés en très grande partie par le traitement alcalin.

Ce *traitement alcalin* est basé sur les recherches de Hitzig qui ont montré qu'au moment où un morphinomane ne reçoit plus de morphine ou n'en reçoit qu'en quantité très inférieure à sa ration habituelle, l'estomac, qui auparavant ne sécrétait presque plus d'acide chlorhydrique, commence à en sécréter des quantités considérables. Hitzig supposait que les troubles gastro-intestinaux de la démorphinisation résultaient de cette hyperchlorhydrie. Pour vérifier cette hypothèse, il a pratiqué quotidiennement chez un malade en cours de sevrage le lavage de l'estomac avec un liquide alcalin et il a vu que non seulement les troubles gastro-intestinaux, mais tous les autres accidents de la démorphinisation étaient considérablement atténués. Les mêmes résultats ont été obtenus par Erlenmeyer chez 14 malades auxquels il avait administré des sels alcalins en quantité suffisante pour neutraliser le contenu de l'estomac.

Parmi les accidents de la démorphinisation, les plus

graves sont les troubles cardiaques, et ils nécessitent un traitement spécial. Pour les combattre, on emploie tantôt la spartéine ($0^{gr},02$ à $0^{gr},04$ en injections sous-cutanées), tantôt l'éther, tantôt la caféine (en piqûres ou en poudre associée au camphre : $0^{gr},10$ de chaque, pour une dose répétée plusieurs fois par jour). Mais quand il s'agit d'un véritable collapsus cardiaque, le seul remède efficace est la piqûre de morphine administrée immédiatement à la dose d'au moins $0^{gr},02$ à $0^{gr},03$. Du reste, pour tous les accidents par trop graves ou douloureux, la morphine reste le remède héroïque.

L'insomnie est presque toujours tenace et se prolonge longtemps après la cure ; des doses énormes des différents hypnotiques restent souvent sans efficacité ; lorsqu'une de ces drogues a réussi à provoquer le sommeil, il faut se garder d'en continuer l'usage sans interruption, les morphinomanes contractant très vite l'habitude et le besoin des médicaments nerveux.

Une fois le malade complètement sevré et ne présentant plus aucun des troubles de l'abstinence, il n'est pas encore guéri, en ce sens qu'il conserve encore longtemps l'appétence et le besoin psychique de la morphine. S'il est abandonné trop tôt à lui-même, il cédera presque toujours à son désir et dans ces conditions la rechute est à peu près inévitable surtout s'il s'agit de morphinomanes invétérés.

VIII. — COCAINE

La *cocaïne* est un alcaloïde extrait de la coca (Erythroxylon coca) plante cultivée en Bolivie et dans diverses contrées de l'Amérique du Sud.

Cet alcaloïde, ou plus exactement son chlorhydrate, très soluble dans l'eau, est très employé en thérapeutique depuis une quinzaine d'années, parce qu'il possède la précieuse propriété de produire l'analgésie et l'anesthésie des parties avec lesquelles il se trouve en contact. L anesthésie des muqueuses, ou tout au moins de leurs couches superficielles est obtenue par le simple badigeonnage avec une solution de cocaïne et d'autant plus facilement que l'épithélium de revêtement est plus mince. Pour anesthésier la peau, il faut avoir recours aux injections intra-dermiques ; le badigeonnage est ici sans effet en raison de l'épaisseur et de l'imperméabilité de l'épiderme.

En même temps que l'anesthésie, la cocaïne produit la décongestion et l'anémie des parties sur lesquelles elle est déposée.

Outre cette action locale, la cocaïne détermine, quand elle est absorbée en quantité suffisante, des effets généraux qui peuvent aboutir à une véritable intoxication, laquelle a déjà été observée très souvent.

COCAINISME AIGU

§ I. — Étiologie ; doses toxiques.

L'empoisonnement *par ingestion stomacale* est rare et résulte presque toujours d'une méprise, car, administrée par cette voie, la cocaïne n'expose guère à de graves dangers d'intolérance individuelle quand on reste dans la limite des doses habituellement prescrites.

Les accidents sérieux peuvent survenir à partir de la dose de $0^{gr},30$ à $0^{gr},40$. Dans un cas que nous avons observé, un sieur M. et sa fille adulte avaient pris chacun la moitié d'une potion contenant 1^{gr} de cocaïne (au lieu d'antipyrine). Le père eut une intoxication grave resta pendant trois heures dans le coma, et l'on fut obligé d'employer quelque temps la respiration artificielle ; l'empoisonnement fut moins grave chez la fille (qui avait pris un purgatif trois heures auparavant). — Un médecin italien, Montalti, a publié l'observation d'un homme qui ayant avalé 1^{gr},50 de cocaïne (15 grammes d'une solution à 30 pour 100) mourut en une demi-heure. — Par contre, Pouchet cite le cas d'un adulte qui, ayant avalé 2 grammes de chlorhydrate de cocaïne, resta pendant quatre jours dans un état léthargique profond, mais se rétablit ensuite rapidement ; — et celui d'un enfant de 9 ans, qui ayant avalé 1 gramme de chlorhydrate de cocaïne (en solution au vingtième) fut rétabli après cinq heures d'un sommeil léthargique.

L'immense majorité des intoxications ont été observées à la suite de l'emploi de la cocaïne comme *agent anesthésique local*. Cela tient non seulement à ce que cet emploi est infiniment plus répandu, mais aussi à ce que la cocaïne est beaucoup plus toxique lorsqu'elle est administrée ainsi que lorqu'elle est prise par la bouche[1]. En outre, la dose nécessaire pour obtenir l'anesthésie confine ici de près à la dose toxique, et pour certains sujets la limite entre les deux n'existe pour ainsi dire pas ou du moins est impossible à prévoir.

Outre les différences de susceptibilité individuelle, deux circonstances peuvent modifier la toxicité de la cocaïne en applications locales. C'est d'abord le titre de

---

1. Il a été constaté expérimentalement (Gley) que la cocaïne se montre bien moins active lorsqu'elle a été injectée dans le système porte que lorsqu'elle a été injectée dans la circulation générale.

la solution; l'observation et l'expérimentation ont montré en effet qu'une même quantité de cocaïne est beaucoup moins dangereuse quand elle est en solution à 1 pour 100 par exemple que lorsqu'elle est en solution concentrée[1]. En second lieu, tout ce qui rend l'absorption de la cocaïne plus facile et plus rapide augmente les chances d'intoxication; c'est ainsi par exemple que, sur une muqueuse enflammée, congestionnée, la cocaïne est plus dangereuse.

On peut dire que, *en injections intra-dermiques* au *sous-cutanées*, il est rare qu'une dose inférieure à 0^{gr},05 centigrammes produise une intoxication de quelque gravité; les exceptions qui ont été signalées, ou tout au moins quelques-unes d'entre elles, tiennent peut-être à ce que l'injection avait été faite dans une veinule. — Au delà de 0^{gr},05 et jusqu'à 0^{gr}, 20 centigrammes, des accidents très alarmants, mais rarement mortels, peuvent se produire. Encore sont-ils presque toujours évités moyennant quelques précautions qui seront indiquées plus loin. C'est ce qu'a montré le chirurgien Reclus[2] qui fait grand usage des injections intra-dermiques, et sous-cutanées de cocaïne comme anesthésique local, et qui, sur plus de 2 000 cas, n'a jamais eu d'accident ni même d'alerte sérieuse. — Au delà de 0^{gr}, 20, tout le monde reconnaît maintenant que la cocaïne expose à des accidents mortels. Citons

---

1. Il paraît que les solutions fraîches sont plus actives que les solutions conservées depuis quelque temps. On a dit aussi (Bignon, *Bull. gén. de thérapeutique,* février 1892) qu'un excès, même léger, d'acide comme il s'en trouve souvent dans le chlorhydrate, diminuerait la puissance analgésique de la cocaïne. Cette puissance serait augmentée quand l'alcaloïde se trouve en suspension dans un liquide légèrement alcalin.

2. Reclus, *Semaine médicale,* 1893.

VIBERT. Toxicologie. 42

ici le cas du chirurgien Kolomine qui injecta à une
femme, qu'il devait opérer d'une ulcération rectale, 1^{gr},50
de cocaïne dans les parois du rectum (30 grammes d'une
solution à 5 pour 100). La malade succomba et le chirurgien, désespéré, se suicida.

En ce qui concerne les *applications sur les muqueuses
et sur les séreuses*, il paraît presque impossible d'indiquer
un chiffre pour les doses toxiques, tellement sont différentes les indications fournies par la casuistique et par
l'observation journalière. Parmi les cas mortels qui
ont été publiés, on trouve les suivants. Un calculeux
reçoit une injection vésicale de 60 grammes d'une
solution à 1 pour 100 (soit 0^{gr}60 de chlorhydrate de
cocaïne); les accidents débutèrent presque aussitôt, et
un lavage de la vessie fut pratiqué; néanmoins le
malade mourut en 12 minutes (Albarran). Un homme
de 29 ans, très bien portant, reçoit dans l'urèthre
4 grammes d'une solution à 1 pour 100 (soit 0^{gr},75 de
chlorhydrate de cocaïne); il meurt en 20 minutes
(Sims). Un homme de 25 ans auquel on avait introduit
dans l'urèthre 1 centimètre cube d'une solution à 4
pour 100 (soit 0^{gr},04 de chlorhydrate de cocaïne),
mourut très rapidement (Hattison). Un homme atteint
d'hydrocèle auquel on injecta dans la vaginale une
cuillerée à soupe d'une solution à 2 pour 100 (soit
0^{gr},30 à 0^{gr},35 de chlorhydrate de cocaïne) mourut en
une demi-heure. — Quant aux intoxications non mortelles, on les a vu se produire, et quelquefois sous une
forme très grave, à la suite de badigeonnages d'une
solution peu étendue sur les gencives, sur la muqueuse
nasale, d'une instillation dans l'œil d'une solution à
4 pour 100.

L'anesthésie dentaire fournit un fort contingent à la casuistique du cocaïnisme aigu. Ici encore les doses toxiques peuvent être fort minimes, inférieures à $0^{gr},05$, descendre même jusqu'à $0^{gr},008$ milligrammes (cas de Hallopeau). Plusieurs causes contribuent ici à augmenter les chances d'intoxication. La cocaïne injectée sous les gencives ou introduite dans la cavité d'une dent est totalement absorbée, tandis qu'en chirurgie ordinaire les incisions pratiquées sur les régions anesthésiées laissent écouler une bonne partie de la cocaïne avant qu'elle soit entraînée vers les centres nerveux. En outre la position assise favorise beaucoup la production de certains des effets toxiques.

En opposition avec les cas où la cocaïne est toxique à très faible dose, il serait facile d'en citer beaucoup d'autres où elle est tolérée à doses relativement très élevées. Beaucoup de personnes, sans être cocaïnomanes, usent largement de la cocaïne à l'occasion d'une périostite alvéolo-dentaire, d'un coryza, sans présenter aucun signe d'intoxication. Pour notre compte, nous connaissons un homme qui, deux ou trois fois par an, se traite d'une poussée de périostite alvéolo-dentaire à l'aide du chlorhydrate de cocaïne pur, qu'il dépose en poudre sur la partie douloureuse; il en consomme quelquefois un gramme en quatre jours.

Il y a donc de très grandes différences individuelles de susceptibilité envers la cocaïne. Cette susceptibilité peut même varier chez un même individu en assez peu de temps. Ainsi, dans un cas cité par Long, un malade ayant, à trois reprises, pratiqué un badigeonnage de la gorge avec une solution à 4 pour 100, eut une intoxi-

cation assez grave, mais passagère ; cinq jours après
un nouveau badigeonnage avec une solution à 2 pour
100 seulement entraîna l'intoxication mortelle.

§ II. — Symptômes.

Les symptômes sont très variables et parfois mêmes
opposés suivant les cas. On peut les classer en quatre
groupes principaux : troubles cardiaques et circulatoires, — désordres sensitifs et psychiques ; — convulsions ou paralysies ; — troubles respiratoires.

Ces groupes s'associent en proportions très différentes
dans chaque cas ; de plus, le second et le troisième
groupe comportent une quantité presque infinie de
troubles dont tels ou tels se réalisent chez un sujet e
font défaut chez un autre. Il en résulte que bien peu
d'observations se ressemblent trait pour trait.

Les troubles *cardiaques* et *circulatoires* sont les plus
constants. En ce qui concerne le cœur, ce que l'on note
le plus souvent c'est une accélération considérable,
parfois excessive, des battements qui restent ordinairement réguliers et forts. Quant aux troubles circulatoires,
ils se manifestent extérieurement par la pâleur de la
face, de tous les téguments, par le refroidissement des
extrémités. Disons de suite que le même spasme vasculaire se produit dans les organes internes, notamment
dans les centres nerveux ; les localisations variables de
cette *crampe vaso-motrice* contribueraient à expliquer,
d'après certains auteurs, la différence des manifestations toxiques chez les divers malades.

Parmi les troubles *sensitifs et psychiques*, citons en
première ligne les évanouissements et la perte complète
de connaissance qui sont très fréquents et souvent se

manifestent d'emblée. Dans d'autres cas, on observe de l'excitation, de la loquacité, des attendrissements, des pleurs, de la colère. La sensibilité tactile est souvent très émoussée, surtout aux mains. La vue est quelquefois abolie momentanément ; les pupilles sont ordinairement dilatées et paresseuses. Les hallucinations se produisent moins souvent que dans l'intoxication chronique, mais avec les mêmes caractères. Elles sont surtout visuelles et tactiles. Parmi les visions, qui sont des plus variées, il y en a deux presque constantes : des points noirs qui sont pris pour des fourmis, pour des insectes ; et une souris qui traverse la pièce. Le malade sent à la peau des picotements, des pincements ; il croit tenir un objet dans sa main qui cependant est vide, etc.

Les *convulsions*, qui font souvent défaut, peuvent être extrêmement violentes ; elles sont surtout cloniques. Elles sont d'origine cérébrale, ainsi que le démontrent les expériences sur les animaux. Les *paralysies,* également d'origine cérébrale, se localisent diversement ; citons notamment l'*aphasie,* plusieurs fois observée.

Les *troubles respiratoires* sont les moins constants et ordinairement assez légers (anxiété, respiration suspirieuse). Mais dans les formes graves ils acquièrent une grande importance, et ce sont eux, dit-on, qui sont la cause de la mort.

Parmi les autres symptômes citons *l'élévation de la température* plusieurs fois notée chez l'homme, et qui chez les animaux supérieurs paraît être un effet constant de l'intoxication grave ; elle peut atteindre et dépasser 40°. — Les *vomissements* ont été notés quelquefois ; mais c'est là un symptôme assez rare, ainsi que la *diarrhée*.

Enfin il convient d'ajouter que l'intoxication par la cocaïne provoque quelquefois des manifestations hystériques qui peuvent apparaître pour la première fois au moment même de l'empoisonnement et se confondre avec lui, ou bien lui succéder à brève échéance.

Dans les cas mortels, la durée de l'intoxication est souvent très courte : une demi-heure et moins encore. Dans le cas de Montalti (1^{gr},50 par l'estomac), les accidents débutèrent au bout de 15 minutes par une constriction du pharynx avec nausées, non suivies de vomissements ; puis survinrent des troubles de la vue avec dilatation pupillaire ; le pouls devint filiforme, la cyanose apparut ; le sujet fut pris de convulsions et mourut presque aussitôt après, c'est-à-dire une demi-heure après l'ingestion. — Dans le cas de Sims, le sujet après avoir reçu dans l'urèthre une injection contenant 0^{gr},75 à 0^{gr},80 de chlorhydrate de cocaïne, fut pris aussitôt de délire ; ses yeux se convulsèrent en même temps que les pupilles se dilataient ; une légère écume apparut à la bouche, puis il se fit un arrêt de la respiration, le sujet fut pris de convulsions épileptiformes, se cyanosa : il mourut en 20 minutes. — Dans le cas d'Albarran (injection dans la vessie de 60 grammes d'une solution à 1 pour 100) le début fut immédiat et la mort survint en 12 minutes.

Rappelons ici les deux cas cités par Pouchet[1], concernant un adulte et un enfant de 9 ans, ayant pris le premier 2 grammes et l'autre 1 gramme de chlorhydrate de cocaïne, et chez lesquels l'intoxication se serait mani-

---

1. Pouchet, Leçons de Pharmacodynamie. Paris, Doin, 1900.

festée uniquement par un état léthargique profond, qui dura quatre jours dans un cas et cinq heures dans l'autre.

Mais ordinairement, la symptomatologie de l'intoxication est plus compliquée. Pour en donner une idée concrète, nous choisissons l'observation suivante qui représente un type assez complet et assez fréquent.

OBSERVATION XXI (Hœnel [1]). — A une jeune fille vigoureuse de 19 ans, un dentiste injecte sous la gencive 0gr,112 de cocaïne en deux fois, puis procède à l'extraction qui est sans douleur. La patiente s'était ensuite rincé la bouche, mais d'une façon tout inconsciente, puis avait pâli, perdu connaissance, et présenté des convulsions. — Au moment où H. voyait la malade, elle était toujours sans connaissance, insensible à toute excitation, la respiration suspirieuse, la face cyanosée. Le corps entier, tronc et extrémités, était agité de violentes convulsions cloniques qui se répétèrent, avec des intervalles de repos croissant peu à peu, pendant cinq heures. Les muscles du visage ne participaient pas au spasme. Les pupilles, moyennement dilatées, étaient sans réaction. Peau chaude et sèche, une mensuration thermométrique à la fin de la crise donna 38°,2. Le pouls, impossible à compter au début, donna ensuite 176 pulsations ; respiration 44. Après la cessation des convulsions, la malade resta encore 2 heures sans connaissance. Revenue à elle, elle affirma n'avoir plus eu conscience de rien, la seconde injection de cocaïne faite. Il lui était impossible de se tenir debout, de lever les bras et de serrer la main qu'on lui tendait. Elle avait de la photophobie. La sensibilité cutanée était diminuée ; la muqueuse du nez et de la bouche était complètement anesthésiée ; le goût et l'odorat perdus, la gorge sèche, la soif ardente ; pouls 132, respiration 28. Puis survient de la cardialgie, d'abord peu intense, mais très accentuée les jours suivants : les urines furent supprimées pendant 24 heures ; pas de sommeil pendant 30 heures ; pas d'appétit pendant 4 jours.

Voici maintenant une autre observation qui représente une forme absolument différente, où beaucoup

1. In *Berlin. klinische Wochenschr.*, octobre 1888, analyse in *Sem. médic.*, 1889.

des symptômes précédemment indiqués font défaut, et où la paralysie s'est manifestée sous une forme non encore signalée, croyons-nous.

OBSERVATION XXII (*personnelle et inédite*). — M. X..., étudiant, âgé de 20 ans, bien portant (coxalgie droite datant de la première enfance) et nullement nerveux, va chez un dentiste le 12 mai 1899 dans l'après-midi. La pulpe d'une molaire supérieure droite est cautérisée, et, dans la cavité de la dent, un tampon d'ouate imbibée d'un « calmant » est introduit et laissé en place. La fin de la journée se passe sans aucun incident, ainsi que le lendemain jusqu'à 5 heures de l'après-midi. Vers ce moment, les mouvements de la main droite commencent à devenir difficiles ; en se chaussant, M. X... laisse à tout moment tomber le tire-bouton. La parole est un peu bredouillante. M. X... s'en va néanmoins rejoindre un ami avec lequel il doit dîner et passer la soirée au théâtre. Pendant le dîner, la paralysie de la main s'accentue tellement que M. X... ne peut plus s'en servir, il mange de la main gauche et a recours à son ami pour couper sa viande. Son langage est presque toujours incompréhensible, non seulement parce qu'il bredouille, mais parce qu'il se trompe continuellement de mots. Au théâtre, il est resté dans le même état ; il a bien suivi l'opéra, dont il a goûté le charme plus vivement même que s'il avait été dans un état normal. Il constatait cependant sa paralysie, et croyait qu'il devenait fou parce qu'il disait toujours un mot pour un autre, et aussi parce qu'il avait diverses hallucinations visuelles ; il n'y croyait pas ; cependant une fois, pensant ne pas se tromper, il a montré à son ami une souris (imaginaire) qui traversait la scène. — Les membres inférieurs fonctionnaient convenablement, car M. X... a pu circuler dans les entr'actes, et revenir chez lui en montant seul trois étages. Il a eu de nombreuses hallucinations visuelles avant de s'endormir (il voyait sa propre image dans sa chemise de nuit ; le portrait de la reine d'Angleterre était sur le mur, etc.) ; le sommeil a été ensuite tranquille et ininterrompu.

Le lendemain matin, 14 mai, nous avons vu M. X... qui est resté sous notre observation continuelle pendant 15 jours. Il était hémiplégique et aphasique, avec quelques troubles cérébraux qui vont être indiqués. Mais il n'a jamais présenté d'autres signes d'intoxication et notamment pas de lipothymies, de vertiges, d'angoisse ; le pouls était à 90°, régulier ; il est redescendu dès le 15 mai à 76-80, chiffre normal.

L'hémiplégie est incomplète, le membre inférieur étant respecté. A la face, la paralysie occasionne une déviation considérable des traits, notamment un agrandissement de l'ouverture des paupières. Le bras a conservé une force assez grande ; mais ses mouvements sont tellement malhabiles que M. X… renonce complètement à s'en servir. Quand il a réussi à saisir un objet, il le lâche tout à coup sans le vouloir ; en d'autres moments, il a la fausse sensation de tenir quelque chose à la main. Il n'y a pas d'autres hallucinations tactiles, mais la main est engourdie, et le contact des objets sur la main et sur l'avant-bras est mal perçu et mal localisé. Les piqûres et pincements occasionnent un peu de douleur.

L'aphasie a persisté toute la journée du 14, mais avec des variations d'intensité ; quelquefois M. X… trouve tous les mots d'une courte phrase, à d'autres moments, il se trompe tous les trois ou quatre mots ou même sur plusieurs mots consécutifs. Tantôt l'erreur ne porte que sur la fin du mot, par exemple « porteplume » pour « porte-cigarette » ; tantôt l'erreur est absolue, par exemple « corbeil à papier » pour « cabinet de toilette ». Souvent trois ou quatre mots faux viennent consécutivement pour le mot vrai que M. X… renonce à trouver.

Cette journée du 14 se passe sans troubles corporels notables. M. X… a une légère excitation qui se traduit par une certaine loquacité. Il n'a pas eu d'hallucinations pendant le jour, mais il en a eu quelques-unes le lendemain matin (et pour la dernière fois) au réveil. Il a vu notamment des fourmis sur sa table de nuit.

Le 15 mai, mal de tête et un peu de somnolence toute la journée. La paralysie de la face et du membre supérieur commence à diminuer ; M. X… se sert un peu de la main droite pour manger, mais il faut toujours lui couper ses aliments. L'aphasie a également diminué ; elle ne se manifeste plus que dans les phrases un peu longues. Ce jour-là M. X… essaye d'écrire quelques mots sous la dictée ; ces mots sont à peine lisibles, en raison de la paralysie ; en outre, il y a plusieurs syllabes omises ou dénaturées. La lecture est impossible, parce que le sens de certains mots n'est pas compris.

A partir du 16 mai, l'état s'est amélioré graduellement et régulièrement. C'est l'aphasie qui a disparu en premier lieu (en trois

jours) ; au bout de huit jours la lecture se faisait très facilement.
La gène des mouvements de la main droite a persisté plus longtemps ; au bout de quinze jours, M. X... a essayé de jouer du
piano, et a réussi assez bien, mais avec quelque peine et beaucoup
moins d'habileté que d'ordinaire. L'écriture n'est redevenue facile
et bonne qu'au bout d'un mois.

Même dans les cas graves, et malgré tout ce que les
symptômes ont souvent de dramatique, donnant au
patient et aux assistants l'idée d'une mort imminente,
la terminaison fatale est en somme assez rare. Ainsi elle
ne s'est produite que 4 fois sur 78 cas, presque tous
d'apparence grave, rassemblés en 1888 par Delbosc[1],
et cette proportion ne semble pas beaucoup plus considérable dans les observations qui ont été publiées ultérieurement.

Dans les cas graves mais non mortels, le collapsus,
le coma, l'état syncopal peuvent durer plusieurs heures.
Ensuite le malade se rétablit ordinairement assez vite,
mais il n'en est pas toujours ainsi. L'intoxication laisse
parfois pendant des semaines et des mois divers malaises assez graves : défaillances, vertiges, oppression,
difficulté de la parole, engourdissement des extrémités,
etc.[2]. Ces malaises se produisent quelquefois sous
forme d'accès qui, dans les premiers temps au moins,
sont assez accentuées pour représenter des sortes de
rechutes.

§ III. — Lésions.

Dans les quelques cas où l'autopsie a été pratiquée,
elle n'a rien révélé de caractéristique. La congestion

1. Delbosc, De la cocaïne et de ses accidents. *Thèse*, Paris, 1888.
2. Hallopeau, Sur une forme prolongée de cocaïnisme aigu. *Bull.
gén. de thérap.*, 1890.

pulmonaire a été notée dans la plupart de ces cas ; elle est attribuable à l'asphyxie qui, en dernière analyse, est presque toujours la cause immédiate de la mort.

§ IV. — Mode d'action.

Nous avons vu que, localement, la cocaïne produit à la fois l'anesthésie et l'anémie. L'anesthésie n'est pas une conséquence de l'anémie ; les deux effets sont chacun sous la dépendance directe de la cocaïne. La preuve en a été fournie par les physiologistes. Sur un lapin dont la conjonctive a été insensibilisée par la cocaïne, on sectionne le sympathique du même côté ; on voit alors se produire une congestion intense et cependant l'analgésie persiste (Arloing). De même, si, au lieu de couper le sympathique, on administre la pilocarpine, on voit la conjonctive s'injecter tout en restant insensible (Laffont).

L'anesthésie locale résulte de l'action exercée par le contact de la cocaïne sur les terminaisons nerveuses sensitives.

Mais ce n'est pas seulement les terminaisons nerveuses sensitives dont les fonctions sont momentanément abolies par le contact de la cocaïne, et il n'est pas exact d'appeler cette substance un *curare sensitif*, comme on l'a fait à une certaine époque. Les physiologistes ont montré que partout où la cocaïne est mise au contact du tissu nerveux, quel qu'il soit, elle abolit momentanément les propriétés de celui-ci.

Ainsi lorsqu'on imbibe le tronc d'un nerf mixte avec de la cocaïne, on observe bientôt les mêmes effets que si ce nerf avait été complètement sectionné, c'est-à-dire que si l'on porte une excitation sur la zone cocaïnée, on constate qu'elle n'est transmise ni dans le sens centrifuge ni dans le sens centripète. Une excitation portée en amont de la zone cocaïnée produit bien des effets sensitifs, mais non pas d'effets moteurs ; une excitation portée en aval produit les effets moteurs mais non pas des effets sensitifs. Cette suppression des propriétés conductrices du nerf, précédée d'une très courte période où lesdites propriétés sont légèrement augmentées, n'est pas de très longue durée ; quand la cocaïne a disparu le nerf reprend son fonctionnement absolument normal [1].

En injectant de la cocaïne dans l'arachnoïde crânienne, on a observé des secousses convulsives généralisées, de grandes crises épileptiformes avec écume aux lèvres, incontinence des sphincters et hallucinations terrifiantes. Ces phénomènes passagers d'excitation font place, suivant la dose injectée, à des anesthésies mal réparties ou généralisées (Sicard [2]).

L'application de la cocaïne bien localisée soit aux zones motrices, soit au bulbe (Aducco) produit, après une excitation passagère, une paralysie correspondant rigoureusement aux centres nerveux cocaïnés. François Franck (*loco citato*) qui a repris ces expériences, a obtenu par exemple, en cocaïnant le plancher du 4e ventricule, l'arrêt graduel de la respiration dont les mouvements devenaient de plus en plus faibles en gardant leur fréquence normale, tandis que les battements du cœur s'accéléraient comme après une double vagotomie.

En injectant sous l'arachnoïde lombaire d'un chien 1/2 à 1 centigramme de cocaïne, on détermine « au bout de trois à quatre minutes, une anesthésie du train postérieur. Cette anesthésie · gagne successivement les flancs, le thorax, le train antérieur, pour se généraliser à tout le corps en quinze ou vingt minutes. En outre on constate ordinairement une impotence des membres qui persiste pendant une heure ou deux, indépendamment de tout trouble circulatoire ou respiratoire, et de tout phénomène hallucinatoire, délirant ou convulsif. »

L'expérience a été reprise chez l'homme. Un chirurgien allemand, Bier [3], a injecté la cocaïne dans le canal rachidien, à la dose de 0^{gr},005 à 0^{gr},015, à six malades et aussi à son assistant. Au bout de 5 à 8 minutes, il s'est produit une anal-

---

1. François Franck, Action paralysante locale de la cocaïne sur les nerfs et les centres nerveux. *Arch. de physiol.*, 1892.

La conductilité des nerfs est abolie d'abord pour la sensibilité, un peu plus tard pour la motilité, et ensuite pour les actions sécrétoires. Remarquons en passant que ceci semble bien indiquer qu'il y a des filets nerveux affectés spécialement à chacune de ces conductions.

2. *Soc. de biol.*, 20 mai 1899.

3. A. Bier, Versuche über Cocain des Ruckenmarkes. *Deutsche Zeitschr. für Chir.*, LI, 3-4, analyse in *Sem. méd.*, 3 mai 1899.

gésie complète (avec conservation du tact) des membres inférieurs, analgésie qui gagnait bientôt le tronc, et quelquefois
même le corps entier, sauf la tête ; cette analgésie commençait
à se dissiper au bout de 45 minutes. Il n'y a pas eu d'autres symptômes, sauf chez un malade qui a présenté une légère excitation.
— Deux chirurgiens russes ont employé le procédé de Bier,
pour insensibiliser quatre femmes ayant à subir des opérations
sur les membres inférieurs. La cocaïne a été injectée à la dose
de 0^{gr},01 dans le canal rachidien entre les 3e et 4e vertèbres
lombaires. Au bout de 5 à 9 minutes, on obtint une anesthésie
complète s'étendant des orteils jusqu'aux épines iliaques, et
qui dura de 30 à 55 minutes. Les quatre femmes furent prises
au bout de quelques heures d'un frisson et d'une élévation de
la température qui monta à 40°, pour redescendre bientôt à la
normale. Il n'y eut pas d'autres manifestations toxiques [1]. —
L'augmentation de la température est d'ailleurs un des effets
de la cocaïne qui avait été noté depuis longtemps chez les animaux en expérience, et qui a été observé également dans l'intoxication chez l'homme. Les cas qui viennent d'être relatés
montrent que les centres de thermogénèse surexcités par la
cocaïne siègent, au moins en partie, dans la moelle.

En résumé, la cocaïne abolit momentanément les propriétés
de tous les tissus nerveux avec lesquels elle arrive en contact.
Elle atteint plus facilement les éléments sensitifs [2]. La paralysie qu'elle produit est précédée d'une période d'excitation, en
général très courte, qui est plus accentuée pour les éléments
moteurs, et qui paraît plus intense et plus longue quand les
doses sont relativement faibles.

Mais si la cocaïne est surtout un poison nerveux, elle agit
aussi quand elle est quantité suffisante, sur tous les éléments
anatomiques dont elle abolit les propriétés vitales, en général

---

1. *Sem. méd.*, 18 octobre 1899.
2. Pour les éléments sensitifs eux-mêmes, il y a une gradation. La
sensibilité à la douleur est d'abord abolie ; la sensibilité tactile persiste
plus longtemps. Sur la langue, on a noté que les sensibilités dispa-
raissaient dans l'ordre suivant : douleur, saveurs amères, saveurs
sucrées, saveurs salées, saveurs acides, perceptions tactiles, et en
dernier lieu perceptions thermiques.

après les avoir d'abord excitées. Appliquée sur les muscles, elle les rend insensibles aux excitations directes, la contraction étant encore obtenue par l'excitation du nerf correspondant ; appliquée sur les glandes, elle supprime leur sécrétion. Elle excite d'abord, puis arrête les mouvements des cils vibratiles. Elle arrête aussi les mouvements des leucocytes qui deviennent sphériques. On a même prétendu (Maurel) que ces leucocytes encombreraient les capillaires du poumon et contribueraient à amener l'asphyxie. — Le même arrêt des manifestations vitales a été observé sur tous les protoplasmas.

Dans les cas d'intoxication chez l'homme et chez les animaux supérieurs, la cocaïne absorbée porte son action sinon exclusivement, du moins d'une façon extrèmement prépondérante sur le système nerveux. Cette action se manifeste bien plus énergiquement sur les centres que sur les extrémités terminales. Le fait est mis en relief par une expérience d'Arloing. Chez un lapin gravement intoxiqué mais dont les yeux sont encore sensibles, on dépose sur la conjonctive d'un œil une goutte d'une solution à 1 pour 100, et l'anesthésie se produit de ce côté seulement. Ainsi la cocaïne circulant avec le sang atteint avant tout les parties centrales du système nerveux, et ne manifeste pas une grande affinité pour les terminaisons des nerfs sensibles, comme elle le ferait si elle était, ainsi qu'on l'a dit, un curare de la sensibilité. Au cours de l'empoisonnement, l'anesthésie de la peau et des muqueuses, quand elle se produit (ce qui n'arrive guère que dans les empoisonnements graves) est le plus souvent, sinon toujours, d'origine centrale.

C'est donc de l'action sur les centres nerveux (excitation ou paralysie) que découlent les symptômes de l'intoxication. L'action sur l'encéphale se traduit par les nombreux troubles psychiques, par les convulsions (car celles-ci cessent quand on sectionne la moelle) par certaines paralysies. L'action sur la moelle se traduit par l'anesthésie, par l'élévation de la température, et d'elle aussi dépendent, par l'intermédiaire du sympathique, les effets vaso-constricteurs, l'accélération cardiaque, la dilatation pupillaire, la diarrhée et les vomissements. Enfin l'action sur le bulbe se manifeste notamment par les modifications de la respiration ; dans les cas mortels, c'est la respiration qui s'arrêterait avant le cœur. — Chez les mammifères, la mort survient presque toujours par asphyxie occasionnée par le spasme des muscles respiratoires.

Les variations du tableau clinique de l'intoxication suivant les sujets se comprennent bien avec un poison comme la cocaïne qui porte son action sur toute l'étendue de l'axe nerveux, fournissant ainsi aux différents groupes de cellules nerveuses l'occasion de manifester l'intensité relative de leur vitalité suivant les individus; les unes subissant plus facilement et d'une façon plus durable l'excitation, les autres étant plus vite paralysées, d'autres enfin restant plus longtemps indemnes. Il convient en outre d'accorder un rôle dans la production de certains symptômes au spasme des vaisseaux de telle ou telle région nerveuse. C'est ce que montrent notamment le fait que les lipothymies, les syncopes sont prévenues ou dissipées par la position horizontale du corps, et, au début tout au moins, sont rapidement dissipées par l'inhalation de nitrite d'amyle, qui est un vaso-dilatateur énergique.

§ V. — Diagnostic de l'empoisonnement aigu.

A défaut des commémoratifs, le diagnostic de l'empoisonnement aigu serait assez difficile. Les symptômes permettent en général de reconnaître l'action d'un poison nerveux, mais dans bien des cas et surtout dans ceux à évolution trop rapide on ne trouverait pas la preuve certaine qu'il s'agit de la cocaïne.

La cocaïne s'élimine par les urines ; elle est, paraît-il, décomposée en partie dans l'organisme. Les chimistes peuvent extraire facilement la cocaïne des viscères ; mais aucune des réactions proposées pour la caractériser dans les extraits n'est satisfaisante. L'expérimentation sur les animaux pourrait donner de meilleurs résultats ; en déposant par exemple une petite quantité de cocaïne entre les conjonctives, on constate bientôt que celles-ci et la cornée sont devenues insensibles, et aussi que l'iris se dilate, car en application locale la cocaïne est un mydriatique assez énergique. Plus démonstrative encore serait l'application de la cocaïne sur un tronc nerveux ; les effets de cette application (décrits à la page 667) paraissent, jusqu'à nouvel ordre, spéciaux à la cocaïne.

§ VI. — Traitement.

Signalons d'abord les précautions propres à diminuer beaucoup les chances d'intoxication de la cocaïne employée comme anesthésique local. La plupart ont été indiquées par le chirurgien Reclus (*loc. cit.*).

Il faut se servir de solutions étendues, c'est-à-dire à 1 pour 100 (2 pour 100 au plus, et seulement quand la dose totale à employer est peu élevée). Sans que la raison en soit bien connue, le danger des solutions concentrées est en effet bien établi, tant par l'observation chez l'homme que par les expériences sur les animaux.

Pour empêcher l'absorption abondante ou rapide de la cocaïne en injections intra-dermiques ou sous-cutanées, il est recommandé de pousser le liquide au fur et à mesure que l'aiguille chemine dans les tissus ; on évite ainsi que la solution pénètre en quantité notable dans une veinule.

Autant que possible, il faut commencer les actes opératoires dès que l'anesthésie est obtenue ; les incisions permettent en effet l'entraînement au dehors d'une partie de la cocaïne injectée. On a conseillé aussi, toujours dans le même but, et quand la disposition des parties le permet, d'anémier la région à anesthésier. — Enfin, il faut faire coucher les malades, la position assise ou debout facilitant beaucoup la production des vertiges, des lipothymies et des syncopes.

Le traitement proprement dit doit s'adapter aux symptômes de l'intoxication qui sont très variables, ainsi que nous l'avons vu.

L'inhalation de quelques gouttes de nitrite d'amyle dissipe rapidement les vertiges, l'anxiété, les défaillances. Très efficace dans l'intoxication légère, ce traitement ne paraît guère recommandable dans les cas graves ; les effets de l'inhalation du nitrite d'amyle sont très fugaces, et ces inhalations entraîneraient des dangers sérieux si elles étaient renouvelées trop souvent.

Dans la forme convulsive, les inhalations de chloroforme, d'éther paraissent *a priori* tout indiquées, ainsi que le chloral qui a, en outre, une action vaso-dilatatrice, et qui sur ce point notamment est antagoniste de la cocaïne. Ce traitement a été en effet employé avec succès chez l'homme. Chez les animaux, on a constaté que, sous l'influence du chloroforme et du chloral, non seulement les convulsions cessaient, mais aussi l'élévation de la température, la fréquence du pouls et de la respiration diminuaient. — L'antipyrine et la morphine se sont montrées sans effet. — Le bromure de potassium peut rendre des services dans le cas où l'intoxication se prolonge et occasionne pendant plusieurs jours des attaques convulsives et des troubles hystériformes.

Dans les formes soporeuses, syncopales, comateuses, le traitement symptomatique ne trouve ici aucune modification spéciale.

Il faut remarquer que les formes légères de l'intoxication guérissent spontanément et en assez peu de temps. Il convient donc en pareil cas de ne pas recourir à une médication énergique qui pourrait laisser des troubles plus prolongés que ceux occasionnés par l'intoxication.

En cas d'ingestion stomacale, la solution alcaline de tanin paraît être le meilleur contrepoison chimique.

COCAINISME CHRONIQUE

§ I. — Symptômes.

L'organisme s'habitue à la cocaïne comme à la morphine et arrive graduellement à en tolérer des doses énormes : un ou plusieurs grammes par jour. Mais cette tolérance n'est acquise qu'au prix de perturbations profondes, dont l'ensemble constitue le *cocaïnisme chronique*, lequel est au moins aussi grave que le morphinisme.

C'est parmi les morphinomanes que se recrutent la plupart des cocaïnomanes. Tout en se piquant à la cocaïne, il est rare qu'ils renoncent entièrement aux injections de morphine, de sorte que ce qu'on observe le plus souvent, c'est du morphino-cocaïnisme. Mais le cocaïnisme a des symptômes qui lui sont propres, et qui le font reconnaître facilement.

Parmi ces symptômes, il faut citer en première ligne les *illusions* et les *hallucinations sensorielles*. Les plus caractéristiques et les plus constantes sont celles du toucher; presque tous les malades croient sentir remuer sous la peau des insectes, des vers, ou bien ils se sentent couverts de bouts de fil, pincés, arrosés d'eau froide ou chaude en divers points du corps. Les hallucinations visuelles sont également très fréquentes ; les malades paraissent avoir réellement une foule de petits scotomes dans le champ visuel ; les points noirs qu'ils aperçoivent ainsi sur une surface de coloration claire sont considérés par eux comme réels et ils les prennent pour des animalcules, pour des trous, des taches, etc. Les hallucinations auditives existent aussi ; le malade entend toutes sortes de bruits imaginaires, et spécialement des paroles qui expriment presque toujours des insultes et des injures.

Toutes les hallucinations sont du reste généralement interprétées dans le sens d'une persécution organisée par une personnalité plus ou moins bien définie. Ces idées de persécution poussent quelquefois le cocaïnomane à des actes de violence qui peuvent éclater avec une soudaineté imprévue.

En dehors de ce délire spécial, les facultés mentales sont affaiblies. Le malade est prolixe dans ses propos et dans ses lettres ; il n'a jamais fini ses explications ; sa mémoire est diminuée ; il a perdu le sentiment des convenances ; il est sale et mal tenu (Erlenmeyer)[1].

Les troubles somatiques consistent surtout en un amaigrissement rapide et très considérable, d'autant plus frappant que l'appétit est généralement conservé. On note aussi l'accélération du pouls et le relâchement des vaisseaux.

§ II. — Diagnostic. Traitement.

Le diagnostic est rendu facile par l'état de déchéance psychique et corporelle du malade, par les traces de

---

1. Erlenmeyer, Ueber Cocaïnsucht. *Centralbl. f. Psychiatrie*, 1886, *Centralbl. f. Nervenheilkunde*, 1888.
Le cocaïnisme chronique a fait, en France, l'objet de nombreuses communications dans les Sociétés scientifiques, notamment à la Société médico-psychologique.

piqûres sur la peau. Les hallucinations visuelles et surtout les hallucinations tactiles sont presque pathognomoniques et permettent la différenciation avec le morphinisme chronique.

Le sevrage des cocaïnomanes ne comporte pas les mêmes dangers que celui des morphinomanes. Il peut presque toujours être effectué brusquement sans qu'il en résulte une perturbation sérieuse de l'organisme. Les troubles occasionnés par la suppression brusque se bornent le plus souvent à quelques désordres cardiaques, à un peu de dyspnée, à des lipothymies. On atténue ces troubles en obligeant le malade à garder le lit pendant quelques jours ; au besoin on a recours à la caféine, au camphre, de la façon qui a été indiquée à propos de la démorphinisation.

La suppression de la cocaïne fait cesser très rapidement les illusions et les hallucinations sensorielles, la confusion mentale ; l'état corporel ne tarde pas aussi à s'améliorer. Mais les idées de persécution persistent quelquefois beaucoup plus.

IX. — CHLOROFORME

Depuis une cinquantaine d'années, les chirurgiens ne pratiquent une opération de quelque importance qu'après avoir anesthésié le patient en lui faisant respirer du chloroforme ou de l'éther. Cette anesthésie est un véritable empoisonnement dont il convient de parler dans un livre de toxicologie, bien que son histoire soit surtout du domaine de la chirurgie.

A côté des cas de mort par inhalations au cours d'opérations chirurgicales, il y a aussi un très petit

nombre de suicides et de crimes accomplis avec
le chloroforme. Nous en dirons plus loin quelques
mots.

§ I. — Effets des inhalations de chloroforme.

Le chloroforme à l'état gazeux est légèrement irritant
pour les muqueuses. Dès les premières bouffées, le
patient éprouve des picotements dans le nez, dans les
conjonctives, parfois dans la gorge et le larynx.

Les premiers effets de l'absorption se traduisent par
une sensation de chaleur qui se répand dans tout le
corps, par des fourmillements dans les pieds et dans les
mains ; puis le sujet commence à perdre quelque peu
le fil de ses idées. Commence alors une seconde
période, très courte et peu accusée chez certains
sujets, très longue chez d'autres, notamment chez
les alcooliques. Cette seconde période est caractérisée par du délire incohérent, le plus souvent
bruyant, avec cris, chants, vociférations, et par des
mouvements violents et désordonnés. Le cœur bat
avec force, la respiration s'interrompt de temps en
temps pendant quelques secondes ; les pupilles sont
dilatées et peu mobiles ; la sensibilité persiste encore.
Vient ensuite la période d'anesthésie, puis de résolution
musculaire. Le délire cesse ; il n'y a plus aucune manifestation intellectuelle. La sensibilité est complètement
abolie (en dernier lieu sur la cornée). Les pupilles se
rétrécissent et ne réagissent plus à la lumière. Peu de
temps après, tous les mouvements volontaires ou réflexes sont supprimés ; les muscles sont flasques et le
corps entièrement inerte. Le pouls est ralenti, la respiration l'est également ; elle reste ordinairement régu-

lière, mais elle est souvent stertoreuse en raison de la paralysie du voile du palais.

Chez l'homme, on ne dépasse pas cette période, qui peut d'ailleurs être entretenue fort longtemps en administrant de petites quantités de chloroforme. En expérimentant sur les animaux, on voit que si les inhalations sont continuées à fortes doses, la respiration devient irrégulière, superficielle, cesse plus ou moins brusquement, les pupilles se dilatent, et enfin le cœur s'arrête après un ralentissement graduel.

Même quand l'anesthésie a été poussée très loin, elle se dissipe rapidement (en cinq à dix minutes dans la plupart des cas), dès que les inhalations sont supprimées. Le sujet recouvre vite la sensibilité, les mouvements et la plénitude de ses facultés intellectuelles ; mais souvent il éprouve pendant plusieurs heures des nausées et des vomissements qui d'ailleurs se produisent parfois aussi pendant la première période de l'anesthésie.

§ II. — Mode d'action.

Action sur le système nerveux.

Les symptômes qui se déroulent au cours de l'anesthésie chloroformique, telle qu'elle est observée journellement dans la pratique chirurgicale, dénotent une atteinte successive des diverses parties du système nerveux central. Les cellules psychiques subissent les premières les effets du poison ; viennent ensuite celles des ganglions cérébraux, puis celles de la moelle ; enfin, si l'intoxication est poussée très loin, ainsi qu'on le fait en expérimentant sur les animaux, les fonctions des cellules bulbaires sont anéanties, et la mort survient par arrêt de la respiration, suivi à très bref délai de l'arrêt du cœur. — Une analyse attentive permet de reconnaître que l'action du chloroforme est graduée plus délicatement encore. La sensibilité est abolie d'abord dans le domaine des nerfs médullaires (membres et tronc), puis dans celui de la protubérance et du mésencéphale (face) et en dernier lieu dans celui du bulbe (nerf acoustique). La résolution musculaire se produit aussi dans un ordre déterminé ; ce sont les masseters qui se relâchent les derniers.

Toutefois l'ordre général qui vient d'être indiqué est modifié dans certaines circonstances. L'analgésie plus ou moins complète est obtenue quelquefois avec conservation de l'intelligence, de la sensibilité tactile et de la motilité. C'est ainsi que chez certaines femmes les douleurs de l'accouchement sont considérablement atténuées par les inhalations de chloroforme. Ces inhalations sont d'ailleurs faites ici par petites bouffées, avec de longs intervalles de respiration d'air libre, et par conséquent l'imprégnation des centres nerveux ne se fait pas dans les mêmes conditions que chez les individus endormis pour une opération chirurgicale. — D'un autre côté, quand le chloroforme est respiré longtemps à petites doses, il peut arriver, ainsi que nous le verrons plus loin, que les centres nerveux soient à peine influencés tandis que les autres éléments anatomiques subissent de très graves perturbations.

Même quand tout est déposé pour que l'anesthésie se produise suivant sa forme normale, il peut arriver pendant l'une quelconque des périodes de celle-ci, que la mort survienne tout à coup par arrêt du cœur ou de la respiration. Les physiologistes se sont efforcés d'élucider le mécanisme par lequel se produisent ces syncopes cardiaques et respiratoires, en même temps qu'ils étudiaient de près le mode de production des divers phénomènes de l'anesthésie chloroformique. Il se peut, ainsi que l'on dit beaucoup de chirurgiens, que les conclusions auxquelles les ont conduits leurs observations ne soient pas toutes exactement applicables à l'homme. En tous cas les résultats de leurs travaux sont importants. Nous les résumons ici en suivant un exposé d'ensemble fait par François Franck à l'Académie de médecine [1]. L'auteur a envisagé successivement

---

1. *Acad. de méd.*, 24 juin et 1ᵉʳ juillet 1890.

les accidents des trois périodes de l'anesthésie : période de début ou d'excitation, période d'anesthésie confirmée, période d'intoxication proprement dite.

Les accidents de la *première période* consistent d'une façon générale en arrêts prolongés du cœur et en suspension simultanée de la respiration. Ce sont surtout des actes réflexes qui résultent de l'excitation produite par les vapeurs chloroformiques sur les muqueuses si sensibles des fosses nasales et du larynx (et aussi pour une petite part de l'excitation de la sensibilité endo-pulmonaire). La section (ou l'insensibilisation) des nerfs trijumeaux et laryngés supprime ces accidents. Ils ont pour centre producteur le bulbe rachidien, et pour voies de transmission centrifuge les nerfs d'arrêt du cœur, les nerfs respiratoires tant extérieurs que pulmonaires, et les nerfs vaso-moteurs superficiels et profonds.

Les troubles respiratoires sont, pour la plupart, d'ordre spasmodique : contracture des muscles thoraciques et du diaphragme quand il y a arrêt réflexe en inspiration, contracture des muscles abdominaux dans l'arrêt expiratoire ; tétanisation incomplète de tous ces muscles dans les troubles caractérisés par l'irrégularité et la superficialité des mouvements. Dans tous les cas, spasme laryngé s'accusant par le rétrécissement ou l'occlusion complète de la glotte ; spasme bronchique s'opposant au passage de l'air dans l'intimité du tissu pulmonaire, spasme des vaisseaux pulmonaires eux-mêmes qui met obstacle au contact de l'air et du sang. — Quelquefois, et chez des sujets d'une extrême sensibilité, au lieu de ce spasme amenant la suffocation, on observe la paralysie respiratoire, c'est-à-dire le phénomène exactement inverse, qui correspond à l'effet maximum de l'irritation périphérique ; il s'agit alors d'inhibition respiratoire.

Les *troubles circulatoires* produits également sous l'influence de l'irritation naso-laryngée consistent d'une part en une vaso-constriction énergique des vaisseaux superficiels et profonds de tout le corps, sauf la tête, — et d'autre part en un ralentissement du cœur pouvant aller jusqu'à l'arrêt complet. En même temps le myocarde perd de sa tonicité, se relâche, de sorte que sous l'influence de l'accroissement de la pression vasculaire, le cœur peut subir une surdilatation rapide.

Ces accidents de la période de début ne sont pas exclusivement d'origine réflexe. Leur pathogénie relève aussi pour une certaine part de l'excitation bulbo-médullaire, effet initial du contact du chloroforme avec ces organes. Cette excitation directe de la moelle et du bulbe se traduit notamment par les spasmes respiratoires avec contracture, la grande accélération du cœur, l'élévation de la pression artérielle, la dilatation pupillaire. On voit en effet ces effets d'excitation se produire alors même qu'on a supprimé l'irritation périphérique, par exemple quand on injecte le chloroforme dans le sang, ou quand on a pratiqué au préalable une double vagotomie.

Pendant la période des violentes réactions motrices et même un peu au delà, avant que l'anesthésie vraie n'apparaisse, l'activité des centres respiratoires et d'arrêt du cœur est très exagérée, de sorte qu'une irritation périphérique brusque et violente (la douleur occasionnée par un acte opératoire) expose aux plus graves dangers.

Période d'anesthésie confirmée. — Pendant cette période, l'excitabilité réflexe du centre respiratoire est très atténuée, de sorte que les muscles respiratoires ne subissent plus les effets tétanisants ou inhibitoires des irritations sensitives [1].

Quant au cœur, tout en continuant à fonctionner très régulièrement, il n'est plus en rapport étroit avec les centres nerveux par ses nerfs d'arrêt ni par ses nerfs accélérateurs. On peut assister en effet à la disparition successive de l'excitabilité centrale réflexe et de l'excitabilité directe des nerfs cardiaques à partir du début de l'anesthésie confirmée. Quand

---

1. Cependant à cette période le bulbe, bien qu'entretenant la respiration et la circulation d'une façon régulière, a perdu une partie de son énergie normale et de son élasticité fonctionnelle. C'est ce qu'a montré Vulpian (*Acad. de méd.*, 11 avril 1882) par l'expérience suivante. Quand sur un chien non chloroformisé, on coupe le pneumogastrique et qu'on excite, à l'aide d'un courant faradique, le bout central de ce nerf, on détermine un arrêt de la respiration qui peut durer une ou deux minutes; mais la respiration reprend ensuite pendant même qu'on continue la faradisation. Si la même expérience est faite sur un chien chloroformisé, il n'est pas rare de voir l'arrêt de la respiration rester définitif, quand bien même on cesse la faradisation dès que cet arrêt s'est produit.

celle-ci est telle que les réflexes cornéens ont disparu, les irritations expérimentales du nerf le plus propre à provoquer l'arrêt réflexe du cœur, c'est-à-dire du laryngé supérieur, se montrent de plus en plus inefficaces à mesure que l'anesthésie s'accentue, et sans qu'il soit besoin pour cela d'arriver à la période d'intoxication cardiaque. — Mais ce n'est pas seulement l'excitabilité réflexe des organes nerveux centraux d'arrêt du cœur qui disparaît pendant la période anesthésique ; l'action modératrice directe du bout inférieur du pneumogastrique diminue, elle aussi, et peut même disparaître complètement [1]. — L'atténuation des effets accélérateurs directs et réflexes est plus tardive que la précédente.

Les pupilles qui, pendant la période d'excitation, étaient dilatées (suractivité du sympathique) se resserrent dès que le calme se rétablit ; ce rétrécissement atteint son maximum quand l'anesthésie est complète.

Période d'intoxication mortelle. — Dans cette période, la respiration se ralentit graduellement et finit par s'arrêter, par suite de l'imprégnation chloroformique du bulbe. — L'arrêt du cœur suit de près celui de la respiration.

A cette dernière période, le cœur est empoisonné pour son propre compte, par le sang chargé de chloroforme qui circule dans ses parois, le système nerveux central restant étranger aux désordres cardiaques de cette période (affaiblissement graduel, arrêt des oreillettes, puis des ventricules), lesquels se produisent aussi bien chez des animaux qui ont subi la destruction du bulbe et sont entretenus vivants par la respiration artificielle. Diverses circonstances semblent indiquer qu'à cette période le chloroforme agit plutôt sur la fibre musculaire du cœur que sur les terminaisons nerveuses ; cela paraît

---

1. Sur ce point, Vulpian (*loco citato*) qui, il est vrai, envisageait surtout le chloral, exprime une opinion contraire. « Sur un chien très complètement anesthésié, en arrête le cœur plus facilement par la faradisation du bout central du nerf pneumogastrique que chez un chien non anesthésié. En outre, le cœur, une fois arrêté par ce procédé, peut ne pas reprendre son mouvement et la mort réelle succède à la syncope, tandis que chez le chien non anesthésié c'est là un fait qui ne s'observe pour ainsi dire jamais. »

indiqué notamment par le fait que l'arrêt du cœur se produit
encore quand l'innervation intrinsèque du cœur a été supprimée par un poison tel que l'atropine.

Action sur les autres tissus.

L'action rapide sur le système nerveux est la plus apparente
et la plus grave chez l'homme et chez les animaux supérieurs.
Mais le chloroforme agit aussi sur toutes les cellules vivantes
pour ralentir ou arrêter leur fonction. C'est ce qu'on vérifie
notamment quand on peut exposer lesdites cellules à l'action
du chloroforme encore vivantes, mais séparées de leurs con-
nexions avec le système nerveux.

Le cœur de la grenouille, qui continue à battre 24 et 48
heures après qu'il a été enlevé du corps, s'arrête dès qu'il est
soumis aux vapeurs du chloroforme, et cet arrêt se produit
même lorsqu'on expérimente sur la pointe seule de l'organe
qui ne contient pas de cellules nerveuses.

Le chloroforme arrête les mouvements des cils vibratiles.
Chez les végétaux il abolit la contractilité quand cette propriété
existe (sensitive, épine-vinette). Il suspend la germination des
graines, la fermentation, la respiration chlorophyllienne.

Chez les animaux supérieurs, l'atteinte que subit l'organisme en dehors des effets directs sur le système nerveux se
manifeste avec évidence dans diverses circonstances. Paul
Bert[1], en étudiant sur des chiens les effets des mélanges titrés
de chloroforme et d'air, a constaté que si la proportion du
chloroforme est faible (6 grammes de chloroforme pour 100
litres d'air), l'animal n'est nullement anesthésié et conserve
sa sensibilité, mais il meurt cependant au bout de 7 heures
environ, et en se refroidissant graduellement. « A cette dose,
le chloroforme n'agit que sur les actes nutritifs, probablement
en engourdissant tous les actes nutritifs ». — A la suite
d'anesthésie très prolongée ou répétée quotidiennement, le
chloroforme produit diverses altérations anatomiques qui ont
été constatées par plusieurs expérimentateurs : destruction des

---

1. Paul Bert, *Ac. des Sciences*, 25 juin 1883.

hématies avec polycholie et ictère consécutifs, dégénérescence graisseuse des parenchymes, et notamment du cœur, du foie et des reins.

Chez l'homme aussi on a observé quelquefois des troubles graves, indépendants de l'action directe sur le système nerveux (voir page 692). Mais même dans les cas ordinaires, c'est-à-dire lorsque l'anesthésie n'a pas laissé à sa suite des manifestations morbides apparentes, il se produit des perturbations très marquées de la nutrition que révèle l'analyse de l'urine [1]. On trouve en effet pendant quelques jours une augmentation de l'azote total, des sels ammoniacaux, du phosphore, du calcium, du chlore, sans parler d'une combinaison organique chlorée (réduisant la liqueur de Fehling).

Nature de l'action sur les éléments nerveux.

L'action du chloroforme (comme des autres anesthésiques) est transitoire. A moins que la cellule n'ait été tuée brutalement par une dose énorme, elle reprend ses propriétés dès qu'elle n'est plus en contact avec le poison. Il faut donc admettre que la modification qu'elle a subie, bien que très importante, est facilement réparable. La nature de cette modification n'est pas connue. Quelques auteurs sont portés à admettre, comme pour la morphine (page 633), une rétraction des prolongements des cellules nerveuses supposées douées de mouvements amiboïdes. Les autres hypothèses faites à ce sujet sont les suivantes.

Le chloroforme appliqué directement sur le protoplasma le coagule; on suppose donc que dans l'organisme, le chloroforme, qui n'arrive cependant aux éléments nerveux qu'en très petite quantité, produirait sur ceux-ci une coagulation passagère. R. Dubois pense que le chloroforme agit en déshydratant les tissus; il a montré en effet que les tissus animaux ou végétaux exposés aux vapeurs du chloroforme laissent échapper une grande quantité d'eau. Enfin les graisses phosphorées qui sont l'un des éléments constituants du protoplasma, surtout

1. Étienne Vidal, *Thèse,* Paris, 1898.

dans les cellules nerveuses, sont solubles dans le chloroforme, et peut-être est-ce dans la modification que peuvent subir ces graisses quand l'organisme est imprégné par les inhalations, que réside la cause de l'anesthésie[1].

EMPOISONNEMENT PAR ANESTHÉSIE CHIRURGICALE

A proprement parler toute anesthésie par le chloroforme est une véritable intoxication. Mais nous envisageons ici les cas où l'anesthésie se complique d'accidents mortels ou graves.

§ I. — Mort pendant l'inhalation chirurgicale du chloroforme.

A chacune des périodes de l'anesthésie chirurgicale il peut survenir des accidents, c'est-à-dire des désordres nerveux qui ne font pas partie de l'action habituelle du chloroforme, et qui sont capables d'entraîner la mort.

Ces accidents mortels sont relativement très rares. D'après les statistiques les moins favorables, il y en aurait 1 sur 1,200 à 3,000 chloroformisations. Baudens, médecin en chef de l'armée d'Italie, note une mort sur 10,000 chloroformisations et dans la guerre de Sécession d'Amérique la proportion n'a été que de 1 pour 15,000. Il est des chirurgiens qui ont fait 7,000, 15,000 chloroformisations et qui n'ont pas eu à déplorer une seule mort.

La description et la classification des accidents mortels ou graves varient assez notablement suivant les chirurgiens. Verneuil les a dépeints d'une façon frappante quoique sommaire. Chez certains sujets, dit-il[2],

1. Dastre, Les anesthésiques. Paris, 1890.
2. *Acad. de médecine*, 8 juillet 1890.

l'invasion des accidents est signalée par la cessation du pouls, la pâleur subite de la face, et par la perte brusque de connaissance ; ce sont les caractères de la syncope. — Chez d'autres, l'arrêt de la respiration précède la cessation des mouvements du cœur ; il s'agit alors d'une syncope respiratoire. — Chez d'autres encore, on observe la suspension de la respiration avec turgescence et congestion violente de la face, résultant évidemment d'un spasme soit de la glotte, soit des différents muscles respiratoires, on remarque en même temps que le sang artériel est aussi noir que le sang veineux ; il s'agit donc d'asphyxie. — Enfin dans une dernière catégorie de faits, après une longue séance opératoire, ou chez des sujets épuisés, on remarque l'affaiblissement progressif du pouls, le ralentissement de la respiration amenant la mort lente, progressive, sans secousse, sans spasme, sans action d'arrêt ; dans ces cas le chloroforme a agi à titre de poison sur le sang et les divers tissus.

D'autres chirurgiens ont cherché à pénétrer avec plus de rigueur le mécanisme des accidents. Ainsi, dans un travail demeuré classique, Duret [1] distingue trois syncopes cardiaques et trois syncopes respiratoires. En pratique, comme les accidents éclatent souvent avec une rapidité extrême, ces distinctions ne paraissent guère faciles. Il est des cas où la respiration et le cœur sont simultanément atteints. Les cas où le cœur s'arrête le premier paraissent les plus rares et aussi les plus graves. L'arrêt primitif de la respiration (le cœur continuant à battre une minute et plus) est moins dangereux en ce sens qu'il permet un traitement souvent efficace.

---

1. Duret, Des contre-indications à l'anesthésie chirurgicale. *Thèse d'agrégation.* Paris, 1880.

De la classification de Duret, il y a surtout à retenir la syncope qu'il appelle *laryngo-réflexe*, dont le mécanisme a été indiqué à la page 680. Elle correspond aux accidents du début qui sont relativement fréquents, car dans une statistique de Julliard ne comprenant que des accidents mortels, ils sont au nombre de 127 sur un total de 253 cas.

Dans la syncope dite « secondaire » parce qu'elle se produit à une période plus avancée de l'anesthésie, les pulsations cardiaques s'accélèrent brusquement et arrivent au chiffre de 150, 160 ; puis à cette accélération succède un ralentissement considérable, et finalement après quelques systoles allongées et très espacées, le cœur s'arrête tout à fait. Ici l'on admet que l'accélération résulte de l'excitation (par afflux trop brusque du chloroforme dans la moelle) des origines médullaires du nerf sympathique, le ralentissement consécutif de la paralysie du même nerf succédant à l'excitation, et la syncope terminale d'une excitation des noyaux des pneumogastriques.

Les *causes* de ces accidents ne sont connues qu'incomplètement[1].

On sait que les syncopes se produisent plus facilement quand l'individu anesthésié est assis ; c'est une règle partout acceptée maintenant de faire garder la position horizontale pendant toute la durée de la chloroformisation.

Les impuretés du chloroforme ont été incriminées par certains auteurs. Il est certain que ces impuretés

---

1. Elles ont fait l'objet d'innombrables travaux et de discussions dans les Sociétés savantes, notamment à l'Académie de médecine en 1851, 1882 et 1890.

sont à éviter[1] ; il en est une notamment, l'acide chloroxycarbonique, dont les effets sont des plus fâcheux[2]. Mais il est non moins certain que la plupart des accidents ne peuvent être attribués à cette cause, ce qui est démontré non seulement par l'analyse chimique, mais aussi par ce fait souvent observé, que le même chloroforme, qui vient d'être bien toléré par plusieurs sujets, occasionne quelques instants après des accidents chez un autre individu.

Les accidents du début paraissent bien se produire par le mécanisme qui a été indiqué dans le paragraphe précédent (page 680); c'est-à-dire par une syncope réflexe (respiratoire ou cardiaque) dont le point de départ est l'excitation de la muqueuse nasale ou de la muqueuse laryngée. Comme ces accidents se sont produits quelquefois dès les trois ou quatre premières inspirations, par conséquent à un moment où le chloroforme n'avait été absorbé qu'en très faible quantité, il semble que ce n'est pas toujours l'imprégnation du bulbe qui favorise le plus la syncope, mais que, dans quelques cas

1. Voici les principaux caractères du chloroforme pur. Quand on en verse quelques gouttes sur du papier à filtrer, il doit se volatiliser rapidement sans laisser la moindre trace et en donnant la seule odeur, suave et agréable, spéciale au chloroforme. — Il doit être absolument neutre au tournesol. — Il ne doit pas précipiter à froid une solution de nitrate d'argent (chlorures), ni se colorer par l'acide sulfurique (matières organiques) ou par la potasse à chaud (aldéhydes). — La plus dangereuse des impuretés, c'est-à-dire l'acide chloroxycarbonique, est décelée par la bilirubine. Lorsque celle-ci est dissoute dans le chloroforme pur, elle donne une coloration d'un jaune brunâtre; dans le chloroforme contenant la moindre trace d'acide chloroxycarbonique, cette coloration devient verte (Pouchet).

2. L'un de ces effets est un hoquet persistant; lorsque celui-ci se produit, presque toujours le sujet éprouve déjà des troubles respiratoires et est exposé à la syncope.

L'acide chloroxycarbonique est l'un des produits de décomposition des vapeurs de chloroforme arrivant au contact de la flamme ou d'un corps en ignition (Pouchet).

au moins, c'est l'excitation des premières voies respiratoires qui joue le rôle le plus important. Seulement
cette excitabilité anormale est impossible à prévoir.
Quelques chirurgiens ont cherché à la prévenir, soit
en badigeonnant les fosses nasales avec une solution de
cocaïne, soit en pratiquant une injection de morphine
avant l'administration du chloroforme.

Quant aux accidents qui se produisent plus tard, au
cours de l'anesthésie complète, ils ne paraissent pas
ordinairement en rapport avec la quantité de chloroforme, ni avec la durée de l'anesthésie. Dans beaucoup
des cas mortels (même sans parler de ceux du début),
le patient n'avait respiré que quelques grammes de
chloroforme, tandis que certains chirurgiens ont pu
administrer impunément des doses énormes de chloroforme : 240 grammes pour une anesthésie qui a duré
13 heures (Christison), plus d'un kilogramme pour une
anesthésie qui a duré 18 heures (Hergott). Brown-
Sequard parle d'anesthésie ayant été continuée pendant
quatre jours. Remarquons en passant que, d'après ces
exemples, l'homme résisterait mieux au chloroforme
que les animaux, et notamment que le chien (voir
page 683).

Il est bien probable toutefois que les accidents se produisent plus facilement quand les inhalations sont telles
que le chloroforme pénètre et reste dans le sang en
grande quantité pendant un certain temps ou seulement
à un moment donné. Le fait est certain en ce qui concerne les animaux, et a été démontré notamment par
les recherches de Paul Bert, qui a étudié sur les chiens
les effets des mélanges titrés de chloroforme et d'air :
avec un mélange de 8 à 10 grammes de chloroforme

pour 100 grammes d'air, l'anesthésie est régulière, exempte de complications, et la période d'excitation du début fait défaut. Les mêmes constatations ont été faites par le chirurgien Péan sur les malades qu'il a anesthésiés avec un mélange titré à 10 grammes de chloroforme pour 100 litres d'air. — Du reste, la plupart des chirurgiens qui cherchent à éviter les accidents en modifiant d'une façon ou d'une autre la technique des inhalations sont guidés par la même idée, soit qu'ils restreignent au minimum la consommation du chloroforme (comme le fait Labbé qui déclare qu'il suffit de 15 à 20 grammes pour entretenir l'anesthésie pendant une heure); soit qu'ils s'arrangent pour que les vapeurs de chloroforme ne pénètrent dans les voies aériennes qu'avec une grande quantité d'air; soit qu'ils interrompent un instant l'inhalation et à intervalles rapprochés.

Les statistiques indiquent que les accidents sont relativement fréquents au cours des opérations qui sont de nature à occasionner une très vive douleur : réduction des luxations (notamment de la luxation de l'épaule) avulsion d'une dent, opérations sur l'anus ; et aussi au cours des opérations qui portent sur des viscères abdominaux enflammés. La plupart des chirurgiens se font une règle de ne commencer l'acte opératoire que lorsque l'anesthésie est profonde, et se traduit notamment par le rétrécissement bien marqué de la pupille et par l'abolition du réflexe oculo-palpébral. Mais il n'y a pas là une garantie absolue ; la douleur non perçue (notamment celle qui est transmise par le sympathique), peut occasionner aussi la syncope (cardiaque ou respiratoire) mortelle. On a fait remarquer, il est vrai, qu'avant l'emploi du chloroforme on voyait quelquefois aussi la mort subite au cours des opérations dont il vient d'être parlé. On ne peut en conclure qu'une chose, c'est que l'anesthésie chloroformique n'empêche pas ces syncopes de se produire.

De même la syncope due à l'émotion n'est pas entièrement supprimée par l'anesthésie chloroformique. On a vu des sujets succomber au moment où l'on rasait le champ opératoire, ou bien quand on accomplissait telle autre manœuvre préliminaire non douloureuse. Il est donc à supposer qu'un certain degré de conscience subsiste parfois encore, malgré les apparences de sommeil, et que dans ces cas la syncope résulte de la terreur qu'éprouve le patient en comprenant plus ou moins confusément que l'opération commence. On a du reste remarqué que les sujets qui avaient une grande appréhension au moment de s'endormir étaient plus exposés à la mort subite.

Mais dans bien des cas la cause de la mort reste impossible à préciser. Ici, comme avec presque tous les poisons, il faut faire une part à la susceptibilité exceptionnelle de certains individus, susceptibilité dont le danger est d'autant plus grand dans le cas présent qu'il s'agit d'une substance dont les effets s'exercent sur le bulbe, alors même que les fonctions de celui-ci ne paraissent pas encore gravement troublées.

§ II. — Accidents consécutifs à l'inhalation chirurgicale du chloroforme.

Dans l'immense majorité des cas, dès que l'inhalation du chloroforme est terminée et que le réveil s'est produit, le malade est hors de danger. Toutefois il y a quelques exceptions à cette règle. Il peut arriver que le chloroforme détermine une intoxication secondaire, laquelle paraît résulter bien moins de ses effets sur le système nerveux que d'une action sur le sang et les divers tissus [1].

En pareils cas, le malade sort de l'anesthésie dans des conditions normales, mais au bout de 24 heures, ou d'un délai plus long, il présente de l'ictère (qui peut revêtir les caractères de l'ictère grave), de l'affaiblissement cardiaque, de l'albuminurie abondante (et non pas la légère albuminurie passagère qu'ont un grand nombre de sujets après l'anesthésie) et il succombe dans le coma. Dans d'autres cas, le sujet meurt subitement à l'occasion d'un effort, d'un mouvement, dans les quelques jours qui suivent l'anesthésie.

On ne saurait mettre ces accidents sur le compte de l'affection qui a nécessité la chloroformisation, car on les a vus se produire chez des sujets qui n'avaient été anesthésiés que pour une opération peu grave. La grande quantité de chloroforme absorbé peut expliquer certaines de ces intoxications secondaires, mais non toutes. D'un côté, en effet, on voit certains sujets supporter impunément des chloroformisations très prolongées ou fréquemment répétées. Nous en avons déjà cité des exemples ; ajoutons le cas cité par

---

1. Nous avons vu p. 683 que l'intoxication de ce genre peut être produite aussi sur les animaux. Ajoutons que les accidents mortels tardifs (c'est-à-dire consécutifs à l'anesthésie) peuvent aussi se produire tant chez l'homme que chez les animaux, quand le chloroforme a été absorbé par voie gastrique. Le Pr Bouchard a montré (*Acad. de méd.*, 12 février 1884) qu'ils se produisent également quand le chloroforme est administré aux animaux en injections sous-cutanées, et à une dose relativement minime (1 à 2 centimètres cubes par kilogramme).

Tourdes, d'une enfant de 9 ans qui fut chloroformée 24 fois en 5 mois, chaque anesthésie durait de 15 à 40 minutes et nécessitait de 15 à 60 grammes de liquide. D'un autre côté, l'intoxication secondaire mortelle a été observée après des cas où ni la dépense de chloroforme ni la durée de l'anesthésie n'étaient excessives.

Paralysies consécutives à l'anesthésie chloroformique. Une autre suite de l'administration du chloroforme, qui est également très rare, mais dont cependant des cas assez nombreux ont été publiés [1], est la paralysie. Cette paralysie apparaît pendant l'anesthésie ou dans les quelques heures suivantes. Son siège n'a ordinairement aucun rapport avec la région opérée ; elle intéresse le plus souvent le membre supérieur en totalité ou en partie ; elle se présente quelquefois sous forme d'hémiplégie complète qui peut être accompagnée d'aphasie et d'affaiblissement intellectuel. Sa durée varie de quelques jours à plusieurs années ; elle peut même persister indéfiniment.

Ces caractères cliniques si différents indiquent une pathogénie multiple. On peut reconnaître en effet parmi tous les cas publiés des groupes parfaitement distincts.

Dans quelques cas, il s'agit d'hémorrhagie cérébrale survenue au cours de l'anesthésie. La plupart de ces cas, qui sont d'ailleurs d'une extrème rareté relativement au nombre total des chloroformisations, concernent des sujets d'un âge avancé, ou bien atteints d'artério-sclérose,

---

1. Voir notamment la communication de Schwartz au *Congrès de chirurgie de* 1897, et un article de Mally, in *Revue de chirurgie*, juillet 1899.

de cancer ou d'une cachexie quelconque. L'anesthésie ne joue ici que le rôle de cause occasionnelle, amenant une hémorrhagie qui était sans doute imminente.

Des paralysies relevant, d'après leurs caractères, de l'hystérie ont été observées aussi après l'anesthésie chloroformique ; mais elles sont également d'une très grande rareté.

Dans le plus grand nombre des cas, les caractères de la paralysie dénotent une atteinte du nerf ou de ses racines. Le plus souvent ces paralysies semblent attribuables à un traumatisme, le nerf ayant été comprimé, ou tiraillé au niveau soit du tronc, soit des racines par suite de positions vicieuses gardées plus ou moins longtemps par le membre intéressé. Il est possible aussi que le chloroforme soit capable d'occasionner, comme d'autres poisons, des névrites périphériques ; mais en tous cas cette possibilité ne se réaliserait que bien rarement.

§ III. — Lésions cadavériques.

Quand la mort est survenue au cours de l'anesthésie, l'autopsie ne révèle parfois aucune altération des divers organes, et notamment pas de congestion pulmonaire. Il en a été ainsi dans trois autopsies que nous avons eu l'occasion de pratiquer. — Dans d'autres cas on trouve, à un degré plus ou moins accentué, les altérations qui caractérisent la mort par asphyxie. Le Pr Brouardel, qui a eu 21 fois à pratiquer l'autopsie d'individus morts pendant l'anesthésie chloroformique, a trouvé quelquefois « un peu de congestion pulmonaire, de petits foyers d'apoplexie autour des alvéoles, un peu de spume dans les bronches [1] ».

Ces différences répondent sans doute aux deux modes principaux de mort pendant l'anesthésie ; l'asphyxie, et l'arrêt primitif du cœur.

§ IV. — Traitement des accidents de l'anesthésie chloroformique.

Les physiologistes, après avoir étudié le mécanisme par lequel se produisent les accidents de la chloroformisation, ont cherché des moyens de prévenir ceux-ci. Pour éviter la syncope réflexe du début, ils ont proposé d'insensibiliser la muqueuse des fosses nasales par un badigeonnage à la cocaïne, et aussi d'atténuer la suractivité réflexe du bulbe par une injection de chlorhydrate de morphine. — L'atropine a été employée dans un autre but ; cette substance paralyse les extrémités cardiaques du pneumogastrique ; elle s'opposerait ainsi à l'arrêt actif du cœur que produit quelquefois le chloroforme. Il paraît que chez les animaux l'administration préalable d'un mélange de morphine et d'atropine (Dastre) diminue considérablement les dangers de la chloroformisation.

Chez l'homme l'anesthésie mixte par cette méthode ne paraît pas fournir des résultats aussi bons. Bien qu'elle n'ait été employée que rarement, elle a eu à son passif plusieurs alertes sérieuses, et même, paraît-il, des cas de mort. — L'immense majorité des chirurgiens qui ont recours au chloroforme emploient cet agent seul.

---

1. P. Brouardel, Les asphyxies par les gaz, les vapeurs, les anesthésiques. Paris, J.-B. Baillière, 1896.

Le traitement des accidents devrait être en principe inspiré par la nature de ceux-ci : respiratoires ou cardiaques, Mais, comme le dit le chirurgien Labbé [1] : « Les grands accidents qui accompagnent parfois la chloroformisation revêtent toujours un caractère d'instantanéité tellement foudroyant, qu'en réalité le chirurgien est souvent dans l'impossibilité de faire le départ exact entre les uns et les autres. Ce qu'il doit savoir, c'est qu'il faut agir à l'instant même, sans perdre une seconde, et que deux grands moyens, qu'il doit combiner suivant les cas, sont à sa disposition : ce sont la respiration artificielle et l'inversion du corps. »

La *respiration artificielle*, parfaitement indiquée en théorie, même quand c'est le cœur qui est primitivement atteint, car elle aide à la désintoxication des centres nerveux, constitue en fait le traitement par excellence, qui a donné très souvent des succès éclatants quand elle a été pratiquée avec persévérance. On a vu des sujets chez lesquels la respiration spontanée ne s'est rétablie qu'après 20 et 30 minutes de respiration artificielle. Les manœuvres doivent quelquefois être prolongées plus longtemps encore, la respiration spontanée ne se rétablissant définitivement qu'après une série d'arrêts qui peuvent être très prolongés [2]. — Les tractions rythmées de la langue, qui constituent,

---

1. *Acad. de méd.*, 15 juillet 1890.
2. Dans d'autres cas, la respiration, après être restée longtemps arrêtée, reprend régulièrement et permet la continuation de l'anesthésie. Labbé (*loc. cit.*) rapporte par exemple que chez un malade auquel il pratiquait l'extirpation du larynx, la respiration s'arrêta brusquement et complètement. On fit la respiration artificielle pendant 28 minutes ; ce ne fut qu'au bout de ce temps que le malade revint à la vie. Le chloroforme fut donné de nouveau pendant cinq quarts d'heure, et l'opération se termina sans nouvel incident.

en somme, un procédé de respiration artificielle, ont donné aussi des succès remarquables.

Il va sans dire que ce traitement ne peut être efficace qu'à la condition que les voies aériennes soient libres. Dans l'asphyxie chloroformique, il arrive assez souvent qu'elles sont obstruées, soit par des matières vomies, soit par des mucosités accumulées dans le pharynx, et surtout par la chute de la langue en arrière, accident qui préoccupe la plupart des chirurgiens et auquel ils parent en maintenant la langue hors de la bouche à l'aide de pinces spéciales. — Quand pour une cause quelconque les voies aériennes supérieures ne peuvent donner passage à l'air, la trachéotomie, pratiquée immédiatement, a sauvé quelquefois le sujet en permettant à la respiration artificielle d'agir efficacement.

L'*inversion du corps* est un procédé empirique, dû à Nélaton, et auquel beaucoup de chirurgiens accordent une grande confiance ; il se serait du reste montré également efficace dans des expériences sur les animaux mis en état de mort apparente par le chloroforme. L'*inversion* consiste à placer le sujet la tête en bas. On y arrive soit en relevant presque verticalement la table d'opération, soit en faisant soulever le malade par les deux genoux, les épaules reposant encore sur la table, mais la tête dépassant le rebord de celle-ci et pendant verticalement. — Ce procédé est contre-indiqué dans les cas d'asphyxie, et quand la tête est congestionnée.

Les *excitations cutanées :* frictions, flagellation, sinapisation, sont souvent employées. On y joint quelquefois la faradisation de la peau. Cependant les excitations intenses paraissent plutôt dangereuses dans beaucoup de cas, si l'on s'en rapporte aux explications fournies par les physiologistes sur la genèse de certains accidents.

La *faradisation du phrénique* agit, en somme, comme un procédé de respiration artificielle. On place un des pôles sur le cou, au niveau du scalène, l'autre au milieu de la poitrine (et du côté opposé). On doit employer un courant modéré et ne le faire passer qu'une dizaine de fois par minute en l'interrompant pendant les périodes correspondant à l'expiration.

Contre l'arrêt primitif du cœur on emploie le massage rythmique de la région précordiale. Comme ressource extrème, on a proposé de mettre le cœur à nu en incisant le 3e espace intercostal, pour saisir la pointe du cœur entre le pouce et l'index et exercer sur l'organe une pression rythmée. Cette manœuvre réussit en effet assez souvent sur les animaux ; après une cinquantaine de systoles artificielles pratiquées avec la main, on voit quelquefois le cœur recommencer à battre spontanément, alors qu'il était arrêté depuis une à cinq minutes.

§ **V.** — **Diagnostic. Responsabilité chirurgicale.**

Les lésions cadavériques, dont il a été parlé dans un paragraphe précédent, ne peuvent guère servir au diagnostic. — L'analyse chimique pourrait permettre de retrouver le chloroforme dans le cadavre. D'après les recherches de Lallemand, Perrin et Duroy[1], cette substance s'accumule surtout dans le cerveau, puis, en proportions décroissantes, dans le foie, dans le sang,

---

1. Article Chloroforme, in *Dict. Encycl. des Sc. médic.*

dans les muscles. Mais cette recherche n'a guère d'utilité dans une expertise, car ordinairement le fait de la chloroformisation n'a pas besoin d'être établi.

Ce que les magistrats demandent au médecin légiste, c'est si l'anesthésie a été pratiquée convenablement ou si une faute grave a été commise.

La responsabilité du chirurgien ne peut guère être engagée que lorsqu'on relève contre lui de la négligence ou de la légèreté ; par exemple s'il n'a pas fait coucher le patient pour l'anesthésier, si, hors le cas d'urgence absolue, il n'a pas eu recours à des aides, s'il n'a pas traité avec persistance les accidents, etc.

Quant à dire si telle ou telle maladie ou affection dont était atteint le patient constituait une contre-indication à l'anesthésie chloroformique, c'est une tâche à peu près impossible. Un chirurgien, un médecin peuvent avoir une opinion arrêtée sur ce point ; mais ce ne sera jamais qu'une opinion individuelle qui rencontrera des contradicteurs nombreux et munis de bons arguments. Toutefois, ainsi que le fait remarquer le Pr Brouardel, les chirurgiens feraient bien, avant d'anesthésier certains sujets avec lesquels les accidents paraissent à craindre, de se munir d'une consultation écrite de confrères autorisés.

Il est encore plus difficile à un expert, quel qu'il soit, d'imputer la mort pendant l'anesthésie au mode d'administration du chloroforme. De grands chirurgiens ont cependant professé l'opinion opposée. Sédillot disait à l'Académie de médecine en 1851 : « Le chloroforme pur et bien employé ne tue jamais. » Gosselin, en 1882, déclarait devant la même Académie que « le chloroforme, même légèrement impur, ne donne pas la

mort lorsqu'il est bien employé. » Tillaux, Jules Guérin
ont appuyé cette proposition, contre laquelle d'autres
chirurgiens ont protesté énergiquement. Il paraît bien
probable en effet qu'aucun procédé ne permet d'éviter
d'une façon absolument sûre certains accidents foudroyants, résultant d'une susceptibilité particulière du
sujet, que rien ne peut faire prévoir. Du reste, Sédillot
et Gosselin n'avaient sans doute en vue que la responsabilité morale du chirurgien et non la responsabilité
pénale. Pour établir cette dernière, il faudrait d'abord
être fixé sur le meilleur mode d'administration du chloroforme, et c'est un point sur lequel les chirurgiens les
plus autorisés professent des opinions diverses.

EMPOISONNEMENTS ACCIDENTELS, VOLONTAIRES OU CRIMINELS PAR INHALATIONS

Ces empoisonnements sont très rares ; en voici quelques exemples :

Le P⟨r⟩ Brouardel cite le cas d'une jeune femme qui,
pour calmer des douleurs névralgiques, respira du
chloroforme dont elle avait déjà consommé une certaine
quantité lors de son accouchement survenu quelque
temps auparavant. Elle s'endormit, le flacon se renversa
sur son oreiller, sous son nez, et elle ne se réveilla plus.
Caspar-Liman citent un cas analogue, concernant un
jeune pharmacien qui se chloroformisa dans son lit pour
calmer des douleurs de dents, et qui fut trouvé mort le
lendemain tenant encore la compresse à la main.

Comme l'anesthésie s'accompagne presque toujours
de mouvements désordonnés et violents, l'inhalation
ne peut continuer longtemps et entraîner la mort que

si le chloroforme est disposé de façon que ses vapeurs pénètrent quand même dans les voies aériennes. Hofmann a vu une femme qui s'est suicidée en se mettant devant la bouche une éponge imbibée de chloroforme ; l'éponge était recouverte d'un tissu imperméable et maintenue par un mouchoir attaché autour de la tête. — Un médecin s'est suicidé avec un ballon rempli de chloroforme fixé à sa bouche à l'aide de bandelettes de diachylon ; il avait pris soin de se boucher les narines avec de la charpie (Schauenstein).

L'empoisonnement criminel, extrêmement rare, ne vise pas toujours le meurtre, mais quelquefois le vol. Il y a quelques années, à Vienne (Autriche) des malfaiteurs se sont introduits chez un banquier et l'ont chloroformé de force pour dévaliser à leur aise son appartement. — Plusieurs fois des femmes ont dit avoir été violées pendant le sommeil chloroformique. Presque toujours ces accusations sont fausses, bien que pouvant être faites de bonne foi et basées sur le souvenir d'hallucinations voluptueuses éprouvées à une certaine période de l'anesthésie.

Quiconque a vu endormir une personne au chloroforme sait que l'anesthésie n'est jamais immédiate, qu'elle est précédée d'une période de plusieurs minutes pendant laquelle le patient doit respirer volontairement les vapeurs chloroformiques, et qu'ensuite il faut ordinairement un ou deux aides pour maîtriser les mouvements désordonnés de la période suivante, qui empêcheraient de maintenir le chloroforme au-devant de la bouche et au nez.

Ce n'est donc pas une chose facile que d'administrer du chloroforme à une personne non consentante. Il faut user de la force, soutenir une lutte prolongée ; il serait beaucoup plus facile à un meurtrier de tuer sa victime par un autre procédé : en l'étranglant par exemple. Mais au lieu de la force, on conçoit qu'un malfaiteur puisse employer la ruse. Le Pr Brouardel cite deux cas où la chloroformisation, faite dans le but d'amener la mort, a été consentie par la victime à qui elle était proposée comme un moyen de calmer des douleurs ; dans ces deux cas l'anesthésie n'a pas été poussée au delà de la période d'agitation. On s'est demandé aussi, et depuis longtemps, s'il était possible de chloroformiser une personne qui dort du sommeil naturel. Dolbeau[1] a étudié cette question en 1874 ; il a fait des essais sur 29 personnes ; la plupart se sont réveillées dès les premières inspirations ; il n'a réussi que dix fois, mais il lui a fallu user de beaucoup de précautions, et acquérir, dit-il, « un tour de main particulier ». Un médecin italien, Gurrieri[2], a repris récemment ces essais ; sur neuf sujets endormis, il a pu en anesthésier quatre sans les réveiller ; mais tous quatre étaient des aliénés. La tentative aurait sans doute bien peu de chance de réussir si elle était faite par une personne non habituée à l'administration du chloroforme sur un sujet sain. Il y a cependant un cas, observé en Angleterre (affaire de Pimlico, 1885), où il fut sinon démontré, du moins rendu assez probable qu'un homme, d'ailleurs âgé et souffrant de troubles nerveux, avait été tué par du chloroforme que sa femme lui avait fait respirer pendant qu'il dormait. L'accusée fut acquittée.

1. Dolbeau, *Bull. de la Soc. de méd. lég.*, 1873-74.
2. Gurrieri. Della anestesia chloroformia provocata durante il somno. Reggio-Emilia, 1895.

'EMPOISONNEMEMT PAR INGESTION

L'empoisonnement par ingestion de chloroforme liquide (accident ou suicide) comporte une première phase, dont les symptômes sont les mêmes que ceux produits par l'inhalation des vapeurs chloroformiques. La période d'excitation semble cependant moins violente et moins longue ; par contre la perte de connaissance peut se prolonger pendant de longues heures. On a vu dans quelques cas le coma se dissiper et se reproduire une ou plusieurs fois, sans doute parce que l'absorption du chloroforme se faisait d'une manière discontinue.

Après cette première phase, on observe presque toujours d'autres symptômes, attribuables les uns à l'action d'irritation locale du chloroforme, les autres à une action destructive ou dystrophique sur le sang et d'autres éléments.

Au moment même de l'ingestion, le chloroforme produit une douleur gastrique, qui est même des plus violentes quand ce liquide arrive en grande quantité dans l'estomac vide; mais les vomissements peuvent manquer ou ne se produire que très tardivement. — Au sortir de l'anesthésie, le sujet présente souvent des signes de gastrite, caractérisée par la douleur, l'intolérance pour les aliments, des vomissements sanguinolents et parfois de véritables hématémèses. L'entérite, avec diarrhée également sanguinolente, accompagne quelquefois la gastrite. Cette gastro-entérite a entraîné la mort au bout de huit jours dans un cas (Pomeroy). Souvent aussi on a observé de l'ictère avec tuméfaction du foie, de l'albuminurie. On a noté aussi dans quelques cas une forte irritation bronchique avec expectoration de mucosités abondantes, ce qui est dû vraisemblablement à l'élimination de grandes quantités de chloroforme par les voies aériennes.

L'observation suivante représente sous une forme assez complète les effets d'une forte dose de chloroforme ingérée par la bouche.

OBSERVATION XXIII (Marfan [1]). — Un homme de 49 ans, voulant se suicider, absorbe 60 grammes de chloroforme à 8 heures du matin. Il éprouve aussitôt une sensation extrêmement douloureuse au niveau du creux épigastrique, et au bout de fort peu de temps il tombe dans une sorte de sommeil comateux dont il ne se réveilla que vers 9 heures du soir. — A ce moment, la douleur épigastrique était encore plus intense ; dans la nuit il fut pris de vomissements de sang pur. Le lendemain, le malade ressentait toujours une douleur atroce au creux épigastrique, et il continua d'avoir des vomissements alimentaires et sanglants, mais ne renfermant pas la moindre trace de bile ; puis il ne tarda pas à donner des signes de gastro-entérite ulcéreuse, caractérisée par de la gastralgie, des hématémèses, du melæna. Au bout de peu de temps, ces signes furent accompagnés de jaunisse, épistaxis, oligurie, albuminurie, état typique rappelant celui de l'ictère grave. Le foie était énorme, descendant au-dessous de l'ombilic ; la rate légèrement augmentée de volume ; les selles décolorées, blanchâtres, plâtreuses, demi-molles et mélangées à une petite quantité de sang noir. On provoquait très facilement l'apparition de la raie dite méningitique. Au bout de quatorze jours, sans qu'il eût été pratiqué de lavage de l'estomac pour évacuer la substance toxique, l'individu entra en convalescence et guérit complètement sans garder la moindre trace des accidents qui étaient survenus.

L'élimination se fait assez facilement par les poumons quand le chloroforme a été absorbé par l'estomac.

1. In Pouchet, Leçons de Pharmacodynamie. Paris, 1900.

Il semblerait donc que la dose toxique doit être moindre quand le chloroforme a été administré par cette voie que lorsqu'il a été inhalé. Il faut remarquer toutefois qu'avec le procédé de l'inhalation, une grande portion du chloroforme n'est pas absorbée. En réalité, il a suffi quelquefois d'une dose assez faible de chloroforme ingéré pour entraîner la mort : 3^{gr},8 chez un enfant de 4 ans ; 15 grammes chez un adulte (Taylor). Une fille de 30 ans mourut très peu de temps après avoir avalé 30 à 40 grammes de chloroforme, et à l'autopsie, Hofmann retrouva dans l'estomac la presque totalité de ce liquide. — Par contre, des doses beaucoup plus élevées n'ont pas amené la mort, même quand elles ont été gardées dans l'estomac. Il en a été ainsi dans l'observation XXIII ; citons encore le cas d'un homme qui, ayant avalé 75 gram. de chloroforme, tomba bientôt dans la narcose, revint à lui au bout de plusieurs heures, et ne vomit que le lendemain (Schauenstein).

L'autopsie révèle souvent une gastrite intense. Dans le cas d'Hofmann la muqueuse de l'estomac était *cautérisée* sur une grande étendue, et ailleurs recouverte d'une couche abondante de mucus ; l'épithélium du pharynx, de l'œsophage, de l'entrée du larynx était cautérisé. — D'autres auteurs ont vu des ulcérations dans l'estomac et le jéjunum (Mygge, Reuss).

X. — ÉTHER

L'éther éthylique est employé, comme le chloroforme, en inhalations pour produire l'anesthésie pendant les opérations chirurgicales. — Il a occasionné aussi quelques empoisonnements accidentels ou suicides. — Enfin il est consommé par bon nombre d'individus à titre de substance excitante et enivrante.

§ I. — Anesthésie chirurgicale.

L'anesthésie peut être obtenue avec une dose de 30 à 40 grammes s'il s'agit d'une courte opération ; il faut user en moyenne 150 grammes pour une anesthésie d'une heure.

Bon nombre de chirurgiens préfèrent maintenant l'éther au chloroforme. La valeur comparée de ces deux anesthésiques a fait l'objet de discussions nombreuses tant en France qu'à l'étranger[1].

L'éther produit les mêmes effets et agit de la même façon que le chloroforme. Les différences entre ces deux agents ne portent que sur des points relativement secondaires.

L'excitation du début est plus violente et plus prolongée avec l'éther[2] — Les vapeurs d'éther sont plus irritantes que celles du chloroforme ; elles occasionnent souvent une salivation très abondante de la toux, et une sécrétion bronchique qui rend la respiration râlante. Des bronchites, des laryngites, des broncho-pneumonies ont été quelquefois la conséquence de ces inhalations. — Malgré cette irritation plus grande sur les voies aériennes, la syncope primitive (dite laryngo-réflexe) est beaucoup moins à craindre et ne se

---

1. Commission anglaise du Congrès de Manchester en 1877.
Julliard, *Arch. médic. de la Suisse romande*, 1891.
Soc. de méd. berlinoise, 1894.
Soc. de chirurgie, 1895.
2. Chez quelques sujets, l'excitation se produit de nouveau au moment du réveil.

produirait pour ainsi dire jamais ; c'est même là une des principales raisons de la préférence accordée à l'éther sur le chloroforme par beaucoup de chirurgiens. L'action déprimante sur le cœur est moins marquée[1], ou du moins elle ne se produit que beaucoup plus tardivement. Par contre l'éther exposerait davantage, pendant la période d'anesthésie confirmée, aux troubles et à l'arrêt de la respiration, accident qui est d'ailleurs moins brutal et plus facile à combattre que la syncope cardiaque. — Contrairement au chloroforme, l'éther est vaso-dilatateur ; il rendrait ainsi l'hémostase des plaies un peu plus difficile[2].

§ II. — Empoisonnements accidentels et suicides.

Ces empoisonnements sont produits par inhalation des vapeurs ou par ingestion d'éther liquide.

---

1. Sur les animaux, cette différence est évidente et très marquée. Citons sur ce point des expériences de la Commission de Manchester. Une grenouille est placée sous une cloche renfermant des vapeurs de chloroforme, et une autre sous une cloche renfermant des vapeurs d'éther. Quand les deux animaux sont anesthésiés, on met le cœur à nu et on les replace chacun sous leur cloche : le cœur de la grenouille exposée au chloroforme ne tarde pas à s'arrêter; celui de la grenouille exposée à l'éther continue à battre pendant une heure et plus. La même expérience répétée sur des mammifères donna des résultats analogues.

Le muscle cardiaque, en dehors même de ses nerfs (pointe du cœur de la grenouille ou de la tortue) se comporte de la même façon. Le chloroforme en affaiblit les contractions dès le début: au contraire, avec l'éther on observe une accélération des battements (1 pour 100 dans le sang); puis un ralentissement (1,5 pour 100) et enfin l'arrêt (2 pour 100). (Expériences citées par Dastre.)

2. De ces données découlent plusieurs contre-indications de l'éther. Les chirurgiens qui ne sont pas exclusifs renoncent à donner l'éther aux sujets atteints de bronchite, ou même d'un simple rhume, d'emphysème pulmonaire, de pleurésie. Quelques-uns aussi ne l'emploient pas chez les enfants (qui seraient plus exposés aux troubles respiratoires, et qui d'ailleurs supportent très bien le chloroforme) ni lors-

La mort accidentelle par inhalations a été observée surtout chez des éthéromanes, c'est-à-dire chez des gens habitués à respirer de l'éther et qui ont dépassé involontairement la dose qu'ils étaient capables de supporter. Beluze[1] en cite trois cas. « Une femme qui couchait dans une chambre où s'était brisé un grand flacon d'éther fut trouvée morte le lendemain dans son lit. — Un éthéromane fut également trouvé mort dans son lit, le visage couvert encore du mouchoir qu'il avait, en se couchant, imbibé, comme à son habitude, d'éther, mais trop largement. — Un autre, trouvant qu'un mouchoir imbibé d'éther ne lui suffisait plus, avait pris l'habitude de mettre l'éther dans une cuvette, se plaçait le visage au-dessus puis recouvrait tête et cuvette d'une serviette. Un beau jour on le trouva mort, le nez dans l'éther. »

Il y a quelques cas de suicide et d'empoisonnement accidentel par ingestion d'éther liquide. Les symptômes sont ceux de l'intoxication par inhalation ; mais il s'y joint ceux de la gastro-entérite. L'éther est plus irritant encore que le chloroforme. Un autre effet des grosses doses d'éther prises par la bouche est le météorisme ; l'éther (qui bout à 34,5) émet à l'intérieur du corps des vapeurs qui, bien que s'échappant

qu'il s'agit d'opérations à pratiquer sur la face, soit parce que la syncope se produirait plus facilement, soit parce que les hémorragies en nappe, fréquentes en cette région, sont plus difficiles à arrêter. On a dit aussi (Arloing) que pour les anesthésies très prolongées, l'éther ne serait pas à employer, parce qu'il exposerait plus que le chloroforme à la syncope cardiaque tardive.

Par contre, l'éther serait préférable au chloroforme chez les sujets atteints d'affections du cœur droit et aussi chez ceux qui sont en état de schok. — Les vapeurs d'éther s'enflamment facilement au contact des lampes, des bougies, du thermo-cautère, etc.

1. Beluze, De l'éthéromanie. *Thèse*, Paris, 1885.

en partie par éructations, distendent l'estomac et une portion de l'intestin [1].

La dose mortelle n'est pas connue. Chez des adultes non éthéromanes, la dose de 15 grammes, celle de 30 grammes, ont occasionné la narcose, mais non pas la mort.

§ III. — Éthéromanes.

Les éthéromanes recherchent l'ivresse que donne l'éther. Cette ivresse n'est obtenue et n'est durable que lorsque l'éther arrive au cerveau dans de certaines proportions. Elle fait presque complètement défaut, au moins sous sa forme agréable, quand l'éther est administré par le chirurgien ; ici les doses sont poussées de manière à obtenir le plus vite possible l'anesthésie. L'idéal de l'éthéromane est au contraire de prolonger la période d'ébriété et de restreindre la période de sommeil et d'anesthésie. Pour cela il lui faut procéder lentement s'il recourt aux inhalations ; s'il boit l'éther liquide, il peut avaler sa dose d'un coup, car l'absorption se fait graduellement et assez lentement [2].

Dans les deux cas, l'éthéromane doit augmenter peu à peu ses doses pour obtenir le même effet. Certains individus arrivent ainsi à consommer en une journée plusieurs centaines de grammes et jusqu'à un litre d'éther.

---

1. Chez les animaux qui ne vomissent pas, le météorisme peut être tel qu'il entraine la mort par rupture de l'estomac ou par asphyxie mécanique.

2. L'élimination de l'éther dure longtemps. Parfois l'haleine exhale l'odeur de l'éther plusieurs heures de suite après ingestion d'une seule perle de ce liquide.

Les buveurs d'éther sont très nombreux en Irlande[1] ; ils se recrutent parmi les paysans et les fermiers qui ont renoncé à l'alcool pour obéir aux objurgations des prêtres. En Amérique, en France, où l'éthéromanie est d'ailleurs bien moins répandue, l'éther est plutôt pris en inhalations.

L'ivresse de l'éther est assez comparable à celle de l'alcool. On peut y distinguer trois périodes. Une première se traduit par de l'excitation intellectuelle, généralement gaie ; beaucoup d'éthéromanes tâchent de ne pas dépasser cette phase. Dans une seconde période, la surexcitation s'exagère, devient bruyante, désordonnée, délirante et hallucinatoire ; cette période est généralement courte. La dernière période est celle du sommeil et de l'anesthésie ; elle se termine par le retour subit et complet à l'état normal. L'évolution totale est plus courte que dans l'ivresse alcoolique.

L'abus de l'éther paraît d'ailleurs moins dangereux que celui de l'alcool. Il est compatible pendant fort longtemps avec une bonne santé physique ; il détermine même un accroissement de l'appétit, malgré quelques troubles digestifs. L'influence sur l'intelligence est aussi moins considérable ; l'abrutissement est moins profond et moins rapide que chez les alcooliques. Les troubles très graves de l'état mental : manie aiguë, délire impulsif, incohérence des idées, folie morale, qui ont été signalés quelquefois, notamment chez un

---

1. Ils prennent l'éther par petits verres ; pour en perdre le moins possible par évaporation, ils se rincent d'abord la bouche à l'eau froide, avalent une gorgée de cette eau, puis l'éther, et enfin une nouvelle quantité d'eau froide.

malade de Legrand du Saulle [1], ne se développent guère
que chez des dégénérés ayant fait une consommation
énorme d'éther.

§ IV. — Lésions cadavériques; diagnostic.

La congestion pulmonaire, l'irritation bronchique
sont presque constantes quand de grosses doses d'éther
ont été absorbées. Mais le meilleur signe diagnostic
est l'odeur de l'éther qui est très pénétrante, très
caractéristique, et qui se conserve assez longtemps
après la mort. C'est au moment de l'ouverture du crâne
qu'on la perçoit le mieux. L'analyse chimique montre
du reste que c'est le cerveau qui contient la plus forte
proportion d'éther ; vient ensuite le foie, puis le sang.
— L'élimination se fait par les poumons, mais ne se
termine qu'assez lentement.

En cas d'ingestion par la bouche, on trouve des
signes d'irritation sur la muqueuse de l'estomac et des
premières voies digestives.

XI. — CHLORAL

L'*hydrate de chloral,* souvent appelé par abréviation
chloral, est une substance solide, blanche, cristallisée,
exhalant une odeur spéciale, qui est vive et pénétrante.
L'hydrate de chloral est très soluble dans l'eau (3 ou 4
parties dans une partie d'eau); cette solution rougit
légèrement le papier bleu de tournesol. La saveur de ce

1. Legrand du Saulle, Abus d'inhalation d'éther. *Ann. d'hyg. publ.
et de méd. lég.,* 1882, t. VII, p. 417.

corps est désagréable et très tenace. Pur ou en solution concentrée, il est très irritant et peut même produire une légère cautérisation.

L'hydrate de chloral, introduit dans la thérapeutique par Liebreich en 1869, est très employé surtout à titre d'hypnotique. La dose pour un adulte est généralement de 2 à 4 grammes en une prise ou deux prises peu éloignées et diluées dans une assez grande quantité de véhicule. Comme la saveur reste toujours désagréable, on préfère souvent donner le chloral en lavement.

Oré (de Bordeaux) et quelques autres chirurgiens ont administré le chloral en injections intra-veineuses ; 6 à 8 grammes produisent ainsi une anesthésie et une résolution musculaire complètes qui permettent les opérations chirurgicales. Cette pratique a été abandonnée comme trop dangereuse ; mais dans les laboratoires de physiologie on emploie couramment les injections intra-veineuses de chloral pour obtenir l'anesthésie profonde des animaux en expérience.

Enfin le chloral, en raison des propriétés antiseptiques qu'il possède, est employé pour panser certaines plaies ; on se sert généralement alors d'une solution à 1 pour 100, laquelle produit en même temps des effets analgésiques.

§ I. — Données expérimentales. Mode d'action.

L'action du chloral, envisagée dans ses traits principaux, est semblable à celle du chloroforme. Ces deux substances atteignent successivement les fonctions cérébrales, puis les fonctions médullaires, et finalement les fonctions du bulbe. En ce qui concerne l'atteinte du cerveau et de la moelle, quelques différences existent cependant. L'excitation qui est le premier

effet de l'action du chloroforme manque presque toujours avec
le chloral, et quand elle existe, elle est moins longue et moins
intense. L'abolition de la sensibilité et des réflexes est beaucoup plus durable avec le chloral qu'avec le chloroforme. Avec
le chloral, l'abolition de la sensibilité se fait suivant un ordre
spécial ; elle débute par le trijumeau, et la conjonctive est
anesthésiée avant d'autres régions.

Tous ces effets se succèdent avec une grande rapidité et sont
presque simultanés quand le chloral est administré en injection
intra-veineuse. Le chirurgien Oré dit que les mêmes phénomènes se produisent constamment aussi bien dans les expériences de laboratoire que chez l'homme, et il les décrit ainsi
chez un homme atteint de tétanos auquel il injectait dans la
veine radiale 10 grammes de chloral dans 10 grammes d'eau.
« Au moment où le tiers de la solution avait été injecté lentement, mais d'un coup, le malade accuse une sensation de resserrement général dans le thorax ; il se plaint, il répète qu'il
étouffe, qu'il va mourir ; les côtes sont immobiles, la face congestionnée. En même temps, la bouche se remplit d'une écume
blanchâtre, abondante, qui amène pendant toute la durée de la
crise le besoin de cracher continuellement. Après 1/2, 1, 2 minutes au plus, cet ensemble de phénomènes, si inquiétant en
apparence, disparaît pour faire place au calme. Alors la respiration et le pouls, d'abord accélérés, se régularisent. La coloration normale du visage remplace la teinte agonique..... Je
continuai à pousser l'injection, toujours lentement, qui amena
bientôt les mêmes accidents suivis bientôt du même calme.
Mais tout à coup le malade ferma les yeux, ne répondit plus
aux questions qu'on lui adressait et tomba dans un sommeil
anesthésique qui commença dès la fin de l'injection et dura
onze heures. Il avait fallu de cinq à six minutes pour amener ce
résultat. — Au moment de l'injection, le pouls, d'abord à 80, s'é-
leva à 90, 96, 112, 126 pour redescendre presque aussitôt à 96,
90, 80, 46, 54, 70. La température baisse de 37,8 à 37,2. — Pendant le sommeil, l'anesthésie était si profonde et la réflectivité
si complètement abolie que le malade subit l'avulsion d'un
ongle sans proférer une plainte ni faire le moindre mouvement. »

Quelques-uns des effets observés dans ce cas, notamment l'arrêt de la respiration, les troubles cardiaques paraissent dus à l'introduction brusque d'une grande quantité de chloral dans le sang et à l'irritation directe de l'endocarde. On ne les observe pas dans les autres modes d'administration du poison.

Au point de vue toxicologique les effets du chloral sur la respiration et sur la circulation sont les plus importants, car ce sont eux qui occasionnent la mort.

Chez les animaux qui ont reçu une dose toxique de chloral, la respiration devient superficielle, diaphragmatique, irrégulière avec des pauses en état d'expiration, et presque toujours quand elle s'arrête définitivement le cœur continue à battre une ou plusieurs minutes. Ces troubles respiratoires résultent surtout de l'action du poison sur le bulbe ; ils sont moins graves, quand on a sectionné préalablement les pneumogastriques.

L'action sur le cœur est très marquée ; quand le chloral est administré à très haute dose, notamment en injection intraveineuse, le cœur peut s'arrêter brusquement, en systole. Avec des doses moins élevées, mais encore toxiques on observe un ralentissement du cœur avec irrégularités et un abaissement énorme de la pression artérielle. — Le chloral à doses toxiques provoque une dilatation des vaisseaux. Les muqueuses sont congestionnées, ainsi que presque tous les organes. La congestion occasionne parfois la rupture de petits vaisseaux et la production d'ecchymoses.

Le chloral produit aussi un abaissement considérable de la température, qu'on a vu parfois descendre de 10 et 12 degrés chez le chien. Cet abaissement est attribuable non seulement à la dilatation des petits vaisseaux, mais encore au ralentissement de la respiration, à la moindre capacité respiratoire des hématies, et aussi à une action directe sur les centres de thermogénèse.

Beaucoup d'auteurs admettent que le chloral se dédouble dans l'économie en chloroforme et en formiates alcalins. Arloing[1],

1. Arloing. Action du chloral, du chloroforme et de l'éther. *Thèse de Lyon*, 1879.

qui a contribué par ses recherches à édifier cette théorie, l'a exposée de façon à répondre aux objections qui avaient été formulées. D'après lui, la dilatation vasculaire, les effets sur le cœur et la respiration sont dus aux formiates alcalins; les effets anesthésiques sont dus au chloroforme, et comme celui-ci prend naissance dans l'économie, son action sur les éléments nerveux est plus intime et plus intense, de sorte qu'on s'expliquerait ainsi comment la quantité relativement minime de chloroforme qui peut se dégager d'une dose thérapeutique ou toxique de chloral est capable de produire des effets incomparablement plus intenses que la même quantité de chloroforme absorbée par inhalations.

Cette théorie a trouvé cependant de nombreux incrédules. On a fait remarquer notamment que le dédoublement du chloral ne se produisant qu'aux dépens de la potasse et de la soude, ces substances ne se trouvent pas dans le sang en quantité suffisante pour permettre le dédoublement d'une dose de quelques grammes de chloral; — que l'injection intraveineuse qui amène une anesthésie presque instantanée supposerait un dédoublement immédiat, ce qui paraît inadmissible; — enfin que le chloral, même à dose peu élevée, s'élimine en partie à l'état d'acide chloralurique, et par conséquent n'a pas subi de dédoublement.

§ II. — Empoisement aigu ; doses toxiques : Symptômes.

L'empoisonnement aigu résulte presque toujours de l'emploi thérapeutique du chloral, soit que la dose prescrite ait été mal tolérée, soit qu'elle ait été mal supportée. — Il y a, en effet, des exemples d'intoxication mortelle avec 2 grammes de chloral, et même moins encore, tandis que la pratique journalière montre que dans l'immense majorité des cas, une dose de 3 à 4 grammes n'exerce pas d'effets fâcheux et procure seulement un sommeil paisible. — Parmi les sujets pour lesquels le

chloral a le plus de chance d'être dangereux, figurent
surtout ceux qui sont atteints de dégénérescence du
myocarde, de dilatation du cœur, d'athérome. On peut
y ajouter les alcooliques, parce que chez beaucoup d'entre
eux le chloral, aux doses ordinaires, produit de l'excitation et que, lorsqu'on augmente la quantité pour obtenir
l'effet hypnotique, on se trouve tout près de la dose
mortelle.

Cette dose mortelle, pour un adulte sain, paraît être
comprise entre 8 et 10 grammes. Mais, outre les exceptions dans le sens qui vient d'être indiqué, il y en a
d'autres en sens inverse. Ainsi, dans certains cas de
suicide, on a vu des doses de 20 et 30 grammes, prises
en une fois et conservées, occasionner, il est vrai, une
intoxication fort grave, mais non pas la mort. Certains
médecins ont pu prescrire 10 et 12 grammes de chloral
dans les 24 heures sans que les malades aient eu de
coma ni d'accidents graves. Les tétaniques supportent
parfois des doses énormes de chloral : 52 grammes en
5 jours chez une femme de 26 ans (Dufour, de Lau-
sanne) ; 20 grammes par jour pendant une semaine chez
un autre sujet (Worms). Il en est de même des sujets
intoxiqués par la strychnine.

Le type qu'on peut appeler régulier de l'empoisonnement aigu est celui qu'on observe après l'ingestion
d'une grande quantité de chloral par suite d'une erreur
ou d'une intention de suicide. Les choses se passent
alors à peu près comme dans l'intoxication expérimentale chez les animaux, c'est-à-dire que le sommeil devient
de plus en plus profond, s'accompagne d'anesthésie et
de résolution musculaire. La température s'abaisse

(jusqu'à 35° et même 33°), la respiration s'embarrasse, le pouls devient petit, irrégulier, intermittent, et la mort survient avec les progrès du coma. Quelquefois, avant de s'endormir, le malade présente une excitation plus ou moins violente, une sorte d'ivresse qui peut être accompagnée de convulsions et de délire furieux. Parfois aussi on note des oscillations considérables de la température ; dans un cas de Levinstein, elle monta d'abord à 39,5, pour descendre au bout d'une demi-heure à 32,9 et remonter ensuite lentement au-dessus de la normale. On observe quelquefois des alternatives de pâleur et de rougeur des téguments, des sueurs profuses, comme aussi des changements très marqués dans le rythme et la force de la respiration.

Dans les cas où l'intoxication résulte plutôt de l'intolérance du sujet que de l'élévation de la dose, elle se manifeste le plus souvent par la faiblesse cardiaque, qui peut survenir très rapidement, avant tout autre symptôme, et occasionner une syncope mortelle, alors même que l'effet hypnotique ne s'est pas encore produit.

§ III. — Empoisonnement chronique.

En dehors des cas où le chloral est continué longtemps sur l'ordonnance du médecin, l'empoisonnement chronique s'observe aussi chez les personnes qui prennent le goût et le besoin du chloral, comme d'autres deviennent morphinomanes ou cocaïnomanes.

Le chloral conserve longtemps la même action, c'est-à-dire qu'une même dose suffit pendant des jours et des semaines pour produire le sommeil. Cependant il existerait une certaine accoutumance à cette substance, en ce sens que des doses élevées seraient supportées, au bout d'un certain temps, sans danger immédiat certain, et en ce sens aussi que la suppression brusque du médicament amène des troubles de la santé.

Les symptômes de l'intoxication chronique consistent surtout en des troubles digestifs, des affections cutanées, des désordres nerveux et de l'affaiblissement du cœur.

Les *troubles digestifs* : douleur, nausées, vomissements, catarrhe gastrique résultent, au moins en partie, de l'action locale irritante du chloral.

Les *affections cutanées* peuvent s'observer déjà au bout de 8 ou 10 jours d'usage du chloral à dose modérée. Ce sont des érythèmes, parfois généralisés, accompagnés de fièvre et suivis de desquamation, des papules, de l'urticaire, plus rarement des pétéchies, de l'œdème et même des ulcérations.

Les *troubles nerveux* consistent en névralgies, crampes, convulsions, tremblement, incoordination des mouvements, amblyopie.

Les troubles psychiques affectent principalement une forme dépressive : mélancolie, obtusion mentale.

La dépression physique existe d'ailleurs aussi et aboutit quelquefois à un véritable marasme. L'albuminurie a été notée.

Les *troubles circulatoires* se traduisent par la faiblesse et le ralentissement du pouls, la tendance aux lipothymies. Une syncope mortelle peut survenir très brusquement. Les troubles vaso-moteurs se manifestent surtout par la rougeur persistante de la face et des conjonctives.

Signalons encore la bronchite et la bronchorrée, notées plusieurs fois et attribuées à l'élimination par la voie pulmonaire.

§ IV. — Élimination.

Nous avons vu (page 714) que, d'après certains auteurs, le chloral se décompose dans l'économie en chloroforme et en formiates alcalins. Cette théorie ne repose pas sur des preuves indiscutables. En tous cas, il est certain que la totalité du chloral ne subit pas toujours cette décomposition. Si cette substance ne passe pas en nature dans l'urine (ou seulement en quantité très minime), on l'y retrouve ordinairement à l'état d'acide *chloralurique* qui réduit la liqueur de Fehling (mais qui se distingue de la glucose par son pouvoir rotatoire à gauche) et qui cristallise en aiguilles étoilées, analogues à celles que forme la tyrosine. — On aurait reconnu aussi l'odeur spéciale du chloral dans l'haleine (Demarquay) indiquant une élimination par la voie pulmonaire.

§ V. — Lésions.

Dans la plupart des cas, on a trouvé à l'autopsie de l'hyperhémie de l'encéphale, souvent aussi de la congestion et de l'œdème pulmonaires. Les lésions irritatives de l'estomac ont été constatées dans quelques cas où le chloral avait été ingéré sous une forme concentrée ou lorsque son usage avait été longtemps continué.

§ VI. — Diagnostic.

A défaut des commémoratifs, le diagnostic est difficile, car les symptômes sont peu caractéristiques, et les lésions cadavériques le sont moins encore. Les chimistes peuvent caractériser le chloral par certaines réactions ; mais ce corps se détruit ou s'élimine assez vite après avoir été absorbé. — Nous avons autopsié un homme qui était mort douze heures après avoir avalé au moins 4 grammes de chloral ; l'analyse chimique des viscères (pratiquée par Ogier) ne permit pas de retrouver de chloral.

§ **VII. — Traitement.**

Il comporte, après l'évacuation de l'estomac, les stimulations par la faradisation cutanée (très efficace d'après Oré), les frictions, etc., pour ranimer les fonctions bulbaires, et, dans le même but, les injections sous-cutanées d'éther, de caféine, ou un lavement avec un demi-litre de café chaud et fort. On a conseillé aussi, dans les cas graves, l'injection sous-cutanée de sulfate de strychnine. La respiration artificielle est souvent indiquée et a d'autant plus de chances d'efficacité que presque toujours le cœur ne s'arrête que plusieurs minutes après la respiration. — Les inhalations d'oxygène ont été conseillées dans le but de parer à l'asphyxie et aux troubles des fonctions respiratoires des hématies qui seraient l'un des effets du chloral. — Il y a lieu aussi de s'opposer autant que possible au refroidissement du malade.

XII. — ACONIT

Les plantes du genre aconit appartiennent à la famille des Renonculacées. Leurs fleurs ont un calice coloré à 5 sépales, dont le supérieur en forme de casque ou de cornet (fig. 44) ; deux pétales en forme de capuchon surmontant un long onglet, et logés dans le grand sépale (fig. 45, 46); des étamines nombreuses, pétaloïdes à leur base, s'échelonnant sur un réceptacle conique dont le sommet est occupé par 3 ou 5 ovaires surmontés chacun d'un style.

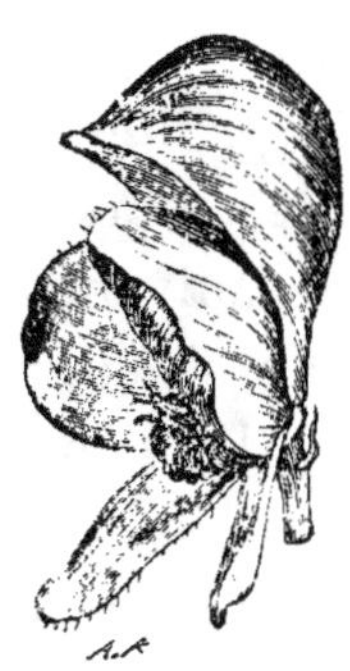

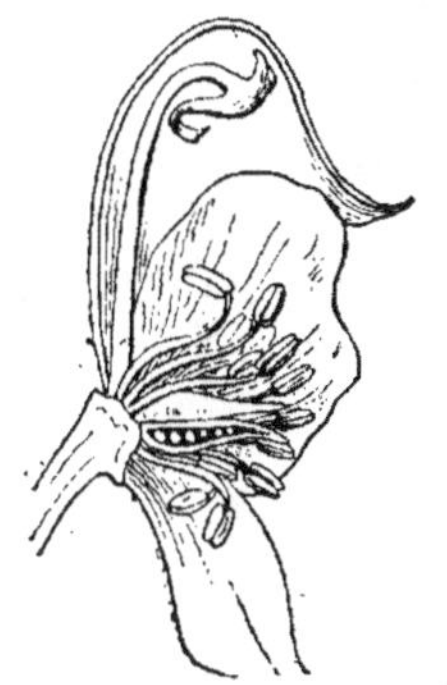

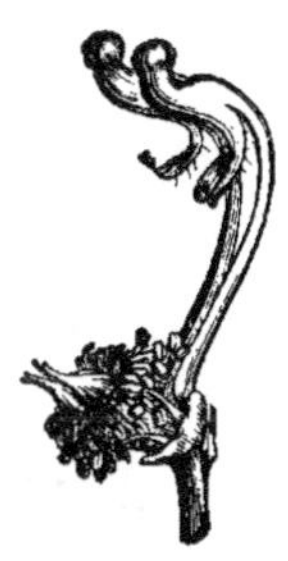

Fig. 44.
Aconitum napellus.

Fig. 45. — Coupe de la fleur
de l'Aconit napel.

Fig. 46.
Aconitum napellus.

L'aconit napel (A. napellus) (fig. 44) atteint environ 1 mètre de hauteur. Sa tige est droite, ordinairement simple. Les fleurs sont d'un bleu violet, disposées en grappes; les feuilles, alternes, sont divisées en 5 lobes profondément découpés. La racine a la forme d'un petit navet garni de nombreuses radicelles insérées suivant des cercles réguliers. — Cette plante croît spontanément dans les bois ombragés, dans les prairies humides des montagnes des Vosges, du Jura, de l'Auvergne, des Pyrénées; elle est cultivée comme plante d'ornement dans les jardins (casque de Jupiter, char de Vénus).

L'*aconit tue-loup* (A. lycoctonum) a des fleurs d'un jaune pâle ou violacées, avec les deux sépales latéraux prolongés par un long éperon enroulé. L'*A. anthora* a aussi des fleurs jaunes à éperon enroulé; ses feuilles

palmées sont découpées en nombreux lobes linéaires.
Ces plantes croissent également dans les régions montagneuses de l'Europe.

L'*aconit féroce* croît dans l'Inde ; sa racine est expor-
tée en Europe.

Toutes ces plantes sont très vénéneuses, mais à un degré inégal suivant les espèces et aussi suivant les époques de l'année. C'est toujours la racine qui contient le plus de poison ; les feuilles, les fleurs, les graines en contiennent aussi, non pas cependant, paraît-il, dans les pays tout à fait septentrionaux où les habitants mangent les feuilles de certaines espèces d'aconit.

Le principe actif de la plante, extrait par divers procédés, a été longtemps mal déterminé au point de vue chimique, et son pouvoir toxique était fort peu constant. Duquesnel

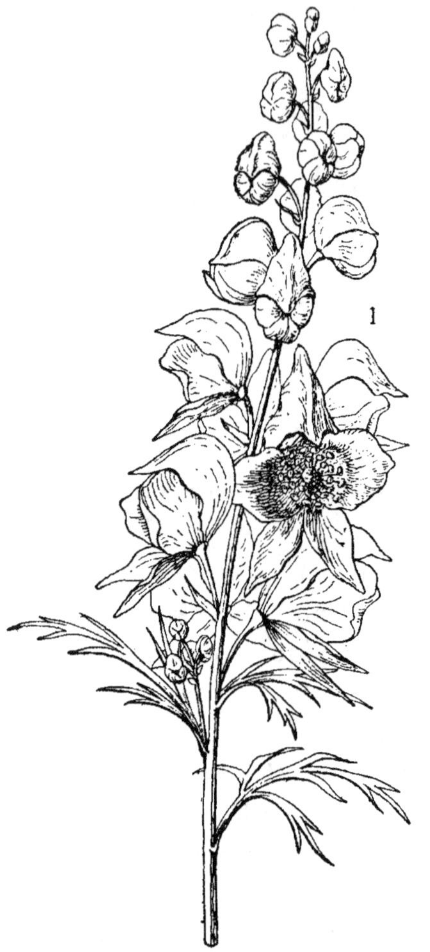

Fig. 47. — Aconit napel.

a réussi à retirer de la plante un alcaloïde bien défini : l'*aconitine cristallisée* qui forme avec divers acides des sels cristallisables. Cette aconitine ne représente d'ailleurs pas à elle seule tous les principes actifs de la plante ; il reste dans l'extrait dont elle a été retirée de *l'aconitine amorphe* et de la *napelline*, substances dont l'action physiologique est analogue à celle de l'aconitine cristallisée, mais beaucoup moins intense.

On sait depuis très longtemps que les diverses espèces d'aconit ne sont pas toutes toxiques au même degré ; l'Ac. féroce, par exemple, est un poison beaucoup plus violent encore que l'Ac. napel. Ces différences ne tiennent pas uniquement, paraît-il, à la plus ou moins grande proportion d'aconitine cristallisée que renferment les diverses espèces. Bien que se présentant toujours comme un principe parfaitement défini au point de vue chimique, l'aconitine cristallisée exercerait cependant des effets physiologiques et toxiques plus ou moins intenses suivant la variété et la provenance de la plante dont elle a été extraite. Laborde, en expérimentant sur les animaux, a constaté que l'aconitine cristallisée était plus toxique quand elle provenait de l'Ac. napel de la Suisse que lorsqu'elle était extraite de l'Ac. napel du Dauphiné, des Pyrénées, des Vosges. De même, elle serait plus toxique quand elle est extraite de racines bien conservées que lorsqu'elle a été préparée avec des racines d'un même lot, mais altérées par l'humidité et les moisissures.

On pourrait se demander si les expériences ci-dessus ont été bien interprétées, et si la différence des résultats observés ne doit pas être attribuée simplement à des différences de susceptibilité chez les animaux empoisonnés. Mais Laborde[1] a constaté que les aconi-

---

1. Laborde et Duquesnel. Des aconits et de l'aconitine. Paris, Masson. 1883.

tines cristallisées de diverses provenances se distinguaient encore les unes des autres par leur action sur la lumière polarisée; l'aconitine de Suisse, qui est la plus toxine, est aussi celle qui dévie le plus cette lumière. — L'aconitine dite *anglaise,* préparée avec l'*Ac. féroce,* est plus énergique encore.

L'aconit est employé en médecine humaine et vétérinaire depuis très longtemps. Les préparations pharmaceutiques les plus usitées sont les suivantes.

L'*extrait* est préparé tantôt avec le suc des feuilles fraîches, que l'on évapore à la chaleur; — tantôt avec l'alcool qui a épuisé les racines ou les feuilles sèches d'aconit.

Ces divers extraits produisent des effets très inégaux. C'est celui préparé avec le suc qui est le moins actif; on le prescrit ordinairement à la dose de $0^{gr},02$ à $0^{gr},15$. L'extrait de racines est beaucoup plus actif (25 fois plus d'après Hirtz).

L'*alcoolature* est la préparation la plus usitée et aussi celle qui contient le moins de principe actif. Elle se prépare, d'après le Codex, de la façon suivante :

Feuilles récentes d'aconit napel cueillies au commencement de la floraison.. . . . . 1 partie.
Alcool à 90°.. . . . . 1 partie.
Contusez les feuilles; ajoutez l'alcool; après 10 jours de contact, passez avec expression et filtrez.

Cette préparation se prescrit ordinairement à la dose de 10 à 40 gouttes.

L'alcoolature de racines se prépare de la même façon, et avec parties égales de racines et d'alcool. Elle est plus active que l'alcoolature de feuilles.

Les *teintures alcooliques* préparées avec les feuilles

ou les racines sèches sont plus actives que les alcoolatures correspondantes.

Quant à l'aconitine, son énergie varie beaucoup aussi non seulement suivant la variété de la plante dont elle provient, ainsi que nous l'avons dit, mais aussi suivant le mode de préparation. Il importe donc dans la pratique médicale de spécifier la marque de l'aconitine (ou, plus exactement, du nitrate d'aconitine qui est seul officinal) que l'on prescrit, comme on le fait pour la digitaline.

§ I. — Étiologie.

La plupart des empoisonnements sont *accidentels*, et résultent presque toujours d'une méprise. La racine d'aconit a été confondue avec celle du raifort, ou avec celle du céleri, et mangée en salade ; le plus souvent, ce sont les préparations pharmaceutiques d'aconit qui ont été prises à la place de médicaments inoffensifs que l'on croyait administrer. Quelquefois aussi la préparation d'aconit prescrite par le médecin agit beaucoup plus énergiquement que ne le supposait celui-ci, et occasionne une intoxication grave ou mortelle (doses toxiques).

Le *suicide* a été accompli quelquefois aussi avec les préparations d'aconit, spécialement avec la teinture et l'alcoolature.

L'*empoisonnement criminel* est très rare ; on n'en connaît que trois ou quatre cas. Le plus célèbre est celui d'un médecin américain le Dr Hamson, qui fut condamné à mort pour avoir tué volontairement son beau-frère, en lui faisant prendre de l'aconitine (1881).

§ II. — **Doses toxiques.**

Nous avons dit combien est variable la teneur en principes actifs des diverses variétés d'aconit et des divers individus d'une même variété. Il en est naturellement de même pour les préparations pharmaceutiques, faites avec la plante en nature. Les doses toxiques et mortelles de ces préparations sont donc susceptibles de varier dans de larges limites.

En ce qui concerne l'aconitine, il ne faut pas oublier qu'on a désigné sous ce nom divers produits d'extraction de l'aconit dont le pouvoir toxique est très différent ; cette confusion a même été la cause d'un empoisonnement mortel. Il est entendu désormais qu'en parlant d'aconitine nous entendons seulement désigner l'aconitine cristallisée de Duquesnel.

Qu'il s'agisse de la plante entière, de son extrait, de sa teinture ou de l'aconitine cristallisée, la susceptibilité envers le poison varie aussi beaucoup suivant les individus. C'est ce qui a été bien mis en évidence dans un cas (voir l'observation XXVI) où six personnes ont pris, exactement dans les mêmes conditions, une même dose (probablement $1^{gr},25$) de teinture d'aconit. L'une est morte en moins d'une heure, une autre en 3 heures ; une troisième, qui avait pris impunément la même dose de poison le matin, est morte 2 h. 1/2 après en avoir pris une seconde le soir. Les trois autres ont eu des intoxications d'intensité très différente.

Dans d'autres cas mortels la dose de teinture a été évaluée à 3 grammes et demi et à 4^{gr}. Par contre d'autres empoisonnements avec 30, 40 et 62^{gr} de la même préparation n'ont pas entraîné la mort.

Pour l'extrait, on connaît un cas où la dose de 0^{gr},35 ayant été administrée par erreur à trois personnes, l'une d'elles succomba et les autres échappèrent à la mort.

Quant à l'aconitine cristallisée, c'est un poison extrêmement violent et un médicament des plus dangereux en ce sens qu'il est très inégalement supporté par les divers sujets, et qu'il y a très peu de marge entre la dose thérapeutique et la dose toxique.

L'aconitine Duquesnel se prescrit généralement par quart de milligramme; on conseille d'espacer chaque dose d'au moins 3 heures, et l'on dit qu'on peut aller ainsi jusqu'à 2 et 3 milligrammes par jour. Il est possible que cette dose soit bien supportée par la plupart des sujets; un de nos clients, souffrant d'une violente névralgie faciale, nous a dit avoir pris (contre notre avis) 4 milligrammes en 24 heures, le 3e jour de la médication. Mais il y a des exceptions bien faites pour inspirer la crainte de cette substance[1]. Le Dr Deschamps a eu un empoisonnement bien caractérisé après avoir pris un seul granule d'un quart de milligramme d'aconitine. Un autre empoisonnement a été observé à la suite de l'ingestion d'une seule pilule contenant un cinquième de milligramme.

La dose de un milligramme prise une fois peut tuer très rapidement. Une femme, souffrant d'une névralgie, prit un cachet prescrit par son médecin et contenant un milligramme d'aconitine avec 0^{gr},50 d'antipyrine;

---

1. Aussi conseille-t-on maintenant de doser les granules au dixième et même au vingtième de milligramme.

2 heures après elle était morte[1]. — Dans un autre cas, la mort a été occasionnée par une dose de 1 milligramme et demi prise en trois fois à une demi-heure d'intervalle. Il s'agissait d'une femme souffrant de névralgies extrêmement violentes que rien n'avait pu calmer ; un médecin lui prescrivit une solution d'aconitine à prendre par cuillerées, les trois ou quatre premières de demi-heure en demi-heure ; la malade mourut après la troisième cuillerée[2]. — Une femme qui avait reçu en injection sous-cutanée deux milligrammes d'aconitine resta pendant plus de 2 heures en danger imminent de mort[3].

Citons encore le cas d'un médecin allemand, le Dr Meyer, qui a été tué par une dose de 4 milligrammes de nitrate d'aconitine. Il avait prescrit à un de ses clients une solution à 0,2 pour 100 de ce sel, ayant en vue l'aconitine allemande, mais le pharmacien employa de l'aconitine française. Le client se plaignant d'être empoisonné par cette solution, le Dr Meyer en avala d'un coup 50 à 60 gouttes pour lui démontrer qu'il se trompait. Au bout d'un quart d'heure, il présenta les premiers symptômes d'une intoxication à laquelle il succomba au bout de 5 heures.

L'aconitine agit également chez les animaux comme

1. Le médecin avait fait faire ces cachets pour son usage personnel ; il dit qu'il avait prescrit cette dose plus de cent fois sans observer jamais le moindre accident. Il fut néanmoins condamné à 100 francs d'amende, condamnation dictée sans doute par ce fait que le malade n'avait qu'une maladie insignifiante, et que le médecin n'avait pas proportionné le risque de la médication à la gravité du mal (Trib. Saint-Quentin, 16 avril 1891).

2. Cet empoisonnement a fait l'objet d'un rapport médico-légal de Brouardel, Crolas et Lépine, publié dans les *Arch. d'anthropologie criminelle*, 1892.

3. Franceschini. *Thèse de Paris*, 1873.

un poison très violent. Nous avons rarement vu les grenouilles survivre à un quart de milligramme ; tous les cobayes auxquels nous avons administré cette même dose ont succombé. Pour les divers mammifères, la dose mortelle varierait de $0^{mgr},1$ (chien), à $0^{mgr},8$ (rat) par kilogramme de l'animal (Wagner).

§ III. — Symptômes.

La teinture, l'extrait d'aconit, ingérés sans mélange, exercent sur la muqueuse digestive une irritation qui se manifeste immédiatement par une sensation de chaleur, de brûlure et qui peut même occasionner ultérieurement une éruption de petites vésicules sur les lèvres et dans la bouche. La cuisson du début persiste plus ou moins longtemps dans l'estomac ; mais à la bouche elle est bientôt remplacée par une sensation toute particulière de fourmillement et d'engourdissement. Cette sensation se produit même avec des solutions très diluées d'aconitine. Toutefois elle n'est pas toujours perçue au moment de l'ingestion du poison ; il peut en être ainsi, par exemple, quand celui-ci est pris au commencement d'un repas et sous une forme peu concentrée. Dans ces cas, l'action irritante ne se produit pas non plus, et les premiers phénomènes de l'intoxication n'apparaissent pas immédiatement.

Le début, sans être jamais très tardif, se fait à des moments assez variables. C'est ainsi que parmi nos six intoxiqués, qui tous avaient pris le poison sous une même forme, à la même dose et toujours avant le repas, les premiers symptômes ont apparu au bout de cinq minutes chez l'un, d'une demi-heure à une heure chez les autres.

Le premier effet de l'absorption du poison, consiste en des troubles de la sensibilité de la face. Les lèvres, puis l'intérieur de la bouche deviennent le siège d'une sensation d'engourdissement en même temps que de fourmillements, de picotements. Ce symptôme spécial ne manque presque jamais, même dans les intoxications très légères; c'est lui qui indique, dans la pratique thérapeutique, la limite des doses qui ne doivent pas être dépassées. Quand il s'agit d'un empoisonnement véritable, cette sensation anormale s'étend bientôt sur toute la face, et elle est telle que beaucoup de patients disent qu'il leur semble que leur tête grossit démesurément. Un peu plus tard les fourmillements se font souvent sentir aussi au bout des doigts et des orteils, au périnée, à la poitrine, dans le dos, en s'accompagnant d'une anesthésie plus ou moins complète. Mais à ce moment, l'intoxication se manifeste déjà par des symptômes beaucoup plus graves.

Le malade éprouve une angoisse extrême, et il a le pressentiment d'une mort prochaine. Il éprouve en effet diverses sensations bien propres à suggérer cette idée : un refroidissement profond qui existe souvent aussi à la peau, ainsi qu'on peut le constater facilement; — une gène de la respiration qui se manifeste d'abord par des baillements, puis par de la dyspnée véritable, souvent très intense, par un besoin impérieux de grand air — et enfin des désordres cardiaques : lipothymie, tendance à la syncope, ralentissement, petitesse et arythmie du pouls qui s'arrête de temps en temps.

A cela s'ajoutent parfois des troubles sensoriels : de la cécité, de la surdité, de l'aphasie momentanées, et presque toujours une grande faiblesse musculaire pouvant aller jusqu'à la paralysie ; les malades sentent leurs jambes fléchir dès qu'ils sont debout, d'autres sont tout à fait incapables de se lever.

Les empoisonnements graves s'accompagnent généralement de vomissements qui peuvent être très fréquents. La diarrhée et les coliques ont été observées aussi, mais plus rarement.

Les convulsions sont exceptionnelles et, quand elles se produisent, c'est presque uniquement à la période terminale. Le délire est également très rare. Parfois le malade présente une certaine confusion mentale, mais le plus souvent il conserve sa pleine conscience pendant toute la durée de l'intoxication jusqu'au moment de la mort.

Celle-ci survient après que se sont déroulés tous les symptômes qui viennent d'être indiqués, et après plusieurs recrudescences de dyspnée et de désordres cardiaques. Quelquefois aussi le malade succombe très rapidement, et en quelque sorte à l'improviste sans avoir présenté de phénomènes très saillants. Une des femmes qui avaient bu du vin à l'aconit, prise tout à coup d'un malaise qui augmenta rapidement, passa dans sa chambre, s'étendit sur son lit, eut une sorte de syncope, puis se plaignit d'engourdissement dans les jambes, et mourut au bout de quelques instants c'est-à-dire à peine une demi-heure après le début du malaise. — Dans le cas de Saint Quentin, la femme, après avoir dîné légèrement vers 7 heures, prit à 10 heures le cachet d'aconitine. « Elle ressentit presque aussitôt une sensation de froid avec parésie des membres inférieurs ; on envoya chercher un médecin. L'écume bronchique sortait par la bouche ; le pouls était imperceptible ; elle se plaignait de douleurs dans le ventre, eut quelques vomissements, quelques selles, tomba en syncope, et mourut vers minuit[1] ».

Que le cas soit mortel ou non, la durée de l'intoxication n'est jamais très longue. Lorsque le malade a survécu cinq ou six heures, il a de grandes chances de guérir alors même que son état paraît encore inquiétant. Les troubles graves persistent rarement pendant 24 heures. La guérison se fait ensuite rapidement ; il ne subsiste plus les jours suivants qu'un peu de petitesse et d'irrégularité du pouls, de la faiblesse musculaire, de la céphalalgie, et aussi quelques-uns des troubles de la sensibilité cutanée mentionnés plus haut.

Ce dernier symptôme peut persister longtemps. Une jeune femme, empoisonnée par une forte dose de teinture d'aconit, garda pendant une quinzaine de jours du fourmillement des extrémités ; de temps en temps elle éprouvait un engourdissement subit et passager des pieds qui rendait la marche impossible (Duckworth).

Nous ne croyons pas que chez l'homme on ait jamais signalé d'accidents sérieux pendant la convalescence. Mais chez les animaux (lapins, cobayes) nous avons vu plusieurs fois la mort survenir brusquement un ou deux jours après que l'intoxication paraissait terminée.

Comme exemple d'intoxication légère voici l'auto-observation du Dr Deschamps :

OBS. XXIV. — « Souffrant d'une névralgie très violente, je pris un granule de Duquesnel. J'éprouvai bientôt des fourmillements

____

1. P. Brouardel. L'exercice de la médecine et le charlatanisme.

à la gorge et aux mains, je fus pris d'un besoin de marcher ; on aurait dit que mes lèvres avançaient et que toute ma figure s'en allait en avant. J'avais des raideurs des jambes et des mollets. Mes mains étaient glacées. Effrayé de ces symptômes qui s'aggravaient de plus en plus, je pris 2 grammes d'ipéca. Je rendis mon dîner, mais les phénomènes inquiétants ne s'arrêtèrent pas. J'essayai alors de la belladone en teinture ; à la troisième goutte j'éprouvai un certain soulagement, et cinq heures après j'étais guéri. »

Dans l'observation suivante, l'empoisonnement a été plus grave, mais s'est terminé aussi par la guérison :

Obs. XXV [1]. — Il s'agit d'une femme affectée de névralgie iléolombaire, chez laquelle on injecta (dans 1 centimètre cube d'eau) 2 centigrammes de nitrate d'aconitine cristallisée, dans la croyance qu'on injectait du chlorhydrate de morphine. L'injection fut pratiquée sous la peau de la hanche droite à 6 heures du soir.

Aussitôt après, une sensation de fourmillement et de brûlure se produit au lieu même de l'injection ; puis, au bout d'un quart d'heure environ, la langue est impressionnée par une sorte de saveur âcre, pareille à celle du poivre et de la racine de pyrèthre ; en même temps un fourmillement pénible se déclare aux lèvres, au menton, au cou, et gagne peu à peu toute la surface du corps.

La malade est en proie à une excitation générale, caractérisée par un désordre de toutes les fonctions : tremblement, bouffées de chaleur, étourdissements, douleur autour du front et de l'occiput, sensation d'un volume énorme des lèvres, du nez et de la face ; — haut-le-cœur ; — crampes dans les mollets ; — soulèvement de tous les organes, et en particulier des muscles et des ongles qui semblent vouloir s'échapper du corps ; — mouvements respiratoires accélérés et pénibles, battements de cœur précipités, moments d'étouffement, d'angoisse, forte chaleur à la gorge et à l'épigastre ; — obnubilations de la vue ; — craintes de mourir.

La malade se trouve comme dans un état d'ivresse. Malgré ces troubles d'excitation, elle éprouve une grande faiblesse dans les

1. In Laborde et Duquesnel, ouvrage cité.

membres; elle ne se sent pas capable de se lever pour aller, comme elle le désire vivement, chercher de l'air frais.

Vers 9 heures, l'agitation s'apaise; une sorte d'abattement et de collapsus lui succède; les forces sont comme annihilées, des sueurs froides, visqueuses, couvrent le corps; la respiration est saccadée, suspirieuse, la vue presque entièrement voilée; hoquet, efforts réitérés de vomissements, prostration, pâleur et froideur de toute la surface cutanée. La malade n'a pas la force d'appeler; elle croit qu'elle est sur le point de mourir.

A 10 heures, nouvelles envies de vomir, mouvements cloniques des membres, tremblement généralisé; — grande sécheresse de la gorge, soif ardente, alternatives de frissons et de chaleur; fourmillements et sensation d'engourdissement général; battements du cœur désordonnés; besoin d'air; la malade fait un effort pour se lever, et tombe tout d'un bloc à terre, anéantie. Ses voisines la remettent sur son lit et constatent qu'elle était toute froide, extrêmement pâle et couverte de sueur. On la réchauffe par des frictions, mais on a la conviction qu'elle ne va pas tarder à succomber.

De 11 heures à minuit, le danger de mort est en effet toujours imminent; la malade peut à peine prononcer quelques mots tout bas; elle se sent étouffer, elle éprouve un anéantissement complet; une vive chaleur se répand à la gorge et à la poitrine; il lui semble à tout instant que la respiration et le cœur vont s'arrêter.

Vers 1 h. 1/2 du matin, la vue devenait un peu plus nette; l'angoisse précordiale est moindre; à la sueur froide succède une chaleur douce; la respiration est moins irrégulière, plus facile; le volume des lèvres et du visage semble diminuer, et malgré les fourmillements incommodes comparables à ceux produits par un courant électrique, malgré un lourd poids à l'estomac, une chaleur ardente à l'épigastre, la malade commence à croire que tout n'est pas perdu; elle insiste pour qu'on la frictionne et qu'on la tire de son engourdissement; elle réclame à boire et de l'air pur.

A 5 heures, elle est prise de coliques et du besoin d'aller à la selle. Elle ne peut se lever seule, et se fait amener au cabinet soutenue par des aides, ses jambes étant d'une faiblesse extrême. Elle a rendu des selles liquides en grande quantité; après quoi, elle a commencé à éprouver un peu de repos.

Pendant toute la durée de l'intoxication, l'intelligence est restée intacte.

Voici maintenant l'observation à laquelle il a été fait allusion plus haut, et qui montre combien différents sont les effets du poison non seulement chez les diverses personnes, mais chez une même personne à des moments différents.

Obs. XXVI. — *Sextuple empoisonnement par l'aconitine* [1] (personnelle).

I. *Empoisonnement de M. K...* — M. K..., âgé de trente-deux ans, jouit habituellement d'une bonne santé, dit-il. Cependant depuis quelques mois il se plaignait de digérer difficilement. Sa femme, persuadée qu'il était atteint d'anémie, s'en alla dans la pharmacie du sieur A..., demander quels médicaments il convenait d'employer pour combattre cette affection. On lui vendit deux bouteilles de vin de quinquina au malaga, et une boîte de pilules de fer.

Le 18 décembre 1890, M. K... en se mettant à table pour dîner prit une de ces pilules et un verre à liqueur du vin de quinquina rapporté par sa femme. Il nous a présenté ce verre, et nous en avons mesuré la capacité qui est de 25 centimètres cubes. Il trouva au vin un goût déplaisant, auquel il n'attacha d'ailleurs pas d'importance, car il pensait qu'il était dû au mélange du quinquina avec le malaga. Cinq minutes à peine s'étaient écoulées, dit-il, lorsqu'il ressentit dans tout le corps une chaleur incommodante. Il put cependant achever son potage. Mais à partir de ce moment le malaise augmenta si rapidement qu'il lui fut impossible de continuer son repas. Il ressentait des picotements et un engourdissement des lèvres, de la langue, des gencives, et en même temps il lui semblait que sa tête enflait démesurément. Il disait en plaisantant à sa femme que sa tête n'allait plus tenir dans la chambre. Mais bientôt il comprit qu'il était gravement malade et pendant plusieurs heures il crut qu'il allait mourir. Un froid glacial pénétrait tout son corps, il se sentait toujours sur le point de défaillir. Vingt minutes après avoir pris son potage, il a eu un premier vomissement; ces vomissements se sont renouvelés une dizaine de fois jusqu'à trois heures du matin. A partir de ce moment, une amélioration s'est produite rapide-

1. Extrait d'un rapport médico-légal de Lhote et Vibert. Paris, J.-B. Baillière, 1893.

ment. M. K... s'est endormi vers quatre heures du matin ; il s'est
levé le lendemain à midi, et bien que très affaibli, il a pu aller
à son magasin. Il s'est rétabli complètement en quelques jours,
et actuellement il ne subsiste aucune trace de l'empoisonnement
dont il a été victime.

Il convient de noter l'absence de certains symptômes dans cette
intoxication telle qu'elle est décrite par la victime. M. K... déclare qu'il n'a pas eu de délire, pas de convulsions, qu'il n'a jamais perdu complètement connaissance ; la vision n'a pas été
troublée d'une façon notable, elle était seulement obnubilée
pendant les moments de grande défaillance. Il n'y a pas eu non
plus de diarrhée.

M. K... a bien compris qu'il avait été empoisonné, mais il a cru
que le poison était contenu dans la pilule qu'il avait avalée. Quant
aux deux bouteilles de vin de quinquina, il a renvoyé au pharmacien celle qui était intacte parce que le goût du malaga lui
déplaisait ; il a fait présent de l'autre à sa belle-mère, Mme T...,
qui était malade, atteinte de phtisie pulmonaire, paraît-il.

II. *Empoisonnement de Mme T...* — Cette dame a pris le 20 décembre un petit verre à liqueur du vin de quinquina au malaga
envoyé par son gendre. Elle a éprouvé bientôt un grand malaise
et M. le Dr Piedallu, appelé aussitôt, constata qu'elle avait les
extrémités froides, qu'elle se plaignait d'étouffements et d'en-
gourdissements. Nous n'avons pu avoir de détails plus précis sur
les symptômes présentés par cette dame. La « crise inexplicable »
qu'elle avait eue après avoir bu le vin de quinquina était dissipée
le lendemain, paraît-il. Elle n'a plus repris de ce vin. Elle est
morte le 20 mars d'une hernie étranglée qu'on n'a pas essayé
d'opérer parce que Mme T... était atteinte de tuberculose pulmonaire à la troisième période, d'après la déclaration de M. le D^r
Piedallu.

III. *Empoisonnement de Mme G...* — Le 22 mars était le jour
fixé pour l'enterrement de Mme T... Les héritiers firent cadeau à
la dame G... de quelques objets qui avaient appartenu à la dé-
funte, et entre autres de la bouteille de vin de quinquina. Ce vin
n'était pas encore suspect, car les graves accidents que la dame
T... avait présentés après en avoir bu étaient regardés comme
une complication de la maladie dont elle souffrait depuis longtemps.

La dame G... emporta donc chez elle la bouteille déjà entamée
par le sieur K... et par Mme T... Le même jour, 22 mars, elle but

de ce vin et en fit boire à son mari, à sa fille et à un voisin, le
sieur G... Toutes ces personnes sont mortes ce jour même à l'exception de la demoiselle G... qui a survécu et qui nous a donné
les détails que nous rapportons ci-dessous.

C'est vers une heure et demie que la dame G... but un petit
verre à liqueur du vin de quinquina ainsi que sa fille et le sieur
Gu... Ces trois personnes n'éprouvèrent rien de particulier pendant au moins une heure. Vers deux heures, elles avaient pris
place toutes trois à table et firent un déjeuner composé de gigot,
de macaroni et de café noir. En prenant son café, la dame G...
éprouva un malaise qui augmenta très rapidement, elle passa
dans sa chambre, s'étendit sur son lit, eut une sorte de syncope,
puis se plaignit d'engourdissement dans les jambes. Elle mourut
presque aussitôt après, à peine une demi-heure après le début du
malaise, au dire de la demoiselle G... Elle n'a pas vomi, n'a pas
eu de convulsions ni de délire. — Le médecin, qui s'était rendu
en toute hâte auprès de la malade, arriva lorsqu'elle venait de
succomber.

IV. *Empoisonnement de la demoiselle G...* — Cette jeune fille,
âgée d'une vingtaine d'années, paraît bien constituée et déclare
être habituellement d'une bonne santé. — Elle a pris, en même
temps que sa mère, un petit verre de vin de quinquina. Elle a
commencé à ressentir du malaise quelques instants avant la
dame G...; elle éprouvait des picotements et des brûlures à la
langue et aux lèvres; « elle ne sentait plus du tout sa figure ».
En voyant que sa mère paraissait gravement malade, elle a couru
chercher le médecin, et en route son malaise s'est dissipé. Lorsqu'elle est rentrée chez elle, elle ne sentait plus rien.

La demoiselle G... a repris une deuxième dose de poison le soir
du même jour. Vers huit heures et demie, en se mettant à table
avec son père et avec le sieur Gu. (qui était également guéri du
malaise qu'il avait éprouvé après le déjeuner) elle a bu, ainsi
que les deux hommes, un petit verre de quinquina. On a ensuite
dîné avec du bouillon et du bœuf bouilli.

Vers neuf heures, les trois personnes ont commencé à peu près
en même temps à se sentir malades.

La demoiselle G... a éprouvé le même malaise que le matin,
malaise consistant surtout en un engourdissement de toute la
tête. Il s'est dissipé, cette fois encore, assez vite. La jeune fille a
bien dormi la nuit, et s'est réveillée le matin en bonne santé.

Elle n'a pas eu de vomissement, ni le soir ni le matin.

V. *Empoisonnement du sieur Gu...* — Après le déjeuner où il a bu le premier verre de vin de quinquina, le sieur Gu... aurait ressenti, à peu près en même temps que la demoiselle G..., de l'engourdissement et des fourmillements dans la tête et dans les mains. Il ne se plaignait pas d'autre chose et l'on ne sait pas combien de temps a duré son malaise, car on ne s'occupait guère, pendant l'après-midi, que de la mort de la dame G... Il n'avait pas vomi.

Le soir, après avoir bu le second verre de vin de quinquina, il a ressenti de nouveau de l'engourdissement dans les bras et dans les mains. Il s'en est plaint devant la demoiselle G..., et il est allé aussitôt chez le pharmacien; en route, il a vomi. Il est rentré ensuite chez le sieur G... qui était lui-même très malade, puis a regagné presque aussitôt sa chambre. M. le Dr Piedallu l'a trouvé mort lorsqu'il est arrivé vers dix heures et demie du soir.

VI. *Empoisonnement du sieur G...* — Le sieur G... n'a bu qu'un petit verre à liqueur de vin de quinquina; c'était avant le repas du soir. Une demi-heure après, il a commencé à se plaindre d'engourdissement et de fourmillements dans les membres inférieurs, que bientôt il eut beaucoup de peine à remuer, on fut même obligé de le porter sur son lit. Il s'est plaint ensuite d'éprouver un grand froid, de ressentir à la tête le même engourdissement qui l'avait pris tout d'abord aux jambes; il paraissait souvent sur le point de perdre connaissance. Vers dix heures et demie, M. le Dr Piedallu l'a trouvé froid, l'écume aux lèvres, dans le collapsus complet, laissant échapper sous lui ses urines et ses matières fécales. Il est mort à onze heures du soir. Vers dix heures, il avait vomi abondamment. Il n'a pas eu de convulsions ni de délire. Il avait encore sa pleine connaissance quand sa fille l'a quitté une demi-heure avant la mort.

§ IV. — Lésions.

Les lésions n'ont rien de spécial. Les plus fréquentes sont la congestion pulmonaire, les ecchymoses ponctuées sous la plèvre (notées dans les trois autopsies de l'observ. XXVI), les diverses séreuses dans la muqueuse intestinale. L'hyperhémie, l'inflammation légère des muqueuses buccale et intestinales ont été rencontrées

assez souvent chez les animaux ; on ne les a guère vues
chez l'homme.

§ V. — Élimination.

L'aconitine s'élimine en nature par les reins. L'urine
d'un lapin empoisonné par de l'aconitine, injectée sous
la peau d'un cobaye, provoque chez celui-ci une intoxication bien caractérisée et mortelle (Laborde).

L'élimination se fait aussi par la bile (ce serait même
là la voie principale, d'après Laborde), par la salive et
peut-être par les muqueuses gastrique et intestinale.

L'aconitine s'accumule surtout dans le foie. Elle
paraît séjourner peu de temps dans le sang. Laborde,
en pratiquant la transfusion par communication artérielle du sang d'un chien intoxiqué à un autre chien,
n'a observé aucun signe d'empoisonnement chez le
second animal.

§ VI. — Données expérimentales. — Mode d'action.

En expérimentant chez les animaux, on retrouve, au moins
chez les mammifères, la plupart des symptômes observés chez
l'homme.

Les cobayes, les lapins que nous avons empoisonnés par
des injections sous-cutanées éprouvaient vraisemblablement
la sensation spéciale dans la bouche, car dès le début de l'intoxication on les voyait mâchonner, saliver, se gratter constamment le museau. Tous ont fait des efforts de vomissement
ou de hoquet, avec rejet de mucosités incolores ou verdâtres ;
presque tous ont eu de fréquentes évacuations alvines. Nous
avons toujours observé chez eux une dyspnée manifeste et
souvent très intense, avec respiration saccadée et difficile ; des
battements cardiaques désordonnés. A partir d'une certaine
période tous ont présenté de l'incoordination et de l'affaiblissement des mouvements et même une paralysie complète du

train postérieur avec de l'analgésie. Jusqu'au moment de la mort, ils ont conservé leur connaissance, suivant de l'œil les mouvements qu'on faisait autour d'eux.

Le lapin et surtout le cobaye présentent en outre des convulsions, symptôme rare chez l'homme. Ces convulsions sont même un des traits les plus saillants de la symptomatologie chez le cobaye. Elles surviennent par accès cloniques plus ou moins rapprochés et d'une grande violence ; l'animal roule sur le dos dans tous les sens, il est parfois projeté à une assez grande distance ; au début de l'accès, il se produit quelquefois un cri rauque.

Notons aussi que nous avons vu ces animaux et surtout le lapin succomber quelquefois tardivement, 24 ou 48 heures après que les convulsions, la paralysie, l'analgésie avaient disparu et que l'intoxication paraissait terminée.

Chez le chien, l'intoxication est décrite ainsi par Laborde, qui prend comme type un chien de 12 kilogrammes ayant reçu un milligramme de nitrate d'aconitine en injection sous-cutanée.

« Dix à vingt minutes après l'injection, l'animal commence à montrer une certaine inquiétude ; il s'agite, change de place, cherche les coins obscurs ; à peine assis ou couché, il se relève ; il est dans un mouvement incessant. — En même temps, la station et la marche sont devenues chancelantes et incoordonnées ; les pattes postérieures, les premières, se raidissent en extension, se croisent et s'embarrassent l'une dans l'autre ; puis c'est le tour des pattes antérieures. En cet état, l'animal marche ou plutôt est entraîné et projeté dans tous les sens contre sa volonté ; il tombe, se relève, retombe encore et fait de violents efforts pour se tenir debout ; ces efforts se traduisent par un tremblement des pattes, et par une sorte de raidissement des griffes comme pour se cramponner au sol. — Sur ces entrefaites est survenu un nouveau symptôme ; l'animal, en même temps qu'il commence à devenir anxieux, se pourlèche le museau, ouvre fréquemment la bouche comme s'il bâillait ; bientôt il a des vomissements, précédés et accompagnés d'une salivation abondante et parfois d'une ou plusieurs défécations diarrhéiques.

« Alors commence la période vraiment dramatique de l'empoisonnement. Les vomissements d'un liquide blanchâtre, spumeux, filant, se produisent et se succèdent avec des efforts de plus en plus violents et douloureux. Au moment de l'effort les muscles abdominaux entrent en contraction subite, énergique et soutenue et déterminent comme une constriction circulaire de la région sous-diaphragmatique, tandis que le diaphragme, violemment contracté aussi, dilate la portion inférieure du thorax. En cet état — où la respiration est suspendue, la gueule béante, les paupières largement ouvertes et les pupilles dilatées, — l'animal, dont les cris étouffés, rauques, saccadés, expriment l'angoisse la plus pénible, s'efforce de se soulever sur son train antérieur; il porte violemment ses pattes à sa bouche, jusque dans le fond de sa gueule, comme pour arracher un corps étranger qui y serait engagé; il rejette quelques mucosités, et une courte détente se fait. La respiration reprend, anhélante, irrégulière, accompagnés de hurlements plaintifs, saccadés, poussés d'une voix rauque et brisée. — Puis la crise recommence et les accès se succèdent en se rapprochant de plus en plus. En même temps l'ataxie, l'incoordination des mouvements sont devenues complètes. A cette période, couché sur le flanc, faisant des efforts extrêmes et vains pour se débarrasser de ce qui l'étouffe, la gueule ouverte et inondée de mucosités filantes, la langue pendante et bleuâtre, poussant des gémissements étouffés, il présente un spectacle d'angoisse et de lutte tel que nous ne connaissons pas de substance toxique capable d'en produire un pareil, si ce n'est, peut-être, certains poisons animaux. — Enfin, tout à coup, dans un effort suprême, les pattes se raidissent, la tête se renverse en arrière, les yeux se révulsent, l'urine s'échappe, la respiration s'arrête, le cœur cesse de battre, l'animal meurt. »

Chez les grenouilles, il se produit assez souvent, au début, de l'agitation et quelques mouvements convulsifs, et ensuite une paralysie complète; l'animal reste inerte, affaissé sur le ventre, ne réagissant pas aux excitations; seules les pattes antérieures conservent un peu de sensibilité. Cet état peut persister des heures sans que la mort en soit la terminaison forcée.

L'action de l'aconitine sur le cœur de la grenouille a été étudiée, à l'aide des appareils enregistreurs, par Laborde ; nous-même avons repris cette étude qui nous a conduit aux mêmes constatations. Sur nos tracés, dont quelques-uns ont été pris pendant plusieurs heures consécutives, ce qui est le plus remarquable, c'est une période d'ataxie qui se produit en général une dizaine de minutes après l'injection du poison, et pendant laquelle le cœur se livre à des mouvements tout à fait désordonnés ; tantôt des séries de pulsations d'une très grande ampleur alternent avec des séries de pulsations très petites ; tantôt les pulsations se précipitent, empiètent les unes sur les autres, tantôt le cœur s'arrête presque complètement, soit en diastole, soit en systole, et le tracé n'est plus représenté que par un trait légèrement ondulé, à peu près rectiligne (fig. 48). Après cette période d'ataxie, dont la durée varie de 2 ou 3 minutes à près d'une heure, le cœur recommence à battre d'une façon normale souvent pendant plus d'une heure, et le tracé redevient aussi régulier qu'avant l'intoxication. Puis, un peu avant la mort, les pulsations augmentent beaucoup d'amplitude en restant d'abord égales entre elles et en conservant leur fréquence, mais en s'espaçant ensuite à des intervalles de plus en plus longs jusqu'au battement ultime.

En expérimentant comparativement avec d'autres substances, nous avons vu que ces grandes pulsations terminales n'appartiennent pas exclusivement à l'intoxication par l'aconit. La phase d'ataxie nous paraît plus caractéristique ; nous n'avons pas trouvé d'autre poison capable de troubler le fonctionnement du cœur de cette façon. Le désordre si profond dans le rythme et dans l'amplitude des pulsations, l'arrêt prolongé tantôt en diastole, tantôt en systole, puis le retour complet à l'état normal, tout cela nous paraît, jusqu'à nouvel ordre, constituer un ensemble appartenant en propre à l'aconitine. Il y a là, croyons-nous, un signe qu'on peut utiliser pour le diagnostic sans toutefois lui attribuer une valeur absolue. Ajoutons que cet effet sur le cœur n'est pas absolument constant ; nous l'avons vu manquer deux fois sur dix.

Mode d'action. L'aconitine agit d'une façon très apparente

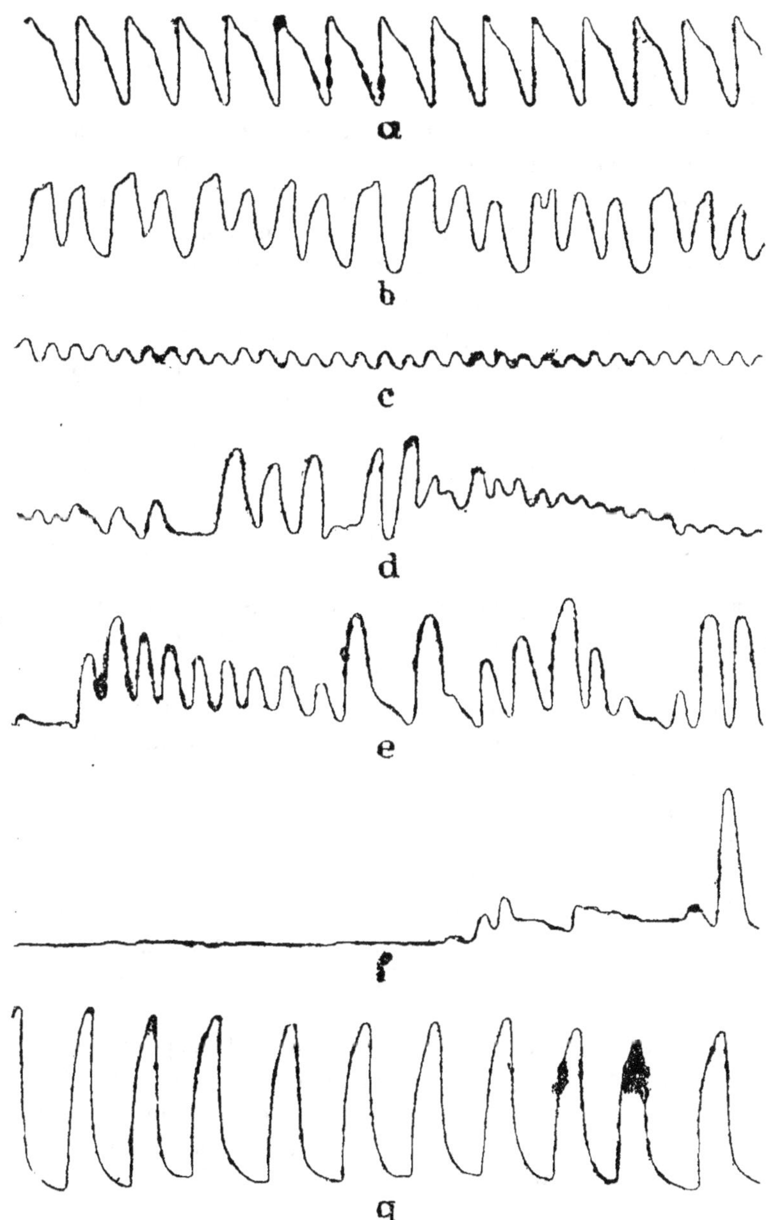

Fig. 48. — Tracé du cœur d'une grenouille intoxiquée par l'aconitine cristallisée Duquesnel ; a, avant l'injection ; b, c, d, e, f, période d'ataxie ; g, période des pulsations amplifiées.

sur la respiration, sur la circulation, sur la motricité, la sensibilité et sur les organes digestifs.

L'action sur la respiration est des plus évidentes et parait être la principale cause de la mort, au moins chez les animaux[1]. Le trouble consiste surtout en une contracture des muscles respiratoires à laquelle se joint sans doute, quand la dose est très considérable, un spasme de la glotte, de sorte qu'en ce cas l'animal meurt littéralement asphyxié. — Les troubles respiratoires résulteraient principalement d'une excitation directe du centre bulbaire, et, pour une certaine part, de réflexes ayant leur point de départ dans l'irritation des extrémités pulmonaires des pneumogastriques.

Nous avons indiqué précédemment les effets de l'aconitine sur le cœur de la grenouille. Chez les mammifères et chez l'homme, on observe aussi, d'abord l'accélération, l'irrégularité et le désordre des pulsations cardiaques, plus tard leur affaiblissement. Ces effets sur le cœur paraissent surtout d'origine centrale, et transmis par les pneumogastriques. C'est du moins ce que semblent indiquer des expériences faites par Laborde sur le cœur de la grenouille ; cet auteur a vu que ces effets ne se produisent pas quand on arrose abondamment avec une solution d'aconitine le cœur enlevé du corps, et qu'ils ne se produisent pas non plus quand l'animal a reçu au préalable du carare ou de l'atropine (qui paralysent les extrémités cardiaques des pneumogastriques.)

Contrairement à ce qu'avaient cru voir certains expérimentateurs, il semble bien que l'aconitine n'agit pas sur les nerfs pour produire la paralysie et l'analgésie. Les expériences de Laborde paraissent avoir résolu définitivement cette question. Il a constaté notamment que l'excitation du bout périphérique d'un nerf mixte provoquait la contraction musculaire pendant toute la durée de l'intoxication, et même quelque temps après la mort. — C'est d'une action sur la moelle que dépendraient l'analgésie, la paralysie et aussi les convulsions.

Les vomissements et la diarrhée sont attribués par Laborde

---

1. Chez l'homme, certaines observations sont de nature à faire croire que la mort peut survenir aussi par arrêt primitif du cœur.

à l'excitation de la muqueuse gastro-intestinale par l'aconitine qui s'éliminerait par cette voie. Il est à remarquer cependant que ces effets ne sont ni plus intenses ni plus précoces quand l'aconitine est administrée par la bouche que lorsqu'elle est injectée sous la peau. .

En résumé, l'aconitine apparaît comme un poison atteignant tout spécialement la moelle et le bulbe, et respectant les cellules nerveuses psychiques.

§ VII. — Diagnostic.

A défaut des commémoratifs, la cause de l'empoisonnement peut être tout au moins soupçonnée d'après l'ensemble des symptômes décrits précédemment, et surtout d'après les sensations si particulières que le patient éprouve dans la bouche et dans toute la tête.

Au point de vue chimique l'aconitine présente les caractères généraux des alcaloïdes, mais elle ne possède pas de réaction propre permettant de la reconnaître avec une entière certitude. Le chimiste peut réussir à extraire le poison d'un cadavre (c'est surtout dans le foie qu'on le trouverait) pourvu du moins que la putréfaction ne soit pas avancée, car l'aconitine se décompose facilement ; mais il ne saurait le caractériser sûrement.

La plus grande partie de l'extrait doit donc être employée à des recherches sur les animaux.

Avant d'expérimenter in anima vili, l'expert peut faire sur lui-même une première épreuve qui fournit une indication fort utile. Quand on place sur les lèvres ou sur la langue une quantité, même extrêmement minime, d'aconitine, on ne tarde pas à percevoir la sensation spéciale dont nous avons parlé plus haut et qui persiste souvent fort longtemps, beaucoup plus, par exemple, que l'engourdissement produit par le contact de la cocaïne. Cet effet se produit également quand l'aconitine se trouve mélangée dans un extrait à des impuretés diverses. Dans l'affaire Lamson, les experts trouvèrent que les extraits obtenus avec les vomissements et avec l'urine de la victime produisaient sur la langue un effet très puissant et qui dura pendant six heures.

Chez les animaux, le tableau de l'intoxication par l'aconitine, sans comporter de symptômes absolument pathognomonique, est assez spécial. Si la dyspnée, les troubles cardiaques, la paralysie du train postérieur appartiennent à diverses intoxications, ces symptômes sont accompagnés ici, au moins quand il s'agit du lapin et surtout du cobaye, de convulsions représentant assez bien une attaque d'épilepsie ; dès le début de l'intoxication, on voit l'animal mâchonner, saliver, se gratter énergiquement le museau ; entre ses accès épileptiformes, l'animal garde sa connaissance et la conserve jusqu'au bout. En expérimentant simultanément sur deux animaux dont l'un était empoisonné avec de l'aconitine cristallisée, et l'autre avec le poison provenant d'extraits, nous avons eu l'occasion de constater la concordance parfaite de la symptomatologie dans les deux cas.

Nous avons indiqué dans un autre paragraphe la valeur diagnostique qu'il convient d'attribuer à l'action exercée sur le cœur de la grenouille.

Mais l'expérimentation nécessite une quantité relativement abondante d'aconitine. Presque toujours la quantité que l'on pourrait retirer du cadavre d'une personne empoisonnée serait insuffisante, de sorte qu'en fait il n'y a pas beaucoup à compter sur cet élément de diagnostic.

§ **VIII.** — **Traitement.**

Comme les vomissements ne sont pas constants et en tous cas sont souvent trop tardifs, la première indication est de vider l'estomac, de préférence avec la sonde. On peut ajouter au liquide de lavage, ou faire d'abord ingérer au malade, l'un des neutralisants chimiques des alcaloïdes (tanin, iodure de potassium iodé, poudre de charbon) sans trop compter d'ailleurs sur l'efficacité de ces substances.

Pour combattre les troubles cardiaques qui, chez l'homme, semblent constituer souvent le principal danger, la *digitaline* (1/2 milligramme) paraît être le meilleur agent. Ce traitement aurait été appliqué avec succès par des médecins anglais et américains qui ont administré la teinture de digitale à la dose de 15 à 30 gouttes. On a proposé aussi l'*atropine*; mais si celle-ci est capable d'atténuer certains des troubles cardiaques, elle expose par ailleurs à des dangers graves, si elle est administrée à doses quelque peu élevées. — La *strychnine*, qui a été également proposée, paraît peu recommandable. Laborde, en expérimentant sur les animaux, a constaté que les effets toxiques de la strychnine s'ajoutent à ceux de l'aconitine de façon à aggraver encore la situation.

Les troubles cardiaques, le collapsus et aussi les troubles respiratoires peuvent être combattus aussi par les stimulants, tels que l'ingestion d'alcool, les injections sous-cutanées d'éther, de camphre. Dès que la respiration est troublée d'une façon notable, il convient de recourir à la respiration artificielle qui est d'autant plus indiquée que la période véritablement dangereuse de l'intoxication paraît relativement courte, l'aconitine s'éliminant sans doute assez rapidement. Chez les animaux, ce traitement a donné des résultats excellents; Laborde a fait supporter ainsi à des chiens le double de la dose mortelle.

XIII. — TABAC, NICOTINE

Le *Tabac* (Nicotiana) est une plante de la famille des Solanées dont il existe plusieurs variétés. Le *Nic. Tabacum* (fig. 49), qui atteint $1^m,50$ à 2 mètres de hauteur, a des feuilles alternes, courtement pétiolées à la partie inférieure de la plante, sessiles en haut; les fleurs, disposées en grappe, ont une longue corolle blanc rosé, tubuleuse inférieurement, puis renflée et évasée, garnie de poils extérieurement; les étamines, inégales, adhèrent à la moitié inférieure de la corolle; le calice est ovoïde, velu; le fruit est une capsule ovoïde.

Toutes les parties de cette plante, mais surtout les feuilles, contiennent un alcaloïde : *la nicotine,* qui, à l'état de pureté, se présente sous forme d'un liquide incolore, huileux, d'une forte odeur de tabac; même en solution très étendue, elle a une saveur brûlante; elle irrite fortement les muqueuses. — La nicotine est, avec l'acide cyanhydrique, le plus violent des poisons, c'est-à-dire celui qui tue le plus rapidement.

La nicotine est contenue dans les feuilles du tabac à l'état de sel (malate). Sa proportion augmente avec l'âge de la plante, ainsi que le montre le tableau suivant, emprunté aux analyses de Schlœsing, et qui s'applique à des feuilles détachées à des dates diverses de plantes de même origine :

	NICOTINE POUR 100 de feuilles sèches.
25 mai.	0,79.
18 juillet.	1,21.
6 août.	1,93.
27 août.	2,27.
8 septembre.	5,36.
25 septembre.	4,32.

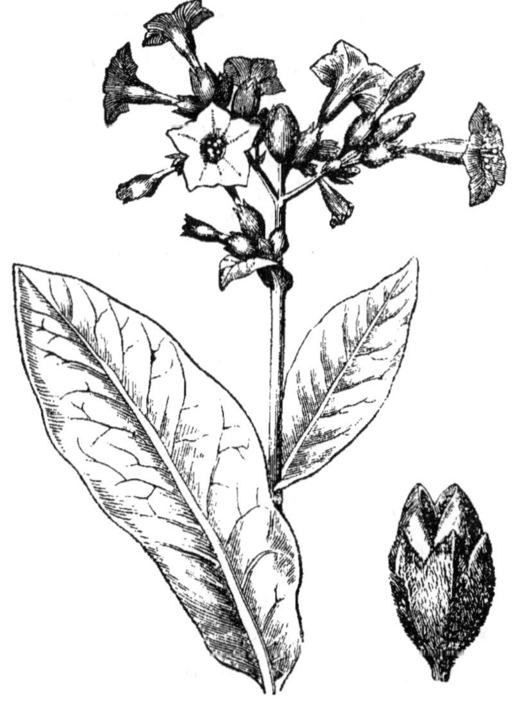

Fig. 49. — Tabac.

Cette proportion varie aussi beaucoup suivant la provenance de la plante. Les chiffres ci-dessous, empruntés au même auteur, l'indiquent :

PROVENANCE des tabacs.	NICOTINE POUR 100 des feuilles desséchées à 100°.
Maryland.	2,29.
Alsace.	3,21.
Pas-de-Calais.	4,94.
Kentucky.	6,09.
Virginie.	6,87.
Lot-et-Garonne.	7,34.
Lot..	7,96.

Le traitement compliqué et prolongé que subissent les feuilles pour être transformées en tabac à fumer, à priser ou à chiquer, a pour effet de leur faire perdre une certaine portion de nicotine[1]. La teneur de ces diverses préparations en nicotine varie très notablement ; celle du tabac à fumer français est d'environ 5 pour 100, celle des cigares à 0 fr. 15 de 2 pour 100 ; celle du tabac à priser de 2 pour 100.

§ I. — Étiologie.

Les empoisonnements mortels ou très graves par le tabac sont peu fréquents. Presque tous sont accidentels ; très peu sont réalisés dans un but de suicide ; on ne connaît que quelques cas d'empoisonnement criminel.

Quant à la nicotine en nature, comme elle n'a aucun emploi industriel et qu'elle n'est qu'une curiosité de laboratoire, on comprend qu'elle n'ait pas occasionné beaucoup d'empoisonnements. Il n'en existe que trois

---

1. Cependant le tabac préparé exhale beaucoup plus l'odeur de nicotine que les feuilles simplement séchées. C'est que dans celles-ci la nicotine est à l'état de sel, tandis que la fermentation des feuilles produit de l'ammoniaque dont une partie se combine aux acides organiques, mettant ainsi de la nicotine en liberté.

cas. L'un concerne le célèbre procès Bocarmé dont il sera parlé plus loin ; il s'agissait d'un meurtre et le criminel avait préparé lui-même la nicotine. Les deux autres cas (Taylor, Foussagrives) sont des empoisonnements suicides.

L'intoxication par le tabac s'effectue tantôt par ingestion stomacale, tantôt par des lavements, tantôt par applications cutanées, tantôt enfin par inhalation de la fumée.

L'ingestion stomacale résulte presque toujours d'une méprise ou d'un accident : on trouve ici les cas des individus qui « avalent leur chique », des enfants qui aspirent le jus resté dans une vieille pipe (liquide très riche en nicotine), des personnes qui ont pris des boissons ou des aliments auxquels du tabac s'est trouvé mélangé. Husemann cite un cas d'empoisonnement par de la choucroute conservée dans un tonneau qui avait contenu du tabac à priser, un autre par du café qui avait séjourné quelque temps dans de l'eau de pluie en même temps que des débris de tabac, etc.

Les quelques cas d'empoisonnement criminel se rapportent à cette catégorie. Bien que la saveur du tabac en nature ou en décoction soit des plus fortes, elle ne suffit pas cependant toujours à empêcher l'ingestion. Tel le cas souvent cité du poète Santeuil qui mourut, dit-on, pour avoir bu du vin d'Espagne dans lequel de mauvais plaisants avaient mis du tabac à priser.

Les lavements de tabac ont été préconisés à une certaine époque par beaucoup de médecins. Ils étaient employés contre l'ileus, la hernie étranglée, et surtout pour ranimer les asphyxiés et spécialement les noyés. Au siècle dernier, sous l'influence de Pia, les lavements de *fumée de tabac* étaient devenus en France le principal moyen de traitement de l'asphyxie par submersion, et aujourd'hui encore les boîtes de secours pour les noyés renferment à Paris l'appareil destiné à pratiquer ces fumigations rectales. On a accusé ce traitement de produire des intoxications mortelles ; le fait est bien difficile à juger quand il s'agit d'asphyxiés. En revanche, il est certain que des lavements d'infusion de tabac, pris uniquement dans le but de détruire les vers intestinaux ont produit plusieurs fois des intoxications mortelles ou très graves.

L'application de tabac sur la peau est faite parfois dans le but de panser une blessure, une ulcération, et le plus souvent pour guérir la gale et d'autres affections parasitaires, guérison qui est en effet habituellement obtenue, la nicotine étant un parasiticide très énergique. Mais bon nombre d'empoisonnements ont été ainsi produits. Il est à noter que ces empoisonnements peuvent se produire même quand la peau est saine et ne présente pas d'excoriations. Le fait a été noté plusieurs fois [1] chez des contrebandiers qui s'étaient appliqué sur la peau nue des feuilles de tabac qu'ils voulaient introduire en fraude. Hildebrand raconte que les hussards de tout un escadron s'étant enveloppé le corps de feuilles de tabac qu'ils voulaient soustraire à la douane, eurent une intoxication caractérisée par des maux de tête, des vertiges et des vomissements ; tous cependant étaient grands fumeurs.

Les émanations du tabac, quand elles sont très abondantes, peuvent aussi produire une intoxication. Un

---

1. GALLAVARDIN. *Comptes rendus de l'Ac. des sciences,* 1864.

double empoisonnement mortel aurait été produit ainsi :
« Trois Chinois s'endormirent dans une pièce absolument fermée où se trouvaient 60 kilogrammes de tabac : deux moururent, frappés pendant leur sommeil de stupeur et de paralysie ; le troisième fut rappelé à la vie ; mais il conserva un état de faiblesse de la sensibilité générale » (Depierris)[1]. — Quelques-uns des ouvriers qui commencent à travailler dans les manufactures de tabac subiraient aussi une intoxication, d'ailleurs légère et peu durable.

On sait que les fumeurs novices éprouvent très souvent une intoxication aiguë. L'accoutumance au tabac s'établit vite, mais graduellement ; un fumeur, même lorsqu'il a l'habitude invétérée du tabac, ne peut dépasser beaucoup en un jour sa consommation ordinaire sans éprouver des malaises analogues à ceux que ressent un débutant.

L'intoxication aiguë est rarement grave parce qu'en général le sujet cesse de fumer et éprouve le dégoût du tabac quand il ressent un malaise bien marqué, et avant que la nicotine ait été absorbée à une dose très dangereuse. On cite quelques cas où il n'en a pas été ainsi. Un vigneron qui, pour gagner un pari, aurait fumé consécutivement 25 pipes aurait été en danger de mort, et serait resté malade dix-huit mois. Deux frères seraient morts avec les signes de l'apoplexie après avoir fumé l'un 17 et l'autre 18 pipes (Pécholier). Une intoxication grave a été observée chez un homme qui avait fumé en peu de temps 9 cigares (Goldon).

L'intoxication peut se produire, parfois même sous

1. H. A. Depierris. Le tabac, 1898, p. 83-84.

une forme assez grave, chez des personnes qui, sans fumer elles-mêmes, séjournent dans une athmosphère confinée que remplit la fumée de tabac. Le fait a été observé plusieurs fois, notamment sur des matelots qui pendant une tempête étaient restés longtemps enfermés dans un local hermétiquement clos ; presque tous, même parmi ceux qui n'avaient pas fumé, furent atteints d'une intoxication tabagique.

Dans tous ces cas, le principal agent de l'intoxication est sans doute la nicotine qui est entraînée en grande partie avec la fumée, une portion seulement étant détruite par la combustion. Mais la fumée de tabac contient beaucoup d'autres substances toxiques, notamment de la pyridine et diverses bases volatiles, de l'oxyde de carbone, une petite quantité de cyanure d'ammonium.

§ II. — Symptômes.

Intoxication par le tabac en nature. — Le début de l'empoisonnement est en général rapide, sauf dans certains cas où le tabac a été appliqué sur la peau.

Au bout de quelques minutes, le sujet est pris de douleurs abdominales, de vertiges, de nausées, et bientôt après de vomissements et de coliques avec diarrhée. Le pouls présente des intermittences et des irrégularités très marquées ; le plus souvent il est faible et ralenti ; mais dans les cas légers, ou dans une première période des cas graves, il peut être fort et fréquent. Quand la dose est considérable, le malade ne tarde pas à perdre connaissance ou à succomber dans la stupeur ; parfois aussi il divague et délire. Ordinairement il présente des convulsions, ou des mouvements automati-

ques, et parfois aussi un tremblement généralisé et prolongé. La respiration est irrégulière, anxieuse, souvent
entrecoupée de sanglots ou de hoquets. — Les pupilles
sont insensibles à la lumière, alternativement rétrécies
et élargies, mais le myosis domine, surtout au début.

La mort peut survenir très rapidement ; quand le
malade a survécu plus d'un jour, il est rare qu'il ne
guérisse pas. Les symptômes les plus graves se dissipent en deux ou trois jours, parfois il subsiste pendant
plusieurs semaines du tremblement, de la faiblesse,
des vertiges, de la céphalagie, de l'irrégularité cardiaque, de la dyspnée.

OBSERVATION XXVII (Chantourelle). — Un homme fit bouillir
48 grammes de tabac en poudre dans de l'eau, et en prit le
décoctum encore chaud en lavement. A l'instant des douleurs
atroces se répandirent dans tout le ventre, une sensation de
brûlure intérieure horrible lui fit pousser des cris,.et bientôt il
put rejeter une partie du lavement. La douleur augmenta dans
tout l'abdomen, et surtout à l'épigastre ; des nausées et des vomissements pénibles eurent lieu ; le ventre était enfoncé. Au bout
d'une demi-heure, le malade fut tourmenté par des contractions
violentes et involontaires de tous les muscles ; il se roulait sur
son lit en témoignant les plus grandes douleurs ; il portait sans
cesse les mains sur l'abdomen et se tirait fortement le pénis.
Alors il avait perdu complètement le jugement et la connaissance de ce qui l'entourait, au point de ne plus reconnaître ses
parents ou ses amis intimes. Il entendait quand les interpellations
lui étaient adressées, mais il ne répondait pas, ou cherchait vainement à articuler des mots insignifiants. La face était violette
et contractée ; les muscles du côté gauche de la face étaient dans
une contraction permanente et simulaient l'apoplexie. Les yeux
étaient fixes, le pouls concentré, presque insensible, très petit,
enfoncé, intermittent, et d'une lenteur remarquable, ne donnant
que quarante-cinq pulsations par minute ; la respiration était
lente, et les parois du thorax s'élevaient à peine. La peau était
froide ainsi que les extrémités, malgré la chaleur extrême
de l'atmosphère. Le malade paraissait comme plongé dans la

torpeur, dans un véritable carus pendant quelques instants ; puis, comme s'il était éveillé par la douleur, quoiqu'il ne proférât plus aucune plainte, il exécutait des mouvements violents automatiques et lents, différents en cela des convulsions spasmodiques et instantanées ; il se levait debout, pouvait faire quelques pas comme un homme ivre, et se replacer sur son lit où il se roulait nu, sans paraître s'apercevoir de son état ni de la présence des personnes qui l'entouraient. Cependant des contractions violentes de l'estomac lui firent vomir et rejeter très loin dans la chambre une grande quantité de liquide qu'on lui avait fait boire ; et qui avait contracté une odeur infecte de tabac. Quelquefois, avant de vomir, le malade fait signe qu'on s'éloigne.

Cependant les phénomènes morbides s'accroissent encore ; on veut mettre le malade au bain ; mais les mouvements automatiques qu'il exécute sans but et avec une grande force de contraction musculaire, font qu'il est impossible de le tenir dans la baignoire ; il en sort, quoiqu'en chancelant comme un homme ivre, et dirigé et soutenu il se roule de nouveau sur son lit. Il est pris de délire tranquille, balbutie des phrases qui ont trait à des médicaments qu'il veut prendre ; il veut boire de la tisane et du sel de nitre, etc. Il y a des rémissions d'un quart d'heure, pendant lesquelles il paraît dormir d'un sommeil carotique profond ; alors on parvient avec peine, non pas à éveiller ses facultés intellectuelles, mais à lui rendre la puissance des mouvements automatiques.

Je n'ai pu constater l'état des pupilles. De fréquentes nausées et des vomissements violents ont lieu avec vive douleur à l'épigastre.

Des boissons légèrement acidulées étaient prises avec peine et rejetées presque aussitôt ; une sueur froide couvrait le corps du malade, quoique ce fût au milieu de l'été. Malgré la petitesse et la concentration du pouls, il nous parut que le plus urgent était de dégager le système veineux sanguin cérébral de la congestion, ou stase imminente qui s'établissait dans tous les gros troncs. En conséquence, une saignée de 250 grammes fut pratiquée, non sans difficulté, à cause de l'agitation permanente du malade. La diminution des accidents cérébraux apoplectiques et convulsifs commença aussitôt, et le malade, devenu un peu plus calme, put être placé sur son lit. Des sinapismes furent mis autour des pieds, et quelque temps après, vingt-quatre sangsues furent appliquées à l'épigastre. Plusieurs demi-lavements émollients avaient été donnés pour tâcher d'entraîner ce qui pouvait rester de la décoction du tabac, mais ils furent gardés et passèrent par les urines.

L'effet salutaire de la saignée générale et locale fut presque instantané ; la tête se dégagea graduellement, et le malade, moins agité, put se livrer à un peu de repos ; les douleurs atroces à l'épigastre et à l'abdomen diminuèrent successivement, et les boissons furent mieux supportées. Longtemps encore le pouls conserva une grande lenteur ; les facultés intellectuelles furent près de vingt-quatre heures à reprendre leur lucidité, et ce ne fut qu'avec peine que le malade put se souvenir de ce qui s'était passé, comme après un rêve pénible. L'estomac fut quelques jours sans pouvoir supporter autre chose que de simples bouillons. Cependant le malade, d'abord exténué de fatigue, brisé de tous ses membres, recouvra en peu de jours la santé, et ne conserva que de la pâleur, de la faiblesse, et un peu de sensibilité épigastrique.

Empoisonnement par la nicotine pure. — La nicotine est, nous l'avons dit, un poison foudroyant. Dans l'un des trois empoisonnements chez l'homme par cette substance, la perte de connaissance s'est produite instantanément ; le sujet est tombé à terre et est mort au bout de 4 à 5 minutes, sans avoir présenté de convulsions, ni d'autres symptômes notables. Dans l'affaire Bocarmé, il a été établi que la victime n'avait pas survécu plus de 5 minutes.

Les effets de la nicotine, prise à très petite dose, ont été étudiés par deux médecins allemands, Dworzak et Heinrich [1], qui ont expérimenté sur eux-mêmes. A la dose de 1 milligramme, il se produisit seulement de la salivation, une sensation désagréable dans la poitrine, des fourmillements dans les extrémités. A la dose de 2 milligrammes, il se joignit à ces symptômes de la

---

1. In HUSEMANN. *Encyclop. der gerichtlichen Medicin de Maschka.*

céphalalgie, du vertige, des étourdissements, l'obnubilation de la vue, de la surdité, de la difficulté de la respiration qui devint plus fréquente. A la dose de 3-4 milligrammes, grande faiblesse, pâleur du visage, refroidissement des extrémités, puis du tronc, évanouissements répétés, vomissements, coliques violentes. L'un des expérimentateurs eut, au commencement de la deuxième heure, du tremblement, une respiration difficile et entrecoupée; l'autre éprouva une faiblesse extrême, du frisson, des fourmillements dans les bras. Les symptômes graves durèrent deux à trois heures; du malaise persista pendant deux jours.

Empoisonnement par la fumée de tabac. — L'*intoxication aiguë,* telle qu'elle se produit chez les fumeurs novices, reste presque toujours légère. Les symptômes sont : les vertiges, la céphalalgie, la pâleur de la face, les nausées, les vomissements, la diarrhée, des palpitations et des arrêts cardiaques, l'angoisse, des sueurs abondantes et froides, des tendances à la lipothymie, parfois un peu de tremblement. — On retrouve là beaucoup de ressemblance avec les effets du tabac en nature et de la nicotine pure, de sorte qu'il semble bien que dans la fumée de tabac c'est la nicotine qui est le principal agent toxique, au moins quand il s'agit de l'empoisonnement aigu.

L'*intoxication chronique* est très fréquente. L'accoutumance au tabac, qui se produit rapidement chez les fumeurs, persiste quelquefois indéfiniment. Bon nombre d'individus fument, et fument même beaucoup, jusqu'à un âge très avancé sans que leur santé en souffre d'une façon notable. Mais plus souvent, du moins quand la consommation journalière est assez considérable, la

tolérance, après avoir duré 10, 15 ou 20 ans, finit par
disparaître. Le fumeur est alors obligé de restreindre
sa ration quotidienne ou de la supprimer totalement,
sous peine de voir apparaître non pas l'intoxication
que produit le premier cigare chez un débutant, mais
des troubles d'une autre nature qui se développent
graduellement. Ces troubles sont variables suivant les
individus; ils peuvent être isolés ou associés en plus
ou moins grand nombre chez un même sujet. Les principaux sont les suivants.

Troubles cardiaques. — Accès de tachycardie, survenant souvent à la fin de la journée, et dont le sujet n'a
pas toujours conscience; arythmie, intermittences et
arrêts se produisant souvent par accès, lesquels apparaissent non seulement pendant que le sujet fume, mais
aussi en dehors de ces moments; — angine de poitrine
qui peut revêtir la forme la plus douloureuse et la plus
grave en apparence et dont les accès peuvent se renouveler très fréquemment; — on dit aussi, mais le fait
est moins certain, qu'il peut se produire un affaiblissement cardiaque avec dyspnée d'effort.

Troubles nerveux. — Vertiges survenant surtout le
matin au moment des premières bouffées de tabac; —
diminution de la mémoire, portant sur les mots, et
spécialement sur les noms propres; à la suite de grands
excès de tabac, on a vu quelquefois se produire une
véritable aphasie, d'ailleurs transitoire; — névralgies à
accès courts, intéressant surtout les nerfs du plexus
brachial. — Plus rarement, le tabac peut produire des
lipothymies, et une véritable neurasthénie.

Troubles visuels. — Amblyopie avec scotome central
(souvent plus marquée d'un côté) pouvant aboutir

à une véritable amaurose. Le myosis est assez fréquent.

Troubles digestifs. — Dyspepsie, catarrhe stomacal, anorexie, gastralgie, diarrhée ou, plus rarement, constipation.

Signalons encore les troubles occasionnés par le contact de la fumée : pharyngite chronique, plaques blanches sur la muqueuse des joues, inflammation des trompes d'Eustache et de l'oreille moyenne.

Presque toujours, l'intoxication chronique[1], sous quelque forme qu'elle se présente, guérit quand le malade cesse de fumer. La guérison n'est pas immédiate, et quelquefois l'amélioration n'apparaît que plusieurs semaines après la suppression du tabac. Une fois guéris, certains sujets peuvent recommencer à fumer, mais en restreignant leur consommation. Ce sont surtout les désordres cardiaques et les troubles visuels qui nécessitent la cessation immédiate du tabac. Parmi toutes les manifestations de l'empoisonnement chronique, l'amblyopie est souvent la plus persistante ; elle peut aller en s'aggravant, même après que le malade a cessé de fumer.

§ III. — Lésions cadavériques.

La congestion des poumons, des méninges, de l'encéphale, la non-coagulation et la couleur foncée du sang sont notées dans beaucoup d'observations ; dans

---

1. L'intoxication chronique se produit aussi chez les *chiqueurs* ; les troubles psychiques seraient ici prédominants. Les *priseurs* ne sont exposés, dit-on, qu'aux troubles locaux résultant de l'inflammation chronique de la pituitaire et de ses dépendances.

quelques-unes, on signale aussi des signes d'irritation gastro-intestinale, consécutive sans doute aux vomissements et à la diarrhée qui se produisent habituellement dans les cas où l'intoxication n'est pas extrèmement rapide. Le contact du tabac ne paraît pas en effet produire directement une irritation très marquée de la muqueuse du tube digestif. Dans plusieurs des observations concernant des individus morts après avoir pris des lavements d'infusion de tabac, il est dit formellement que la muqueuse du gros intestin avait conservé son aspect normal.

Même lorsque la mort a été produite par ingestion de nicotine en nature, la muqueuse digestive ne présente pas toujours des lésions. Sur les trois seuls cas de ce genre, il en est un (Fonssagrives) où l'absence absolue d'altérations dans la bouche, le pharynx et l'œsophage est expressément notée; la muqueuse de l'estomac ne présentait pas non plus de rougeur anormale; dans le second cas (Taylor), la muqueuse stomacale offrait une hyperhémie intense; dans l'affaire Bocarmé, les experts ont constaté sur les lèvres, la langue, les muqueuses de la bouche et de l'estomac les signes d'une violente irritation et même d'une véritable corrosion; mais la victime avait reçu dans la bouche, outre la nicotine, du vinaigre; ces liquides lui avaient été introduits par violence, de sorte qu'il est difficile de savoir quelle part revenait à la nicotine seule dans les lésions constatées. — La nicotine pure possède cependant des propriétés irritantes incontestables, ainsi que le montre l'expérimentation; mais quand la mort est foudroyante, cette action locale du poison peut ne pas avoir le temps de se manifester.

§ **IV.** — **Doses toxiques et mortelles.**

Ces doses varient dans des limites d'autant plus étendues que la proportion de nicotine contenue dans les divers tabacs est loin d'être fixe et que l'accoutumance au poison joue un rôle considérable. Il y a en outre des individus d'une très grande susceptibilité. C'est ainsi qu'on a vu une intoxication grave occasionnée par deux pipes fumées consécutivement, ou même moins encore.

En ce qui concerne le tabac en nature, on trouve parmi les plus petites doses mortelles citées : $0^{gr},8$ de tabac à priser, l'infusion de 2 grammes de tabac à fumer prise en lavement (Taylor). Ce sont là des chiffres tellement exceptionnels que lorsqu'on prescrivait autrefois des lavements de tabac, la dose ordinaire était de 4 à 8 grammes. On peut considérer la dose de 15 à 20 grammes comme très dangereuse chez tous les sujets et souvent mortelle. Cependant des doses plus fortes n'entraînent pas toujours la mort, témoin l'observation XXVII.

Pour la nicotine, les doses toxique et mortelle sont extrèmement minimes, aussi bien pour l'homme que pour les animaux. Chez les petits oiseaux dont on a touché le bec avec une baguette de verre mouillée d'une trace de nicotine, la mort survient très rapidement ; chez les grenouilles, $1/100^e$ de goutte produit des signes non douteux d'intoxication. La dose de $1/6^e$ de goutte tue souvent les lapins et les chats ; les chiens sont tués avec $1/2$ à 2 ou 3 gouttes ; un cheval (Leblanc) est tué en 4 minutes par une dose de 8 gouttes.

Chez l'homme, la quantité de nicotine ingérée n'a pu être déterminée dans les cas mortels. Mais l'extrème puissance de cet alcaloïde est démontrée par la rapidité de la mort dans ces cas et par les expérimentations citées plus haut.

§ V. — Absorption, élimination, localisation.

La nicotine en nature est absorbée très rapidement, ainsi que le démontre la façon foudroyante avec laquelle se produit l'intoxication. D'après Vlemincks, c'est sur la conjonctive que l'absorption se fait le plus promptement. L'absorption se fait presque aussi vite par la langue, un peu moins par l'estomac et le rectum ; elle est plus lente par le tissu cellulaire sous-cutané.

L'absorption de la nicotine contenue dans le tabac est naturellement moins rapide ; cependant, dans la plupart des cas, on voit que l'intoxication est déjà très accentuée au bout d'une demi-heure.

La nicotine a été retrouvée dans le foie et dans les poumons par Stas (affaire Bocarmé) ; chez les animaux, elle a été retrouvée dans presque tous les organes : foie, reins, rate, poumons (Orfila [1], Dragendorff).

La nicotine s'élimine en nature par deux voies principales : le rein et le poumon. Cette élimination commence de bonne heure ; Dragendorff a trouvé l'alcaloïde dans l'urine d'un chat qui avait succombé 8 minutes après l'intoxication ; Kopff a constaté que l'élimination par les poumons se faisait peu de temps après le début de l'empoisonnement et cesse dès que l'animal commence à se rétablir. Dragendorff a trouvé la nicotine dans la salive.

1. ORFILA. Mém. sur la nicotine. *Ann. d'hyg. et de Méd. lég.* 1851, t. XLVI.

§ **VI.** — **Données expérimentales.** — **Mode d'action.**

Les effets produits par la nicotine sur les animaux varient
un peu suivant la dose administrée.

Voici un exemple (emprunté à Claude Bernard) d'empoisonnement non mortel chez le chien : Une chienne adulte, d'assez
forte taille, reçoit trois gouttes de nicotine dans une plaie
sous-cutanée faite à la partie interne de la cuisse. Avant l'administration du poison, l'animal avait 115 pulsations et 28 respirations par minute. — Une ou deux minutes après l'introduction de la nicotine, l'animal titubait, tenait les oreilles
fortement retirées en arrière; il était comme essoufflé, et les
respirations, très pénibles, étaient abdominales et diaphrag-
matiques. Le pouls était alors monté à 132, et la respiration
à 42. — Après 8 minutes, on observa des vomissements de
mucosités blanchâtres. — Quand l'animal marchait, il avait
l'attitude d'un aveugle; les globes oculaires semblaient renversés; en examinant de plus près, on constatait que la troisième paupière, entièrement tendue, recouvrait les deux tiers
internes et inférieurs de l'œil, de façon que l'animal n'y
voyait pas[1]. — Après 19 minutes, l'animal était mieux; au
bout de 25 minutes, les pulsations étaient à 129, la respiration à 36. — Au bout d'une demi-heure, les symptômes produits par la nicotine avaient à peu près disparu, si ce n'est
que la respiration était encore un peu plus active qu'à l'état
normal. — L'animal se rétablit complètement.

La nicotine exerce aussi une action vaso-constrictive qui a
été notée par tous les expérimentateurs.

Des convulsions se produisent presque constamment chez
les animaux qui ont reçu une dose mortelle; elles sont souvent extrêmement violentes, et cela chez toutes les espèces
animales. Les chevaux, dit Claude Bernard, sont dans un état
effrayant, et bien qu'ils restent debout sur leurs jambes raidies,

---

1. Rabuteau, qui a noté le même aspect des yeux, signale en outre
l'effacement de la pupille. Il fait remarquer que les mêmes effets s'observent quand on galvanise les ganglions ou les rameaux du sympathique dont l'iris est tributaire.

ils sont comme furieux, se cabrent, se couchent, et sont agités de mouvements désordonnés. [1] — Ballet et Faure, qui ont repris récemment l'étude de ces convulsions [2], ont constaté que chez le chien notamment, elles peuvent revêtir tous les caractères de l'épilepsie, qu'elles sont quelquefois suivies de paralysies, lesquelles peuvent se manifester d'emblée. — Le tremblement musculaire a été observé aussi au cours de l'intoxication aiguë.

Mode d'action. — La nicotine agit surtout sur les parties centrales du système nerveux.

Les troubles de la respiration constituent un des effets les plus importants du poison; ce sont eux qui paraissent être la cause principale de la mort, soit que les muscles respiratoires se paralysent, soit qu'ils s'immobilisent dans un spasme prolongé. Dans les intoxications relativement légères, la respiration est très notablement accélérée; dans les intoxications mortelles, mais n'ayant pas une marche très rapide, on constate qu'après une courte période d'accélération, la respiration se ralentit et s'affaiblit de plus en plus. Ces troubles sont attribués généralement à la paralysie du centre respiratoire (précédée d'une courte période d'excitation qui pourrait occasionner quelquefois un spasme mortel) ; ils persisteraient en effet, sans modifications après que l'on a coupé les nerfs pneumogastriques.

L'appareil circulatoire est plus sensible à la nicotine, en ce sens qu'il est déjà troublé par des doses qui n'influencent pas la respiration. Mais ces troubles ne paraissent pas jouer un rôle de premier ordre dans le mécanisme de la mort. C'est ainsi que chez les grenouilles, le cœur continue à battre longtemps après la disparition de la motilité musculaire et de l'excitabilité électrique des nerfs.

Sur le cœur, l'effet du poison se traduit par l'accélération, l'affaiblissement et l'arythmie des battements; cet effet est précédé parfois d'une période de ralentissement pendant laquelle les pulsations sont fortes et tumultueuses. Ces divers

1. Claude Bernard, Leçons sur les substances toxiques.
2. *Soc. de biologie*, 11 février 1899.

effets paraissent résulter surtout d'une action directe (paralysie précédée d'excitation) sur les terminaisons cardiaques du pneumogastrique. En effet, l'excitation du bout périphérique de ce nerf ne produit pas l'arrêt du cœur chez l'animal empoisonné.

La *vaso-constriction* résulte d'une action qui a son origine principale dans les centres nerveux, car l'augmentation de pression ne se produit pas si la moelle a été coupée dans sa portion cervicale. Toutefois les ganglions périphériques peuvent être influencés eux-mêmes par le poison; en injectant par exemple de la nicotine dans une artère intestinale, on voit la muqueuse pâlir et les vaisseaux se contracter dans la région correspondante. — A la vaso-constriction succède, au bout d'un certain temps, la vaso-dilatation avec abaissement de la pression sanguine.

Sur le tube intestinal, la nicotine produit une contraction et des mouvements très marqués; l'intestin grêle surtout présente parfois un véritable tétanisme qui produit une diminution considérable de calibre. Cet effet paraît dû à une action sur les ganglions de la paroi intestinale; il ne se produit pas sur les animaux qui ont été préalablement atropinisés.

Les convulsions ne résultent pas de l'asphyxie; elles se produisent aussi bien quand on entretient artificiellement la respiration. Elles ne sont pas occasionnées par une action du poison sur le muscle, car elles font défaut là où les nerfs sont sectionnés. Elles ne sont pas attribuables non plus à une action exercée sur les nerfs, ni même sur la moelle; d'une part elles cessent souvent à une époque où le nerf est encore excitable, et d'ailleurs en déposant directement la nicotine sur un nerf on ne produit pas de convulsions (Orfila); d'autre part, les convulsions se produisent encore, alors que l'excitabilité réflexe est abolie. Les convulsions doivent donc être considérées comme le résultat d'une excitation de l'encéphale.

Le tremblement a la même origine. Les expériences de Vulpian sur les grenouilles permettent de localiser la partie de l'encéphale dont l'imprégnation toxique produit ce symptôme: c'est la protubérance annulaire. En effet, le tremblement n'est pas supprimé quand on enlève successivement les lobes

cérébraux, les couches optiques, les tubercules quadriju-
meaux, le cervelet ; il cesse seulement quand on enlève la
partie de l'isthme de l'encéphale qui correspond à la protubérance annulaire des mammifères.

§ VII. — Diagnostic.

Les commémoratifs suffisent presque toujours dans
les cas accidentels qui sont de beaucoup les plus nombreux. A défaut des commémoratifs, les symptômes ne
pourront guère donner d'indications utiles que si le
malade a été observé un certain temps par un médecin
attentif. Parmi ces symptômes, le tremblement, avec secousses fibrillaires des muscles est le moins banal.
L'odeur de tabac s'exhalant par l'haleine, ou reconnue
soit dans les vomissements, soit dans les selles a été
notée dans quelques observations.

S'il s'agissait de nicotine, la rapidité avec laquelle
survient la mort fournirait une indication précieuse. Il
n'y a guère en effet que l'acide cyanhydrique et le cyanure de potassium qui tuent aussi promptement.

Les lésions organiques ne sont pas caractéristiques.

La présence du tabac dans le tube digestif, dans les
matières vomies ou rendues par les selles a été constatée
plusieurs fois notamment dans une expertise médico-légale de Béchamp et Estor[1]. Comme l'intoxication, dans
les cas non foudroyants, produit rapidement une diarrhée
abondante, le tabac peut être retrouvé dans les selles
peu de temps après l'ingestion par la bouche : une
demi-heure dans une observation anglaise (rapportée
par Husemann) concernant un matelot qui mourut

1. *Ann. d'hyg. pub. et de méd. lég.*, 1872.

40 heures après avoir avalé un peu moins d'une once de tabac. — L'examen microscopique permet de reconnaître certains détails de la structure histologique de la feuille de tabac : des poils très longs, cloisonnés, dont quelques-uns portent une glande à leur extrémité ; une seule rangée de cellules en palissade ; dans la nervure médiane, du liber sur chaque face du bois (fig. 50).

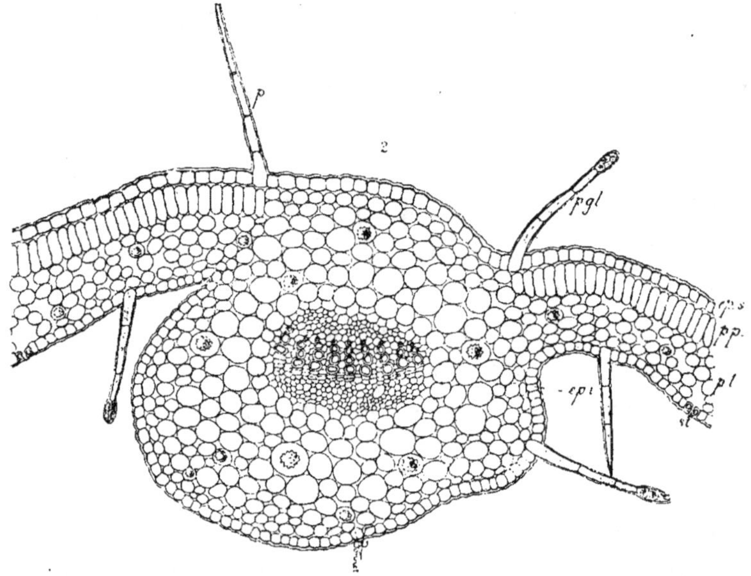

Fig. 50. — Coupe transversale d'une feuille de tabac.. — *Ep.s*, épiderme supérieur. *Ep,i*, épiderme inférieur. *P.gl*, glandes externes. *p*, poils. *pp*, parenchyme en palissade. *pl*, parenchyme lacuneux (Hérail et Bonnet).

L'odeur de tabac constitue aussi un signe important. Mais si elle a été constatée très nettement dans certaines autopsies, elle a été peu caractéristique ou nulle dans d'autres, notamment dans les trois cas d'empoisonnement par la nicotine en nature.

Quant à la recherche chimique de la nicotine, elle n'a

pas été souvent pratiquée dans les empoisonnements par le tabac. En revanche elle a été faite avec succès dans les trois cas connus d'intoxication par l'alcaloïde en nature[1] et si l'on en juge par les nombreuses expériences qui ont été faites sur les animaux, cette recherche aboutit presque toujours à des résultats concluants même lorsque la dose administrée était très minime, par exemple, une goutte donnée à un lapin (Taylor). La nicotine en effet ne se décompose pas dans l'organisme ; elle a été retrouvée dans presque tous les viscères. En outre elle résisterait très longtemps à la putréfaction ; Melsens l'a retrouvée au bout de sept ans dans la langue de deux chiens empoisonnés avec 2 centimètres cubes de cette substance ; ces organes avaient été conservés dans des bocaux bien fermés et placés dans une caisse qu'on avait ensuite recouverte de terre.

Parmi les réactions chimiques considérées comme les plus caractéristiques de la nicotine, nous citerons les suivantes : 1° la nicotine en solution très étendue dans l'eau donne avec la teinture d'iode un précipité jaune, qui devient de couleur kermès si l'on

---

1. La première de ces expertises est celle du chimiste belge Stas qui retrouva de la nicotine dans le cadavre de Gustave Fougnies, empoisonné par son beau-frère, le comte de Bocarmé. C'est à cette occasion que Stas imagina la méthode d'extraction des alcaloïdes qui porte son nom. Il réussit à obtenir la nicotine pure, se présentant sous forme d'un liquide mobile, à peine coloré en jaune paille, se volatilisant à 200° (dans un courant d'hydrogène sec) sans résidu et sans altérations. Cette nicotine fut expérimentée sur trois animaux. Une gouttelette très petite, obtenue avec un tube capillaire effilé, fut appliquée sur la langue d'un serin qui fut pris immédiatement de convulsions tétaniques et mourut au bout d'une demi-minute. L'expérience faite sur un autre serin donna des résultats analogues. Une gouttelette ayant été mise sur la langue d'un pigeon, l'animal fut pris au bout de quelques secondes de convulsions tétaniques, et mourut au bout d'une minute et 15 secondes.

ajoute de nouveau de l'iode ; 2° la solution éthérée de nicotine, mélangée à un égal volume de solution éthérée d'iode donne un précipité qui en quelques heures cristallise sous forme de longues aiguilles (réaction de Roussin) ; 3° l'iodure de potassium et de mercure donne un précipité blanc jaunâtre, d'abord amorphe, puis cristallisé. Cette réaction est très sensible.

Au point de vue de ses réactions chimiques, la nicotine a beaucoup de points communs avec la conicine. Parmi les ptomaïnes qui se développent spontanément dans les cadavres, il en est une qui a la même odeur que la nicotine et qui a plusieurs réactions chimiques communes avec cet alcaloïde (Selmi, Otto); mais sa toxicité serait à peu près nulle.

L'expérimentation physiologique est donc nécessaire pour rendre l'expertise tout à fait probante. Cette expérimentation serait d'ailleurs facile dans la pratique puisqu'il suffit d'une quantité très minime de nicotine pour sidérer immédiatement de petits animaux. Si l'on ne veut pas se contenter d'avoir constaté seulement cette toxicité considérable du produit obtenu, on peut essayer d'obtenir, en diminuant encore la dose, une intoxication assez lente pour qu'on puisse en analyser les symptômes. La grenouille est spécialement indiquée pour ces expériences, l'intoxication prenant chez elle une forme assez spéciale, que nous résumons d'après Husemann[1].

« Après avoir reçu une dose de 1/200 à 1/100 de goutte, la grenouille est d'abord agitée ; puis au bout de 3 à 4 minutes elle devient apathique, et ses mem-

---

1. HUSEMANN, *Handbuch der gerichtlichen medicin* de Maschka.

bres prennent une position toute particulière : les pattes
antérieures placées en arrière sur les parois du tronc,
les pattes postérieures croisées de façon que la cuisse
se trouve à angle droit avec le tronc, la jambe en
flexion. La respiration, d'abord accélérée, se ralentit
bientôt ; des secousses fibrillaires se produisent dans
les muscles et persistent 1/2 ou 1 heure dans les membres postérieurs. Survient ensuite une période d'épuisement et de faiblesse musculaire qui persiste de 3
à 6 heures. — Avec une dose plus forte, mais non mortelle (1/60 à 1/10 de goutte), une convulsion clonique
violente se produit immédiatement après l'injection ;
puis l'animal devient immobile avec la position des
membres indiquée précédemment ; la respiration s'arrête, sans accélération préalable ; il y a un tremblement
fibrillaire très accentué, une diminution considérable
du pouvoir réflexe, puis une paralysie qui persiste de
20 à 40 heures. La période de rétablissement commence par la réapparition de la respiration ; l'animal
fait avec peine, la bouche largement ouverte, des inspirations qui ne se renouvellent qu'à de longs intervalles ; ce n'est que plus tard que les réflexes et les
mouvements volontaires se produisent. »

§ VIII. — Traitement.

A part l'administration du tanin qui a été conseillé
comme contre-poison chimique, le traitement des intoxications aiguës est purement symptomatique. La
stupeur, le coma, les troubles cardiaques sont combattus par les moyens appropriés, sans que la notion de
la cause fournisse ici des indications particulières.

Le traitement de l'intoxication chronique comporte

avant tout la suppression complète du tabac, qui suffit le plus souvent. La suppression brusque du tabac n'occasionne pas de troubles de la santé, même chez les très grands fumeurs. — Chaque symptôme particulier est justiciable d'une médication spéciale. Rappelons à ce sujet que l'amblyopie tabagique peut être améliorée par la strychnine (1 à 2 milligrammes en injection sous-cutanée).

XIV. — VÉRATRINE

La vératrine est la principale substance active de diverses plantes de la famille des Colchicacées.

Le *Vératrum album* (fig. 51) appelé aussi *Varaire, Vraiso, Ellébore blanc*[1], croît dans les régions montagneuses du centre et du Sud de l'Europe, notamment dans le Jura, l'Auvergne, les Alpes et les Pyrénées. C'est une plante qui atteint 1 mètre et plus de hauteur. Les feuilles sont alternes, sessiles, ovales, vert foncé en dessus, plus clair en dessous, marquées de nombreuses nervures et plissées. Les fleurs sont disposées en grappes terminales dressées. Elles ont un périanthe à 6 pièces, blanc verdâtre, 6 étamines et un ovaire à 3 loges. Le fruit est une capsule triloculaire renfermant plusieurs graines. — Le rhizome, épais de 1 à 2 centimètres, est couvert d'une foule de racines longues et minces.

Le *Vér. viride* et le *Vér. nigrum* sont des espèces très voisines de la précédente.

La *Sabadilla officinalis* ou *Cévadille* croît au Mexique. Les fruits (capsules) de cette plante sont importés

---

1. Ce nom prête à la confusion avec l'Ellébore noir ou Rose de Noël, plante de la famille des Renonculacées, également toxique mais d'une autre façon.

en Europe et donnent la poudre de cévadille, employée
en thérapeutique. C'est de ses graines (ressemblant aux
graines d'avoine) que l'on retire la vératrine.

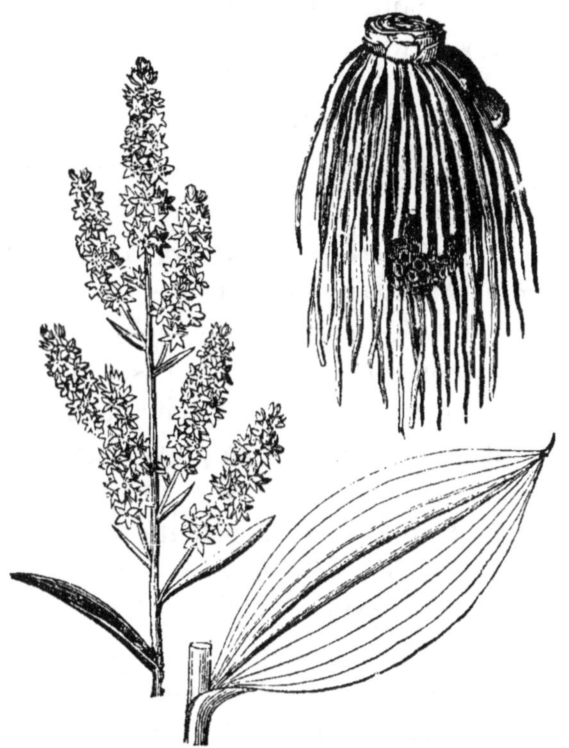

Fig. 51. — Veratrum album.

La *vératrine* se trouve aussi dans le rhizome et dans
les semences des diverses variétés de Vératre, conjoin
tement avec d'autres alcaloïdes dont l'action sur l'organisme est peu connue, tandis que celle de la vératrine
paraît à peu près identique à celle qu'exerce la plante
en nature. La vératrine est un alcaloïde solide, blanc,
cristallisable, peu soluble dans l'eau ; ses sels le sont
davantage.

La vératrine irrite très violemment les muqueuses et la peau. Il en est de même de la cévadille ; il faut beaucoup de précautions pour pulvériser cette substance, car de minimes quantités de sa poudre provoquent des éternuements violents, du larmoiement.

§ I. — Étiologie.

Les empoisonnements sont peu nombreux et la plupart sont accidentels.

La cévadille, les vératres et la vératrine ont été employés comme médicaments internes, rarement il est vrai, car ce sont des poisons très violents. Quelques intoxications mortelles ont été occasionnées par la confusion de ces médicaments avec d'autres.

La cévadille a été souvent employée pour tuer les animaux nuisibles : rats, souris, punaises ; — autre source d'empoisonnements accidentels. Elle a servi aussi à détruire les poux ; la *poudre* des *Capucins* destinée à cet usage est composée de poudres de cévadille, de staphisaigre, de tabac et de persil. La poudre de cévadille, répandue trop abondamment sur le cuir chevelu, peut occasionner un empoisonnement, sans doute parce que des particules entrent dans la bouche et sont avalées. Schauenstein rapporte par un exemple un cas concernant un bébé qui eut une intoxication mortelle, attribuée à ce que sa nourrice s'était poudré les cheveux avec la poudre de cévadille.

. Nivet et Giraud ont publié[1] la relation d'un empoisonnement criminel d'une famille par l'administration répétée de poudre de Vératre blanc, mélangée aux

1. Nivet et Giraud. *Gaz. hebdomad.,* 1861.

aliments. Les deux frères Journy, âgés de 21 et 23 ans, moururent ; leur mère finit par se rétablir. La coupable a été condamnée à la réclusion perpétuelle.

L'empoisonnement a été observé aussi sur les animaux. Schauenstein rapporte un cas (de Faber) où 36 vaches furent empoisonnées parce qu'on leur avait mis des rhizomes de Vératre blanc en guise de séton ; 8 moururent. La viande et le lait de ces vaches produisirent l'empoisonnement (mortel dans quelques cas) des animaux à qui ils furent donnés.

§ II. — Symptômes.

Il y a deux ordres de symptômes dans cette intoxication. Les uns, les plus constants, et les premiers en date, témoignent d'une violente excitation de la muqueuse digestive. Ce sont d'abord une sensation brûlante dans la bouche et dans l'estomac, une salivation abondante. Les vomissements et la diarrhée apparaissent ensuite, et souvent avec une extrême abondance ; les matières expulsées consistent en mucus et en sérosité, parfois avec un peu de sang. Les douleurs abdominales sont souvent très intenses, et quelquefois accompagnées de ténesme.

Une seconde catégorie de symptômes comprend les troubles qui ne peuvent être attribués à l'action locale du poison. Les principaux sont la céphalalgie, les vertiges, l'anxiété, les défaillances, les fourmillements et parfois l'anesthésie des extrémités ; les troubles de la circulation et de la respiration. Avec les doses fortes la respiration se ralentit d'emblée, devient de plus en plus difficile et s'arrête. L'action sur le cœur se manifeste, même à doses thérapeutiques, par un ralentissement notable du pouls ; avec des doses toxiques, le ralentissement, bien plus considérable, s'accompagne d'un grand affaiblissement.

On a noté dans quelques cas des soubresauts des tendons ; les convulsions, habituelles chez les animaux, sont très exceptionnelles chez l'homme. L'abaissement de la température a été noté quelquefois.

La marche de l'intoxication est assez rapide. Les cas mortels se terminent ordinairement en quelques heures (6 à 12), au milieu du coma et du collapsus. Dans les autres cas, la guérison ne tarde pas beaucoup ; quelquefois les fourmillements cutanés persistent plusieurs jours ; un malade (Peugnet) a conservé pendant un mois de l'anesthésie à la face dorsale des avant-bras.

L'empoisonnement par des doses répétées, mais peu élevées, peut évoluer sans troubles nerveux graves. C'est du moins ce qui résulte de la lecture de l'observation des frères Journy et de leur mère, que nous résumons ici. L'aîné des frères (23 ans) est pris subitement, dans les premiers jours de juillet, de douleurs vives dans l'épigastre, de soif intense, de vomissements, d'une sensation de chaleur très prononcée dans l'arrière-gorge et la partie supérieure du ventre et d'un peu de diarrhée. Ces accidents se calment assez vite ; mais bientôt après ils reprennent avec plus d'intensité et ne cessent plus jusqu'au moment de la mort survenue le 31 août ; deux jours avant la mort le médecin note encore qu'il n'y a pas de troubles dans les fonctions des poumons et du cœur, que la température est normale, que l'intelligence est conservée. Ni chez ce jeune homme, ni chez son frère, ni chez leur mère, il n'est fait allusion à des troubles de la sensibilité.

§ III. — **Lésions.**

Chez l'homme, les quelques autopsies qui ont été faites ont montré l'intégrité de l'estomac et des intestins. Il en était notamment ainsi chez les frères Journy, morts cependant d'un empoisonnement à doses répétées ; les experts ont dit que « les faits révélés par l'examen cadavérique n'avaient aucune importance ».

Chez les animaux, on ne constate, en général, de signes de gastro-entérite que dans les cas où le poison a été administré en quantité supérieure à la dose mortelle.

La congestion du cerveau, des méninges, des reins a été notée plusieurs fois.

§ IV. — **Doses toxiques.**

La vératrine est un poison violent. La dose de 1/2 à 1 centigramme, prise en une fois, peut provoquer déjà des accidents toxiques. On admet que la dose mortelle est comprise entre $0^{gr},06$ et $0^{gr},08$; cependant il y a des exemples de guérison avec des doses de $0^{gr},8$ et même $0^{gr},19$.

On connaît un empoisonnement mortel occasionné par $1^{gr},3$ de poudre de rhizome ; en revanche il y a des cas où 5 grammes et même 15 grammes de la même poudre ont produit un empoisonnement très violent, il est vrai, mais non mortel. Les racines seraient encore plus toxiques que le rhizome. D'après Schauenstein 60 parties de racines fraîches équivalent à 2 parties d'extrait alcoolique, et à 1 partie de vératrine.

§ V. — **Élimination.**

La vératrine est éliminée en nature par l'urine. Prévost a pu produire un empoisonnement caractéristique chez des animaux en leur administrant l'urine d'autres animaux vératrinisés. — Cette élimination rénale se fait assez rapidement.

§ VI. — Mode d'action.

La vératrine excite violemment les terminaisons des nerfs sensibles et sécréteurs. Cette action se produit de la façon la plus évidente sur les parties avec lesquelles la vératrine (ou les substances qui la contiennent) est en contact direct. Elle se réalise aussi quand la vératrine, ayant été absorbée, n'arrive au contact des terminaisons nerveuses que charriée par le sang. C'est ainsi du moins que l'on peut s'expliquer comment la vératrine administrée en injection sous-cutanée occasionne des vomissements et de la diarrhée, comment aussi, prise par la bouche, elle produit des fourmillements, des picotements, de l'engourdissement de la peau. D'après les recherches expérimentales, il est peu probable que ce soient là des effets d'une action sur les centres nerveux.

Il est à remarquer que l'excitation des nerfs sensibles et sécréteurs ne s'accompagne pas de lésions notables des muqueuses. Nous avons vu que l'estomac et l'intestin conservent un aspect normal dans le cas où il y a eu des vomissements, une diarrhée et des coliques extrêmement intenses, et cela même pendant des semaines (page 777). Le fait est intéressant car il montre que des phénomènes, qui ordinairement font partie intégrante de l'irritation, peuvent être provoqués isolément. Ici la douleur, l'excitation motrice (vomissements, diarrhée), l'exagération sécrétoire se manifestent sans congestion ni inflammation. C'est que le poison a agi directement sur certaines terminaisons nerveuses, sans influencer les autres éléments.

La vératrine agit aussi sur certains centres nerveux. Les convulsions, le délire observés dans certains cas témoignent d'une influence sur le cerveau et sans doute aussi sur la moelle. La respiration, d'abord accélérée, se ralentit de plus en plus, et l'on admet que c'est son arrêt qui est la cause immédiate de la mort. Les effets sur le cœur résulteraient d'une action sur les pneumogastriques s'exerçant tant à l'origine que sur les terminaisons de ces nerfs; en outre le myocarde serait influencé, comme nous allons voir que le sont les autres muscles. — Les centres vaso-moteurs subissent aussi l'action du poison; au début de l'empoisonnement les vaisseaux sont resserrés et la pression sanguine augmentée : c'est l'inverse qui se produit dans la seconde période. — Enfin l'abaissement de la température, constamment observé dans les expériences sur les animaux, tient sans doute aussi à une action sur les centres nerveux.

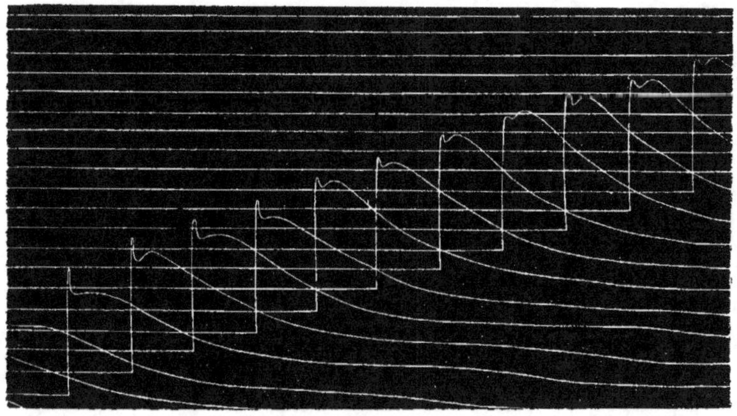

Fig. 52.

Il nous reste à signaler l'effet très spécial que la vératrine exerce sur les muscles striés, au moins sur ceux de la grenouille[1]. A l'état normal, une secousse électrique provoque une contraction musculaire qui dure très peu de temps, sur une grenouille vératrinisée, la même secousse provoque une contraction relativement très longue (10 ou 50 fois plus). En enregistrant à l'aide du myographe le tracé musculaire, on met en évidence cette différence considérable; on voit en outre (fig. 52) que le raccourcissement du muscle se fait

[1]. En ce qui concerne les animaux à sang chaud, cette action sur les muscles est niée par certains auteurs, affirmée par d'autres.

rapidement, et que c'est seulement son allongement (sa décontraction) qui est retardée. — Pour obtenir ce résultat, il suffit d'injecter à la grenouille $0^{mgr},1$ de vératrine.

L'action en question s'exerce directement sur le muscle ; elle se manifeste en effet aussi bien quand on a sectionné la moelle, coupé les nerfs, ou paralysé à l'aide du curare les plaques motrices (Prévost [1], Pécholier [2]).

§ VII. — Diagnostic.

Les principaux éléments du diagnostic sont ici l'analyse chimique et l'expérimentation physiologique.

La vératrine reste quelque temps dans le sang et dans les organes, d'où elle peut être extraite facilement. Elle résiste assez bien à la putréfaction. Cette substance possède plusieurs réactions qui lui sont propres, notamment les suivantes. L'acide sulfurique concentré la dissout en lui donnant une couleur jaune citron intense ; qui, après quelques minutes, passe à l'orangé, puis au rouge. Si l'on dissout la vératrine dans un peu d'acide chlorhydrique concentré, et si l'on porte la solution à l'ébullition, celle-ci se colore en rouge.

En injectant de la vératrine à une grenouille, on voit se produire les modifications de la contraction musculaire indiquées au § VI ; mais il faut pour cela que le poison soit administré à très faible dose (environ un dixième de milligramme) ; on injectera donc la matière suspecte par petites fractions. A plus fortes doses, la vératrine produit sur la grenouille les effets suivants,

1. Prévost. *Journal de l'Anatomie de Ch. Robin*, 1868.
2. Pécholier. Nouvelles recherches expérimentales sur l'action physiologique de la vératrine. Paris, 1883, Asselin.

d'après Schauenstein. Avec 0^{gr},0004 (en injection sous-cutanée) on voit se produire très tôt des mouvements de vomissement, un ralentissement du cœur, et au bout d'une heure et demie environ, l'arrêt de celui-ci. Avec 0^{gr},002, outre les symptômes précédents, l'animal présente des convulsions tétaniques.

§ VIII. — Traitement.

Le tanin, qui précipite la vératrine même en solutions très étendues, peut être administré en potion, ou mélangé au liquide de lavage de l'estomac. Les préparations opiacées sont indiquées pour combattre la diarrhée et les douleurs intestinales. Comme la vératrine s'élimine principalement par l'urine, on cherche à hâter cette élimination en administrant du thé ou d'autres boissons chaudes diurétiques.

Plusieurs médecins allemands ont conseillé l'atropine en injection sous-cutanée. Cette substance, sans être véritablement antagoniste de la vératrine, aurait l'avantage de diminuer les troubles respiratoires et de parer ainsi au danger le plus menaçant.

XV. — COLCHIQUE

Le *Colchique* (colchicum automnale) (fig. 53) est une plante de la famille des Liliacées, qui se trouve, dans les prairies humides de l'Europe centrale et méridionale. Elle produit à l'automne de belles et grandes fleurs formées d'un périanthe à 6 divisions, d'un lilas clair, lavé de rose ou de blanc ; de 6 étamines insérées au sommet du tube du périanthe, et d'un ovaire à 3 carpelles surmonté

de 3 styles dont la longueur atteint 10 ou 15 centimètres.
Le fruit est une capsule de 5 à 6 centimètres de longueur, formée des 3 carpelles qui se séparent incomplètement les uns des autres à partir du sommet. Les
graines sont sessiles, nombreuses, ovoïdes, de 1 à 2 millim. de diamètre, à surface rugueuse, brune, sur-
montées d'une petite crête. — Le bulbe (fig. 54 et 55)
profondément enfoncé dans le sol, a la grosseur d'une
châtaigne ; il est convexe d'un côté, et de l'autre creusé
d'une gouttière longitudinale.

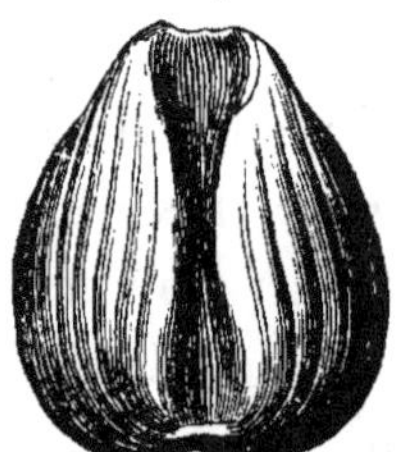

Fig. 54.
Bulbe de colchique.

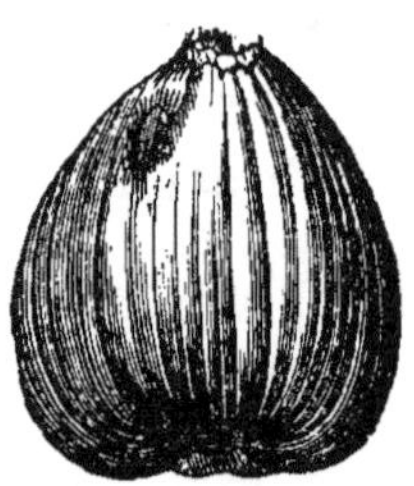

Fig. 55.
Bulbe de colchique.

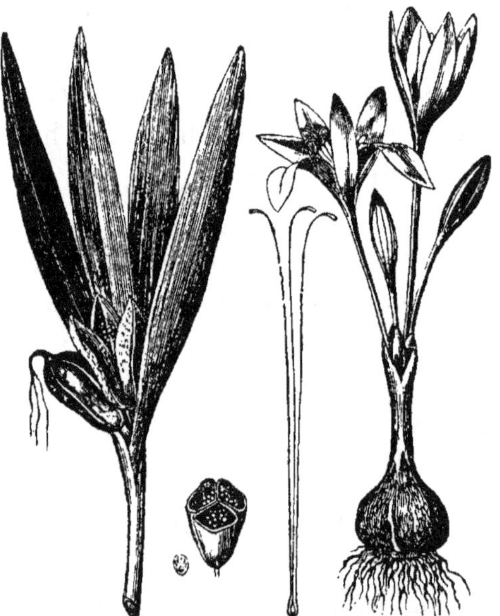

Fig. 53. — Colchique.

Toutes les parties de la plante : bulbe, fleurs, feuilles,
semences, sont toxiques.

La *colchicine* représente le principe actif du colchique. C'est une substance blanche, inodore, cristallisée,

faiblement basique. Elle se trouve dans toutes les parties de la plante en proportions à peu près égales (environ 1 pour 100); les semences en renfermeraient un peu plus. La colchicine n'est peut-être pas le seul principe actif du colchique : c'est au moins le plus important. L'intoxication expérimentale par la colchicine reproduit tous les traits importants de l'empoisonnement par la plante.

§ I. — Étiologie.

Des empoisonnements ont été observés chez des personnes qui avaient consommé les feuilles en guise de salade ; chez des enfants qui avaient mangé diverses parties de la plante, notamment les fleurs dont la saveur est d'abord douceâtre avant de devenir amère. L'empoisonnement, parfois mortel, a été observé aussi sur le bétail. Le lait des vaches, des chèvres qui ont mangé du colchique, même sans être empoisonnées, aurait des propriétés toxiques. Ratti[1] a observé, chez des personnes qui consommaient du lait de chèvres. une épidémie caractérisée par des vomissements, de la diarrhée, des douleurs intestinales, des troubles de la respiration et de la circulation, un abaissement de la température. Dans le terrain où broutaient les chèvres, il y avait de la ciguë et du colchique ; dans le lait des chèvres, comme dans les matières vomies par les malades, on trouva, paraît-il, de la colchicine.

Mais la plupart des empoisonnements sont produits par les préparations pharmaceutiques de colchique. Les principales de ces préparations sont l'extrait, la tein-

1. RATTI. *Pharm. Journ.*, 1873.

ture et le vin [1]. — Le seul extrait inscrit au Codex est celui préparé avec les semences de colchique et l'alcool ; l'extrait acétique serait plus actif. La teinture et le vin sont généralement préparés avec les semences parce que celles-ci paraissent contenir le principe actif en proportion moins variable que les autres parties de la plante.

Un cas d'empoisonnement par la colchicine pure (en solution alcoolique) a été observé par Koller. — Dans l'affaire R..., dont il sera parlé plus loin, il s'agissait aussi d'un empoisonnement par la colchicine.

§ II. — Doses toxiques et mortelles.

La colchicine est prescrite à la dose de $0^{gr},002$ à $0^{gr},004$ milg. *pro die.* Prise d'un coup, la dose de $0^{gr},003$ milg. peut produire déjà des phénomènes toxiques : céphalalgie, abattement, lourdeur des articulations, douleurs d'estomac, coliques ; à la dose de $0^{gr},005$ milg. la diarrhée et la diminution de la sécrétion urinaire s'ajoutent aux symptômes précédents (Kobert).

La dose mortelle peut être évaluée à environ $0^{gr},060$. Dans un cas de Koller un empoisonnement par $0^{gr},045$ de colchicine pure, en solution, n'a pas été mortel. Dans un autre cas, également non mortel, la quantité de colchicine, prise sous forme de vin de colchique, était comprise entre $0^{gr},056$ et $0^{gr},068$ (Warucke). Par contre 14 grammes de vin de colchique, renfermant une quantité de colchicine évaluée à $0^{gr},025$ ont entraîné la mort (Maun).

---

1. Le colchique fait la base d'un grand nombre de remèdes, tels que les pilules de Lartigue, le sirop de Boubée, le vin d'Anduran, la teinture de Cocheux, les gouttes de Reynold, l'eau médicinale de Husson, etc.

La toxicité de l'extrait, du vin, de la teinture de colchique varie naturellement beaucoup puisque la teneur de ces préparations en colchicine est elle-même
très variable. Nous citerons seulement les doses se rapportant à quelques-uns des cas mortels qui ont été
publiés. L'*extrait* administré par erreur à deux malades
à la dose de 0^{gr},66, prise en trois fois en l'espace de six
heures, les a tués tous deux. — Dans un cas de Roux
(voir l'observation xxviii), cinq malades ayant pris chacun 60 grammes de vin de colchique sont tous morts.
— Une observation de Casper concerne quatre hommes
de 15 à 40 ans qui burent chacun un verre à vin de
teinture de semences de colchique, et qui succombèrent
en 12-60 heures.

§ III. — Symptômes.

Le début de l'intoxication est assez tardif. En général,
deux ou trois heures au moins s'écoulent avant l'apparition des premiers symptômes qui consistent en céphalalgie, douleurs d'estomac et d'intestin, nausées. Les
vomissements ne se produisent que plus tard ainsi que
la diarrhée. Celle-ci, à peu près constante chez les animaux (chiens, chats, lapins, cobayes) manque quelquefois chez l'homme ; elle devient bientôt muqueuse et
quelquefois sanguinolente. Tout appétit a disparu, la
soif est souvent très marquée. Les forces déclinent rapidement ; la température s'abaisse ; la respiration
s'embarrasse, le pouls devient faible et irrégulier, et
la mort survient au milieu du collapsus. Le plus souvent le malade conserve conscience jusqu'aux derniers
moments ; le délire est tout à fait exceptionnel. — Les
douleurs violentes dans les articulations, les crampes

dans les pieds et les mollets, la dysurie, l'hématurie ont été signalées dans plusieurs observations.

La durée de l'intoxication mortelle varie de 7 heures à 3 ou 4 jours et plus. — Parfois une amélioration se produit qui semble annoncer la guérison ; puis le malade est repris de collapsus et succombe rapidement. Du reste, la convalescence est lente quand l'intoxication a été grave ; la diarrhée et les vomissements persistent longtemps, l'amaigrissement est très marqué, les forces reviennent difficilement. Schilling a vu un malade qui tomba ainsi dans un état de marasme tel, qu'il succomba le 50ᵉ jour après l'empoisonnement.

OBSERVATION XXVIII. (ROUX) [1]. — *Empoisonnement mortel de cinq personnes par la teinture de colchique ingérée à la dose de 60 grammes.* — Le dimanche, 7 décembre, j'avais prescrit, à ma visite du matin, de 7 à 8 heures, 60 grammes de vin de quinquina à cinq malades appartenant au service des blessés de l'hôpital du bagne de Toulon. Ces malades étaient, en général, d'une assez forte constitution, mais affaiblis par leur séjour dans les prisons, par les opérations graves qu'ils avaient subies (trépanation du sternum, du calcanéum, du tibia) et dont ils étaient guéris ou en voie de guérison. Cependant, sur l'un d'eux, atteint de testicule tuberculeux, il n'avait pas été fait d'opération. Ils étaient tous les cinq, depuis longtemps, à l'usage du vin de quinquina qui leur était donné par le pharmacien de mon service, aussitôt après ma prescription, et en ma présence.

Par suite d'une déplorable méprise, 60 grammes de teinture de colchique furent administrés à 8 heures à chacun des cinq malades, à la place de 60 grammes de vin de quinquina prescrits.

En buvant ces 60 grammes de la liqueur précitée, aucun malade n'en fut immédiatement incommodé ; quelques-uns même déclarèrent tout bas qu'elle était préférable à celle des autres jours. Pendant ma visite et quelques instants après, jusqu'à mon départ de la salle, rien ne pouvait faire pressentir les terribles

1. Jules ROUX (de Toulon). *Union médicale*, 1855.

accidents qui devaient se montrer quelques heures après. En effet, vers dix heures seulement, deux malades, qui éprouvaient déjà de l'ardeur à l'épigastre et des coliques, commencèrent à vomir. Le chirurgien de garde accourut et trouva les cinq blessés pâles, froids, le pouls petit, en proie à des coliques intenses, à des nausées, à des vomissements incessants, à des évacuations alvines abondantes et répétées. L'empoisonnement était évident ; mais, bien qu'il restât du liquide administré, on ne put sur le moment en constater la nature. On prescrivit successivement de l'eau tiède, du tanin, du café ; on appliqua des sinapismes aux membres, on réchauffa les patients.

Averti de l'accident survenu dans mon service, j'accourus auprès de mes malades que je trouvai, à deux heures et demie, dans l'état suivant : Pâleur de la peau, froid général, ralentissement considérable de la circulation ; le pouls très petit et même imperceptible chez deux ; ardeur au pharynx et le long de l'œsophage, soif inextinguible, douleur intolérable à l'épigastre et dans tout l'abdomen, vomissements répétés et selles nombreuses de matières séreuses, jaunâtres, sans mucosités ni stries sanglantes. Intégrité complète de l'intelligence, de la parole, des sensations, des mouvements. Chez un malade seulement, il existait, depuis le matin, un bourdonnement incommode dans l'oreille gauche. Les pupilles n'offraient rien à noter.

Malgré l'examen attentif du liquide administré et tous les renseignements demandés, je ne pus savoir quelle était la nature de la substance toxique qui avait été administrée. Je prescrivis des boissons et des lavements mucilagineux et albumineux, des cataplasmes émollients sur l'abdomen.

Bientôt une consultation eut lieu ; on pensa que l'empoisonnement était produit par la teinture de colchique, et l'on prescrivit à prendre par cuillerées chaque quart d'heure : une potion contenant dans 150 grammes de véhicule, 2 grammes d'éther et 1 gramme de laudanum de Sydenham.

On dut la faire suivre de l'administration d'un gramme de laudanum donné à distance à la dose de cinq gouttes dans une cuillerée d'eau sucrée. Les cataplasmes émollients, les boissons mucilagineuses, les moyens de calorification durent être continués.

A cinq heures du soir, les symptômes étaient les mêmes chez quatre malades ; chez l'autre, les vomissements et les selles avaient cessé, la peau était chaude, couverte d'une sueur tiède et le pouls relevé ; il était dans une période de réaction susceptible de faire bien augurer de son état. Mais, malgré les soins assidus, ce malade et un autre succombèrent à trois heures un quart du matin, un troisième à quatre heures un quart.

A six heures du matin, les deux malades qui vivaient encore étaient dans un déplorable état ; on observait : ardeur gutturale, soif vive, coliques, ténesme rectal et vésical, douleurs dans les lombes et les membres, pesanteur de tête, oppression, froid de la peau, lividité des lèvres et des ongles. Les vomissements avaient diminué. Des crampes aux jambes avaient été notées chez l'un d'eux qu'on avait dû cathétériser à cause de la rétention d'urine.

Des stimulants à l'extérieur et à l'intérieur ne purent améliorer l'état de ces deux malheureux qui, de même que leurs camarades, succombèrent avec calme et résignation, en conservant jusqu'au dernier moment l'intégrité de leurs facultés intellectuelles, à peine troublée chez l'un d'eux qui expira à dix heures. Le dernier expira à sept heures et demie de l'après-midi, vingt-neuf heures après l'ingestion du liquide toxique.

§ IV. — Lésions cadavériques.

Chez les animaux (spécialement chez les chiens), les expérimentateurs ont presque toujours trouvé diverses lésions de l'estomac et surtout de l'intestin : congestion, ecchymoses et quelquefois des ulcérations. Ces ulcérations se trouvent vers le milieu du duodénum ; elles sont nettement taillées comme à l'emporte-pièce, et leur coloration blanche tranche sur le fond rouge du reste de la muqueuse (Butte)[1]. — Ces diverses lésions s'observent également quand la colchicine a été administrée en injections sous-cutanées ou intraveineuses. — On a noté aussi, mais moins fréquemment, la congestion des poumons, les ecchymoses sous-pleurales

---

1. Butte. Lésions intestinales produites par les poisons dits drastiques. (*Ann. d'hyg. et de méd. légale*, 1886.)

et sous-péricardiques, la congestion des méninges, des reins, du foie.

Chez l'homme, les lésions sont bien moins constantes, et variables suivant les individus. Sur ses cinq empoisonnés, Roux a vu la muqueuse intestinale ramollie, rouge en certains points, sans autres lésions. Sur 4 individus, également empoisonnés en même temps par une même préparation de colchique, Casper a noté deux fois l'intégrité complète de l'estomac et de l'intestin, et sur les deux autres sujets de la rougeur de la muqueuse stomacale, mais cette rougeur ne dépassait pas le duodénum. Quant aux ulcérations intestinales, elles n'ont été vues chez l'homme qu'une seule fois, croyons-nous; mais dans ce cas (Masbrenier), le sujet avait pris, outre des doses répétées et considérables de vin de colchique, une dose énorme de digitale; il était atteint antérieurement de néphrite et de lésions valvulaires, de sorte que la véritable cause des ulcérations intestinales est difficile à discerner.

L'hyperhémie du cerveau et des reins a été notée plus souvent. Mais il s'agit là d'altérations banales qui n'ont guère de valeur au point de vue du diagnostic.

§ V. — Élimination.

La colchicine s'élimine en nature. D'après certains auteurs (Jacoby, Kobert), elle se transformerait dans l'organisme en un produit d'oxydation qui serait seul toxique, la colchicine l'étant à peine par elle-même. Si l'oxydocolchicine se forme réellement dans l'organisme, il faut admettre que ses réactions chimiques ressemblent de fort près à celles de la colchicine, puisqu'on trouve celles-ci dans certains organes et certaines sécrétions des sujets intoxiqués.

L'élimination de la colchicine se fait surtout par la sécrétion urinaire. On retrouve aussi la colchicine dans les matières des vomissements, dans les excréments, même quand elle a été administrée par injection intraveineuse. On ne l'a pas retrouvée dans le sang (Laborde et Houdé).

L'élimination par l'urine paraît être de beaucoup la plus importante. Le rein est de tous les organes celui qui, après la mort, conserve le plus de colchicine. C'est ainsi que Pouchet et Ogier ont trouvé des réactions plus nettes sur un extrait obtenu avec un fragment de reins pesant 33 grammes que sur un extrait provenant du traitement d'un mélange de divers organes du même cadavre, mélange pesant 527 grammes.

§ VI. — Données expérimentales. — Mode d'action.

La colchicine est toxique pour tous les animaux, mais à plus haute dose que pour l'homme. Elle l'est plus pour les carnivores que pour les herbivores, et plus pour ces derniers que pour les animaux à sang froid. Ainsi tandis que chez l'homme la dose de $0^{gr},06$ peut être considérée comme mortelle, il faut $0^{gr},02$ pour tuer un chien de moyenne taille, et la même dose de $0^{gr},02$ pour tuer un lapin (Vulpian), une dose de $0^{gr},05$ pour tuer un cobaye (Laborde). Chez la grenouille, une dose de $0^{gr},005$ ne produit aucun effet (Vulpian) ; cet animal met 24 heures à mourir après avoir reçu sous la peau $0^{gr},05$ de colchicine (Rabuteau).

Un chien qui a reçu sous la peau $0^{gr},02$ de colchicine ne présente rien de notable, sauf un peu de salivation, pendant les deux premières heures. Puis il est pris de nausées, de vomissements, et de déjections sanguinolentes. Les battements du cœur sont affaiblis, la respiration irrégulière et pénible. A ce moment les vomissements ont cessé. L'animal est pris de convulsions à plusieurs reprises. Il meurt 6 heures 1/2 après l'injection, par arrêt de la respiration, le cœur continuant à battre quelques instants. Quelque temps après le début de l'intoxication, la température commence à diminuer et elle s'abaisse graduellement jusqu'à la fin; de 39,4 elle descend peu à peu à 34,8 (Rabuteau).

On peut distinguer dans le mode d'action de la colchicine trois effets principaux.

En premier lieu l'irritation du tube digestif, qui se produit aussi bien quand le poison a été introduit par la voie intra-veineuse ou sous-cutanée. Cet effet a été attribué à une action spéciale du toxique sur les ganglions nerveux de la paroi intestinale. (Jacoby [1], Paschkis). Il est à noter que l'irritation gastro-intestinale est plus constante et plus intense chez les animaux herbivores que chez les carnivores.

Les troubles et l'abolition graduelle de la respiration qui paraissent être la principale cause de la mort, et qui s'observent chez tous les animaux, témoignent d'une action de la colchicine sur le bulbe. C'est sans doute aussi à une action sur le bulbe qu'il faut attribuer les effets du poison sur le cœur. Chez la grenouille, ces effets consistent en un ralentissement final avec tendance à la durée systolique à la rétractation et à la tétanisation (Laborde [2]). Mais les troubles cardiaques ne paraissent pas jouer le premier rôle dans le mécanisme de la mort; chez les animaux à sang chaud, on voit en effet les battements du cœur continuer un certain temps après l'arrêt définitif de la respiration.

Les convulsions paraissent dues à une action sur la moelle, ainsi que l'abaissement de la température. La colchicine exercerait aussi (Laborde, Kobert) sur les muscles striés une action analogue à celle de la vératrine (voir page 779).

Enfin la colchicine exerce encore une action locale qui se traduit par l'insensibilisation et la parésie motrice de la partie

---

1. JACOBY. *Arch. für expér. Pathol. und Pharm.*, 1890 (affaire Flocken).
2. LABORDE et HOUDÉ. La colchicine cristallisée; physiologie et toxicologie. (*Soc. de biol.*, 31 janvier 1885.)

injectée ; mais elle ne produit pas, comme la vératrine, une irritation violente des muqueuses avec lesquelles elle est mise en contact direct.

§ VII. — Diagnostic.

Les symptômes de l'intoxication par le colchique n'ont rien de spécialement caractéristique. On peut en dire autant des lésions anatomiques qui, ainsi que nous l'avons vu, ne sont même pas constantes.

L'expérimentation physiologique ne peut donner de résultats très probants, puisque la symptomatologie est aussi peu spéciale chez les animaux que chez l'homme. Il est vrai que d'après Laborde la colchicine exerce, comme la vératrine, une modification spéciale sur la contractilité musculaire. Mais, même si cette donnée était définitivement acquise, il serait bien difficile d'en tirer parti dans la pratique médico-légale, car l'expérimentation nécessite une quantité relativement considérable de colchicine qu'on ne trouvera pour ainsi dire jamais dans les organes d'une personne empoisonnée.

La colchicine résiste assez longtemps à la putréfaction ; c'est du moins ce qui résulte des recherches de Dannenberg, confirmées par celles d'Ogier. Les réactions chimiques qui servent à caractériser la colchicine sont au nombre de deux. Au contact, de l'acide azotique a 1,40 de densité, elle prend une coloration violette qui se transforme en une coloration rouge orange par addition de potasse caustique. D'autre part, en présence du sulfovanadate d'ammoniaque la colchicine donne une coloration verte assez intense, à laquelle succède très rapidement une teinte brune violacée. Malheureusement, si ces réactions sont très nettes sur la colchi-

cine pure, elles le sont beaucoup moins sur la colchicine extraite d'un cadavre, en raison des impuretés
dont il est impossible de débarrasser complètement
l'extrait. C'est ainsi que dans l'affaire R[1]..., les chimistes éminents qui ont procédé à l'expertise n'ont pas
osé affirmer la présence de la colchicine dans les organes, et que leurs conclusions ont été empreintes de
la même réserve que celles des médecins.

§ VIII. — Traitement.

On peut employer comme antidote chimique, soit le
tanin, soit la solution iodo-iodurée. Avec l'un comme
avec l'autre, la colchicine précipite, même en solution
très étendue, et le précipité ne se redissout ni dans un
excès du réactif, ni dans l'acide chlorhydrique que peut
contenir l'estomac. Comme le tanin a en outre l'avantage de combattre la diarrhée, c'est à lui qu'il faut donner la préférence. On le prescrit en solution aqueuse à
1 pour 100 (une cuillerée à bouche tous les quarts
d'heure); il ne faut pas donner en même temps de liqueurs spiritueuses, le tannate de colchicine étant soluble dans l'alcool. — Quand le poison a été administré
par le gros intestin, on prescrit des lavements contenant 1 gramme de tanin pour 300 d'eau ou une décoction de noix de galles à 1 pour 100 (Husemann).

Il n'y a pas d'antidote physiologique du colchique.
Le traitement symptomatique consiste à combattre la
diarrhée par l'opium, qui calme en même temps les
douleurs et parfois aussi diminue les vomissements.

---

1. BROUARDEL, VULPIAN, SCHUTZENBERGER, OGIER et POUCHET. Accusation
d'empoisonnement par la colchicine. Affaire R... *Ann. d'hyg. et de
méd. lég.*, 1886.

Mais les doses d'opium doivent rester modérées, sinon
l'on s'expose à augmenter les phénomènes de dépression nerveuse et de collapsus qui constituent la seconde
période de l'intoxication par le colchique. Ces symptômes sont combattus par les excitants et les stimulants
habituels.

L'ingestion d'abondantes boissons chaudes favorise
la diurèse et l'élimination du poison.

XVI. — CANTHARIDES

La *Cantharide* (Cantharis vesicatoria) est un insecte
coléoptère, de 12 à 20 millim. de longueur, d'un
beau vert métallique, dont les anthènes, d'un noir violacé, comprennent onze articles. La
cantharide vit dans la plupart des régions non septentrionales de l'Europe.
Elle est fort employée en thérapeutique, surtout pour l'usage externe,
parce qu'elle contient une substance,
la cantharidine douée de propriétés
vésicantes énergiques. La même substance se trouve chez d'autres colé-

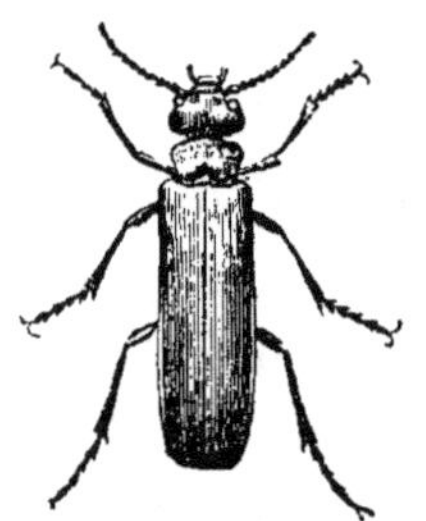

Fig. 56. — Cantharide.

optères, les Méloes et les Mylabres qui sont quelquefois employés à la place de cantharides.

Les principales préparations officinales sont les suivantes :

La *poudre,* obtenue en broyant l'insecte entier et sé-
ché, est grisâtre, avec des parcelles d'un vert brillant
qui sont des fragments d'élytres. Cette poudre doit contenir au moins 1/2 pour 100 de cantharidine. C'est elle

qui sert à préparer l'emplâtre vésicatoire et diverses pommades vésicantes.

La *teinture alcoolique* se prescrit à l'intérieur à la dose de 10 à 30 gouttes. On prépare aussi une *teinture éthérée,* et une *huile* de cantharides.

La *cantharidine* est en petits cristaux incolores d'une saveur excessivement âcre ; elle est insoluble dans l'eau, soluble dans l'alcool, l'éther, les huiles grasses. Elle se combine avec les bases ; le cantharidate de potasse est quelquefois employé et possède les mêmes propriétés vésicantes que la cantharidine.

Les cantharides en nature, la teinture de cantharides et la cantharidine produisent les mêmes effets. Quelques différences peuvent cependant tenir à la forme sous laquelle le poison est pris.

La cantharidine est contenue surtout dans les parties molles de l'insecte. La carapace, qui en renferme fort peu ou pas, résiste à l'action des sucs digestifs, de sorte que des cantharides avalées entières produiraient beaucoup moins d'effets, que si elles avaient été pulvérisées. — La poudre elle-même (à moins qu'elle rencontre dans l'estomac des huiles qui dissolvent facilement son principe actif), agit moins vite que la teinture ou que la cantharidine pure. Mais comme la poudre est absorbée moins vite et reste plus longtemps en contact avec les muqueuses de l'estomac et de l'intestin, elle produit des lésions locales plus accentuées que les autres préparations.

§ I. — Étiologie.

La plupart des empoisonnements résultent de l'emploi qui est fait des préparations cantharidées dans le but de rappeler ou d'exalter la puissance génitale, d'exciter les désirs vénériens. Cette propriété est en effet attribuée à la cantharide depuis fort longtemps, et sa réputation à cet égard est universelle ; nous verrons plus loin jusqu'à quel point elle est justifiée. Un grand nombre d'observations concernent des hommes qui ont pris volontairement la cantharide dans ce but ou auxquels une courtisane, une maîtresse l'ont administrée à leur insu ; parfois les rôles sont renversés : c'est l'amant qui fait prendre subrepticement cette drogue. Il y a aussi des mauvais plaisants. Taylor rapporte le cas d'un cocher qui mettait de la poudre de cantharides dans le café et dans la bière que buvaient ses maîtres et les autres domestiques de la maison : il voulait s'amuser à voir les effets produits.

Mélangée à certaines boissons colorées, ou à des aliments (notamment à du chocolat) la poudre de cantharides passe assez souvent inaperçue, sa saveur n'étant pas très marquée sous cette forme. On s'explique ainsi comment les cantharides ont pu servir à l'empoisonnement criminel, dont il y a un assez grand nombre d'exemples. L'un de ceux-ci (affaire Poirier, en 1846) mérite d'être cité parce qu'il montre qu'il est relativement facile d'administrer le poison. Un homme, qui voulait tuer son frère, mit à plusieurs reprises des fragments d'emplâtre cantharidien dans ses aliments ; le frère était déjà gravement malade lorsqu'il aperçut dans sa soupe quelques fragments de la masse emplastique qu'il recueillit et montra à un médecin (Orfila).

Les cantharides ont été prises quelquefois en vue d'obtenir l'avortement ; dans tous les cas publiés, ce résultat n'a été atteint qu'au prix de la vie de la mère.

Signalons encore l'empoisonnement accidentel observé chez des soldats qui avaient mangé des grenouilles, lesquelles s'étaient nourries de *Mylabres*, coléoptères vésicants [1].

§ II. — Doses toxiques et mortelles.

La dose mortelle de *poudre de cantharides* est évaluée à $1^{gr},50$. Orfila rapporte qu'une jeune fille avala pour se faire avorter environ $1^{gr},30$ de cette poudre, dose prise en deux fois, à un jour d'intervalle ; elle mourut le 5e jour après la première prise. — La poudre ne contient pas toujours la même proportion de cantharidine ; en outre elle perd de ses propriétés en vieillissant. Aussi voit-on dans certaines observations que des doses de 7 à 8 grammes n'ont pas amené la mort.

La teinture alcoolique a sans doute aussi une activité variable. Dans un cas, cité par Taylor, 30 grammes ont occasionné la mort ; dans un autre cas (Jefferies) 60 à 70 grammes ont tué en moins de 24 heures. Par contre 186 grammes (Pereira) n'ont pas occasionné la mort.

La dose mortelle de cantharidine est évaluée à $0^{gr},02$. — En expérimentant sur lui-même, Heinrich [2], qui avait avalé $0^{gr},01$, eut une intoxication grave, qui ne s'est terminée qu'au bout de 14 jours.

§ III. — Symptômes.

A petite dose, les effets des cantharides ne se manifestent guère que par un peu d'irritation de la vessie et

1. Meynier. *Arch. de méd. et de pharm. milit.*, 1893.
2. Cité par Schauenstein. *Handb. der gerichtl. Medic. de Maschka.*

de l'urèthre. Taylor raconte que six jeunes gens, qui prenaient leurs repas en commun, employèrent par mégarde de la poudre de cantharides au lieu de poivre pendant plusieurs mois. Ils éprouvèrent seulement des envies fréquentes d'uriner, une sensation de brûlure dans l'urèthre, de la démangeaison au gland, symptômes qui se produisaient 3 heures après le repas.

A doses plus considérables, la cantharide exerce sur le tube digestif et sur tout l'appareil urinaire (par lequel elle s'élimine en nature) une violente irritation. Sur le tube digestif celle-ci se manifeste aussitôt et avec une grande intensité, du moins s'il s'agit de cantharidine en nature. La langue, les parois buccales se dépouillent de suite, la salivation est considérablement augmentée, la déglutition difficile. Les douleurs d'estomac s'accompagnent de vomissements, parfois sanguinolents ; la diarrhée peut contenir aussi un peu de sang. — Les troubles de l'appareil urinaire, un peu moins précoces, ne tardent cependant pas beaucoup[1]. Le patient éprouve des besoins d'uriner qui deviennent de plus en plus fréquents et de plus en plus douloureux ; il en arrive à ne plus rendre chaque fois que quelques gouttes d'urine qui se montre bientôt sanglante et albumineuse, ou même à ne plus rien rendre du tout. Le canal de l'urèthre est le siège d'une cuisson brûlante. Souvent aussi les reins sont douloureux. Ces symptômes s'accompagnent quelquefois de pria-

---

1. Le Pr Cornil a noté que chez le lapin la néphrite était déjà intense une heure après l'injection *sous-cutanée* de la cantharide. — Heinrich, expérimentant sur lui-même, a noté qu'après ingestion de teinture de cantharides, les douleurs de rein, le tenesme vésical, la strangurie s'étaient manifestés au bout d'une demi-heure. Mais quand la cantharide a été prise avec des aliments, les troubles vésicaux n'apparaissent parfois qu'au bout de plusieurs heures.

pisme (voir plus loin). — La dysurie, la strangurie sont souvent portées à un point tel que le malade, n'ayant pas un instant de répit, est dans un état d'agitation extrême, se roule à terre en poussant des vociférations. Dans les cas graves, on note souvent des troubles nerveux très accentués : vertiges, délire, trismus, convulsions, état tétaniforme, dilatation pupillaire.

La mort survient habituellement au bout de quelques jours seulement (3 à 8 le plus souvent). — Quand le malade survit, la phase aiguë de l'intoxication ne dure en général que quelques jours ; mais la guérison complète est souvent fort longue. La néphrite peut passer à l'état chronique et avoir une durée indéfinie ; dans d'autres cas, c'est la gastro-entérite qui persiste le plus longtemps. Il en a été ainsi chez une jeune fille que nous avons eu occasion d'examiner, dont l'empoisonnement présente une forme d'intensité moyenne.

Obs. XXIX (Personnelle). — La demoiselle X...., âgée de 16 ans, est légèrement anémique et hystérique (sans attaques) ; son développement intellectuel est un peu insuffisant. Elle était courtisée par un jeune homme envers lequel elle se montrait assez indifférente. Le jeune homme avoue qu'il a mis un soir de la cantharidine (quantité indéterminée) dans le vin qu'elle allait boire. La demoiselle X... n'a pas trouvé de goût particulier à ce vin. Une heure environ après son dîner, elle a été prise de malaises : la tête lui tournait ; elle est devenue agitée, excitée, et, pour employer son expression, « très amoureuse ». Toute la nuit suivante elle a eu des pensées et des rêves érotiques. En même temps elle éprouvait de fréquents besoins d'uriner, et chaque fois elle rendait de l'urine sanguinolente. Dès la première nuit aussi, elle a éprouvé de vives douleurs d'estomac, sans vomissements. — Les troubles urinaires ont disparu en quelques jours : mais les troubles digestifs se sont aggravés. — Pendant près d'un mois, la seule nourriture possible a été le lait, tous les autres aliments étant aussitôt rejetés ; le lait lui-même était souvent vomi ; douleurs continuelles à l'estomac, langue rouge. Au bout de six semaines, la demoiselle X... ne pouvait encore digérer la viande ; elle présentait en outre un certain degré de torpeur intellectuelle, de l'apathie, de la faiblesse, de l'insomnie.

Formes anormales. — Ce sont celles où les phénomènes nerveux occupent le premier plan. Avec de grosses doses du poison, on a vu quelquefois l'intoxiqué tomber sidéré avant que les symptômes de gastro-entérite et de néphro-cystite se soient développés d'une manière bien manifeste. — Dans un cas de Tarchioni-Bonfanti[1], le malade eut d'abord des accès tétaniques pendant 24 heures ; plus tard, de la néphro-cystite, et ultérieurement, des signes de gastro-entérite accompagnée de vomissements dans lesquels on trouva des fragments de cantharide. Giulio[2] a publié une observation dont le titre : « Tétanos avec symptômes d'hydrophobie produit par les cantharides », indique les traits principaux.

Action aphrodisiaque. — Cette action est connue depuis des siècles et elle a été admise longtemps sans conteste. L'amour du merveilleux aidant, surtout en pareille matière, les fables les plus incroyables ont été racontées sur ce sujet, même par des médecins autorisés, tel que le chirurgien Cabrol, qui jouissait au xvi° siècle d'une grande renommée[3].

---

1. TARCHIONI BONFANTI. *Gaz. med. ital.-lombardo*, 1863.
2. GIULIO. *Mémoires de l'Académie de Turin*, 1802, 1803, in ORFILA.
3. Voici l'une de ces observations : « En 1572, dit Cabrol, nous fusmes visiter un pauvre homme d'Orgen en Provence, atteint du plus horrible et espouvantable satyriasis qu'on saurait voir ou penser. Le fait est tel : il avait les quartes ; pour en guérir, prend conseil d'une vieille sorcière, laquelle lui fict une potion d'une once de semences d'orties, de 2 drachmes de cantharides, de 1 drachme et demi de ciboules et autres, ce qui le rendit si furieux à l'acte vénérien, que sa femme nous jura son Dieu qu'il l'avait chevauchée dans deux nuits quatre-vingt et

En réalité, dans la plupart des observations dignes de foi concernant des cas mortels ou graves, on voit que les effets aphrodisiaques sont peu marqués et souvent complètement nuls. L'excitation génitale, les érections, quand elles existent, ne persistent pas très longtemps ; elles se manifestent presque en même temps que l'irritation vésicale et la strangurie, et quand ces derniers symptômes ont acquis une grande intensité. l'ardeur vénérienne disparaît.

L'action aphrodisiaque de la cantharide, prise à dose non toxique, est loin de se produire constamment. Mais nous ne croyons pas qu'il convienne de la dénier ou de la mettre en doute comme le font certains auteurs. Sans parler des effets de la cantharide chez les animaux des espèces bovine et chevaline, auxquels elle est administrée avec succès, paraît-il, au moment de la monte, il nous paraît que pour l'espèce humaine la vieille réputation de la cantharide n'est pas entièrement usurpée. Des observateurs dignes de foi l'ont souvent notée. En expérimentant sur lui-même avec de la teinture, le D' Heinrich a bientôt eu des érections qui ont duré 3 heures, et qui, au début, s'accompagnaient d'une sensation voluptueuse. Le sujet de l'observation XXX était un homme très instruit et fort intelligent ; il se servait depuis longtemps de la cantharide pour être en mesure

sept fois, sans y comprendre deux fois qu'il s'estoit corrompu, et mesmes dans le temps que nous consultasmes, le pauvre homme spermatisa trois fois en notre présence, embrassant le pied du lict, et agitant contre iceluy, comme si c'eust esté sa femme. Ce spectacle nous estonna, et nous hasta à lui faire tous les remèdes pour abattre ceste furieuse chaleur ; mais quel remède qu'on luy s'ceust faire, si passa-t-il le pas *. »

* Extrait d'une thèse de Duprost-Rouy ; dissertation sur le satyriasis, Paris, 10 germinal an XII.

de satisfaire sa passion de la femme, et il est probable qu'il n'en aurait pas continué l'usage s'il n'en avait pas obtenu le résultat cherché. Chez la jeune fille de l'observation **XXIX**, les effets aphrodisiaques de la cantharide ont été des plus marqués. Au lieu de son indifférence antérieure, elle s'est montrée bientôt très passionnée ; elle embrassait à tous moments son amoureux et le poursuivait dans la rue pour lui faire des caresses devant les passants ; la naïveté et la simplicité de cette fille ont sans doute contribué à rendre plus apparente cette excitation génitale.

§ **IV.** — **Lésions cadavériques.**

Les lésions produites par les cantharides ou la cantharidine intéressent d'une part le tube digestif et d'autre part l'appareil urinaire.

Les lésions du tube digestif occupent surtout l'estomac et l'intestin grêle ; elles se retrouvent parfois dans le gros intestin, et aussi, quand le poison a été administré sous une forme concentrée, sur la langue, les joues, le palais, les amygdales et l'œsophage. Dans la bouche on peut quelquefois constater les vésicules ou les bulles analogues à celles du vésicatoire. Sur le reste du tube digestif, la muqueuse présente une congestion intense, des ulcérations, des ecchymoses, des hémorragies. Dans un cas (Jefferies), l'estomac a été trouvé perforé. — Il est à noter que les lésions gastro-intestinales peuvent se rencontrer même quand le poison a été appliqué sur la peau ; il est vrai qu'en pareil cas ces lésions sont relativement peu accentuées, quand elles existent, ce qui n'est pas constant.

Les lésions de l'appareil urinaire ne font jamais défaut et sont ordinairement très accentuées, à moins que le poison n'ait entraîné la mort avec une extrême rapidité.

Les reins sont extrèmement congestionnés, volumineux, turgescents, ordinairement parsemés d'ecchymoses ou d'épanchements sanguins dont quelques-uns soulèvent la capsule. — La vessie est rétractée; elle est habituellement vide ou ne contient qu'une petite quantité d'urine sanguinolente et albumineuse. Ses parois paraissent épaissies; sa muqueuse présente une rougeur intense et est souvent ecchymosée. — Les mêmes signes d'inflammation aiguë se retrouvent souvent sur les urétères et sur le canal de l'urèthre.

Les lésions histologiques des reins ont été étudiées minutieusement par le P⟨r⟩ Cornil [1]. Elles intéressent, en première ligne, les glomérules de Malpighi qui contiennent un abondant exsudat renfermant des leucocytes et comprimant le bousquet vasculaire. Les cellules des tubes contournés qui font suite aux glomérules, et celles des branches montantes des tubes de Heule sont comme noyées dans un liquide contenant de fines granulations. Ces lésions de la substance corticale sont déjà portées au plus haut degré 40 ou 60 minutes après l'injection sous-cutanée du poison (chez le lapin). — Peu de temps après, l'épithélium des tubes droits présente à son tour des lésions considérables; les cellules se tuméfient, s'aplatissent et remplissent toute la cavité.

1. *Journal d'anatomie de Robin,* 1880, et Manuel d'histologie pathologique de Cornil et Ranvier.

Dans un cas d'intoxication mortelle que nous avons observé, bien que l'autopsie n'ait été faite que 4 jours après la mort, nous avons pu constater les lésions suivantes :

Obs. XXX (Personnelle). — M. X..., âgé d'une soixantaine d'années, a été trouvé mort dans un petit appartement qu'il n'habitait pas ordinairement, mais qu'il avait loué pour y recevoir des femmes. Dans la chambre se trouvait un flacon de cantharidine acheté récemment, ainsi qu'on le sut ensuite. D'après ce qui manquait dans le flacon, la quantité de cantharidine ingérée aurait été de 0^{gr},75.

La putréfaction était déjà commencée. Estomac complètement vide ; la muqueuse fortement congestionnée, mais sans ecchymoses ni ulcérations. Congestion de la première moitié de l'intestin grêle. — Reins volumineux, turgescents et extrèmement congestionnés. Sous leur capsule on remarque plusieurs larges suffusions sanguines. Les substances corticale et médullaire sont gorgées de sang ; la muqueuse des calices et du bassinet est fortement injectée. — La vessie contient 4 à 5^{ctm} cubes d'urine sanglante. Sa muqueuse est d'un rouge intense ; elle ne présente pas d'ulcérations, mais on y remarque de nombreuses ecchymoses. La capacité de la vessie paraît à peine de 40 à 50^{ctm} cubes. La muqueuse de l'urèthre est également très congestionnée, les testicules ne le sont pas.

L'examen histologique des reins nous a montré les plus graves lésions que nous ayons jamais vues. Sur les préparations, près de la moitié des tubes contournés étaient entièrement dépouillés de leur épithélium ; sur les tubes droits, on voyait de la façon la plus nette la tuméfaction des cellules épithéliales décrites plus haut. Les lésions les plus frappantes étaient celles des glomérules; leur capsule formait une vaste cavité 4 ou 5 fois trop grande pour le peloton vasculaire.

§ V. — Mode d'action.

. L'action irritante et vésicante de la cantharide est bien connue. Cette substance provoque sur la peau et sur les muqueuses une inflammations péciale, avec formation de vésicules contenant un liquide albumineux pauvre en leucocytes.

— De cette action irritante résultent la gastro-entérite et
l'inflammation de l'appareil urinaire, car la cantharidine
s'élimine en nature, et surtout par les reins. — Le priapisme,
l'excitation génitale sont vraisemblablement occasionnés par
l'irritation de la muqueuse uréthrale ou vulvaire ; les mêmes
symptômes s'observent d'ailleurs au cours de l'uréthrite blen-
norrhagique.

Les convulsions et les autres troubles du système nerveux,
observés dans certains cas, témoignent d'une action sur la
moelle et le cerveau. Il paraît difficile de ne voir dans ces
symptômes que des effets réflexes. En effet, on a remarqué
que les symptômes nerveux, qui sont inconstants, se manifestent surtout dans les cas où l'action locale du poison est peu
marquée, et d'autre part que ces troubles nerveux comportent
presque toujours le plus mauvais pronostic. On ne sait pas
quelles circonstances favorisent l'action de la cantharidine sur
les centres nerveux [1].

§ VI. — Diagnostic.

L'empoisonnement par les cantharides ou les préparations cantharidées est en général facile à reconnaître.
L'ensemble des lésions anatomiques qui portent à la fois
sur le tube digestif et sur l'appareil urinaire est très
spécial. Les lésions du tube digestif peuvent, il est vrai,
manquer quelquefois, par exemple quand le poison a
été appliqué sur la peau, et même, quoique très rarement, quand il a été ingéré par la bouche. Mais, en
dehors de la cantharidine, il n'y a guère de substance
toxique qui produise une inflammation suraiguë de

---

1. Certains animaux sont, paraît-il, réfractaires à la cantharide : le
hérisson, la poule, le dindon, la grenouille. D'après les nombreuses
expériences qui ont été faites sur les chiens (Poumet, Orfila) ces animaux sont tués par une dose suffisante de cantharide ; mais chez eux
l'inflammation de l'appareil urinaire est peu marquée.

tout l'appareil urinaire : reins, urétères, vessie et urèthre. — Cette inflammation ne peut guère manquer que
lorsque l'empoisonnement a été extrêmement rapide,
ce qui suppose une dose considérable du toxique et par
conséquent des lésions gastro-intestinales très accentuées.

En outre, le poison peut presque toujours être retrouvé.
— Quand il s'agit de cantharides en nature, comme la
poudre préparée avec ces insectes n'est jamais très fine,
les fragments se reconnaissent à leur couleur verte,
d'un éclat métallique, au milieu des matières contenues
dans l'estomac et dans les intestins. Cette recherche
peut être faite avec succès très longtemps après la mort,
car l'enveloppe chitineuse des insectes résiste à la putréfaction. Mais pour trouver ces petits fragments, il
faut souvent beaucoup de soin et de patience. On les
voit mieux au milieu des matières qu'on a laissé des-
sécher après les avoir étalées sur une lame de verre.
Poumet[1] conseille de détacher le tube intestinal, de l'in-
suffler, puis de le suspendre en lui attachant un poids
pour effacer les plis de la muqueuse; quand il est bien
desséché, on le coupe en fragments qu'on étale. — Au
cas où il subsisterait quelques doutes sur la nature des
fragments, ils pourraient sans doute être levés par un
entomologiste.

Les chimistes réussissent à extraire la cantharidine
de l'estomac, de l'intestin et parfois des autres organes,
ainsi que de l'urine. Cette recherche a été faite avec
succès plusieurs mois après la mort. Il est vrai que la
cantharidine ne se caractérise pas par des réactions

—————

1. Poumet. Nouvelles rech. et expérimentations médico-lég. sur l'emp.
par les cantharides (*Ann. d'hyg. pub. et de méd. lég.*, 1842).

chimiques parfaitement sûres. Mais l'expérimentation physiologique fournit un signe très net, tiré des propriétés vésicantes de la cantharidine. Ce signe a été utilisé plusieurs fois dans des expertises judiciaires, notamment par nous-mêmes[1]. Une partie de l'extrait obtenu avec les viscères du sujet de l'observation XXX a été dissous dans un peu d'huile et à l'aide d'un tampon d'ouate étendu sur la peau préalablement rasée du dos d'un lapin. Après la friction, une minime couche du liquide employé est restée sur la peau. Le lapin a été examiné 14 heures après cette opération ; au niveau de la partie frictionnée, la peau était dépouillée de son épiderme, rouge, suintante et présentait en quelques points de petites vésicules irrégulières remplies d'un liquide légèrement trouble.

§ VII. — Traitement.

Il faut évacuer le contenu de l'estomac le plus promptement et le plus complètement possible ; les vomissements spontanés n'y suffisent pas toujours. L'apomorphine semble préférable ici aux autres émétiques, puisqu'elle ne risque pas d'augmenter l'inflammation de la muqueuse gastrique. Les purgatifs sont particulièrement indiqués quand il s'agit de poudre de cantharides, car celle-ci peut séjourner longtemps dans les intestins et n'être absorbée que lentement et graduellement. Les purgatifs huileux ne doivent pas être employés, en raison de la solubilité de la cantharidine dans l'huile. Celle-ci est presque insoluble dans l'eau.

1. L'HÔTE et VIBERT. *Ann. d'hyg. pub. et de méd. lég.*, 1892.

Les boissons émollientes et mucilagineuses, le régime lacté constituent la base du traitement de la gastro-entérite ; les ventouses à la région lombaire, les grands bains tièdes prolongés, les injections d'eau tiède dans la vessie, le bromure de potassium ou le bromure de camphre sont les meilleurs moyens de combattre l'inflammation de l'appareil urinaire. Les piqûres de morphine ne doivent être employées qu'avec prudence en raison de la néphrite suraiguë.

CHAPITRE DIX-SEPTIÈME

TOXALBUMINES

Les toxalbumines ou toxines diffèrent beaucoup des autres poisons, tandis qu'elles se ressemblent étroitement entre elles, tant par leur nature propre que par les effets qu'elles produisent sur l'organisme.

La ricine et l'abrine, d'origine végétale, et le venin des serpents seront pour nous les types de cette classe de poisons à laquelle appartiennent également les poisons sécrétés par les microbes pathogènes. L'étude des toxines microbiennes ne rentre pas dans le cadre de ce livre ; nous aurons cependant à parler de quelques-unes d'elles dans le chapitre consacré à l'empoisonnement par les aliments avariés.

Toutes les toxalbumines ont un grand nombre de caractères communs. En ce qui concerne plus spécialement la ricine, l'abrine et les venins, ces caractères sont les suivants :

Les trois poisons sont des substances albuminoïdes, très difficilement dialysables. Elles sont détruites, ou tout au moins leurs propriétés toxiques sont abolies, par les mêmes agents : la chaleur (à des degrés différents pour chacune d'elles), le chlorure d'or, les hypochlorites, etc. Elles résistent très longtemps à la dessiccation.

Toutes sont toxiques à des doses extrêmement minimes, mais seulement quand elles sont inoculées sous la peau ou introduites dans un vaisseau. En ingestion stomacale, elles sont incomparablement moins actives, ce qui tient à ce qu'elles sont absorbées très difficilement par la muqueuse gastro-intestinale, et aussi à ce que quelques-unes sont détruites par le tube digestif.

Même en injections sous-cutanées elles n'agissent qu'après une période d'incubation qui est toujours d'au moins quelques heures. Cette période d'incubation a presque la même durée, que la dose soit petite ou grosse ; elle ne peut être abrégée, et seulement dans une faible mesure, que lorsqu'on emploie des doses énormes. Mais une fois l'intoxication commencée, elle évolue beaucoup plus vite avec les fortes doses qu'avec la dose strictement mortelle. Même quand le poison est introduit directement dans une veine, il y a encore une période d'incubation (sauf pour certains venins).

Les trois poisons produisent des lésions fort analogues disséminées çà et là sur les cellules des divers parenchymes, et dont on trouvera la description plus loin. Les symptômes sont également analogues, avec une prédominance des troubles nerveux dans l'envenimation.

Enfin, l'organisme peut être rendu réfractaire à ces poisons par des procédés et par un mécanisme analogues pour chacun d'eux, ainsi qu'on le verra plus loin.

I. — RICIN, RICINE

Le *Ricin* (Ricinus communis) (fig. 57), de la famille des Euphorbiacées, croît spontanément dans plusieurs contrées chaudes de l'Asie, de l'Afrique et de

l'Amérique. Il est cultivé dans le midi de la France,
en vue d'obtenir les graines qui servent à fabriquer
l'huile de ricin.

Dans les régions chaudes, le ricin est arborescent ;
dans les climats tempérés, c'est une grande herbe an-
nuelle, à tige fistu-
leuse, à feuilles alter-
nes, longuement pétio-
lées, palmatinervées
avec 5-11 lobes. Il
porte des grappes de
fleurs unisexuées, or-
dinairement non con-
fondues sur la même
grappe. Les fleurs mâ-
les ont de nombreuses
étamines dont les filets,
d'abord soudés, se ra-
mifient à leur extré-
mité terminale. Les
fleurs femelles ont un
ovaire globuleux, à
trois loges, surmonté
d'un style à 6 bran-
ches.

Les graines de ricin
(fig. 58) ont le volume

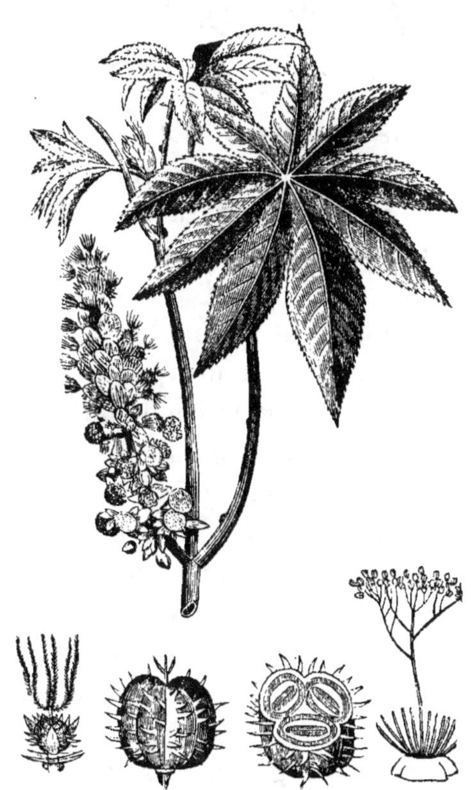

Fig. 57. — Ricin.

d'un haricot ; plates sur une face et convexes sur
l'autre, elles sont lisses, luisantes, marbrées de taches
brunes. A l'une des extrémités se trouve une petite
caroncule.

Les graines de ricin contiennent, outre l'huile si

souvent employée comme purgatif, un poison violent. Ce poison ne passe pas dans l'huile obtenue par la pression

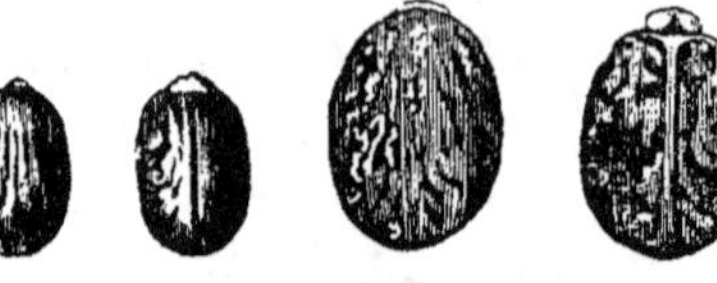

Fig. 58. — Graines de Ricin.

à froid ; il reste dans les tourteaux. Ceux-ci ont une action toxique intense, ainsi d'ailleurs que la graine lorsqu'elle est prise entière. Il est à noter que la saveur de cette graine n'est nullement désagréable.

La toxicité du ricin est connue depuis longtemps. Orfila l'a vérifiée expérimentalement chez les animaux. Un assez grand nombre d'empoisonnements chez l'homme ont été publiés[1]. Un de ces empoisonnements a donné lieu à des poursuites judiciaires qui se sont terminées par la condamnation d'une herboriste, pour homicide par imprudence. Celle-ci avait délivré, au lieu d'huile de ricin qu'on lui demandait, des graines de ricin qu'elle avait conseillé de broyer, et de boire dans du lait ou du café. La cliente avala de la façon indiquée une dizaine au plus des graines : elle fut prise presque immédiatement de vomissements et de selles sanguinolentes qui ne cessèrent qu'au moment de la mort, survenue cinq jours après (Houzé de l'Aulnoit[2]). Une seule graine a suffi à déterminer des accidents assez graves chez un enfant de 6 ans ; huit et même quatre graines ont produit chez des adultes des accidents très graves (Pécholier). — A Boston, on vit

---

1. Pécholier. Étude sur l'emp. par les semences de ricin, Montpellier, 1869. Chevallier. Empoisonnement par les émulsions et les tourteaux de ricin (*Ann. d'hygiène et méd. légale*, 1871).
2. *Arch. génér. de médecine*, mars 1869.

70 enfants empoisonnés en même temps, quelques-uns
mortellement, après avoir mangé des graines de ricin
qu'ils avaient trouvées dans la rue où elles avaient
été jetées par un fabricant d'huile. — Des animaux,
dans la nourriture desquels on avait fait entrer des
tourteaux de ricin, sont morts très rapidement : un
troupeau de 70 moutons (Audibert), tous les animaux d'une basse-cour : porcs, dindes, canards, poules
(Chevallier).

Les symptômes comprennent en première ligne les
coliques avec évacuations nombreuses et les vomissements, effets constamment notés et qui se produisent
même avec des doses très minimes. Ainsi Mialhe a vu
une émulsion préparée avec 5 grammes de graines déterminer 28 vomissements et 18 évacuations alvines ;
avec un seul gramme, l'effet éméto-cathartique fut encore des plus marqués. Les autres symptômes paraissent varier suivant les cas ; on a signalé des maux de
tête, des vertiges, des convulsions, de la contracture
des extrémités, et dans un cas la gangrène du pied ayant
nécessité l'amputation.

A l'autopsie, outre l'hyperhémie de la plupart des
viscères, on trouve une congestion extrèmement intense
de l'intestin grêle avec nombreuses suffusions sanguines et parfois des ulcérations, un détachement de
la muqueuse par larges lambeaux.

Le principe toxique du ricin a été isolé par Kobert
et Stillmark[1], et étudié par eux au point de vue chimique et physiologique. Cette étude a été reprise par
Gonzalès Cruz dont le travail très complet et très soi-

1. STILLMARK. Ueber Ricin. Stuttgart, 1889.

gné fait sous nos yeux[1] nous fournit les principaux éléments du présent chapitre.

HISTOIRE EXPÉRIMENTALE DE LA RICINE

§ I. — Préparation et propriétés.

La ricine est soluble dans l'eau. Pour l'obtenir aussi pure que possible, on concasse les graines préalablement dépouillées de leur épisperme, et on les dépouille de leurs matières grasses par la macération et les lavages au chloroforme; la masse ainsi obtenue est ensuite lévigée par l'alcool absolu, au contact duquel elle reste pendant 24 heures; on filtre et on lave à l'alcool absolu. On prive ainsi les graines de toutes les matières colorantes, et on obtient une farine blanche qui, après parfait dessèchement, est épuisée à maintes reprises par l'eau distillée, laquelle entraîne la ricine.

Pour obtenir celle-ci en nature, on traite la solution par l'alcool absolu qui précipite la ricine sous forme d'une matière caséeuse qu'on laisse reposer pendant 24 heures et qu'on dessèche dans le vide; on redissout dans l'eau distillée, on fait ensuite une nouvelle précipitation par l'alcool absolu, et une nouvelle dessiccation dans le vide[2].

La matière ainsi obtenue a l'aspect d'une masse vitreuse et très cassante. Elle se dissout lentement dans l'eau, et la solution reste opaline même quand elle est très étendue (1 pour 100,000). C'est plutôt une sorte de gonflement qu'une véritable solution.

Les diverses réactions chimiques montrent que la ricine est une substance albuminoïde composée d'au moins trois corps différents : une peptone, une globuline et une nucléo-albumine.

1. L'honneur de ce travail revient entièrement à **M. Cruz** ; nous n'avons fait que lui en donner l'idée. Il est encore en partie inédit ; deux fragment sont paru dans *Ann. d'hyg. et de méd. lég.*, octobre 1898 et *Arch. de méd. expériment.*, mars 1899.

2. Stillmark emploie un autre procédé ; il précipite la ricine par le sulfate de magnésie, et élimine ensuite ce sel par la dyalise.

La ricine se conserve très longtemps avec toutes ses propriétés ; une partie de celle qui a servi aux études de Cruz provenait de graines conservées depuis 15 ans au laboratoire. Le même auteur a constaté qu'elle restait intacte dans les graines en putréfaction. — Elle est détruite par l'ébullition.

§ II. — Doses toxiques; symptômes.

La ricine est un poison extrêmement énergique. Un *millième de milligramme* en injection sous-cutanée suffit à tuer un cobaye ; pour les chiens la dose a été évaluée à 3 centièmes de milligramme par kilogramme (Ehrlich). L'action toxique est moins intense quand le poison est administré par la bouche.

Symptômes. — Les premiers effets du poison n'apparaissent qu'après une période d'incubation, dont la longueur dépend dans une certaine mesure de la dose toxique, mais qui est toujours d'au moins plusieurs heures, même quand on inocule une dose énorme, 25,000 fois supérieure à la dose mortelle par exemple.

L'intoxication, observée chez les cobayes, se manifeste de la façon suivante. Après la période d'incubation, l'animal se ramasse en boule, se blottit dans un coin où il reste immobile ; il est pris de tremblement, de somnolence, d'une faiblesse musculaire qui va en augmentant, de sorte que l'animal ne peut plus se tenir sur ses pattes. Après cette première période l'animal est pris soit de convulsions, soit de coma, soit beaucoup plus rarement, d'une grande agitation et d'un véritable délire ; la mort survient quelques heures après le début de cette première période. On voit quelquefois aussi l'animal succomber après une asphyxie prolongée, ou mourir subitement, avant l'apparition de symptômes graves, sans doute par suite de syncope.

L'urine est en général albumineuse et contient des cylindres hyalins et épithéliaux.

On n'observe jamais la diarrhée chez les cobayes.

La température, normale pendant la période d'incubation, baisse dès le début de l'intoxication, et au moment de la mort elle est quelquefois de 8 et 9 degrés au-dessous de la normale.

Quand on inocule la dose juste suffisante pour amener la mort (environ $0^{mgr},001$), l'animal ne succombe en général qu'après 2 ou 3 semaines; au bout de quelques jours il commence à dépérir, est pris de paraplégie ou d'hémiplégie avec atrophies musculaires. Il y a de l'albuminurie, mais pas de diarrhée. L'animal cachectisé meurt dans le coma.

Dans l'empoisonnement aigu, il n'y a aucune lésion au niveau du point d'inoculation. Chez les animaux qui survivent définitivement ou assez longtemps, on voit apparaître en ce point au bout de quelques jours une eschare d'environ 1 centimètre de diamètre qui s'élimine en laissant une ulcération qui guérit facilement.

§ III. — Lésions.

Bien que le poison ait été introduit sous la peau, on observe toujours des lésions du tube digestif. L'intestin grêle est presque constamment congestionné à un haut degré, rempli de mucosités sanguinolentes; les plaques de Peyer très développées. L'hyperhémie avec ecchymoses s'observe quelquefois aussi sur le gros intestin, mais non pas sur le rectum. L'estómac présente les mêmes lésions, mais moins souvent; c'est à la région pylorique qu'elles sont le plus constantes. Le mésentère et l'épiploon sont congestionnés et ecchymosés.

Le foie est tuméfié, gorgé de sang, et souvent parsemé de taches blanchâtres.

Les reins sont dans le même état; la vessie est quelquefois énormément distendue par l'urine.

Les poumons sont le plus souvent congestionnés avec des infarctus hémorragiques.

L'*examen histologique* montre des altérations cellulaires fort importantes sur la plupart des organes.

Cœur. Le myocarde présente des altérations extrêmement accentuées sur certains groupes de fibres. Ces fibres sont remplies de fines granulations opaques, que l'éosine colore fortement. La striation devient ainsi très peu apparente et disparaît tout à fait en certains points. Quelques fibres perdent leurs contours et se fusionnent entre elles pour former une masse presque homogène (fig. 7, page 74). Dans quelques cas on voit aussi l'aspect de la myocardite segmentaire. Certaines cellules musculaires présentent aussi des vacuoles, qu'on voit mieux sur les coupes transversales (fig. 59) et qui siègent surtout autour des noyaux. Ceux-ci sont déformés, irréguliers, quelquefois fragmentés et présentent des altérations métachromatiques.

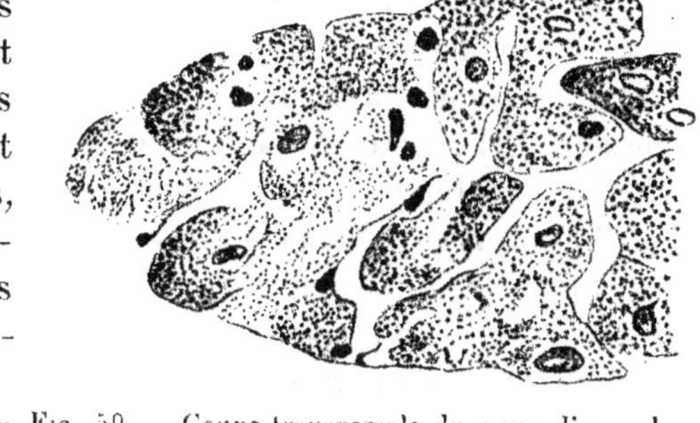

Fig. 59. — Coupe transversale du cœur d'un cobaye empoisonné par la ricine, (Préparation et dessin de G. Cruz.)

On observe sur certains vaisseaux, notamment sur les petites veines du foie, des reins, des ganglions lymphatiques, des lésions fort intéressantes. La paroi vasculaire est énormément épaissie, transformée en une masse parfaitement homogène, sans aucune trace des éléments anatomiques. primitifs, masse que l'éosine colore d'une façon uniforme et intense. (Voy. la fig. 8 page 75.)

Des lésions analogues se retrouvent dans le parenchyme du foie et des reins. Là aussi, on trouve en certains points de ces organes, des groupes de cellules qui fusionnent entre elles, perdent leur noyau et toute trace de leur structure pour former une masse homogène, sorte de laque que colore uniformément l'éosine. C'est ce qu'on voit par exemple au

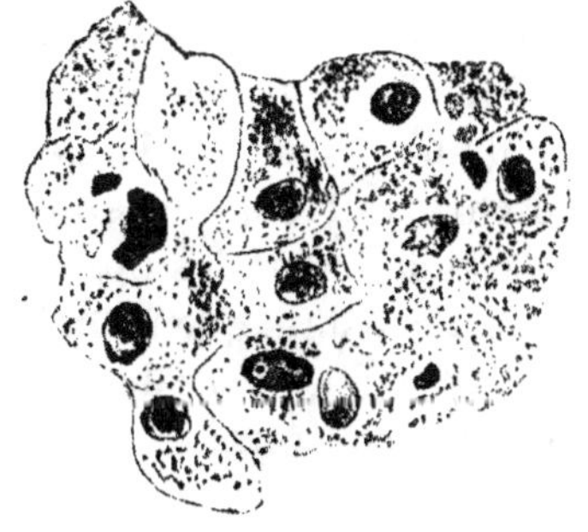

Fig. 60. — Cellules hépatiques d'un cobaye empoisonné par la ricine. (Préparation et dessin de G. Cruz.)

point A de la figure 14 (page 87). C'est là sans doute le stade terminal des altérations cellulaires dont on observe ailleurs d'autres degrés. Sur les cellules hépatiques, par exemple, on voit (fig. 60) le protoplasma tuméfié, granuleux, parsemé de vacuoles ; le noyau présente de profondes altérations métachromatiques ; il est quelquefois fragmenté. Les mêmes lésions s'observent sur les tubes contournés du rein (fig. 14 page 87), mais rarement sur les tubes droits dont les cellules sont parfois détachées en bloc.

Des altérations analogues se rencontrent aussi sur les cellules de l'épithélium intestinal, sur celles des ganglions lymphatiques, de la rate.

Sur la plupart des organes, on observe une vaso-dilatation considérable, accompagnée çà et là d'infarctus qui sont surtout nombreux et relativement volumineux dans les poumons. On trouve aussi en certaines régions de ces organes une infiltration leucocytaire tellement abondante qu'elle représente presque une suppuration diffuse.

§ IV. — Élimination.

La ricine s'élimine en nature, au moins pour une certaine partie. Cette élimination se fait certainement par l'intestin. Stepanoff[1] tue un lapin par une dose rapidement mortelle ($1^{mgr},1/2$) de ricine, recueille le liquide contenu dans les intestins, et après l'avoir filtré à la bougie Chamberland, il en injecte 15 à 20 centimètres cubes à un lapin neuf lequel meurt avec tous les signes de l'intoxication ricinique. Cruz en procédant d'une façon analogue a obtenu les mêmes résultats. Tedeschi avait déjà constaté que la toxicité de la ricine est plus grande quand les intestins sont préalablement altérés.

Cruz a constaté que l'élimination se fait aussi par les reins. Stepanoff, opérant sur des lapins, est arrivé sur ce point à une conclusion contraire.

§ V. — Mode d'action.

La ricine a été considérée par les auteurs qui l'ont étudiée en premier lieu comme un poison du sang. Son action est en réalité multiple et s'étend à presque toutes les cellules.

1. Stepanoff. Ricine et antiricine. *Ann. de l'Inst. Pasteur*, 1896.

La ricine coagule le sang, et cette action est des plus remarquables quand on opère *in vitro*. Elle s'exerce à la fois sur les hématies et sur le sérum. — Quand on ajoute une solution de ricine à du sang, il se forme plus ou moins vite (selon la proportion de ricine) un précipité formé par l'accolement des hématies. Cette agglutination se produit aussi bien avec le sang défibriné et aussi avec les globules privés de sérum par centrifugation et lavages répétés avec l'eau physiologique. On se rend mieux compte de cette action sur les hématies quand on examine au microscope une préparation de sang frais, à laquelle on ajoute une solution de ricine ; les globules rouges s'étalent ou s'étirent, se déforment, se collent les uns aux autres, et se fusionnent comme des gouttes d'une matière pâteuse pour former de grandes masses rougeâtres.

Une petite quantité de ricine suffit pour amener l'accolement et la fusion des hématies : 10^{ctms} cubes d'une solution aqueuse à 1^{mgr}, 1/4 pour 100 dans 5^{ctms} cubes de sang défibriné.

La ricine agit aussi sur le sérum en produisant un précipité floconneux de fibrine. Même dans le sérum défibriné, la ricine produit encore un précipité qui a tous les caractères de la fibrine.

Le sang vivant et circulant ne subit cette action de la ricine que dans un très petit nombre de points. En observant au microscope la circulation de la membrane interdigitale d'une grenouille empoisonnée par de fortes doses de ricine, on voit que les hématies passent librement dans les vaisseaux en conservant toutes leur individualité. Le sang prélevé avant ou après la mort, à un animal empoisonné, ne présente aucune altération. A l'autopsie, les gros vaisseaux sont libres ; une seule fois, sur 60 observations, Cruz a trouvé un thrombus de la veine axillaire avec œdème de la patte correspondante. — Toutefois, dans quelques petits vaisseaux de certains viscères, notamment du foie, on trouve des thrombus formés par l'accolement des globules rouges qui se sont fondus en une masse homogène. Ces thrombus ont été décrits à la page 69 (et fig. 3). Mais ces altérations sanguines font défaut dans l'immense majorité des coupes ; elles ne jouent donc qu'un rôle très restreint dans le mécanisme de l'intoxication.

Les altérations si prononcées des cellules propres des principaux organes, notamment du foie et des reins, paraissent de même nature que celles des hématies ; elles aboutissent aussi à la destruction et à la fusion. De telles altérations, qui à un degré plus ou moins accusé, atteignent la plupart des cellules des principaux organes, sont incompatibles avec le fonctionnement de ceux-ci et avec la prolongation de la vie. Du reste, les symptômes observés dénotent des troubles fonctionnels multiples, tel ou tel appareil étant plus spécialement atteint suivant que l'intoxication revêt l'une ou l'autre des formes qui ont été indiquées.

§ **VI. — Immunisation.**

En faisant absorber à un animal de petites doses répétées de ricine, on arrive peu à peu à le rendre réfractaire à ce poison dont il finit par supporter des doses considérables. C'est Ehrlich[1] qui a fait cette découverte. Il expérimentait sur des souris auxquelles il administrait par l'estomac des doses graduellement croissantes. Stepanoff[2] est arrivé au même résultat en procédant par inoculations chez les lapins. Il a constaté en outre que le sang d'un lapin récemment immunisé renferme un contrepoison, une antitoxine, car en injectant ce sang (ou son sérum) à un lapin neuf, on met l'animal en état de supporter une dose mortelle de ricine. L'efficacité de ce sang est telle, qu'à la dose de 1 centimètre cube il neutralise les effets de $0^{msr},04$ de ricine. Mais cette antitoxine ne reste que quelques jours dans le sang de l'animal immunisé.

II. — JEQUIRITY — ABRINE

Sous le nom de jequirity, on désigne les graines de l'*Abrus precatorius*, liane de la famille des Papilionacées qui habite les régions tropicales. Ces graines, à peu près de la grosseur d'un pois, sont d'un très beau

1. EHRLICH. *Deutsche medic. Wochenschrift*, 1891.
2. STEPANOFF. Ricine et antiricine. *Ann. Inst. Pasteur*, 1896.

rouge avec une tache noire à l'un des pôles; on les appelle aussi « œil-de-coq ». — Elles sont importées en Europe où elles servent quelquefois comme objets d'ornement. Depuis 1882, le jequirity a été introduit dans la thérapeutique oculaire. C'est de Wecker[1] qui a fait connaître le procédé brésilien, lequel consiste à badigeonner les conjonctives avec une macération de graines; il se produit ainsi une conjonctivite intense, laquelle peut amener la guérison du trachome et de certaines ophtalmies.

L'action des graines de jequirity sur la conjonctive a été attribuée d'abord à un bacille spécial; en réalité, elle est due à une substance albuminoïde, *l'abrine*, contenue dans les graines et qui est un poison des plus violents.

L'ingestion des graines non mastiquées serait sans doute peu dangereuse, car elles sont revêtues d'enveloppes très dures et pour cette raison elles resteraient probablement intactes dans le tube digestif. Du reste, l'abrine est beaucoup moins active en ingestion stomacale qu'en inoculation sous-cutanée.

L'étude expérimentale des effets toxiques de l'abrine, commencée par un élève de Kobert, Hellin[2], a été continuée par Ehrlich[3], puis par plusieurs savants de l'Institut Pasteur.

HISTOIRE EXPÉRIMENTALE DE L'ABRINE

Les propriétés de l'abrine sont fort analogues à celles de la ricine, et n'en diffèrent que sur quelques points relativement secondaires.

1. *Annales d'oculistique*, 1882 et 1883.
2. HELLIN. Der giftige Eiweisskörper Abrin und seine Wirgunk auf das Blut. Dorpat, 1891.
3. EHRLICH. *Deutsch. medic. Wochenschrift*, 1891.

Comme la ricine, l'abrine est une substance albuminoïde, qui peut être extraite des graines en faisant macérer celles-ci (dépouillées de leurs enveloppes) dans l'eau ; l'abrine est ensuite précipitée par l'addition d'alcool absolu à la solution aqueuse. Elle perd ses propriétés toxiques quand elle est chauffée au-dessus de 65, et aussi quand elle est mélangée avec de petites quantités de teinture d'iode, de chlorure d'or ou d'hypochlorites alcalins.

L'abrine est un poison très violent. Celle qui a servi à Calmette[1] pour ses études, et qui était fort impure, tuait un lapin de 2 kilogrammes en 48 heures à la dose de 1 milligramme ; avec une dose de $0^{mgr},1$, les lapins se cachectisent et succombent en 12 à 15 jours. [1]

Ces doses s'appliquent à l'inoculation sous-cutanée ; pour tuer les animaux en leur faisant avaler le poison, il faut des doses environ cent fois plus fortes. Cependant d'après les recherches de Répin, l'abrine n'est pas détruite dans le tube digestif, du moins en proportion notable ; on la retrouve avec ses propriétés toxiques dans les fèces. Mais la muqueuse digestive n'absorbe ce poison qu'en proportions très minimes et très lentement. Il en est de même de la conjonctive ; le poison déposé entre les paupières produit une conjonctivité extrêmement violente, mais pas d'effets généraux.

L'empoisonnement ne débute qu'après une période d'incubation d'autant plus longue que la dose est plus faible, mais qui, même avec de grosses doses, est toujours d'au moins 24 heures. Les symptômes et les lésions sont à peu près les mêmes qu'avec la ricine ; ici aussi on trouve à l'autopsie les intestins, spécialement l'intestin grêle, extrêmement congestionnés, couverts d'ecchymoses, le foie tuméfié et hyperhémié, les reins fortement congestionnés, la vessie remplie d'urine trouble et albumineuse.

CALMETTE et DELARDE. *Ann. Institut Pasteur.*

Il y a des animaux beaucoup plus résistants. Il faut 10 milligrammes d'abrine pour tuer sûrement un hérisson ou une poule en 48 heures. La tortue succombe avec 30 milligrammes seulement, la couleuvre avec 5 milligrammes et la grenouille avec 1 milligramme (Calmette).

Mais l'abrine diffère de la ricine par son action locale. Autour du point d'inoculation se développe un œdème hémorrhagique fort étendu, suivi de l'épilation de la région. Cet effet local ne commence à apparaître qu'au bout de quelques heures. De même lorsqu'on dépose l'abrine ou l'infusion de jequirity entre les paupières, aucun effet ne se produit d'abord ; ce n'est qu'au bout de plusieurs heures que la conjonctive s'hyperhémie, et c'est seulement le lendemain que l'inflammation suppurative apparaît.

L'abrine s'élimine en nature : l'élimination se fait principalement, sinon totalement, par l'intestin. Des fèces d'un animal empoisonné par inoculation sous-cutanée, on peut extraire une solution qui exerce tous les effets toxiques de l'abrine.

Le mode d'action est le même que celui de la ricine ; les effets exercés *in vitro* sur le sang sont les mêmes ; les lésions histologiques seraient identiques, d'après les travaux de Flexner.

Il nous reste à parler des recherches qui ont été faites sur l'immunisation contre ce poison. C'est Ehrlich qui a posé et résolu cette question. Calmette est ensuite arrivé à immuniser les lapins et les cobayes au point que certains d'entre eux supportent très facilement une dose 1,000 fois mortelle. Le sérum de ces animaux possède des propriétés antitoxiques et préventives extrêmement énergiques ; il suffit d'en injecter un dixième de centimètre cube à un lapin neuf pour l'immuniser contre une injection sous-cutanée de 2 milligrammes d'abrine faite 24 heures après ; en mélange *in vitro*, un centième de centimètre cube annihile les effets de 1 milligramme d'abrine.

Le même sérum empêche les effets locaux de l'abrine. Calmette l'a démontré par des expériences variées, notamment par celle-ci. Il instille simultanément à 8 lapins, dans l'œil droit de chacun d'eux, 2 gouttes d'une solution d'abrine à 1 pour 100. Deux de ces lapins n'ont subi aucun traitement ; ils ont eu une ophtalmie purulente qui a guéri spontanément en 8 jours. Deux autres ont été traités au bout de 6 heures par l'instillation de 10 gouttes de sérum ; ils n'ont présenté aucune inflammation. Deux autres lapins ont été traités au bout de 24 heures par la même dose de sérum ;

ils étaient en pleine ophtalmie et il a fallu leur décoller les paupières avec de l'eau tiède ; le lendemain, ils avaient l'œil ouvert,
la conjonctive légèrement rouge mais sans suppuration ; deux
jours après ils étaient complètement guéris. Enfin, les deux
derniers lapins ont été traités seulement au bout de 2 jours ;
48 heures après l'instillation, ils avaient l'œil ouvert : l'ophtalmie a duré chez eux 3 jours de moins que chez les témoins.

Ainsi le sérum est à la fois préventif et curatif. Il n'agit pas
cependant en détruisant l'abrine [1], mais comme le dit Calmette
« il insensibilise en quelque sorte les cellules de la conjonctive
vis-à-vis de l'abrine à la manière d'un anesthésique local, ou
bien il les imprègne de façon à réaliser dans l'intérieur de ces
cellules les conditions de mélange *in vitro*. »

Le même auteur a montré la part que prennent dans la lutte
contre l'abrine les leucocytes d'un organisme immunisé vis-
à-vis de ce poison. Il imprègne du noir animal avec une solution d'abrine, et il l'inocule, à mêmes doses, dans la cavité
péritonéale de cobayes immunisés et de cobayes neufs. En
examinant au bout de deux heures l'exsudat, il constate que
chez les animaux vaccinés tous les grains de noir sont englobés dans des leucocytes, tandis que chez les animaux neufs,
quelques granulations seulement sont absorbées par les globules blancs. Du reste, chez les animaux non vaccinés qui
succombent à une dose mortelle, il se produit toujours une
hypoleucocytose très marquée et progressive depuis le moment
de l'injection jusqu'à la mort, tandis que chez les vaccinés on
observe toujours une hyperleucocytose considérable pendant
plusieurs heures après chaque injection d'abrine.

1. C'est ce qui est démontré, sinon directement pour l'abrine, du
moins pour les toxines de la même classe, par plusieurs expériences,
notamment par les suivantes. Si l'on chauffe à 70°, en tube scellé, un
mélange de venin et de sérum antivenimeux, le sérum perd rapidement
son pouvoir antitoxique, tandis que le venin reste intact. Alors que le
mélange avant chauffage était inoffensif, il devient, après chauffage,
aussi toxique que si le venin était inoculé seul. — L'expérience ne peut
être faite avec l'abrine parce que celle-ci est détruite à la température
de 70°.

D'autre part, si l'on ajoute au mélange précédent de l'hypochlorite
de chaux, le venin perd sa toxicité, mais le sérum conserve son pouvoir antitoxique (Calmette).

L'action antitoxique préventive et curative du sérum des animaux immunisés peut être utilisée pour le diagnostic. C'est ce qui a été fait par Calmette dans un cas où il s'agissait de savoir si une certaine substance, employée dans l'Inde pour empoisonner des bestiaux [1], était de l'abrine. Calmette constata d'abord que la matière suspecte tuait les animaux de la même façon que l'abrine, c'est-à-dire en 48 heures, dont 24 heures environ d'incubation, et que le cadavre présentait les lésions attendues. Puis, une dose égale à celle qui s'était montrée mortelle fut mélangée à 2 centimètres cubes de sérum d'un lapin immunisé contre l'abrine : elle se montra alors sans action. Enfin, une dose double de la dose mortelle fut inoculée à deux lapins et à deux cobayes vaccinés qui n'éprouvèrent aucun malaise. — Ainsi que le fait remarquer l'auteur, ce procédé d'analyse physiologique des toxines végétales ou animales est appelé à trouver un emploi précieux dans les expertises de toxicologie et de médecine légale.

III. — VENIN DES SERPENTS

§ I. — Principaux serpents venimeux.

La *vipère* est le seul serpent venimeux qui se trouve en France et en Europe. Les vipères ont une tête large, triangulaire, bien distincte du corps, une queue courte et conique ; leur longueur peut atteindre 50 à 70 centimètres ; leur coloration est variable, mais toujours terne ;

---

1. Il paraît que, dans quelques districts de l'Inde, certains individus font périr les bestiaux de leurs ennemis en leur inoculant de petites quantités d'abrine. Ils se servent d'un morceau de bois dont la grosse extrémité porte, encastrées dans des trous plusieurs petites baguettes pointues formées par une substance dure, grisâtre, assez semblables par la forme, la couleur et les dimensions à des crayons de nitrate d'argent, et qui sont constituées par de l'extrait de jequirity. Armés de ce morceau de bois qu'ils cachent aisément dans la main, ils frappent les animaux de manière à produire plusieurs plaies à peine visibles dans lesquelles se brisent les pointes de l'instrument (Calmette).

(CALMETTE. *Ann. de l'Institut Pasteur*, avril 1895 et décembre 1896. Voir aussi Répin *même recueil*, juin 1895).

les squames de la peau sont petites. — Le venin est sécrété par deux glandes situées au-dessous du muscle temporal, derrière l'œil; chacune de ces glandes se continue par une poche membraneuse qui vient coiffer la base d'une dent spéciale (*crochet*) garnie jusqu'à sa pointe d'un canal par lequel le venin s'écoule dans la morsure.

Il y a en Europe trois espèces de vipères, dont deux seulement habitent la France : la *vipère aspic,* à tête plate, fortement élargie en arrière, et la *vipère péliade,* à tête peu séparée du cou, lequel est épaissi. Cette dernière espèce est la plus répandue et aussi la moins dangereuse.

En dehors de l'Europe, et spécialement dans les régions chaudes, se trouvent de nombreux serpents dont le venin est extrêmement dangereux. Aux Indes anglaises, où ces animaux sont très répandus, il y a des années où le nombre des personnes tuées par morsure de serpents atteint, d'après les documents officiels, 20,000.

Les serpents venimeux sont divisés par les naturalistes en trois sous-ordres, d'après les caractères que présentent les crochets, c'est-à-dire les dents qui inoculent le venin ; il se trouve qu'à ces caractères particuliers des crochets correspondent aussi quelques différences dans le mode d'action du venin.

Le groupe des *Opistoglyphes* comprend les serpents dont les crochets, munis d'une rainure pour l'écoulement du venin, sont placés en arrière des autres dents. Ces animaux sont peu dangereux, en raison même de la disposition de leur système dentaire, le venin ne pouvant guère être inoculé qu'à de petites proies après que celles-ci ont été introduites dans la bouche.

Les *Protéroglyphes* ont leurs crochets (munis également d'une rainure) placés en avant des autres dents, disposition très favorable pour l'attaque.

Chez les *Solénoglyphes,* les crochets, placés également en avant des autres dents, sont munis d'un canal entièrement fermé, de sorte que le venin est versé intégralement dans la plaie.

C'est dans ces deux derniers sous-ordres que se trouvent tous les serpents dangereux.

Parmi les Protéroglyphes, on distingue deux groupes : les *Platycerques* qui habitent les mers tropicales ; — les *Conocerques* (queue conique ou cylindrique) qui vivent sur terre. Les conocerques comprennent les genres *Naja* et *Elaps.*

Le *Naja tripudians,* appelé aussi *Cobra capel* ou *Serpent à lunettes,* est le serpent qui fait le plus de victimes dans l'Inde ; il vit aussi en Indo-Chine et dans les Iles malaises. — Le *Naja-Haje* ou *Aspic de Cléopâtre* habite l'Égypte et une partie de l'Afrique orientale ; il est aussi dangereux que le précédent. — La *Vipère hémachate (Sepedon Hœmechates)* habite l'Afrique australe ; on l'appelle aussi *serpent cracheur,* parce que dès qu'on l'excite le venin sort de sa bouche. — Le *Bongare,* l'*Hamadryas* (Ophiophagus Elaps) vivent dans l'Inde, l'Indo-Chine, la Birmanie, les Iles malaises. — Les *Pseudechis* et les *Alectos* vivent en Australie.

Les *Elaps* sont des serpents de petite taille, dont la robe est ordinairement ornée de couleurs vives. Le plus célèbre est le *serpent corail* qui vit au Mexique et au Brésil ; cet animal est peu agressif, mais son venin est très puissant.

Les *Solénoglyphes* sont divisés en *Crotaliens* et *Vipériens.*

Le premier groupe comprend : le *Crotale* ou *serpent à sonnettes* qui habite le continent américain : sa morsure est très dangereuse, presque fatalement mortelle quand les crochets ont été enfoncés profondément ; — le *Bothrops lanceolatus* ou serpent *fer de lance* habite la Martinique ; — le *Bothrops viridis* se trouve dans l'Inde, la Chine, à Java ; — les *Trigonocéphales* ou *Mocassins* dans l'Amérique centrale, la Floride ; — le *Surucucu* (*Lachesis mutus*), qui vit dans les forêts du Brésil, est le plus grand et le plus fort des serpents venimeux.

Dans le groupe des *Vipériens* se rangent : l'*Échidné élégante* ou *Daboie, serpent tapis,* le plus redouté des serpents de l'Inde ; — les *Cérastes* ou *vipères cornues* qui habitent tout le nord de l'Afrique ; — les *Echidnés* qui se trouvent au Gabon, au Sénégal, dans toute l'Afrique centrale et occidentale ; — l'*Acanthophide,* le plus dangereux des serpents qui habitent l'Australie.

La gravité des morsures dépend non seulement de l'espèce du serpent, mais aussi de la quantité du venin inoculé par l'animal[1]. Sur ce dernier point, il y a de grandes différences : un crotale, un naja peuvent inoculer 1 gramme ou 1 gramme et demi de venin, tandis que la vipère et d'autres serpents n'en possèdent que $0^{gr},05$ à $0^{gr},15$ centigrammes. — Quant à l'énergie toxique du venin des diverses espèces, elle est très différente, ainsi que l'indique le tableau suivant emprunté à

---

1. Il y a aussi d'autres facteurs. La morsure est naturellement plus grave quand elle porte sur une partie découverte, puisque tout le venin est introduit sous la peau sans qu'une partie soit arrêtée par les vêtements. Les morsures qui siègent à la face, au cou, à l'épaule sont plus graves. Par une température élevée, l'homme serait moins résistant. On dit aussi que la menstruation, la grossesse, la période digestive diminuent la résistance.

Calmette[1]. Dans ce tableau, les poids se rapportent au venin desséché dans le vide, poids représentant 20 à 35 pour 100 du venin frais.

		Dose mortelle en 3, 4 heures pour le lapin pesant de 1 klg. 600 à 2 klg.	Dose mortelle en 3, 4 heures pour le cobaye pesant de 450 à 500 gr.
Naja tripudiaus	n° 1	$0^{mgr},5$	$0^{mgr},05$
—	n° 2	$0^{mgr},6$	
—	n° 3	$0^{mgr},3$	
Naja haje	n° 4	$0^{mgr},7$	$0^{mgr},07$
—	n° 5	$0^{mgr},3$	
—	n° 6	$0^{mgr},6$	
Céraste	n° 7	$1^{mgr},5$	$0^{mgr},1$
—	n° 8	2^{mgr}	
—	n° 9	$3^{mgr},5$	$0^{mgr},3$
Trigonocéphale	n° 10	$2^{mgr},5$	$0^{mgr},2$
Hophlocephalus variegatus	n° 11	$2^{mgr},5$	
Acanthophis antartica	n° 12	1^{mgr}	$0^{mgr},08$

Il faut ajouter que pour un même serpent, la toxicité du venin varie considérablement suivant les époques ; elle est notamment beaucoup plus grande quand l'animal est à jeun depuis longtemps. Calmette a conservé pendant huit mois un aspic qui n'a pris aucune nourriture ; au début, son venin (sec) tuait un lapin à la dose de $0^{mgr},7$; au bout de deux mois la dose mortelle était descendue à $0^{mgr},25$ et au bout de huit mois à $0^{mgr},1$.

§ II. — Symptômes.

Les symptômes peuvent être divisés en deux groupes l'un comprenant des effets locaux, et l'autre des effets généraux, dont les plus importants sont des troubles du

1. *Ann. de l'Inst. Pasteur*, avril 1895.

système nerveux. L'un ou l'autre de ces deux groupes est plus ou moins accentué suivant qu'il s'agit de tel ou tel venin.

Les effets locaux se manifestent généralement les premiers et presque toujours très rapidement. La morsure s'entoure d'une auréole ecchymotique, et devient le point de départ d'une tuméfaction rénitente, douloureuse, constituée par un œdème hémorrhagique. Cette tuméfaction envahit les parties voisines, ordinairement tout un membre, et souvent une partie du tronc. Au niveau des régions atteintes, la peau est froide, parsemée de taches livides et ecchymotiques ; parfois on observe de la lymphangite, plus rarement de la gangrène en quelques points de la peau. — Quand le malade n'est pas emporté par les effets généraux du venin, le plus souvent la tuméfaction commence à décroître au bout de quelques jours, et après deux ou trois semaines elle a disparu sans laisser de traces. Quand la tuméfaction gagne le cou (morsure de la face, de l'épaule ou même du bras), elle peut occasionner la mort par compression de la trachée ou œdème de la glotte.

Les *symptômes généraux* ne débutent en général qu'au bout de deux ou trois heures, sauf quand la morsure a été faite par certaines espèces dont le venin est particulièrement puissant. Parmi ces symptômes, les uns témoignent d'une action directe sur le système nerveux, les autres dénotent une altération du sang.

Des angoisses, des nausées, souvent accompagnées de douleurs épigastriques marquent ordinairement les premiers effets de l'absorption complète du venin. Aux nausées succèdent des vomissements qui sont bientôt composés de bile, puis de glaires sanguinolentes ; parfois surviennent des tranchées, des selles diarrhéiques et sanguinolentes. — Le pouls se déprime, devient irrégulier ; le malade est pris de lipothymies et de syncopes, la peau se couvre de sueurs froides. — Les troubles de la respiration constituent le trait principal dans la plupart des intoxications graves et paraissent être la cause immédiate de la mort. La dyspnée est occasionnée surtout par la paralysie des muscles respiratoires dont on peut suivre l'accroissement graduel jusqu'au moment de la mort ; mais parfois aussi elle résulte pour une bonne part de la congestion pulmonaire occasionnée par une vaso-dilatation énorme. — Signalons encore les symptômes, beaucoup moins constants, indiquant une action sur l'écorce cérébrale : le délire, le coma, les convulsions ; et aussi ceux — également inconstants — imputables à une action sur la moelle ou les nerfs : crampes, soubresauts tendineux.

L'altération du sang se manifeste notamment par l'hématurie ou l'hémoglobinurie (presque toujours accompagnées d'une grande diminution de la quantité des urines) ; par l'aspect sanguinolent des vomissements et des selles ; et enfin par l'ictère, assez fréquemment observé.

La *fièvre* est considérée comme un signe favorable ; elle serait due non pas à l'action du venin, mais à une réaction de l'organisme. Elle est ordinairement peu élevée et ne persiste que quelques jours. — Dans les cas graves on a remarqué assez souvent un abaissement de la température, qui peut être considérable.

Marche, durée, terminaisons de l'envenimation. Il y a des cas suraigus, la mort survenant au bout de quelques minutes ou quelques heures, le plus souvent par paralysie des muscles respiratoires ou par congestion pulmonaire, parfois au milieu de convulsions ou du coma. Les cas aigus durent de quelques heures à plusieurs jours; ici la mort paraît due le plus souvent à des troubles de l'hématose.

La guérison est parfois rapide et définitive, avant que la tuméfaction locale n'ait disparu. Dans d'autres cas, la guérison est incomplète, et l'on voit apparaître des symptômes tardifs qui sont décrits ainsi par Viaud-Grand-Marais[1]. « Les uns, de moindre importance, sont dits *périodiques* ou *à répétition* et consistent dans le retour, pendant plusieurs années, à l'époque de la morsure, du gonflement et de la douleur du membre et des phénomènes gastriques; les autres, appelés *cachectiques*, constituent ce qu'on appelle l'*échidnisme chronique* et correspondent à une altération persistante et profonde du sang. Ils apparaissent parfois dès la convalescence. Le blessé reste alors valétudinaire et continue à décliner. D'autres fois il y a une rémission : il s'est cru guéri et a repris ses habitudes quand, sans cause apparente, il voit toutes ses fonctions s'affaiblir. Sa température s'abaisse ; il est engourdi et somnolent ; ses digestions sont lentes, ses gencives fongueuses ; sa peau est subictérique. Les hommes faits vieillissent prématurément ; les enfants sont arrêtés dans leur développement. Le sang de ces cachectiques ressemble à celui des veines sus-hépatiques et ne se coagule qu'imparfaitement. — D'autres envenimés, après une guérison apparente de 18 mois à 2 ans, meurent subitement, frappés

1. *Dict. encycl. des sc. médic.* article Serpents venimeux.

d'accidents cérébraux, sans qu'aucune autopsie ait encore dévoilé la lésion à laquelle ils succombent. — Des altérations locales persistantes (ulcère, atrophie des membres, etc.) ont été signalées à la suite de la morsure de la plupart des serpents venimeux, surtout des Crotaliens et des Vipériens; une surdité et même une amaurose, rebelles à tout traitement, ont été aussi observées ».

Particularités de l'envenimation suivant les diverses espèces de serpents. Les symptômes indiqués précédemment ne se montrent pas tous au complet dans un même cas; suivant l'espèce du serpent mordeur, les uns sont très marqués, les autres très atténués ou nuls.

L'envenimation par la *vipère européenne* se traduit surtout par les symptômes locaux. Une ou deux heures après la morsure, commencent à apparaître les symptômes généraux en général relativement légers, du moins chez l'adulte. L'observation suivante, prise par un médecin sur lui-même, représente une forme d'intensité moyenne.

Obs. XXXI (Creutzer) [1]. — Le 27 août, vers midi, en écartant quelques herbes avec la main, je fus mordu par une vipère à la face dorsale de la dernière phalange de l'index droit. Immédiatement je ressentis, non pas au point où la morsure à peine visible avait eu lieu, mais au pli du coude, une douleur vive et lancinante. Je me hâtai de pratiquer la succion, et je parvins à exprimer quelques gouttes de sang. Cependant, comme la douleur commençait à l'index, et au médius, comme le gonflement était déjà sensible et s'accroissait rapidement, je cautérisai avec le nitrate d'argent, j'enveloppai ma main dans un linge imprégné d'eau fraîche, et je me rendis à la ville voisine, distante d'environ une demi-lieue.

A mon arrivée, la main et l'avant-bras ont plus que doublé de

1. In URUETA. *Thèse*, Paris, 1884.

volume ; douleurs violentes, lancinantes, térébrantes ; sensation de brûlure le long du bord radial du bras jusqu'à l'aisselle. Pour la première fois, j'éprouvai de la fatigue, de l'agitation, une angoisse précordiale avec contracture pénible du diaphragme, sécheresse de la gorge, spasmes de la vessie, défaillance, frissons. On appliqua 15 sangsues le long des vaisseaux lymphatiques, aux points où existaient des traînées rouges ; cataplasmes de glace renouvelés toutes les 10 minutes ; morphine à l'intérieur. J'en ressentis quelques soulagements ; à l'agitation succéda un sommeil interrompu par du délire. Le lendemain matin les symptômes les plus fatigants, les mouvements spasmodiques du diaphragme et de l'œsophage s'étaient calmés ; le gonflement du bras avait considérablement augmenté ; le membre tuméfié était froid, pâle, à l'exception des cordons rouges de la lymphangite. La fièvre persistait, pouls à 104°.

29 *août*. — La fièvre n'a pas baissé. Le gonflement s'est étendu à l'épaule, à la poitrine, à l'abdomen ; il est limité par la clavicule, le sternum et le ligament de Poupart. Il s'est élevé, au-dessus de la morsure et des piqûres de sangsues, des bulles d'un gris de plomb ou d'une teinte plus foncée remplies de sang fluide.

30 *août*. — Ecchymoses noirâtres le long du trajet des vaisseaux lymphatiques sur la face externe du bras, au dos, dans l'aisselle ; tuméfaction, fièvre, douleur comme la veille. Jusqu'au 31, continuation des applications froides, bains tièdes, laxatifs.

3 *septembre*. — La tuméfaction était très diminuée, la fièvre avait cessé. La résorption ne s'accomplit qu'en quatorze jours ; elle eut lieu en provoquant de violentes et douloureuses convulsions de l'avant-bras qui m'éveillaient la nuit et retentissaient dans le coude. Les autres accidents disparurent aussi graduellement, mais avec plus de lenteur.

Les effets locaux sont également très marqués avec certaines espèces exotiques ; avec le *Bothrops viridis* ou *Trimésure* (Inde, Cochinchine, Java), ils l'emportent de beaucoup sur les effets généraux. Mais parfois les effets locaux et généraux sont également graves ; tel est le cas quand la morsure a été faite par le *Daboie*, le plus redouté des serpents de l'Inde ; les effets de son venin ne sont pas très prompts, mais extrêmement graves.

Les effets locaux manquent presque complètement
quand la morsure a été faite par le *Naja tripudians* ; en
revanche, les effets généraux sont très prompts, ils entraînent la mort (ordinairement par arrêt de la respiration) dans un délai qui souvent ne dépasse pas deux à
trois heures.

L'envenimation par les *Bougares*, par le *Surucucu*,
par le *Bothrops athrox* (Guyane) s'accompagne habituellement d'hémorrhagies abondantes.

La morsure du *Fer de lance* expose tout particulièrement aux complications persistantes.

Le venin du *Pseudechis porphyricus* (Australie) occasionne souvent de l'assoupissement et des convulsions.

§ III. — Lésions cadavériques.

Les lésions cadavériques peuvent être à peu près
nulles quand la mort a été extrêmement rapide ; elles
sont en général d'autant plus accentuées que le sujet a
survécu plus longtemps.

Une des lésions les plus constantes est la congestion
intense de la muqueuse gastro-intestinale, congestion
qui s'accompagne souvent d'ecchymoses, de suffusions
sanguines et de la production de mucus sanguinolent.
Cette lésion est signalée par tous les auteurs ; Kaufmann, notamment, la désigne sous le nom d'*apoplexie
gastro-intestinale*.

Une vaso-dilatation énorme s'observe aussi sur beaucoup d'autres organes, notamment sur les reins, sur le
foie, sur les méninges, quand la morsure a été faite par
certains serpents, surtout par les Vipériens. Cette vaso-
dilatation s'accompagne souvent de nombreuses ecchymoses qui se trouvent principalement sur les séreuses,

dans le parenchyme des reins et du foie, dans le cœur, sous le péricarde et l'endocarde, dans l'interstice des fibres du myocarde et à l'intérieur même de ces fibres [1].

Les altérations du sang sont très marquées quand la mort a été tardive. Le sang ne se coagule plus ; il a pris une coloration noirâtre qui tantôt est définitive, tantôt disparaît après exposition à l'air libre, pour être remplacée par la couleur rouge normale. Nous reviendrons un peu plus loin sur ces altérations hématiques (page 838).

Les lésions produites autour de la blessure consistent en un œdème hémorrhagique et en infiltrations sanguines au milieu desquelles il est souvent difficile de distinguer et de séparer les muscles ; ceux-ci en effet sont ramollis, friables et se déchirent très facilement [2].

Le venin absorbé produit aussi, au moins dans quelques cas, des altérations cellulaires de divers organes. Urueta a vu un ramollissement très accentué de l'encéphale et aussi des lésions de l'épithélium rénal (vérifiées par Malassez) et produites en très peu de temps.

§ IV. — Composition et mode d'action des venins.

Tous les venins se présentent sous le même aspect ; à l'état frais ils forment un liquide épais légèrement acide, d'une couleur jaune verdâtre peu foncée, inodore, sans saveur ;

---

1. Urueta. Recherches anatomo-pathologiques sur l'action du venin des serpents. *Thèse,* Paris. 1884.

2. Weir Mitchell, puis Urueta ont étudié l'action directe du venin de crotale sur le muscle. « Le venin ramollit d'autant plus le muscle que le contact est plus prolongé. La chair devient presque liquide et prend une coloration brunâtre. Quelquefois le muscle prend l'aspect gélatiniforme. — La structure du muscle demeure entière jusqu'à ce qu'on l'ait pressé ou aplati. Dans ce cas, il perd toute régularité ; il offre l'aspect, sous le microscope, d'une masse granuleuse, les granulations étant de diamètres différents, quelques-unes très grosses. »

desséchés, ils se présentent comme une substance brunâtre, brillante, fendillée en écailles.

L'analyse chimique des venins montre qu'ils contiennent, outre l'eau, divers sels, des substances colorantes, un peu de matières grasses, et des substances albuminoïdes. Ce sont ces dernières qui constituent ou qui renferment le principe toxique ; en effet, si l'on soumet le venin à la dyalise et qu'on le dessèche ensuite, on obtient une substance trente ou quarante fois plus active que le venin entier et frais.

C'est donc un poison qui comme la ricine, l'abrine, agit à doses extrèmement minimes.

Desséchés, les venins conservent très longtemps leur pouvoir toxique ; aussi certaines peuplades en induisent la pointe de leurs armes.

Ils résistent à beaucoup d'agents chimiques énergiques. Mais le permanganate de potasse, l'hypochlorite de chaux, les hypochlorites alcalins, le chlorure d'or, même en faibles proportions, les détruisent ou tout au moins atténuent leurs propriétés toxiques.

D'après les effets qu'ils produisent sur l'homme et sur les animaux, il était à supposer que les venins contiennent au moins deux substances toxiques exerçant chacune une action spéciale sur l'organisme. On a réussi en effet à isoler ces deux substances. Weir Mitchell[1] a reconnu que le venin du crotale ne produit plus de phénomènes locaux quand il a été préalablement additionné de tanin ou d'iode. Kaufmann[2] a constaté que le venin de la vipère traité par le permanganate de potasse ou l'acide chromique en solution à 1 pour 100, ne produit plus d'effets locaux, et que ses effets généraux sont, non pas détruits mais atténués. — Phisalix et Bertrand[3] sont arrivés à bien séparer ces deux principes actifs du venin de la vipère qu'ils appellent *échidnase* et *échidnotoxine*. La courte application d'une chaleur élevée détruit l'échidnase : le venin

1. Weir Mitchell. Researches upon the Venom of the Rattlesnake, New-York, 1861. *Smithsonian Contrib.*, 1860, 1886.

2. Kauffmann. *Revue scientifique*, 1898.

3. Phisalix et Bertrand. *Acad. des Sc.*, fév. 1894. *Revue scientifique*, août 1897.

qui a été porté à l'ébullition pendant 20 ou 25 secondes, et refroidi aussitôt, ne produit plus d'effets locaux ; mais ses effets généraux subsistent, et entraînent la mort en 24 ou 48 heures. — Pour obtenir l'échidnotoxine seule, à l'exclusion de l'échidnase, les auteurs opèrent de la façon suivante : « On traite du venin de vipère frais par l'alcool absolu. Le précipité séparé est desséché, puis redissous dans une nouvelle quantité d'eau qu'on additionne de 5 à 6 fois son volume d'alcool absolu. Le deuxième précipité, dissous dans l'eau, inoculé à la dose de 1 milligramme produit encore les accidents locaux et généraux du venin entier. Enfin à cette dernière solution on ajoute cinq fois son volume d'alcool à 95. Le troisième précipité ainsi obtenu pèse, après dessiccation, 5 milligrammes. Dissous dans l'eau, il est inoculé en entier à un cobaye. Il survient un œdème énorme avec peau violacée et eschare consécutive ; mais il n'y a pas d'accidents généraux ; la température loin de s'abaisser, s'élève. — Dans ces diverses manipulations l'échidnotoxine est détruite peu à peu ; l'échidnase résiste plus longtemps et peut être séparée par suite de son inégale altérabilité[1]. »

Quant aux effets généraux des venins, ils sont multiples et quelque peu différents suivant les espèces de serpents. Ils peuvent être divisés en deux groupes principaux : effets sur le sang, et effets sur le système nerveux.

Action sur le sang. — Les venins produisent sur les hématies des altérations qui sont beaucoup plus accentuées quand on opère *in vitro* que sur l'animal vivant. Dans ce dernier cas, les altérations ne se produisent que lorsque la survie a été

---

1. Phisalix pense que la sécrétion de l'échidnase est localisée dans des cellules distinctes pouvant fonctionner d'une manière indépendante. Ce qui le prouve, dit-il, c'est que chez les vipères du Jura capturées au printemps on ne trouve pas d'échidnase dans le venin, alors qu'au mois de juin elle y est très abondante. — Cette opinion n'est peut-être pas suffisamment justifiée. Il nous parait qu'on peut encore supposer que les manipulations décrites plus haut ne dissocient pas deux substances primitivement distinctes dans le venin, mais qu'elles modifient une même substance de façon à lui enlever tantôt l'une, tantôt l'autre de ses propriétés toxiques.

assez longue ; leur importance varie suivant les serpents ; elle va en décroissant du Naja à la vipère.

Weir Mitchell et Reicherdt ont noté une altération analogue à celle décrite précédemment à propos de la ricine : les hématies se ramollissent, se fusionnent en amas irréguliers, formant une sorte de pâte. — Une altération plus fréquente est l'hématolyse, c'est-à-dire la dissolution de l'hémoglobine qui quitte les globules pour passer dans le plasma. L'hémoglobine peut aussi être transformée en méthémoglobine ; ce serait le cas notamment avec le venin du Bothrops Fer de lance.

Relativement à la coagulation on trouve de grandes différences, non seulement suivant les venins, mais encore suivant la période de l'envenimation, la dose et le mode d'administration (dans le tissu cellulaire ou dans les veines). On note le plus souvent que la coagulabilité, d'abord augmentée est ensuite diminuée ou abolie. Phisalix en injectant du venin de vipère dans les veines d'un lapin (1/2 milligramme par kilogramme) constate que l'animal peut être foudroyé par coagulation intra-vasculaire généralisée. Si l'animal a été mis à l'abri de cet effet par injection préalable d'extrait de sangsue, il ne meurt qu'après avoir présenté les autres effets généraux du venin.

Les hémorrhagies peuvent être rattachées, du moins en partie, à l'action sur le sang. Elles sont très abondantes avec les venins de certaines espèces et très peu ou nulles avec d'autres. Calmette constate qu'en chauffant les premiers à 70° pendant 15 minutes on leur fait perdre leurs propriétés hémorrhagipares, leur toxicité restant d'ailleurs parfaitement intacte.

Action sur le système nerveux. — Cette action se traduit principalement par les troubles circulatoires et respiratoires.

La vaso-dilatation généralisée fait partie de l'action de presque tous les venins ; elle est considérable surtout avec les venins du groupe des vipériens. Les effets sur le cœur consistent le plus souvent en accélération avec affaiblissement des battements qui paraît dû à la paralysie du pneumogastrique.

Les troubles de la respiration sont les plus importants ;

presque tous les venins (et en première ligne celui du cobra) tuent par arrêt de la respiration. Urueta dit qu'avec tous les venins expérimentés par lui, la mort arrive toujours, surtout quand elle est rapide, par l'arrêt brusque et complet des mouvements respiratoires, la paralysie du centre respiratoire précédant toujours celle des autres centres nerveux. Toutefois en pratiquant la respiration artificielle, on ne sauve pas les animaux, on retarde seulement leur mort. C'est ce qu'a constaté notamment Laborde, expérimentant avec le venin de cobra.

L'*hypothermie* est un effet constant de certains venins, notamment de celui de la vipère. D'après Phisalix[1] chez les cobayes qui ont reçu une dose mortelle de ce venin, la température baisse de 1 degré par heure ; les animaux succombent généralement quand la température est descendue à 26°, quelques-uns n'ont que 22° au moment de la mort. Chez un homme mordu par un cobra, et qui d'ailleurs guérit, la température axillaire est tombée à 31°,2 (Radenau).

Enfin certains venins produisent des attaques convulsives, suivies de paralysie (Daboies) ou la paralysie d'emblée (Cobra) ; d'autres occasionnent de la somnolence, du coma ; d'autres encore des rêvasseries, du délire, une sorte d'ivresse. Notons ici que, d'après Weir Mitchell et Reicherdt, le venin de Daboia, chauffé, perd ses propriétés convulsivantes, en conservant d'ailleurs sa toxicité.

Les modifications apportées aux effets toxiques des venins par l'action d'un certain degré de chaleur donnent à penser que le venin, même dépouillé de la substance qui produit les phénomènes purement locaux, est encore un composé de plusieurs poisons associés en proportions variables suivant qu'il s'agit de tel ou tel serpent. Quelques savants croient avoir réussi à dissocier ces composés divers ; nous ne pouvons indiquer ici ces travaux dont les résultats sont encore contestés[2].

---

1. PHISALIX, *Arch. de physiol.*, 1894.
2. On trouvera un exposé complet de cette question dans une longue revue de Joseph Noe, in *Arch. génér. de médecine*, 1899.

Innocuité des venins introduits dans le tube digestif.

Les venins n'agissent que lorsqu'ils sont inoculés, c'est-à-dire quand ils sont introduits dans le tissu conjonctif ou dans un vaisseau. Introduits dans le tube digestif, ils ne produisent aucun effet. Le fait est connu depuis très longtemps ; Celse l'exprimait en ces termes : « Venenum serpentum non gustu sed in vulnere nocet ». Les études récentes ont montré que, même à doses énormes, le venin reste inoffensif quand il est introduit dans l'estomac ou dans le rectum. Fraser[1] a pu administrer impunément par la voie digestive des quantités de venin 100 fois et même 1,000 fois supérieures à la dose minima mortelle en injection sous-cutanée ; Calmette et son élève Carrière[2] ont fait la même constatation.

Cette innocuité du venin tient sans doute pour une part à ce qu'il est très difficilement absorbé par les muqueuses en sa qualité de substance non dialysable. Mais, en outre, le venin est détruit dans le tube digestif. Le fait a été établi notamment par Carrière : après avoir fait ingérer une dose énorme de venin à des lapins, il les sacrifie le lendemain ; il recueille toutes les matières de l'estomac et de l'intestin, les lave, les filtre et injecte le filtratum à des animaux neufs dont aucun ne meurt.

En expérimentant *in vitro*, on a pu déterminer l'action des divers sucs digestifs sur les venins. Ces études qui ont été faites surtout par Fraser[3], par Wehrmann[4], et par Carrière (*loc. cit.*) ont abouti à des résultats peu à près concordants. La ptyaline, la pancréatine détruisent énergiquement les venins, la bile également : le suc gastrique atténue considérablement leur toxicité. En ce qui concerne la bile, Fraser a constaté que celle des serpents venimeux est la plus antitoxique de toutes ; mais celle qui l'est le plus à l'égard d'un venin donné n'est pas toujours celle de l'espèce qui fournit ce venin.

1. Fraser, *La Nature*, 23 avril 1896.
2. Carrière, *Ann. de l'Inst. Pasteur*, mai 1899.
3. Fraser, *Brit. med. Journal*, 3 sept. 1898.
4. *Ann. de l'Inst. Pasteur*, nov. 1897.

Immunité; immunisation contre les venins.

Immunité naturelle. — Le tableau de la page 829 montre
que le lapin est environ deux fois moins sensible que le cobaye
aux venins. Le chien est environ deux fois moins sensible que
le lapin. D'autres mammifères, tels que le cochon, le hérisson,
les mangoustes (carnassiers exotiques) sont encore beaucoup
plus résistants. Il faut, en ce qui concerne les mangoustes,
une dose relativement énorme de venin pour entraîner la
mort, dose telle qu'un seul serpent ne la fournit jamais, et
qu'ainsi ces animaux ont une véritable immunité envers les
morsures venimeuses.

Les serpents possèdent aussi l'immunité envers leur propre
venin, lequel se montre également inactif vis-à-vis de tous les
autres serpents venimeux ou non, et de beaucoup d'autres
animaux à sang froid. Cette immunité n'est d'ailleurs pas absolue; elle cesse si l'on injecte des doses énormes de venin.

Les recherches expérimentales modernes ont élucidé en
grande partie le mécanisme de l'immunité naturelle. Elles
montrent que l'organisme des animaux réfractaires contient
une substance qui annihile les effets des venins. Cette substance existe dans le sang, ou plus exactement dans le sérum
sanguin. La preuve en est que si l'on ajoute à une dose mortelle de venin quelques centimètres cubes de sérum d'un animal naturellement réfractaire, de mangouste par exemple, et
que l'on injecte ce mélange à un lapin, l'animal résiste beaucoup plus longtemps aux effets du venin; il peut même échapper complètement aux effets de celui-ci. — Il en est de même
quand on injecte le sérum d'abord et le venin une ou plusieurs heures après.

Ainsi le sang des animaux réfractaires contient un contre-
poison une *antitoxine* des venins.

L'immunité des serpents venimeux eux-mêmes tient à la
même cause; leur sang contient aussi une antitoxine. Mais
dans ce cas particulier le sang renferme, outre l'antitoxine, le
venin lui-même ou du moins les éléments de celui-ci. En effet,
quand on injecte à un animal non réfractaire le sérum d'un

serpent venimeux, on produit une intoxication fort analogue à celle qui résulterait de l'inoculation du venin. Mais on peut séparer l'antitoxine des substances toxiques, notamment en traitant le sérum par 5 à 6 fois son volume d'alcool à 95°; dans ces conditions il se produit un précipité soluble dans l'eau, qui n'est pas du tout toxique, et qui, au contraire, possède à un haut degré des propriétés antivenimeuses. (Phisalix).

Vaccination. — On peut rendre un animal réfractaire à l'action des venins en l'habituant peu à peu a en subir les effets. Pour que cette vaccination confère une très grande immunité, il est nécessaire de faire subir aux animaux un long traitement.

« Il faut leur inoculer tous les deux ou trois jours, pendant quatre ou cinq semaines au moins, des doses très faibles de venin (un vingtième d'abord, puis un dixième de la dose mortelle) en surveillant attentivement leur poids et en suspendant les injections si les animaux maigrissent. Passé ce délai, on les laissse reposer quelques jours, et on les éprouve avec une dose deux fois mortelle. On peut ensuite graduellement leur injecter des doses de plus en plus considérables espacées chacune de 8 à 10 jours. Des lapins arrivent ainsi à supporter sans le moindre malaise une dose de venin 80 fois plus forte que celle qui tue les lapins témoins » (Calmette[1]).

On arrive aussi, et plus facilement, au même résultat, en inoculant un mélange gradué de venin avec du chlorure d'or ou avec de l'hypochlorite de chaux ou de soude[2].

Ces animaux *vaccinés* sont devenus semblables aux animaux *naturellement réfractaires*. Ils se sont habitués peu à peu à fabriquer des substances antagonistes des venins, des *antitoxines* que l'on trouve dans leur sérum sanguin comme dans celui des animaux réfractaires. Ils arrivent même à produire

---

1. Contrib. à l'étude des venins, des toxines et des sérums antitoxiques. *Ann Inst. Pasteur*, avril 1895.
2. Peut-être l'immunisation peut-elle être obtenue aussi par l'ingestion du venin en grande quantité. Les auteurs ne sont pas d'accord sur ce point. Fraser dit que les animaux auxquels il avait fait avaler des doses énormes de venin avaient acquis en quelques heures l'immunité envers les doses toxiques inoculées sous la peau. D'après Phisalix cette ingestion est inoffensive, mais ne produit aucun effet vaccinal.

les antitoxines en quantité beaucoup plus considérable que ceux-ci.

Mode d'action des antitoxines. — Les antitoxines ne détruisent pas le venin. C'est ce qu'indique notamment une expérience de Roux : un mélange de venin et de sérum antivenimeux, inoffensif s'il est injecté tel quel, reprend toute sa toxicité si, avant d'être inoculé, il a été chauffé à 68. C'est donc que le venin subsistait intact dans le mélange, et que l'antitoxine a été détruite seule par la chaleur.

L'antitoxine agit donc en annihilant les effets du venin, mais non pas en détruisant celui-ci.

Il s'agit là d'un mode de défense analogue à celui qui se réalise par la vaccination à l'aide des sécrétions microbiennes contre les effets de certains microbes (diphtérie, tétanos, etc.)

Une même antitoxine peut protéger contre plusieurs poisons d'une même classe. Un animal vacciné par un venin quelconque est devenu insensible à l'action de tous les venins. Ceci pourrait être attribué à l'identité des principes toxiques du venin chez tous les serpents. Mais il y a plus. Le sérum des animaux vaccinés contre la rage, contre le tétanos, contre l'érysipèle, contre l'abrine détruit *in vitro* le pouvoir toxique des venins, et parfois même il exerce une action préventive quand il est injecté avant le venin (Calmette, *loco citato*).

§ V. — Traitement.

Le même traitement s'applique aux morsures de tous les serpents venimeux. Il comporte des indications très nettes : empêcher ou retarder l'absorption du venin, extraire celui-ci de la plaie, ou le détruire sur place ; enfin combattre l'intoxication qui résulte de l'absorption du venin.

La première indication ne peut être remplie que si la morsure siège sur un membre ; dans ce cas, on lie celui-ci au-dessus de la plaie. La ligature n'est efficace que si elle interrompt la circulation ; mais dans ces conditions elle ne peut être continuée très longtemps, car elle provoquerait la gangrène. Il faut donc l'enlever au bout de une 1/2 heure à 3/4 d'heure ; mais on peut la réappliquer après une interruption de quelques minutes.

Pour faire sortir le venin, on s'efforce de faire saigner la plaie, on la lave à grande eau, manœuvres qui sont plus efficaces si l'on peut agrandir la blessure à l'aide d'une ou plusieurs incisions. — La succion de la plaie constitue un traitement appliqué dans tous les temps et dans tous les pays[1], et qui, paraît-il, est souvent suivi de succès. La succion est sans danger pour qui la pratique, puisque les venins ne sont pas absorbés par les muqueuses digestives. Mais l'innocuité cesse quand lesdites muqueuses présentent une plaie. Ainsi dans une observation récente[2], on a vu une intoxication grave se développer chez un individu qui avait pratiqué la succion pour une morsure de vipère ; cet individu présentait une plaie béante du maxillaire, résultant de l'extraction récente d'une molaire. — Toutefois le danger est sans doute moindre qu'en cas d'inoculation. car, ainsi que nous l'avons vu, la salive exerce une action destructive sur le venin. D'ailleurs l'observation que nous venons de citer est, croyons-nous, unique.

Quand la disposition des parties le permet, l'application de ventouses sur la morsure largement scarifiée peut remplacer la succion.

On n'est jamais certain d'avoir extrait tout le venin

---

1. Dans l'antiquité, ceux qui traitaient les envenimés à l'aide de la succion, les *psylles*, passaient pour invulnérables aux venins ; il en est de même des *gounis* indiens qui attribuent cette prétendue immunité à un privilège de caste.

2. Hirschhorn. *Wiener med. Presse*, 1895.

ou seulement une grande partie de celui-ci. La cautérisation au fer rouge pratiquée largement et de bonne heure peut détruire le venin ; mais quant aux caustiques chimiques leur efficacité est des plus douteuses. — En dehors des caustiques proprement dits, il est quelques substances qui détruisent les venins sans tuer les tissus avec lesquels elles sont en contact. Ce sont les véritables contre-poisons chimiques des venins. Le premier qui a été employé (sur les conseils de Lacerda) est le permanganate de potasse. On se sert de la solution à 1 pour 100 dont on fait une injection dans la plaie et plusieurs autres (une dizaine, de 1 centim. cube chacune) tout autour de celle-ci. Calmette, à la suite de nombreuses expérimentations, donne la préférence au chlorure d'or (en solution à 1 pour 100) et surtout aux hypochlorites de chaux, de potasse et de soude, en solution à 1 pour 12. Ces dernières substances n'ont aucune action irritante et il est en général facile de se les procurer (chlorure de chaux du commerce, eau de Javelle, liqueur de Labarraque). — Ce traitement[1] peut être employé avec succès, même lorsque la morsure date déjà de plusieurs heures, et que le blessé présente des symptômes généraux ; l'absorption du venin peut en effet se faire très graduellement, et celui qui se trouve encore au voisinage de la plaie est détruit par les injections.

Calmette[2] fabrique un *sérum antivenimeux* en vaccinant les chevaux d'après le procédé qui a été indiqué à la page 843. Ce sérum s'est montré très efficace chez

---

1. On pourrait employer aussi l'acide chromique à 1 pour 100, l'eau chlorée.

2. CALMETTE, *Ann. Inst. Pasteur*, mars 1894.

l'homme, même quand il a été injecté assez tardivement. Les injections d'un tel sérum constituent évidemment le traitement de choix, mais, en pratique, il serait sans doute bien souvent impossible de l'employer à temps.

Les symptômes généraux peuvent être combattus par l'alcool à haute dose, et de préférence sous une forme concentrée (eau-de-vie). C'est un moyen employé dans presque tous les pays, et qui, dit-on, donne des succès très réels. On ajoute parfois quelques gouttes d'ammoniaque à l'alcool. En Australie, on emploie les injections sous-cutanées d'azotate de strychnine, en atteignant les limites de la posologie de cette substance. On a recommandé aussi les vomitifs (Orfila), et notamment les injections de tartre stibié à doses vomitives (Cremer). Notons aussi la réputation de certaines plantes indigènes : l'ail, l'oignon, les fleurs du genêt à balais, l'aigremoine, l'écorce de frène, et de plantes exotiques : la serpentaire et d'autres aristoloches, le guaco, le cédron. Cette réputation paraît sinon entièrement usurpée, du moins bien exagérée, si l'on en juge d'après les recherches des expérimentateurs.

CHAPITRE DIX-HUITIÈME

EMPOISONNEMENT PAR LES CHAMPIGNONS

Il est difficile d'évaluer la fréquence des empoisonnements par les champignons. A Paris, ils ne se produisent pour ainsi dire jamais [1] : en dix-huit années de pratique médico-légale, nous n'avons vu qu'un seul cas où l'empoisonnement par des champignons (consommés dans un restaurant) a pu être soupçonné, mais non démontré. Dans les petites villes et à la campagne, les champignons occasionnent de temps en temps des empoisonnements mentionnés dans les faits divers des journaux politiques, mais qui ne font que bien rarement l'objet d'une relation médicale.

§ I. — Étiologie. — Classification des principaux champignons vénéneux.

Ces empoisonnements résultent presque toujours de ce qu'un champignon vénéneux est confondu avec un champignon comestible, plus rarement de ce que les

---

1. Il n'en a pas toujours été ainsi. En 1808, notamment, il y a eu de nombreux empoisonnements occasionnés par l'amanite phalloïde (ou agaric bulbeux). A la suite de ces accidents des mesures de police ont été prises, et confirmées par l'ordonnance du 12 juin 1820, qui est encore en vigueur. Aux termes de cette ordonnance, tous les champignons vendus dans Paris doivent être préalablement portés aux Halles centrales où ils sont soumis à une inspection, y compris les champignons cultivés dits *de couche* (Psallotia campestris).

champignons ont été mal préparés, ou consommés trop tardivement, alors qu'ils ont déjà subi un commencement de décomposition qui peut ne pas se révéler par des modifications de la saveur.

La plupart des personnes qui récoltent des champignons destinés à l'alimentation limitent heureusement leur cueillette à un très petit nombre d'espèces connues dans la région comme comestibles. Les accidents seraient beaucoup plus nombreux si, pour faire le choix, on visait surtout à éviter les espèces dangereuses. Un criterium certain manquerait trop souvent.

Il est en effet impossible actuellement de dresser une liste tout à fait exacte des champignons doués de propriétés toxiques et de ceux qui sont inoffensifs. Quand on consulte les ouvrages des spécialistes, on voit que l'accord est loin d'être fait sur ce point; quelquefois telle espèce présentée par un auteur comme comestible, est signalée comme vénéneuse par un autre.

Ces désaccords tiennent en partie à l'insuffisance de la détermination des diverses espèces et variétés de champignons. Le défaut de caractères précis et constants acceptés de tout le monde, pour servir de base à une même classification, occasionne aujourd'hui encore de nombreuses confusions, même parmi les mycologues.

D'un autre côté, pour certaines espèces de champignons la toxicité n'est pas une propriété constante. Elle dépend en première ligne du climat ou plus exactement des localités. Des espèces habituellement très vénéneuses comme l'*Amanita muscaria*, le *Boletus Satanas*, par exemple, sont mangées impunément non seulement

dans les pays froids, mais encore dans certaines régions
de la France et de l'Italie. En outre, dans une même
région, tel champignon considéré à bon droit comme
très vénéneux est quelquefois consommé sans inconvénient ; par contre, d'autres champignons que l'on
mange habituellement sans aucun inconvénient occasionnent de temps en temps des intoxications graves.
Il ne s'agit pas là d'accidents dus à une idiosyncrasie
du consommateur. Les chimistes qui se sont occupés
d'extraire les principes vénéneux des champignons
ont constaté que leur proportion dans les divers
individus d'une même espèce peut varier considérablement. Plusieurs de ces principes sont d'ailleurs
très altérables ; il est probable que certains d'entre eux
n'existent que pendant une période assez courte de
la vie du champignon ; que quelques autres ne se
développent que lorsque celui-ci commence à se décomposer.

Remarquons encore que lorsqu'on parle de la toxicité
ou de l'innocuité d'un champignon, il faudrait toujours
spécifier si ce champignon a été mangé frais ou desséché,
s'il a subi ou non telle ou telle préparation culinaire.
Parmi les diverses substances qui donnent aux champignons des propriétés toxiques, il en est en effet qui
se dissolvent dans l'eau, d'autres qui sont volatiles,
d'autres qui sont détruites par la chaleur, etc. — Il y a
même un mode de préparation qui rend tous les champignons inoffensifs. Cette préparation, qui ne peut
guère entrer dans la pratique car elle prive les champignons de leur saveur et de leur arome, consiste à
faire macérer ceux-ci pendant plusieurs heures dans de
l'eau additionnée d'un peu de sel marin ou aiguisée de

vinaigre, à les laver ensuite, à les faire bouillir dans l'eau et à laver de nouveau. Gérard[1], qui a fait connaître ce procédé, en a démontré l'efficacité en se nourrissant presque exclusivement, paraît-il, et pendant plusieurs mois, des champignons les plus vénéneux, tels que l'Am. muscaria, et l'Ag. phalloïdes, préparés comme il vient d'être dit.

Nous ne parlerons ici que des champignons dont les propriétés toxiques sont les plus constantes, les mieux connues et les plus énergiques.

La plupart de ceux-ci appartiennent à la famille des Agaracinées, laquelle comprend d'ailleurs plus de 1,000 espèces. Les *Agarics* ont pour caractère commun de porter à la face inférieure du chapeau des *lames rayonnantes* (appelées aussi *feuillets*).

Dans la famille des Agaracinées, il y a un genre, celui des *Amanites* qui est particulièrement riche en espèces vénéneuses. Les Amanites, lorsqu'ils sont jeunes, sont entièrement enveloppés (chapeau et pied) d'une membrane, de sorte qu'ils ont alors l'aspect d'un œuf. Quand ils grandissent, cette membrane, appelée *volve*, se déchire ; mais presque toujours il en reste des vestiges sur le champignon adulte, soit autour du pied où ils forment un étui, ou un simple rebord, ou des sortes d'écailles ; soit, plus rarement, à la face supérieure du chapeau qui est alors parsemé de fragments de la volve qui adhèrent à l'épiderme. — Beaucoup d'amanites ont aussi un *anneau,* c'est-à-dire une membrane qui entoure la partie supérieure du pied, et qui chez

---

1. GÉRARD, *Revue scientifique et industrielle*, 1851.

les jeunes sujets recouvre toute la face inférieure du chapeau. — Tous les amanites ont des spores blanches[1].

Les principaux Amanites vénéneux sont l'Am. muscaria ou *fausse oronge,* l'Am. phalloïdes ou *Am. bulbeuse,* l'Am. verna (printanière), l'Am. mappa, l'Am. pauthérina.

A d'autres genres des Agaricinées appartiennent les *Lactaires* et les *Russules.* Les lactaires sont des champignons à pied généralement court ; lorsqu'on les brise ou qu'on les coupe en un point quelconque, on voit sourdre un *lait,* c'est-à-dire un liquide opaque, blanc ou coloré, d'une saveur tantôt douce, tantôt âcre. — Les *Russules* n'ont pas de lait ; ce sont des champignons à pied charnu, à chapeau ordinairement de couleur vive : rouge, violette, orangée, etc. Leurs feuillets sont souvent bifurqués. Les spores sont blanches et hérissées de pointes.

La famille des *Polyporées* se distingue facilement de celle des Agaricinées en ce que la face inférieure du chapeau porte non pas des lames ou feuillets disposés en rayons horizontaux, mais des tubes placés verticalement les uns à côté des autres. A cette espèce appartiennent les *Bolets* ou *Cèpes,* champignons charnus dont les tubes forment une couche qui se sépare très facilement du reste du chapeau. Le *Boletus satanas,* le *B. luridus* sont très vénéneux.

---

1. Les spores garnissent les feuillets. Elles ne sont pas visibles isolément à l'œil nu. Pour distinguer leur couleur, il faut laisser séjourner quelque temps le champignon sur du papier blanc ; les spores tombent peu à peu et forment une poussière dont la couleur est facilement appréciable.

§ II. — Amanite phalloïde ou bulbeuse.

Les deux noms que porte ce champignon sont assez mal choisis. On l'appelle *phalloïde,* parce que, quand il est encore peu développé, il offre une certaine ressemblance avec un phallus ; mais il y a un champignon, n'appartenant pas à la famille des Agaricinées, qui porte plus justement le nom de *Phallus impudicus* (fig. 61), car il ressemble beaucoup plus à une verge en érection. Le Phallus impudicus, bien que toxique, ne peut guère occasionner d'accidents, car son aspect repoussant et son odeur de charogne ne permettent pas de le prendre pour une espèce comestible.—L'épithète de bulbeuse, donnée aussi à l'A. phalloïde, vient de ce que le pied est renflé, caractère qui appartient à d'autres champignons.

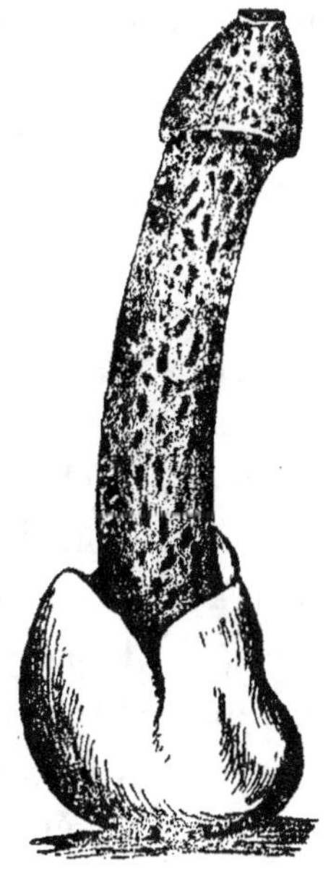

Fig. 61. — Phallus impudicus.

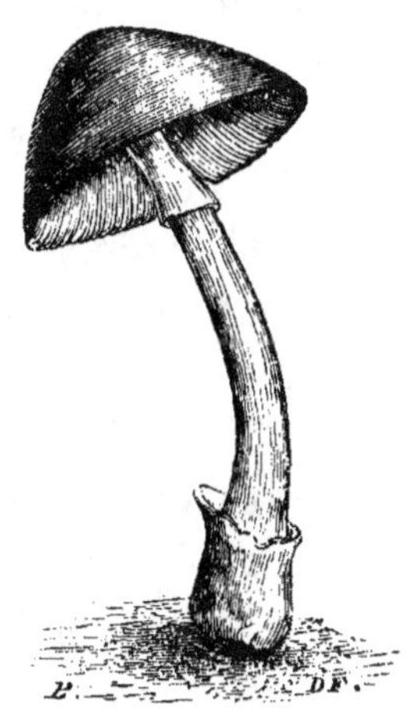

Fig. 62. — Amanite bulbeuse.

L'Am. phalloïde se trouve dans les bois à la fin de l'été et au commencement de l'automne. Sa hauteur est de 8 à 10 centimètres ; le chapeau est jaune ou verdâtre, il n'a pas d'écailles. Le pied porte à la partie supérieure un anneau blanc jaunâtre ; son extrémité inférieure est entourée d'un étui provenant de la volve. Les feuillets sont blancs. Le champignon adulte exhale une légère odeur vireuse.

L'*Amanita verna* pousse au printemps et aussi en automne. Elle ne diffère de l'espèce précédente que par la couleur blanche du chapeau et de l'anneau.

Ces deux espèces ont été quelquefois confondues avec des champignons essentiellement comestibles : le *Psalliota campestris* (variété sauvage du champignon de couche), dont les feuillets sont rosés, puis pourpres, et dont le pied n'a pas de volve ; — le *Clitopulus prunulus* ou Mousseron, dont les feuillets descendent le long du pied.

Symptômes. — L'Amanite phalloïde est le plus vénéneux des champignons.

L'empoisonnement débute tardivement : de 8 à 12 heures après l'ingestion, et même, dit-on, au bout de 24 et 48 heures. Les principaux symptômes sont d'une part les vomissements (non constants), la diarrhée qui peut revêtir toutes les apparences du choléra grave, et d'autre part, des troubles nerveux dont l'intensité est variable et non en rapport avec celle des troubles digestifs. Ce sont des vertiges, de l'apathie, de la somnolence, du délire, du coma entrecoupé parfois de cris hydrencéphaliques ; des paralysies, du trismus, des contractures ou des convulsions généralisées.

Quand le malade survit assez longtemps, on peut observer une seconde période dont la symptomatologie est celle de l'ictère grave, et qui le plus souvent se termine par la mort.

Les mêmes champignons, avalés par diverses personnes, peuvent produire chez chacune d'elles une intoxication d'aspect un peu différent, parce qu'une ou deux des trois classes de symptômes indiquées plus haut manquent assez souvent. A titre d'exemple, nous citerons les deux observations suivantes, empruntées aux Drs Chouet et Pélissié[1] :

OBS. XXXII. — *Double intoxication mortelle par l'Amanite bulbeuse.* — Dans la journée du 23 octobre, un sieur C... cueille des A. bulbeuses que sa femme coupe en minces fragments et fait cuire dans la graisse. La quantité totale, après la cuisson, était d'une demi-assiette ordinaire. Ils furent mangés au dîner, vers 7 heures du soir, par les cinq membres de la famille, et trouvés très bons. La dame C..., et le sieur C..., qui en avaient consommé le plus, furent malades les premiers, c'est-à-dire 8 heures environ après le repas, et moururent tous deux.

La dame C... a commencé à éprouver, vers 3 heures du matin, une pesanteur de l'estomac, un malaise général, quelques nausées, une soif assez vive. Au jour, malgré une assez forte courbature, elle vaque à ses occupations ordinaires ; mais à 7 heures du matin elle est prise de vomissements répétés d'un liquide glaireux, puis bilieux, bientôt après des selles diarrhéiques très fréquentes, cholériformes, accompagnées de fortes coliques. La soif devient très ardente.

Le 24 octobre, à 6 heures du soir (visite du médecin) les yeux sont caves et cernés, le nez effilé, les traits abattus, la face d'une pâleur terreuse. La langue, chargée d'un enduit épais, est effilée, rouge sur les bords, avec des papilles saillantes. La peau est un peu froide et sèche ; le pouls petit, assez rare. Les pupilles dilatées se contractent encore à la lumière. L'abattement est extrême.

1. In L.-M. GAUTIER (de Mamers). *Les Champignons dans ses rapports avec la médecine*, p.158. Paris, J.-B. Baillière.

Les vomissements et la diarrhée persistent, moins fréquents cependant; le ventre, ballonné, est toujours très douloureux.

Le 25 octobre, même état général grave. Les vomissements, un moment arrêtés, reprennent. La sensibilité s'affaiblit graduellement, ce qui n'empêche pas la malade d'accuser des douleurs très vives en ceinture au niveau des lombes. Le soir, l'algidité et la cyanose occupent les extrémités, le pouls devient filiforme. La malade redoute le moindre mouvement par crainte de syncope ; la dyspnée est extrême quoique la respiration soit très lente. L'intelligence reste intacte jusqu'au dernier moment; la vue se perd vers 4 heures ; la mort arrive à 6 heures, presque subitement, 47 heures après le repas.

Chez le mari, qui n'est mort que le sixième jour, il y a eu, outre les symptômes cholériformes, des troubles nerveux et de l'ictère.

Le sieur C... ressent vers 3 heures du matin les mêmes malaises que sa femme. A 5 heures du matin quelques vomissements qui contiennent la plus grande partie des champignons ingérés ; diarrhée abondante : 40 à 50 selles séreuses noirâtres dans la journée. Il se rend cependant à son travail, mais l'abattement, les coliques, une soif ardente ne tardent pas à le ramener chez lui.

Le 24 octobre, à 6 heures du soir (visite du médecin) le malade est levé et dit qu'il est mieux, qu'il est guéri ; cependant le facies est cholérique, la peau froide, le pouls petit et fréquent, la soif vive, la langue chargée : il n'y a plus de vomissements ; mais la diarrhée persiste encore. — La nuit du 24 au 25 est relativement bonne ; la diarrhée diminue.

Le 25, le malade, très fatigué, garde le lit ; il ne présente pas d'autres symptômes qu'un certain degré d'hébétude. Dans le courant de la journée, apparaît sur la face antérieure des avant-bras une éruption ortiée qui dure environ 5 heures.

L'état persiste sans aggravation pendant les journées des 26 et 27; cependant se développe alors une teinte ictérique surtout prononcée sur les conjonctives, sans douleur au foie. Urines rares, acajou, avec dépôt assez abondant. La langue est rouge sur les bords, de plus en plus fuligineuse ; le fond de la gorge et le voile du palais présentent une injection généralisée et des granulations miliaires.

Le 27 au soir, fièvre, agitation. Les pupilles sont contractées. L'on observe parfois des convulsions des yeux et des muscles de la face ; crises de hoquet très pénibles ; quelques vomissements se produisent qui renferment du sang.

Le 28, la diarrhée est revenue, le ventre est excavé et douloureux ; les selles sont épaisses, presque toutes sanguinolentes. L'agitation est presque continue ; au subdélirium, aux marmottements plaintifs, s'ajoute un délire d'action ; le malade cherche à sortir du lit et rejette sans cesse ses couvertures. Vers 3 heures, les pupilles dilatées ne perçoivent plus la lumière ; le malade a cependant conscience de son état grave : la sensibilité s'affaiblit ; la fièvre est toujours très forte, la peau moite. A 9 heures, l'agitation a disparu ; le pouls est à 140, très petit : la peau se couvre de sueurs et de taches rougeâtres ecchymotiques. La jambe gauche et le bras droit sont paralysés, les autres membres secoués par intermittences de convulsions. Vers 11 heures, la période comateuse s'accentue ; la chaleur fébrile persiste jusqu'à la fin ; les cris plaintifs deviennent de plus en plus rares. La mort arrive le 29 octobre à 5 heures du matin.

Le pronostic de l'empoisonnement par ce champignon est des plus mauvais. Sur 53 observations rassemblées par Falck, il y en a 40 terminées par la mort. Celle-ci survient ordinairement entre le 2e et le 3e jour ; elle peut tarder jusqu'au 7e jour.

Lésions cadavériques. — Les constatations faites le plus souvent à l'autopsie sont : absence de rigidité cadavérique, état liquide du sang, nombreuses ecchymoses sur les séreuses et les divers organes, ictère, dégénérescence graisseuse du foie, néphrite toxique, dégénérescence graisseuse des glandes gastriques, parfois une entérite ou une gastrite gangréneuses ; la vessie est ordinairement distendue par de l'urine (qui s'y est accumulée en raison de la suppression des mictions).

Données expérimentales. — Les effets de ce champignon sur les animaux ont été étudiés par divers expérimentateurs[1]. Ils sont en général assez analogues à ceux observés chez

1. ORFILA ; — BOUDIER ; — ORÉ (*Arch. de physiol.*, 1877) ; Joseph SEIBERT (Toxicol. der Am. phalloïdes ; inaug. Dissert. München, 1895).

l'homme ; mais la toxicité varie suivant les espèces animales. Seibert expérimentant avec des Amanites phalloïdes (variété citrina) poussant en un même endroit, n'a pu réussir à empoisonner des chats. Un de ces animaux a mangé, en l'espace de 15 jours, six gros champignons, à l'état frais, mélangés avec de la viande ; un autre en a mangé huit en 12 jours. Aucun effet ne s'est produit. — Des souris ont mangé volontiers les champignons sans adjonction d'autre nourriture ; au bout de 3 à 6 jours, elles ont été prises d'apathie, de somnolence, de faiblesse, d'incontinence d'urine, et sont mortes en 1 à 2 jours.

Le principe actif de ces champignons ne peut en être extrait sans subir des modifications plus ou moins considérables : suivant le mode de préparation employé, il se présente avec des propriétés différentes. L'*amanitine* obtenue par Letellier[1] exerce une action purement narcotique. La *bulbosine* de Boudier, et la *phalloïdine* d'Oré ont été considérées comme des alcaloïdes, cette dernière, très étroitement apparentée à la strychnine. Kobert en traitant simplement par l'eau distillée le champignon, frais ou desséché, grossièrement pulvérisé, a obtenu une substance, la *phalline*, qu'il considère comme une toxalbumine, et qui possède des propriétés toxiques extrêmement intenses, mais qui ne concordent pas entièrement avec celles du champignon consommé en nature. Voici les effets de la phalline tels qu'ils sont décrits par Kobert.

En injection intra veineuse, elle tue les animaux (chien, chat, lapin) à la dose d'un *demi-milligramme* par kilogramme d'animal. Les symptômes consistent en troubles gastro-intestinaux, ictère, polycholie, anurie avec manifestations urémiques, hémorrhagies interstitielles. A l'autopsie, on trouve une rougeur intense et uniforme de tout l'intestin depuis le pylore jusqu'à l'anus, même quand le poison a été introduit par la voie intra veineuse. Les intestins contiennent d'abord de la sérosité sanguinolente, et plus tard une sorte de bouillie sanglante dans laquelle on trouve des amas de cellules

---

1. J.-B. LETELLIER. Recherches sur les principes toxiques des champignons (*Ann. d'hyg. pub. et de méd. lég.*, 1867, t. XXVII).

épithéliales et des fragments de la muqueuse. — Les reins contiennent au début de l'hémoglobine qui remplit les tubes urinifères; plus tard ils sont le siège d'une inflammation parenchymateuse.

On trouve des suffusions sanguines dans tous les organes, spécialement sous l'endocarde du ventricule gauche, et des transsudats sanguinolents dans les cavités séreuses.

La phalline est un dissolvant du sang. Elle dissout les hématies même lorsqu'elle est diluée à 1 pour 25,000. Si l'on en introduit un demi-milligramme dans la veine d'un chien, et si l'on saigne ensuite l'animal au bout d'une 1/2 heure, on constate que le sérum est déjà coloré en rouge; l'urine contient bientôt une forte proportion d'hémoglobine ou de méthémoglobine. Kobert rattache un grand nombre des effets de la phalline à cette action sur le sang. La destruction des hématies met en liberté une certaine quantité de fibrinogène qui occasionne la formation de thromboses dans les petits vaisseaux, et consécutivement la congestion des muqueuses. Les hémorrhagies résulteraient de ces thromboses et aussi de la dégénérescence des capillaires produite par les acides biliaires. Une partie de l'hémoglobine dissoute serait en effet transformée par le foie et c'est ainsi que se produirait l'ictère; l'autre partie encombre les reins et occasionne l'anurie et l'urémie. Toutefois la phalline exerce aussi une action directe sur les centres nerveux; lorsqu'on l'injecte dans une veine en solution à 1 pour 1,000 seulement, la mort survient presque aussitôt par paralysie du cœur ou du centre respiratoire; il est nécessaire d'employer des solutions à 1 pour 5,000 si l'on veut que l'animal survive quelques jours.

Ces effets de la phalline concordent avec ceux que produit le champignon en nature chez l'homme, dans certains cas évoluant avec la symptomatologie de l'ictère grave. Mais dans d'autres cas, l'analogie est assez douteuse. Seibert s'est attaché à montrer les différences chez les animaux empoisonnés par le champignon en nature; il n'a pas vu la dissolution du sang; l'anurie était remplacée par de la polyurie.

Il faut donc admettre que la phalline, telle que l'a obtenue Kobert, ne se dégage pas toujours du champignon lorsque celui-ci se trouve dans le tube digestif, ou s'en dégage sous une forme différente[1].

§ III. — Amanita muscaria.

Ce champignon, appelé encore *fausse oronge*, Agaric *tue-mouches* (fig. 63), croît dans presque toute la France ; il est assez abondant à l'automne, dans les bois des environs de Paris. A l'état adulte, sa hauteur atteint 10 à 15 centimètres et plus. Son chapeau est d'un beau rouge vermillon ou rouge orange avec de nombreuses taches blanches (débris de la volve). Les feuillets sont blancs. Le pied est également blanc, renflé à sa base qui porte quelques écailles (autres débris de la volve) ; à sa partie supérieure se trouve un anneau blanc, ordinairement bien développé et formant une sorte de manchette pendante.

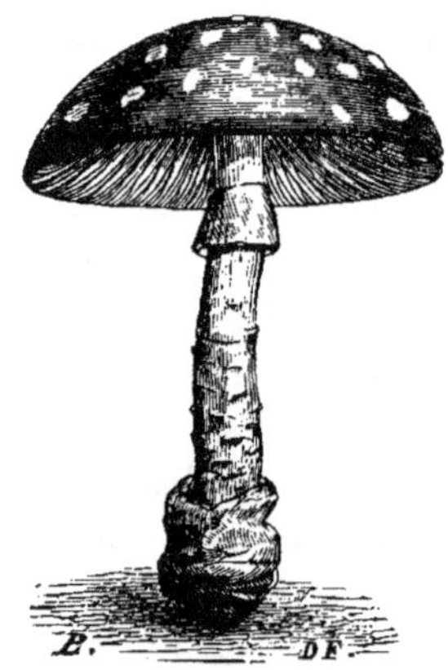

Fig. 63. — Amanita muscaria.
(Fausse oronge.)

Le nom de *tue-mouches,* qui a été donné à ce champignon, vient de ce que l'on s'en est servi pour détruire ces animaux qui meurent lorsqu'ils se posent sur des fragments d'Am. muscaria imbibés d'eau.

1. Il paraît vraisemblable que la phalline (et d'autres principes analogues) n'existe pas toute formée dans le champignon vivant, qu'elle se produit par un mécanisme analogue à celui qui crée la matière colorante de certains champignons qui bleuissent, verdissent ou rougissent lorsqu'ils sont cassés. Ces champignons possèdent une matière chromogène (la tyrosine) et d'autre part un ferment oxydant qui colore cette matière dès qu'elle se trouve au contact de l'air. On conçoit que la phalline puisse se produire par un processus de même nature et que celui-ci donne des produits quelque peu différents suivant qu'il se réalise dans tel ou tel milieu, dans telles ou telles conditions.

L'Am. muscaria a été confondu souvent avec l'*Am. cæsarea* ou *oronge vraie, dorade, jaune d'œuf,* champignon comestible des plus estimés, qui croît également en automne et qui est fréquent dans le centre et dans le midi de la France. L'Am. cæsarea présente en effet une certaine ressemblance avec l'Am. muscaria ; mais le premier de ces champignons n'a pas d'écailles sur le chapeau ; son pied et son anneau sont jaunes, ses lames d'un jaune doré.

L'Am. *mappa* avec un chapeau jaune ou verdâtre et des écailles brunes ; l'Am. *pantherina* avec un chapeau brun, roux ou olivâtre, des écailles blanches, un pied garni en bas de débris de la volvée formant presque un anneau — sont toxiques comme l'Am. muscaria et de la même façon.

Symptômes. — L'empoisonnement commence ici beaucoup plus tôt qu'avec l'A. phalloïde : quelquefois moins d'une heure après l'ingestion. — Il se manifeste surtout par de l'ivresse et divers troubles nerveux ; les vomissements et la diarrhée ne sont pas constants, et lorsqu'ils existent ils ne sont pas abondants.

L'ivresse est bruyante, agitée et elle aboutit parfois à un délire furieux, à un véritable accès de manie. Un état soporeux fait suite à cette agitation ou s'établit d'emblée. Le malade présente des troubles oculaires : le plus souvent une dilatation pupillaire très prononcée, plus rarement du myosis ; il y a un spasme de l'accommodation. Du trismus, des convulsions tétaniques ou épileptiformes se manifestent parfois. Dans les cas mortels, la respiration s'embarrasse, la température s'abaisse, le malade devient cyanotique et il succombe le plus souvent vers le deuxième ou le troisième jour de l'intoxication, parfois au bout de 8 à 10 heures. — Dans les cas favorables, le malade s'endort et se réveille calme, presque guéri ; la mydriase et les troubles oculaires persistent quelques jours.

Il paraît que les habitants du Kamtschatka et de certains districts de la Sibérie fabriquent avec l'A. muscaria une liqueur qui cause une ivresse particulière, souvent accompagnée d'un délire furieux avec développement considérable de forces musculaires. La substance active de cette boisson s'élimine en nature par les reins s'il faut en croire les récits des voyageurs qui prétendent qu'au Kamtschatka les pauvres boivent l'urine des gens qui se sont enivrés avec le champignon pour se procurer la même ivresse.

Principes toxiques du champignon. — L'Am. muscaria fournit un alcaloïde, la *muscarine*, extraite pour la première fois par Schmiedeberg et Koppe (1869), dont l'action toxique très spéciale est maintenant bien connue. Mais les effets de la muscarine ne sont pas ceux de l'Am. muscaria. C'est que ce champignon contient, dit-on, un autre alcaloïde, l'amanite-atropine qui, en même temps qu'il produirait les symptômes indiqués plus haut, neutraliserait les effets de la muscarine. — La propriété que possède l'A. muscaria de tuer les mouches serait due à une troisième substance qui disparaît dans les champignons desséchés, tandis que la muscarine s'y conserve très longtemps.

La muscarine se présente sous l'aspect d'un liquide sirupeux, incolore, sans odeur ni saveur, de réaction fortement alcaline. Desséchée dans le vide en présence de l'acide sulfurique, elle forme des cristaux qui se liquéfient dès qu'ils sont en présence de l'air. Elle forme avec les acides des sels également déliquescents.

La muscarine est très toxique ; à la dose de 2 à 4 milligrammes elle tue un chat en quelques heures, et à une dose double ou triple en quelques minutes. Le lapin et le cobaye seraient un peu moins impressionnables [1].

Nous avons déjà indiqué (page 51) l'action spéciale que la muscarine exerce sur le cœur. Chez les animaux à sang froid, elle ralentit ses mouvements et l'arrête dans un état particulier qu'on peut appeler une *diastole active*. Chez les mammifères, ces mêmes effets se produisent, mais sont précédés d'une accélération du cœur.

Chez les mammifères, la muscarine produit en outre une augmentation des sécrétions salivaire, sudorale, lacrymale, du suc pancréatique, de la bile, des diverses muqueuses. Elle produit des contractions des muscles lisses de l'estomac et de l'intestin, ce qui contribue à occasionner les vomissements et la diarrhée provoquée d'ailleurs par l'abondance des sécrétions intestinales. Elle occasionne en outre un œdème pulmonaire qui paraît être dans certains cas la cause de la mort. On note aussi la contracture du muscle accommodateur de l'œil, et du myosis. Ces deux symptômes s'observent également après instillation d'une minime quantité de muscarine entre les paupières.

Chez l'homme, injectée sous la peau à la dose de 1 à 5 milligrammes, la muscarine produit au bout de peu d'instants une salivation abondante, des sueurs principalement sur le visage, une *accélération du pouls*, de l'anxiété, des coliques sans diarrhée, et enfin des troubles visuels, notamment un spasme de l'accommodation, et tantôt de la mydriase, tantôt du myosis.

A l'autopsie des animaux empoisonnés par la muscarine, on trouve ordinairement de l'œdème pulmonaire et, quand l'intoxication n'a pas été très rapide, une forte congestion de la muqueuse intestinale, parfois un peu de sang épanché dans le tube digestif. Le sang est très épaissi par suite de l'exagération considérable de toutes les sécrétions.

Nous avons fait remarquer que l'empoisonnement par l'Am. muscarins ne correspond pas aux effets de la muscarine. Il

---

1. Schmiedeberg et Koppe. Das Muscarin, das giftige Alk. des Fliegenpilzes. Leipzig, 1869. Alison. Étude physiologique d'Amanita muscaria. (*Revue méd. de l'Est*, 1875-76.)

est un autre champignon qui produit des symptômes rappelant de très près ceux de la muscarine. C'est l'*Hebeloma* (*fastibile et rimosum*), un Agaric dont les feuillets présentent une échancrure au niveau de leur insertion sur le pied.

§ IV. — Lactaires et Russules.

Certains lactaires sont comestibles, notamment le *Lact. deliciosus*, à lait orangé, dont la chair et les feuillets de couleur jaunâtre, deviennent rapidement verts quand on les froisse. D'autres espèces sont vénéneuses, mais il est difficile de dire lesquelles, car les auteurs se contredisent sur ce point. L'accord n'est à peu près fait que sur le *Lact. torminosus* à lait blanc et âcre, à chapeau roussâtre avec des bandes concentriques plus foncées, garni de longs poils laineux ; et sur le *Lact. rufus* entièrement roux, avec un chapeau mamelonné, un lait blanc et âcre, qui se trouve en automne dans les bois de pins.

Les espèces vénéneuses des *Russules* sont également mal déterminées. La R. émétique et la R. rouge, qui n'en est qu'une variété, seraient constamment toxiques. Ces champignons poussent dans les bois, en été et en automne ils ont un chapeau rouge qui se décolore en vieillissant, un pied blanc taché de rose ; leur saveur est âcre et poivrée.

Symptômes. — Les empoisonnements par les lactaires et les russules ne sont pas fréquents. Par la cuisson presque tous ces champignons perdent leur saveur âcre et souvent aussi leurs propriétés toxiques.

L'empoisonnement débute assez tôt ; une 1/2 heure ou 1 heure après l'accident, par des douleurs gastriques qui deviennent bientôt très intenses, des vomissements

et de la diarrhée. A la gastro-entérite, ordinairement
intense et douloureuse, se joignent souvent des symptômes d'un autre ordre : vertige, ivresse, convulsions,
albuminurie. Mais l'empoisonnement est moins grave
que par l'Am. phalloïde et l'Am. muscaria ; on ne connaît pas, croyons-nous, de cas mortels.

§ V. — Bolets.

Le *Boletus satanas* a des tubes jaunes avec des pores
(extrémités inférieures des tubes) d'un rouge vif ; le
pied est court, renflé à la base,
jaune rougeàtre avec une réticu-
lation rouge. Quand on casse ce
champignon, la chair, d'abord
blanche, devient rapidement bleue
ou verte.

Le *Boletus luridus* ne diffère
guère du précédent que par la
forme du pied, qui est moins
renflée, et par la couleur du cha-

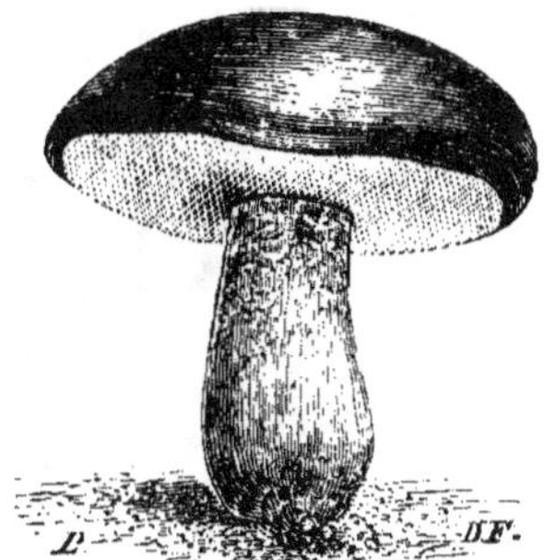

Fig. 64. — Bolet satanas.

peau qui est roux ou brun olive, tandis qu'il est blanchâtre chez le B. satanas.

Le B. satanas, qui pousse dans les bois en été et en
automne, est très vénéneux. Le B. luridus est regardé
comme aussi vénéneux par les uns, comme inoffensif
par d'autres.

Une très petite quantité de B. satanas, consommé
crû, suffit pour produire des vomissements violents.
Rôti, ce champignon a occasionné des empoisonnements
caractérisés par des vomissements prolongés, devenant
sanguinolents, de violentes douleurs d'estomac, de la

diarrhée mélangée de sang ; des convulsions et un état de collapsus ont été observés dans des cas mortels.

§ VI. — Helvelles.

Les Helvelles sont consommées en assez grande quantité dans certaines régions de la France, en Allemagne, en Russie. De temps en temps, ces champignons occasionnent des empoisonnements qui peuvent être mortels. Bœstrœm[1] en a observé quelques cas et en a rassemblé d'autres épars dans la littérature. Ponfick a publié un travail sur le même sujet.

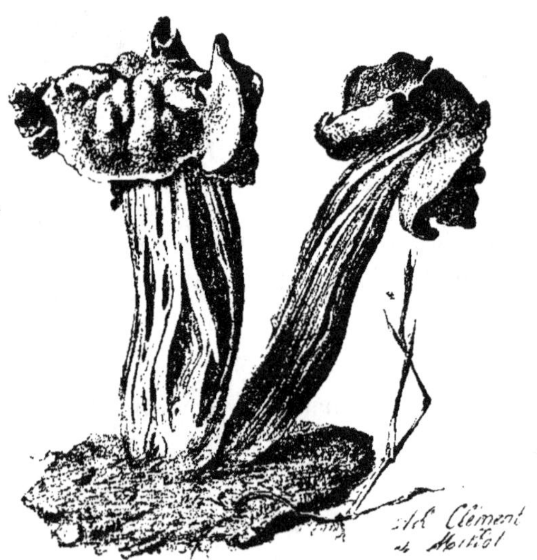

Fɪɢ. 65. — Helvelle.

Deux causes peuvent expliquer ces empoisonnements exceptionnels. En premier lieu, certains individus d'une même espèce d'Helvelle sont incomparablement plus

1. *Deutsches Arch. für klin. Medic.*, Bd 32 et *Bull. thérap.*, 1883.

riches que la plupart des autres en principes toxiques ; c'est ce que Kobert a pu constater en étudiant ces champignons qu'il achetait au marché. D'un autre côté, le soin apporté à la préparation culinaire a une grande importance. Bœstrœm et Ponfick ont constaté, chacun de leur côté, que l'eau dans laquelle ont bouilli les helvelles est toxique pour les chiens, qui l'avalent d'ailleurs volontiers en raison de sa saveur agréable, tandis que les champignons bouillis et bien exprimés sont inoffensifs.

Les symptômes de l'empoisonnement chez l'homme consistent en vomissements, diarrhée, ictère, hémoglobinurie, oligurie et en troubles nerveux : délire, convulsions, coma, mydriase, irrégularité de la respiration, accélération du pouls.

Chez les animaux, on a constaté aussi des vomissements, de la diarrhée, de l'ictère, de l'insuffisance rénale avec urémie, une destruction considérable des globules sanguins, de l'hémoglobinurie. — A l'autopsie, on trouve des épanchements de sérum rouge dans les diverses cavités, une obstruction plus ou moins complète des canalicules rénaux par de l'hémoglobine.

Tous ces effets rappellent de près ceux de la phalline. Le principe toxique des helvelles serait l'acide helvellique découvert par Böhm et Kulz[1].

§ VII. — Diagnostic de l'empoisonnement par les champignons.

Rappelons ici que l'empoisonnement par les champignons se présente sous quatre formes principales qui, en général, correspondent chacune à des espèces

---

1. Böhm u. Kulz. *Arch. fur expérimentelle Pathologie*, 1885.

spéciales de champignons. Ce sont : la forme *gastro-intestinale*, dans laquelle la diarrhée et les vomisse-ments sont les symptômes uniques ou principaux (Lactaires, Russules, Bolets); la forme *cholérique* avec *ictère grave* consécutif (Amanite phalloïde, Helvelle); la forme *cérébrale délirante* ou *comateuse* (Amanita muscaria); enfin une forme très rare, qu'on pourrait appeler *muscarique,* caractérisée notamment par la sia-lorrhée, le myosis, le collapsus (Hebeloma).

Mais les éléments les plus utiles pour le diagnostic sont les commémoratifs et l'examen des champignons suspects. La détermination de ces champignons ne peut être faite que par un spécialiste, surtout quand elle ne porte que sur des fragments cuits, ou provenant de l'esto-mac et de l'intestin. Les éléments histo-logiques des cham-pignons ont dans certaines espèces une forme caracté-ristique; les spores résistent très bien, paraît-il, à la diges-tion et aideraient aussi à faire la déter-mination.

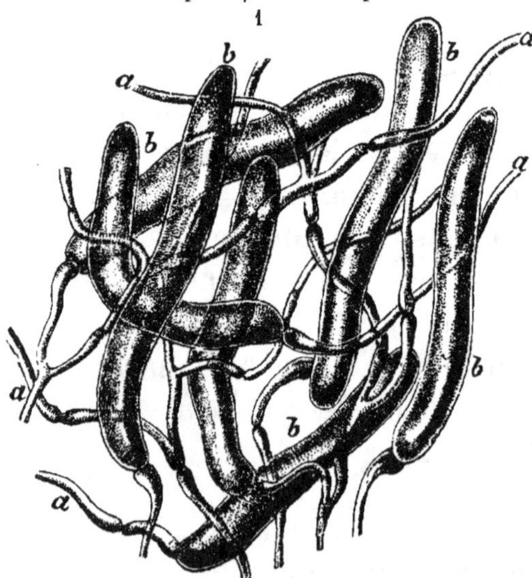

Fig. 66. — Tissu cellulaire de l'A. bulbosa.

La figure 66, empruntée ainsi que les suivantes à Boudier[1], représente le tissu cellulaire du chapeau de

1. Émile BOUDIER. Les champignons, caractères usuels, chimiques et toxicologiques. J.-B.-Baillière.

l'*Am. bulbosa*; il est formé de filaments déliés, articulés et ramifiés (*a*) et de grosses cellules cylindriques (*b*) qui forment le dernier article des filaments.

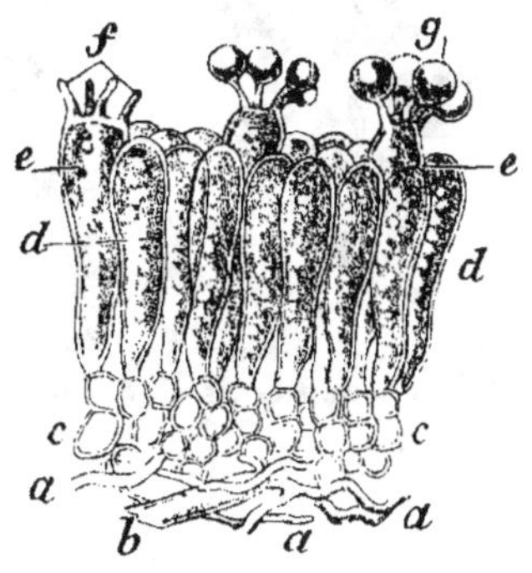

Fig. 67. — Hymenium et tissu sous-hymeneal de l'A. bulbosa.

La figure 67 représente l'hyménium et le tissu sous-hyménéal du même champignon; en *a* les filaments grêles et en *b* les cellules cylindriques de la figure précédente; *c*, des cellules courtes du tissu sous-hyménéal; *d d*, des basides stériles; *e e*, des basides fertiles portant sur les stérigmates *f*, les spores *g*.

Les figures 68 et 69 représentent les mêmes tissus après qu'ils ont subi la cuisson.

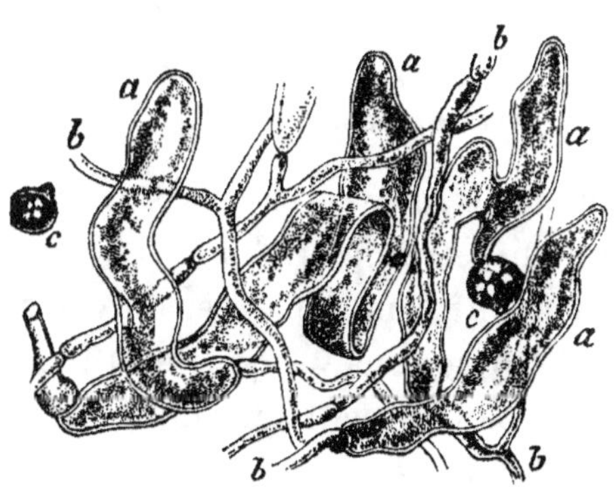

Fig. 68. — Amanita bulbosa.

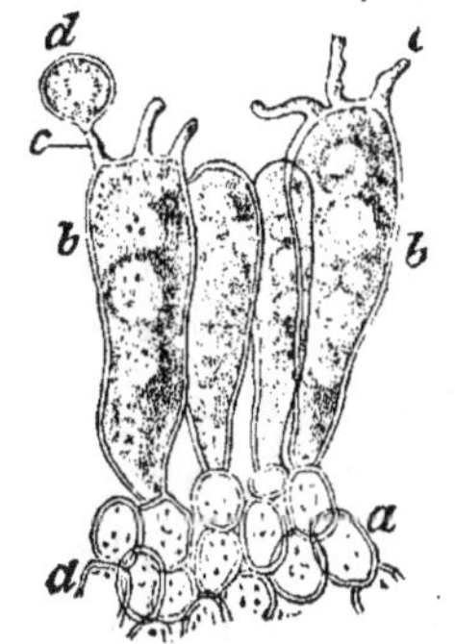

Fig. 69. — Amanita bulbosa.

Les figures 70 à 74 représentent les spores de diverses espèces.

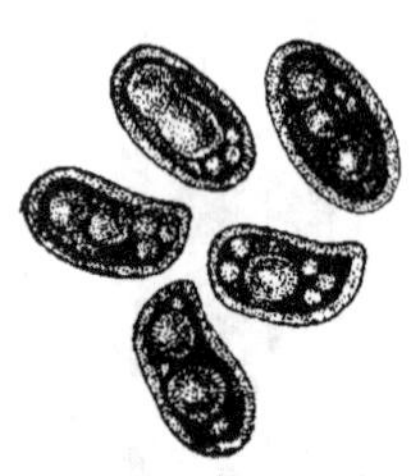

Fig. 70. — Spores
d'Agaricus campestris.

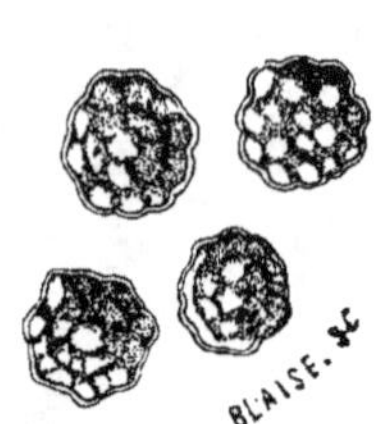

Fig. 71. — Spores
de Russula emetica.

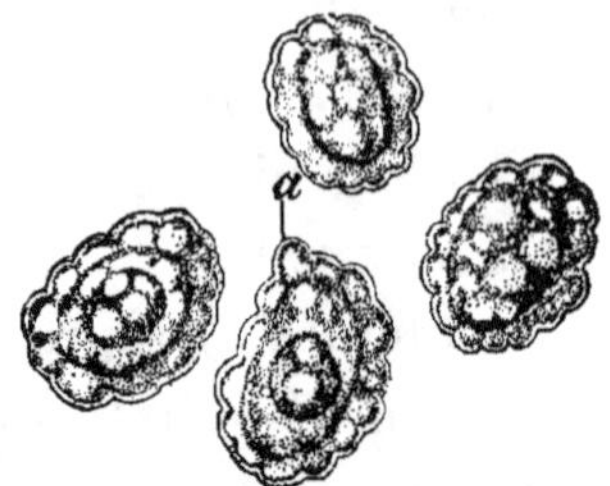

Fig. 72. — Spores
de Lactarius deliciosus.

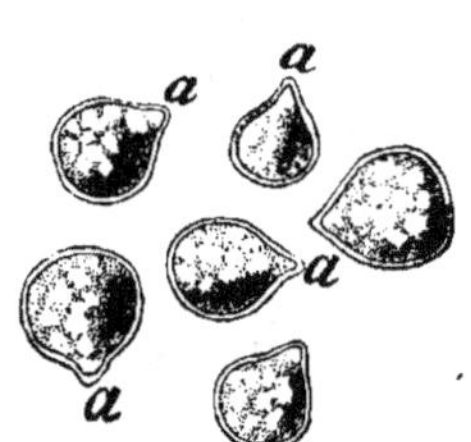

Fig. 73.
Spores d'Amanita muscaria.

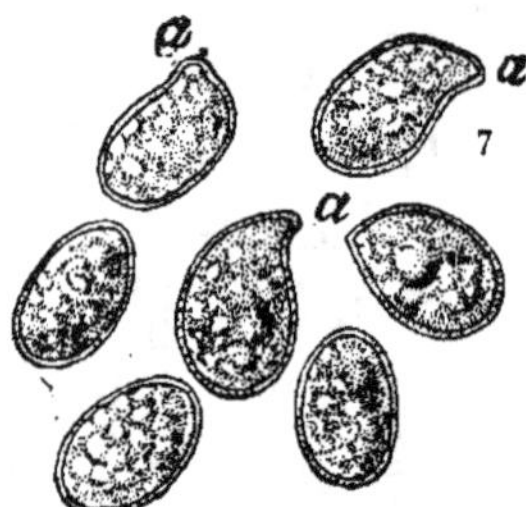

Fig. 74.
Spores d'Amanita bulbosa.

§ VIII. — Traitement.

Quand l'empoisonnement ne se manifeste pas dès le début par des vomissements très abondants et une diarrhée copieuse, il faut avant tout s'efforcer de vider le tube digestif, car les champignons y séjournent parfois plus de 48 heures et n'abandonnent sans doute que peu à peu leurs principes toxiques.

Les vomitifs restent souvent sans effet, surtout quand il s'agit de la fausse oronge. Le lavage de l'estomac est donc indiqué de préférence ; malheureusement la sonde ne peut évacuer les fragments volumineux de champignons. Les purgatifs doivent être administrés toutes les fois qu'il n'y a pas une diarrhée très abondante ; Husemann recommande spécialement l'huile de ricin additionnée d'une à deux gouttes d'huile de croton.

On ne connaît pas de contre poison chimique à opposer aux champignons. Le tanin, la solution iodée d'iodure de potassium, la graisse, le vinaigre, le suc de citron, ont été conseillés, mais se sont montrés inefficaces ; les deux derniers seraient même nuisibles en dissolvant certains principes toxiques.

L'*atropine* est l'antidote dynamique de la muscarine. Elle serait capable de sauver un animal qui a reçu une dose 5 fois mortelle de muscarine (Prévost). Chez l'homme, elle fait aussi disparaître au moins certains effets de la muscarine : le flux de salive, le myosis ; mais son efficacité dans l'empoisonnement par les champignons n'est pas encore clairement établie. Il paraît logique d'administrer l'atropine (1 milligramme de sulfate en injection sous-cutanée) dans les cas où l'on a affaire à la muscarine, ce que l'on peut reconnaître par la détermination des champignons consommés (Hebeloma) et, beaucoup plus sûrement par les symptômes de l'intoxication. L'atropine serait au contraire dangereuse quand l'empoisonnement est occasionné par l'Am. muscaria, ou panthœrina, ou par d'autres champignons dont les effets sont précisément très analogues à ceux de l'atropine. Dans ces cas, c'est l'opium et la morphine qui paraissent indiqués ; en fait, ces substances qui ont été très souvent administrées pour combattre les symptômes cholériformes, semblent parfois avoir exercé en même temps des effets favorables sur les troubles nerveux.

Le traitement du collapsus ne présente ici aucune indication particulière.

CHAPITRE DIX-NEUVIÈME

EMPOISONNEMENTS PAR LES ALIMENTS AVARIÉS

L'histoire de ces empoisonnements appartient bien plus à l'hygiène et à l'épidémiologie qu'à la médecine légale. Nous nous bornerons ici à donner des indications très sommaires sur quelques-uns de ces empoisonnements, ceux qui nécessitent ordinairement une expertise judiciaire pour établir la responsabilité de celui qui a vendu l'aliment.

La presque totalité de ces empoisonnements sont occasionnés par la viande ou les poissons. Ces aliments doivent leur toxicité soit à ce qu'ils proviennent d'animaux malades, soit à ce qu'ils ont subi après la mort de l'animal certaines altérations.

§ I. — Accidents produits par les viandes ou viscéres provenant d'animaux malades.

Dans ces cas, la symptomatologie, à part la gastro-entérite qui est à peu près constante, est tellement variable qu'il est presque impossible d'en donner une description d'ensemble. Il nous paraît préférable d'indiquer d'abord la pathogénie probable, qui comprend deux grandes divisions : infection, intoxication.

Infection. — Sans parler des maladies telles que la trichinose, la tuberculose, le charbon, etc., transmissibles sous la même forme par ingestion, il y a d'autres états morbides susceptibles de rendre dangereuse pour l'homme la chair ou les viscères des animaux qui en sont atteints.

Parmi ces états morbides, les plus souvent notés sont: la gastro-entérite, la pneumo-entérite, la polyarthrite ; chez le veau, la phlébite ombilicale ; chez la vache, la métrite et les autres complications pyohémiques, septiques de la parturition.

Les accidents qui résultent de la consommation de telles viandes présentent un aspect clinique fort différent suivant les cas, et qui n'est pas en rapport constant avec la nature de la maladie de l'animal.

Ainsi, il est des viandes qu'on peut appeler *typhogènes* parce qu'elles produisent chez ceux qui les consomment des symptômes et des lésions présentant avec la fièvre typhoïde une analogie si grande qu'elle équivaut aux yeux de quelques médecins à une identité véritable. Un accident de ce genre s'est produit à Kloten (Suisse) en 1879 ; la viande d'un veau atteint de phlébite ombilicale avait été mélangée à la viande d'autres veaux sains : il y eut 600 malades avec 6 décès. Dans deux autres épidémies survenues à Birmenstorf (1879), à Würenlos (1880), il s'agissait, la première fois, d'un veau atteint d'eaux jaunes ; la seconde fois, d'un veau atteint de phlébite ombilicale avec arthrites multiples. Enfin, dans un autre cas (à Spreitenbach, 1881), la viande qui produisit des accidents typhiques provenait d'une vache atteinte de métrite puerpérale, et dont l'utérus renfermait un fœtus putréfié.

Dans d'autres cas, la viande des animaux atteints des maladies qui viennent d'être indiquées ou d'autres ençore (notamment du charbon, comme à Rascheno, à Oppeln, à Aschaffenburg) a produit chez ceux qui l'avaient consommée une affection ne ressemblant plus du tout à la fièvre typhoïde. Cette affection est constituée par une gastro-entérite, fébrile ou non, à laquelle se joignent souvent, mais non constamment, un ou plusieurs autres symptômes ; des troubles nerveux : céphalalgie, insomnie ou assoupissement, faiblesse considérable et non toujours en rapport avec la diarrhée et les vomissements, délire, crampes ou convulsions ; — des troubles urinaires : oligurie, anurie pouvant persister plusieurs jours, albuminurie, hématurie ; — des troubles oculaires : mydriase, ptosis, nystagmus, rougeur des conjonctives, — des éruptions cutanées[1].

En général, une même viande produit les mêmes symptômes chez tous ceux qui l'ont consommée. Mais ce n'est pas là une règle absolue ; tel symptôme ne se produit que chez un très petit nombre de consommateurs ; par exemple, sur 135 soldats du 72e de ligne (Abbeville) rendus malades par du veau, un seul eut de la dilatation pupillaire avec rougeur des conjonctives.

Dans tous ces cas, l'observation clinique indique que les consommateurs de la viande malade subissent une infection. Les accidents ne débutent jamais chez eux qu'après une période d'incubation dont la durée, toujours de plusieurs heures au moins, varie beaucoup non seulement d'une épidémie à l'autre, mais encore dans une même épidémie chez les divers sujets[2]. —

1. Polin et Labit. Examen des aliments suspects, Paris, 1892.
2. Dans certains cas collectifs, le début de la maladie s'échelonne sur une période d'une semaine et plus. Toutefois le début tardif et à espaces inégaux s'observe aussi quand les accidents résultent d'une intoxication et non d'une infection. Ainsi dans la petite épidémie d'El-

Quelquefois, la viande de l'animal malade contamine la viande d'animaux sains avec laquelle elle reste en contact. — La maladie contractée par les personnes qui ont consommé la viande mauvaise se communique quelquefois par contagion à des personnes qui n'en ont pas mangé; c'est ce qui a été observé dans l'épidémie de Kloten.

Les recherches bactériologiques établissent aussi le fait de l'infection, en montrant qu'il existe des microbes pathogènes soit dans la viande, soit dans l'organisme de ceux qui l'ont consommée; on a même réussi quelquefois à trouver le même microbe dans ces deux milieux à la fois et à prouver ainsi d'une manière incontestable que l'infection résultait bien de l'ingestion.

Parmi les microbes capables de produire les infections de ce genre, citons d'abord le *Bacillus enteridilis*, découvert par Gärtner[1] dans les circonstances suivantes. Une vache atteinte de diarrhée intense fut abattue; un ouvrier qui avait mangé 800 grammes de cette viande, crue, fut pris, 2 heures après, de vomissements et de diarrhée et succomba quelque temps après; la même viande occasionna des accidents plus ou moins

---

lezelles *(voir plus loin)* sûrement occasionnée par une toxine, les symptômes apparurent entre la 20ᵉ et la 36ᵉ heure. — Dans un autre cas observé au camp d'Avor (Polin et Labit, *Arch. de méd. et de pharm. milit.*, 1889).

5 hommes ont été atteints	8 heures après le repas.	
16	—	15	—
67	—	24	—
42	—	36	—
57	—	48	—
34	—	60	—
6	—	3 jours.	

Mais ici on n'a pas déterminé sûrement si les accidents (occasionnés par de la viande froide) étaient de nature infectieuse ou toxique.

1. Accidents de Frankenhausen, *Breslauer Aertzl. Zeitschr.*, 1888.

graves chez 48 personnes, dont les unes (12) l'avaient mangée crue et les autres (36) l'avaient consommée cuite ou avaient pris seulement le bouillon. Outre les signes de gastro-entérite, on observa dans les cas graves une grande prostration, de l'assoupissement, et ultérieurement une desquamation de l'épiderme, y compris l'épiderme palmaire et plantaire. Gartner trouva et dans la viande de la vache et dans la rate de l'ouvrier décédé une bactérie qu'il put cultiver et inoculer. Elle se montra pathogène pour les souris, les lapins, les cochons d'Inde, mais non pour le chien, le chat, la poule. La bactérie produit une toxine qui n'est pas détruite par l'eau bouillante.

Dans plusieurs cas on a retrouvé ou cru retrouver le *b. enteriditis* : à Cotta[1] dans la viande et la moelle d'une vache atteinte de mammite ainsi que dans le contenu stomacal, dans la rate et dans le sang du cœur de deux des consommateurs décédés ; à Moorselle[2], par Van Ermengen, dans la moelle osseuse d'un veau incriminé et dans le foie, la rate, les matières intestinales d'un homme mort après avoir mangé de ce veau ; — et par Herman[3] dans l'épidémie de Sirault. Dans ce dernier cas (une centaine de malades avec 3 décès) la viande provenait d'un porc et avait été consommée sous diverses formes. Herman retira de cette viande ainsi que des pièces d'autopsie le *b. enteriditis* et put faire le séro-diagnostic avec le sang de l'un des malades et aussi avec le sang d'un animal infecté expérimentalement.

Toutefois l'histoire du *b. enteriditis* n'est pas encore

1. *Zeitschr. f. Fleisch und Milchhyg.*, 1889.
2. *Bull. Académie de méd. de Belg.*, 1892.
3. *Arch. de méd. exp.*, juillet 1899.

complète. Gartner exprime des doutes sur l'identité des bacilles décrits sous ce nom avec celui que lui-même a trouvé à Frankenhausen, doutes que l'on est tenté de partager, en constatant la diversité des symptômes dans les diverses épidémies. En outre, on ne sait pas si ce *b. enteriditis* se développe pendant la vie de l'animal, comme agent de la maladie de celui-ci, ou seulement après la mort.

Il semble bien que dans certains cas c'est le même microbe qui produit l'infection de l'animal et de l'homme, bien que ladite infection puisse revêtir un aspect clinique différent chez l'un et chez l'autre[1]. Ainsi le staphylocoque a été trouvé dans tous les échantillons de la viande d'une vache, morte de fièvre vitulaire, viande qui avait occasionné une épidémie à allure de cholérine chez ceux qui en avaient mangé[2]. Le colibaccile, sous une forme très virulente, a été trouvé par Dineur[3] dans des saucisses composées de viandes de bœuf, de veau et de porc, qui avaient empoisonné 76 artilleurs (vomissements, diarrhée, coliques, fièvre, mydriase, éruptions cutanées); les circonstances n'ont pas permis de rechercher ce microbe chez les malades. — Par contre, Weill et Roux[4] ont trouvé le colibaccile, seul et à l'état de culture pure, dans les selles d'un enfant qui, en même temps que deux autres, avait présenté

1. Les accidents sont plus fréquents quand avec l'animal malade on a fabriqué des pâtés, hachis, saucisses, fromage de porc, etc. Les viscères : foie, rate, intestins, poumons, entrent dans la composition de ces mets, et les microbes qui ont produit l'infection de l'animal doivent se trouver beaucoup plus abondamment dans les viscères que dans la viande.

2. DENYS. *Bulletin Académie de méd. de Belg.*, 1894.

3. DINEUR. *Arch. médic. belges*, 1897.

4. WEILL et Gabriel ROUX. *Province médicale*, 1889.

des symptômes typhiques à la suite de l'ingestion de côtelettes de porc, lesquelles côtelettes ne purent être examinées.

Mais quand le même bacille n'a pas été trouvé et dans la viande suspecte et dans l'organisme de ceux qui l'ont consommée, on doit conserver des doutes, car l'infection peut se produire d'une façon en quelque sorte indirecte dont le fait suivant, observé par G. Pouchet[1], offre un exemple instructif.

En 1895, une petite épidémie se produisit dans plusieurs communes du département du Nord ; 48 personnes devinrent malades (l'une d'elles succomba) pour avoir mangé du pâté et du lard provenant d'un porc atteint de pneumo-entérite infectieuse ou hog-choléra, ou rouget. G. Pouchet trouva en effet dans les tripes et dans le lard de l'animal le microbe spécifique de cette maladie, le *coccobacillus suinum,* qu'il put caractériser par les cultures et l'expérimentation physiologique. Les symptômes présentés par les malades ont été d'abord ceux d'une gastro-entérite suraiguë ; la diarrhée a persisté parfois plusieurs semaines. Chez presque tous les sujets, la convalescence a été longue ; chez plusieurs, il y a eu des troubles nerveux plus ou moins graves : délire, céphalalgie, plaques d'anesthésie cutanée, exagération des réflexes tendineux, asthénie musculaire, diminution de l'acuité visuelle, etc. Les déjections de deux seulement de ces malades ont été examinées Pouchet n'y a pas trouvé la bactérie spécifique du hog-choléra, mais des colibacilles très virulents. Il fait remarquer que cette virulence est due sans doute à

1. G. Pouchet. *Ann. d'hyg. pub. et de méd. lég.,* mars 1897.

l'association du coccobacillus suinum, pullulant dans l'intestin après ingestion des aliments qui contenaient cette dernière bactérie.

Il y a là une explication qui, d'après les données actuelles de la bactériologie, pourrait s'appliquer à beaucoup d'autres cas. On connaît les effets d'assistance réciproque et de renforcement que se prêtent certaines espèces microbiennes; telle espèce, inoffensive ou à peu près, devient virulente si elle trouve dans l'organisme le concours d'une autre espèce. Il est à supposer que le fait se produit assez souvent dans le cas d'ingestion de viandes avariées, soit que les microbes contenus dans cette viande donnent une grande virulence à certains micro-organismes de l'intestin, notamment au colibacille (c'est peut-être ce qui s'est produit dans les épidémies typhoïdiformes de Suisse), soit que les microbes de la viande prennent une nouvelle virulence au contact de ceux de l'intestin.

Intoxication. — Parfois, les viandes provenant d'animaux malades contiennent un poison. Dans certains cas, on a pu démontrer que ce poison était sécrété par des microbes; nous avons vu par exemple que le *b. enteridi tis* sécrète une toxine, laquelle n'est pas détruite par l'ébullition. Les accidents produits par ce microbe résultent d'une infection compliquée d'une intoxication.

Il est probable que dans d'autres cas aussi il s'agit d'une intoxication, compliquée ou non d'une infection. On s'expliquerait ainsi le fait souvent noté, que la viande est d'autant plus nocive qu'elle est consommée plus tardivement. Ainsi par exemple, à Souchez[1], la

1. DARDE et VIGER. Intoxic. par la viande de veau. *Arch. de méd. et de pharm. milit.*, 1895.

viande d'un veau malade (diarrhée, arthrites) est consommée sans inconvénient le 21 juin par des enfants ; la même viande, conservée rôtie, fut servie le 23 juin à 60 vieillards d'un hospice ; il y eut 56 malades dont 4 succombèrent. Il en fut de même dans les épidémies de Quéant, de Würenlos : la viande de veaux malades ne devint nocive qu'à partir du quatrième jour.

On ne sait pas encore à l'heure actuelle si les microbes qui sécrètent ainsi des produits toxiques sont ceux qui ont occasionné la maladie de l'animal ou s'ils ont envahi le corps *post mortem*, les altérations morbides des tissus leur fournissant peut-être un terrain de culture favorable.

On ne sait pas non plus si les altérations cellulaires qui sont le fait de la maladie peuvent suffire dans certains cas à conférer à la viande et aux viscères des propriétés toxiques.

En tous cas, il est à noter que les viandes qui produisent de tels accidents sont parfois tout à fait fraîches et souvent parfaitement saines en apparence. Van Ermengen [1] cite à ce propos le fait suivant. En 1895, l'inspecteur sanitaire de Gand, vétérinaire très distingué, recevait à expertiser des saucisses saisies par la police et considérées comme suspectes. Rassuré par leur aspect extérieur, leur bonne odeur, leur couleur bien rosée, l'expert n'hésita pas à les déclarer propres à la consommation, et pour preuve de sa conviction absolue, il voulut en manger lui-même ; il en prit une très petite quantité, 2 à 3 rondelles, et succomba cinq jours après

---

1. VAN ERMENGEN. Rôle du médecin légiste dans les expertises relatives aux accidents provoqués par l'ingestion des viandes. *Congrès de méd. lég. de Bruxelles*, 1897.

à une gastro-entérite suraiguë, cholériforme avec néphrite, etc.

§ II. — Viandes altérées « post mortem ».

La viande provenant d'animaux sains peut occasionner aussi des accidents fort graves. C'est qu'elle a subi après la mort de l'animal certaines altérations qui sont bien rarement celles de la putréfaction ordinaire, mais que réalisent certains microbes lesquels ne modifient que peu ou pas du tout les propriétés organoleptiques de l'aliment.

Viandes putréfiées.

Dans les pays civilisés on ne mange en fait de viandes putréfiées que certains gibiers faisandés, et cela presque toujours sans inconvénients notables. La consommation des viandes putréfiées est assez répandue en Orient et en Afrique ; certaines peuplades nègres du Congo ne mangent, dit-on, les poissons de leur pêche qu'après les avoir laissé pourrir. De telles habitudes supposent l'innocuité ordinaire de la chair putréfiée.

Cependant il arrive de temps en temps que de tels aliments entraînent des troubles de la santé plus ou moins graves.

On attribue ces troubles aux ptomaïnes, c'est-à-dire aux alcaloïdes cadavériques produits de la décomposition accomplie par les microbes de la putréfaction banale, lesquels dans l'immense majorité des cas sont incapables de se multiplier dans l'organisme vivant. Il est certain que quelques-unes de ces ptomaïnes sont douées de propriétés toxiques. Mais lesdites propriétés ont été éprouvées par des études expérimentales et surtout par des injections sous-cutanées ou intra-veineuses. Elles ne se manifestent plus ou sont considérablement atténuées quand les substances en question sont introduites dans l'estomac. En pareil cas, l'organisme dispose de divers moyens de défense : les sucs digestifs détruisent ces poisons ; le foie les modifie ou les retient assez longtemps pour que l'élimination s'en fasse très graduellement[1]. Mais on conçoit que si l'un ou plusieurs de ces moyens de défense viennent à faire défaut, l'intoxication puisse se produire. En fait, on a vu assez souvent une même viande occasionner chez les diverses personnes qui en avaient mangé des accidents d'une gravité très différente, nulle chez les unes, extrêmement accentuée chez les autres. On a pu déterminer quelquefois la raison de la non-résistance de l'organisme : affection du foie ou des reins, surmenage, alcoolisme.

Il convient d'ajouter que, même dans ces cas, il n'est nullement certain que les agents morbides soient des ptomaïnes produites par la putréfaction ordinaire. Le rôle des ptomaïnes dans la genèse des maladies alimentaires apparaît de jour en jour comme plus restreint. On trouve le plus souvent que lesdites maladies résultent d'une altération de la viande produite par des microbes qui ne sont pas ceux de la putréfaction ordinaire et qui, dans certaines circonstances insolites,

1. Rappelons à ce sujet une expérience qui montre bien l'importance de ces moyens de défense. On réussit quelquefois à conserver des chiens auxquels on a pratiqué l'opération qui consiste à aboucher la veine porte directement dans la veine cave. Ces animaux se portent assez bien tant qu'on les nourrit de pain et de lait ; ils deviennent gravement malades dès qu'on leur donne de la viande. C'est qu'à l'intérieur du tube digestif celle-ci se décompose en divers produits dont plusieurs sont toxiques s'ils sont versés directement dans le torrent sanguin, sans avoir subi les modifications que doit leur imprimer le foie.

envahissent celle-ci en modifiant très peu ou pas du tout son aspect. Les viandes ainsi altérées sont consommées tantôt fraîches, tantôt conservées en boîtes, tantôt conservées sous une autre forme.

Viandes consommées fraîches.

C'est surtout la viande du veau qui est susceptible d'acquérir rapidement des propriétés toxiques sans présenter cependant les caractères de la putréfaction ordinaire, et cela alors même que l'animal n'était pas ou ne paraissait pas atteint de maladie virulente. Ainsi dans un banquet comprenant plus de 500 convives, à Audelfingen en Suisse (juillet 1839) on servit de la viande provenant de veaux dont la maladie n'avait pas été constatée; cette viande, après avoir été rôtie, avait été conservée dans la cave pendant trois jours. Il y eut 440 malades avec 9 décès. Les accidents débutèrent après un délai compris entre quelques heures et plusieurs jours (le plus souvent du 3ᵉ au 6ᵉ jour). Les symptômes furent analogues à ceux de la fièvre typhoïde; aux autopsies, on constata des ulcérations intestinales au niveau des plaques de Peyer de la fin de l'intestin grêle, la tuméfaction de la rate et des ganglions mésentériques.

Il s'agissait donc dans ce cas d'une maladie très semblable à celle provoquée ailleurs par la viande de veaux malades (page 873).

Dans d'autres cas encore, un veau paraissant sain a donné la même maladie qu'un autre veau malade. Ainsi Darde[1] donne la relation de trois épidémies sur-

_____

1. DARDE et VIGER. Des intoxic. par la viande de veau. *Arch. de méd. et de pharm. milit.*, 1895.

venues dans la même région et vers la même époque.
Dans l'une d'elles (Quéant, Pas-de-Calais), il s'agissait
d'un veau d'un mois allaité artificiellement et très
affaibli, mais non atteint de maladie virulente; dans
l'autre (Souchez, Pas-de-Calais), le veau âgé de 15
jours avait de la diarrhée, des arthrites purulentes
multiples. Dans les deux cas, les symptômes furent à
peu près les mêmes : coliques violentes, diarrhée abondante, vomissements, céphalalgie, faiblesse extrême,
somnolence, et exceptionnellement de la dilatation pupillaire. — Dans les deux cas aussi, la viande avait été
consommée impunément une première fois et ne s'est
montrée nocive qu'au bout de quelques jours.

Il semble donc bien qu'il s'agit dans ces cas d'une
altération cadavérique de la viande, altération se produisant peut-être plus facilement sur la viande provenant d'animaux malades.

On dit aussi que la viande d'animaux surmenés ou
qui ont subi avant de mourir une lutte, une terreur
prolongées est susceptible de produire des accidents
très graves. Le fait est sans doute extrêmement rare.
En voici un exemple. « Un chevreuil, pris au piège, se
débattit avec violence et succomba le lendemain dans
les angoisses de la terreur et de la rage. Ceux qui mangèrent de ce gibier furent pris de sécheresse à la gorge,
anxiété épigastrique, efforts pour vomir, pesanteur de
tête, vertiges, abattement, etc. Le chef de famille devint
aveugle et ne recouvra la vue qu'après des vomissements abondants. Röser vit les malades pour la première fois au bout de cinq semaines. Ceux qui avaient
mangé le moins de chevreuil ne se plaignaient plus que
d'une grande faiblesse. Le père, qui avait pris la plus

grande part au repas, eut les symptômes d'une fièvre
typhoïde qui se terminèrent par un abcès gangréneux
de la marge de l'anus; puis il survint des aphtes, et
enfin un trismus suivi d'opisthotonos. Il finit par guérir.
Sa femme, qui n'avait mangé qu'une portion assez
modeste, fut promptement sur pied; toutefois elle se
plaignait continuellement de douleurs dans les reins et
dans les fesses; son teint était celui d'une personne
très malade; il se manifesta des tumeurs charbonneuses
aux parties génitales et elle finit par mourir au bout de
deux ou trois ans avec tous les symptômes d'une fièvre
hectique occasionnée par une carie des ischions [1]. »

Botulisme.

Sous le nom de *botulisme* (*botulus*, boudin, saucisse)
on a désigné d'abord les accidents observés (surtout en
Allemagne et en Autriche) à la suite de l'ingestion de
certaines saucisses, de boudins confectionnés avec du
sang, du foie et d'autres viscères — aliments consommés
généralement crus ou fort peu cuits. Le même nom a été
appliqué ensuite aux accidents produits par des aliments
qui, de même que les précédents, ne sont consommés
qu'après avoir été conservés plus ou moins longtemps
par des procédés divers et qui, en outre, sont mangés
crus ou du moins sans avoir subi une cuisson récente.
Ce sont par exemple le jambon et les autres viandes
salées ou fumées, les pâtés ou hachis de viande conservés sous une couche de graisse fondue, des poissons
salés (esturgeons, saumons, d'une consommation fréquente en Russie), etc.

---

1. Röser. Analyse in *Ann. d'hyg. publ. et de méd. lég.*, 2e série,
tome XVII, p. 456.

L'altération qui rend ces aliments toxiques ne se manifeste pas par les signes de la putréfaction ordinaire : changement de couleur, mauvaise odeur, etc. Elle se traduit quelquefois par une saveur aigrelette ou rance, la mollesse des tissus, le développement de gaz. Parfois aussi l'aliment a conservé son aspect et sa saveur ordinaires, de sorte que rien n'éveille l'attention du consommateur. Dans quelques cas, on a remarqué que certaines parties seulement d'un même aliment étaient toxiques, et presque toujours les parties les plus profondes : le centre des saucisses, les portions avoisinant l'os dans un jambon, etc.

Symptômes. — Au point de vue clinique, le botulisme présente une physionomie spéciale tant par la nature des symptômes que par leur évolution.

L'intoxication n'apparaît pas immédiatement, mais en général au bout de 12 à 24 heures et plus. Les premiers symptômes sont des troubles digestifs : douleurs d'estomac, renvois, vomissements de matières amères ou acides. La diarrhée n'est pas constante ; elle n'est jamais très abondante ni très prolongée ; elle ne s'accompagne pas de crampes des mollets, de cyanose. Cette première période, qui dure ordinairement deux ou trois jours, peut faire défaut.

Les symptômes les plus constants de la seconde période sont les suivants. Presque toutes les sécrétions, à l'exception de la sécrétion urinaire, sont supprimées ou considérablement diminuées. La peau et les muqueuses sont d'une sécheresse extrême. Sur les parois de la bouche et du pharynx, cette sécheresse s'accompagne ordinairement de rougeurs, d'aphtes, d'ulcérations, d'enduit blanchâtre, spécialement au niveau des amygdales. Une constipation opiniâtre traduit la sécheresse de la muqueuse intestinale, comme la toux, la raucité de la voix et parfois l'aphonie manifestent la sécheresse du larynx et des bronches.

Bien que l'appétit reste longtemps conservé, le malade se nourrit très difficilement ou pas du tout en raison de la dysphagie parfois extrême qui résulte non seulement de la sécheresse de la muqueuse mais très vraisemblablement aussi d'une véritable paralysie du pharynx.

Le poison occasionne aussi une paralysie des nerfs de l'œil. *L'ophtalmolplégie externe et interne* est un des symptômes les plus fréquents et les plus caractéristiques du botulisme. Les deux yeux sont atteints, presque toujours à un degré à peu près égal, de ptosis, de strabisme ; les mouvements du globe de l'œil sont gênés ; les pupilles sont dilatées et ne réagissent plus à la lumière ; il y a une paralysie de l'accommodation. La diminution de l'acuité visuelle, la cécité momentanée, les phosphènes, la dyschromatopsie sont fréquemment observés.

Les malades ne présentent pas d'autres paralysies localisées ; mais ils sont généralement d'une très grande faiblesse musculaire. Dans les cas graves, le cœur est parfois très affaibli, sans que cependant il se produise de l'œdème.

Le botulisme évolue sans fièvre. Il ne s'accompagne pas de délire ni d'autres troubles intellectuels.

La mort survient rarement avant quatre ou cinq jours, le plus souvent au bout d'une ou plusieurs semaines. Elle est amenée soit par les progrès du marasme aggravé chaque jour par l'impossibilité où se trouve le malade d'avaler la nourriture, soit par un accident résultant de la dysphagie : asphyxie par la pénétration d'un bol alimentaire dans le larynx ou les bronches, œdème pulmonaire ou pneumonie résultant de la même cause. Dans certains cas on a cru pouvoir attribuer la mort à la paralysie progressive des centres respiratoire et circulatoire.

Quand le malade guérit, la convalescence est ordinairement fort longue. Ce sont les troubles oculaires qui se dissipent les derniers, après plusieurs semaines ou plusieurs mois.

Lésions cadavériques. — Le tube digestif présente presque toujours une hyperhémie plus ou moins considérable et parfois aussi des ecchymoses, des érosions, des ulcérations peu étendues, un certain ramollissement de la muqueuse.

On a noté souvent la congestion de la plupart des organes : poumons, bronches, méninges, foie, reins et parfois aussi de petites hémorrhagies dans l'encéphale, le bulbe et dans la gaine de divers nerfs périphériques.

Nature du poison botulique. — Tous les auteurs considèrent le botulisme comme une intoxication véritable, c'est-à-dire comme occasionné par un poison qui se trouve tout formé dans l'aliment avarié, et non pas comme une infection, c'est-à-dire comme occasionné par le développement dans l'organisme de microbes ingérés en même temps que l'aliment dangereux.

Les chimistes ont trouvé quelquefois dans les aliments qui avaient occasionné l'intoxication botulique des bases organiques : choline, neuridine di et triméthylamine ; mais ces substances sont très peu toxiques, ou bien elles produisent un empoisonnement dont les symptômes sont différents de ceux du botulisme. Anrep [1] a trouvé dans les viscères de deux personnes empoisonnées par de l'esturgeon salé et dans le restant de ce poisson, deux bases, dont l'une possède une action physiologique analogue à celle de la muscarine, et dont l'autre que l'on a appelée *ptomatropine* [2] est considérée par Kobert comme le véritable poison du botulisme. Il faut noter cependant que d'autres chimistes et Kobert lui-même n'ont pas réussi à extraire la ptomatropine d'aliments ayant produit le botulisme.

Tout récemment, Van Ermengen [3] a fait une étude très complète et très sagace d'une intoxication produite à Elle-zelles (Hainaut) par un jambon altéré. Les résultats de cette étude sont d'autant plus intéressants que les symptômes présentés par les victimes (une dizaine furent très gravement atteintes et 3 succombèrent) ressemblent étroitement à ceux du botulisme typique, de sorte que les données acquises dans ce cas particulier ont peut-être une portée très générale.

Le jambon altéré contenait à la fois un poison extrêmement violent et un bacille particulier, anaérobie (ce qui explique que les parties les plus profondes du jambon sont les plus altérées). Van Ermengen a réussi à cultiver ce bacille, et il a pu obtenir ainsi des quantités de poison suffisantes pour en faire une étude chimique et physiologique très approfondie. Ce poison (botuline) est non pas une ptomaïne, mais une toxine ; il est détruit à une température relativement peu élevée (60 à 70°). — Il exerce sur l'organisme des effets d'une intensité extraordinaire et sous ce rapport est comparable aux toxines microbiennes les plus actives. Mais sa puissance toxique varie beaucoup suivant les espèces animales et suivant la voie d'introduction. Ingéré par la bouche, il est extrêmement toxique pour l'homme et pour le singe, il l'est aussi, mais à un

1. *Archives slaves de biologie*, 1886.
2. Le botulisme a été rapproché de l'intoxication atropinique avec laquelle il a en commun la sécheresse de la peau et des muqueuses, et quelques-uns des troubles oculaires. Mais les deux intoxications diffèrent par tous leurs autres symptômes.
3. VAN ERMENGEN. Ueber ein en neuen anaëroben Bacillus und seine Beziehungen zum Botulismus *Zeitsch. f. Hyg. und Infectionskrankh.*, 1897.

degré moindre, pour le lapin, le cobaye et la souris blanche ;
le chien, la poule, le chat jouissent d'une immunité presque complète. — En injection sous-cutanée, le poison se
montre beaucoup plus actif : cent fois plus chez le lapin,
le cobaye et la souris. Le chien, la poule et la grenouille
sont ici encore réfractaires ; mais le chat est empoisonné par
des doses relativement peu élevées ; c'est même chez cet animal que l'on observe les symptômes les plus caractéristiques.
Avec une dose modérée, amenant la mort au bout d'une huitaine de jours, voici ce qui se produit : « Généralement, il y
a une période latente d'une durée rarement moindre de
36 heures. Les premières atteintes du mal se traduisent ensuite
par de la tristesse, de l'indifférence et de la somnolence. Il ne
survient ni vomissements, ni diarrhée ; l'animal refuse la nourriture, mais boit encore. — Au bout de 2 à 3 jours, on voit
apparaître des parésies motrices spéciales. Le facies a une
expression d'hébétude ; les mouvements de clignotement et
de pourléchage sont complètement abolis ; les globes oculaires sont à peu près immobiles, l'œil est atone, le regard
fixe, les pupilles largement dilatées. Cette mydriase va en
s'accentuant ; dans les derniers jours le limbe de l'iris n'a plus
qu'un millimètre de largeur et reste insensible aux excitations
les plus puissantes. En outre, la langue est paralysée ; elle
pend hors de la gueule pendant des journées entières, parfois
8 ou 10 jours durant. — A partir du 3e jour, les naseaux, le
fond du gosier sont remplis de mucosités grisâtres, épaisses, qui
gènent énormément l'animal et occasionnent des accès de toux
croupale. — Il y a de la dysphagie et bientôt de l'aphagie
totale ; non seulement l'animal n'essaie plus de manger ; mais
le lait qu'on lui introduit au fond du gosier n'est pas ingurgité.
Il y a aussi de l'aphonie. — L'évacuation des urines et des
fèces fait souvent défaut pendant toute la durée de la maladie.
— Les muscles de tout le corps sont parésiés. — Le pouls
devient lent et irrégulier à la fin de la maladie. — La sensibilité générale et l'intelligence ne paraissent pas gravement
atteintes. — La température ne dépasse pas la normale, sinon
dans les premières heures de la maladie ; elle baisse notablement dans la période terminale. » (Van Ermenhen).

Ajoutons que Van Ermengen s'est assuré par de nombreuses expériences que le bacille en question ne se reproduit pas dans l'organisme vivant, et que l'empoisonnement est bien dû uniquement à la toxine sécrétée par le bacille pendant qu'il vit dans l'aliment avarié.

D'autre part, Kempner [1] a réussi à vacciner les chèvres contre la botuline en leur inoculant des doses graduellement croissantes de cette toxine; le sérum de ces animaux immunisés contient une *antibotuline* très puissante.

Viandes conservées en boites.

Ces conserves sont fabriquées en empilant des morceaux de viande crue et désossée dans des boites métalliques qui sont chauffées au bain-marie pendant plusieurs heures à une température un peu supérieure à 100°. On soude définitivement le couvercle des boites à la fin de l'ébullition, de sorte qu'elles ne contiennent presque plus d'air.

Ces conserves entrent pour une assez large part dans l'alimentation, surtout dans l'alimentation de l'armée qui en consomme annuellement plusieurs milliers de quintaux.

En regard d'un chiffre aussi élevé, les empoisonnements produits par ces viandes sont relativement très rares. Toutefois les observations publiées forment un total nombreux [2].

Dans bon nombre de ces cas, on a remarqué que la même viande, inoffensive quand elle était consommée aussitôt après l'ouverture de la boîte, devenait nuisible quand elle n'était mangée qu'après plusieurs heures

---

1. *Zeitschr. f. Hyg. und Infectionskr..* 1898.
2. POLIN et LABIT. Étude sur les empoisonnements alimentaires. Doin, 1890.

d'exposition à l'air. Mais le plus souvent les accidents se produisent avec une viande consommée immédiatement. Les altérations qu'elle a subies à l'intérieur de la boîte se manifestent parfois par certains caractères : le couvercle et le fond du récipient sont bombés (développement de gaz); la gelée qui entoure la viande est liquéfiée ou a pris une coloration tantôt brunâtre, tantôt d'un blanc laiteux; la graisse est saponifiée, ou fluide, visqueuse. La viande peut être flasque, comme lavée, exhaler certaines odeurs comparées souvent à celles de poisson, de morue salée; sa saveur, non pas très répugnante, est fade et anormale. Mais tous ces caractères peuvent manquer, ou tout au moins être si peu accusés qu'ils ne sont pas remarqués par les consommateurs.

Les *symptômes* sont très variables. Dans quelques cas, ce sont ceux du botulisme. Dans les autres, la maladie est constituée tantôt par la gastro-entérite seule, laquelle évolue presque toujours avec fièvre, tantôt elle comporte en outre des désordres dénotant pour la plupart l'atteinte du système nerveux : céphalalgie, rachialgie, prostration, insomnie, douleurs dans les articulations et dans les muscles.

Il est à remarquer que presque toujours les symptômes atteignent en peu de temps toute leur intensité, et aussi que la gravité de la maladie est en rapport avec la quantité de viande consommée. Ceci semble indiquer qu'il s'agit dans ce cas d'une intoxication plutôt que d'une infection.

Cette présomption est confirmée par les analyses bactériologiques qui ont été faites jusqu'ici. Il est rare en effet de trouver dans les conserves des microbes vivants, et quand il en existe ce sont des bactéries inoffensives (Vaillard).

S'il s'agit d'un poison, celui-ci n'est pas le même dans tous les cas, ainsi que l'indiquent la diversité des symptômes observés et aussi les différences dans l'aspect de la viande nocive.

Quelquefois la viande provient d'un animal malade et elle est déjà altérée au moment de la mise en boîte. C'est ce qui a été constaté dans certains cas par Poincaré, par Vaillard. Les fibres musculaires avaient perdu leur striation, présentaient la dégénérescence vitreuse qui se produit fréquemment au cours des infections graves; il existait à la surface et dans les intervalles de ces fibres une quantité parfois prodigieuse de micro-organismes morts qui sans doute n'avaient pu pulluler ainsi dans le milieu privé d'air d'une boîte de conserves. — On rentre ici dans le cas des viandes malades dont il a été parlé précédemment, et dont les principes toxiques résistent parfois à l'action de la chaleur.

Il est probable aussi, bien que le fait n'ait pas encore été constaté, que le *b. botulinus* (lequel est anaérobie) se développe quelquefois dans les boîtes de conserves. C'est ce qu'indiquent les symptômes observés dans certaines épidémies. Il peut arriver encore que la viande ait subi un commencement de putréfaction avant d'être mise en boîte, ou que sa stérilisation ait été incomplète. La putréfaction se continue alors très lentement et sous une forme anormale dans la boîte privée d'air.

Enfin il ne faut pas oublier que les accidents s'observent parfois quand la viande est restée un certain temps exposée à l'air après l'ouverture de la boîte. Les modifications qu'elle a subies pendant son long séjour à l'intérieur de celle-ci la rendent sans doute plus apte à servir de milieu de culture à certains microbes qui ne prospèrent pas habituellement sur la viande fraîche et qui réalisent les putréfactions anormales, à produits très toxiques, dont nous avons parlé précédemment.

§ III. — Intoxication par les poissons, par les moules.

Certains poissons sont toujours toxiques. Ils ne se trouvent guère dans nos climats. — D'autres ne sont dangereux qu'à l'époque du frai ; la substance toxique paraît se trouver presque exclusivement dans les organes génitaux.

Il paraît qu'en Russie les esturgeons sont parfois atteints d'une maladie bactérienne qui communique à leur chair des propriétés toxiques ; le poison est convulsivant et paralysant.

L'empoisonnement *par les moules* et *les huîtres* s'observe de temps en temps. Certaines personnes ne peuvent manger ces animaux sans être malades (indigestion, urticaire) ; il s'agit là d'une intolérance dont la cause est inconnue. Mais, à part ce cas spécial, il arrive quelquefois que les moules sont réellement toxiques, car elles occasionnent les mêmes accidents chez tous ceux qui les consomment. Le poison des moules, ordinairement peu violent, devient quelquefois extrêmement redoutable. Il en a été ainsi dans une épidémie observée en 1885 et 1887 à Wilhemshafen (Prusse), occasionnée par des moules recueillies dans le port de cette ville. Le début et la marche de l'intoxication étaient très rapides ; certains malades sont morts en moins d'une heure. L'oppression, l'angoisse, la faiblesse musculaire extrème, le refroidissement général furent les principaux symptômes; pas de diarrhée, pas de troubles cérébraux. Cinq ou six de ces moules suffisaient à produire un empoisonnement grave; elles étaient également toxiques pour les animaux domestiques, ainsi que l'eau dans laquelle elles avaient cuit.

Les lésions constatées à l'autopsie par Virchow ont été un développement énorme et extrèmement rapide de la rate, la dégénérescence graisseuse du foie, des reins, du cœur, l'inflammation de l'estomac et de l'intestin.

Brieger a extrait de ces moules plusieurs substances très toxiques, dont une ptomaïne, la *mytilotoxine*, qui exerce sur les animaux une action très analogue à celle du curare. La présence de ces substances toxiques résulterait d'une maladie de l'animal, laquelle ne s'est pas laissée reconnaître par d'autres caractères, et qui a été attribuée à son séjour dans des eaux putrides.

A de très rares intervalles on signale une intoxication très grave attribuée à des huîtres ou même à une seule huître. Ainsi un officier autrichien ayant mangé un soir des huîtres, dont une avait mauvais goût, fut pris peu de temps après de vomissements, puis de troubles nerveux, notamment de paralysies localisées, et mourut en une quinzaine d'heures[1].

Les *poissons conservés* ont occasionné de temps en temps des accidents. Les plus fréquents (relativement) sont ceux produits par la morue conservée. — La morue devenue nuisible présente assez souvent une coloration rouge. Mais le rouge de morue est une substance inoffensive, produite par des microbes non pathogènes.

---

1. *Militaertz*, 1896. Analyse in *Arch. de méd. et de pharm. milit.*, 1897.

La morue rouge peut être mangée impunément quand elle a conservé sa consistance normale. Par contre, une morue, rouge ou non, dont la chair s'effrite par le grattage, doit être considérée comme suspecte et rejetée. L'altération serait causée par une variété de putréfaction occasionnée par des microbes particuliers[1].

Beaucoup plus rares sont les accidents occasionnés par les homards conservés en boîtes. — Signalons encore un cas[2] où quelques-unes des sardines conservées dans une même boîte contenaient un poison violent, lequel fit périr un jeune officier anglais en 24 heures.

§ IV. — Empoisonnement par les aliments végétaux.

Si l'on met à part l'ergotisme, la pellagre, le lathyrisme dont l'histoire appartient à l'épidémiologie et à l'hygiène, les intoxications occasionnées par les aliments végétaux sont fort rares.

Les *pommes de terre* ont produit quelquefois des empoisonnements collectifs plus ou moins nombreux[3]. Ce sont d'une part les pommes de terre nouvelles *non parvenues à maturité* et plus encore les germes et les rejetons (produit de la germination à l'air des vieilles pommes de terre); d'autre part, celles qui sont gâtées, flétries ou moisies, qui occasionnent des accidents. L'agent toxique paraît être toujours la *solanine,* principe qui se trouve à l'état normal dans la pomme de terre, mais dont la proportion augmente beaucoup dans

---

1. Le Dantec. Étude sur la morue rouge. *Ann. Inst. Pasteur,* octobre 1891.

2. *Britisch. med. Journ.* 1892. Analyse in *Arch. de méd. et pharm. milit.,* 1893.

3. On en trouvera la liste dans une revue de Longuet in *Arch. de méd. et de pharm. milit.,* 1896.

les cas qui viennent d'être indiqués. La solanine se trouve principalement dans la pelure et immédiatement au-dessous de celle-ci. — L'empoisonnement est ordinairement peu grave ; il n'y en a pas eu un seul mortel sur plus de 800 cas connus. Les symptômes n'apparaissent qu'au bout de quelques heures et consistent en céphalalgie, vertiges, vomissements ; plus rarement, délire, accélération du pouls, mydriase, trismus, convulsions.

Il se peut aussi qu'un aliment primitivement sain devienne toxique en raison d'altérations subies après la cuisson. Le fait est sans doute d'une rareté extrême ; en voici un exemple que nous avons eu l'occasion d'observer.

Obs. XXXIII (personnelle et inédite). — *Quadruple empoisonnement par des haricots avariés.* — Lesdits haricots avaient subi une cuisson très complète dans un lycée de Paris ; une partie avait été consommée par les élèves, sans inconvénients, dit-on ; les autres avaient été jetés à la cuisine dans un récipient fort sale, enduit de graisses, et qui exhalait une odeur infecte lorsque nous l'avons examiné. C'est dans ce récipient que quelqu'un a recueilli les haricots pour les vendre à un marchand d'*arlequins*. On désigne ainsi, à Paris, des portions] d'aliments composées avec les restes vendus par certains restaurants. La famille C... avait acheté, le 16 août 1893, un *arlequin* composé de volaille, réduite à des os décharnés, et des haricots en question. Quatre des membres de la famille C..., le père, la mère et deux enfants ont été intoxiqués ; deux autres enfants qui n'en avaient pas mangé n'ont pas été malades. Le père et l'un des enfants intoxiqués n'avaient pas mangé de volaille : on peut donc mettre celle-ci hors de cause et attribuer l'empoisonnement uniquement aux haricots. Ceux-ci avaient une saveur amère et piquante, mais pas trop répugnante ; comme en même temps ils paraissaient graisseux, les époux C... ont cru qu'ils avaient été accommodés à l'huile et au vinaigre, ce qui était inexact.

Le repas avait eu lieu à midi. Les accidents ne débutèrent pas à la même époque pour chacun des intoxiqués.

Julie C..., âgée de 7 ans, fut la première atteinte. C'est elle qui avait été acheter l'arlequin, et l'on suppose qu'en route elle avait déjà mangé quelques haricots. A 2 heures de l'après-midi, elle est prise de vomissements qui expulsent bon nombre de haricots, puis de coliques, et enfin de diarrhée extrèmement abondante dans la nuit du 16 au 17. Le lendemain matin elle est dans un état de torpeur qui aboutit au coma, lequel était déjà complet à midi. A partir de ce moment, les évacuations cessent ; l'enfant, sans sortir du coma, est prise de convulsions qui se renouvellent fréquemment ; elle meurt le 18 au matin.

La mère est prise à 4 heures de l'après-midi de diarrhée d'abord, puis de vomissements. La nuit elle est prise de syncopes fréquentes, et l'on est obligé de lui faire huit fois une piqûre d'éther. Pendant cinq jours, c'est-à-dire jusqu'au 21 août, elle ne peut rien garder. Le 30, elle a encore un peu de diarrhée glaireuse, sanguinolente, accompagnée de ténesme. — Au bout de deux mois (18 novembre), la malade avait encore de temps à autre un peu de diarrhée et quelques vomissements ; en outre, elle avait des bourdonnements d'oreille, de l'héméralopie, de l'asthénopie, des fourmillements dans les membres, de la maladresse des mains, de l'engourdissement et une anesthésie presque complète de la jambe gauche.

Le père n'est pas malade après le déjeuner, et peut dîner. A 7 h. 1/2 du soir, il vomit pour la première fois ; les vomissements et la diarrhée continuent pendant 4 jours. Le 21 août il peut garder du lait ; il était guéri complètement le 30 août.

Enfin Léontine C..., âgée de 5 ans, a pu dîner et n'a été malade que vers 2 heures du matin ; elle a eu de la diarrhée et des vomissements très violents pendant trois jours, et s'est rétablie ensuite très vite.

§ V. — Diagnostic des empoisonnements alimentaires. Expertise.

Les empoisonnements collectifs sont presque toujours rapportés à leur véritable origine, grâce aux commémoratifs. Toutefois la signification de ceux-ci est moins évidente quand les accidents se limitent à un très petit nombre de personnes. Rappelons à ce sujet qu'un même aliment avarié ne rend pas malades tous ceux qui en mangent ; la proportion des indemnes est parfois considérable : ainsi dans un cas relaté par Nieriker[1], sur 120 personnes qui mangèrent la viande fraîche et cuite d'une vache atteinte de métrite puerpérale, 40 seulement furent malades et 4 de celles-ci succombèrent. Rappelons aussi que les accidents peuvent éclater à des moments très éloignés chez les divers consommateurs.

La symptomatologie, envisagée isolément, ne suffit pas toujours à mettre sur la voie du diagnostic. Si elle est très spéciale quand il s'agit de botulisme, dans beaucoup d'autres cas elle n'est guère représentée que par les signes de gastro-entérite ou même d'un embarras gastrique, fébrile ou non ; mais assez souvent quelques symptômes concomitants, notamment l'adynamie extrême, la parésie des membres inférieurs, les sueurs, la mydriase, la rougeur des conjonctives suffisent à appeler l'attention.

Dans tous les cas où une expertise est nécessaire, celle-ci ne saurait aboutir à des résultats certains et précis si elle ne comporte l'étude complète des aliments suspects, c'est-à-dire leur analyse chimique et bactériologique contrôlée par l'expérimentation sur les animaux.

§ VI. — Traitement.

Le traitement comporte plusieurs indications.

Quand les vomissements et la diarrhée font défaut ou sont très peu abondants, il convient de vider le tube

---

1. *Revue des sciences médicales* d'Hayem, 1885.

digestif. Les purgatifs sont alors spécialement indiqués, car le début ordinairement assez tardif des accidents fait supposer que le poison est déjà dans l'intestin ; on recommande aussi les lavements copieux. — Quand, au contraire, comme cela arrive le plus souvent, les vomissements et la diarrhée sont violents et prolongés, on s'efforce de les modérer par les moyens appropriés (laudanum, potion de Rivière, champagne frappé, etc.).

L'antisepsie gastro-intestinale est presque toujours indiquée, car dans beaucoup de cas la maladie est occasionnée ou aggravée par le pullulement des microbes de l'aliment avarié ou par ceux du tube digestif, et quand bien même il s'agirait d'une intoxication pure (ce qu'il est ordinairement bien difficile de savoir dès le début), l'administration d'antiseptiques tels que le benzo-naphtol, le bétol, l'acide salicylique, la résorcine, le salol ne saurait avoir d'inconvénients sérieux. Dans les cas où il n'existerait pas de diarrhée, le calomel serait indiqué.

Le lait, les boissons abondantes, les tisanes diurétiques, les bains tièdes prolongés peuvent favoriser l'élimination du poison.

Enfin la dépression, le collapsus réclament les divers stimulants qui ont été déjà indiqués à maintes reprises.

On ne connaît pas encore de traitement réellement efficace à opposer aux troubles résultant de l'action des poisons nerveux que l'on observe dans le botulisme et dans bon nombre d'autres intoxications alimentaires.

FIN

ANNEXES

DÉCRETS ET ORDONNANCES CONCERNANT LES SUBSTANCES TOXIQUES

ORDONNANCE CONCERNANT LE COMMERCE ET LA VENTE DES SUBSTANCES VÉNÉNEUSES
— 29 octobre 1846 —

TITRE I. — DU COMMERCE DES SUBSTANCES VÉNÉNEUSES.

Art. 1ᵉʳ. Quiconque voudra faire le commerce d'une ou de plusieurs des substances comprises dans le tableau annexé à la présente ordonnance sera tenu d'en faire préalablement la déclaration devant le maire de la commune, en indiquant le lieu où est situé son établissement.

Les chimistes, fabricants ou manufacturiers, employant une ou plusieurs desdites substances, seront également tenus d'en faire la déclaration dans la même forme.

Ladite déclaration sera inscrite sur un registre à ce destiné, et dont un extrait sera remis au déclarant ; elle devra être renouvelée, dans le cas de déplacement de l'établissement.

2. Les substances auxquelles s'applique la présente ordonnance ne pourront être vendues ou livrées qu'aux commerçants, chimistes, fabricants ou manufacturiers qui auront fait la déclaration prescrite par l'article précédent, ou aux pharmaciens.

Lesdites substances ne devront être livrées que sur la demande écrite et signée de l'acheteur.

3. Tous achats ou ventes de substances vénéneuses seront inscrits sur un registre spécial coté et paraphé par le maire ou par le commissaire de police.

Les inscriptions seront faites de suite, et sans aucun blanc, au moment même de l'achat ou de la vente ; elles indiqueront l'espèce et la quantité de substances achetées ou vendues, ainsi que les noms, profession et domicile des vendeurs ou des acheteurs.

4. Les fabricants et manufacturiers employant des substances vénéneuses en surveilleront l'emploi dans leur établissement et constateront cet emploi par un registre établi conformément au premier paragraphe de l'art. 3.

TITRE II. — DE LA VENTE DES SUBSTANCES VÉNÉNEUSES PAR LES PHARMACIENS.

5. La vente des substances vénéneuses ne peut être faite, pour l'usage de la médecine, que par les pharmaciens, et sur les prescriptions d'un médecin, chirurgien, officier de santé, ou d'un vétérinaire breveté.

Cette prescription doit être signée, datée, énoncer en toutes lettres la dose desdites substances, ainsi que le mode d'administration du médicament.

6. Les pharmaciens transcriront lesdites prescriptions, avec les indications qui précèdent, sur un registre établi dans la forme déterminée par le paragraphe 1er de l'art. 3.

Ces transcriptions devront être faites de suite et sans aucun blanc.

Les pharmaciens ne rendront les prescriptions que revêtues de leur cachet, et après y avoir indiqué le jour où les substances auront été livrées, ainsi que le numéro d'ordre de la transcription sur le registre.

Ledit registre sera conservé pendant vingt ans au moins [1], et devra être représenté à toute réquisition de l'autorité.

7. Avant de délivrer la préparation médicale, le pharmacien y apposera une étiquette indiquant son nom et son domicile, et rappelant la destination interne ou externe du médicament.

8. L'arsenic et ses composés ne pourront être vendus, pour d'autres usages que la médecine, que combinés avec d'autres substances.

Les formules de ces préparations seront arrêtées sous l'approbation de notre ministre secrétaire d'État, de l'agriculture et du commerce, savoir :

Pour le traitement des animaux domestiques par le conseil des professeurs de l'École vétérinaire d'Alfort ;

Pour la destruction des animaux nuisibles [2], et pour la conservation des peaux et objets d'histoire naturelle, par l'École de pharmacie.

9. Les préparations mentionnées dans l'article précédent ne pourront être vendues ou délivrées que par les pharmaciens, et seulement à des personnes connues et domiciliées.

---

1. A partir du jour où il aura été clos, temps pendant lesquels des poursuites peuvent être exercées, les crimes se prescrivant par 20 ans.
2. Voir page 331 de ce livre la formule en question.

Les quantités livrées, ainsi que le nom et le domicile des acheteurs, seront inscrits sur le registre spécial dont la tenue est prescrite par l'art. 6.

10. La vente et l'emploi de l'arsenic et de ses composés sont interdits pour le chaulage des grains, l'embaumement des corps et la destruction des insectes.

TITRE III. — DISPOSITIONS GÉNÉRALES.

11. Les substances vénéneuses doivent toujours être tenues par les commerçants, fabricants, manufacturiers et pharmaciens, dans un endroit sûr et fermé à clef.

12. L'expédition, l'emballage, le transport, l'emmagasinage et l'emploi doivent être effectués par les expéditeurs, voituriers, commerçants et manufacturiers, avec les précautions nécessaires pour prévenir tout accident.

Les fûts, récipients ou enveloppes ayant servi directement à contenir les substances vénéneuses ne pourront recevoir aucune autre destination.

13. A Paris, et dans l'étendue du ressort de la préfecture de police, les déclarations prescrites par l'art. 1er seront faites devant le préfet de police.

14. Indépendamment des visites qui doivent être faites en vertu de la loi du 21 germinal an XI, les maires ou commissaires de police, assistés, s'il y a lieu, d'un docteur en médecine désigné par le préfet, s'assureront de l'exécution de la présente ordonnance [1].

Ils visiteront, à cet effet, les officines des pharmaciens, les boutiques et magasins des commerçants et manufacturiers vendant ou employant lesdites substances. Ils se feront présenter les registres mentionnés dans les art. 1er, 3, 4 et 6, et constateront les contraventions.

Leurs procès-verbaux seront transmis au procureur du Roi pour l'application des peines prononcées par l'art. 1er de la loi du 19 juillet 1845.

(Le tableau des substances vénéneuses, annexé à cette ordonnance, a été remplacé par le suivant.)

---

1. L'article 2 du *Décret du 8 juillet* 1850 s'exprime ainsi : « Dans les visites spéciales prescrites par l'article 14 de l'ordonnance du 29 octobre 1846, les maires ou commissaires de police seront assistés, s'il y a lieu, soit d'un docteur en médecine, soit de deux professeurs d'une école de pharmacie, soit d'un membre du jury médical, et d'un des pharmaciens adjoints à ce jury, désignés par le préfet. »

Tableau des substances vénéneuses à annexer au décret du 8 juillet 1850.

Acide cyanhydrique.	Cyanure de potassium.
Alcaloïdes végétaux vénéneux, et leurs sels.	Digitale, extrait et teinture.
	Émétique.
Arsenic et ses préparations.	Jusquiame, extrait et teinture.
Belladone, extrait et teinture.	Nicotine.
Cantharides entières, poudre et extrait.	Nitrate de mercure.
	Opium et son extrait.
Chloroforme.	Phosphore et pâte phosphorée.
Ciguë, extrait et teinture.	Seigle ergoté.
Coque du Levant.	Stramonium, extrait et teinture.
Cyanure de mercure.	Sublimé corrosif [1].

DÉCRET RELATIF A LA VENTE DU SUBLIMÉ AUX SAGES-FEMMES
— 9 juillet 1890. —

Le Président de la République française,

    Décrète :

Art. 1er. Les pharmaciens sont autorisés à délivrer, pour l'usage de la médecine, du sublimé corrosif sur la prescription d'une sage-femme pourvue d'un diplôme.

Cette vente aura lieu exclusivement suivant les formules ci-après :

Formule A. — Sublimé corrosif. . . . . 25 centigrammes.
               Acide tartrique. . . . . 1 gramme.
               Solution alcoolique de car-
                 min d'indigo à 5 p. 100. . 1 goutte.
Formule B. — Vaseline au sublimé à 1 p.
               1000. . . . . 30 grammes.

Chaque paquet contenant la poudre *formule A,* chaque flacon ou pot renfermant la pommade *formule B,* portera l'étiquette rouge-orangé réservée aux médicaments toxiques pour l'usage externe avec la mention suivante écrite ou imprimée :

FORMULE A.   FORMULE B.

SUBLIMÉ CORROSIF
25 centigrammes
pour un litre d'eau.
POISON

VASELINE
AU SUBLIMÉ CORROSIF
à 1 pour 1000.
POISON

1. En ce qui concerne le sublimé, une réserve est faite par le décret du 9 juillet 1890.

Art. 2. L'ordonnance du 29 octobre 1846 est réformée en ce qu'elle a de contraire au présent décret.

Art. 3. Le Ministre de l'Intérieur est chargé de l'exécution du présent décret.

CARNOT.

DÉCRET RELATIF A LA VENTE DES SUBSTANCES VÉNÉNEUSES AUX PHARMACIENS
— 9 juillet 1890. —

Le Président de la République française,

Sur le rapport du Ministre de l'Intérieur,

Les substances vénéneuses ne peuvent être vendues ou livrées qu'aux pharmaciens ou aux commerçants, chimistes et industriels qui en ont fait la demande écrite et signée, après déclaration à la Préfecture de police.

Les achats et les ventes des substances vénéneuses doivent être inscrits sur un registre spécial coté et paraphé par le maire ou le commissaire de police : ces inscriptions doivent indiquer l'espèce et la quantité des substances achetées, vendues ou employées, ainsi que les noms, professions et domiciles des vendeurs ou des acheteurs.

Les manufacturiers et chimistes sont astreints à la même obligation.

CARNOT.

ORDONNANCE CONCERNANT LA COLORATION DES SUBSTANCES ALIMENTAIRES, LES PAPIERS ET CARTONS SERVANT A LES ENVELOPPER ET LES VASES DESTINÉS A LES CONTENIR
— 31 décembre 1890. —

Art. 1er. L'emploi des couleurs ci-après désignées est interdit pour la coloration de toute substance entrant dans l'alimentation à quelque titre que ce soit :

Couleurs minérales.

Composés de cuivre. — Cendres bleues, bleu de montagne.

Composés de plomb. — Massicot, minium, mine orange. — Carbonate de plomb (blanc de plomb, céruse, blanc d'argent). — Oxychlorures de plomb (jaune de Cassel, jaune de Turner, jaune de Paris). — Antimoniate de plomb (jaune de Naples). — Sulfate de plomb. — Chromates de plomb (jaune de chrome, jaune de Cologne).

Chromate de baryte. — Outremer jaune.

Composés d'arsenic. — Arsénite de cuivre, vert de Scheele, vert de Schweinfurt.

Sulfure de mercure. — Vermillon.

Couleurs organiques.

Gomme gutte. — Aconit Napel.

Matières colorantes dérivées des goudrons de houille, telles que fuchsine, bleu de Lyon, flavaniline, bleu de méthylène ; — phtaléines et leurs dérivés substitués : — éosine, érythrosine.

Matières colorantes renfermant au nombre de leurs éléments la vapeur nitreuse, telles que jaune de naphtol, jaune Victoria.

Matières colorantes préparées à l'aide de composés diazoïques, telles que tropéolines, rouges de xylidines.

Art. 2. A titre exceptionnel, il est permis d'employer pour la coloration des bonbons, des pastillages, des sucreries, des glaces, des pâtes de fruits et de certaines liqueurs qui ne sont pas naturellement colorées, telles que la menthe verte, les couleurs ci-après dérivées des goudrons de houille, en raison de leur emploi restreint et de la très minime quantité de substances colorantes que ces produits renferment :

Couleurs roses :

Éosine (tétrabromo-fluoresceine).

Érythrosine (dérivés méthylés et éthylés de l'éosine).

Rose bengale, Ploxine (dérivés iodés et bromés de la fluoresceine chlorée).

Rouges de Bordeaux, Ponceau (résultant de l'action des dérivés sulfo-conjugués du naphtol sur les diazoxylènes).

Fuchsine acide (sans arsenic et préparée par le procédé Coupier).

Couleurs jaunes :

Jaune acide, etc. (dérivés sulfo-conjugués du naphtol).

Couleurs bleues :

Bleu de Lyon, Bleu lumière, bleu Coupier, etc. (dérivés de la rosaniline triphénylée ou de la diphénylamine).

Couleurs vertes :

Mélanges de bleu et de jaune ci-dessus.

Vert malachite (éther chlorhydrique du tétraméthyldiamidotriphénylcarbinol).

Couleur violette :

Violet de Paris ou de méthylaniline.

Art. 3. L'emploi des couleurs ci-après désignées est interdit pour la coloration des papiers et cartons servant à envelopper toute substance entrant dans l'alimentation de quelque nature qu'elle soit.

Couleurs minérales.

Composés de cuivre. — Cendres bleues, bleu de montagne.

Composés de plomb. — Massicot, minium, mine orange. — Carbonate de plomb (blanc de plomb, céruse, blanc d'argent). — Oxychlorures de plomb (jaune de Cassel, jaune de Turner, jaune de Paris). — Antimoniate de plomb (jaune de Naples). — Sulfate de plomb. — Chromates de plomb (jaune de chrome, jaune de Cologne).

Chromate de baryte. — Outremer jaune.

Composés d'arsenic. — Arsénite de cuivre. vert de Schelle, vert de Schweinfurt.

Couleurs organiques.

Gomme gutte. — Aconit Napel.

Art. 4. — Il est interdit d'employer des feuilles d'étain plombifère pour envelopper les fruits, les confiseries, les chocolats, les fromages, les saucissons, la chicorée, et, d'une manière générale toutes substances entrant dans l'alimentation.

Les feuilles d'étain destinées à cet usage devront être constituées par un alliage contenant au moins 97 pour 100 d'étain dosé à l'état d'acide métastannique. Cet alliage ne devra pas renfermer plus de 1/2 pour cent de plomb (0,50 pour 100 grammes) et un dix millième d'arsenic (1 centigramme pour 100 grammes).

Art. 5. Il est interdit d'employer à l'étamage ou au rétamage des vases et ustensiles servant aux usages alimentaires, des bains qui ne contiendraient pas au moins 97 pour 100 d'étain dosé à l'état d'acide métastannique ou qui renfermeraient plus de 1/2 pour cent de plomb (0,50 pour 100 grammes) ou plus de un dix millième d'arsenic (1 centigramme pour 100 grammes).

Art. 6 [1]. Il est interdit de fabriquer les vases et ustensiles d'étain destinés à contenir ou à préparer des substances alimentaires avec un alliage contenant plus de 10 pour 100 de plomb ou des autres métaux qui se trouvent ordinairement alliés à l'étain du commerce ; il ne devra pas s'y trouver plus d'un dix millième d'arsenic (1 centigramme pour 100 grammes).

Art. 7. La mise en vente des produits, objets et ustensiles dont

1. Remplacé par l'article 1 de l'ordonnance du 8 mars 1896.

la fabrication est défendue par la présente ordonnance est interdite au même titre que cette fabrication.

Art. 8. Les ordonnances de police des 21 mai 1885 et 5 février 1889 sont rapportées.

Art. 9. Les contraventions à la présente ordonnance, qui sera publiée et affichée, seront poursuivies, conformément à la loi, devant les tribunaux compétents.

Le Préfet de police,

H. Lozé.

ORDONNANCE CONCERNANT LE CHAUFFAGE DES FOURS DE BOULANGERIE ET DE PATISSERIE
— 24 novembre 1898. —

Vu, etc.

Considérant que les bois provenant de démolitions ou ayant servi à des usages industriels (traverses de chemins de fer, poteaux télégraphiques, pavés de bois, etc.), ont été pour la plupart, soit enduits de peintures à bases de plomb, de cuivre, de zinc — soit injectés, dans un but de conservation, de solutions salines minérales ;

Que les bois provenant de démolitions, *même non peints* (vieilles poutres, vieilles lames de parquet, etc.), peuvent, outre les poussières malsaines des immeubles démolis, retenir encore des germes morbides de toute nature ;

Que ces bois ne sauraient, sans danger pour la santé publique, être emmagasinés et utilisés par les boulangers et les pâtissiers pour le chauffage de leurs fours, attendu que lesdits bois laissent, après leur combustion, des cendres contenant des substances toxiques qui peuvent s'attacher aux parois du four et adhérer au pain et aux pièces de pâtisserie, pendant et après la cuisson ;

Considérant, d'autre part, que c'est à tort qu'un certain nombre de boulangers et de pâtissiers, faisant usage de fours de construction nouvelle, se sont crus autorisés à y brûler des bois peints ou injectés, par ce fait que le foyer était extérieur et que le combustible n'était pas introduit sur la sole même de ces fours nouveaux ;

Qu'il résulte, en effet, de l'expérience acquise que les sels toxiques volatilisés par la chaleur ou même le métal réduit, entraînés par les flammes, peuvent venir se déposer et s'incruster dans les joints des carreaux réfractaires, des briques et des tuileaux constituant le sol et la chapelle desdits fours, — et que ces sels métalliques peuvent être la cause de graves accidents ;

Attendu qu'il y a lieu, dès lors, de modifier, en la complétant, l'ordonnance de police du 15 septembre 1877 ;

ORDONNONS CE QUI SUIT :

Art. 1er. Il est formellement interdit de faire usage, pour le chauffage des fours de boulangerie et de pâtisserie, de bois provenant de démolitions (*peints ou non peints*), ou de bois ayant subi des préparations chimiques quelconques.

Il ne pourra être fait usage que de combustibles minéraux solides (houille, anthracite. coke. etc.). ou de bois neuf.

Art. 2. Les contraventions à la présente ordonnance seront constatées par des procès-verbaux ou rapports.

Le Préfet de police,

Charles BLANC.

FIN

TABLE DES MATIÈRES

TABLE DES MATIÈRES

ANNEXES

FIN DE LA TABLE DES MATIÈRES

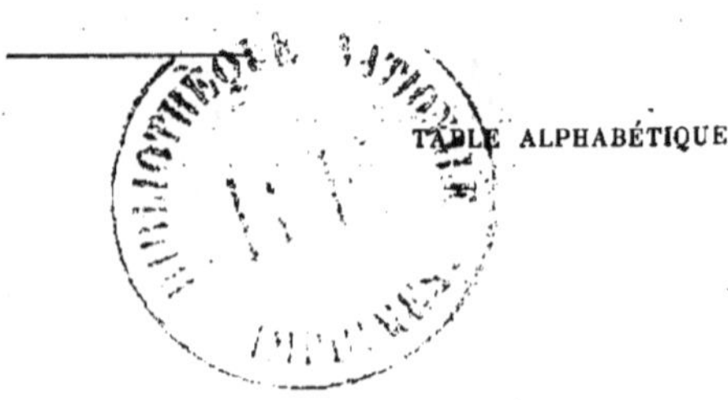

TABLE ALPHABÉTIQUE

TABLE ALPHABÉTIQUE

FIN DE LA TABLE ALPHABÉTIQUE.

CHARTRES. — IMPRIMERIE DURAND, RUE FULBERT.